中医药抗菌及耐药作用分析报告

名誉主编　张伯礼
主　　编　李宗友

图书在版编目（CIP）数据

中医药抗菌及耐药作用分析报告/李宗友主编．—北京：中医古籍出版社，2020.3
ISBN 978－7－5152－1727－7

Ⅰ.①中… Ⅱ.①李… Ⅲ.①消炎药（中药）－研究报告 Ⅳ.①R286

中国版本图书馆 CIP 数据核字（2018）第 116819 号

中医药抗菌及耐药作用分析报告

主　编　李宗友

责任编辑	宋长恒
封面设计	韩博玥
出版发行	中医古籍出版社
社　　址	北京东直门内南小街 16 号（100700）
电　　话	010－64089446（总编室）　010－64002949（发行部）
网　　址	www.zhongyiguji.com.cn
印　　刷	北京中献拓方科技发展有限公司
开　　本	889mm×1194mm　1/16
印　　张	32.25　彩插 1
字　　数	857 千字
版　　次	2020 年 3 月第 1 版　2020 年 3 月第 1 次印刷
书　　号	ISBN 978－7－5152－1727－7
定　　价	138.00 元

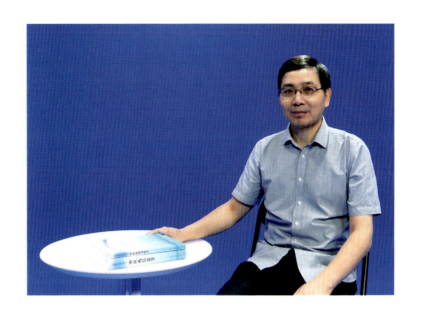

　　李宗友，男，研究员，研究生导师。现任中国中医科学院中医药信息研究所所长，中医药行业"十五""十一五""十二五"和"十三五"等多个国家规划编制核心专家，近年来一直主持中医药信息研究、情报分析和数据库建设工作，具有深厚的中医药专业及中医药信息学造诣，在中医药知识体系研究方面成果卓著；精通数据库、知识库的信息标准和技术规范，对中医药信息化发展深入研究，充分了解我国中医药信息化发展方向和趋势；具备全面、准确把握中医药及信息化发展的综合能力、国家科技攻关项目组织管理和协调能力。

　　先后主持《中医药发展战略研究》《中医药"一带一路"发展战略研究》和《中医药发展战略规划编制》等重大课题研究，成果列入《中医药发展战略规划纲要（2016—2030年）》，起草中国第一部中医药事业发展白皮书——《中国的中医药》。

　　在国内外期刊发表学术论文20多篇，主持编写中医药专业及信息学著作3部，获"中华中医药学会科学技术奖"一等奖。

中医药抗菌及耐药作用分析报告编委会

名誉主编 张伯礼
主　　编 李宗友
副 主 编 张华敏　胡晓峰　李海燕　杨　硕
编　　委（按姓氏笔画排序）
　　　　　　于　琦　王　琳　王伟斌　刘　扬　刘思鸿
　　　　　　农汉才　苏大明　李　兵　李　萌　李园白
　　　　　　李莎莎　杨　阳　吴文清　张一颖　郎　朗
　　　　　　赵　阳　段　青　侯如艳　徐丽丽　高新颜
　　　　　　童元元

内容提要

本书是第一部系统论述中药抗菌与逆转抗生素耐药作用的专著。一是基于古籍，选取明清民国时期约150种温病、伤寒、中药、方剂为代表性著作，系统梳理了古代文献中中药抗菌药物应用相关知识的记载，挖掘筛选中医古籍中记载与现代感染性疾病完全相同或与感染性病症相似度较高的疾病、并获得与感染性疾病密切相关的具有潜在抗菌作用的方剂22种（类），中药16味。二是基于现代文献及图书，通过对中国中医药期刊文献数据库1949—2012年收录的中医药抗感染抗菌22433篇相关文献的主题词进行分析统计，获得涉及呼吸系统、消化系统、泌尿系统、妇科疾病中中药抗菌的重点病种、致病菌以及有效方剂、中成药等。以中药抗菌与逆转抗生素耐药代表性病种的临床随机对照试验研究文献为研究对象，对中医药治疗急慢性咽炎、扁桃腺炎、尿道感染、盆腔炎等进行Meta分析，对文献进行质量评价并结合文献主题分析结果撰写循证评价报告。三是在统计抗菌和抗耐药药理研究数据的基础上，分析归纳中药抗菌与逆转耐药作用机制的关键环节与途径，并进一步梳理针对各环节的特异性抗菌中药。四是基于中国中医科学院中医药信息研究所自主开发的古今医案云平台收集的30万条医案，分析现代名医医案治疗感染性疾病的整体特点，获得中药抗菌与逆转抗生素耐药相关的疾病、证型、主要症状、中药使用的特点等。本书对中药抗菌与逆转抗生素耐药研究者具有启发性，也可作为中医科研人员和临床医务人员的参考书。

序 言

几十年来，抗生素一直是一种神奇的药物，它从曾经致命的感染中拯救了数百万人的生命，使复杂的手术不再困难。但由于其独特的疗效导致在医疗卫生领域过度被使用或误用，特别是随着病菌繁殖进化高速演变，这些不可或缺的抗生素正迅速失去效力！这种现象被称为抗生素耐药，即细菌、病毒、真菌和寄生虫等微生物发生改变，使原有针对性的治疗药物变得无效。因此，加强抗生素科学管理、减缓细菌耐药，已成为全球共同关注的紧迫任务之一。

中医是根植于中国儒家文化历经几千年发展的一门实践医学，在长期的寻医问药中，发现很多中草药具有抑制或杀灭一定种类微生物的作用，如大青叶对金黄色葡萄球菌就有明显的抗菌作用，丁香对肠道感染的常见致病菌大肠杆菌有较强的杀菌作用，板蓝根对多种病毒尤其是流感病毒具有明显的抗病毒作用等。虽然中药还不能代替抗生素，但由于中医药标本同治，副作用少，较少有细菌对中药产生耐药性，加之价格也相对低廉，因此，中医药普遍加入到疾病的临床治疗中，与抗生素联合使用，在抗菌尤其是抗耐药性问题上显出独特的优势。

在中国中医科学院基本科研业务费自主选题《中医药抗菌与逆转抗生素耐药性文献研究》项目的支持下，课题组系统整理中医药抗生素类作用古今文献，以中医药治疗呼吸、消化、泌尿、妇科等系统感染性疾病临床有效方药或医案为基础，开展中医药治疗细菌感染性疾病的临床疗效评价研究、临床文献整理和抗菌与逆转抗生素耐药性作用机制文献研究；以数据研究的方式，从中医古籍中获得抗菌的有效中药；从现代文献和医案中筛选出有效的复方、中草药和中成药，并用循证评价方法获得最佳临床证据。

为更好地推广应用该研究成果，课题组将研究报告汇编成册，供从事中医临床、科研和中药新药研发工作人员参考，从而推动中医药的传承与创新。

《中医药抗菌与逆转抗生素耐药性文献研究》课题组
2019年9月

目 录

第一章 明清民国时期中医药抗感染文献示范性研究报告 ... 1

一、绪论 ... 1

（一）研究目的、任务和方法 ... 1

　1. 研究目的 ... 1

　2. 研究任务 ... 1

　3. 研究方法 ... 1

（二）概念及范畴界定 ... 1

　1. 关于抗感染文献 ... 1

　2. 关于感染性疾病 ... 1

二、古籍中的抗感染文献研究 ... 2

（一）关于文献的选择 ... 2

　1. 本草著作 6 部 ... 2

　2. 方剂学著作 5 部 ... 2

　3. 温病学著作 29 部 ... 3

　4. 伤寒学著作 19 部 ... 3

（二）文献研究方法和内容 ... 3

（三）研究结果 ... 3

　1. 中药古籍中的抗感染文献 ... 3

　2. 方剂古籍中的抗感染文献 ... 9

　3. 温病古籍中的抗感染文献 ... 11

　4. 伤寒古籍中的抗感染文献 ... 15

三、结论 ... 23

（一）适用中医药治疗的感染性疾病 ... 23

（二）中医药治疗感染性疾病的特色方药 ... 23

第二章 中医药抗菌及逆转抗生素耐药临床文献研究 ... 24

一、总论 ... 24

（一）呼吸系统 ... 24

　1. 概述 ... 24

　2. 中医药对呼吸系统细菌感染性疾病的认识 ... 24

　3. 中医药治疗呼吸系统细菌感染性疾病的临床研究进展 ... 25

（二）消化系统 ... 30

1. 概述 ……………………………………………………………………… 30
2. 中医药对消化系统细菌感染性疾病的认识 …………………………… 31
3. 中医药治疗消化系统细菌感染性疾病的临床研究进展 ……………… 31

（三）泌尿系统 ………………………………………………………………… 34
1. 概述 ……………………………………………………………………… 34
2. 中医药对泌尿系统细菌感染性疾病的认识 …………………………… 34
3. 中医药治疗泌尿系统细菌感染性疾病的临床研究进展 ……………… 35

（四）盆腔炎性疾病 …………………………………………………………… 37
1. 疾病概念 ………………………………………………………………… 37
2. 流行病学 ………………………………………………………………… 37
3. 现代医学对本病的治疗现状 …………………………………………… 37
4. 中医对本病的认识 ……………………………………………………… 38

二、分论 …………………………………………………………………………… 40

（一）呼吸系统 ………………………………………………………………… 40
1. 中医药治疗细菌感染性呼吸系统的主要疾病 ………………………… 40
2. 治疗细菌感染性呼吸系统疾病的中成药介绍 ………………………… 89

（二）消化系统 ………………………………………………………………… 141
1. 中医药治疗细菌感染性消化系统的主要疾病 ………………………… 141
2. 中医药治疗细菌感染性消化系统疾病的主要药物 …………………… 201

（三）泌尿系统 ………………………………………………………………… 222
　　中医药治疗细菌感染性泌尿系统的主要疾病 ………………………… 222

（四）盆腔炎性疾病 …………………………………………………………… 245
1. 疾病的致病菌谱及抗生素治疗的耐药性问题 ………………………… 245
2. 中医药治疗优势 ………………………………………………………… 248
3. 中医药治疗 PID 的系统评价研究 ……………………………………… 249
4. 中医药辨证与治疗方案 ………………………………………………… 249
5. 中医药与民族医药特色治疗方案 ……………………………………… 252
6. 中西医结合疗法 ………………………………………………………… 255
7. 针灸与推拿疗法 ………………………………………………………… 256
8. 中医药外治法 …………………………………………………………… 259
9. 中医药综合疗法 ………………………………………………………… 264
10. 民族医药疗法 …………………………………………………………… 265
11. 其他疗法 ………………………………………………………………… 274
12. 名医经验 ………………………………………………………………… 274
13. 中医药治疗盆腔炎性疾病主要药物 …………………………………… 276
14. 小结 ……………………………………………………………………… 282

（五）脓毒血症 ………………………………………………………………… 316
1. 疾病概况 ………………………………………………………………… 316

2. 病因病机 316
　　3. 辨证分型 316
　　4. 治则治法 316
　　5. 西医治疗现状 316
　　6. 中医治疗优势与系统评价 317
　　7. 中医治疗方案 317
　　8. 中西医结合疗法 320
　　9. 针灸 320
　　10. 中医药外治法 321
　　11. 名医经验 321
　　12. 治疗脓毒血症的主要中成药 321

第三章　中医药抗菌作用文献的 Meta 分析报告 330
一、概述 330
二、分论 330
　　1. 中医药治疗急慢性咽炎临床疗效的 Meta 分析 330
　　2. 中医药治疗扁桃腺炎临床疗效的 Meta 分析 337
　　3. 中医药治疗尿道感染临床疗效的 Meta 分析 345
　　4. 中医药对照抗生素治疗盆腔炎临床疗效的 Meta 分析 352
三、结语 362

第四章　中医药抗菌与逆转抗生素耐药性作用机制文献研究 363
一、中医药抗菌与逆转抗生素耐药性作用机制研究现状 363
　　1. 科技文献发表趋势 363
　　2. 近 30 年文献分布情况 364
二、中医药抗菌与逆转抗生素耐药性作用机制研究方法 365
　　1. 理论研究 365
　　2. 实验研究 365
三、中医药抗菌的作用机制研究 366
　　1. 细菌的分类 366
　　2. 细菌的繁殖与代谢 366
　　3. 中医药抗菌作用机制 367
四、中医药逆转抗生素耐药性的作用机制研究 369
　　1. 细菌耐药性的产生及分类 369
　　2. 细菌耐药性机制 370
　　3. 中医药逆转抗生素耐药性的作用机制 370
五、中西药联用的抗菌作用研究 373
　　1. 中西药联合抗菌的协同作用 374
　　2. 中西药联合抗菌的拮抗作用 376

  3. 中西药联合抗菌减少不良反应 …………………………………………… 378
六、中药抗菌谱的研究 ………………………………………………………………… 379
  1. 单味中药抗菌情况分析 ………………………………………………… 379
  2. 中药复方（中成药）抗菌情况分析 …………………………………… 382
  3. 中药有效成分及中药提取物抗菌情况分析 …………………………… 384
七、抗菌谱软件简介 …………………………………………………………………… 386

第五章　中医药治疗感染性疾病医案分析报告 ………………………………………… 393
一、前言 ………………………………………………………………………………… 393
二、总论 ………………………………………………………………………………… 394
  1. 资料与方法 ……………………………………………………………… 394
  2. 结果 ……………………………………………………………………… 394
三、中医治疗感染性疾病医案分析 …………………………………………………… 399
  1. 呼吸系统医案分析 ……………………………………………………… 399
  2. 泌尿系统疾病医案分析 ………………………………………………… 402
  3. 消化系统疾病医案分析 ………………………………………………… 407
四、常见感染性疾病医案分析 ………………………………………………………… 410
  1. 肺部感染 ………………………………………………………………… 410
  2. 上呼吸道感染 …………………………………………………………… 431
  3. 胆系感染 ………………………………………………………………… 454
  4. 泌尿系感染 ……………………………………………………………… 481
  5. 典型医案举例 …………………………………………………………… 502

第一章　明清民国时期中医药抗感染文献示范性研究报告

一、绪论

（一）研究目的、任务和方法

1. 研究目的

通过梳理明清时期代表性的中医著作，发掘其中与西医感染性疾病的相关文献，并对这些文献进行系统整理与研究，探索中医药治疗感染性疾病的理、法、方、药，为当今治疗感染性疾病提供新思路、新途径、新方法、新方药等，为治疗感染性疾病提供中医药的特色支持，对解决当今世界性的抗生素滥用及抗生素耐药性等问题提供独特的借鉴。

2. 研究任务

通过系统整理明清、民国时期的中药、方剂、温病、伤寒四类59种代表性著作，梳理发掘其中与诊疗当今感染性疾病相关的文献，并将之系统整理为中医病名、西医病名、证或症、理、法、方、药等七项，进一步研究和筛选后，归纳总结出可供借鉴的中医药治疗感染和传染性疾病的理法方药。

3. 研究方法

整理研究当今感染性疾病谱，研究感染性疾病的症状学，在此基础上，制定研究方案，筛选书目，梳理明清、民国时期代表性的中医著作，发掘其中与诊疗现代感染性病症的相关文献，发掘感染性疾病在古籍中的相关表述，并将其系统整理为治疗感染性疾病的中医病名、西医病名、证或症、理、法、方、药。并进一步对这些文献进行对比、筛选研究，最终提出明清、民国时期在诊疗感染性疾病中最具代表性的病名、病症，以及理、法、方、药，得出结论。

（二）概念及范畴界定

1. 关于抗感染文献

本次研究所涉及的感染性文献，主要涉及明清、民国时期的中药、方剂、温病、伤寒四类代表性著作，共59种。

2. 关于感染性疾病

现代医学所说的感染性疾病，是指由致病微生物（包括病毒、衣原体、支原体、立克次体、细菌、螺旋体、真菌、寄生虫）通过不同方式引起人体感染并出现临床症状的疾病。本文涉及中医学文献学的感染性疾病，包括瘟疫、外感病及部分疾病过程中会出现感染性症状的疾病等。

二、古籍中的抗感染文献研究

（一）关于文献的选择

1. 本草著作6部

《明清、民国时期中医药抗感染文献示范性研究》本草古籍研究部分，选择了《本草纲目》《本草纲目拾遗》《医学衷中参西录》《化学实验新本草》《药性辑要》《药物学讲义》6部明清及民国时期代表性本草著作，理由如下：

《本草纲目》：《本草纲目》为明代伟大的医药学家李时珍以毕生精力撰著完成，是明代及以前本草学全面系统的整理总结。全书收载药物1892种，载附方10000余首，集我国16世纪以前药学成就之大成。其中许多文献涵盖了自《神农本草经》至明代前期的本草著作，因此查阅该书，基本上能够整理出明代及以前关于中医药抗生素替代的绝大部分内容。

《本草纲目拾遗》：是在《本草纲目》刊行100余年后编著，其目的是拾《本草纲目》之遗。全书载药921种，其中《本草纲目》未收载的有716种，绝大部分是民间药，如鸦胆子、太子参等，还有一些外来药品，如金鸡纳（喹啉）、日精油、香草、臭草等。

《医学衷中参西录》：近代中西汇通医家张锡纯所著，本书非常重视药物研究。该书对中药的论述一方面贴近临床，另一方面受西学东渐影响，包含了许多现代医学的思想。

《化学实验新本草》：晚晴民国时期名医丁福保翻译日本的医籍。丁氏自1909年应两江总督端方医学考试，获最优等内科医士证书，被委派赴日本考察医学，并带回一批日本从西方译进的医书，之后对从日本带回的医书进行转译刊印，此书为其一。

《药性辑要》：晚晴民国著名医家丁甘仁所著。丁甘仁是著名中医临床家、教育家，早年受教于圩塘之马仲清及其兄丁松溪，后又从业于一代宗匠马培之，积累甚丰，对马氏内外两科之长（包括喉科）能兼收并蓄，尽得其真传。早期创办上海中医专门学校。

《药物学讲义》：晚清民国岭南名医卢朋著编撰的中医药教材。卢朋著1929年7月作为广东地区的代表之一出席了我国中医药界在上海召开的第二次教材编辑委员会会议，其编撰的讲义有一部分被此次会议收录。本书代表了岭南地区近代医家用药经验。

2. 方剂学著作5部

本研究时间安排较紧凑，选择了5部方剂学文献：《医方考》（1584）、《景岳全书》（1636）、《验方新编》（1846）、《医学衷中参西录》（1918）、《方剂学讲义》（1929）。

在选择文献时，尽量选取各类方书的代表作，以最大限度体现方剂学的全貌。文献简介：《医方考》是方论类文献的代表作，反映了明代以前临床用方情况；《景岳全书》选取了"新方八阵"部分，新方八阵是明清时期独具特色的方剂学著作；《验方新编》是验方类文献之代表作，影响十分深远；《方剂学讲义》是民国第一部方剂学教材，现代方剂学教材均受其影响；《医学衷中参西录》前三期约占全书三分之一篇幅，是作者对古方的阐发及自订的新方，这些方剂是近代中西医结合的典范。

3. 温病学著作 29 部

明清、民国时期的温病代表性著作，选取了 29 种，其中涉及瘟疫、温病通论性著作 15 种，论述白喉、烂喉痧、疫痉等病种比较明确的著作 14 种。均从病名、证（症）、理、法、方、药七方面入手，全面梳理与抗感染相关的文献。

4. 伤寒学著作 19 部

主要选取了明清、民国时期的伤寒学代表性著作。其中，民国时期的伤寒学著作有 13 种，清代的 4 种，明代的 2 种。从七个方面进行梳理：中医病名、西医病名、证或症、理、法、方、药。

（二）文献研究方法和内容

本项研究通过仔细阅读上述 59 部明清及民国时期的代表性著作，找出能够替代或减少抗生素治疗的中医药相关条文原文，按照中医病名、西医病名、证与症、理、法、方、药等七部分对摘录的文献进行分类。并对收集到的原始资料进行分析整理，进一步挖掘其中与现代医学中的感染性疾病诊疗相关的文献。探索中医药在治疗感染性疾病机理、方法、常用有效方剂及药物，为治疗感染性疾病提供新思路、新途径、新方法、新方药等，为治疗感染性疾病提供中医药的特色支持，对解决当今世界性的抗生素滥用及抗生素耐药性等问题提供有益的借鉴。

（三）研究结果

由于时间关系，此次文献研究只从中药、方剂、伤寒和温病四大类型文献入手，研究了明清、民国时期的 59 部代表性著作，其余类型的文献尚待进一步深入研究。每一种类型的文献研究结论，各有特点，分别论述如下。

1. 中药古籍中的抗感染文献

（1）中医病名

在 6 种本草古籍中，共查阅到中医药能够替代抗生素治疗中医相关疾病 67 种。具体如下：疮疥、霍乱、口气臭恶、代指、白虎风、风赤烂眼、小儿热丹、痱子、臁疮、疟、豌豆疮、小儿风脐、黄烂疮、便毒、咳嗽、肠痈、黄水肥疮、瘰疬、乳蛾、狐刺疮、吹乳、月蚀、聤耳、火带疮、发背、鼻渊、牙疳、带下、小儿脐疮、白秃腊梨、炼眉疮、牛皮血癣、牙疼、下痢、耳上月割疮、燕口吻疮、妒精阴疮、鱼脐丁疮、灸疮飞蝶、缠喉风、重舌鹅口、服石发疮、喉癣、白火丹、对口、双单蛾、炎天火痘、缩脚痈、风毒流火、冬瓜痈、荷叶癣、小石疖、坐板疮、竹衣乖、脓窠疮、秤勾疮、剪刀风、蟮拱疖、燕窝疮、奶串、羊眼漏、花柳毒淋、横痃、妒乳、热蛀、杨梅疮、马鞍热气。根据以上病名，可知涉及的病种非常广泛，包括外科疾病（以中医皮肤科疾病为主）、内科疾病、妇产科疾病、儿科疾病和五官科疾病，涵盖内容十分丰富。

根据文献整理，较多地运用于皮肤科疾病中的各种疮疡，内科中的咳嗽、霍乱、痢疾、淋证，妇产科中的带下、吹乳，儿科的脐疮，五官科的喉痹、乳蛾、聤耳等。现代医学表明，这些疾病的发生也多是各种细菌感染引起。

（2）西医病名

研究选择了 4 部民国时期的本草著作，这些著作产生的历史背景都受西学东渐的影响，几位医家都对现代医学采取了开放和包容的态度，但原文中涉及的西医病名并不多见，此次本草著作中出现的西医病名仅有子宫炎症、腹膜炎症、肺包膜发炎这3个西医病名。

张锡纯《医学衷中参西录》有关于子宫炎症的阐述。原文记述如下："英女医谓系子宫炎证……恍悟此证，当系曾受外感热入血室，医者不知，治以小柴胡汤加石膏，外感虽解，而血室之热未清。或伏气下陷入于血室，阻塞气化，久而生热，以致子宫生炎，浸至溃烂，脓血下注。"作者张锡纯是中西医结合大家，此处他用中医的病因病机来阐释西医病名"子宫炎症"，这种分析方法值得我们借鉴。丁福保的《化学实验新本草》中两处明确提及与抗感染有关的西医病名，一是鸦片在抗腹膜炎症方面有一定作用，原文为："（鸦片）此外，于腹膜炎、蜜尿病……亦适用。"二是天花粉治疗咳嗽和肺泡膜发炎，原文为："天花粉之功用，能化痰，多服能吐泻。主治咳嗽、肺泡膜发炎。"明确指出天花粉治疗咳嗽和肺膜炎症方面有一定作用，肯定了该药的消炎作用。

（3）证与症

抗生素用于治疗各种非病毒感染，能杀灭或抑制细菌、霉菌、支原体、衣原体、螺旋体、立克次氏体。细菌、真菌等病原体侵入人体，其临床表现主要是发热及局部感染症状。围绕抗生素抗感染的作用，我们认为中医药在治疗红、肿、热、痛等性质的症状时可以用于替代抗生素治疗，而这些症状经辨证论治，一般以各种性质的热证、湿热之邪引起的各种症状为主，找出相关证与症23种。分别为：口气臭恶、风赤烂眼、痈肿初起、肛门肿痛、耳中卒痛、阴囊湿痒、肿毒焮痛、伤寒谵语、小儿卵肿、时行腮肿、外肾生疮、下疳阴疮、脱肛气热、小儿重舌、妊娠热病、白崩、小便淋痛、身面白丹、赤黑丹疹、妇人白带、脏毒下血、游肿、口鼻疳蚀。

其中发热是最主要的症状，包括全身发热和局部热症。如伤寒谵语，多是由感染引起的全身性高热，热扰神明出现谵语的症状。肿毒焮痛，多由皮肤局部感染引起皮肤表面红肿热痛，其中"焮"字表明局部有发热的症状，严重的细菌感染往往会引发全身的脓毒败血症，出现全身高热的症状，这时候发热就不仅仅局限在局部了。妊娠热病，则是妇女在产褥期感染引起的以发热为主的主要症状。

此外，由于细菌感染导致的局部化脓症状也较常见。皮肤局部感染也往往会使皮肤表面红肿，皮肤破损后由于细菌的侵入，造成破损处感染发炎，身体的免疫系统为了反击和消灭外来的细菌形成局部红肿，主要是吞噬细胞和白细胞的残留物。如咽喉部的肿痛（急性化脓性扁桃体炎、急性咽炎、慢性咽炎等）、耳中卒痛（急性化脓性中耳炎一类）、时行腮肿（急性化脓性腮腺炎）等。

（4）理与法

中医药治疗上述疾病、症状的机理共收集到16条，其中有些条文的合理性和科学性有待商榷。因为是文献搜集和整理，我们在保证文献资料搜集齐全的前提下将其保留。如东壁土治瘟疫的原理，《本草纲目》中认为"盖东壁先得太阳真火烘炙，故治瘟疫。初出少火之气壮，及当午则壮火之气衰，故不用南壁而用东壁"。其科学性和临床效果有待临床和现代科学实验作进一步验证。

在16条机理中，有关于对疾病发生机理的阐释，如《医学衷中参西录》中就用中西医结合的方式解释了子宫炎症的机理，认为"系曾受外感热入血室"或"伏气下陷于血室，阻塞气化，久而生热，以致子宫生炎，浸至溃烂，脓血下注"。再如《医学衷中参西录》中对毒气疥瘘诸疮之机理及治疗的阐释，原文认为："毒气疥瘘诸疮，阳不畜阴而反灼阴，得惟药之阳抱阴，阴涵阳者治之，斯阳不为阴贼，阴不为阳累，诸疾均可已矣。"张锡纯认为，毒气疥瘘诸疮产生的机理是由于"阳不畜阴而反灼阴"。

有对中药治疗感染性疾病机理的阐述，如《医学衷中参西录》中对黄连除湿热的机理的论述："黄连至苦而反至寒，则得火之味与水之性，故能除水火相乱之病，水火相乱者湿热是也。是故热气目痛、伤、泪出、目不明，乃湿热在上者；肠、腹痛、下利，乃湿热在中者；妇人阴中肿痛，乃湿热在下者，悉能除之矣。凡药能去湿者必增热，能除热者必不能去湿，惟黄连能以苦燥湿，以寒除热，一举而两得焉。"再如麦苗善治黄疸的机理："麦苗之性，能疏通肝胆，兼能清肝胆之热，犹能消胆管之炎，导胆汁归小肠也。"明确指出麦苗既能疏通肝胆，又能清肝胆之热，还能消胆管之炎，是一味能够标本兼治的良药。而茵陈治疗黄疸的机理与此较为相似："为其禀少阳初生之气，是以善清肝胆之热，兼理肝胆之郁，热消郁开，胆汁入小肠之路毫无阻隔也。"酸石榴消除毒菌的机理，原文如是论述："况酸石榴之味至酸，原有消除毒菌之力乎（凡味之至酸者，皆善消）！古方治霍乱多用木瓜，取其酸能敛肝也，酸石榴之酸远胜木瓜，是以有效也。"《药性辑要》中甘草解毒的机理为"诸毒遇土则化，甘草为九土之精，故百毒化"。《药性辑要》中萹蓄治疗癃及疮的机理为"萹蓄无毒，治癃及疮，皆祛湿热也"。白鲜皮疗毒的机理为"地之湿气盛，则害人皮肉筋脉，白鲜皮善除湿热，故疗肌死、筋挛、毒疮"。这几味药多是认为它们有祛除湿热的作用，因此对炎症有一定治疗作用。防风疗疮的机理是"疮科多用之，为其风湿交攻耳"。柴胡退热不及黄芩，《药性辑要》中引用了北宋著名医家杨仁斋的观点："杨仁斋谓：柴胡退热不及黄芩，不知柴胡苦以发之，散火之标；黄芩寒以胜热，折火之本。"而海藻消瘰疬瘿瘤、散癥瘕痈肿的机理则在于"苦能泄结，寒能涤热，咸能软坚，故主疗如上"。《药物学讲义》中关于蛇床子治疗阴湿的机理，引用了清代名医徐大椿的观点，认为"蛇床生于阴湿卑下之地，而芬芳燥烈，不受阴湿之气，故入于人身，亦能于下焦阴湿所归之处，逐其邪而补其正也"。《化学实验新本草》中关于草乌头治疗热症的机理读来使人耳目一新，"草乌头之药性本热，而其又能减热者，缘人受寒凉，将皮肤毛孔闭塞，内热不能外散，觉身体发热烦躁，西人名为炎症。草乌头则以其辛热，加其腹内之热，散逐身外之寒，一时内热得以四行而热去。中国医士之以麻黄桂枝等治人发热，亦即在此"。可见这些著作对病机的分析多集中在药物治疗感染性疾病的机理方面。

关于炎症治法比较特殊的疗法仅搜集到2条，断截热疟，《本草纲目》引《邵氏青囊方》，用五月五日午时取蚯蚓粪，以面和丸梧子大，朱砂为衣。每服三丸，无根水下，忌生冷，即止。皆效。或加菖蒲末、独头蒜同丸。《化学实验新本草》阐述脏腑发炎作痛的治法为"先用凉剂去炎，随用鸦片止痛，甚验。惟身尚有大热者，俟热退方可服"。

（5）相关方剂

《本草纲目》虽为本草全书，其中收载的附方近10000首，非常可观。但其中许多方剂没有具体名称，主治叙述也比较简略，或为作者从其他文献摘录而来，因此其实用性和有效性有待进一步验证。本项课题另有老师专门负责方剂部分内容整理，因此方剂摘录并非十分周全。

（6）抗感染相关中药出现频次统计

本次查阅的6部著作中，共搜集到与抗感染相关的中药783味，按照其在6部著作中出现的频次列表如下：

序号	出现频次	药物名称
1	6次	无
2	5次	甘草，黄连，黄芩，龙胆，薄荷，大黄，黄柏
3	4次	石膏，沙参，桔梗，远志，玄参，苦参，贝母，藿香，茵陈蒿，夏枯草，地肤，连翘，天门冬，菖蒲，薏苡仁，蒲公英，蛇床，青黛
4	3次	百草霜，炉甘石，知母，贯众，紫草，胡黄连，升麻，白鲜，山慈菇，白芷，青蒿，大蓟小蓟，恶实，麦门冬，车前，萹蓄，商陆，藜芦，射干，马兜铃，瓜蒌，百部，土茯苓，山豆根，防己，绿豆，蒜，樟脑，皂荚，栀子，五倍子，木通
5	2次	水银，雄黄，滑石，石灰，石燕，食盐，芒硝，蓬砂，葳蕤，苍术，地榆，白头翁，白及，秦艽，柴胡，前胡，石蒜，白茅，细辛，白薇，豆蔻，泽兰，香薷，水苏，野菊，淡竹叶，款冬花，瞿麦，马鞭草，谷精草，海金沙，紫花地丁，半夏，蚤休，芫花，钩吻，五味子，使君子，木鳖子，萆薢，通草，泽泻，香蒲，石韦，红景天，芥子，白芥子，生姜，梨，橄榄，胡椒，西瓜，阿魏，地骨皮，蟾蜍，苏合香，芦荟，胆矾，金银花，松脂
6	1次	其余

如上表所示，可以做出如下分析：

出现6次的药物没有，这是由于《本草纲目》中记载的药物在《本草纲目拾遗》中绝大部分不会出现，只有极少药物作了正误或补充治疗作用的才会出现，因此两书药物治疗重合的内容没有。出现频率最高的为5次，共有7味药，分别是甘草，黄连，黄芩，龙胆，薄荷，大黄，黄柏。其次为频率4次的药物，共18味药，分别是石膏，沙参，桔梗，远志，玄参，苦参，贝母，藿香，茵陈蒿，夏枯草，地肤，连翘，天门冬，菖蒲，薏苡仁，蒲公英，蛇床，青黛。出现频率为3次的药物为32味，分别为百草霜，炉甘石，知母，贯众，紫草，胡黄连，升麻，白鲜，山慈菇，白芷，青蒿，大蓟小蓟，恶实，麦门冬，车前，萹蓄，商陆，藜芦，射干，马兜铃，瓜蒌，百部，土茯苓，山豆根，防己，绿豆，蒜，樟脑，皂荚，栀子，五倍子，木通。出现频率为2次的药物为60味，分别为水银，雄黄，滑石，石灰，石燕，食盐，芒硝，蓬砂，葳蕤，苍术，地榆，白头翁，白及，秦艽，柴胡，前胡，石蒜，白茅，细辛，白薇，豆蔻，泽兰，香薷，水苏，野菊，淡竹叶，款冬花，瞿麦，马鞭草，谷精草，海金沙，紫花地丁，半夏，蚤休，芫花，钩吻，五味子，使君子，木鳖子，萆薢，通草，泽泻，香蒲，石韦，红景天，芥子，白芥子，生姜，梨，橄榄，胡椒，西瓜，阿魏，地骨皮，蟾蜍，苏合香，芦荟，胆矾，金银花，松脂。其余药物均出现1次，这与《本草纲目拾遗》收入了许多民间药物有关。

结合现代药理学研究，分别对出现频率为5次的药物进行分析。

甘草，味甘性平，无毒，《本草纲目》中记载其主治为"五脏六腑寒热邪气，解毒，生用泻火热，去咽痛，除邪热，降火止痛"。《医学衷中参西录》认为此药"用于解毒清火剂中尤良。能解一切毒性，肺痈，肺结核，霍乱"。《化学实验新本草》只简明扼要地说它"解毒"。《药性辑要》认为此药"止泻退热……解一切毒……稍：止茎中作痛。节：医肿毒诸疮"，对不同部位的药效分别进行论述。《药物学讲义》则认为它能"主五脏六腑寒热邪气……金疮肿，解毒。《圣济总录》治舌肿塞口。《外科精要》治一切痈疽诸发，及丹石烟火药发。《兵部手集》治悬痈。《直指方》治痘疮烦渴及虫毒药"。综上所述，甘草治疗感染性疾病主要是因为其具有解毒作用。现代药理学研究结果如下：三好英夫报告甘草甜或其钙盐的解毒作用很强，特别对于白喉毒素有强大的解毒能力。对于过敏性疾患、河豚毒及蛇毒皆有效果，并推想对流行性乙型脑炎等病毒性疾病可能有效。王善源测定甘草在体外对结核杆菌的生长有抑制作用。临床应用方面，甘草浸膏对胃及十二指肠溃疡具有一定疗效。用化学疗法对渗出性胸膜炎治疗不收效验，加用甘草后疗效显著。甘草流浸膏合并抗痨药治疗浸润性肺结核及胸膜炎，能促使浸润性病灶、炎症及渗液的吸收。

黄连，味苦性寒，无毒，《本草纲目》中记载其主治为"热气，目痛眦伤泣出，明目，肠澼腹痛下痢，妇人阴中肿痛。疗口疮。天行热疾，止盗汗并疮疥"。《医学衷中参西录》认为此药"善入心以清热，心中之热清，则上焦之热皆清。善治脑膜生炎、脑部充血、时作眩晕、目疾肿疼、肉遮睛（目生云翳者忌用），及半身以上赤游丹毒。……女子阴中因湿热生炎溃烂"。《化学实验新本草》记载其主治为"热气目痛眦伤，腹痛下痢，妇人阴中肿毒，久下洩澼脓血，天行热疾，疮疥"。《药性辑要》则认为该药能"理疮疡，痢疾腹痛"。《药物学讲义》认为该药能够治疗"热气，目痛眦伤……肠澼腹痛下利，妇人阴中肿痛"等疾病。综上所述，黄连治疗感染性疾病主要是因为其具有清热解毒燥湿的功效。现代药理学研究表明黄连具有较强的抗菌作用。徐仲吕测定黄连在体外对志贺氏痢疾杆菌有抗菌作用。张乃初除证实黄连浸液能抑制痢疾杆菌之外，并发现尚能抑制布氏杆菌、葡萄球菌及链球菌的生长。张维西测定几种常用中药对革兰阳性嗜气菌的体外抗菌作用，发现黄连等7种中药对10种细菌完全有效，其中以黄连为最强。王凤连测定黄连在体外对人型结核杆菌呈较强的抑制作用。河南医学院检验科试验证明黄连对革兰阳性菌与阴性菌均有不同程度的抑菌作用，而对革兰阳性菌的抗菌作用大于阴性杆菌，平均约强60倍，但志贺氏菌属细菌对黄连敏感度，位于二者之间。此外，黄连还有抗真菌作用。临床观察结果为，骆龙江用黄连治疗16例细菌性痢疾，证明其疗效确实可靠，且价格便宜，用法简便。此外对肺结核、百日咳及猩红热、中耳炎、白喉及奋森氏咽峡炎等都具有一定疗效。对外科疾病方面，燕龙驹等总结指出黄连为治疗化脓性炎症的有效药物，可以预防新伤的感染，可以使早期炎症迅速消退，可以使进行性炎症早期受到控制。

黄柏，味苦性寒无毒，《本草纲目》记载其主治为"五脏肠胃中结热，黄疸肠痔，止泄痢，女子漏下赤白，阴伤蚀疮""疗惊气在皮间，肌肤热赤起，目热赤痛，口疮""热疮疱起，虫疮血痢，止消渴，杀蛀虫""男子阴痿，及傅茎上疮，治下血如鸡鸭肝片""安心除劳，治骨蒸，洗肝明目，多泪，口干心热，杀疳虫，治蛔心痛，鼻衄，肠风下血，后分急热肿痛""泻膀胱相火，补肾水不足，坚肾壮骨髓，疗下焦虚，诸痿瘫痪，利下窍，除热""泻伏火救肾水，治冲脉气逆，不渴而小便不通，诸疮痛不可忍""得知母，滋阴降火。得苍术，除湿清热，为治痿要药。得细辛，泻膀胱火，治口舌生疮""傅小儿头疮"。《化学实验新本草》记载其主治为"女子漏下赤白，肌肤热，赤起日热，赤痛，口疮，热疮饱起，诸疮痛不可忍，急性肠胃炎，咽喉炎"。《药性辑要》则认为该药能治疗"泻阴火，除湿热泻龙火而救水，利膀胱以燥湿。……漱口舌之生疮。清五脏之积热，黄疸热痢、肠风痔血可疗；治女子之诸疴，漏下赤白、阴伤湿疮亦愈"。《药物学讲义》认为该药能够"泻肺火而止嗽定喘，利小肠而消肿除胀，下气消痰，除热止渴"。现代药理研究表明，黄柏具有抗菌作用。王岳等测定黄柏乙醇津液对炭疽杆菌、金黄色葡萄球菌、白色葡萄球菌、柠檬色葡萄球菌、志贺氏痢疾杆菌、弗氏痢疾杆菌、异型痢疾杆菌、霍乱弧菌、肠沙门氏菌等皆有抑制作用。黄柏也具有抗真菌作用。临床中，吴益生报告黄柏治疗细菌性痢疾和急性肠炎均有疗效。惟因所含小檗碱较黄连为少，临床使用剂量须大，方能与黄连获得同样良好效果。

黄芩，味苦性平，无毒。《本草纲目》中记载其主治为"诸热黄疸，肠澼泄痢，恶疮疽蚀火疡。疗痰热胃中热，治热毒骨蒸，寒热往来，主天行热疾，丁疮排脓，治乳痈发背。治肺中湿热，泻肺火上逆，疗上热，目中肿赤，治风热湿热头疼，奔豚热痛，火咳肺痿喉腥"。《医学衷中参西录》认为此药"最善清肺经气分之热，由脾而下通三焦，达于膀胱以利小便。又善入脾胃清热由胃而下及于肠，以治肠下利脓血。又善入肝胆清热，治少阳寒热往来（大小柴胡汤皆用之）。兼能调气，无论何脏腑，其气郁而作热者，皆能宣通之。又善清躯壳之热，凡热之伏藏于经络散漫于腠理者，皆能消除之"。《化学实验新本草》记载其主治为"诸热，黄疸，疮疡，蚀火疡，疗痰热，热毒，骨蒸，寒热往来，治肺中湿热，泻肺火上逆，疗上热，目中肿赤，治风热，湿热"。《药性辑要》则认为该药能治疗"中枯而大者，清肺部而止嗽化痰，并理目赤疗痛。坚实而细者，泻大肠而除湿治痢……黄疸与血痹均宜，疽蚀暨火疡莫缺"。《药物学讲义》认为该药能够治疗"诸热，黄疸肠澼泄痢……恶疮疽蚀火疡"等疾病。现代药理研究表明，张发初等人用黄芩流浸膏试验于注射伤寒混合疫苗使发热的白家兔，证明确有解热作用。徐振测定黄芩在试管内能抑制伤寒杆菌的生长，并在所试400种中药中，具有最强抑制葡萄球菌及霍乱弧菌的作用，此外还能抗绿脓杆菌等，对皮肤真菌也有抑制作用。

龙胆草，苦、涩，大寒，无毒。《本草纲目》中记载其主治为"除胃中伏热，时气温热，热泄下痢，时疾热黄，痈肿口干。治疮疥。退肝经邪热，除下焦湿热之肿，泻膀胱火。疗咽喉痛，风热盗汗"。《医学衷中参西录》认为此药"胃热气逆、胃汁短少、不能食者，服之可以开胃进食……因肝胆有热而致病者，皆能愈之。其泻肝胆实热之力，数倍于芍药"。《化学实验新本草》记载其主治为"时气温热，热泄，小儿壮热，时疾，热黄，痈肿，热狂，疮疥，睛赤肿胀，除下焦湿热之肿，泻膀胱火，疗咽喉痛，风热，盗汗"。《药性辑要》则认为该药"禀纯阴之气，但以荡涤肝胆之热为职。主肝胆热邪，清下焦湿火，肠中小虫痛肿"。《药物学讲义》认为该药能够治疗"骨间寒热……时气温热，热痢黄疸，温热脚气，咽喉风热，赤睛胬肉，痈疽疮疥"。现代药理研究认为龙胆草水浸剂在试管内有抗皮肤真菌作用。

薄荷，辛，温，无毒。《本草纲目》中记载其主治为"霍乱，清头目，除风热，利咽喉口齿诸病，治瘰疬疮疥"。《本草纲目拾遗》记载此药功效"清凉解热，发散风寒"。《医学衷中参西录》认为此药"善消毒菌（薄荷冰善消霍乱毒菌，薄荷亦善消毒菌可知），逐除恶气，一切霍乱痧证，亦为要药"。《化学实验新本草》记载其主治为"霍乱，除风热，利咽喉口齿诸病，疮疥"。《药物学讲义》认为该药能够治疗"风热上壅，斯为要药"。

大黄，苦，寒。无毒。《本草纲目》中记载其主治为"除痰实，肠间结热，心腹胀满，贴热肿毒，小儿寒热时疾，烦热蚀脓。泻诸实热不通，除下焦湿热，下痢赤白，里急腹痛，小便淋沥，实热燥结，潮热谵语，黄疸诸火疮"。《医学衷中参西录》认为此药"能开心下热痰以愈疯狂，降肠胃热实以通燥结，善清在上之热，善解疮疡热毒，以治疗毒尤为特效之药"。《化学实验新本草》记述本药主治为"寒热，除痰，贴热肿，小儿寒热时疾，烦热，蚀脓，温瘴，热疟，除下焦湿热，下痢赤白，小便淋沥，实热燥结，潮热谵语，黄疸，诸火疮"。《药性辑要》则认为该药治疗"瘀血积聚……痰实结热……痢疾"。《药物学讲义》认为该药"泻肠胃实热……疗诸火疮并目疾，涂诸火丹及肿毒"。现代药理学研究认为，大黄对志贺氏菌、革兰阳性嗜气菌等多种细菌有抗菌作用。对皮肤真菌等有抗菌作用。临床上，杨康龄用大黄甘草粉剂治疗臁疮，治愈12例。张笃庆等采用大黄牡丹皮汤加减及针刺阑尾点治疗阑尾炎。

通过对这些药物进行初步分析，按照药物的自然属性分类，主要包括植物药、动物药和矿物药，其中绝大部分为植物药，动物药和矿物药非常少。根据药物功效分类，出现频率最高的7味药中，以清热药为主，黄连，黄芩，龙胆草，薄荷，大黄，黄柏均为寒性药物，以清热为主要作用。但其中也有许多药物性质为热性，如大蒜，性热，但无论是文献记载还是现代实验都证明了其具有较强的杀菌作用。因此也不能一概将中医清热类药物等同于抗生素。再对其他频次的药物进行分析，发现能够用于治疗感染类疾病的药物分类广泛，包括解表药、清热药、滋阴药、杀虫药等多种。中医治疗这一类疾病不能仅仅囿于现代药理研究，还应以辨证论治为基本方法，多种中药适当配伍，方可起到标本兼治的作用。

2. 方剂古籍中的抗感染文献

方剂文献中与抗感染相关内容的入选范围，一是外感六淫为主因的疾病及方剂，比如伤寒、温病、瘟疫等；二是与外邪有关的其他疾病及方剂，比如咳嗽、哮喘、痢疾、泄泻、黄疸、外科疮疡类疾病等。

共收集中医病名 244 种、西医病名 2 种、证与症 31 种、理 2 种、法 2 种、方剂 564 首、药物 22 种：

内容文献	中医病名	西医病名	证与症	理	法	方	药
《医方考》	54	0	12	2	0	195	4
《景岳全书》	29	0	2	0	0	79	3
《验方新编》	144	0	8	0	1	130	5
《方剂学讲义》	9	0	9	0	0	82	0
《医学衷中参西录》	8	2	0	0	1	78	10
合计	244	2	31	2	2	564	22

（1）中医病名

共遴选中医病名 244 种，其中《医方考》54 种、《景岳全书》29 种、《验方新编》144 种、《方剂学讲义》9 种、《医学衷中参西录》8 种。

频次统计结果："伤寒" 6 次，出现次数最多。其次为 "瘟疫" 4 次。出现 2 次病名较多，如：湿温 2 次、霍乱 2 次、痄疟 2 次、温病 2 次、感冒 2 次、肺痈 2 次、大头瘟 2 次，等等。

病名以伤寒、瘟疫、湿温、感冒等内科外感热病为主；外科类疾病亦较为常见，如丹毒、发背、痘疹、杨梅疮等等，妇科、儿科、口腔科、耳鼻喉科等也有涉及。

通过研读以上 5 部文献可以发现，古代方剂可治疗的感染类疾病病种极为丰富。

（2）西医病名

共有 2 种：肠炎、虎列拉（即霍乱），见于《医学衷中参西录》。无重复出现。

（3）证与症

共 32 种。《医方考》12 种、《景岳全书》2 种、《验方新编》8 种、《方剂学讲义》9 种。

频次统计结果：太阳类证候 3 种，阳明类证候 2 种，其他均出现 1 次。

（4）相关的理与法

较有特点的医理 2 种，见于《医方考》，讨论"霍乱初起宜通不宜塞"与斑疹病因；治法 2 种，分别见于《医方考》（补虚驱邪）与《验方新编》（通淋不避收敛）。均无重复出现。

(5) 抗感染相关的药物

5 部方剂学文献中单独论述的抗感染相关药物有 22 种，其中《医方考》4 种、《景岳全书》3 种、《验方新编》5 种、《医学衷中参西录》10 种。《医学衷中参西录》10 种药物中包括 5 种西药。

频次统计：石膏出现 2 次，分别见于《医方考》与《医学衷中参西录》，后者对石膏论述较多。其余药物均 1 次。

药物包括：①清热或解表类中药，如石膏、黄柏、忍冬藤等。②西药，如阿司匹林、百步圣、骨湃波等，西药均见于《医学衷中参西录》。③药食两用中药，如山药、绿豆、柿霜等。④尚有部分中药不归属清热或解表类，如《医方考》桃仁、《景岳全书》芍药等等，反映了古代医家独特的诊疗思路。

(6) 抗感染相关的方剂

抗感染相关方剂 564 首，其中《医方考》195 首、《景岳全书》79 首、《验方新编》130 首、《方剂学讲义》82 首、《医学衷中参西录》78 首。

频次统计结果：

出现次数最多的方剂为白虎汤、承气汤及其加减方，各有 9 次。其次是小柴胡汤及其加减方 5 次、五苓散及其加减方 5 次。另外一些较常见的方剂有：出现 4 次的方剂 5 首，麻黄汤（含加减）、桂枝汤（含加减）、藿香正气散、升麻葛根汤、大柴胡汤（含加减）。出现 3 次的方剂有补中益气汤（含加减）、大青龙汤（含加减）、六一散、防风通圣散、黄连解毒汤等，出现 2 次的方剂有大顺散、小青龙汤、小陷胸汤、清暑益气汤、龙胆泻肝汤、茵陈蒿汤、二陈汤、六味地黄丸、十全大补汤、大陷胸汤、九味羌活汤、黄连汤、葛根黄连黄芩汤、左金丸、猪苓汤、黄芩汤等。

频次	方剂数目	方剂举例
9	2	白虎汤、承气汤
5	2	小柴胡汤、五苓散
4	5	麻黄汤、桂枝汤、藿香正气散、升麻葛根汤、大柴胡汤
≤3	555	出现 3 次的方剂：补中益气汤、大青龙汤、六一散、防风通圣散、黄连解毒汤等；出现 2 次的方剂：大顺散、小青龙汤、小陷胸汤、清暑益气汤、龙胆泻肝汤、茵陈蒿汤、二陈汤、六味地黄丸、十全大补汤、大陷胸汤、九味羌活汤、黄连汤、葛根黄连黄芩汤、左金丸、猪苓汤、黄芩汤等。

(7) 明清抗感染相关方剂特点分析

方剂是本研究重点内容，经考察分析，明清时期中医抗感染方剂具有如下特点：

驱邪为主，不忘扶正：

抗感染方剂主要以清热解毒、解表祛风类方剂为主，其中白虎汤（9 次）、承气汤（9 次）、小柴胡汤（5 次）、五苓散（5 次）、麻黄汤（4 次）、桂枝汤（4 次）藿香正气散（4 次）、升麻葛根汤（4 次）、大柴胡汤（4 次）是出现频率最高的 9 首方剂，体现了中医学"热者寒之""其在皮者，汗而发之"的治疗大法。

同时发现，古籍中尚有一定数量的补益类及其他方剂，如补中益气汤（3 次）、六味地黄汤（2

次)、十全大补汤(2次),二陈汤(2次),等等,也经常用于治疗感染类疾病。补益类方剂通过扶助正气、调整机体功能,达到祛除外邪的目的,体现了中医扶正祛邪、邪去正安的治疗理念。例如《医方考》载"疟疾经年不愈者,名曰痎疟,宜此方(补中益气汤)主之"。另外,理气活血、化痰散结等类方剂,也常用于感染类疾病的治疗。人体感染外邪,常常会造成气血的瘀滞、痰湿的蕴结,同样,素体气血瘀滞痰湿蕴结者,也较易感受外邪。这些方剂通过疏通瘀滞、散结化痰,实现调畅气机、驱邪逐寇的效果。如《医方考》以顺气消食化痰丸主治"酒食生痰,五更咳嗽,胸膈膨闷者",《验方新编》以二陈汤加白芥子主治"一切红肿痈毒"。

剂型丰富多彩:

除传统的汤剂(含饮、煎)285种外,尚有散剂111种、丸剂58种、膏滋34种。另外,还有药粥(如《验方新编》神仙粥、《医学衷中参西录》薯蓣鸡子黄粥)、药茶(如《验方新编》甘露茶)、药膳(如《验方新编》七味鸭)等多种剂型,可以充分满足病情需要。

给药途径灵活:

除口服方药之外,大量运用外用给药,如膏药、丹药、药线、熨法、熏蒸等等,灵活多变,尤其反映在疮疡类疾病的治疗上,《验方新编》中记载了金花散、肥皂膏、药线、蛋熨法等诸多实例。

防治并重:

少数方剂具有预防功效,体现了重视预防、防治并重的学术思想。如《医方考》载有五神丸塞鼻法预防传染性疾病:"疟疾,一岁之中,长幼相似者,名曰疫疟,此法主之神良。"除此之外,还载有辟瘟法,功效与五神丸塞鼻法近似,"凡觉天行时气,恐其相染,须日饮雄黄酒一卮,仍以雄黄豆许用绵裹之,塞鼻一窍,男左女右用之。或用大蒜塞鼻,或用阿魏塞鼻皆良"等等。

3. 温病古籍中的抗感染文献

温病古籍中的抗感染文献,亦从病名、证(症)、理、法、方、药7方面入手进行全面梳理。

(1) 中医病名

根据梳理,29种著作中出现的与感染性疾病相关的中医病名主要为瘟疫、温病类疾病,也有少量外科疾病(中医皮肤科)、内科疾病、儿科疾病和五官科疾病,共有35种,分别是白喉、赤痢、春温、大头温、冬温、发颐、风温、伏暑、感冒、疙瘩温、瓜瓤温、蛤蟆温、喉痧、霍乱、痉病、烂喉疫痧、捻颈温、伤寒、湿热、湿温、暑疮、暑温、暑痢、暑疡、暑瘵、鼠疫、温病、温毒、温疟、小儿呕泻、羊毛疔、阳毒发斑、阴毒发斑、重伤风、走马喉疳。

根据其出现频次,与抗生素治疗密切相关的感染性疾病,有11种:春温、风温、暑温、湿温、冬温、白喉、烂喉疫痧、大头温、痢疾、霍乱、疫痉。疙瘩温、瓜瓤温、蛤蟆温、捻颈温、羊毛疔、阳毒发斑、阴毒发斑等病名,根据其临床表现,与感染性疾病相似度较高。

(2) 西医病名

与感染性疾病相关的西医病名有26种,分别是:斑疹伤寒、产褥热、肠胃炎、赤痢、肺炎、急性胃炎、腹膜炎、急性腹膜炎、慢性腹膜炎、盲肠炎、脑膜炎、结核性脑膜炎、化脓性脑膜炎、肋膜炎、流行性耳下腺炎、流行性肺病、支气管炎、流行性感冒、尿毒症、伤寒、肾炎、心内膜炎、猩红热、中毒热。

其中,脑膜炎、猩红热、肠胃炎、腹膜炎、痢疾、流行性感冒出现较多。

(3) 感染性疾病中的证与症

在明清、民国的温病学文献中，与感染性疾病相关的证或症状的论述，主要有：头痛发热；但热而不恶寒；口燥咽干；战汗；传染；胸痞，舌白，口渴不引饮；疫痧；时痧；肌肤赤燉；蒸蒸发热；发斑；走马喉疳，咽喉痛起白叶；小舌溃烂；壮热而渴；恶热；目眩耳聋；口苦；干呕；胸腹热甚，按之灼手；神多烦躁，惊窜；发疹；小便短数热；大便燥结；热深厥深，头颈动摇；口噤齿龂，腿脚挛急，时发瘛疭；急痧症；慢痧症；脐腹大痛，如刺如割，里急后重，下利频并，或肠垢带血，或纯下鲜血；面赤唇红；冲任脉动，胯缝结核肿大，小溲赤涩，或点滴而痛；六脉洪数；舌苔黄燥如刺，或红刺如杨梅状；烦渴倦怠；恶心呕吐；颜面蒸红，眼球结膜而充血，皮肤灼热；暴躁谵语；发热，咳嗽，胸闷，喘急不得卧，痰多、嗑燥，咯不得出等。

(4) 与抗感染相关的理与法

在明清、民国温病学文献中，与治疗感染性疾病相关的理论、法则比较零散，主要有：

致病因素方面，明清时期关于喉痧和白喉的病因，多认为是温疠之毒、燥气、燥火，"暴寒束于外，疫毒郁于内"，认为疫痉的产生，是由于"内伏热毒，再感春寒"所致。也有从"气化之理"阐述咳嗽吐血、咽喉肿痛等证，认为多是由于胃家停积化热，大肠结而不通，热蒸于上所致，治肺必应清胃，而效立见。

治疗方面，董废翁《西塘感症》指出："初起宜辛凉解散，次则和解解毒，必里证全具而脉实，舌燥口干，心下坚满，方可攻下。"不论是白喉、喉痧，还是其他疠邪致病，都特别强调早期驱秽解毒的重要性，"皆宜以驱秽解毒为正当治法""治法急以逐秽为第一务"。对春温、秋燥的治疗，叶天士提出的"上燥治气，下燥治血"，也颇为后世医家推崇。丁甘仁采用汗、清、下三法论治喉痧也比较有意义。

(5) 与抗感染相关的方

从29种文献著作中，共摘录与抗生素替代相关的方剂519首，查重后余371方，根据其出现的次数，简单分析如下。

承气汤类方剂：

出现次数最多的是以通里攻下法为主，清热解毒、活血化瘀为辅的承气汤类方剂。

大承气汤出现9次，分别见《瘟疫论》《温热暑疫全书》《温病条辨》《中西温热串解》《疫痉家庭自疗集》《伤寒手册》等书，用治瘟疫出现"治大热结实者"；阳明温病，出现"面目俱赤，肢厥，甚则通体皆厥，不瘛疭，但神昏，不大便，七八日以外，小便赤，脉沉伏，或并脉亦厥，胸腹满坚，甚则拒按，喜凉饮者"及疫痉出现"胸满口噤，卧不着席"等。《温病条辨》中，温病三焦俱急出现"大热大渴，舌燥。脉不浮而燥甚，舌色金黄，痰涎壅甚"时，吴瑭还用其合小陷胸汤治之。

功力稍逊的小承气汤出现7次，被用来治"阳明温病，汗多谵语，舌苔老黄而干"等较大承气症为轻者。

调胃承气汤出现7次，被用来治疗瘟疫、阳明温病之热结旁流以及疫痉出现"上中焦不痞满，仅大便数日不通，少腹胀痛拒按者"。

桃仁承气汤出现5次，被用来治疫痉"血结胸中，手不可近，或中焦蓄血，寒热胸满，漱水不欲咽，善忘，昏迷如狂者"或"少腹坚满，小便自利，夜热昼凉，大便闭，脉沉实"之蓄血证。

白虎汤与凉膈散：

具有解热生津功效的白虎汤和清热解毒、泻火解毒、清上泄下的凉膈散，各出现8次。

白虎汤，《瘟疫论》称其为"辛凉发散之剂，清肃肌表气分药"，《温热暑疫全书》用其治疗"表有热，里有寒"，《温病条辨》用此辛凉重剂治疗"脉浮洪，舌黄，渴甚，大汗，面赤，恶热"的太阴温病，《走马喉疳论》用之治疗"咽喉腐烂，其色或黄或灰，发渴，脉数"的白喉，《疫痉家庭自疗集》《伏瘟证治实验谈》《痉病与脑膜炎全书》三书，均将之用于疫痉的治疗，《中西温热串解》《伤寒手册》亦用之清热、退热。

凉膈散分别见于《西塘感症》《湿热论》《走马喉疳论》《伏瘟证治实验谈》《湿温大论》《疫痉家庭自疗集》《伤寒手册》等书，被用来治阳明病邪已入腑；湿热症，发痉，神昏笑妄，脉洪数有力，开泄不效；白喉出现"咽喉溃烂，胸领皆肿，口吐血肉，其色红紫者"；疫痉出现"面赤，胸中烦热"或湿温之"初起便闭者，或数日不通者，或腹满便溏而湿热胶滞者"。

普济消毒饮、葛根汤、六一散、犀角地黄汤、小柴胡汤、清燥救肺汤：

这6首方剂，在29种温病文献中都出现了6次。

其中，普济消毒饮被用来治疗大头天行（《西塘感症》）、大头温、蛤蟆温（《温病条辨》）、温毒（《中西温热串解》）、疫痉头痛甚者（《疫痉家庭自疗集》）及伤寒（《伤寒手册》）等病。

葛根汤分别被用来治疗烂喉痧（《疫痧草》《喉痧证治概要》）、疫痉等，《疫痉家庭自疗集》中以葛根汤为主方，"偏寒偏热，可随症出入"，秦伯未曾结合葛根汤与仲景瓜蒌桂枝汤，进行加减，立一平痉解疫汤，治疗脑膜炎初起，有恶寒身热等之表证者（《痉病与脑膜炎全书》）。

清暑利湿的六一散，多被用来治疗暑温之发热、多汗、小便少；湿温之小便欠利、湿热证之寒热如疟、咳嗽昼夜不宁甚至喘不得眠，及"胸痞，发热，肌肉微疼，始终无汗"等症。

犀角地黄汤具清热解毒、凉血散瘀之功，被用来治疗湿温时疫、烂喉痧。在《痉病与脑膜炎全书》书中，以该方为主，用于脑膜炎危险期的治疗。

和解表里的小柴胡汤，多被用于治疗出现"往来寒热，耳聋胁痛，呕而口苦，目眩头角痛，耳中上下或两边肿痛，或心下痞，或胸中烦喜呕，日晡潮热"等症的少阳经病；《中西温热串解》一书中用其治疗疟疾流行时并发的外感时痢："余尝治数人患疟，服西医金鸡纳霜，疟退而痢作，用治痢法不效。后用小柴胡汤，一二剂遂愈"；《疫痉家庭自疗集》中也指出，"疫痉，忽转寒热如疟者，宜之"。

清燥救肺汤清热宣肺、益气养阴，多被用于治疗肺热咳嗽；白喉病初起"头痛身寒热，右寸脉微数而涩，咽燥无痰，喉间发白，或咳或不咳，或痛或不痛，但介介如梗状，饮食如常"；疫痉初愈"惟内热未清，咳嗽痰黄"等证。吴锡璜《中西温热串解》中有作者用之治愈流行性肺炎的记载。

紫金锭（玉枢丹）、安宫牛黄丸、紫雪丹、至宝丹、竹叶石膏汤、银翘散：

这6首方剂，均出现5次。

紫金锭辟秽解毒、消肿止痛，在这29种温病文献中主要被用来治疗烂喉痧和疫痉，《痉病与脑膜炎全书》认为此药"治时行瘟疫，及内外科之急性炎症，于中医经验上，极著神效"，并援引西说理解："雄黄含有硫黄、水银，有杀菌解毒作用，麝香为兴奋剂，山慈菇旧说能治金疮，疗诸毒，新说则为和缓滋养剂，大戟及千金子，则峻下剂（凡居峻下剂，往往兼呕吐作用），亦可见为诱导消炎剂。此方证以所说，用治流行性脑脊髓膜炎，似亦合理。然拙见则以其效用，决不仅此。"

性大寒，具有清热解毒、镇惊开窍功效的安宫牛黄丸、紫雪丹和至宝丹，被多次用来治疗温热病出现壮热、神昏谵语、手足瘛疭等病症,《痉病与脑膜炎全书》称至宝丹为"国医痉病神昏之特效灵方也"。

清热生津、益气和胃的竹叶石膏汤,被加减化裁后,多用来治疗阳明温病、湿温、"痧麻之后,有汗身热不退,口干欲饮,或咽痛蒂坠,咳嗽痰多"等;疫痉后期,津液已伤,也用其清胃养阴,搜理余邪。

出自《温病条辨》的辛凉平剂银翘散,清热解肌,主要用来治疗温病初起诸证,多次出现。

大柴胡汤、白头翁汤、桑菊饮、麻杏石甘汤、黄芩汤、防风通圣散、养阴清肺汤、益元散:

这8首方剂,均出现了4次。

大柴胡汤为表里双解剂,有和解少阳、内泻热结之功,主要被用来治疗表证未除、里证又见而出现的往来寒热、大便不通等证。

白头翁汤清热解毒、凉血止痢,主要用来治疗协热下利、湿热腹痛等。辛凉解表剂桑菊饮,能疏风清热、宣肺止咳,多见于春温、风温咳嗽的治疗中。

麻杏石甘汤主治外感风邪、邪热壅肺证,恽铁樵用其治疗白喉,丁甘仁用其治疗烂喉痧,蒋树杞用其治疗伏瘟,严苍山将其运用于疫痉的治疗中。

黄芩汤清热止痢、和中止痛,主要被用治温热下利诸证。

防风通圣散亦为表里双解剂,主要治疗表寒内热、三焦皆实诸证;严苍山《疫痉家庭自疗集》中,用之治疗疫痉现"形寒壮热,大便数日未通,腹胀拒按,苔黄腻,脉弦数,表里俱实"等症。

郑梅涧《重楼玉钥》中的养阴清肺汤,被后来者尊为治白喉之圣药,多次出现在喉科著作中,多被用来治疗白喉。

祛暑剂益元散,有淡渗湿热、通利小便的功效,主要用治小便不利或短涩、便时觉热与痛等症。

其他:

除以上20余首出现次数较多的方剂之外,开达膜原、辟秽化浊的达原饮,发散风寒、解表祛湿的荆防败毒散,利湿化浊、清热解毒的甘露消毒丹,原为治疗少阴咽痛而设的猪肤汤,消积导滞、清利湿热的枳实导滞丸,益气生津、敛阴止汗的生脉散,具有气血两清、清热解毒、凉血泻火之功效的清瘟败毒饮,养阴透热的青蒿鳖甲汤等8首方剂,均出现3次。麻黄升麻汤、羚羊息风汤、苦酒汤、桔梗汤、黄连解毒汤、黄连阿胶汤、化斑汤、葛根白虎加芍药花粉汤、甘草汤、猪苓汤、薏苡竹叶散、玉女煎、杏苏散、杏仁汤、栀子豉汤、小陷胸汤加枳实、新定葛根栀豉汤、新定菊花达巅饮、千金生地黄汤、导赤散、当归四逆汤、当归龙荟丸、柴胡清燥汤、白虎加人参汤、清热解毒汤、五汁饮、四逆散、双解散、半夏汤、三黄二香散、锡类散、白填鸭散等31方,出现2次。其余270余首方剂,只出现过1次。

从以上方剂构成来看,具有抗菌消炎的方剂,几乎涵盖了解表、治风、祛湿、清热、和解、消导、催吐、泻下、化痰止咳平喘、温里、理气、理血、补益、固涩、息风、安神、开窍及外用剂等各种类型,但泻下剂和清热解毒类方剂比例最大。除此之外,有的方剂命名,直接突出了抗菌消炎的特点,如刘裁吾《痉病与脑膜炎全书》中自拟的用来治疗疫痉的蒿薁脑脊消炎丸。有的方剂功效,直接注明具有消炎功效,如陈存仁《伤寒手册》中提到葛根芩连汤和甘露消毒丹时,功效"消肠炎";《痉病与脑膜炎全书》中的罗氏牛黄丸,用来"治脑膜炎之病势增进期";曹巽轩《传染病八种证治晰疑》中有"治猩红热方",方名直接体现所治疗疾病名称。五汁饮、五鲜饮、生葛根饮及多次出现的鲜生地,则强调了新鲜药物的应用,也是抗感染方剂的一个小特点。此外,本次梳理文献中还发现,刘裁吾书中治疗脑膜炎的特效灵方陈氏蟾酥丸,却来自陈实功用来治脑疽、发背、恶疮的方意,则更是体现了中医在辨证论治思维指导下一方多用的灵活。上述种种方剂,对我们如今思考抗生素替代及减少抗生素使用,具有启发意义。

(6) 与抗感染相关的药

从明清、民国的温病学文献中,共梳理出与治疗感染性疾病相关的药物文献309条,查重后,涉及药物167味。其中:

生地出现次数最多,达9次之多;薄荷、连翘、滑石3味药,出现7次;黄连、犀角、苍术、生石膏、通草5味药,出现6次;茯苓出现5次,草果、柴胡、大黄、黄芩、赤芍、丹皮、厚朴、藿香、桔梗、羚羊角、泽泻、枳壳、竹叶、菖蒲14味药,出现4次;板蓝根、半夏、槟榔、车前子、金银花、菊花、龙胆草、芦根、板蓝根、半夏、槟榔、车前、赤芍、大生地、丹皮、钩藤、厚朴、金银花、天门冬、杏仁、茵陈、银花、郁金、知母、猪苓、紫草26味药,出现3次;藿梗、莲子心、绿豆、白薇、萆薢、蝉衣、川贝、蔻仁、大青叶、冬桑叶、粉葛根、瓜蒌、贯众、黄柏、麦冬、芒硝、木通、牛蒡子、佩兰、茜根、青蒿、桑叶、山栀、生栀仁、桃仁、玄参、薏米、银花露、玄参、玄明粉、生甘草31味药,出现2次;荆芥穗、金汁、白芍、白通草、北沙参、苍耳子、炒麦芽、炒栀子、陈皮、赤苓、川黄柏、川朴、川郁金、次生地、大豆黄卷、大腹皮、大力子、淡豆豉、灯心草、地骨皮、豆豉、豆卷、甘菊、甘蔗、甘中黄、归尾、龟甲、海风藤、寒水石、荷叶、红花、天花粉、荆芥穗、苦参、莱菔子、蓝草根、梨汁、麻黄、马勃、马兜铃、蔓荆子、白茅根、牛黄、牛膝、女贞子、枇杷叶、蒲公英、茜草、羌活、秦艽、青黛、清水豆卷、人中白、人中黄、射干、生鳖甲、生甘草、生牡蛎、生首乌、生土牛膝兜、石斛、石决明、柿霜、丝瓜藤、苏叶梗、威灵仙、西洋参、鲜稻根、鲜地龙、鲜荷叶、鲜芦根、鲜青果、鲜首乌、香薷、小木通、玄明粉、银柴胡、玉竹、中朴、郁李仁、芫荽、竹叶卷心、竹沥、竹茹、紫花地丁、紫菀86味药,各出现1次。

4. 伤寒古籍中的抗感染文献

从中医病名、西医病名、证或症、理、法、方、药七个方面进行文献梳理:

(1) 中医病名

通过梳理,在这些著作中出现与感染性疾病相关的中医病名分别为:发颐,蓄血证,血结,水结,热结膀胱,伤风咳嗽,伤寒,白喉,猩红热,风眼症,伤寒温热,风温,霍乱,发颐/痄腮,急喉痹,结胸,小结胸病,咽烂,热在膀胱,伤寒,发黄,痉病,胃痛,胃火、肝火、喉痛、喉蛾,霍乱,广义之伤寒。

除去重复后,共27项:蓄血证,血结,水结,热结膀胱,伤风咳嗽,伤寒,白喉,猩红热,风眼症,伤寒温热,风温,霍乱,发颐,痄腮,急喉痹,结胸,小结胸病,咽烂,伤寒,发黄,痉病,胃痛,胃火、肝火、喉痛、喉蛾,广义之伤寒。

在这些病名中,目前学术界已基本公认为感染性疾病的9个:霍乱,发颐,痄腮,喉痛、喉蛾,白喉,猩红热,痉病,胃痛。其中,中西病名一致的有:霍乱、白喉、猩红热。明清、民国时期,特别是民国时期的伤寒学家,对这些中医病名与西医感染性疾病的相关性有较为深入的论述:例如对霍乱的论述:"霍乱之名,西医书音译为虎列拉,Cholera 其语来自希腊,有吐利之意,故呕吐而利,为霍乱之主证。亦有不吐不利,但腹满烦乱,绞痛短气者,其死尤速,不过数小时,名干霍乱。古方用盐汤备急圆等取吐利，往往获救。"（见《伤寒论今释》）"急性异性霍乱，待其细菌检明，则病者已登鬼录矣。中医治疗，不如此也，见到起烟，即便泼水，盖认起烟为起火之证状也，如无汗恶寒，即用麻黄汤，热渴引饮，即用白虎，厥逆吐利，即用四逆。"（见《伤寒论新义》）又如，对发颐的论述："耳前后肿，即并发流行性腮腺炎，《内经》所谓发颐，世俗所谓痄腮也……故耳前后肿为阳明少阳证云。"（见《伤寒论今释》）又如，对痉病的论述："亦有时期长短绝无一定者，如痉病，即西医所称流行性脑脊膜炎。"（见《伤寒评志》）又如，对胃痈的论述："吐血为胃损伤，名曰胃溃疡。若吐脓血明明胃脓疡，即所称胃痈是也。其原因起于化脓菌之侵胃，非桂枝所能造成也。"（见《伤寒评志》）

除此之外，有些中医病名与西医感染性疾病有较高的相似度，如蓄血证，血结，水结，热结膀胱，伤风咳嗽，伤寒，风眼症，伤寒温热，风温，急喉痹，结胸，小结胸病，广义之伤寒等。

其中，水结与西医所述的淋病、泌尿系感染相似度较高，风眼症与西医所述的淋菌性结膜炎、角膜炎相似度较高，热结膀胱与西医所述的急性盆腔炎、膀胱炎、泌尿系感染相似度较高，蓄血证、血结与西医所述的急性盆腔炎或盆腔脓相似度较高。如："蓄血者，热与血蓄于血室也。以冲任之脉并阳明之经，而其人又本有瘀血，久留不去，适与邪得，即蓄积而不解也。"（见《伤寒贯珠集》）如："然膀胱本病。有水结、血结之不同。水结宜五苓散导水泄热，血结宜桃核承气及抵挡汤丸导血除热。"（见《伤寒贯珠集》）如："太阳病不解，热结膀胱，其人如狂，血自下，下者愈。其外不解者，尚未可攻，当先解外。外解已，但少腹急结者，乃可攻之，宜桃核承气汤。"（见《伤寒贯珠集》）

伤风咳嗽与西医所述的流行感冒相似度较高，如："流行感冒之伤风咳嗽，窦独谓之肺伤寒，亦用附子，余曾试之而效。"（见《伤寒论研究》）急喉痹与西医所述的白喉、小儿急性喉炎相似度较高，结胸与西医所述的胸膜炎相似度较高，如："白散所治，即近世所谓急喉痹，乃白喉及小儿急性喉炎之类，不必无热，亦不必大便不通。其证喘鸣气促，肢冷汗出，窒息欲死，故曰寒实，曰无热证欤。此其所结，上迫咽喉，与大陷胸证绝异，是知结胸之名，所包亦广，凡胸部以上闭塞疼痛者皆是。"（见《伤寒论今释》）小结胸病与西医所述的胃炎感染相似度较高，风温与西医所述的肺炎及支气管炎相似度较高，如："小结胸病，正在心下，按之则痛，脉浮滑者，小陷胸汤主之。……渊雷案：此方实治胃炎之多黏液者，黄连所以消炎，半夏所以和胃止呕，瓜蒌实所以涤除黏液。黏液为水饮之一，古书称痰饮水饮，日医称水毒，时医称痰，其实一而已矣。"（见《伤寒论今释》）

伤寒、伤寒温热、广义伤寒等与西医所述的流行性热病、传染病相似度较高，如："《内经》曰：人之伤于寒也，则为病热。今夫热病者，皆伤寒之类也。是以广义之伤寒，包括一切热性传染病而言也。温病者，亦热性病耳，以其抗邪情形略异，故治法处方亦略异。说者曰，伤寒可以包括温病，温病不得包括伤寒。所以然者，定义之广狭有殊也。"（见《伤寒质难》）如："仲景言伤寒即流行性热病之意，亦即急性传染病之代名，非专指肠窒扶斯之伤寒病也。"（见《伤寒评志》）如："今考伤寒温热，皆是流行性热病，其病原多为细菌。"（见《伤寒论今释》）

病风温与肺炎及支气管炎相似度较高，如："又如谓温邪从口鼻入，异于伤寒之从皮毛入，承其说者，遂指肺炎及重证支气管炎为风温。"（见《伤寒论今释》）

有一些病名，与感染性疾病有一定的关联性，医家们也提到与炎症相关，但是否能有相对应的西医感染性疾病的病名，尚待商榷。例如，谭次仲认为"发黄"即"胆管炎"（发黄乃胆管炎，为细菌之毒素侵及胆管，或胃及十二指肠之炎症传及胆管，与胆石之戟刺胆管……（见《伤寒评志》），发黄一证除可见于胆管炎外,还可见于黄疸等非感染性疾病。

(2) 西医病名

通过梳理,在这些著作中出现的感染性疾病的西医病名的相关文献有36项,西医病名共56种,筛除重复的,共有感染性疾病的西医病名45种:

支气管性肺炎,继发性肺炎,猩红热,小儿急性喉炎,天花,实扶的里,渗出性胸膜炎,渗出性肋膜炎,伤寒,伤风,支气管炎,破伤风,膀胱炎,疟,脑膜炎,脑脊髓膜炎,梅毒性脑膜炎,盲肠炎,麻疹,螺旋菌性支气管炎,流行性腮腺炎,流行性脑脊膜炎,流行性感冒,流行脊髓性膜炎,痢,厉风,肋膜炎,结核性脑膜炎,结核,浆液性胸膜炎,脊髓炎,急性支气管炎,急性粟粒结核,霍乱,干性肋膜炎,腹膜炎,副伤寒,肺炎,鹅掌风,胆管炎,肠窒扶斯,肠炎,斑疹伤寒,败血症,白喉,脓毒。

这些西医病名出自民国时期中西医汇通伤寒大家的著作,即是医家们在临证与研究中进行中西医汇通时述及的西医病名。在这些病名中,重复率较高的有:肺炎、支气管炎、猩红热、流行性感冒、肠伤寒、脑膜炎、肋膜炎、霍乱、白喉,其中,肺炎、支气管炎、猩红热的重复率最高。借此可以了解民国时期的常见病与多发病,以及中医应用伤寒学诊疗方法在治疗感染性疾病中的优势病种。

(3) 感染性疾病中的证与症

在明清、民国的伤寒学文献中,医家们认为《伤寒》中所述的某些证或症即为感染性疾病的症状,我们从中梳理出了此类文献24条:

协热下利,协热便脓血,狂言直视,直视谵语喘满,直视下利,蓄血,便脓血,咽中生疮,少腹急结,少腹硬满,热利下重,下利便脓血,下利肠垢,纯热不已,恶寒发热,耳前后肿,小儿鼻扇,高热并脉微,灼热等,蒸蒸发热,高热呕吐,传染病前驱并发症,红肿热痛,高热熏灼。

发热,是细菌感染性疾病最常见的症状之一,明清、民国时期的医家对感染性疾病的发热有如下几种表述:蒸蒸发热、高热熏灼、纯热不已、灼热等。

如:"苟热度增高,则谓之传入阳明。以阳明蒸蒸发热之故,蒸热即高热也。考阳明蒸热见'阳明篇'六七节'蒸蒸发热者,属胃也'句……热度增高。在科学之理解为病原菌及其毒素所肆虐,苟在华氏表一百○六度以上,则殊为危险,一百○八则为死热矣。"(见《伤寒评志》)"高热熏灼,神经昏乱,覆以冰囊则神识顿清,此为治标,非治本也。高热自有其激原,激原不去则高热不降,如火上炎,终必昏聩,不去其激原而斤斤惟冰脑是赖,是舍本逐末也。"(见《伤寒质难》)"伏气所发之温热病与感而即发之温热病,见症稍异。伏气之病,其邪从里而达于外,表上无邪,故初起即热,无一毫恶寒之象。即发之温病,邪由肺受,肺主皮毛,故初起微寒,继即纯热不已。"(见《伤寒指掌》)

在感染性疾病中,发热并具有较为典型并发症的,在明清、民国时期的伤寒学著作中有如下几种表述:协热下利,协热便脓血,高热并脉微,高热呕吐等。协热下利、协热便脓血常见于菌痢;高热呕吐常见于流行性脑炎、胃肠型感冒、呼吸道感染等;高热并脉微常见于细菌感染后,出现高热并心力衰微的症状。如:"热度增高,在科学之理解为病原菌及其毒素所肆虐,热病脉微,因为心脏衰弱。但原因颇为复杂,有由病原菌之毒力太强者,如猩红热病初期间或见之。肺炎不论何时亦易致心脏衰弱,或因心肺之循环关系所致,故发于小儿或老人尤宜注意。又肠窒扶斯末期心力尤见衰弱,若肠穿孔起,且立见虚脱而为脉绝汗出肢厥矣……今不谓之曰阳明与少阴,而谓之曰高热与心

脏衰弱。"（见《伤寒评志》）

在《伤寒》感染性疾病的证或症中，对细菌性痢疾的描述较多，如：协热下利，协热便脓血，下利便脓血，下利肠垢等。吴坤安："凡伤寒疫疠，热邪传里，下利肠垢，或下鲜血，小溺赤涩，舌苔黄燥如刺，或红刺如杨梅状，身热口渴，六脉洪数，脐腹大痛者，此热毒内攻肠胃也，不治则烂矣。"（见《伤寒指掌》）

在这些著作中，还有其他一些与感染性疾病相关的证：耳前后肿、小儿气促鼻扇、咽中生疮、少腹急结、少腹硬满等。耳前后肿常见于流行性腮腺炎、淋巴结炎。小儿气促鼻扇，则常见于支气管炎、肺炎等。咽中生疮常见于咽炎、烂喉丹痧等。少腹急结、少腹硬满，常见于盆腔炎、附件炎、肾盂肾炎、菌痢、子宫内膜炎、肠炎、胆囊炎等。但少腹急结、少腹硬满亦见于非感染性疾病，如：痛经、卵巢囊肿、梗阻等。这些症或证，有的是诊断感染性疾病的关键指征，如恽铁樵对小儿气促鼻扇的论述："伤风与急性肺病之辨，只在鼻扇与否。须知小儿热病，有气促鼻扇者，成人则绝少。……凡高热苟未至于危险时期，虽气促亦不鼻扇。伤风小病更无有鼻扇者，其他有鼻扇者皆热病末传之见证……独气急而鼻扇，则不但肺伤寒，其气管已起非常变化，即西医所谓支气管发炎者是也。如此之病，实有万分危险，非小青龙汤不救。"（见《伤寒论讲义》）

（4）与抗感染相关的理

从明清、民国的伤寒学文献中，我们梳理出了医家们对伤寒学治疗感染性疾病理论的相关探索的文献37条：

"少阴不壮热""太阳病解，病菌就消灭""病菌为致病之因""太阳气与病菌""杀菌非治传染病之唯一方法""抗生素会导致人体抗药力""可凭借正气（自然疗能）治疗热病""流行性病会产生毒害性物质""流行性热病的太阳病不可用寒凉抑热""发表发汗可排菌""太阳病病势为向上向表排毒""发汗能杀菌""伤寒与温病的区分""传染病的热型及变化""中医之消炎剂即为活血剂与寒凉剂""《伤寒论》治疗急性发热性疾患的立足点""《伤寒论》中之阴阳为诊断治疗之大纲""伤于寒是炎症的主要病因之一/伤于寒而为百病之源""有汗无汗可判断太阳病的轻重""发热于抗菌的意义""浮脉于抗菌的意义""温病属细菌感染病""排除病毒""传染诸病，客邪之外侵也，中医谓之外感""邪有无机有机之别""无机之邪，六淫之偏胜也；有机之邪，一切细菌原虫""伤寒之病，有形之邪为主因，无形之邪为诱因""三因鼎立""自愈者，以身内产生伤寒抗体""伏气指细菌潜藏""邪干发热，菌毒激于内，病在生温""伤寒发热有益于抗菌""炎症原因：刺激""六经之五段学说""中药能辅助生理机能解毒抗病""中药解毒，和谐细菌为无害""温病下不嫌早"。

清末、民国时期的伤寒学家接受了细菌学说，并对中医治疗感染性疾病的理论的进行了探索。他们把以"感染"为概念的疾病纳入了观察范畴，但基本上仍以传统中医思维为基础，以整体观念来分析中医抗感染的理论与方法。

他们大多接受了细菌为致病之因，但基本都没有放弃六淫致病学说，通过多方面来阐述六淫与细菌相互影响、共同致病的病因学说，如祝味菊认为邪分有机无机，细菌为有机邪，六淫为无机邪，并论述了二者相互影响、互为条件，共同致病的关系。阎德润、陆渊雷、谭次仲、余无言等均持相似的观点，谭次仲还从实验的角度，证明了受寒与否是细菌感染的主导条件一。对于细菌感染，医家们认为伤寒学内包含的主要是不同于抗生素直接杀菌的治疗方法，如"杀菌非治传染病之唯一方法"（陆渊雷），他们认为伤寒六经是系统的通过匡扶调理人体正气以愈病，如"五段八纲学说"（祝味菊）、"太阳病既解，病菌皆渐就消灭"（恽铁樵）、"中药解毒，和谐细菌为无害"（聂云台）等。为此认为"发表发汗可排菌"（陆渊雷）、"发汗能杀菌"（恽铁樵）等，并对《伤寒》汗吐下和温清的方法及方剂在抗感染中的作用分别作了阐释。

（5）与抗感染相关的法

从明清、民国的伤寒学文献中，我们梳理出了医家们对伤寒学治疗感染性疾病方法的相关探索的文献40条：

急下，急温，导血除热，劫散咽喉怫郁之热，利水即所以去热，益阴除客热，消疮肿散邪毒，行水发汗，两解表里之邪，滋阴清热，清热解毒，两解表里，解表，吐，排毒疗法，对证疗法，利导匡救（正气），发表祛毒，诱导疗法，解热壮心，对症疗法与原因疗法，正治与反治，活血剂与寒凉剂，苦寒消炎，排毒疗法，消炎杀菌，消炎退热，去其病菌之所附丽，消息盈虚，清肠消炎，清下并用，维持抗温，诱导之法，支持其抗力，发汗排菌毒，散温排毒，协助自然之疗法，一贯之道，排泄疗法，解毒疗法。

医家们认为，在治疗感染性疾病时，"杀菌非治传染病之唯一方法"，认为《伤寒论》中包含了其他非直接杀菌的抗感染的方法。根据目前梳理所得的文献，可分为如下8种：

扶助正气：

利导匡救（正气），解热壮心，维持抗温，支持其抗力，协助自然之疗法，一贯之道，益阴除客热等。如：

"邪正相搏，吾人审察其进退消长之趋势，而予以匡扶之道，此协助自然之疗法也。苟能应付得当，不必问邪之为细菌、为原虫、为无形厉气也，明乎伤寒抗邪之理，则一切感证，思过半矣。"（见《伤寒质难》）

"在仲景之世，流行性热病当然无特效药品，惟幸人体感染病毒后，必立起反应而产生抗毒力，此种抗毒力，即西医所谓自然疗能，中医古书，则谓之正气，其治疗热病，亦惟凭借此正气，从而利导匡救。"（见《伤寒论今释》）

发汗解肌：

行水发汗，发表祛毒，发汗排菌毒，散温排毒等。如：

"而发表即是排除毒害性物质，使与汗同时排出也。又如流行性感冒之发热型，亦始终不离太阳，而极易接触传染者，其滤过性病毒为病菌中极细小之一种。以臆测之，菌体极小，则易于窜透血管而入于汗腺，则此病发汗所排泄者，当不仅菌毒，亦有菌体。"（见《伤寒论今释》）

"东医云万病一毒者，广义之毒也；吾子所谓细菌之毒者，狭义之毒也。发汗以排毒，所以排泄体工因抗邪而产生之老废残物，及血液中未经中和之毒素也。理之所在，即事实之所在，不得否认之也，而况伤寒患者之血液中，可能检得伤寒细菌。……发汗之目的，在调节体温，排泄毒素也。"（见《伤寒质难》）

下法：

急下，排泄疗法。如：

"排泄疗法能治疗多种急性、慢性细菌性、非细菌性病，慢性病用慢性排泄法治疗，急性病用急性排泄法治疗。"（见《伤寒解毒疗法》）

温法：

急温。如：

"膈上有寒饮。干呕不可吐者。急用四逆汤温之。"（见《伤寒括要》）

清法：

滋阴清热，清热解毒，苦寒消炎，消炎退热，清肠消炎，清下并用，消疮肿散邪毒，劫散咽喉佛郁之热。如：

"伤寒病灶在肠，毒发在营，刺激中枢而发热，中医所谓伏温由里出表也。所谓伏温者，发热性之病菌，潜伏于里也。古人亦知伏温异于外感，立黄芩汤以清泄内热，亦无非清肠消炎之意耳。"（见《伤寒质难》）

"中医之消炎剂即为活血剂与寒凉剂（即上称降辑剂），而寒凉剂有苦寒、甘寒、甘润之别，已详《中药性类概说》消炎剂矣。但苦寒剂之应用，黄连习用于上焦，黄柏习用于下焦，瓜蒌习用于胸肺，皆苦寒消炎之法。"（见《伤寒评志》）

和法：

两解表里之邪，解毒疗法。如：

"邪热搏血，结于膀胱，必佛腾，而侮心火。……即如五苓大柴胡两解表里同义。"（见《伤寒指掌》）

"凡毒素致病，先影响神经系，其压迫生理机能，亦由神经呆滞而起之病态也。故凡药物能解除各种剧烈病态者，皆由于解毒作用，使神经恢复健全，生理机能活泼，各种发炎症状自然消失。……解毒作用大多由辅助肝脏本有之解毒作用。"（见《伤寒解毒疗法》）

诱导疗法：

导血除热，去其病菌之所附丽、消息盈虚，利水即所以去热。如：

"调胃承气汤……肠蠕动亢进，使腹腔脏器充血，则以诱导方法，能平远隔脏器之炎症充血，故又能治谵语发狂（脑部充血）、发斑面赤，龈肿出血（患部充血）、疔疮痈疽（患部炎症）等证。"《伤寒论今释》）

"太阳病不解，热结膀胱，其人如狂，血自下，下者愈，其外不解者，尚未可攻。当先解外，外解已，但少腹急结者，乃可攻之，宜桃核承气汤。血结宜桃核承气及抵挡汤丸导血除热。"（见《伤寒贯珠集》）

吐法：

一些文献中提到用吐法去毒。如：

"吐能去毒，且亦能得汗。"（见《伤寒论研究》）

"潜伏之初，病型未定，无有治法，中医就其失常之处，从而调之，去其病菌之所附丽，或汗或吐或下，纵使首恶未诛，而莠民既戢，邪势孤矣。中医初期疗法，每每消患于无形，所谓上工治未病也。"（见《伤寒质难》）

（6）与抗感染相关的方

从明清、民国的伤寒学文献中，我们梳理出了医家们对伤寒学治疗感染性疾病的相关方剂文献98条，方剂74首，其中，即有《伤寒论》中原来的经方，也包括了明清、民国时期伤寒学家的增补的方剂：

八正散，白散方，白头翁，半夏散及汤，半夏泻心汤方，备急方，表里丹，三黄丹，仓廪汤，苍术白虎汤，柴胡桂枝干姜汤，大承气汤，大黄抵挡汤，大陷胸丸，当归四逆加吴茱萸生姜汤，抵挡汤，甘草汤，葛根黄芩黄连汤，葛根汤，黄连阿胶汤，黄芩汤，黄芩加半夏生姜汤，荆芥败毒散，桔梗汤，苦酒汤方，理中丸，连翘败毒散，麻黄石膏剂，麻黄杏仁甘草石膏汤，麻杏石甘汤加桔梗、薄荷、射干、牛蒡，麻杏石甘汤加桑叶、象贝、枯芩、苏子，辟瘟疫方，破敌膏，普济消毒饮，七液丹，芩连丹，人参败毒散，三黄丸，三拗麻黄汤，升麻葛根汤，十枣汤，四逆加人参汤，四逆加五味子汤，四逆散加五味子干姜，四逆汤，四逆汤加桔梗，桃核承气汤，桃花汤，桃仁承气汤，调胃承气汤，调中汤，通脉四逆加猪胆汤汁，托里消毒散，葳蕤汤，五苓散，小柴胡汤，小柴胡加石膏汤，小柴胡加五味干姜汤，小柴胡去人参加五味子干姜，小柴胡汤加花粉芩翘，小青龙汤，小陷胸汤，小续命汤，泻心汤，芎苏散，真武汤加五味子细辛干姜，栀豉汤，栀芩桑杏汤，栀子柏皮汤，枳桔瓜杏汤，治时疫不染诸方，猪肤汤，猪苓汤。

其中，重复率最高的方剂有：麻杏石甘汤、黄芩汤、小青龙汤、白头翁汤、半夏散、苦酒汤、五苓散、葛根汤、桃花汤、桃核承气汤等。

明清、民国时期的医家认为麻杏石甘汤在治疗感染性疾病肺炎、支气管炎、白喉有较突出的疗效，如："发汗后，不可更行桂枝汤，汗出而喘，无大热者，可与麻黄杏仁甘草石膏汤。……盖肺中之邪，非麻黄、杏仁不能发。而寒郁之热，非石膏不能除。甘草不特救肺气之困，抑以缓石膏之悍也。"（见《伤寒贯珠集》）"治肺劳投以麻黄杏仁甘草石膏汤，且用至二十余剂，竟将肺劳治愈，未免令阅者生疑，然此中固有精细之理由在也。盖肺病之所以难愈者，为治之者但治其目前所现之证，而不深究其病因也。如此证原以外感受风成肺劳，且其肺中作痒，犹有风邪存留肺。"（见张锡纯《伤寒论讲义》）"血清愈喉证乃因灭菌而愈，麻杏石甘愈喉症乃因太阳病解而愈。今谓病菌灭，太阳证虽不解亦愈，以无病毒则太阳虽病，当在脉静不传之列，其理可通也。"（见恽铁樵《伤寒论研究》）

同时，医家们认为《伤寒论》中的黄芩汤、白头翁汤、桃花汤在治疗菌痢、肠炎有较突出的疗效，如："热利下重者，白头翁汤主之，又第378条：下利欲饮水者，以有热故也，白头翁汤主之。热利下重之证，近于今之赤痢与肠炎。"（见《伤寒论评释》）"少阴病，下利便脓血者，桃花汤主之。本条言少阴病下利脓血者之治法。解曰：少阴病下利而便脓血者，言身不发热，体虚弱而兼便脓血也，以桃花汤温中固脱之法治之。便脓血者，为肠中血管破裂与黏腻物混杂而下也。此症非少阴病一起即如此者，先为肠中发炎腐化，经若干时日，正气虚而不支，热度消失，而后下利脓血，与西医所言之肠窒扶斯经二三周后，发生肠出血一症相同，系一种伤寒菌潜伏肠中，至正气不支时，即溃决而为下利脓血而死。"（见《伤寒论新注》）

葛根汤在治疗肠炎、脑脊髓膜炎有较突出的疗效，如："太阳病无汗，而小便反少，气上冲胸，口噤不能言，欲作刚痉，葛根汤主之。一条即是申明此条之义，而补其治法也。无汗而小便少者，以太阳阳明二经之热聚于胸中，延伤肺金清肃之气，内外不能宣通故也。"（见《伤寒缵论》）"流行性热病，流行性感冒为最多，其证三类，若发热，若咳嚏，若吐利，葛根汤皆治之。故临床施治，葛根汤之应用最广。"（见《伤寒论今释》）"故不论为下利清谷（即水泻），或下利便脓血（即里急后重之痢疾，又曰艰涩性下利），若发热特重者，则宜注意夫解热，热退而利亦易止矣。前者如上文（三十二节）葛根汤之用是其例，后者如时方中仓廪汤之用是其例（人参败毒散加陈仓米为仓廪汤，方中类为羌活、独活、川芎、柴胡等解热剂），此即救表之义也。但二方亦有治胃肠之药，治胃肠药，即为救里之药耳，以上乃言救表之重要。"（见《伤寒评志》）

半夏散、苦酒汤在治疗咽喉炎有较突出的疗效,如:"少阴病咽中痛,半夏散及汤主之。咽中痛之证颇多,但不一定是白喉,陆渊雷以为是急性咽头炎、扁桃腺及其周围炎证等病者,尚属合理。"(见《伤寒论评释》)"少阴病,咽中伤,生疮,不能语言,声不出者,苦酒汤主之。注:前条仅言咽痛,此则进一步而成疮矣,声带受其障碍,致不能语言出声,故主以苦酒汤,消炎去腐也。"(见《伤寒新义》)

小青龙汤在治疗呼吸道感染有较突出的疗效,如:"西医所谓急性肺炎证,亦即仲景所谓小青龙证。"(见《伤寒论讲义》)"小青龙汤,治急性呼吸器病之方也。其主证为发热恶寒头痛,咳而微喘,《玉函》《千金翼》以咳而发热为主证,不举干呕,是也。如急性支气管炎、螺旋菌性支气管炎、支气管性肺炎、渗出性胸膜炎等,凡咳喘而有太阳表证者,皆是。"(见《伤寒论今释》)

五苓散在治疗泌尿系感染有较突出的疗效,如:"若脉浮,小便不利,微热消渴者,与五苓散主之。""伤寒之邪,有离太阳之经而入阳明之府者,有离太阳之标而入太阳之本者。发汗后,汗出胃干,烦躁饮水者,病去表而之里,为阳明府热证也。脉浮,小便不利,微热消渴者,病去标而之本,为膀胱府热证也。在阳明者,热能消水,与水即所以和胃。在膀胱者,水与热结,利水即所以去热,多服暖水汗出者,以其脉浮而身有微热,故以此兼彻其表,昔人谓五苓散为表里两解之剂。"(见《伤寒贯珠集》)

桃核承气汤在治疗盆腔炎等方面有较突出的疗效。如:"太阳病不解,热结膀胱,其人如狂,血自下,下者愈。其外不解者,尚未可攻,当先解外,外解已,但少腹急结者,乃可攻之,宜桃核承气汤。血结宜桃核承气及抵挡汤丸导血除热。"(见《伤寒贯珠集》)

"太阳病表证不解,经热内蒸而结于膀胱,膀胱者,太阳之腑,水府不清,膀胱素有湿热,一因表郁,府热内发,故表热随经而深结也。热结则其人如狂,缘膀胱热结必入血室,血者,心所主,胎君火而孕阳神,血热则心神扰乱,是以狂作也,若使瘀血自下,则热随血泄,不治而愈,不下则宜攻之,如其外证不解者,尚未可攻,攻之恐表阳内陷,当先解外证,外证已除,但余小腹急结者,乃可攻之宜桃核承气汤。桂枝桃仁通经而破血,大黄芒硝下瘀而泄湿,甘草保其中气也。"(见《伤寒悬解》)

另外,伤寒医家们也认为,中医可对证治疗,以六经辨证的方法及方剂,可治疗相应的感染性疾病或解除感染性疾病的某些症状,从而达到逐渐愈病的目的。如感染性疾病出现太阳证时,即可以麻黄汤、桂枝汤等类方来发表解肌以解除相应的太阳证,从而愈病。如出现阳明证时,即可以白虎汤等类方解除阳明病从而达到愈病。如感染性疾病出现少阳证时,即可以大小柴胡汤等类方以和解少阳,从而亦达愈病的目的。

(7) 与抗感染相关的药

从明清、民国的伤寒学文献中,我们梳理出了医家们对伤寒学治疗感染性疾病的相关药物文献31条,除去重复的药物,药或药组共22个:

柴胡、大黄、桂枝、黄柏、黄连、黄芩、瓜蒌、芒硝、肉桂精油、生石膏、桃仁、乌梅、栀子、五味、干姜;雄黄、轻粉、麻黄、桂枝、黄连、黄柏、麻黄、杏仁;半夏、细辛、干姜、苦参、黄芩、黄连、大黄、苍术、甘草等;大蒜、大黄、黄连、黄柏、白芍。

其中,单味药重复率最高的有:黄芩、黄连、黄柏、栀子,药组重复率较高的有:麻黄、杏仁。

这其中,明清、民国的伤寒学家对黄芩抗感染的作用做了较高评价。张璐认为:"黄芩主在里风热不易之定法也。"陆渊雷认为黄芩"所谓热者,充血及炎性机转是也。……黄芩之效,自心下而下及于骨盆",聂云台认为,黄芩是"治疗各种细菌热病之第一要药"。

对于黄连与黄柏的抗菌作用,也有较高的评价。如阎德润认为"黄柏则有肠内杀菌之力,以奏敛肠之效。方中所用之黄柏,有健胃作用,又有杀菌之力,是以能治肠胃之炎证",谭次仲认为:"中医之消炎剂即为活血剂与寒凉剂(即上称降辑剂),而寒凉剂有苦寒、甘寒、甘润之别……黄柏习用于下焦……皆苦寒消炎之法。"

谭次仲认为黄连是治疗上焦炎症的要药,"黄连习用于上焦…皆苦寒消炎之法",陆渊雷亦认为黄连是治疗上焦炎症的要药,"黄连之效,自心下而上及于头面"。

在药物组合中,尤在泾认为麻黄与杏仁是治疗肺病(呼吸道感染)非常重要的药物组合,"盖肺中之邪。非麻黄、杏仁不能发"。恽铁樵也以较大的篇幅论述了麻杏石甘汤在治疗白喉、猩红热、咽喉炎中的突出疗效,且举以许多实效案例,并在其中指明了麻黄与杏仁组合的重要作用。

三、结论

通过对明清、民国时期代表性的中药、方剂、温病、伤寒著作进行梳理分析,可以得出以下结论:

(一)适用中医药治疗的感染性疾病

通过以上的梳理、研究与筛选,可以发现,在明清、民国时期的温病、药物、方剂与伤寒的专门文献中,记载的与现代感染性疾病完全相同或与感染性病症相似度较高的疾病,且在各著作中出现频次较高的疾病,有如下几种:咳嗽、痢疾、感冒、白喉、烂喉痧、肺痈、胃痈、疫痉、淋证等。这些疾病在这些文献中,不但在症状、证候、病机、疾病发展规律等方面有较为详尽的阐述,在治疗方法、方药等方面亦有较多的列述与评议,值得借鉴。

(二)中医药治疗感染性疾病的特色方药

经梳理分析,我们认为与感染性疾病密切相关的方剂有如下22种(类):白虎汤、凉膈散、普济消毒饮、葛根汤、犀角地黄汤、小柴胡汤、清燥救肺汤、紫金锭(玉枢丹)、安宫牛黄丸、紫雪丹、至宝丹、竹叶石膏汤、银翘散、大柴胡汤、白头翁汤、桑菊饮、麻杏石甘汤、黄芩汤、防风通圣散、养阴清肺汤、益元散及承气汤类方剂。

与感染性疾病密切相关的中药主要有16味,分别是:黄芩、黄连、黄柏、栀子、龙胆草、薄荷、大黄、生地、连翘、滑石、石膏、通草、茯苓、芍药、丹皮、犀角、羚羊角等。

但需要指出的是,在中医辨证论治思维指导下,只要遣方用药得当,临床许多疾病的治疗,均有较好疗效,从而就降低或减少了抗生素的使用。

(作者:中国中医科学院中国医史文献研究所 吴文清,农汉才,侯如艳,高新颜)

第二章 中医药抗菌及逆转抗生素耐药临床文献研究

一、总论

(一) 呼吸系统

1. 概述

以中国中医药期刊文献数据库1949—2012年收录的22433篇中医药抗感染抗菌相关文献为对象,通过对主题词进行分析统计,以梳理中药抗菌研究中的重点病种和致病菌。

结果提示:中药治疗致病菌引起的疾病在临床上有着广泛的应用。从疾病范围看:以治疗呼吸道、泌尿道、消化道感染为主,同时还覆盖外科、五官科、妇科等。以下对频次大于50的呼吸系统主题词进行进一步梳理和归纳:

表1 中药抗感染抗菌研究主要呼吸系统疾病

主要疾病	频次	具体涉及疾病主题词	频次
呼吸系统疾病	5350	呼吸道感染	3268
		肺炎	978
		支气管炎	242
		肺脓肿	226
		肺炎,支原体	157
		结核,肺	126
		哮喘	123
		感冒	95
		肺疾病,阻塞性	81
		支气管肺炎	54

2. 中医药对呼吸系统细菌感染性疾病的认识

中医学古籍中并无呼吸系统感染病名的记载,呼吸系统感染发热当属中医学"外感发热"及"感冒"的范畴,[1]具有六经传变学说、卫气营血学说以及三焦传变学说等理论基础。

现代医家常将呼吸系统感染疾病分为上呼吸道感染和下呼吸道感染,分开讨论中医的辨证论治之法。

上呼吸道感染属"伤风""感冒"等范围,是最常见的外感病。其病因主要是受风寒所致,《素问·骨空论》讲："风从外入，令人振寒，汗出头痛，身重恶寒。"该病多发生于气候突变、寒暖失常之时。[2] 常因起居不慎，淋雨冒寒，疲劳过度，使人体腠理疏松，卫气不固，风邪乘虚而入。对于风邪外感，多随不同季节兼夹不同时气而致病，如春季多属风热，夏季多夹暑湿，秋季多兼燥气，冬季多为风寒。中医学认为感冒是由于六淫、时邪病毒侵入人体而致病。因风邪为主要原因，风性轻扬，多犯上焦，故《内经》有"伤于风者，上先受之"的论述，而肺位于上焦，主气、司呼吸，开窍于鼻，外合皮毛，故外邪从口鼻、皮毛而入，肺卫首当其冲，因而卫表失和，肺失宣降是感冒的主要病理表现，又由于四时六气不同，以及人体素质的差异，常有风寒、风热、暑湿的不同。人体感受病毒，若素禀不足，正气虚弱，卫外不固，或起居不慎、寒温失调、劳累等，造成人体卫外之气不能调节应变，抵御外邪侵袭的能力低下，就容易发病。其感染途径主要由口鼻而入，侵犯上呼吸道，导致出现一系列肺卫症状，如鼻塞、流涕、咳嗽、咳痰、咽痛等；如病毒邪气过剩，则可出现一系列全身症状，如恶寒、发热、头痛、周身酸痛等。

下呼吸道感染通常包括急性气管支气管炎、慢性支气管炎急性加重、支气管扩张症、肺炎、肺炎伴胸腔积液或脓胸等病种，[3] 可归属于中医学风温肺热病范畴，以身热、咳喘、口渴为主要临床表现，肺胃受邪、宣降失常是病机的中心环节，热、咳、痰、喘是常见症状，肺失宣降，温热之邪炼津为痰，痰热互阻导致脏腑功能失常，痰热瘀阻于肺则见发热，肺失宣降则见咳喘，热灼肺津则见口渴，痰热阻肺证是最常见的证型，清热解毒、化痰解痉是治疗风温肺热病痰热阻肺证的主要治则。[4]

中医药在呼吸系统疾病的防治方面经验丰富，从"非典"到人禽流感的呼吸道感染和传染性疾病的防治中都体现出鲜明的特色与疗效，这与传统中医对伤寒、温病等的认识密不可分。中医是从调整正气与邪气的关系结合不同体质类型入手诊治疾病的，因而不管流行病原体是何物，总能够针对不同的发病证候发挥其独到的作用。呼吸系统慢性、疑难性疾病的治疗中，无论是阻塞性还是限制性疾病，中医都能从"咳嗽""喘病"的角度加以认识并给予有效的干预手段。

"正气存内，邪不可干"是中医认识、治疗疾病的基本思想，防治呼吸系统疾病也同样如此。中药根据阴虚、阳虚、气血偏亏等不同情况，进行有针对性的辨体施防，因人制宜，使机体达到"阴平阳秘"，气血调和的状态，外邪不易侵犯。对于已有外邪入侵的疾病，尤其是呼吸系统疾病，通过中医药治疗调整身体整体的机能状态，提高抗病能力，驱除外邪，标本兼治，驱邪而不伤正，扶正而不恋邪。尤其是鼻炎、哮喘等发作性疾病，中医更强调未发时先行干预。

有不少学者对呼吸系统疾病中医辨证分型与细菌感染的相关性进行研究，普遍认为，呼吸系统感染性疾病可产生大量痰液，不同种属细菌感染所表现的临床症状和痰液性质不同。[5] 范洪等通过临床研究分析呼吸系统疾病中医辨证不同分型细菌感染的特点和规律性。[5] 通过对实验结果的统计分析，得到结论：呼吸系统疾病中医辨证不同分型与细菌感染密切相关，外寒内饮型以革兰阳性和革兰阴性菌感染为主，肺热壅盛型革兰阳性菌感染率最高，痰湿内盛型真菌感染率最高，脾肾阳虚型革兰阴性菌感染率最高，呼吸系统疾病中医辨证不同分型混合感染均以革兰阳性菌+真菌为主。

3. 中医药治疗呼吸系统细菌感染性疾病的临床研究进展

（1）中医药治疗呼吸系统细菌感染性疾病的主要病种

中医药广泛应用于呼吸系统疾病、消化系统疾病和泌尿系统疾病等细菌感染性疾病的治疗，实验研究、临床研究、循证医学研究和文献研究结果均表明，中医药治疗细菌感染性疾病在疗效、安全性、降低疾病发生率、抗生素使用率和细菌耐药发生率[6]等方面具有一定优势。

细菌性感染所致的呼吸系统疾病主要有肺炎、咽炎、扁桃体炎、支气管炎和呼吸道感染等，主要致病菌类型为革兰阴性菌、革兰阳性菌和真菌，常见致病菌有链球菌、衣原体、支原体、金黄色葡萄球菌等。

(2) 中医药治疗呼吸系统细菌感染性疾病的主要药物及特殊疗法

传统的中药抗菌药物研究更加注重清热解毒类的药物，常见的有黄柏、黄连、黄芩等，随着科技学技术的不断发展进步，中医药研究中发现泻下药、补虚药及凉血药等也具有不同程度的抗菌作用。[7]临床研究中，用于治疗细菌感染性呼吸系统疾病的药物有清开灵、喜炎平、连花清瘟胶囊、热毒宁、双黄连、疏风解毒胶囊等。

针灸、拔罐、针刀刺营微创、扶突穴贴、中药贴敷、中药熏蒸以及双黄连、痰热清、炎琥宁等制剂雾化吸入等特殊疗法在临床治疗细菌感染性呼吸系统疾病的运用也较为常见。

(3) 中医药治疗呼吸系统细菌感染性疾病的抗耐药研究

①呼吸系统感染的主要耐药菌

呼吸系统细菌耐药现象严重，其中以革兰阴性菌为多见，主要包括：鲍曼不动杆菌、铜绿假单胞菌、肺炎克雷伯菌、大肠埃希菌等；出现耐药的革兰阳性菌，以金黄色葡萄球菌为主。

②中医防治呼吸系统感染的耐药菌临床研究进展

呼吸系统耐药菌感染临床最常见疾病为耐药菌肺炎。中医学认为耐药细菌作为风热之邪，侵袭人体，首先犯肺，导致肺失宣降而成为风温肺热病。其病位在肺，病性属热，因虚邪相合，痰瘀互阻，肺脏功能失常而发病。正邪对比是病机变化的基础，痰瘀互结于肺是病机变化的关键阶段，气阴两虚常常贯穿于病理过程。中医临床治疗耐药菌肺炎，主要有清热解毒、活血化瘀、益气、滋阴、温阳、通腑泄热等法，无论是祛邪还是扶正，均有较好的临床疗效。[8-11]

③中药治疗呼吸系统感染的耐药菌基础研究进展

鲍曼不动杆菌：研究显示黄芩、金银花、黄连、连翘、五倍子、五味子以及乌梅、蟾酥等[12-13]多种中药对鲍曼不动杆菌具有良好的体外抑菌作用，其中以黄芩作用尤甚；盐酸小檗碱（黄连素）、白花丹醌等中药单体，以及双黄连粉针剂、黄芩胶囊、通腑泄肺方、赤芍颗粒剂等[14-16]中药制剂亦具有体外抑菌泛耐药鲍曼不动杆菌的作用；此外，中西药组合，具有明显的协同作用，如：热毒宁联合头孢哌酮钠/舒巴坦钠、丁香酚和大蒜素分别联合亚胺培南-西司他丁钠等。[17-18]

铜绿假单胞菌：单味中药鱼腥草、夏枯草、黄芩、连翘、黄连、金银花、蒲公英等对多重耐药铜绿假单胞菌有不同程度的抑制作用，其中黄连抑菌作用最强，夏枯草可以在比较低的浓度下表现出抑菌作用，[19-20]槲皮素、姜黄素衍生物、穿心莲内酯等中药单体亦有较强的体外抗铜绿假单胞菌作用；[21-23]此外，中药制剂新加达原散含药血清体外可以延缓铜绿假单胞菌对左氧氟沙星耐药性的产生，[24]芪归银方其本身无明显的体外杀菌抑菌作用，但可通过与抗生素的联合应用，逆转耐亚胺培南铜绿假单胞菌对亚胺培南的敏感性。[25-26]

肺炎克雷伯菌：单味中药黄芩等具有对肺炎克雷伯菌的抑制作用，防风水煎剂、在低剂量时对肺炎克雷伯菌和大肠埃希菌的生长具有一定的促进作用，而在高浓度时则有抑制作用，粤东沿海苦味叶下珠醇提取物低浓度时为抑肺炎克雷伯菌作用，高浓度时为杀肺炎克雷伯菌作用；[27-28]有效成分连翘酯苷 B 可通过抑制肺炎克雷伯菌外排泵活性，发挥抑菌作用；[29]此外，中药双黄连制剂对肺炎克

雷伯菌具有抑制作用，痰热清，以及麻黄附子细辛汤联合抗生素具有更明显的抗菌效应，且可减少抗菌药物的用量。[30-31]

金黄色葡萄球菌：多重耐药金黄色葡萄球菌中，以耐甲氧西林金黄色葡萄球菌最为多见，其他还可涉及左氧氟沙星耐药等。研究显示，单味中药乌桕根皮，及头花蓼、白及、黄芩、黄连等提取物对耐药金葡菌具有明显的抑菌作用及耐药逆转作用；[32-33]中药浙贝母、射干、穿心莲和菱角提取物对耐药金黄色葡萄球菌外输泵蛋白有抑制作用；[34]黄芩苷和黄芩素对耐甲氧西林金黄色葡萄球菌抗药性有逆转作用；[35]此外中药制剂银翘散、桂枝汤对临床常见耐药性金黄色葡萄球菌具有较好的抑制作用，双黄连注射剂与左氧氟沙星联用，可降低金黄色葡萄球菌对左氧氟沙星的耐药性。[36-37]

以上呼吸系统耐药菌中药干预的途径主要涉及抑制细菌生物膜形成，[28]影响生物膜通透性，[16]抑制外排泵活性，[23,29,34,38]抑制β-内酰胺酶水解，[26]以及基因回复突变等。

参考文献

［1］郭玉红，吴彦青，刘清泉．耐药菌下呼吸道感染的中医药优化治疗研究进展［J］．世界中医药，2016，11（10）：1937—1939，1944.

［2］梅雪，彭衡阳，刘天强，等．上呼吸道感染研究综述［J］．亚太传统医药，2012，78（2）：187—188.

［3］徐国荣．中西医结合治疗严重下呼吸道感染105例临床观察［J］．内科，2011，6（5）：446—448.

［4］周庆伟，李素云，王海峰．痰热清注射液治疗急性下呼吸道感染300例［J］．陕西中医，2005，26（4）：301—303.

［5］范洪，王立新，郑晓丽，等．呼吸系统疾病中医辨证分型与细菌感染的相关性研究［J］．中国中医药科技，2005，12（6）：332—334.

［6］梁启军，李佳佳．细菌感染性疾病的中医药治疗价值及简捷应用［J］．内蒙古中医药，2013，32（33）：114—115.

［7］李慧萍，吴俊，冯清．中医药对细菌感染的研究［J］．世界最新医学信息文摘，2015（59）：93.

［8］李炬明．竹叶石膏汤联合麦门冬汤治疗耐药社区获得性肺炎临床研究［J］．四川中医，2017，35（2）：81—83.

［9］焦扬，杨效华，刘娟．活血解毒法治疗耐药菌致细菌性肺炎57例［J］．北京中医药大学学报，2001，24（5）：53—54.

［10］李悦．耐药菌肺炎的中医药研究进展［J］．现代中医药，2015，204（4）：66—68.

［11］张雪，肖璐，刘新桥．近6年耐药菌肺炎中医证候特征研究文献分析［J］．中国中医急症，2015，203（3）：481—484.

［12］李娟，李小宁，钟正灵，等．中药单体白花丹醌对鲍曼不动杆菌的耐药逆转作用［J］．中国临床药理学与治疗学，2015，20（2）：155—159.

［13］曹晓，何文胜，王娜，等．黄芩等6种中药对60株泛耐药鲍曼不动杆菌的抑菌效果检测［J］．中国实用医药，2016，11（30）：19—20.

［14］柴芳，黎俊禹，张海锋，等．黄芩胶囊对193株多重耐药鲍曼不动杆菌的体外抑菌效果观

察［J］．中华中医药学刊，2016，34（11）：2694—2696．

［15］马冬梅．双黄连粉针剂对广泛耐药鲍曼不动杆菌的体外抑菌试验研究［D］．北京中医药大学，2016．

［16］林少华，骆丰，刘靓珏．黄连素对多重耐药鲍曼不动杆菌膜通透性的影响［J］．浙江中西医结合杂志，2017，27（3）：239—240．

［17］李新，陈化禹，杨桂芳，等．热毒宁与头孢哌酮钠/舒巴坦钠对泛耐药鲍曼不动杆菌的体外抑菌作用［J］．山东医药，2015，964（34）：92—93．

［18］刘欣，徐娟，洪纯，等．丁香酚和大蒜素分别与亚胺培南联用对多耐药鲍曼不动杆菌的体外抑菌实验研究［J］．抗感染药学，2017，57（1）：17—20．

［19］庞载元，吴贤丽，华毅．4种中药对30株广泛耐药铜绿假单胞菌的抑菌作用［J］．中国执业药师，2015，134（2）：25—27，45．

［20］蓝锴，梁文君，张伟铮，等．三种中药对多重耐药铜绿假单胞菌抑菌作用研究［J］．现代医药卫生，2014，30（18）：2728—2729，2732．

［21］孙各琴，彭祖旺，胡文波，等．姜黄素衍生物FM0817体外抗多药耐药铜绿假单胞菌作用［J］．中华医院感染学杂志，2013，23（1）：8—10．

［22］房伟，李永年，察雪湘，等．槲皮素和黄芪甲苷对多药耐药铜绿假单胞菌抗菌活性的研究［J］．河南医学高等专科学校学报，2015，123（2）：119—121．

［23］李洪涛，吴春民，覃慧敏，等．穿心莲内酯对铜绿假单胞菌PAO1株MexAB-OprM外排泵mRNA表达的影响［J］．中华传染病杂志，2007，25（6）：338—341．

［24］刘畅，李宛珊，孙路路，等．新加达原散体外延缓铜绿假单胞菌耐药的实验研究［J］．中国中医急症2014，199（11）：2017—2020．

［25］孔令博，郭玉红，付跃峰，等．芪归银方对多重耐药铜绿假单胞菌感染大鼠血清IL-1β水平的影响［J］．世界中医药，2016，11（10）：1966—1969．

［26］高洁，刘清泉，田金洲，等．芪归银方对耐亚胺培南铜绿假单胞菌耐药作用的影响［J］．中医杂志，2012，53（16）：1408—1411．

［27］于斐，贾秋桦．防风水煎剂对肺炎克雷伯菌和大肠埃希菌生长的影响［J］．山东医学高等专科学校学报，2011，33（5）：337—338．

［28］殷姿，欧宜文，李蓓，等．黄芩对肺炎克雷伯菌抑制作用及其机制研究［J］．中国病原生物学杂志，2016，113（5）：388—392．

［29］钟海琴，张顺，蔡挺．连翘酯苷B对肺炎克雷伯菌外排泵活性的影响［J］．中国新药与临床杂志，2013，32（4）：303—306．

［30］杨露，谢晓芳，胡荣．麻黄附子细辛汤联合抗生素体外抗肺炎克雷伯菌作用研究［J］．亚太传统医药，2015，133（9）：18—20．

［31］郭丽双，胡静，张文莉，等．双黄连冻干粉对肺炎克雷伯菌抑制作用的实验研究［J］．抗感染药学，2011，8（2）：95—97．

［32］谭楒新，刘湘新，李俊超，等．黄连提取物对耐药金黄色葡萄球菌的耐药抑制机理初探［J］．中药材，2011，332（10）：1575—1579．

［33］彭芙，万峰，熊亮，等．白及不同提取部位抗耐甲氧西林金黄色葡萄球菌的体内外活性

[J]. 中国实验方剂学杂志, 2013, 19 (17): 217—220.

[34] 宋战昀, 冯新, 韩文瑜, 等. 金黄色葡萄球菌 norA 外输泵中药耐药抑制剂的筛选 [J]. 吉林农业大学学报, 2007, 29 (3): 329—333; 337.

[35] 陈勇川, 谢林利, 熊丽蓉, 等. 黄芩苷/黄芩素对耐甲氧西林金黄色葡萄球菌抗药性的逆转作用研究 [J]. 中国药房, 2008, 207 (9): 644—646.

[36] 栾耀芳, 孔祥山, 王军, 等. 银翘散、桂枝汤对耐药金黄色葡萄球菌的作用研究 [J]. 山东中医杂志, 2011, 30; 289 (11): 810—812.

[37] 王国俊, 叶云, 李虹. 中药影响左氧氟沙星对金黄色葡萄球菌的耐药突变选择窗的初步研究 [J]. 中国药房, 2012, 23; 405 (39): 3659—3661.

[38] 黄瑞玉, 穆小萍, 柏彩英, 等. 连翘对多药耐药鲍曼不动杆菌主动外排泵编码基因 adeB 的影响 [J]. 中国病原生物学杂志, 2011, 6; 50 (2): 111—114.

[39] 刘永生, 王明明. 清热解毒、利咽消肿法治疗小儿急性化脓性扁桃体炎国内临床文献的 Meta 分析 [J]. 河南中医, 2013, 33; 253 (1): 144—147.

(作者：中国中医科学院中医药信息研究所　童元元、刘杨、赵阳)

（二）消化系统

1. 概述

通过病症相关的46个主题词进行统计，结果提示：中药治疗致病菌引起的疾病在临床上有着广泛的应用。从疾病范围看：以治疗呼吸道、泌尿道、消化道感染为主，同时还覆盖外科、五官科、妇科等。对消化系统中频次大于50的主题词进行进一步梳理和疾病所属系统归纳：

消化系统病症主题词（频次≥50）

消化系统疾病	3325	痢疾，杆菌性	1061
		胃炎	437
		胆道疾病	237
		腹泻	195
		阑尾炎	186
		胆囊炎	183
		肝脓肿	172
		消化性溃疡	164
		肠炎	131
		胃溃疡	124
		十二指肠溃疡	91
		胃炎，萎缩性	81
		胃疾病	73
		胃病	72
		胰腺炎	64
		胆管炎	54

以疾病为单位，其主要致病菌如下：

消化系统疾病 （痢疾，杆菌性；胃炎；胆道疾病；腹泻；阑尾炎；胆囊炎；肝脓肿；消化性溃疡；肠炎；胃溃疡；十二指肠溃疡；胃炎，萎缩性；胃疾病；胃病；胰腺炎；胆管炎）	螺杆菌，幽门	468
	志贺氏菌，痢疾	78
	葡萄球菌，金黄色	58
	大肠杆菌	44
	假单胞菌，铜绿	10

通过对PUBMED数据库文献研究，发现现代医学抗感染抗菌的疾病研究主要有消化系统的大肠杆菌感染（引起腹泻）、痢疾、幽门螺杆菌感染引起的胃炎、消化性溃疡等疾病。

医案研究中，通过信息所研发的"古今医案云平台"中汇集的现代医案进行分析，从有明确的西医诊断的医案统计来看，上呼吸道感染、泌尿系感染、肺部感染、消化系统相关的胆系感染、胃炎等均有报道较多。涉及的中医疾病主要有感冒、咳嗽、淋证（热淋、劳淋）、喘证、尿血、腰痛、虚劳、腹痛、泄泻、胃脘痛、带下病等疾病。

通过国内外文献分析及医案研究分析可见，呼吸系统疾病、泌尿系统疾病及消化系统疾病是目前利用中医药治疗方法抗感染较多的系统。

2. 中医药对消化系统细菌感染性疾病的认识

胃肠道细菌感染是常见的感染性疾病，发病率高，危害性大，容易复发且耐药性日益严重为其特点。目前治疗胃肠道细菌感染方面西医治疗仍以抗生素为主，但其副作用大，易导致过敏反应及二重感染，且近年来细菌产生耐药性问题日趋严重。现代药理学研究表明，很多中草药尤其是清热解毒类的中草药具有抗菌作用明显，而且副反应小，不易产生耐药性等优势。[1]

中医认为感染性疾病是由机体正气虚损、邪毒内侵所致，常用治则为清热解毒、祛邪扶正。祛邪包括其对病菌抑杀、抗病菌、抗内毒素、抗炎及解热作用，扶正包括增强机体免疫功能及保护机体组织器官。目前，抗感染中药制剂在临床上得到较广泛的应用，如穿心莲、板蓝根、鱼腥草、连翘、蒲公英、忍冬藤、白头翁等清热解毒药对消化系统常见的大肠杆菌感染等具有良好的抑菌作用，其他类药物如清热解毒利湿药马齿苋、温里药肉桂、干姜等也对消化系统的感染性疾病具有良好的效果。[2]

3. 中医药治疗消化系统细菌感染性疾病的临床研究进展

（1）中医药治疗消化系统细菌感染性疾病的主要病种

通过检索中国知网《中国学术期刊网络出版总库》，万方数据《期刊库》，维普网《期刊大全数据库》，中国中医科学院中医药信息研究所《中国中医药数据库》，梳理1949年至今发表在科技期刊中的中医药抗感染抗菌的重点病种临床研究文献。

通过文献分析可见，中医治疗感染性疾病的消化系统类主要病种有细菌性痢疾、幽门螺杆菌感染性胃炎、胆道疾病、感染性腹泻、阑尾炎、胆囊炎、肝脓肿、消化性溃疡、肠炎等。从文献的年代分布来看，在1949—1992年的文献中，细菌性痢疾是研究最多的消化系统疾病，其次为胆道疾病包括胆囊炎、胆结石等，再次是肠炎。而1993年以后，细菌性痢疾的研究明显减少，针对消化系统疾病进行的中医药抗菌抗感染研究集中在幽门螺杆菌感染性胃炎的研究中，其他致病菌还包痢疾志贺氏菌、金黄色葡萄球菌、大肠杆菌等。

通过对PUBMED数据库相关文献分析，现代医学抗感染抗菌的疾病研究主要有消化系统的大肠杆菌感染（引起腹泻）、痢疾、幽门螺杆菌感染性胃炎、消化性溃疡等疾病。

（2）中医药治疗消化系统细菌感染性疾病的主要药物及特殊疗法

通过文献研究发现，中医治疗细菌感染性疾病的主要药物单味药以清热解毒利湿、行气、凉血之品，如马齿苋、大黄、黄芩、蒲公英、青木香、鸦胆子、白头翁、地锦草、诃子、秦皮、枳壳、墨旱莲等。

以白头翁汤、芍药汤、加味香连汤、导气汤、连理汤、黄土汤、黄连阿胶汤、半夏泻心汤、黄连解毒汤、黄芪建中汤、黄连温胆汤、葛根黄芩黄连汤、桃花汤、白头翁汤、黄芩汤、生姜泻心汤等清热解毒、行气化湿的经典方剂进行随症加减。

具有中医特色的针灸治疗、推拿疗法、埋线疗法、中医肚脐贴敷、中药灌肠等多种方法在治疗消化系统感染性疾病中发挥了重要作用。同时蒙医、维医等民族医药也在抗菌抗感染方面发挥效应。

中西医结合疗法以中药单味药或中药复方配合抗生素或其他西药对症治疗相结合，疗效明显高于单纯抗生素治疗。

(3) 中医药治疗消化系统细菌感染性疾病的抗耐药研究

临床文献研究发现，随着抗生素的大量使用，消化系统的各类细菌感染性疾病相关致病菌出现了不同程度的耐药性，并且表现为随着抗生素使用时间的延长，耐药性越明显。同时有大量的临床研究证实：单纯中药治疗或中药结合抗生素联合治疗效果显著，可减少因致病菌出现的抗生素耐药性而导致病程延长，经久难愈的情况。在缩短病程，减少不良反应及并发症方面效果显著。

在抗菌作用方面如黄芩、金银花、板蓝根等单味中药，左金丸、舒肝和胃丸等中药复方对螺杆菌属（幽门螺杆菌、肝螺杆菌）引起的慢性胃炎、胃溃疡等疾病效果较好。[3-5]大黄、蒲公英、连翘、败酱草等单味中药，固肠止泻丸、黄连解毒汤等中药复方对大肠埃希菌导致的腹泻效果较好。[6-8]黄连、黄芩、苍术、忍冬藤、地锦草等单味中药，芍药汤、白头翁汤等中药复方对志贺菌属引起的细菌性痢疾等效果较好。[9-10]苏木、五倍子等中药对弧菌属导致的消化道传染性霍乱、食物中毒性胃肠炎等疾病有良好的抑菌作用。[11]板蓝根、黄连、鱼腥草等单味药，止泻散、三黄泻心汤等中药复方对沙门菌属导致的胃肠炎、肠热症等疾病有较好的抑菌作用。[12-14]黄连、石榴皮、黄芩、秦皮、公丁香、败酱草等对弯曲菌属所导致的腹泻、胃肠炎等疾病具有较好的抑菌作用。[15]黄连或大承气汤等复方对肠杆菌属引起的胃肠炎有较好的抑菌作用。紫苏、佩兰、荷叶等单味药，三黄泻心汤等复方对沙雷菌属引起的肠外感染等具有较好的抑菌作用。[16-17]

参考文献

[1] 蔡延渠，朱盛山，陈健，等. 中草药抗胃肠道细菌感染的研究进展 [J]. 中国实验方剂学杂志，2011，17（5）：250—254.

[2] 章德林，汤丹丰，郑琴，等. 具有抗感染作用的中药分类研究 [J]. 中草药，2015，46（24）：3771—3778.

[3] 王雨玲. 中药材黄芩、双花、秦皮等对幽门螺杆菌体外抗菌活性的研究 [J]. 实用心脑肺血管病杂志，2010，18（5）：605.

[4] 林辉，莫新民. 疏肝和胃丸体内外对幽门螺杆菌的抑制作用 [J]. 中医药导报，2006，12（4）：7.

[5] 李平，楚更五，周华，等. 蜂胶左金丸含药血清抗幽门螺杆菌的实验研究 [J]. 中国实验方剂学杂志，2008，14（3）：59.

[6] 涂可斌，余声文. 单味中药抗大肠埃希菌作用实验研究 [J]. 中华实用中西医杂志，2008，6（21）：509.

[7] 徐小平，刘世军，李新莉. 固肠止泻丸的药效学研究 [J]. 西北药学杂志，2001，16（6）：258.

[8] 芦亚君，程宁. 3种中药方剂逆转大肠埃希菌耐药性的实验观察 [J]. 西北药学杂志，2007，22（6）：309.

[9] 林平. 20种中草药对志贺菌抑菌作用的实验观察 [J]. 时珍国医国药，2005，16（10）：986.

[10] 李楚鑾，林书，王煜华. 四十四种中草药及其复方对各种痢疾的抗菌作用观察 [J]. 福建中医药，1960（7）：38.

[11] 梁利国，阎斌伦，张晓君，等. 常用中草药对4种病原弧菌体外抗菌效果的研究 [J]. 渔

业科学进展，2010，31（2）：114.

［12］李国旺，苗志国，赵恒章．板蓝根等10种中草药对沙门氏菌的体外抑菌试验［J］．贵州农业科学，2010（2）：44.

［13］刘英姿，罗有梁．中药止泻散及其单味中药体外抑菌试验［J］．养殖技术顾问，2005（7）：43.

［14］张秀桥，刘焱文，林清华．三黄泻心汤两种汤剂体外抑菌实验研究［J］．湖北中医杂志，2007，29（7）：61.

［15］马欣，姜继华，王航明，等．空肠弯曲菌的中药药敏研究［J］．江苏中医，1989，10（7）：41.

［16］刘如玉，陈守涛．黄连等8种中药对常引起医院内感染的条件致病菌体外抗菌活性检测［J］．福建中医学院学报，2004，14（2）：26

［17］姬志伟，罗连城，解基良，等．大承气冲剂和大黄的体外抑菌作用［J］．中国中西医结合外科杂志，2003，9（6）：451.

（作者：中国中医科学院中医药信息研究所　于琦，王伟斌，李敬华）

（三）泌尿系统

1. 概述

以中国中医药期刊文献数据库1949—2012年收录的中医药抗感染抗菌相关文献为对象，通过对主题词进行分析统计，以梳理中药抗菌研究中的重点病种和致病菌，22433篇文献进行分析。

通过病症相关主题词进行统计，结果显示泌尿系统疾病选择依据频次分析结果为：泌尿道感染、尿路感染、肾盂肾炎、肾炎、淋证、尿道炎等，涉及致病菌有大肠杆菌、金黄色葡萄球菌等。泌尿系统中疾病及致病菌对使用频次检索分析如下：

主要疾病	频次	具体涉及疾病主题词	频次
泌尿系统疾病	2089	泌尿道感染	1307
		尿路感染	408
		肾盂肾炎	94
		肾炎	79
		淋证	72
		尿道炎	67
		肾病综合征	62

对泌尿系统感染相关疾病的致病菌，进行检索分析如下：

致病菌名称	频次
大肠埃希菌	106
克雷伯氏菌，肺炎	45
肠杆菌	35
粪肠球菌	22
屎肠球菌	21
铜绿假单胞菌	20
葡萄球菌	12
变形杆菌	10
金黄色葡萄球菌	9
凝固酶阴性葡萄球菌	9
奇异变形杆菌	8
大肠杆菌	6
白色念珠菌	5
阴沟肠杆菌	5

2. 中医药对泌尿系统细菌感染性疾病的认识

泌尿系感染，是致病体侵袭泌尿系的黏膜或者组织而引起的一系列泌尿系统炎症表现的总称，是尿路上皮对细菌侵入导致的炎症反应。患者以尿频、尿痛、尿急为主症，尿白细胞镜检结果为白细胞增多。近年来，由于广谱抗菌药物的大量使用甚至滥用，泌尿系感染的发病率明显上升。[1]现代医学治疗多以抗生素对症治疗为主，初期收效明显，但长久用之机体很容易出现胃肠不适、恶心、呕吐等副作用，甚则增强机体致病菌的耐药性，产生菌群失调，发为多重感染。相比而言，中医药论治此病能从本论治，且副作用少，优势明显。[2]

泌尿系统感染在中医中属于"淋证"的范畴，中医认为该病主要由于下焦湿热，热结膀胱而成的，治疗方法大致可分为清热利湿、利水通淋、活血化瘀三种方法，同时兼补肾益气。[3]在用药上，无论是急性还是非急性期，在辨证的基础上，都可以选用一些清热解毒的中药，对症状缓解、疾病恢复都有好处。中医药治疗泌尿系统感染具有控制症状迅速、疗效确切、毒副作用小、不会产生耐药性等优点，可降低疾病复发率、再感染率，避免了西医治疗的不足，目前临床上应用广泛，日益受到医学界重视。

3. 中医药治疗泌尿系统细菌感染性疾病的临床研究进展

（1）中医药治疗泌尿系统细菌感染性疾病的主要病种

尿路感染是常见的泌尿系感染疾病，按照感染发生的部位不同，可分为上尿路感染（主要是肾盂肾炎）和下尿路感染（主要是尿道炎、膀胱炎）。尿路感染属中医学"淋证"范畴，淋证以小便不爽、尿道刺痛为主症。[3]中医学认为，淋证的病因与饮食不节、外感病邪、情志失调、劳倦过度等因素有关，可导致湿热蕴结膀胱，膀胱气化不利；或肝失疏泄，膀胱气化不利；或脾肾亏虚，膀胱气化无权，故导致淋证。其病理基础是膀胱气化失司，其发病以脾虚、肾虚为主，气滞、湿热为标。尿路感染中医临床表现可见膀胱湿热证、阴虚湿热证、脾肾两虚证、湿热内蕴证、肝郁气滞证等证型。

急性肾小球肾炎（acute glomerulonephritis）简称急性肾炎（AGN），是以急性肾炎综合征为主要临床表现的一组疾病。其特点为临床上急性起病，患者出现血尿、蛋白尿、水肿和高血压，并可伴有少尿及一过性肾功能不全。多见于链球菌感染后，而其他细菌、病毒及寄生虫感染亦可引起，任何年龄均可发病，以儿童及青少年多见。中医中无本病病名记载，但据其临床症状，急性肾小球肾炎应属中医学"水肿""血尿""肾风"等病证的范畴。按照急性肾炎的水肿情况，应归于"风水""阳水"之类。

（2）中医药治疗泌尿系统细菌感染性疾病的主要药物及特殊疗法

尿路感染根据"实则清利，虚则补益"的原则，可分别采用清热利湿通淋、滋阴清热，利湿通淋、健脾益气，佐清热利湿、利气疏导等法治之。中医治疗以口服中成药或汤剂为主，常用的中成药包括三金片、八正散、尿感宁颗粒、知柏地黄丸、黄芪注射液等，对反复发作的患者常配合补肾清热利湿的中草药，包括如黄柏、山茱萸、黄芩、马齿苋、蒲公英、木通、生地黄、石韦、白花蛇舌草、车前子、滑石等，同时配合针灸、推拿及熏洗、敷贴、药浴的外治疗法。

急性肾小球肾炎治疗原则主要是扶正与祛邪两大方面。祛邪以疏风解表、宣肺利水、清热解毒、活血化瘀、凉血止血等为法，扶正则以益气养阴、健脾益肾收功。急性期以祛邪为主，宜宣肺利水、清热凉血、解毒利湿；恢复期以扶正祛邪为要，并根据正虚与余邪孰多孰少，确定补虚与祛邪的轻重。如恢复期之早期，以湿热未尽为主，治宜清除湿热余邪，佐以扶正，如益气养阴等；后期湿热已渐尽，当以扶正为主，佐以清热化湿或凉血活血。中医治疗的中成药主要有川芎嗪注射液、复方丹参注射液等，汤剂有麻黄连翘赤小豆汤、越婢加术汤、小蓟饮子等。临床常用的中草药多为清热凉血药和活血化瘀药，包括：白茅根、小蓟、紫苏叶、麻黄、连翘、旱莲草、蒲黄、金银花、蒲公英、白花蛇舌草、车前子、茯苓、益母草、三七、丹参、赤芍、紫草、防己、夏枯草、生石膏等。中医外治法有中药灌肠、穴位埋线等。另外，民族医药如蒙古族、仡佬族的单方、验方用于临床疗效满意。

参考文献

[1] Foxman, B. Epidemiology of urinary tract infections: incidence, morbidity, and economic costs [J]. American Journal of Medicine, 2002, 113: 5—13.

[2] 王建国. 清热通淋片联合左氧氟沙星治疗泌尿系感染的有效性和安全性探析 [J]. 陕西中医, 2015, 36 (2): 164—166.

[3] 杨霓芝, 刘旭生. 泌尿科专病中医临床诊治 [M]. 北京: 人民卫生出版社, 2013. 254—255. 259—260.

（作者：中国中医科学院中医药信息研究所　段青）

(四) 盆腔炎性疾病

1. 疾病概念

盆腔炎性疾病（pelvic inflammatory disease，PID）是指女性上生殖道感染引起的一组疾病，包括子宫内膜炎（endometritis）、输卵管炎（salpingitis）、输卵管卵巢脓肿（tubo-ovarian abscess，TOA）、盆腔腹膜炎（peritonitis）等，炎症可局限于一个部位，也可同时累及几个部位，最常见的是输卵管炎及输卵管卵巢炎，单纯的子宫内膜炎或卵巢炎较少见。盆腔炎性疾病是妇科常见病、多发病，具有病程长、病情缠绵、复发率高等特点，该病多发生在性活跃期、有月经的妇女，初潮前、无性生活和绝经后妇女很少发生盆腔炎性疾病，即使发生也常常是邻近器官炎症的扩散。盆腔炎性疾病若未能得到及时正确的诊断或治疗，继续发展可引起弥漫性腹膜炎、败血症、感染性休克，严重者可危及生命；或者治疗不彻底，可能会发生盆腔炎性疾病后遗症（sequelae of PID），既往称慢性盆腔炎，也可导致不孕、输卵管妊娠、慢性盆腔痛，炎症反复发作，从而严重影响妇女的生殖健康，并且增加家庭与社会的经济负担。[1]

2. 流行病学

全世界有数以百万计的女性由于下生殖道感染和性传播感染而导致严重的并发症——急性PID的发生。PID主要在年轻的性成熟女性中流行，最常见的发病年龄为20～35岁，发病率受性传播疾病（sexually transmitted disease，STD）的影响较大，估计约占女性性成熟人口的1%～2%。PID在世界各地的发病率因地区不同，差异较大，主要与社会经济状况、婚姻家庭道德观念、性文化、性行为等有关。这类常见的疾病国内尚无很明确的、大宗流行病学资料，国外的资料也不多。

国内部分数据显示，2007年安徽省53652例农村已婚育龄妇女PID患病率2.02%，2009年陕县8529例农村已婚育龄妇女PID患病率3.73%，2004年由北京大学第一医院牵头组织的全国14家医院妇科门诊和计划生育门诊就诊的3590例患者调查资料显示PID患病率约占10.1%。在欧洲，发生PID的具体病例数并不清楚，瑞典在1975年PID的发病率为1%，1996年为0.4%；1990—2000年在挪威发生的PID不超过3.5%，但盆腔脓肿病例数稳定。即使在同一国家，PID低危人群（>40岁的女性）与高危人群（贫困地区的年轻女性）的发生率也不同。在美国，20世纪70年代至80年代，由于STD流行以及宫内节育器（IUD）的广泛使用，PID发病率迅速上升，此后呈现下降趋势。美国15～44岁女性因急性PID住院率从1982年的14%降至1995年的8%。目前美国每年有超过100万急性PID患者需要治疗，每年在PID上的花费超过40亿美元。[2]

3. 现代医学对本病的治疗现状

现代医学针对盆腔炎性疾病的治疗原则是以抗菌药物治疗为主，包括静脉药物治疗与非静脉药物治疗，必要时行手术治疗。我国中华医学会妇产科学分会感染性疾病协作组于2014年修订了《中国盆腔炎性疾病诊治指南》，推出了"盆腔炎症性疾病诊治规范（修订版）"[3]（参见附录1），国内临床上对PID的诊治规范主要参考该规范，此外，2015年美国疾病控制和预防中心（The Centers for Disease Control and Prevention，CDC）有关盆腔炎性疾病的诊治指南[4]（参见附录2）也可以作为临床参考。

虽然PID是妇科常见的上生殖系统的炎症性疾病，但由于其发生部位深藏于盆腔，病原微生物不容易采集,而且症状体征轻重不一,使其不像其他炎症性疾病那样容易明确诊断,从而导致这类疾病的治疗也难以规范。在临床上存在的问题包括治疗不足和治疗过度等问题,[5]治疗中的不足包括:对病原体认识不足、抗生素应用不当、治疗疗程不够、手术治疗中选择手术方式及范围不当、对于盆腔脓肿或包裹性积液处理方案单调、中医中药使用不当或错误应用。在盆腔炎的治疗中,也存在着因知识不足而造成的治疗过度问题,常见以下几个方面:滥用抗生素、诊断不清导致的随意用药。

目前我国虽然推出了"盆腔炎症性疾病诊治规范(修订版)",但是临床上对于盆腔炎的治疗仍然不够规范,各医院治疗时各种抗生素品种繁杂,配伍种类繁多,不同医师也有不同的习惯用药。目前由于急性盆腔炎多为急诊入院,且药敏结果要等一段时间,故抗生素的使用多为经验用药。国内部分研究资料显示,[6]只有76.5%的患者使用了敏感抗生素,23.5%的患者使用了致病菌耐药的抗生素,这种情况应当引起我们的注意。即使是经验用药,各个医院也应当根据所在地区、所在医院的急性盆腔炎病原体情况和抗生素的耐药情况合理用药。

目前现代医学对于PID的治疗比较困难,主要是对症处理,包括抗感染治疗、物理治疗和手术,以上治疗方式存在着耐药性大、治疗作用单一及手术治疗效果差等问题。

4. 中医对本病的认识

中医古籍无盆腔炎之名,根据其临床特点,可散见于"热入血室""带下病""经病疼痛""妇人腹痛""癥瘕""不孕"等病证中。根据急性期发作以发热、腹痛、带下多为临床特征,与古籍论述之"热入血室""带下病""产后发热"等病证相似;后遗症期发作以腹痛包块、带下过多、月经失调、痛经、不孕为临床表现,故又属于"癥瘕""妇人腹痛""带病""痛经""月经不调""不孕症"等病证范畴。《诸病源候论·妇人杂病诸侯》中见"若经水未尽而阴阳,即令妇人血脉挛急,小腹重急支满,胸胁腰背相引,四肢酸楚,饮食不调,结牢恶血不除,月水不时,或月前因生积聚如怀胎状"和《温病条辨》中见"热入血室……为邪热陷入,搏结而不行,胸腹少腹,必有牵引作痛拒按者"是中医古籍对类似本病症状的描述。而对类似本病的中医治疗,始见《金匮要略方论》"妇人腹中诸疾痛,当归芍药散主之""妇人腹中痛,小建中汤主之"之论述。《金匮要略·妇人杂病脉证并治》云:"妇人中风七八日,续来寒热,发作有时,经水适断,此为热入血室,其血必结,故使如疟状,发作有时,小柴胡汤主之。"又云:"妇人腹中诸疾痛,当归芍药散主之。"此两条经文的描述,可理解是有关急、慢性盆腔炎临床症状的最早记载。其后《景岳全书·妇人规·血癥》曰:"瘀血留滞作癥,唯妇人有之,其证则或由经期,或由产后,凡内伤生冷,或外受风寒,或恚怒伤肝,气逆而血留,或忧思伤脾,气虚而血滞,或积劳积弱,气弱而不行,总由血动之时,余血未净,而一有所逆,则留滞日积而渐以成癥矣。"此论述也与慢性盆腔炎症的发病与临床特点相似。

盆腔炎是妇科常见病和多发病,中西医结合诊疗优势互补,已取得较好疗效,早在1983年《中国医学百科全书·中医妇科学》已将"盆腔炎"编入,作为中西医通用的病名之一。[7-8]

参考文献

[1] 谢幸,苟文丽. 妇产科学[M]. 第8版. 北京:人民卫生出版社,2013:258.

[2] 吴文湘,廖秦平. 盆腔炎性疾病的流行病学[J]. 实用妇产科杂志,2013(10):721—723.

[3] 中华医学会妇产科学分会感染性疾病协作组. 盆腔炎症性疾病诊治规范(修订版)[J]. 中

华妇产科杂志,2014,49(6):401—403.

[4] 刘晓娟,范爱萍,薛凤霞.《2015年美国疾病控制和预防中心关于盆腔炎性疾病的诊治规范》解读[J].国际妇产科学杂志,2015(6):674—675,684.

[5] 刘朝晖.盆腔炎治疗中的过度与不足[J].中国实用妇科与产科杂志,2011(7):509—511.

[6] 刘朝晖,陈磊,廖秦平.国内7所医院妇科住院患者急性盆腔炎诊治情况调查[J].中国实用妇科与产科杂志,2009(2):121—123.

[7] 张玉珍.中医妇科学[M].第2版.北京:中国中医药出版社,2007:317.

[8] 金哲.盆腔炎性疾病的中医药治疗[J].实用妇产科杂志,2013(10):733—735.

(作者:中国中医科学院中医药信息研究所 苏大明)

二、分论

（一）呼吸系统

1. 中医药治疗细菌感染性呼吸系统的主要疾病

（1）扁桃体炎

①疾病概况

扁桃体炎是临床，尤其是儿科的常见疾病，临床以咽痛、局部红肿、溃烂化脓为主要症状。现代医学认为急性扁桃体炎主要是感染链球菌所致疾病，但是近年来，研究发现急性化脓性扁桃体炎也常由厌氧菌和需氧菌混合感染所引起，细菌与病毒混合感染也比较常见。

扁桃体炎中医称为"乳蛾"。古代医家对其分类和治疗早有论述，如《疡科选粹》指出了横蛾、竖蛾的区别。以一侧或两侧喉核红肿疼痛，形如乳头或蚕蛾为主要症状，又名"喉蛾"。乳蛾发生于一侧的称单乳蛾，双侧的称双乳蛾。表面或有黄白色脓点，逐渐连成伪膜，易擦去，不易出血，称"烂乳蛾"。

②病因病机

多因外邪侵袭，肺胃热盛，邪客喉核，或脏腑亏损，咽喉失养，虚火上炎所致。凡起病急，咽痛、喉核红肿，伴风热表证者多为风热乳蛾，由外感风热或肺经有热，结聚于咽喉所致；若喉核红肿疼痛化脓，伴里热证者多为肺胃热毒炽盛，火热上攻、蒸灼而为病；凡起病较缓，咽痛不甚，喉核暗红，伴阴虚内热证者，多为肺肾阴虚无以制火，虚火上炎，以致喉核肿胀。其中，风热乳蛾要注意与白喉相鉴别，白喉热度可不甚高，伪膜多呈灰白色，坚韧而厚，不容易擦去，勉强除去则易出血，风热乳蛾一般发热较高，喉核红肿，伪膜易擦去，且不易出血。

③辨证分型

临证时，要视发病的缓急、病程的长短，热势的高低及乳蛾的局部外观、大小、色泽、有脓无脓等几方面辨其寒热虚实。处方时，强调用药要精少、足量。对于急性扁桃体炎，采用清热解毒法治疗；兼有表证者，则用疏风散邪法；单纯性扁桃体肥大称"石蛾"，宜用化痰散结法治之；化脓性扁桃体炎又称"喉痈"，适用清热解毒、托毒排脓法。对于反复发作或经久不愈者，当慎防心肾变证（如风湿热、急性肾炎）。

国家中医药管理局医政司 1992 年发布的《中医病证诊断疗效标准》中，将扁桃体炎分为风热证、毒热证和阴虚证。具体诊断标准为：

风热证：发热，微恶寒，有汗无汗，头痛，咽痛，吞咽不利，喉核焮红。舌尖红，苔薄白，脉浮数。

毒热证：高热不退，烦渴多饮，咽痛，吞咽困难，喉核红烂，或有黄白色渗出物，口臭，常伴大便秘结。舌质红，苔黄厚，脉滑数。

阴虚证：喉核微红，咽部干燥，吞咽不利，常有低热，午后较著。舌质红，苔少，脉细数。

中华中医药学会耳鼻喉科分会 2013 年发布的《中医耳鼻喉科常见病诊疗指南》，将急性扁桃体炎分为风热外犯和肺胃热盛2个证型。具体诊断标准为：

风热外犯证：咽痛逐渐加剧，灼热，吞咽时疼痛加重；扁桃体红肿；发热，微恶风，头痛，咳嗽；舌边尖红，苔薄白，脉浮数。

肺胃热盛证：咽痛剧烈，连及耳根，吞咽困难；扁桃体红肿，有黄白色脓点，甚者腐脓成片；咽峡红肿，颌下有淋巴结肿大、压痛；身热，口渴，咳嗽，痰黄稠，口臭，腹胀，大便秘结，小便色黄；舌质红，苔黄，脉数。

④治则治法

乳蛾以"清、消、补"为治疗法则，属风热搏结者，治宜疏风清热、利咽消肿，方选疏风清热汤加减；热毒炽盛者，治宜清热解毒、利咽消肿，方选普济消毒饮加减；肺胃阴虚者，治宜滋阴降火、清利咽喉，方选知柏地黄丸加减。如兼体虚，应加以扶正，若邪气久留不去，气血凝滞、痰瘀互结者，则应配合活血化瘀药。此外，还可配合采用含漱、吹药、含服、雾化吸入、烙法、啄治法、针刺法等外治法。

⑤西医治疗现状

西医对本病的治疗常规予青霉素或头孢类抗生素抗感染治疗退热补液等对症处理及支持治疗。抗生素在临床的广泛应用，缩短了该病的病程，减少了并发症，但其并未能明显降低该病的复发率。此外，由于抗生素的广泛滥用，耐药菌群逐渐增多，以及实验室尚不能准确及时提供病原学的检测结果等多种原因，导致部分扁桃体反复化脓，甚至可能会出现风湿热、急性肾炎等并发症。加之，临床小儿发病较高，部分患儿对抗生素过敏，抗生素治疗亦受到一定限制。

⑥中医药治疗优势及系统评价研究

中医药治疗扁桃体炎，立足整体观察、辨证施治。近年来，许多中医药临床试验研究文献显示，采用清热解毒、利咽消肿法治疗急性扁桃体炎，疗效肯定、副作用少，特别是在缓解症状、降低复发率方面有其独特优势。

清热解毒、利咽消肿法治疗小儿急性化脓性扁桃体炎国内临床文献的Meta分析

【目的】系统评价清热解毒、利咽消肿法治疗小儿急性化脓性扁桃体炎临床研究文献的质量。

【方法】通过计算机检索2005年1月—2011年12月国内公开发表的有关中医清热解毒、利咽消肿法为主治疗小儿急性化脓性扁桃体炎的临床研究文献，按照纳入和排除标准进行筛选，对纳入的临床试验作质量评价。

【结果】检索到相关文献102篇，最终纳入评价的文献21篇。经Meta分析显示，单纯清热解毒、利咽消肿法为主治疗小儿急性化脓性扁桃体炎与西医对比，$P=0.07<0.10$，所纳入文献存在显著差异，不具有同质性，采用随机效应模式［$OR=2.74$，95% CI 为（1.07，7.01），合并效应量 $Z=2.09$］。清热解毒、利咽消肿法为主联合西药治疗小儿急性化脓性扁桃体炎与单纯西药相对比，两者总有效率同样存在显著差异［$OR=5.24$，95% CI 为（3.22，8.51），$P=0.98>0.10$］，合并效应的检验（$Z=6.68$，$P<0.00001$）。

【结论】中医单纯清热解毒、利咽消肿法为主要治法或联合西药治疗小儿急性化脓性扁桃体炎与单纯西药治疗相比更具有优势。[1]

蒲地蓝消炎口服液治疗小儿化脓性扁桃体炎有效性及安全性的系统评价

该文通过系统检索相关电子数据库，收集相关文献，对蒲地蓝消炎口服液治疗小儿化脓性扁桃体炎的有效性及安全性进行系统评价。最终纳入18篇随机对照试验,涉及1883例化脓性扁桃体炎患儿,蒲地蓝试验组957例,抗生素对照组926例。Meta结果显示:与单独应用抗生素相比,联合服用蒲地蓝可有效提高小儿化脓性扁桃体炎治疗的总有效率,缩短患儿的体温恢复正常时间,缩短扁桃体脓性分泌物消失时间,也能减少咽痛消失时间、扁桃体肿大或充血消退时间、食欲精神恢复时间。治疗期间蒲地蓝试验组均无严重不良反应。该研究表明:与单独使用抗生素相比,联合应用蒲地蓝能更有效安全地治疗小儿化脓性扁桃体炎,但由于文献研究质量偏低,上述结论有待高质量临床试验进一步验证。[2]

⑦ 中医治疗方案

a. 辨证论治

中医治疗扁桃体炎,在辨治总则上,急性发作初期有表证者,宜辛凉解表,配合清热解毒法。如高热烦渴、肺胃火盛者,宜清肺胃之火配以利咽解毒之剂。若里热盛而大便不通者,急宜泻下之法,釜底抽薪。慢性期则宜扶正祛邪,清养肺肾之阴,辅以活血消肿之药。临床常见的证型有:肺经风热、肺胃热盛、肺肾阴虚。

王大铖等[3]对102例患儿,根据临床分型,分别采用疏风散邪、清热解毒、滋阴清热等治法进行辨证施治。其中,疏风散邪法适于外感风邪热毒,搏结于咽关,症见扁桃体红肿,微痛,兼发热恶寒、咳嗽、头痛、周身酸楚、舌淡红、苔薄黄、脉浮数者。处方:荆芥10g、牛蒡子10g、山豆根7g、桑叶10g、菊花12g、桔梗5g、僵蚕7g、薄荷5g、马勃7g、甘草3g,偏于风寒者加麻黄、苏叶,偏于风热者加金银花、连翘。清热解毒法适用于热毒炽盛,气血壅滞,症见扁桃体红肿,可见脓点,焮痛,吞咽不利,壮热不退,烦渴欲饮,舌红,苔黄厚,脉滑数者。处方:金银花15g、连翘10g、蒲公英12g、赤芍10g、牡丹皮7g、桔梗5g、牛蒡子10g、竹叶10g、黄芩5g、板蓝根12g、芦根10g、薄荷5g,大便燥结加大黄,烦渴引饮加生石膏,淋巴结肿大加夏枯草、玄参、昆布。托毒排脓法适于热毒已收聚局限,腐化成脓。处方:金银花15g、紫花地丁10g、当归尾10g、草河车10g、天花粉12g、皂角刺7g、生黄芪15g、香白芷10g、牡丹皮7g、生甘草3g,气血受损,脓成迟缓者加党参、白术;脓成不溃者加穿山甲,加强穿透之功。滋阴清热法适用于虚火上冲咽关,扁桃体无明显肿大,但多有较明显的慢性充血,色暗红,稍肿,咽干不适或干涩微痛,晨轻暮重,手足心热,低热盗汗,舌质红,少苔少津,脉细数者。处方:熟地黄15g、玄参12g、山慈菇3g、牡丹皮7g、地骨皮9g。治疗1个疗程7天后,治愈70例,显效19例,有效11例,无效2例,总有效率98.04%。

中医辨证治疗扁桃体炎,如出现全身症状重,高热患者可适当选用抗生素联合应用。

b. 中成药

中成药克服了传统汤剂的不利因素,在治疗扁桃体炎中发挥了重要作用。临床常用的口服类中成药有:蒲地蓝消炎口服液、蓝芩口服液、双黄连制剂(口服液、咀嚼片等)、复方双花口服液等,此外,中药注射液制剂在临床扁桃体治疗中,应用更加广泛,如清开灵、双黄连、痰热清、炎琥宁等注射剂,对抗炎、退热、减轻症状、缩短疗程均有较好作用。研究显示,联合应用中成药,较之单用抗生素显示出一定优势。但在中药注射剂应用时,应注意不良反应/事件的发生。

蒲地蓝口服液:

蒲地蓝消炎口服液主要由蒲公英、苦地丁、板蓝根、黄芩等组成,具有清热解毒、抗炎消肿之功,临床主要用于疖肿、腮腺炎、咽炎,以及扁桃体炎。

杜洪喆等[4]采用随机、双盲、阳性药与安慰剂平行对照、多中心临床研究的方法。对7家中心共324例受试者，按照2∶2∶1∶1的比例，随机分为蒲地蓝消炎口服液高剂量组、低剂量组、阳性药组和安慰剂组。观察咽痛、咽红肿疗效，以及咽痛起效和消失时间、中医证候疗效及其他单项症状体征疗效。结果显示蒲地蓝消炎口服液高、低剂量治疗小儿急性扁桃体炎肺胃实热证，相对于安慰剂均显示出疗效优势，且非劣于阳性药小儿咽扁颗粒。

双黄连制剂：

双黄连制剂以金银花、黄芩、连翘为主要成分。除其抗病毒作用外，还具有广谱的抗菌活性和良好的药理学特性，因此广泛应用于急性上呼吸道感染，并取得肯定疗效。

双黄连咀嚼片是双黄连的一种新制剂，陈梅莉等[5]将98例扁桃体炎患儿随机分为两组，双黄连咀嚼片组49例，予双黄连咀嚼片，一天3次，一次2片，7天为1个疗程；头孢拉定片组49例，予头孢拉定片，一天3次，一次2片，结果，双黄连咀嚼片组有效率79.5%，头孢拉定片组有效率73.4%。显示单独口服双黄连咀嚼片治疗小儿急性咽扁桃体炎与头孢拉定片疗效相当。

痰热清注射液：

痰热清注射液，主要由黄芩、熊胆粉、山羊角、金银花、连翘组成，具清热解毒、化痰镇惊之功效，并通过静脉注射途径给药，达到高效、速效的治疗要求。目前已被广泛应用于以呼吸系统疾病为主的临床各个领域。

谢冰昕等[6]将中国中医科学院广安门医院南区急诊科86例患者随机分为治疗组和对照组各43例，均以常规抗生素对症治疗，治疗组加用痰热清注射液0.3～0.5mL/kg入液静脉滴注。结果显示，治疗组总有效率93.0%高于对照组74.4%，相关症状恢复情况均优于对照组。

c. 复方

中药复方以及在此基础上的随症加减自拟方，在临床治疗扁桃体炎中，作用显著，常用的基础复方有：普济消毒饮、银翘散、五味消毒饮、仙方活命饮、清咽汤、清咽利膈汤等。

普济消毒饮：

普济消毒饮由牛蒡子、黄芩、黄连、甘草、桔梗、板蓝根、马勃、连翘、玄参、升麻、柴胡、陈皮、僵蚕、薄荷组成，具有清热解毒、疏风散邪之功效。药理研究显示普济消毒饮煎剂对链球菌、金色葡萄球菌、白色葡萄球菌有较强的抗菌作用，在临床应用中，肖玮等[7]将73例患者随机分为两组，对照组给予头孢硫脒或阿奇霉素入液静脉滴注，治疗组给予普济消毒饮加味口服。比较两组患者临床疗效、退热时间、脓点消失时间、咽痛症状改善情况。结果显示，两组综合疗效相近，治疗组在退热、脓点消失时间、咽痛症状改善方面优于对照组。普济消毒饮加味是以普济消毒饮为基本方，加薏苡仁、天花粉增强其解毒排脓之功效。

银翘散：

银翘散由连翘、金银花、苦桔梗、薄荷、淡竹叶、生甘草、荆芥穗、淡豆豉、牛蒡子等药味组成，主要用于治疗肺经风热、肺胃有热型扁桃体炎或急性扁桃体炎出现高热症状者，在应用时，可加减与升降散等中药制剂联用。

张家奎等[8]采用随机对照试验研究了银翘散加减治疗肺经风热扁桃体炎的疗效。对照组口服夏枯草胶囊，并配合扁桃体啄治法，治疗组在对照组基础上加服银翘散加减方。结果治疗组总有效率为94.4%，对照组为83.3%，两组比较，差异有统计学意义。

五味消毒饮：

五味消毒饮为《医宗金鉴》外科的一则要方。虽为治疗外科体表的疮疡痈疖之方，但因其与扁桃体炎病机相同，均为风热邪毒与气血相搏，脏腑蕴热，火毒结聚，故此方加减后也用于治疗扁桃体炎。五味消毒饮药物组成主要有金银花、野菊花、蒲公英、紫花地丁、紫背天葵子、牛蒡子、黄芩、射干、皂角刺、生甘草、生石膏、马勃、山豆根等。

张敏涛等[9]将 90 例急性化脓性扁桃体炎的患儿随机分为治疗组和对照组。治疗组 60 例采用五味消毒饮加减治疗，对照组 30 例采用青霉素静脉滴注，5 个为 1 个疗程，治疗组总有效率为 96.6%，对照组总有效率为 83.3%。

d. 单味药

临床常用的药味包括：连翘、甘草、金银花、桔梗、牛蒡子、薄荷、玄参、黄芩、板蓝根、蒲公英、射干、赤芍、紫花地丁、柴胡、牡丹皮、马勃、蝉蜕、生大黄、生石膏、天花粉、栀子等。这些常用药中主要为清热药和解表药，清热药又包括清热解毒、清热泻火、清热凉血药等。中药的清热作用具有抗病原微生物毒素，增强机体免疫功能，促进病变组织修复等多种作用，能起到祛除病因和调整机能的双重功效。

⑧中西医结合疗法

扁桃体炎以细菌感染为多见，由于耐药菌的出现，使得抗生素的治疗出现了临床疗效降低等现象，在常规西医抗炎治疗的基础上，联合中医清热解毒制剂或疗法，临床疗效确切。目前常用的中西医结合模式包括：中西药物联合应用、抗生素等西药联合针灸等中医药特殊疗法、中药制剂采用雾化等现代医学手段。本部分以药物联合应用为主，其余内容将在以下章节进行介绍。

西医抗生素治疗，选药以青霉素为主，此外阿奇霉素也是应用较多的药物。常用中药包括普济消毒饮、银翘散、清咽利膈汤等经典方加减；自拟清热解毒、消痈散结方药；炎琥宁、痰热清等为常用的中成药。

张宏玲等[10]将 100 例急性扁桃体炎患儿随机分为 2 组，对照组 50 例采用静脉滴注青霉素等西医常规治疗，治疗组 50 例在对照组治疗基础上加用普济消毒饮，便秘者加大黄，纳差者加炒白术、焦三仙，恶寒无汗、高热、头疼等表证重者加白芷、防风之类，伴发惊者加钩藤、蝉蜕。每日 1 剂，水煎，频服，5 天为 1 个疗程。观察指标包括平均退热时间、扁桃体回缩时间（有脓性分泌物者观察脓点消失时间）、血常规的变化。结果显示：治疗组显效 30 例，有效 17 例，无效 3 例，总有效率 94%；对照组显效 21 例，有效 23 例，无效 6 例，总有效率 88%。两组总有效率和平均退热时间比较，差异有统计意义（$P<0.05$），治疗组优于对照组。

曾君等[11]将 2010 年 1 月至 2012 年 3 月广东省梅州市丰顺县人民医院 184 例化脓性扁桃体炎随机分为两组，均使用美洛西林舒巴坦钠每日 100mg/kg 分 2 次静脉滴注，治疗组同时加用热毒宁注射液静脉滴注，5 天为 1 个疗程。结果显示，治疗组总有效率 100%，对照组为 87%，两组比较有显著差异（$P<0.01$）。

⑨针灸

针灸为治疗扁桃体炎的特色中医疗法，临床应用中，主要包括针刺放血、体针、穴位注射，以及穴位敷贴等。

a. 刺血疗法

刺络放血疗法是针灸学中传统的刺法之一。具有开窍泄热、活血祛瘀、消肿解毒、疏通经络、调整脏腑功能等作用,对实证、急性热病等有良好的疗效,同时,刺络放血疗法对机体免疫具有整体调节功能。

临床针刺放血治疗扁桃体炎,[12-13] 见效迅速,可显著缩短治疗组发热、咽痛等各种症状治愈时间,且远期疗效好。经文献分析,目前临床常用的穴位主要有少商、商阳、耳尖、扁桃体反应穴、阿是穴等。

洪国灿等[14]将符合纳入标准的180例急性扁桃体炎患者随机分为常规组和针刺组。常规组根据致病原分别给予阿莫西林克拉维酸钾分散片和司他韦,针刺组在常规组治疗基础上加用双侧少商、商阳放血治疗。两组均连续治疗2天后比较疗效、症状积分。结果显示针刺组疗效优于常规组,积分下降明显,且患者依从性好。

b. 体针

针刺治疗急慢性扁桃体炎,临床以手太阴肺经和手阳明大肠经穴位为主穴,常用穴位包括少商、商阳、合谷、曲池等。

中医认为本病属"乳蛾"范畴,为风热邪毒外侵,从口鼻而入,侵袭肺胃,结于咽喉一侧或两侧,属阳明经和太阴经的实热证。治疗原则应清热利咽、宣肺泻胃。少商为手太阴肺经之井穴,商阳穴为手阳明大肠经井穴,合谷为原穴,曲池为合穴,故施用泻法针刺这些穴位,可起到清肺、解表、利咽和清泻阳明实热等功效。此外,临床应用时,[15-16]还常与点刺放血,清热解毒、消肿止痛方药联用。付淑文[15]采用耳背静脉点刺放血1~3滴,配合针刺合谷、曲池等穴位治疗扁桃体炎,治疗组46例,在8小时内体温降至正常19例,在16小时内降至正常17例;咽喉肿痛或吞咽不适等临床症状均随体温下降而好转;扁桃体消肿时间为24~48小时,化脓病灶消失时间为24~72小时,与对照组差异显著($P<0.05$)。

c. 穴位注射

穴位注射可发挥药物与针刺的综合效果。临床应用多选取手太阴肺经和手阳明大肠经穴位,如手三里、曲池、合谷等;注射用药有鱼腥草注射液、林可霉素等中西医制剂,以及生理盐水。[17-19]针药协同以达到清热解毒、消炎止痛的作用。赵亚平等[19]对63例患者以鱼腥草注射液于合谷穴、尺泽穴注射治疗急性扁桃体炎,痊愈52例(82.54%),显效8例(12.7%),好转2例(3.17%),无效1例(1.59%),总有效率为98.41%。

⑩中医药外治法

a. 药物外治

中药制剂雾化吸入改变了中药给药途径,可使药物直接作用于患者的扁桃体,使其在局部聚集成较高浓度,直接作用于气道表面的感受器或靶受体,促进有效成分局部吸收,且雾化吸入还具有湿润、理疗作用,可促进活血散瘀。

临床中药雾化吸入治疗扁桃体炎,可缓解症状,缩短病程,疗效确切,且不良反应少。目前常用的雾化吸入中药制剂包括双黄连注射剂、清开灵注射剂、痰热清、炎琥宁等。此外,在临床应用时,中药制剂雾化吸入可联合静脉滴注青霉素,以提高西医抗菌作用,发挥中西医结合优势。[20-23]

例如:段云飞等[23]将临床确诊为急性扁桃体炎的患儿138例随机分为观察组70例和对照组68

例，两组均予青霉素静脉滴注，同时予以降温等对症治疗。治疗组在上述基础上加用痰热清注射液超声雾化吸入，1个疗程7天后，治疗组总有效率达95.71%，疗效明显优于对照组（$\chi^2 = 10.76$，$P < 0.05$），且未发现不良反应。

b. 非药物外治

中医烙法为最常见的非药物治疗方法，主要用于慢性扁桃体炎的治疗。一般认为，慢性扁桃体炎多为急性扁桃体炎反复发作或隐窝引流不畅，细菌滋生繁殖而演变为慢性炎症。链球菌和葡萄球菌为主要致病菌，也与自身变态反应有关。

中医烙法治疗慢性扁桃体炎主要机理为高温烙铁烙除炎性扁桃体组织，使隐窝明显缩短增宽，引流通畅，不易积存细菌和病毒，消除其慢性炎症，改善临床症状，保留其免疫功能，同时以热刺激残余扁桃体，还可以提高免疫球蛋白的水平，提高病人的免疫力。该法为国家中医药管理局农村中医适宜技术。

临床多中心随机对照试验结果显示，[24-25]采用中医烙法治疗慢性扁桃体炎，在保留扁桃体组织前提下，可有效地缓解咽部异物感、刺激性咳嗽、咽干不适等临床症状，缩小扁桃体体积，减少扁桃体充血及脓栓残存，临床疗效显著，有效率达90%以上。同时，相关机理研究发现，[26]治疗后T细胞亚群数明显提高，提示，中医烙法可保留，甚至增强患者免疫力。

c. 其他

单验方治疗扁桃体炎亦在临床有所应用，[27-29]现介绍如下：

锦灯笼9g，金果榄9g。加冰糖适量，日1剂，水煎服，当茶饮，一般2~3日见效。

黑木耳50g，炒干磨成细粉，每次取半汤匙与蜂蜜一汤匙调匀口服，每日2次，连服5天。

山豆根一两，水煎服，当茶饮。

⑪**名医经验**

薛伯寿[30]善治热证，临床治疗反复发作扁桃体炎，方用四妙勇安汤合栀子豉汤化裁：金银花15g，淡豆豉10g，玄参12g，当归6g，桔梗8g，连翘10g，蝉蜕4g，浙贝母8g，生甘草8g，僵蚕8g，柴胡8g，黄芩10g。服药3剂后，用四妙勇安汤加桔梗、射干调治。四妙勇安汤为治四肢末端脱疽之方，薛老加桔梗、蝉蜕、僵蚕即可治发热咽痛、扁桃体炎。桔梗载药上行，咽喉红肿必夹风火，加蝉蜕、僵蚕祛风解毒。

四川省泸州市已故名老中医许培生擅用吹喉法治疗扁桃体炎，其经验方"熊胆咽喉散"临床应用数十载，疗效颇佳。该药由人工熊胆、玄明粉、枯矾、冰片、人工牛黄等7味中药经粉碎混合均匀，过120目筛，装入带喷嘴的塑料瓶内而成，共奏清热解毒、涤痰通络、消肿止痛、化腐生肌之效。临床应用，重度患者联合内服银翘散加减汤药。[31]

周耀庭教授为国家级名老中医，临床实践中善于运用温病学的理论与方法治疗感染性疾病，尤其在治疗小儿急性化脓性扁桃体炎方面积累了丰富的经验。临床研究显示，[32]周老经验方化扁解毒汤治疗小儿急性化脓性扁桃体炎，可降低白细胞总数，有效缓解发热、咽痛等症。化扁解毒汤方药组成：蝉蜕6g，牛蒡子6g，桔梗6g，柴胡10g，生石膏20g，生甘草6g，黄芩6g，知母6g，板蓝根20g，草河车20g，天花粉6g，连翘10g，玄参15g，赤芍10g，僵蚕6g。颈淋巴结肿大者加夏枯草6g，土贝母6g；高热不退者加人工牛黄1~1.5g/天，服用7天为1个疗程。

综上：中医治疗扁桃体炎治法灵活，副作用少，疗效肯定，药物内治为主，针刺及外治等疗法也有显著的实用价值。所以，灵活运用中医治疗急慢性扁桃体炎可以取得良好疗效。

(2) 社区获得性肺炎

①疾病概况

社区获得性肺炎（Community acquired pneumonia，CAP）是在院外由细菌、病毒、衣原体和支原体等多种微生物所引起的，以及具有明确潜伏期的病原体感染而在入院后平均潜伏期内发病的肺炎，是威胁人体健康的常见感染性疾病之一。主要临床症状是咳嗽、伴或不伴咳痰和胸疼，前驱症状主要有鼻炎样症状或上呼吸道感染的症状，如鼻塞、流清涕、喷嚏、咽干、咽痛、咽部异物感、声音嘶哑、头痛、头昏、眼睛热胀、流泪及轻度咳嗽等。并非每一个社区获得性肺炎患者都会有前驱症状，依病原体不同其发生率一般在30%～65%之间，而且现在发病的概率呈快速上升的趋势，也是研究的热点。

②病因病机

CAP 的病机包括外邪侵袭、肺卫受邪；正气虚弱、抗邪无力两个方面。风热毒邪，侵袭肺脏，或风寒之邪入里化热，炼津为痰，痰热壅肺。病理过程中可化火生痰，伤津耗气或风热邪盛而逆传心包，甚至邪进正衰，正气不固而见邪陷正脱。老年人多罹患慢性疾病，体内积生痰湿、瘀血等，在此基础上易感受外邪而患 CAP，以痰热壅肺或痰浊阻肺为主，常兼有气阴两虚、肺脾气虚、瘀血等。恢复期多以气阴两虚、肺脾气虚为主，常兼有痰热或痰浊。以上病机虽有差异，但其基本病机为痰热壅肺兼见气阴两虚，痰浊阻肺兼见肺脾气虚。故邪实（痰热、痰浊）正虚（气阴两虚、肺脾气虚）贯穿于疾病整个病程中。临床常见证型包括实证类（风热犯肺证、外寒内热证、痰热壅肺证、痰湿阻肺证）、正虚邪恋类（肺脾气虚证、气阴两虚证）、危重变证类（热陷心包证、邪陷正脱证）等 3 类 8 个证候，常见证可单独存在，也可兼见，如热陷心包兼痰热壅肺证等。

③辨证分型

实证类：

a. 风热袭肺：发热、恶风，鼻塞、鼻窍干热、流浊涕，咳嗽，干咳，痰白干或黏黄，舌苔薄白干，脉数。

b. 外寒内热：发热，恶寒，无汗，咳嗽，舌质红，舌苔黄或黄腻，脉数。

c. 痰热壅肺：咳嗽，痰多，痰黄，痰白干黏，胸痛，舌质红，舌苔黄腻，脉滑数。

d. 痰湿阻肺：咳嗽，气短，痰多白黏，舌苔腻。

正虚邪恋类：

a. 肺脾气虚：咳嗽，气短，乏力，纳呆，食少。

b. 气阴两虚：咳嗽，无痰，少痰，气短，乏力，舌瘦、苔少，脉细沉。

危重变证类：

a. 热陷心包：咳嗽，甚则喘息、气促，身热夜甚，心烦不寐，神志异常，舌红绛，脉数滑。

b. 邪陷正脱：呼吸短促，气短息弱，神志异常，面色苍白，大汗淋漓，四肢厥冷，脉微、细、疾、促。

④治则治法

治疗方面，以祛邪扶正为大法。祛邪当分表里，在表者应疏风清热或宣肺散寒；在里者宜清热化痰或燥湿化痰，时或佐以活血化瘀；扶正当益气养阴或补益肺脾。在治疗过程中着重宣降肺气以顺肺之生理特点。若出现热入心包、邪陷正脱，当需清心开窍、扶正固脱。采用中医、中西医结合治疗 CAP 具有明显的疗效优势。

⑤西医治疗现状

初始经验性抗菌治疗推荐药物见表1。

表1 不同人群 CAP 的初始经验性治疗的推荐

	常见病原体	初始经验性治疗的抗菌药物选择
青壮年、无基础疾病患者	肺炎链球菌、肺炎支原体、流感嗜血杆菌、肺炎衣原体等	①青霉素类（青霉素 G、阿莫西林等）；②多西环素（强力霉素）；③大环内酯类；④第一代或第二代头孢菌素；⑤喹诺酮类（如左氧氟沙星、莫西沙星等）
老年人或有基础疾病患者	肺炎链球菌、流感嗜血杆菌、需氧革兰阴性杆菌、金黄色葡萄球菌、卡他莫拉菌等	①第二代头孢菌素（头孢呋辛、头孢丙烯、头孢克罗等）单用或联合大环内酯类；②β-内酰胺类/β-内酰胺酶抑制剂（如阿莫西林/克拉维酸、氨苄西林/舒巴坦）单用或联合大环内酯类；③喹诺酮类
需入院治疗、但不必收住 ICU 的患者	肺炎链球菌、流感嗜血杆菌、混合感染（包括厌氧菌）、需氧革兰阴性杆菌、金黄色葡萄球菌、肺炎支原体、肺炎衣原体、呼吸道病毒等	①静脉注射第二代头孢菌素单用或联合静脉注射大环内酯类；②静脉注射呼吸喹诺酮类；③静脉注射 β-内酰胺类/β-内酰胺酶抑制剂（如阿莫西林/克拉维酸、氨苄西林/舒巴坦）单用或联合静脉注射大环内酯类；④头孢噻肟、头孢曲松单用或联合静脉注射大环内酯类
入住 ICU 的重症患者		
	常见病原体	初始经验性治疗的抗菌药物选择
A 组：无铜绿假单胞菌感染危险因素	肺炎链球菌、需氧革兰阴性杆菌、嗜肺军团菌、肺炎支原体、流感嗜血杆菌、金黄色葡萄球菌等	①头孢曲松或头孢噻肟联合静脉注射大环内酯类；②静脉注射呼吸喹诺酮类联合氨基糖苷类；③静脉注射 β-内酰胺类/β-内酰胺酶抑制剂（如阿莫西林/克拉维酸、氨苄西林/舒巴坦）联合静脉注射大环内酯类；④厄他培南联合静脉注射大环内酯类
B 组：有铜绿假单胞菌感染危险因素	A 组常见病原体 + 铜绿假单胞菌	①具有抗假单胞菌活性的 β-内酰胺类抗生素（如头孢他啶、头孢吡肟、哌拉西林/他唑巴坦、头孢哌酮/舒巴坦、亚胺南、美罗培南等）联合静脉注射大环内酯类，必要时还可同时联用氨基糖苷类；②具有抗假单胞菌活性的 β-内酰胺类联合静脉注射喹诺酮类；③静脉注射环丙沙星或左氧氟沙星联合氨基糖苷类

a. 对症治疗：包括退热、止咳、化痰，缺氧的吸入氧气。

b. 并发症处理：合并胸腔积液者，如积液量较多、症状明显者可抽液治疗。

⑥中医药治疗优势及系统评价研究

循证研究显示，有效抗生素及常规对症治疗的基础上联合热毒宁注射液治疗 CAP 可以提高临床疗效，减轻咳嗽咳痰的症状，缩短发热时间，加速胸片阴影的吸收，未见明显不良反应；[33]中药治疗小儿支原体肺炎能改善患儿症状、缩短病程；[34]中药联合西药治疗小儿肺炎支原体肺炎较单纯使用西药有效，可以改善患者的临床表现，提高患者的总有效率。[35]

痰热清注射液治疗社区获得性肺炎随机对照试验的系统评价：

【目的】评价痰热清注射液治疗社区获得性肺炎的疗效和安全性。

【方法】收集痰热清注射液治疗 CAP 随机对照试验文献，纳入的文献按不同治疗策略进行分层，Jadad 计分表评价纳入文献的质量，对纳入的试验作系统评价。

【结果】符合纳入标准的论文共 12 篇。Meta 分析结果显示，痰热清与抗生素联合治疗组与抗生素治疗组相比，治愈率相对危险度（relative risk，RR）为 1.51，95% 可信区间（confidence interval，CI）[1.29，1.77]；显效率 RR 为 1.31，95% CI [1.20，1.43]；有效率 RR 为 1.17，95% CI [1.11，1.23]。退热时间加权均数差（weighted mean difference，WMD）为 -1.24，95% [-1.71，-0.76]，咳嗽和咳痰显效率 RR 分别为 1.42 和 1.27，95% [1.16，1.74] 和 [1.04，1.55]；胸片阴影吸收 RR 为 1.19，95% CI [1.09，1.30]；中性粒细胞下降 RR 为 1.10，95% CI [1.03，1.17]。两组上述各指标比较，差异均有统计学意义，未报道痰热清注射液临床应用相关的严重不良反应。

【结论】现有临床证据表明在抗生素及对症治疗基础上给予痰热清注射液治疗 CAP 可以明显提高临床疗效，并明显改善咳嗽、咳痰症状，缩短发热时间，促进胸片阴影的吸收和血象恢复，未见明显的不良反应。由于纳入研究质量所限，尚需开展更多高质量的研究进一步分析。[36]

用麻杏石甘汤干预治疗感染性肺炎对照试验的评价：

【目的】评价麻杏石甘汤为主方干预治疗感染性肺炎的疗效。

【方法】利用万方数据库、中国期刊全文等数据库，检索麻杏石甘汤、肺炎为关键词，用经方麻杏石甘汤为主方干预治疗肺炎的随机对照研究。

【结果】检索的 41 个随机对照研究中，共纳入 3970 例患者，经 Meta 分析，结果提示用麻杏石甘汤为主方干预治疗肺炎的临床治疗效果优于对照组，差异有统计学意义（$P < 0.05$），其相对危险度（relative rise，RR）（95%，CI）为 0.89（0.86，0.92）。

【结论】采用麻杏石甘汤为主方干预治疗感染性肺炎的疗效是满意的。[37]

中药治疗小儿支原体肺炎随机对照试验 Meta 分析：

【目的】评价中药治疗小儿支原体肺炎的有效性和安全性。

【方法】检索中国期刊全文数据库、万方数据库、中国生物医学文献数据库及 PubMed、EMbase、Cochrane 图书馆关于中药治疗小儿支原体肺炎的临床随机对照试验（RCT）。所有数据库检索年限为建库至 2012 年 5 月 25 日。由两名系统评价员独立提取资料，采用 Cochrane 协作网的质量评价标准进行文献质量评价。

【结果】共纳入 64 篇 RCT 文献，涉及 6289 例小儿支原体肺炎患者。在临床症状总体改善方面，中药组与西药组比较（RR - 1.10，95% CI 为 -1.03 ~ -1.18）、中西药组与西药组比较（RR = 1.14，95% CI 为 1.10 ~ 1.18），$P < 0.00001$，试验组（中药组和中西药组）疗效优于西药组；退热时间，中药组与西药组比较（RR = -4.26，95% CI 为 -8.15 ~ -0.37）、中西药组与西药组比较（RR = -0.97，95% CI 为 -1.27 ~ -0.66），$P < 0.00001$，试验组疗效优于西药组；止咳时间、肺部啰音消失时间、胸片基本吸收时间方面试验组均优于西药组；西药组不良反应高于中药组。

【结论】中药治疗小儿支原体肺炎能改善患儿症状、缩短病程。但由于纳入研究的文献质量不高，仍需要多中心、大样本及双盲的 RCT 加以验证。

热毒宁注射液治疗社区获得性肺炎疗效的 Meta 分析：

【目的】评价热毒宁注射液治疗社区获得性肺炎的疗效和安全性。

【方法】广泛收集热毒宁注射液治疗 CAP 随机对照试验文献，用 Jadad 评分表评价纳入文献的质量,对纳入的试验作系统评价。

【结果】符合纳入标准的文献共7篇。Meta分析结果显示,热毒宁与抗生素联合治疗组与抗生素治疗组相比,治愈率相对危险度(relative risk,RR)为1.34,95%可信区间(confidence interval,CI)[1.19,1.51];总有效率RR为1.10,95%CI[1.06,1.15]。退热时间均数差(mean differenc,MD)为-1.42,95%CI[-2.58,-0.26];咳嗽好转时间MD-2.36,95%CI[-3.14,-1.31];肺部啰音改善时间MD-2.30,95%CI[-2.61,-2.00];胸部X线阴影吸收好转率MD为-2.36,95%CI[-2.52,-2.20]。两组上述各指标比较,差异均有统计学意义,未报道热毒宁注射液临床应用相关的严重不良反应。

【结论】当前证据表明在有效抗生素及常规对症治疗的基础上联合热毒宁注射液治疗CAP可以提高临床疗效,减轻咳嗽、咳痰的症状,缩短发热时间,加速胸片阴影的吸收,且未见明显不良反应。但是由于纳入的研究质量所限,尚需要进行更多高质量的研究做进一步分析。[38]

基于Meta分析的热毒宁注射液治疗社区获得性肺炎临床评价研究:

【目的】采用Meta分析方法评价热宁注射液治疗社区获得性肺炎的临床疗效及安全性。

【方法】计算机检索CNKI、VIP、Wanfang Data、Snomed、Pubmed, the Cochrane Library和Embase数据库中热毒宁注射液治疗CAP的随机对照试验(RCTs),检索时间为各数据库建库至2018年4月,采用Cochrane风险评价表评价纳入研究的偏倚风险,提取资料并通过Revman5.3软件进行数据分析。

【结果】共纳入32篇文献,累计3499例受试者。基于不同抗菌药所针对的治疗对象有所差异,在临床总有效率、退热时间、咳嗽消失时间、肺部啰音消失时间方面按照所使用的抗菌药进行亚组分析。Meta分析结果显示:热毒宁注射液联合不同种类抗菌药治疗均可有效提高CAP患者临床总有效率($R=1.15$,95%C1:1.12~1.17,$P<0.000$),各亚组结果均显示热毒宁注射液联合抗菌药有利于缩短退热时间、咳嗽消失时间、肺部啰音消失时间。热毒宁注射液联合抗菌药治疗CAP有利于缩短住院时间、WBC恢复正常时间、降低C反应蛋白水平。安全性方面,9篇文献未说明不良反应情况,8篇文献报道无明显不良反应,15篇文献具体报道了不良反应情况,并无严重不良反应。

【结论】热毒宁注射液联合抗菌药在治疗CAP方面具有较好的疗效,安全性尚可,但仍然需要对其与西药配伍使用的安全性进行进一步研究探讨。[39]

麻杏石甘汤治疗社区获得性肺炎疗效的系统评价:

【目的】系统评价麻杏石甘汤治疗社区获得性肺炎的疗效及缓解症状情况。

【方法】根据检索策略,通过对中国生物医学文献数据库(CBM)、中国知网数据库(CNKI)、中文科技期刊数据库(VIP)、万方及PubMed等数据库进行检索;对初步纳入的文献再进行筛选,并对最终纳入的文献进行资料提取;使用Cochrane协作网提供的。使用RenMan5.3软件进行数据分析(Meta分析),改良后jada评分表对纳入的文献进行方法学质量评价。所有数据的检索时间均从建库至2015年12月31日。

【结果】

a. 根据纳入标准,采用修改后Jada评分对纳入文献质量进行评价分析,本文共纳入14篇文献,1篇为高质量文献,13篇为低质量文献,结果有较大可能性发生偏倚。

b. 麻杏石甘汤治疗社区获得性肺炎的干预效果总有效率效应检验结果:合并效应量OR为4.71[95%CI(2.85,7.80)],$P<0.00001$;治疗后NE%效应检验结果:合并效应量MD为-3.66

[95% CI（-6.21，-1.11）]，$P=0.005$；治疗后 WBC 计数（10×10^9）效应检验结果：合并效应量 MD 为 -1.68 [95% CI（-2.87，0.48）]，$P=0.006$；影像学吸收情况效应检验结果：合并效应量 MD 为 -4.69 [95% CI（-5.58，-3.79）]，$P<0.00001$；啰音消失时间效应检验结果：合并效应量 MD 为 -3.20 [95% CI（-3.54，-2.86）]，$P<0.00001$；中医证候疗效效应检验结果：合并效应量 OR 为 8.91 [95% CI（1.59，0.49.89）]，$P=0.01$；咳嗽消失时间效应检验结果：合并效应量 MD 为 -2.47 [95% CI（-2.74，-2.20）]，$P<0.00001$；均具有统计学意义。治疗时间效应检验结果：合并效应量 MD 为 -0.94 [95% CI（-2.13，0.24）]，$P=0.12$，无统计学意义。

【结论】本文通过对麻杏石甘汤治疗社区获得性肺炎有效性及症状缓解方面进行分析，得出结论：

a. 麻杏石甘汤治疗社区获得性肺炎具有良好疗效。

b. 能有效控制 WBC、NE% 等指标；改善影像学吸收情况及减少啰音消失时间。

c. 能有效缓解患者症状：中医证候疗效、止咳时间均有所改善。

但由于局限性，临床应选取麻杏石甘汤治疗社区获得性肺炎的更严谨的"大样本""多中心""随机对照""标准化"临床试验，以用来提供更多数据，增加数据的可靠性及准确性，以提供循证医学证据。[40]

⑦**中医治疗方案**

a. 单味药

临床常用的药味包括：白术、半夏、柴胡、陈皮、大黄、丹参、党参、当归、茯苓、甘草、厚朴、黄芩、人参、石膏、杏仁、枳实、桑白皮、贝母、桃仁、麻黄、扁豆、大枣、干姜、瓜蒌、桔梗、橘红、麦冬、桑白皮、砂仁、五味子、细辛、薏苡仁、紫苏子、知母等，这些常用中药功效以清热、化痰、宣肺、止咳、平喘为主。清热类中药对抗感染具有良好的作用，其原因是清热类中药主要以清热解毒药和清热燥湿药为主，不同程度地存在抑菌或抗菌作用的中药成分。[41]

b. 中成药

痰热清注射液：

痰热清注射液由黄芩、熊胆粉、山羊角、金银花、连翘组成，方中黄芩清热燥湿、泻火解毒为君；熊胆粉、山羊角清热解毒、化痰解痉为臣；金银花清热解毒、宣肺解表为佐；连翘清热解毒、疏风散结为使。五药并用，共奏清热解毒、化痰解痉之功。[42]

循证研究表明，在使用抗生素及对症治疗基础上给予痰热清注射液，可以明显提高社区获得性肺炎的临床疗效，并明显改善咳嗽、咳痰症状，缩短发热时间，促进胸片阴影的吸收和血象恢复，未见明显的不良反应。[36]

刘建博等[43]采用西医常规治疗加用痰热清注射液治疗社区获得性肺炎 50 例，总有效率为 88%，结果表明痰热清注射液治疗 CAP 效果良好，退热作用显著，并有清除氧自由基的作用；贺树清等采用痰热清联合阿奇霉素治疗小儿肺炎支原体肺炎 28 例，总有效率为 89.3%，结果表明痰热清联合阿奇霉素序贯疗法使患儿发热、咳嗽症状缓解时间明显缩短，从而缩短了疗程，改善了症状，提高治愈率，且使用安全，不良反应少，耐受性好，大大降低了西药不良反应的发生。

连花清瘟胶囊（颗粒）：

连花清瘟胶囊（颗粒）由连翘、金银花、炙麻黄、炒苦杏仁、石膏、板蓝根、绵马贯众、鱼腥草、广藿香、大黄、红景天、薄荷脑及甘草组成，能起到抗菌和抗病毒的双重作用，同时还能抑制体内炎症介质的释放，并减轻炎症引起的肺组织的损伤，同时还能够提高细胞免疫与体液免疫，增强机体免疫力，从而能更好地改善症状，提高治疗效果。临床治疗中在西医抗感染治疗的基础上，加用连花清瘟胶囊（颗粒）治疗中医辨证属痰热壅肺型的社区获得性肺炎，能够改善患者症状、体征缓解时间以及退热时间，还能降低血清 CRP 水平，从而达到控制感染的目的，同时治疗过程中明显不良反应发生率较低。[44]

周三军等[45]在常规西医治疗的基础上加用连花清瘟颗粒治疗痰热壅肺型社区获得性肺炎患者 46 例，总有效率为 93.48%；刘文兵等[46]采用连花清瘟颗粒联合西医治疗社区获得性肺炎痰热壅肺证患者 52 例，总有效率为 96.15%。

热毒宁注射液：

热毒宁注射液，主要成分为青蒿、金银花和栀子，主要化学成分为青蒿素、绿原酸、栀子苷。热毒宁注射液具有清热、解毒、疏风等作用。

循证研究表明，[33]在有效抗生素及常规对症治疗的基础上联合热毒宁注射液治疗社区获得性肺炎可以提高临床疗效，减轻咳嗽、咳痰的症状，缩短发热时间，加速胸片阴影的吸收，且未见明显不良反应。

彭经福[47]采用热毒宁注射液联合左氧氟沙星序贯治疗社区获得性肺炎患者 120 例，总有效率为 97.50%，结果表明热毒宁注射液联合左氧氟沙星序贯治疗社区获得性肺炎可有效改善症状体征，缩短病程，减少抗生素应用量，并有助于提高细菌清除效果；吴敏杰[48]采用左氧氟沙星联合热毒宁注射液治疗老年社区获得性肺炎伴发热患者 34 例，总有效率为 94.12%，结果表明热毒宁注射液能够优化老年社区获得性肺炎伴发热的治疗疗效，且在保证疗效的同时，减少抗生素的使用及不良反应。

c. 复方

加味麻杏石甘汤：

麻杏石甘汤出自《伤寒论》，原治太阳病，发汗未愈，风寒入里化热，"汗出而喘"者，后世用于风寒化热，或风热犯肺，以及内热外寒，但见邪热壅肺，身热喘咳，口渴脉数，无论有汗、无汗，便以本方加减治疗，都能获效。麻杏石甘汤主要由炙麻黄、杏仁、黄芩、川贝母、桔梗、甘草、芦根等药材组成，以麻黄和石膏为君药，炙麻黄具有辛甘温、宣肺解表、平喘之功效，石膏喜大寒，具有清肺热、生津之效，两药合用既能宣肺解表又能够风寒化热。杏仁为臣药，味苦，平喘止咳，疏通肺气，以麻黄辅佐宣降相因，辅以石膏清泄解表，甘草为佐使药，既有益气中和之效，配以石膏生津而止渴，起效于寒温宣降之间，黄芩、栀子亦有清肺泻火之效，桔梗清热而肃痰，苏叶在利温驱寒，温肺而相因，半夏燥湿化痰，苏子、莱菔子、白芥有平喘之效亦有润肺之用，浙贝母平喘止咳、利肺降气而化痰，诸药合用，共济清肺化痰、宣肺止咳之效，[49-50]治疗社区获得性肺炎具有较好疗效。[50-52]

加味六君子汤：

加味六君子汤临床上常用于治疗老年社区获得性肺炎。[53-56]刘群英[57]采用加味六君子汤（药物组成为党参、白术、桔梗、黄芪各 15g，法半夏 12g，陈皮 10g，姜公丁香各 6g，甘草 5g）治疗老年社区获得性肺炎患者 40 例，兼有气喘症状者，加杏仁 10g，麻黄 10g；兼有持续发热者，加入五味子、金银花、牛蒡子各 20g；兼有持续性咳嗽或胸部疼痛者，加延胡索、郁金各 15g；兼有痰液无法正常咳出者,加冬瓜仁、五味子各 20g。总有效率为 95%。

加味清金化痰汤:

清金化痰汤来源于《杂病广要》引《医学统旨》。组成为黄芩、栀子、桔梗、麦门冬、浙贝母、橘红、茯苓、桑白皮、知母、瓜蒌仁、紫菀、甘草,临床上常与抗生素联用治疗社区获得性肺炎。方中黄芩泻火解毒、清热燥湿,为治疗"痰热壅肺"之良药,配桑白皮、栀子以增加清泻肺热功效;知母、麦冬可显润肺止咳、养阴清热之效;桔梗、贝母及瓜蒌仁可发挥宽胸开结、清热涤痰之功;茯苓具有健脾利湿之用,使湿无所聚,痰随之自消;橘红可有理气化痰之功效,气顺则痰降;甘草调和诸药,补土和中。诸药合用,共奏清热润肺、化痰止咳之功。[58]

欧江琴等[59]采用阿奇霉素联合清金化痰汤治疗社区获得性肺炎患者 40 例,清金化痰汤药物组成有黄芩、桑白皮、山栀、桔梗、麦冬、知母、瓜蒌仁、橘红、茯苓、浙贝母、紫菀、甘草,随症加减:痰黄脓或腥臭,酌加鱼腥草、薏苡仁、蒲公英;便秘、口干、舌红少津、有痰热伤津者,加南沙参、玄参、花粉;身热烦躁者,加生石膏、知母。总有效率达到 95%。

⑧**中西医结合疗法**

临床研究中,采用中西医结合的方法治疗社区获得性肺炎,西医治疗一般采用左氧氟沙星、阿奇霉素、头孢曲松钠等抗感染类药物,中医则采用痰热清、热毒宁、中药煎剂等。中药煎剂所用成方包括小陷胸汤、泻白散加味、麻杏石甘汤等,自拟方一般具有清热化痰、宣表泄肺等功效,常用药味有石膏、知母、黄芩、杏仁、瓜蒌、半夏、麻黄、鱼腥草、甘草、浙贝、紫菀等。[60-68]

王艳等[64]采用中西医结合治疗社区获得性肺炎 135 例,在西药抗感染治疗的基础上给予宣表泄肺方(由石膏、知母、黄芩、栀子、连翘、苦杏仁、淡豆豉、瓜蒌皮、郁金、地龙组成)治疗,显效率为 82.9%,结果表明中西医结合治疗社区获得性肺炎可以明显改善呼吸道感染主要症状,加快炎症吸收。

⑨**中医药外治法**

a. 雾化吸入法

临床研究中使用中药雾化吸入法治疗社区获得性肺炎时,常用的药物有鱼腥草注射液、清开灵注射液、痰热清注射液、化痰平喘汤等,这些药物均有清热解毒、抗菌消炎、增强免疫力的功效。

鱼腥草,辛、微寒,入肺经,具有清热解毒、消肿排脓之功效,不但有抗菌作用,对流感杆菌、金葡萄球菌和耐药金葡萄球菌、伤寒杆菌、结核杆菌有较强抑制作用,增强机体免疫功能,还能舒张支气管和支气管平滑肌,达到祛痰、镇咳、平喘的效果。[69]

清开灵由牛黄、水牛角、黄芩、金银花、栀子、板蓝根等中药提取而成,具有清热解毒、化痰通络、醒神开窍等功效,有镇静安神、改善肺部微循环、抗菌消炎、退热的特殊作用。[70]

b. 拔罐

徐加红等[71]在西医常规治疗基础上加中医拔罐治疗老年社区获得性肺炎,辨证取穴:风热袭肺证取大椎、肺俞、风门、大杼及肺底部阿是穴;痰热壅肺证取肺俞、风门、大杼、脾俞、肾俞、大肠俞及肺底部阿是穴;痰湿阻肺证取肺俞、风门、大杼、脾俞、肾俞及肺底部阿是穴。治疗组总有效率 93.3%。

c. 中药熏蒸

中药熏蒸具有热疗及药物的双重影响,在温热刺激下,可使血管扩张,局部血液及淋巴循环加强，新陈代谢提高，从而改善组织营养状况，使药效得以渗透至局部发挥作用。[72]

范槐芳等[73]将60例老年社区获得性肺炎患者随机分为治疗组和对照组，分别给予中药熏蒸（中药熏蒸方组成：干鱼腥草30g，瓜蒌皮15g，浙贝母15g，橘络6g，蝉衣9g，地龙15g，款冬花12g，紫菀12g）联合常规治疗和单纯常规治疗并进行疗效观察，治疗组总有效率93.3%。老年人大多气机郁滞，卫外不固，风热疫毒之邪自口鼻而入，首先犯肺或肺本有伏热复感外邪而发，肺卫受伤，邪正相搏，化热入里，里热亢盛，炼津成痰，痰热内阻，肺失清肃，则见发热、咳嗽、咯痰等症。中药熏蒸中鱼腥草清热解毒、利尿消肿；瓜蒌皮清热涤痰、宽胸散结、润肠；浙贝母清热化痰、降气止咳、散结消肿；蝉衣散风除热、利咽、解痉；地龙清热熄风、通络；橘络通络、理气、化痰；款冬花、紫菀化痰止咳，全方具有清肺化痰、润肺止咳及活血祛瘀之功效，热清火降，气顺痰消则诸症自解，同时根据辨证加用相应化痰、清热、养阴之品以提高疗效。

⑩民族医

蒙中西医结合治疗小儿支气管肺炎、新生儿肺炎、小儿支原体肺炎，疗效均高于西医治疗组。所涉及的蒙医方药有敖西根-18、沙参止咳汤散和沙参-4汤等。

自拟蒙药敖西根-18组方有白檀香、拳参、银珠、北沙参、紫檀香、黑云香、摩香、草乌芽、木香、苦参、蒜碳、甘草、红花、牛黄、沉香、肉豆蔻、诃子、石膏，该药剂集清肺热、利脾、止咳、祛痰、平喘等功能于一体，杀灭病菌消除致敏物质，清除气管分泌物，疏通气管阻塞，可激活呼吸道防护屏障，增强呼吸道免疫功能，保护气管不易受感染，治愈后不会产生反复发病的情况。[74]

蒙药沙参止咳汤散是由沙参25g，甘草15g，紫草茸15g，草荷15g等四种纯天然草药组成的蒙医药传统制剂，结合西药治疗小儿肺炎能有效促进排痰，改善呼吸状况而起到止咳、平喘、宣肺等功效，同时还能减少抗生素对肺部的毒副作用。[75]

蒙药沙参-4（别名查干—扫日劳、查干苏如老），由沙参、甘草、拳参、草茸配合组成，具有清热、止咳作用，主治肺热、咳嗽、痰成黄色或带血、血热引起的肺部作痛、感冒等。[76]

⑪名医经验

汪受传教授认为热、痰、郁、瘀是导致小儿支原体肺炎的主要病因病机，辨证多属邪热犯肺，炼液成痰，痰阻气道，肺失宣肃，相应的治法当以清热肃肺、化痰止咳、开郁活血为主，临证常用的主方为炙麻黄、桑白皮、杏仁、黄芩、前胡、浙贝母、紫菀、丹参、鱼腥草、虎杖等。[77]

李贵教授在小儿迁延性难治性支原体肺炎治疗中特别强调血瘀的病因病机，认为之所以肺炎难愈，多因为发病时间较长，病情严重，或风热犯肺，正邪交争，肺卫受邪，肺卫失宣，气机被郁。气郁上逆为咳，甚则呼吸急促。热邪郁结肺窍，热邪炼液为痰，或痰热郁阻肺脏，而出现血瘀之象。热邪炼液，气郁津液不布，与热相合，酿生痰热。风寒袭肺，寒邪入里化热，又有寒凝气滞则也出现血瘀，热、郁、痰、瘀为支原体肺炎的病机病理，形成痰热、瘀热之有形郁结病理改变，故在清热解毒、驱邪同时健脾扶正、活血化瘀，必能达到较好效果。[78]

姚晶莹教授运用拔火罐治疗小儿肺炎主要以三个方面为补泻原则：一是吸拔力，较轻的为补，较重的为泻；二是吸拔的时间，尽量短者为补，尽可能长者为泻；三是操作力度，力量小、摆动幅度小的为补，力量大、摆动幅度大的为泻；平补平泻界定为介于补法与泻法之间者。对于病情轻、湿啰音较少的患儿一般采用补法、平补平泻法，对于病情较重、啰音较多较密集的患儿多采用泻法。[79]

范德斌教授认为，老年社区获得性肺炎多属中医学"风温肺热病""咳嗽""喘证"等范畴，其病因有肺、脾、肾脏腑虚损和外感时邪侵袭肺卫，入里化热，炼液成痰，或肺脏素有痰癖内伏，复感外邪，邪痰癖结，壅塞气道而致本病急性发作。因肺主治节，治理调节血液的运行，久病必致血癖形成，因此本病存在血癖的病理因素。急性发作期以邪实为主，临床上痰热壅肺型最为常见，表现为发热或寒战、咳嗽咳痰、痰黄、胸痛、舌苔黄、脉数等。缓解期肺、脾、肾三脏虚损，部分患者夹有伏痰、瘀血等，表现为乏力、食欲减退、体力下降、动则气喘等症状。治疗上的特色有急治其标，紧扣病机；缓治其本，固本善后；与时俱进，改良剂型；同时加强对患者心理疏导，调动患者乐观情绪，使患者能积极配合治疗，从饮食、摄生方面综合调摄，以达到改善肺、脾、肾功能，减少急性发作的目的。[80]

(3) 急性咽炎

①疾病概况

急性单纯性咽炎是咽部黏膜、黏膜下组织的急性炎症，多累及咽部淋巴组织。此病可单独发生，亦常继发于急性鼻炎或急性扁桃体炎，常见于秋冬季及冬春季之交。

常见的细菌感染所致的咽炎有由链球菌（包括溶血性链球菌及其他化脓性链球菌）感染所致的链球菌性咽炎、I型A组溶血性链球菌所致的猩红热性咽炎、白喉棒状杆菌感染所致的咽白喉和革兰阴性的淋病双球菌感染引起的淋菌性咽炎等。

在急性咽炎的细菌性病原中，绝大多数为A组β型溶血性链球菌，其他偶可引发咽炎的细菌包括C组和G组链球菌、流感嗜血杆菌、葡萄球菌、淋病奈瑟菌、棒状杆菌和溶血隐秘杆菌，也有由肺炎支原体和衣原体引起者。[81]

②病因病机

急性咽炎古称"喉痹"，传统理论多归于感受外邪发病、实热性本质居多，我们认为急性咽炎是在机体肺肾阴虚的前提下，感受外邪，邪毒由口鼻而入，直袭肺之门户，邪毒与阴虚相得益彰，表现为咽喉红肿疼痛等症状。[82]

风寒外袭：咽痛，口不渴，恶寒，不发热或微发热，咽黏膜水肿，不充血或轻度充血，舌质淡红，苔薄白，脉浮紧。

风热外侵：咽痛而口微渴，发热，微恶寒，咽部轻度充血，水肿，舌边尖红，苔薄白，脉浮数。

肺胃实热：咽痛较剧，口渴多饮，咳嗽，痰黏稠，发热，大便偏干，小便短黄，咽部充血较甚，舌红，苔黄，脉数有力。

《喉科指掌》曰："经云'一阴一阳结而为喉痹，痹者闭也，有风有寒有火有湿有毒有虚或风火相搏或寒湿相聚，其症不一，变幻不测……'"《重楼玉钥》载："十二经中惟足太阴主表，别下项余经皆内循咽喉尽得以病之，而统在君相二火。喉主天气属肺金，其变动而为燥，燥则塞而闭。咽主地气，属脾土，其变动为湿，湿则肿而胀。皆火郁上焦致痰涎气血结聚于咽喉肿……"《新订奇验喉证明辨》中记载："尤在经曰'凡喉痹属痰，喉风属火，总因火郁而兼热毒，此言喉证之发生于痰火也。'"由此可见，古人对喉痹病因的论述也各不相同。[83]现代学者认为：咽喉为手太阴肺经所系，"肺主一身之气，输津液，灌溉全身，流润百骸"，肺气虚则津液不得输布而使咽喉失养；"肾主一身之阴，足少阴肾经'循喉咙、挟舌本'"，肾阴不足则阴液不能上承濡养咽喉，故可出现咽喉干燥不适，微痛或见灼热等症。脾为后天之本、气血生化之源，咽喉病变与脾脏亦有密切关系。《红炉点雪》曰："夫咽之所以咽物，喉之所以候气，虽居上焦阳分，然有太阴、少阴之脉络焉。人之一身，水升火降,无奎无滞,则咽自利而喉自畅也。若夫土衰水涸,则相火蒸炎,致津液枯竭,由于咽喉干燥疼痛等证作矣。"总结古人的论述,结合现代医家的临床经验,[84]认为喉痹的病因大致可分为以下几种:①脏腑亏损、津液不足、虚火上炎,薰蒸咽喉;[85-89] ②痰瘀;[85-87,90-91] ③肝郁气滞、肝郁脾虚、胃阴不足;[92] ④其他因素,[93-95]包括外感风热或长期遭受烟、酒、粉尘及辛辣食物的不良刺激或感冒之邪气、情志不遂等。

③辨证分型

外感风热证:咽痛,咽干灼热,发热,头痛,咳嗽痰黄,咽黏膜色鲜红而肿,舌边尖红,苔薄白,脉浮数。

外感风寒证:咽痛,口不渴,恶寒,头痛,咳嗽痰稀,咽黏膜色淡红而肿,舌质淡红,苔薄白,脉浮紧。

肺胃热盛证:咽痛较剧,口渴多饮,吞咽困难,咳嗽痰黄,便秘尿赤,咽黏膜红肿,咽后壁淋巴滤泡肿胀,或颌下淋巴结肿大,舌红,苔黄,脉洪数。

④治则治法

治疗本病以祛邪利咽,消肿止痛为原则。

外感风热证:

治法:疏风清热。

主方:疏风清热汤(《中医喉科学讲义》)加减。

常用药:荆芥、防风、牛蒡子、薄荷、金银花、连翘、黄芩、赤芍、玄参、浙贝母、天花粉、桑白皮、射干、桔梗。

外感风寒证:

治法:疏风散寒。

主方:六味汤(《喉科秘旨》)加减。

常用药:荆芥、防风、僵蚕、薄荷、桔梗、甘草。

肺胃热盛证:

治法:清热利咽。

主方:清咽利膈汤(《外科正宗》)加减。

常用药:大黄、玄明粉、金银花、连翘、浙知母、牛蒡子、黄芩、黄连、桔梗、射干、甘草。

⑤西医治疗现状

在急性咽炎的细菌性病原中,绝大多数为A组β型溶血性链球菌,[96]为了迅速消除临床症状和体征,预防化脓性和非化脓性感染,以及减少细菌的传播机会,对A组β型溶血性链球菌性咽炎病人必须给予抗生素治疗。青霉素被选作该病的治疗药已有近50年的历史,已被证明是有效、安全、窄谱、价廉药物。20世纪50—70年代,一直沿用单剂青霉素肌内注射,80年代初开始,人们开始选择疗效相当的口服青霉素V250mg,每日2次,连用10日,给药次数多于2次疗效不增加,仅给1次疗效降低。为了比较头孢菌素与青霉素对成人A组β型溶血性链球菌性咽炎的疗效,CASEY等[97]对有关9个随机对照试验(共2113例)进行Meta分析,结果显示头孢菌素的细菌学治愈率的总体优势显著优于青霉素($P=0.00004$),临床治愈率的总体优势亦显著优于青霉素($P<0.00001$)为了比较头孢菌素与青霉素对儿童A组β型溶血性链球菌性咽炎的疗效,CASEY等[98]将搜索到的35个关于

这个题目的随机对照试验（共7125例）进行Meta分析，结果提示，头孢菌素治疗A组β型溶血性链球菌性咽炎的细菌学及临床失败率显著低于青霉素，分析还揭示，与20世纪70—90年代发表的试验结果相比，青霉素的细菌学治愈率呈现下降趋势。为避免交叉过敏反应，对青霉素呈立即高敏反应者不用头孢菌素。有研究报告青霉素V治疗的细菌学失败率为10%~35%，临床失败率为5%~15%。[96-99]青霉素治疗失败率高的原因，可能与咽部正常菌群的干扰作用，或者正常菌群所产生的β-内酰胺酶的作用有关，亦有持相反观点者认为，由于试验样本中混入并发了病毒感染的慢性链球菌携带者，头孢菌素能有效地清除这种慢性携带的链球菌，但青霉素则不能。对青霉素过敏的A组β溶血性链球菌性咽炎病人，红霉素被推荐为首选替代药，它与食物一起摄入吸收时可提高疗效。作为青霉素替代药的阿奇霉素也得到最广泛的研究。总剂量60mg/kg、12mg/kg，每日1次，连用5日；20mg/kg，每日1次，连用3日，可提供最佳的细菌清除率，疗效与青霉素V使用10日的效果相当。此疗法已获美国食品与药物管理局批准，但其预防急性风湿热的效果尚不清楚。有学者对22篇（含7470例病人）旨在研究短程抗生素对A组β型溶血性链球菌性咽炎的疗效的文章进行Meta分析，发现头孢菌素4~5日疗法的细菌学治愈率高于青霉素10日疗法，但青霉素4~5日疗法的细菌学治愈率要低于口服10日疗法。[100]口服大环内酯类抗生素4~5日与口服该药10日的疗效则无优劣之分。一些化脓性链球菌能被呼吸道起源的人体细胞内吞，并存活于其中，因为β-内酰胺类抗生素在细胞内的浓度不高，故导致治疗失效，而大环内酯类抗生素能进入真核细胞，并在其中保留其抗菌活性，所以对化脓性链球菌有效。[101]

⑥**中医治疗方案**

a. 单味药

青天葵：

梅全喜[102]综述了青天葵的化学成分、药理作用及临床应用的研究近况。青天葵具有镇咳平喘、抗肿瘤、增强免疫和抗菌抗病毒作用，临床应用于哮喘、喘息型慢性支气管炎、慢性阻塞性肺疾病、放射性肺炎、急性前庭大腺炎、急性咽炎、慢性咽炎急性发作等均有显著疗效。

青果：

郭少武等[103]经过临床观察发现，青果片具有明确的清热利咽、消肿止痛之功效，可改善咽干、咽痛、咽黏膜充血肿胀等具体症状。黄锦威等[104]从壮族民族医临床使用的验方中，筛选具有清热解毒、疏风利咽、凉血生津、抗菌消炎、消肿止痛之功效的青果爽音袋泡剂。本方在该院临床应用多年，疗效显著。

开口箭：

杨春艳等[105]通过实验研究发现开口箭具有显著的祛痰、抗炎活性，有一定的抑菌作用，且毒性很小。徐兰兰等[106]通过实验研究发现开口箭提取物对急性咽炎有良好的治疗效果，其抗炎作用与其抑制炎症介质PGE2的合成与释放有关。翟绍双[107]从土家族民间秘方筛选开口箭创制成漱口液治疗急慢性咽喉炎，有药到病除之效。

肿节风：

肿节风抗菌消炎注射液为深棕色、澄明液体，气味芬芳，经现代生产工艺提取肿节风有效成分制成，具有良好的抗菌、抗病毒、增强免疫的作用，对非特异性炎症有促进黏膜细胞修复的作用。

此外，肿节风还有止咳、祛痰、平喘及镇痛、抗寒、抗疲劳的作用，且无庆大霉素等氨基苷类药物的副作用。肿节风注射液超声雾化吸入治疗急性咽炎，药液随呼吸直达病所，颗粒细小，易于吸收，而且疗效确切，且无明显毒副作用。[108]

桑葚：

马延萍[109]采用民间单方药桑葚治疗慢性咽炎急性发作反复不愈患者60例，痊愈率为95%，好转率为5%，总有效率100%。

生葶苈子：

王广见等[110]用生葶苈子治疗急性咽炎240例，痊愈221例，好转15例，无效4例。葶苈子辛苦寒，主入肺经，泻肺行水；辛能散邪，苦能泻肺，寒能胜热；生用取其有效成分不受破坏；单味力专，使肺气宣降，气行水行，水行痰祛，利于炎症吸收，咽窍得以清利。

了哥王：

了哥王乙酸乙酯和正丁醇提取物对金黄色葡萄球菌、大肠埃希菌等11种细菌均有抑制作用，广谱抗菌作用，尤其是了哥王乙酸乙酯提取物，对葡萄球菌和肺炎克雷伯菌抑制作用显著。[111]张婕斐等[112]采用了哥王片治疗急性扁桃体炎、急性咽炎、急性气管－支气管炎317例，显效率为62.15%，总有效率为89.27%。

b. 中成药

临床中常用于治疗急性咽炎的口服类中成药种类很多，其中常用胶囊制剂有疏风解毒胶囊、一清胶囊、牛黄上清胶囊、竹沥胶囊等，常用口服液有蒲地蓝消炎口服液、蓝芩口服液、双黄连口服液等，含片有复方冬凌草含片、复方牛蒡子含片、清咽喉含片等，此外还有多种剂型的中成药，例如银黄制剂（含片、颗粒和口服液）、清开灵制剂（注射液、胶囊、颗粒和口服液）等。

疏风解毒胶囊：

疏风解毒胶囊来源于湖南民间老中医的祖传秘方"祛毒散"，有虎杖、连翘、板蓝根、柴胡、败酱草、马鞭草、芦根、甘草等药味，功效为疏风清热、解毒利咽。胡蓉等[113]观察疏风解毒胶囊治疗急性风热型咽炎的临床疗效及安全性，60例患者中痊愈35例，总有效率96.67%，疏风解毒胶囊治疗急性风热型咽炎疗效确切且不良反应少。黄庭媛[114]采用疏风解毒胶囊治疗急性风热型咽炎患者27例，总有效率为88.89%。

蓝芩口服液：

蓝芩口服液成分有板蓝根、黄芩、栀子、黄柏、胖大海等，五药合用，共奏清热泻火、解毒消肿、利咽止痛之功，通过清热、抗菌、抗炎、抗病毒、镇痛、提高机体免疫，达到治疗急性咽炎的目的。胡燕琴等[115]使用蓝芩口服液治疗急性咽炎66例，痊愈26例，显效29例，有效8例，无效3例，总有效率为96%。

银黄含片：

银黄含片主要含有金银花、黄芩和薄荷等中药提取物。金银花和黄芩均有广谱抗菌作用，局部和全身应用可抗炎、抗变态反应。金银花性寒味甘，清热解毒作用较强，主治外感风热、温病初起、疮疡病毒、红肿热痛、便脓血。银黄含片经在口腔内直接释放而发挥抗炎作用，减少了肠道对药物的代谢，充分保留了药物的有效成分。银黄含片采用的中药含片型使有效成分直接分散于基质中，可迅速释放。局部用药避免了胃肠道对药物的干扰和破坏,有效成分可直接作用于细菌及其毒性产物集中的炎症局部,有利于充分吸收而发挥疗效,克服了传统中药起效慢、药效低的不足,具有速效、高效以及毒性和副作用小的特点,运输、使用、携带、保管也方便。强丽霞等[116]应用银黄含片治疗急性咽炎患者112例,治愈95例,好转13例,未愈4例,总有效率为96.4%。

c. 复方

清咽汤、利咽汤、增液汤、翘荷汤、六味汤、二陈汤加减、小柴胡汤加减、半夏厚朴汤加减、银翘散加减以及其他自拟方剂均用于临床治疗急性咽炎,均有较好的疗效。[117-124]

清咽汤:

魏汉林等[125]采用自拟清咽汤治疗急性咽炎525例,痊愈413例,显效84例,有效22例,无效6例,总有效率为98.86%。该方以清肺热为主,方中黄芩、炒栀子、生石膏清泄肺热以绝后患;山豆根、木蝴蝶、蝉衣解毒利咽,善治咽喉肿痛,尤其是山豆根治疗急性咽炎有良好疗效;桔梗、生甘草清热解毒、止咳祛痰,加强清肺热作用。诸药合用,共奏清肺利咽之功,故适用于急性咽炎早期及中期。尹泉等[126]采用清咽汤治疗急性咽炎100例,总有效率为94%。该方具有疏风清热、解毒利咽之功效,药物组成为荆芥、防风、僵蚕、牛蒡子、赤芍、桔梗、黄芩、生甘草。

翘荷汤:

翘荷汤主要由薄荷、连翘、黑栀皮、生甘草、桔梗、绿豆皮组成,性清轻辛凉,主治燥气化火、清窍不利、耳鸣目赤、齿龈胀、咽痛者。姜胤辉等[119]在古人之方的基础上,对症用药,方中薄荷味辛,性凉,具有消炎镇痛作用,以及对早期急性炎症的充血水肿过程有明显抑制作用;连翘具有清热解毒、消肿散结之用,其所含有的翘酯苷具有抑菌、杀菌、抗病毒的作用,并可增强机体免疫力;栀子具有泻火除烦、凉血解毒之功效;黄芩具有清热燥湿、泻火解毒之用,在方中与栀子配伍,可增强清热解毒除燥之效,二者起到相须的作用;牛蒡子、甘草、桔梗、绿豆皮等药物具有加强散结化痰、清热解毒利咽之功用。采用该方治疗急性咽炎62例,总有效率为96.77%。

玄桔射豆重楼汤:

苗德远[127]根据急性咽炎的病因病理,治以疏风祛邪、清利解毒。自拟玄桔射豆重楼汤治疗急性咽炎50例。结果:治愈33例,好转16例,无效1例,总有效率为98%。方中药用荆芥、薄荷疏风祛邪、清利咽喉;牛蒡子、桔梗清热散风开宣肺气、清利咽喉消肿止痛;玄参养阴生津,清热解毒利咽降火;僵蚕祛风化痰、利咽消肿;赤芍活血化瘀、消肿止痛;射干、山豆根、重楼、栀子、黄芩、生甘草清热泻火、利咽解毒、消肿止痛。诸药配用,共奏疏风散邪、清咽解毒、消肿止痛之功。

⑦**中西医结合疗法**

中西医结合治疗急性咽炎一般采用中药方剂或者中成药联合西药的方法,所用中成药有二丁颗粒、清咽滴丸、西瓜霜喷剂等,所用西药有青霉素、安痛定、百服宁、先锋霉素、阿莫西林等。[128-136]

罗克强等[137]采用中西医结合治疗急性咽炎86例,中药基本方剂为玄参10g、射干8g、板蓝根15g、金银花15g、连翘10g、赤芍12g、丹皮8g、瓜蒌12g、黄芩8g、知母5g、生甘草5g。如发高热加柴胡6g、生地12g;痰多稠者加前胡12g、贝母9g;咳甚者加杏仁5g、枇杷叶10g;有便秘者加郁李仁12g、大黄5g;西药为青霉素,发高热者安痛定,低热者仅服用百服宁(对乙酰氨基酚);愈显率81.4%，总有效率95.3%。

韩生林[130]采用中西医结合治疗急性咽炎56例，中药用金银花15g、连翘15g、黄芩10g、板蓝根20g、贯众15g、玄参10g、知母6g、丹皮6g、射干10g、山豆根15g、赤芍12g、瓜蒌12g、生甘草6g；高热加柴胡10g、生地12g；痰多黄稠者加前胡12g、浙贝母10g；咳甚加苦杏仁10g、枇杷叶10g；便秘加郁李仁12g、大黄6g；西药用先锋霉素；痊愈26例（46.4%），显效20例（35.7%），有效7例（12.5%），无效3例（5.4%），总有效率94.6%。

⑧中医药外治法

吹药：选用清热解毒、利咽消肿的中药粉剂吹于患处，每日数次。

含服：用清热解毒利咽的中药含片含服。

含漱：用清热解毒、利咽消肿的中药煎水含漱，每日数次。

a. 雾化吸入法

超声雾化吸入具有药雾颗粒细小（0.2~1μm）、易为黏膜吸收的优点。

双黄连：

双黄连注射剂由金银花、黄芩和连翘3味中药提取制成，主要成分为黄芩苷、绿原酸、连翘苷等。经研究证实金银花具有抗菌及抗病毒作用；黄芩苷具有抑菌、抗炎、抗变态反应、解毒等作用；绿原酸具有抗菌消炎、清热解毒等作用；而连翘苷具有较强的抑菌、抗病毒的活性。双黄连注射液超声雾化治疗急性咽喉炎、急慢性咽炎、急性鼻炎和急性扁桃体炎效果良好。[154-156]祝建勋[157]使用双黄连注射液超声雾化吸入咽喉治疗急慢性咽喉炎总有效率为95%。

双黄连粉针剂是用金银花、黄芩、连翘提取物制成的无菌粉末，有清热解毒、祛痰利咽的作用。双黄连粉针剂雾化吸入治疗急性咽炎、急性咽喉炎等疗效显著，无不良反应。[158-161]江枫[162]采用双黄连粉针剂蒸气雾化吸入治疗急性咽炎70例，总有效率91.4%。

b. 清咽雾化液

清咽雾化液中玄参可滋阴降火、凉血解毒，主治热病后期津枯便秘、咽痛发斑等；青果可清热利咽、生津、解毒，主治咽喉肿痛、热病伤津口渴。诸药合用达到滋阴降火、清咽消肿，解咽喉燥热、疼痛的功效。临床采用清咽雾化液雾化吸入疗法治疗咽喉炎、急性咽炎，药物可直达咽喉部和扁桃体，在病灶局部达到较高的浓度，疗效显著。[163-164]

c. 其他

临床研究中采用鱼腥草提取液、肿节风雾化剂、金菊提取液、痰热清注射液、三黄防风液、炎琥宁注射液等进行超声雾化治疗咽炎同样具有较好的疗效。[108,165-171]

⑨针灸

临床上治疗急性咽炎主要方法包括了针刺、放血、针灸、电针、水针等。

a. 针刺

针刺治疗急性咽炎中运用的针法有透天凉手法、[138]通经接气针法、[139]平衡针等；[140-141]选穴方面，选鱼际穴、咽痛穴、列缺穴、照海穴等。[141-143]

邓屹琪等[140]采用平衡针疗法，取咽痛穴和感冒穴治疗69例急性咽炎患者，咽痛症状缓解的总有效率达88.4%，声嘶症状缓解总有效率达63.6%；刘月振[138]采用透天凉手法针刺鱼际为主治疗咽炎76例，痊愈61例，其中，急性咽炎48例；好转13例，其中急性咽炎3例。

b. 放血

放血治疗急性咽炎的放血部位分为穴位、耳尖、耳背和患处。[144-147]在选穴上有井穴、少商穴、耳穴、大椎穴、十宣穴等。[148-151]

梁学琳[150]遵循古法，采取少商穴、十宣穴点刺放血治疗婴幼儿急性咽喉疾患19例，取得了一定的疗效；刘景等[152]根据诊断及排除标准选择160例急性咽炎患者，根据中医辨证分为五型，均采用耳尖联合少商穴放血治疗，治疗的总有效率为82.5%。

放血可促进人体新陈代谢，刺激骨髓造血机能，使血循环中的幼红细胞增多，并增强其代谢活性。其次，刺营放血，可发挥神经体液的调节功能，改善微循环，排出血液中的毒害物质，提高机体免疫功能，从而达到治疗作用。针刺患部法有增强宣泄瘀毒、消肿开闭的作用，而且有不少学者通过动物实验研究证实针刺对细菌性和病毒性引起的炎症和发热均有较好的抗炎和退热作用。谢强采用针刀刺营微创疗法治疗急性咽炎患者42例，治愈33例，占78.6%；显效6例，占14.3%；好转3例，占7.1%；总有效率100%，未见不良反应。[172-173]

c. 加灸

廖海清[153]采用小幅度悬灸颈段任脉、胃经（三线）有关腧穴，急性咽炎加灸少商，慢性咽炎加灸太溪，每次30分钟，要求热力深达病位。急性咽炎208例中，痊愈193例，显效15例。

d. 扶突穴贴压蝎尾

蝎尾性甘辛平，有毒，归肝经，有通络止痛、攻毒散结、活血化瘀之功效，张继春等[174]采用扶突穴贴压蝎尾治疗急性咽喉炎100例，1天后症状消失84例，2天症状消失15例，无效1例，因胶布过敏，改用口服药，总有效率99%。

⑩民族医

藏医：

咽喉炎是高寒缺氧地带常见的急诊病之一，一般由饮食起居不适而导致。藏医认为：咽喉炎症属"年"，热毒邪犯咽喉。马建军[175]研制了六味藏红花丸（音译"卡格尔周巴"）：藏红花150g、丁香150g、居刚（华蕙努竹、浮海石）125g、白檀香125g、条纹龙胆125g、甘草膏125g，共制成水丸，具有清热消炎、解除"年"毒、理肺、亮嗓之功效，对56例咽喉炎患者进行治疗，总有效率为98.22%；贡保加等[176]采用藏西医结合的方法（藏药丁鹏丸为主剂＋西药草珊瑚含片或华素片＋抗生素）治疗咽炎和扁桃体炎患者30例，痊愈25例，占85%，好转4例，占16%。

土家医：

土家族医诀："咽喉炎用开口箭，风火散必加射干，醋制了漱口液，预防感冒和流感。"翟绍双[107]从土家族民间秘方筛选开口箭创制成漱口液（开口箭、搜山虎、射干、醋等药组成）治疗急慢性咽喉炎患者45例，痊愈37例占92.22%，有效8例占7.77%。

苗医：

民族药地苦胆胶囊具有清热解毒、利咽止痛的功效。殷崎等[177]采用地苦胆胶囊治疗急性咽炎患者30例，总有效率96.7%。

金喉健喷雾剂是首个获得国家发明专利的苗药，主要成分是艾纳香油、大果木姜子油、薄荷脑等，具有祛风解毒、消肿止痛、清咽利喉作用。[178]应用金喉健喷雾剂治疗急性咽炎、慢性咽炎急性发作疗效显著，无毒副作用。[179-181]

蒙医：

蒙医认为体内三根失调而相搏，寒热交搏可致"巴达干"热，当"巴达干"热见于咽喉侧部，上腭不适、干、痒、痛，并致刺激性咳嗽伴恶心，即西医之急慢性咽炎表现。莫日根等[182]采用蒙药十五味白花龙胆散（方药组成：白花龙胆花15g，沉香4g，广枣、肉豆蔻各5g，天竺黄、甘草各9g，白檀香2.5g，木香、诃子各6g，沙参、苦参各5.5g，川楝子2.5g，丁香3g，栀子17.5g，瞿麦6.5g配合组成，共研细末，制成散剂）治疗急慢性咽炎36例，总有效率97.2%；玉簪花-15味散（玉簪花15g，沉香4g，广枣5g，肉豆蔻5g，天竺黄9g，白檀香2.5g，木香6g，诃子6g，川楝子2.5g，北沙参5.5g，栀子17.5g，苦参5.5g，丁香3g，瞿麦6.5g，甘草9g组成）有清热解毒，消肿止咳，平喘利咽的功效，关爱灵等[183]用玉簪花-15味散治疗急慢性咽喉炎患者26例，总有效率96.15%；此外，蒙医传统方剂冲-9水丸（草乌叶30g、多叶棘豆20g、沙参15g、黑云香10g、岩白菜10g、蓝刺头20g、胡连15g、土木香10g、诃子10g组成，研细末制成水丸）、乌兰十五味汤（由青木香、苦参、珍珠干、红曲、茜草等15种纯蒙药组成）、蒙药咽炎灵胶囊（由草乌、公丁香、白硇砂等组成）以及蒙西结合（①西医疗法：抗病毒药物+抗生素+雾化吸入②蒙药疗法：早服：帮占召阿、午服：古日古木朝各顿、晚服：巴布敦召日）等治疗急慢性咽炎均有较好的临床疗效。[184-187]

维吾尔医：

阿布都外力等[188]采用维吾尔医海尔海（药液漱口）疗法（药物处方：桑椹果、龙葵果、黄连、没食子、锦灯笼、罗望子、阿娜其根等）治疗涩味黏液质型咽炎1387例，总有效率为99.9%，痊愈率为70.1%，显效313例（22.6%），有效100例（7.2%）。

⑪名医经验

谢强教授治疗耳鼻咽喉科疾病，运用通经接气针法，通过循经通经接气，可使针刺"得气"直入病灶，从而达到通经脉、调气血、驱邪气之目的。此法颇适合治疗耳鼻咽喉科疾病，尤其适用于急症，疗效显著。[139]

熊辅信老师治疗喉痹总结如下：喉痹按病情缓急和病因不同，有急喉痹、慢喉痹之分及风热喉痹、风寒喉痹、虚火喉痹等不同证型。急喉痹当从火热论治，其病位在咽，与肺胃关系密切，病因以火热为主，故以寒凉药直折其火，临证分为风热犯肺与肺胃热盛两型。慢喉痹多从虚火论治，其病机关键为肺阴不足，虚火上炎，同时或伴有气虚、血瘀征象，治以养阴清热为主。临证用药应针对主要病因，选用不同作用的药物，并注意局部的治疗以提高疗效。[189]

魏传霞等[190]将郑心教授运用自拟方"利咽汤"治疗喉痹病的验案进行分析，急喉痹的辨证分型进行明确，于急喉痹的治疗从"热""瘀""痰"三方面着手，清热解毒、利咽消肿、活血化瘀之法，到祛除病邪、解除病痛的目的，期为临床治疗急喉痹的辨证施治提供参考。

(4) 急性支气管炎

①疾病概况

a. 现代医学对急性支气管炎的认识

急性支气管炎[191]是病毒或细菌感染,物理、化学性刺激或过敏因素等对气管-支气管黏膜所造成的急性炎症。该病大多数由病毒感染所致,肺炎支原体、肺炎衣原体亦是本病的常见病原体。细菌感染在本病占有重要地位,但有资料显示细菌感染在本病所占比例不超过10%,常见的致病菌有肺炎链球菌、流感嗜血杆菌、金黄色葡萄球菌、卡他莫拉氏菌以及百日咳杆菌等。以往认为百日咳杆菌感染主要在儿童发病,但近年来,在年轻人中的感染有所上升。虽然细菌感染作为致病因子在本病所占比例不高,但值得重视的是该病常在病毒感染的基础上合并细菌或支原体、衣原体感染,病毒感染抑制肺泡巨噬细胞的吞噬能力以及纤毛上皮细胞的活力,造成呼吸道免疫功能低下,使细菌、支原体和衣原体等病原菌有入侵的机会。

从诊疗效果来看,单纯西药治疗虽然能够控制病情,但容易反复发作。[192]据2000年国外报道,有50%~75%的急性支气管炎病人应用内科医生开具的抗生素进行治疗。[193]而我国2014年的相关报道显示我国65%~80%的急性支气管炎病人治疗时用到了抗生素。[194]随着抗生素的普遍应用,耐药菌株不断增多,药物依从性随之下降,使用抗生素治疗急性支气管炎,疗效不甚满意,对合并剧烈咳嗽尤其棘手,甚至使用王牌镇咳药物也收效甚微。[195]有系统性回顾研究发现使用抗生素使急性支气管炎患者受益非常有限。现在比较一致的意见是抗生素仅对部分患者有效,大多数急性支气管炎患者不需要抗生素治疗。[196]Berker. L[193]经过对8个临床试验共涉及750例病例进行系统评价,主要结果显示抗生素对患者症状仅有轻微的改善,且提示抗生素治疗急性支气管炎只对一部分患者有疗效,抗生素治疗的患者有较多的不良反应。

b. 传统医学对急性支气管炎的认识

传统医学文献中并无有关急性支气管炎病名的相关记载,根据急性支气管炎起病往往先有上呼吸道感染的症状:鼻塞、不适、寒战、低热、背部和肌肉疼痛以及咽喉痛,随着其他症状的减轻,咳嗽逐渐明显并成为突出症状,一般为刺激性干咳,受凉、吸入冷空气、晨起、睡觉体位改变或体力活动后咳嗽加重,可将急性支气管炎归属中医学的"咳嗽",并常涉及"痰饮""喘证"等病证,急性支气管炎多属"新咳"。[197]治疗上主要以祛邪利肺为原则,如疏风、散寒、清热、润燥等。[198]

②病因病机

急性支气管炎从致病病因来看,本病分为外感咳嗽和内伤咳嗽,且多属外感咳嗽。[197]

外感咳嗽为外感六淫。多由气候突变或调摄失宜,六淫之邪从口鼻或皮毛侵入,侵袭肺系,使肺气被束,肺失肃降,肺气上逆为咳。故《河间六书·咳嗽论》谓"寒、暑、燥、湿、风、火六气,皆令人咳"。即是此意。此病主要与肺脾肾三脏关联紧密。正如元·朱震亨《活法机要·咳嗽证》云:"咳嗽是有痰而有声,盖因伤于肺气而咳,动于脾湿,因咳而为嗽也。"[198]

内伤咳嗽为内邪干肺。病因主要是脏腑功能失调、内邪干肺所致。[197]

③辨证分型

2013年中华中医药学会肺系病专业委员会通过了《急性气管-支气管炎的中医证候诊断标准(2013版)》[199],对急性气管-支气管炎的中医辨证进行了规范,建立了急性气管-支气管炎的证候分类及诊断标准。

此标准将急性气管-支气管炎的证候分为基础证和临床常见证。基础证可见风寒证、风热证、风燥证、痰热证、痰湿证、气虚证、阴虚证七个证候。基础证可单独存在，也可以复合形式呈现，如临床常见证候气阴两虚证。急性气管-支气管炎临床常见证候包括实证类（风寒袭肺证、风热犯肺证、燥邪犯肺证、痰热壅肺证、痰湿阻肺证）、正虚邪恋类或体虚感邪类（肺气虚证、气阴两虚证）两类，七个证候。虽然有虚实之别，但可相互兼杂。正虚邪恋类或体虚感邪类多见于老年、体弱患者。

a. 实证类

风寒袭肺证主症：咳嗽，痰白，痰清稀，恶寒，舌苔薄白，脉浮或浮紧。次症：鼻塞，流清涕，咽痒，发热，无汗，肢体酸痛。

风热犯肺证主症：咳嗽，痰黄，咽干甚则咽痛，发热，恶风，舌尖红，舌苔黄，脉浮或浮数。次症：痰黏稠，咯痰不爽，鼻塞，流浊涕，鼻窍干热，咽痒，口渴，舌苔薄。

燥邪犯肺证主症：干咳，咳嗽，唇鼻干燥，口干，咽干甚则咽痛，舌苔薄，脉浮。次症：痰黏难以咯出，口渴，发热，恶风，舌尖红，舌苔薄黄或薄白干，脉数。

痰热壅肺证主症：咳嗽，痰黄，痰黏稠，舌质红，舌苔黄腻，脉滑或滑数。次症：痰多，咯痰不爽，口渴，胸闷，发热，大便秘结。

痰湿阻肺证主症：咳嗽，痰多，痰白黏或有泡沫，舌苔白或白腻，脉滑。次症：痰易咯出，口黏腻，胸闷，纳呆，食少，胃脘痞满，舌边齿痕，脉弦或脉濡。

b. 正虚邪恋类

肺气虚证主症：咳嗽，气短，乏力，自汗，动则加重，畏风寒，舌质淡，舌苔白，脉弱或细。次症：神疲，易感冒，舌苔薄，脉沉或缓。

气阴两虚证主症：咳嗽，少痰，干咳，神疲，乏力，动则加重，易感冒，自汗，盗汗，舌质红，舌苔少，脉细。次症：气短，畏风，手足心热，口干，口渴，舌体胖大甚至舌边齿痕或瘦小，舌质淡或红，舌苔薄或花剥，脉沉或数或弱。

④西医治疗现状

急性支气管炎的西医治疗见附录5。

⑤中医药治疗优势及系统评价

近年来中医药治疗急性支气管炎取得了较好的疗效，且优势明显，治法有辨证论治、经方加减、中西医结合、外治疗法等方法，显示了中医药治疗途径的多样性及治疗效果的显著性。治疗上以疏风清热、宣肺止咳为主。为了更好地了解中医药治疗急性支气管炎的独特优势，现将中医药治疗细菌性感染性急性支气管炎系统评价研究的文献报道介绍如下。

痰热清注射液治疗急性支气管炎系统评价：

【目的】系统评价痰热清注射液治疗急性支气管炎临床疗效。[200]【方法】检索词为"痰热清"，检索策略优先考虑查全率，检索式为：题名包含"痰热清"或关键词包含"痰热清"或摘要包含"痰热清"。检索的数据库为中国生物医学文献数据库，万方数据资源库群、CNKI中国期刊全文数据库和中国科技全文数据库，检索年限为数据库起始时间至2012年6月。检索的外文数据库有PubMed和Embase数据库，检索词为"tanreqing"，检索年限为起始时间至2012年6月。使用CochraneReviewManager5.1.7 软件进行 Meta 分析。

【结果】本研究最终纳入 8 个随机对照试验，共有 722 病例。Meta 分析显示，小儿急性支气管炎临床疗效：痰热清+基础治疗组治愈率优于基础治疗组（$P<0.01$），$OR=3.23$，95% CI [1.65, 6.31]；痰热清加载组比基础治疗组退热时间提前 0.9 天（$P<0.01$）；痰热清加载组比基础治疗组提前 1.59 天（$P<0.01$）；啰音消失时间差比较，痰热清加载组比基础治疗组提前 1.49 天（$P<0.01$）。成人急性支气管炎临床疗效：痰热清+基础治疗组治愈率优于基础治疗组，$OR=3.30$，95% CI [1.90, 5.76]（$P<0.01$）；痰热清优于阳性药对照组，$OR=3.59$，95% CI [1.46, 8.78]（$P<0.01$）。退热时间方面，痰热清+基础治疗组比基础治疗组提前 1.05 天（$P<0.01$）；痰热清+基础治疗组比基础治疗雾化治疗组提前 1.18 天（$P<0.01$）。咳嗽消失时间方面，痰热清+基础治疗组比基础治疗组提前 2.06 天，痰热清通氧雾化吸入+基础治疗组比基础雾化治疗组提前 1.43 天（$P<0.01$）。啰音消失时间方面，痰热清+基础治疗组比基础治疗组提前 2.06 天（$P<0.01$）；痰热清通氧雾化吸入加基础治疗组比基础雾化治疗组提前 2.58 天（$P<0.01$）。

【结论】在对症处理及抗生素、抗病毒治疗的基础上加用痰热清注射液静脉滴注或通氧雾化吸入，对成人及儿童急性支气管炎有效，无论是退热时间、咳嗽消失时间、肺部啰音消失时间上均优于不加用痰热清注射液的对照组。学术界亟待加强对临床研究方法学的掌握，高质量地报告中药上市后实际使用人群中疗效与安全性的数据。

中西医结合治疗小儿急性支气管炎的 Meta 分析：

【目的】比较中西医结合与单纯西医治疗小儿急性支气管炎的疗效。[201]

【方法】采用 ReviewManager4.2 分析软件，对国内 7 篇有关中西医结合与单纯西医治疗小儿急性支气管炎疗效的研究结果进行随机效应模型的 Meta 分析。

【结果】中西医结合治疗小儿急性支气管炎的痊愈率与总有效率均高于单纯西医治疗组，合并 RR 分别为 1.58 和 1.09，95% 可信区间分别为 1.13~2.21 和 1.02~1.17。

【结论】中西医结合较单纯西医治疗小儿急性支气管炎有更好的疗效。

⑥**中医治疗方案**

a. 辨证论治

急性支气管炎在中医上属于"外感咳嗽"。常见证候为实证类（风寒袭肺证、风热袭肺证、风燥伤肺证、痰热壅肺证）、正虚邪恋类（肺脾气虚证、气阴两虚证）两类，六个证候。治疗方面，一是**宣降肺气止咳**为总的治疗原则，可随风寒、风热、风燥等邪之不同而分别以疏风散寒、疏风清热、疏风润燥等；二是重视化痰降气，使痰清气顺，则咳嗽易除；三是注意固护正气。[202]

李广文[203]辨证论治急性支气管炎 78 例，其中痰湿阻肺 43 例，表寒入里化热 35 例。痰湿阻肺，方选四三汤加减：麻黄 12g，杏仁 12g，甘草 3g，苇茎 25g，冬瓜仁 30g，薏苡仁 30g，桃仁 12g，葶苈子 12g，莱菔子 12g，苏子 15g，蝉蜕 12g，浙贝母 12g，治疗总有效率 100%。表寒入里化热，方选小柴胡苇茎汤加减：柴胡 12g，黄芩 12g，法半夏 15g，葛根 30g，苇茎 30g，冬瓜仁 30g，薏苡仁 30g，桃仁 12g，连翘 30g，生石膏 15g，车前子 30g，甘草 3g，治疗总有效率 100%。

李建生[202]基于急性支气管炎常见证候及症状特征，结合临床实践，较为全面地总结了辨证治疗方法，以下做一概述。

风寒袭肺证：治法为疏风散寒、宣肺止咳。方药宜杏苏散合三拗汤加减：炙麻黄、荆芥、防风、紫苏叶、杏仁、陈皮、桔梗、前胡、甘草。痰多、舌苔白厚腻者，加厚朴、姜半夏、茯苓；风寒入里化热者或风寒束表而内有蕴热者，加生石膏、黄芩、桑白皮；往来寒热不解者，宜与小柴胡汤化裁；素有寒饮内伏，胸闷气逆、痰液清稀者，可与小青龙汤加减；咳嗽阵发、气急、喘鸣、胸闷者，加僵蚕、枳壳、苏子；周身酸楚甚至酸痛者，加羌活、独活或豨莶草；干咳、口鼻干燥、舌苔白薄干而为秋季起病者，多为凉燥，减麻黄，加麦冬、沙参、桑叶；气虚者，气短、乏力，加党参、黄芪；阳虚者，畏寒、四肢不温，加细辛、制附子。

风热袭肺证：治法为疏风清热、宣肺止咳。方药为银翘散合桑菊饮加减：银花、连翘、桑叶、菊花、薄荷、桔梗、芦根、牛蒡子、杏仁、前胡、黄芩、生甘草。头痛、目赤者，加夏枯草、栀子；喘促、汗出、口渴者，加麻黄、生石膏；全身酸楚、无汗者，加荆芥、防风；咽喉肿痛者，加山豆根、马勃；口渴者，加天花粉、玄参；咳嗽阵作，加白蒺藜、僵蚕、蝉蜕、白芍；气急、喘鸣、胸闷者，加僵蚕、瓜蒌、苏子；胸痛明显者，加延胡索、瓜蒌；内有湿邪，咳嗽痰多、舌苔黄腻者，减牛蒡子，加佩兰、淡竹叶、茯苓、姜半夏；夏令兼夹暑湿，心烦、口渴、舌红者，减牛蒡子，加六一散；阴虚者，手足心热、口干、盗汗，加麦冬、玉竹、地骨皮。

风燥伤肺证：治法为辛凉清肺、润燥化痰。方药为桑杏汤加减：桑叶、杏仁、沙参、栀子皮、浙贝母、淡豆豉、瓜蒌皮、黄芩、桔梗、梨皮。痰中带血者，加白茅根、百部、藕节；口鼻干燥甚者，减黄芩、淡豆豉，加玄参、麦冬；咽干痛者，加玄参、山豆根、青果；咳甚胸痛者，加枳壳、延胡索、白芍；咳嗽阵作，加玄参、地龙、蝉蜕、白芍；气急、喘鸣、胸闷者，加僵蚕、瓜蒌、苏子、地龙。

痰热壅肺证：治法为清热解毒、宣肺化痰。方药宜清金化痰汤合贝母瓜蒌散加减：黄芩、栀子、桑白皮、桔梗、杏仁、知母、全瓜蒌、川贝母、连翘、陈皮、炙甘草。咳嗽带血者，加白茅根、侧柏叶；气急、喘鸣、胸闷者，减桔梗，加葶苈子、射干、地龙；胸痛明显者，加延胡索、赤芍、郁金；热盛伤津口渴甚者，减桔梗、陈皮，加生石膏、麦冬、生地黄、玄参；大便秘结者，加酒大黄、枳实、桑白皮。

肺脾气虚证：治法为补肺健脾、益气固卫。方药为六君子汤合止嗽散加减：党参、黄芪、茯苓、白术、姜半夏、杏仁、白前、桔梗、陈皮、荆芥、防风、白蔻仁、炙甘草。咳嗽严重者，加款冬花、紫菀；纳差不食者，加神曲、炒麦芽；脘腹胀闷，减黄芪，加木香、莱菔子；自汗甚者，加浮小麦、煅牡蛎；寒热起伏，营卫不和者，减荆芥、防风，加桂枝、白芍、生姜、大枣。

气阴两虚证：治法为益气养阴、润肺化痰。方药宜生脉散合沙参麦冬汤加减：太子参、沙参、麦冬、百合、五味子、玉竹、川贝母、白前、杏仁、桑叶、地骨皮、炙甘草。咳甚者，可用百部、炙枇杷叶；口渴甚者，加天花粉、玄参；低热不退者，可加银柴胡、白薇；盗汗明显者，加煅牡蛎、糯稻根须；纳差食少者，加炒麦芽、炒谷芽；腹胀者，加佛手、香橼皮。

b. 有效单体

α-细辛脑针[204]治疗急性支气管炎：患者每次药物应用剂量为24mg，采用浓度为5%的葡萄糖注射液，最终稀释成0.01%~0.02%的溶液，进行静脉滴注处理，每天2次。

c. 单味药

现代药理研究表明，很多中药有镇咳作用，能降低呼吸中枢的兴奋性，且对多种致病菌有抑制作用。临床上常用川贝母、黄芩、射干、黄芪、连翘、麻黄、桑叶、菊花、苦杏仁等药味经过配伍运用治疗急性支气管炎，既有镇咳平喘、缓解症状的治标作用，又有抗菌消炎的治本作用，标本兼治，发挥了很好的疗效。以下介绍应用单味川贝母及单味木蝴蝶治疗急性支气管炎的临床报道。

木蝴蝶：

张英年[205]应用单味木蝴蝶单味治疗急性支气管炎：治疗组小儿每日5~12g，成人每日12~20g，水煎服，顿服或分次服用。对照组在治疗组的基础上酌情用抗生素。治疗结果：治疗组总有效率95.3%，对照组总有效率94.2%。治疗显示木蝴蝶止咳作用确实良好，未发现毒副作用。

川贝母：

川贝母研粉治疗急性支气管炎痰热证（咳嗽、咯黄痰等）：川贝母研粉，装胶囊（0.4g/粒），每次5粒，每日3次，口服。[206]

d. 中成药

应用中成药治疗急性支气管炎，临床证据表明疗效确切，安全可靠，可以有效减少抗生素的应用，其具有药性平和，使用方便。治疗急性支气管炎常用的中成药有痰热清注射液、连花急支片、宣通理肺类、杏苏止咳类等。在实际使用中应注意辨证用药，应注意不良反应问题。

痰热清注射液：

痰热清注射液是治疗急性支气管炎和慢性支气管炎急性发作期痰热壅肺证的常用中成药之一，由黄芩、熊胆粉、山羊角、金银花、连翘组成，有清热解毒、化痰平喘、退热止咳的功效。

安浚等[207]用痰热清注射液治疗急性支气管炎，中医诊断为风温肺热。治疗组予痰热清注射液（上海凯宝药业有限公司生产）20mL加入5%葡萄糖注射液500mL静脉滴注，每日1次；发热明显者适当补液，不用退热西药。对照组予左氧氟沙星400mg加入0.9%氯化钠注射液500mL静脉滴注；对发热及咳嗽咯痰较重者可予对症处理。两组均治疗7日。治疗组总疗效及中医证候改善情况均优于对照组，而血象及X线胸片表现的改善则两组相当。

连花急支片：

连花急支片是中药6类复方制剂，由麻黄、石膏、连翘、桑白皮、黄芩、苦杏仁、前胡、制半夏、陈皮、浙贝母、牛蒡子、山银花、大黄、桔梗、甘草组成，具有清宣肺热、化痰止咳的功效，用于急性支气管炎的治疗。[208]

杨立波[209]等采用连花急支片治疗急性气管-支气管炎。试验组服用连花急支片，4片/次，3次/天；对照组服用阿莫西林胶囊，0.5g/次，3次/天。疗程2周。治疗结果：治疗组的咳嗽症状改善，咳嗽、咯痰、咽干口渴、心胸烦闷和大便干结消失率及疾病痊愈均优于对照组。

通宣理肺类（丸剂、颗粒剂、胶囊剂）：

通宣理肺丸在《国家基本药物临床应用指南》【（中成药）2009年版，基层部分】中，归属于止咳平喘剂中的散寒止咳药。由紫苏叶、麻黄、前胡、苦杏仁、桔梗、陈皮、半夏、茯苓、枳壳、甘草组成。具有解表散寒，宣肺止咳的功效。主要用于风寒袭肺引起的咳嗽。[210]

孙卫林[210]采用通宣理肺丸治疗气管-支气管炎。对照组根据患者体质应用1~2种抗生素加用咳平片或复方可待因口服液，痰多者加氨溴索治疗。治疗组根据临床辨证以通宣理肺丸为基础随证加减。风寒咳嗽者单用通宣理肺丸2丸/次，2~3次/日，口服。将丸药熬开服汤效果更好。恶寒明显者与生姜同煎，或生姜水送服。干咳或痰少难出者，加梨或梨皮煎汤送服。咳吐黄痰者，加基药蛇胆川贝液10ml/次，3次/日，口服，用药2~4天，黄痰不减者，加用一种抗生素口服。结果显示治疗组症状改善时间和治愈时间均明显优于对照组。

杏苏止咳类（颗粒、口服液）：

药物组成：苦杏仁、紫苏叶、前胡、陈皮、桔梗、甘草。功能主治：宣肺气，散风寒，镇咳祛痰。治疗范围：用于上呼吸道感染、急性支气管炎、流行性感冒；感受风寒所致的鼻塞流涕、咽痒、咳嗽、痰稀。[211]

用法用量：每次 10mL（口服液）、12g（颗粒），每日 3 次，口服。

小青龙合剂：

小青龙合剂由麻黄、桂枝、白芍、干姜、细辛、甘草（蜜炙）、法半夏、五味子组成。功能主治：解表化饮、止咳平喘。用于风寒水饮，症见恶寒发热、无汗、喘咳痰稀。[212]

用法用量：口服，1 次 10～20mL，每日 3 次，用时摇匀。

蛇胆川贝类（散剂、胶囊剂、软胶囊剂）：

蛇胆川贝类中成药由蛇胆汁、川贝母组成。功能主治：清肺，止咳，祛痰。主治肺热咳嗽、痰多。方中蛇胆汁苦甘性凉，善清肺化痰止咳，治痰热咳嗽；川贝母苦泄甘润微寒，善清润化痰，治肺热痰多咳嗽。全方配伍，苦寒降泄，共奏清肺、止咳、祛痰之功，故善治肺热咳嗽、痰多者。[213]

用法用量：口服。散剂：一次 0.3～0.6g，每日 2～3 次。胶囊剂：一次 1～2 粒，每日 2～3 次。软胶囊剂：一次 2～4 粒，每日 2～3 次。

养阴清肺类（水蜜丸、口服液、膏、糖浆）：

养阴清肺类中成药药物组成：地黄、麦冬、玄参、川贝母、白芍、牡丹皮、薄荷、甘草。功能主治：养阴润燥，清肺利咽。用于阴虚肺燥，症见咽喉干痛、干咳少痰。[214]

用法用量：每次 9g（水蜜丸）、10～20mL（膏）、10mL（口服液）、20mL（糖浆），每日 2 次，口服。

冷文章[215]采用养阴清肺糖浆治疗急性支气管炎。病人都服用养阴清肺糖浆，每次 20mL，儿童减半，每日 2 次，早晚饭前服，不再服用其他药物。服药 3 天后复诊，详细记录治疗效果。10 天为一疗程。结果显示养阴清肺糖浆对肺热伤阴型急性支气管炎治疗效果显著，总有效率达 96%。

热毒宁注射液：

热毒宁注射液是一种纯中药制剂，由栀子、青蒿、金银花经现代制剂方法提取有效成分精制而成。栀子、青蒿、金银花均具有清热、疏风、解毒之功，可用于治疗感冒之外感风热证。药理研究证明，热毒宁注射液具有镇痛、抗炎、抗菌、解热、抗病毒、提高免疫力作用，在增强人体免疫力的同时，有直接抗流感病毒作用，用药安全，不易产生抗药性。

李树松[216]用热毒宁注射液治疗急性支气管炎。对照组治疗方法：头孢曲松钠 50～80mg/（kg·d），加入 5% 葡萄糖 150mL 稀释静脉滴注，每日一次；治疗组治疗方法：在对照组基础上加热毒宁注射液 20mL，入 0.9% NaCl 注射液或 5% 葡萄糖 250mL 稀释静脉点滴，每日 1 次。两组疗程均为 3 天。治疗结果显示：观察组总有效率为 97.27%，显著优于对照组 89.36%，表明了热毒宁治疗急性支气管炎效果确切。

三拗片：

三拗片是由三拗汤经剂型转化所制成的中成药，主要成分为麻黄、苦杏仁、甘草、生姜，具有疏风宣肺、止咳平喘之功效。[217]

樊茂蓉[218]采用三拗片治疗急性支气管炎风寒袭肺证患者。治疗组药品：三拗片，口服，2片/次，每日3次，同时服用通宣理肺口服液模拟剂，每次2支，每日3次。对照组药品：通宣理肺口服液，口服，每次2支，每日3次。同时服用三拗片模拟剂，口服，每次2片，每日3次，疗程7天。本研究结果显示，三拗片组与通宣理肺口服液组对风寒袭肺型急性支气管炎均有效，但三拗片组临床愈显率明显优于通宣理肺口服液组；二药对患者咳嗽、咯痰症状的起效时间无统计学差异；三拗片组中医证候总积分治疗后较治疗前降低幅度明显高于通宣理肺口服液组。

e. 中药复方

急性支气管炎属"外感咳嗽"，基础证可见风寒证、风热证、风燥证、痰热证、痰湿证、气虚证、阴虚证7个。根据该病不同的病症及备选方方证为依据，中医对证选用适当的方剂加减化裁进行治疗，治疗上主要以祛邪利肺为原则，如疏风、散寒、清热、润燥等。许多临床证据显示，中药复方治疗急性支气管炎疗效满意，安全性高。治疗急性支气管炎常用基本方有：三拗汤、桑菊饮、小青龙汤、麻黄汤、止嗽散、小柴胡汤、宣白承气汤等，以下逐一介绍。

三拗汤：

三拗汤[217]源于《金匮要略》，后在《太平惠民和剂局方》中首次出现以"三拗汤"为名的成方，方由麻黄、杏仁、甘草组成，功用宣肺化痰，发汗平喘，广泛应用于外感风寒证。

宋述财等[219]采用加味三拗汤结合辨证加减治疗急性气管-支气管炎。治疗组：口服加味三拗汤，基本药物组成：炙麻黄10g，北杏仁10g，甘草6g，桔梗10g，紫菀15g，东风橘15g，芒果核30g，云苓15g，苏叶10g，鱼腥草25g。随证加减：痰多色白者加法半夏10g，陈皮或橘红10g；痰多色黄质稠者加浙贝15g，瓜蒌20g，生苡仁30g；咳嗽夜剧，痰清稀者加细辛3g，干姜5g；气急喘息者加地龙10~15g，蝉蜕10g；发热甚者加柴胡12g，黄芩10g，荆芥10g；咽痛者加射干10g，黄芩10g，岗梅根25g；鼻塞流涕者加辛夷花10g，苍耳子6g；病程超过一周或平素体虚者加白术10~20g，百部20g。诸药两次煎煮各取汁约200mL，混合后分早晚2次温服，每日1剂。对照组：按常规予抗生素及排痰止咳对症治疗：青霉素钠480万U/日，静脉滴注；复方甘草合剂每次10mL口服，每日3次。两组均治疗6日。治疗结果显示：治疗组总有效率96.08%；对照组总有效率80.76%。

桑菊饮：

桑菊饮[220]载于清·《温病条辨·卷一·上焦篇》，原方为吴鞠通拟定。由桑叶、菊花、杏仁、连翘、薄荷、苦桔梗、生甘草、苇根八味药物组成。其功疏风清热，宣肺止咳。用于风温初起所致的咳嗽，身热不甚，口微渴，脉浮数等表热轻证。

杨利[221]采用加减桑菊饮治疗急性支气管炎风热犯肺证型。治疗组应用加减桑菊饮（方药：桑叶10g，菊花10g，杏仁10g，连翘15g，薄荷5g，蝉蜕5g，前胡12g，桔梗15g，甘草3g），水煎服，每日1剂，分3次温服，7天为1个疗程。对照组应用急支糖浆（四川涪陵），每次20mL，每日3次口服，7天为1个疗程。对照组应用急支糖浆（四川涪陵），每次20mL，每日3次口服，7天为1个疗程。治疗结果显示，两组主要症状咳嗽、咳痰及鼻流黄涕、咽干、口渴等治疗前后比较差异均有统计学意义，治疗组症状缓解要优于对照组。

小青龙汤：

小青龙汤[222]为中医治疗呼吸道疾病名方，由麻黄、桂枝、白芍、干姜、细辛、甘草、法半夏、五味子等八味中药组成，临床常用于治疗风寒束表、痰饮内停。

钟海涛[223]应用小青龙汤治疗急性支气管炎。对照组：采取常规治疗，儿童给予头孢美唑每次25mg/kg＋生理盐水50mL，静脉滴注，每日2次；成人给予头孢美唑1.0g＋生理盐水100mL，静脉滴注，每天2次，持续治疗7天为1个疗程，治疗3～5个疗程。观察组：在对照组基础上，加用小青龙汤治疗，处方：（1）<5岁患儿：白芍6g、桂枝6g、制半夏5g、五味子3g、炙甘草3g、干姜3g、细辛3g、麻黄3g；（2）≥5岁患儿及成人：炙甘草10g、白芍10g、桂枝10g、制半夏8g、五味子6g、干姜6g、细辛6g、麻黄6g，加入清水500mL，煎药至200mL，每天1剂，分3～5次温服，持续治疗7天为1个疗程，治疗3～5个疗程。治疗结果显示：观察组总有效率为98.08%，高于对照组的78.85%

麻黄汤：

麻黄汤[224]源于张仲景的《伤寒论》，组方为麻黄、桂枝、杏仁、甘草。主要作用为发汗、解表、宣肺、平喘。现代药理研究，本方具有镇咳、平喘、解热、抗炎、抗过敏、免疫调节、抗病原微生物和改善微循环作用。许多临床证据显示，应用麻黄汤加减治疗风寒闭肺型急性支气管炎，疗效满意。

刘清泉[225]用麻黄汤类方治疗急性呼吸道感染并发全身炎症反应综合征。治疗组和对照组均予常规中西医治疗方案：抗生素（如青霉素及头孢二代），清热解毒药物（如鱼腥草注射液、双黄连口服液等），超过38.5℃用巴米尔、百服宁、赖氨酸乙酰水杨酸等。治疗组另予麻黄汤为基本方：生麻黄9g，桂枝6g，杏仁9g，生甘草3g。根据患者体重、体温调整麻黄用量。体重重、体温高者加大麻黄用量，多至12g，少至6g，其余三味按以上比例调整。体温低者可去桂枝而为三拗汤，或用桂枝麻黄各半汤。若有咽痛、口渴者随其症状轻重予生石膏10～20g，仿大青龙汤立法。若有咳嗽者加清半夏、干姜、细辛、五味子，仿小青龙汤立法。每日1剂，水煎2次混匀，取一半趁热服，服后温覆取汗，以周身微汗为佳。若用西药退热药，则不可同时服此中药；若服西药退热药后1小时无汗出者，可服。若服西药退热药后，汗出热退，数小时后再热起而无汗者，可服。服此中药者，需饮食清淡，避风寒，注意休息，适量饮水。治疗结果显示，治疗组缓解时间、痊愈时间及痊愈率等反应疗效的指标均明显优于对照组。

止嗽散：

止嗽散[226]是清代医家程钟龄《医学心悟》一书中治疗咳嗽的方剂。组方为桔梗、荆芥、紫菀、百部、白前、甘草、陈皮。为解表剂，具有辛温解表，宣肺疏风，止咳化痰之功效。主治外感咳嗽，症见咳而咽痒，咯痰不爽，或微有恶风发热，舌苔薄白，脉浮缓。临床用于治疗上呼吸道感染，支气管炎、百日咳等属表邪未尽，肺气失宣者。

王广超[227]采用止嗽散加减治疗急性支气管炎。治疗组治以宣发肃降、化痰止咳，以止嗽散为基础方。止嗽散方：橘红、紫菀、桔梗、荆芥、白前、百部、甘草。夹痰湿者加半夏、云苓、贝母；肺热内盛者加黄芩，寒痰较重者加干姜、细辛，气喘者加杏仁、苏子，肺脾气虚者加黄芪、五味子，肺阴虚者加沙参、麦冬，每日1剂，水煎早晚两次分服。对照组用西医常规治疗方法，应用抗生素、抗病毒药，以及化痰止咳平喘等。治疗结果显示，治疗组症状消失时间比对照组短，总有效率优于对照组。

小柴胡汤：

小柴胡汤[228]是《伤寒论》中治疗少阳病的主要方剂，组方为柴胡、半夏、党参、甘草、黄芩、生姜、大枣。选用柴胡轻清升散，疏邪透表；黄芩苦寒，清热解毒，配合柴胡一散一清，以达清热解表之功；党参助脾胃气机，以资汗源；配合生姜、红枣、甘草，既扶正以助祛邪，又实里而防邪入；加用川厚朴、杏仁、浙贝母宣肺透邪，顺气化痰止咳。临床随证化裁，达到阴阳平衡，调整气机，使正复邪退，炎症消除。

钟红卫等[228]采用小柴胡汤加减治疗急性支气管炎咳嗽。治疗组以小柴胡汤加减，药物组成：柴胡、黄芩、法夏、杏仁、桔梗各15g，党参9g，甘草6g。加减：咳黄稠痰加浙贝母、鱼腥草各15g；胸闷气促者加瓜蒌皮30g，枳壳15g；咽痒痰少者加射干、牛蒡子各15g，板蓝根30g；咳嗽明显者加前胡、白前各15g；咳嗽超过10天，脉弦细加黄芪30g。每日1剂，水煎2次，分3次服，共3~6剂。对照组口服复方甘草合剂10mL，3次/天，共3~6天。治疗结果显示治疗组总有效率高于对照组。

宣白承气汤：

宣白承气汤[229]出自清代吴鞠通《温病条辨》，组方为生石膏、大黄、桑白皮、瓜蒌壳、杏仁、鱼腥草。方中石膏、杏仁、瓜蒌清肺化痰；大黄通腑泻热，肺与大肠相表里，腑气通降，上逆之肺气得平；桑叶宣肺止咳；紫菀润肺化痰。诸药合用，宣肺通腑，脏腑同治，气机升降恢复正常，则咳嗽、喘促、便秘诸症自可消除。

郎立和[230]采用宣白承气汤加味治疗急性气管炎、支气管炎。以宣白承气汤为基本方辨证治疗。基本方：生石膏30g，生大黄9g，薏苡仁12g，瓜蒌20g，桔梗12g，霜桑叶12g。加减：伴发热者加金银花30g，连翘15g，生石膏增至90g；咽痛者加玄参15g，牛蒡子12g；便秘者生大黄增至15g，瓜蒌加至30g；咳嗽甚者加紫菀12g，款冬花12g；咯痰不爽者加胆南星12g，浙贝母12g；儿童及老年体弱者用量酌减。每日1剂，水煎2次，分取。7剂为1个疗程。治疗结果显示，总有效率为95.6%。

⑦中西医结合治疗

在临床实践中，治疗急性支气管炎常常联用中西医结合的治疗方式，临床疗效确切。常规西医治疗方法主要是应用抗生素，或对症用药，其对支原体、衣原体、部分细菌引起的呼吸系统感染有效，能改善一部分患者咳嗽、咳痰、发热的症用的抗生素为新大环内酯类、青霉素类，亦可使用头孢菌素类或呼吸喹诺酮类等药物；常用的治疗急性气管-支气管炎的平喘药物有肾上腺糖皮质激素、茶碱类和受体激动药等。在此基础上，联合应用中医疏风清热、宣肺止咳制剂或疗法，明显提高单纯应用西医治疗急性支气管炎治疗的有效率，缩短症状缓解时间，许多临床研究报道表明此结论。目前常用的中西医结合模式包括：中西药物联合应用、抗生素等西药联合针灸等中医药特殊疗法。

徐蔚东等[231]采用背俞穴挑治拔罐为主中西医结合治疗方法治疗急性支气管炎。治疗组150例，采用背俞穴挑治拔罐为主中西医结合治疗方法；对照组150例，采用西医常规治疗；两组均以7天为1个疗程。结果：两组比较，治疗组总有效率96.7%，治疗第1天、第3天新增有效病例率分别为23.3%、50.6%，对照组3项指标依次为82.7%、4.0%、25.3%。结果证明背俞穴挑治拔罐为主中西医结合治疗急性支气管炎疗效确切。此方法把中医针灸的穴位刺络拔罐技术与抗生素的使用巧妙地结合起来，缓解症状效果显著，减少西药副作用，同时操作简单、费用低廉，是一种值得推广的治疗方案。

五水头孢唑啉钠与喜炎平[232]（或炎琥宁[233]）合用：

李霞应用五水头孢唑啉钠与喜炎平合用治疗急性支气管炎。对照组给予五水头孢唑啉钠注射液治疗，50～100mg/（kg·d）溶于100～250mL的0.9%氯化钠溶液，分2次静脉给药。治疗组在对照组的基础上联合喜炎平注射液治疗，0.2～0.4mL/（kg·d）喜炎平溶于100～250mL的5%葡萄糖注射液。治疗后观察组临床疗效较对照组高，差异有统计学意义。

穿琥宁注射液与青霉素合用治疗急性支气管炎：先做青霉素皮试。用穿琥宁注射液（5～15mg/kg/d），加入5%葡萄糖注射液稀释后静脉滴注；另用生理盐水250mL加青霉素800万U（儿童6万～16万U/kg）静脉滴注，每日1次。[234]

耳穴注射维生素B

耳穴注射维生素B_1治疗急性支气管炎：口服阿莫西林0.5g，4次/日，复方甘草片3片，3次/日，发热者加服力克舒2粒，3次/日。耳穴注射以肺穴为主，根据病证配以肝、脾、肾等穴。常规消毒后，用2mL空针抽取维生素B1注射液100mg（2mL），在一侧耳穴上每穴注射0.5mL，每日一次，双耳交替。[235]

⑧中医药外治法

多数外治法具有起效速度快，疗效显著，运用方便，操作简单易上手，取材容易等特点。外治法和内治法治疗机理相同，只是给药途径的不同，与内治法相比，对服药困难的病患，尤其对危重病症患者及婴幼儿，更能显示出其治疗之独特优势。根据临床研究报道，治疗急性支气管炎的常用外之方法有穴位贴敷、药物雾化吸入、推拿、按摩、拔罐、耳穴疗法等，均有确切疗效，安全性高。

a. 穴位贴敷

中药热奄包Ⅰ号穴位熨烫：处方药物组成：大青盐125g，山胡椒125g。功效主治：温肺、散寒。方解：方中大青盐作为介质，在人体体表特定部位外敷，通过肌肤吸收或借助穴位，经络作用治疗疾病；山胡椒温中散寒、行气止痛、平喘；吴茱萸功能散寒止痛、疏肝下气、降逆止呕、燥湿止泻。制备工艺：将吴茱萸125g，山胡椒125g，大青盐12g，用喷壶装温水将药物表面喷湿，水不宜过多，喷洒要均匀，然后放入微波炉中加热，将加热好的药装入15cm×30cm的布袋中，敷于患者的肺部穴位，2次/天，每次30分钟，14天为1个疗程。中药热奄包Ⅰ号熨烫方法及穴位：肺俞、大椎、脾俞、天突、膻中。[236]

慈玉莹[237]用中药敷贴穴位治疗急性支气管炎患者73例。方药组成：炙麻黄30g，杏仁35g，生石膏50g，桔梗20g，甘遂20g，白芥子30g，山豆根15g，生半夏30g，桑白皮30g，冰片20g，共为细末，备用。敷贴法：将药面用姜汁调成膏状，摊在5cm×5cm的胶布上，约一元硬币大，分别贴于天突、中府（双）、定喘（双）、肺俞（双），每次8～12小时，每6天1次，2次为1个疗程。治疗总有效率占97.2%。

远红外线生物陶瓷热敷袋治疗老年急性支气管炎：在常规药物治疗的同时用热敷袋热敷患者胸前区，每天早晚各1次，每次20～30分钟。热敷袋是由远红外线生物陶瓷颗粒构成，将其置于微波炉中加热后，其产生的热辐射场及高强度静态磁场组成的复合能量场，能够渗透深层皮肤，高度扩张毛细血管，加速汗液分泌，促进血液及淋巴液的循环，活跃网状细胞的吞噬功能，疏通血脉，活血化瘀，促进炎症的吸收，改善呼吸功能，从而达到治疗的目的。同时，还可以调节神经和内分泌功能，增强新陈代谢速度，提高老年患者机体免疫力。[238]

b. 雾化吸入

痰热清氧气驱动雾化：静脉滴注抗生素治疗。加用痰热清通氧（氧流量6L/min）雾化吸入，痰热清 0.2mL/kg 加入生理盐水 5mL 中氧气雾化吸入，1 次 20 分钟，每日 2 次。[239]

细辛脑注射液雾化吸入佐治：采用综合治疗如抗感染、化痰药物等对症支持治疗，在此基础上加用细辛脑注射液 2mL，加 5mL 生理盐水放入空气压缩雾化吸入器中雾化吸入，每日 2 次，每次 15～20 分钟。[240]

c. 拔罐

背俞穴挑治拔罐为主：以背俞穴挑治拔罐治疗为主，合并感染时加用新福欣静脉滴注。取穴：肺俞、肝俞、脾俞、心俞；配穴：偏于风寒者加肩中俞，偏于风热者加大椎、大肠俞。俞穴取双侧。治法：每次取主穴 2 穴，再加配穴。患者取俯坐位或俯卧位。充分暴露所选穴位，常规消毒，选用 12 号一次性针头，在所选穴位处快速挑刺 5～8 下，然后拔罐，10～15 分钟后起罐，擦干血迹。隔日 1 次。[231]

d. 推拿

推拿治疗：常用穴：开天门、按天突、分推檀中、按风门、揉肺俞、按弦搓摩、退下六腑、推清肺金、推补肾水、逆运内八卦、揉外劳宫、揉二人上马、合阴阳、拿肩井等。对偏寒、偏热、痰多、纳呆、腹泻者另加穴位。每日一次，重者可 2～3 次。[241]

⑨针灸

a. 针刺：

主穴：肺俞、列缺、合谷，针用泻法。风热可疾刺，风寒留针。咽喉肿痛加少商、尺泽；发热加大椎、外关。

主穴：肺俞、中府、列缺、太渊。风寒袭肺证，加肺门、合谷；风热犯肺证，加大椎、曲池、尺泽；燥邪伤肺证，加太溪、照海；痰湿蕴肺证，加足三里、丰隆；痰热郁肺证，加尺泽、天突；肝火犯肺证，加行间、鱼际；肺阴亏虚证，加膏肓、太溪。实证针用泻法，虚证针用平补平泻法。

雷火灸穴位治疗：①灸疗部位：胸 1 椎至胸 9 椎两侧肩胛之间，天突至膻中；穴位：中脘、神阙、定喘、肺俞、肾俞、少商。②操作方法：点燃 2 支灸药，固定在双头灸具上，患者侧卧或半坐卧位，用雀啄灸法灸胸 1 椎至胸 9 椎两侧肩胛之间，距离皮肤 2～3cm，上下来回为 1 次，每 10 次为 1 壮，每壮之间用手压一下皮肤，灸至皮肤发红，深部组织发热为度；用悬灸法，灸大椎。距离皮肤 2～3cm，每旋转 10 次为 1 壮，每壮之间按压一下皮肤，共灸 6 壮；用双头灸具，雀啄灸双侧肺俞、肾俞，用单头灸具，雀啄灸少商、天突、膻中、定喘、神阙、中脘，距离穴位 2cm，每雀啄 8 次为 1 壮，每壮之间用手压一下，各灸 6 壮至皮肤发红，深部组织发热为度。操作总时为 15～20 分钟。[242]

b. 穴位贴敷

可用疏风宣肺、止咳化痰药敷贴胸背部腧穴，取穴天突、大椎、肺俞（双）、中府，每天换 1 次药贴，连续 10 天。

白芥子 75g、白芷 10g，共研细末，加入少许蜂蜜拌匀成糊状，然后分成两半烤热后敷贴于风门穴上，早晚各换药 1 次，连敷数日即愈，适用于风寒、风热外侵咳嗽。

⑩民族医

少数民族地区有着独特的自然条件和生活习俗，长期实践形成了对某些疾病独特的治疗经验。临床研究显示采用民族医药治疗急性支气管炎显示了良好的预防或治疗作用，可以作为参考方案。

沙棘 – 5 味散（蒙药）[243]

沙棘 – 5 味散（蒙药）治疗急性支气管炎的咳嗽、咳痰：规格：15g/袋，内蒙古民族大学附属医院制剂室生产，哲卫准字：9804 – 24，一次3g，每日3次，开水冲服。

藏药 10 味龙胆花颗粒[244]

藏药 10 味龙胆花颗粒治疗急性支气管炎：10 味龙胆花颗粒（西藏自治区藏药厂生产）每次3g，每日3次。

肺力咳胶囊[245]

肺力咳胶囊是根据贵州省苗药处方，采用现代工艺生产出的一种中成药，此药物具体组成有百部、前胡、黄芩、梧桐根、红管药、白花蛇舌草、红花、龙胆等众多药物。不含罂粟及麻黄类成分，具有止咳平喘、顺气祛痰的功效，而无成瘾性及心血管损害。

⑪名医经验

国医大师周仲瑛教授从医六十余载，在治疗急性气管 – 支气管炎方面积累了丰富的经验，研制出治疗急性气管 – 支气管炎的有效方剂宣肺止嗽汤。[246]现将周仲英教授治疗急性支气管炎的经验介绍如下：

病因病机：

周老根据急性气管 – 支气管炎的发病机理并结合多年的临床实践，认为，本病应属外感咳嗽范畴，多因人体正气不足，气候多变，肺的卫外功能减退或失调，以致在天气冷热失常、气候突变的情况下，外邪客于肺导致咳嗽，临床上以风寒郁肺者居多。周老认为本病病位病变主脏在肺，但在病理情况下，其他脏腑功能失常，影响到肺气的宣降就有可能发生咳嗽。诸如脾虚生湿聚痰，湿痰上渍于肺；肝失条达，气机不畅，日久郁而化火，气火循经上冲犯肺等都是导致咳嗽的重要原因。因此，临床上外感咳嗽与内伤咳嗽往往不能截然分开，两者可相互为病，互为因果。外感咳嗽属于邪实，为外邪犯肺，肺气郁遏不畅所致。若内伤咳嗽由外邪诱发或加重者则属虚实夹杂。本病因于风寒者，肺气失宣，津液凝滞成痰；因风热者，肺气不清，热蒸液聚成痰；因风燥者，燥邪灼津生痰，故病理因素以痰为主，病机关键总属邪犯于肺，肺失宣肃，肺气上逆。

辨治经验：

基于以上认识，周老运用"宣肺止咳化痰"法治疗急性气管 – 支气管炎，并自拟宣肺止嗽汤用于临床。方药组成炙麻黄、桔梗、杏仁、制半夏、前胡、大贝母、炙款冬、佛耳草、生甘草。水煎服，每日1剂，早晚各1次。宣肺止嗽汤是以三拗汤、桔梗汤二方化裁而成。方中三拗汤为宣肺止嗽汤之主方，同时配伍前胡、贝母清肃肺气，佛耳草止咳化痰降气。诸药相配，温中有清，温而不燥，降中寓升，升降互济，俾风寒得散，肺气得宣，气逆得降，咽喉得利，共奏祛邪利肺、止咳化痰之效。周老指出，宣肺止嗽汤的核心在于"宣通"，宣可开肺祛邪，通能利肺降气。故临证用于急性气管 – 支气管炎，上呼吸道感染，慢性支气管炎急性发作等疾患，具有良好疗效。其辨证运用的关键是风寒郁肺，肺气不宣相当于急性气管 – 支气管炎早期。若患者有口干咽痛、苔薄黄、脉浮数等风热症状相当于急性气管 – 支气管炎及慢性支气管炎继发感染时，则不在本方运用范围之内，此时应疏风清热、肃肺化痰，可用桑菊饮加减治疗。如继发感染病情严重者，又必须中西医结合治疗。

临证加减：表寒配荆芥、苏叶；气喘、喉间痰鸣去桔梗；寒痰伏肺配细辛；肺热内郁配生石膏、知母；痰热蕴肺配黄芩、桑白皮；阴津耗伤配天花粉、南沙参；咳逆气急痰壅配苏子、金沸草；兼湿，痰稠量多胸闷配茯苓、法半夏、厚朴、陈皮等。

（5）小儿上呼吸道感染

①疾病概况

a. 现代医学对小儿上呼吸道感染的认识

急性上呼吸道感染[247]简称上感，是小儿时期最常见的疾病，有一定的传染性，绝大多数与鼻病毒、呼吸道合胞病毒、腺病毒、柯萨奇病毒、埃可病毒等感染有关，亦可由肺炎支原体、溶血性链球菌、肺炎链球菌、流感嗜血杆菌和葡萄球菌等直接引起或继发感染所致。临床常根据累及的部位而诊断为急性鼻（咽）炎、咽峡炎、咽（喉）炎、扁桃体炎等。婴幼儿患感冒后，往往全身症状重而局部症状轻，炎症易向邻近器官扩散而引起喉炎、气管-支气管炎、肺炎等并发症，故需要及时诊治。

临床上小儿上呼吸道感染以发热恶寒、鼻塞流涕、喷嚏、咳嗽为主要特征。[248]该病主要侵犯鼻、鼻咽和咽部，如上呼吸道某一局部炎症特别突出，即按该炎症处命名，如急性鼻炎、急性咽炎、急性扁桃体炎等。细菌感染者白细胞总数及中性粒细胞均增高。以下将小儿鼻炎、小儿咽炎、小儿扁桃体炎这三种常见的小儿上呼吸道感染疾病做一介绍。

小儿鼻炎是指鼻腔黏膜和黏膜下组织的炎症，从发病的急缓及病程的长短来说，可分为急性鼻炎和慢性鼻炎。小儿急性鼻炎系鼻腔黏膜的急性感染性炎症，一般称之为"伤风""普通感冒"。急性鼻炎是病毒感染引起，随后继发细菌感染，致病病毒有鼻病毒、腺病毒、冠状病毒等，细菌多为链球菌、葡萄球菌、肺炎球菌等。慢性鼻炎一般认为是急性鼻炎反复发作，或未彻底治疗，鼻腔及鼻窦的慢性疾病，邻近组织的感染，鼻腔的用药不当或过久等而成慢性鼻炎。小儿的慢性鼻炎可能主要与腺样体的慢性炎症有关。

咽炎是一种常见的上呼吸道疾病，可分为急性咽炎和慢性咽炎两种。急性咽炎常因病毒引起，其次为细菌所致，冬春季最常见到。儿童急性咽炎的主要症状是起病急，初起时咽部干燥、灼热，继而疼痛，吞咽唾液时眼瞳往往比进食时还要明显；可伴有发热、头痛、食欲不振和四肢酸痛；侵及喉部，可伴有声嘶和咳嗽。检查口腔及鼻咽黏膜弥漫性充血、肿胀、腭弓水肿，咽后壁淋巴滤泡侧索红肿，表面有黄白色点状渗出物，下颌淋巴结肿大并有压痛，体温可升高至38℃。一般而言，患儿全身性的症状并不明显，轻者仅有声嘶、声音粗涩、低沉、沙哑，症状严重者可能完全失音、喉部疼痛和全身不适，如发烧或畏寒，其他症状为咳嗽多痰、咽喉部干燥、刺痒、异物感，喉部肿胀严重者，也可能出现呼吸困难。儿童慢性咽炎主要是由于急性咽喉炎治疗不彻底而反复发作转为慢性，或者是因为患有各种鼻病，造成鼻孔阻塞、长期张口呼吸，以及物理、化学因素等经常刺激咽部所致。全身各种慢性疾病如贫血、便秘、下呼吸道慢性发炎、心血管疾病也可能导致本病。

扁桃体炎是腭扁桃体的一种非特异性急性炎症，[249]是自身免疫性疾病，常伴咽黏膜及咽淋巴组织的急性炎症，具发病率高、并发症多、复发率高等特点，多见于儿童和青年。扁桃体炎多是由于上呼吸道反复感染或发病后未彻底治疗而导致，常分为急性和慢性两种。急性扁桃体炎发病较急，主要症状有恶寒发热、全身不适、扁桃体红肿疼痛且吞咽困难等；慢性扁桃体炎症状较轻，常感咽喉不适，轻度梗阻感，偶会影响吞咽和呼吸等。目前小儿扁桃体炎发病率呈明显上升趋势，加之小儿自身抵抗力低下，发病急速、传变迅速，故不可轻视。[250]西医认为乙型溶血性链球菌是引起急性扁桃体炎的主要致病菌。[249]

研究资料显示，抗菌药物在儿科门诊应用极其普遍，给药途径多以静脉给药或联合给药为主，这既增加了抗菌药物的毒副作用，又增加了患儿的痛苦。[251]蒋乾芬调查了某医院小儿急性上呼吸道感染使用抗菌药物治疗的现状，结果表明，儿科在治疗上呼吸道感染抗菌药物使用方面不够合理，给药的剂量太高，有滥用抗菌药物的现象。李顺清调查研究发现某地区细菌性小儿上呼吸道感染已经出现病原体多样、耐药性上升趋势。[252]

有数据显示，[253]2010年，在北京、上海、重庆儿童医院普通感冒患儿92%~95%接受了抗感染药治疗。在国外，加拿大病毒性上感患儿50%使用了抗感染药。美国60%的感冒患儿使用抗感染药治疗。[254]Arroll等统计了7个试验共2056例6个月到49岁上感患者后得出结论：没有足够证据证实抗感染药对上感治疗有益，但抗感染药的不良反应随其使用明显增加。

小儿急性咽炎临床多以抗生素口服，或激素雾化，效果不甚理想。[255]急性扁桃体炎西医在治疗上常以抗生素和解热镇痛药为主，但易反复发作，严重者需手术切除，给患儿及家庭带来严重的身心创伤，还可能会导致并发症的出现。[250]小儿鼻炎鼻窦炎是一种常见的儿科疾病，目前临床存在多种治疗方式，其中鼻内镜技术是一种有效的鼻炎鼻窦炎手术方式。但近年来临床研究指出，鼻内镜技术虽然可以有效清除鼻炎鼻窦炎病变，但由于患儿鼻窦结构尚未发育完全，在出现炎性反应时会造成鼻窦、鼻腔正常生理功能受到影响。[256]

b. 传统医学对小儿上呼吸道感染的认识

传统医学认为小儿上呼吸道感染是由于外感六淫邪气致病，临床以发热、恶风寒、鼻塞、流涕、喷嚏、咳嗽为主要特征。[257]小儿时期脏腑娇嫩，肺常不足，卫外不固，故容易遭受外邪侵袭而患"感冒"，所以"感冒"为儿科临床常见病及多发病。

小儿鼻炎：鼻炎依病程可分为急性和慢性，儿童以急性鼻炎较为常见。[258]中医将小儿急性鼻炎归属为"小儿伤风鼻塞"，慢性鼻炎归属为"鼻窒"[259]"鼻渊""脑漏"[260]。

小儿咽炎：中医学将咽炎归属中医学喉痹范畴。[261-262]喉痹一名首次见于黄帝内经《素问·阴阳别论》"一阴一阳结，谓之喉痹"。后世医家王冰对此注曰："一阴为心主之脉，一阳为三焦之脉也，三焦、心主脉并络喉，气热内结，故为喉痹。"言明喉痹病为气热所致。[263]中医学认为急性咽炎多由外感风热导致，风热湿毒侵袭咽部和肺部，痰热壅阻肺部影响其宣发清肃，痰热上逆引起咽喉疼痛肿胀、灼热、咳嗽、头疼等。小儿慢性咽炎属中医"虚火喉痹"范畴。[263]

小儿扁桃体炎：中医称之为"乳蛾""喉关痈"，急性扁桃体炎中医称之为"风热乳蛾""蛾风""喉蛾"，慢性扁桃体炎中医称之为"慢乳蛾""虚火乳蛾"。中医认为本病是由反复外感或感受外邪后余邪未清、邪毒聚结喉核所致。[250]

②病因病机

小儿上呼吸道感染的病因有先天因素、后天因素两种。[264]先天因素主要是胎禀不足和胎内失养等；后天因素包括外感六淫、乳食不节、痰饮瘀血、七情内伤以及腠理疏松、肌肤脆薄、脏腑娇嫩、体性纯阳等体质特点

外感六淫邪气，其中以感受风邪为主。风寒、风热是主要病因。[265]小儿御邪能力不足，如寒热失调，风寒、风热侵袭肺卫，使肺气失于宣达，故见咳嗽、鼻塞、流涕；使营卫失调，故发热恶寒、无汗或微汗。

小儿阳气偏盛，[265]感邪后极易化热，所以在外感表证同时，常伴有里热症状，如遇小儿素有滞热，又感外邪，表邪外束，里热不能发越，怫郁于里，则里热症状更为突出，所以在小儿，上感单纯表证少见，多表现为表里同病。所以在辨证时，首先应弄清表邪与里热何轻何重，这样治疗用药才能恰当。

小儿咽炎：

肺胃实热证是小儿急性咽炎临床常见的证候类型之一，多由外感邪毒化热入里，或胃腑素有郁热上攻咽喉所致。[266]

对于小儿慢性咽炎的病因病理，学者认为，基于小儿稚阴稚阳之体的生理特点，感邪后易于化热，聚痰，郁结于咽喉，形成咯痰不利或咯之不出，咽之不下或慢性咳嗽之候，临床常见于湿热型；久则损伤阴血，阴虚火旺，咽失濡养，自觉咽喉干痛不适，形成阴虚肺热型；虚久必瘀，血瘀则气滞，气血搏结于咽喉不解，致咽喉结节增生，慢性充血不退，形成痰瘀互结型，而致病情日久难愈。在各型中尤以阴虚肺热者多见，故有"咽喉诸证皆属火"之说。但也有"咽喉干燥，病在脾土""咽喉者，脾胃之候"之说。由于小儿脾常不足，脾虚不运，易于生湿生痰，痰浊内贮，结聚咽喉，或胃阴亏虚，阴液不能上承，致咽喉干燥，干咳少痰，大便干结等症。此外，由于小儿肝常有余，肾常虚的特点，临床也常见肺肾阴虚，虚火上炎，熏灼咽喉；肝失条达，痰气郁结不化，而见自觉咽喉异物梗阻不适，咯之不出，咽之不下，胸闷，喜叹息等候。病程日久还可发展为肝肾阴虚或由阴及阳，最后形成肺脾气虚之证者也偶尔可见。[262]

扁桃体炎：

急性：医家认为小儿急性扁桃体炎的中医发病机理主要有外邪侵袭，或里热内盛或两者兼之。咽喉为脾胃之门，脾胃有热、热气上冲则咽喉疼痛。本病多为风、火、痰相互交结于咽喉而致病。本病病机主要为风热外邪入肺经，咽喉首当其冲，或外邪奎盛，病变传里，累及肺胃，导致胃火炽盛，火热上扰致病。小儿为纯阳之体，在感受外邪后很容易入里化热，且小儿脾胃、肺功能不足，热邪犯肺、胃后，热毒会聚集于喉。[267]也有部分医家认为本病或与瘀、痰、毒等因素有关，治疗时采用了活血化瘀散结之法。[249]慢性：李谱智认为小儿慢性扁桃体炎的病因病机多由于风热乳蛾、风热喉痹治疗不彻底，迁延日久，由肺及肾，金燥水涸，肾阴亏虚，邪热伤阴，阴亏疲乏而咽窍失濡，虚火上炎，久灼咽核为病。[268]

鼻炎：

急慢性鼻炎多因感受风寒或风热之邪，上犯于肺，肺失宣降，鼻窍壅塞而至鼻塞不通，流清涕或脓涕，夜间张口呼吸，甚至影响睡眠。治疗不及时或治疗不当则病情缠绵，日久不愈。儿童稚体娇嫩，患病之后，病情易虚易实，加之儿童冷暖不知，调护不当则易受凉，鼻为肺窍，首当其冲，故鼻塞流涕之症最为常见。[269]

③辨证分型

《小儿感冒中医诊疗指南》[257]将小儿感冒分为主证和兼证，主证分为风寒感冒证、风热感冒证、暑邪感冒证、时疫感冒证，兼证有夹痰证、夹滞证、夹惊证。众多学者认为，在实际临床中，风寒证型感冒在小儿中很少见，[248]究其原因与小儿机体病理特点有关，小儿"阴常不足，阳常有余"，即便感受风寒之邪，也易迅速化热入里。再者与小儿脾常不足，胃气薄弱的生理特点有关，小儿饥饱不知节制，故极易积滞，食滞日久，郁而化热，内有热则外邪易乘。

《小儿感冒中医诊疗指南》对小儿感冒的具体证型详解：

主证：

风寒感冒证恶寒，发热，无汗，鼻塞，流清涕，喷嚏，咳嗽，痰稀白易咯，面色白，头身痛，口不渴，咽无红肿疼痛，舌淡红，苔薄白，脉浮紧，指纹浮红。

风热感冒证发热，恶风，有汗或少汗，鼻塞，流浊涕，喷嚏，咳嗽，痰稠色白或黄，面色红赤，哭闹不安或烦躁不宁，头痛，口渴，咽红肿痛，小便黄赤，舌质红，苔薄黄，脉浮数，指纹浮紫。

暑邪感冒证夏季发病，壮热，汗出热不解，头晕头痛，鼻塞，喷嚏，身重困倦，面色红赤，哭闹不安或烦躁不宁，咽红肿痛，口渴欲饮或口干不欲饮，纳呆，恶心呕吐，泄泻，小便短赤，舌质红，苔黄腻，脉数，指纹紫滞。

时疫感冒证起病急骤，全身症状重。高热寒战，头晕头痛，鼻塞，喷嚏，咳嗽，面目红赤，哭闹不安或烦躁不宁，咽红肿痛，无汗或汗出热不解，肌肉骨节酸痛，腹胀腹痛，或有呕吐，泄泻，舌质红或红绛，苔黄燥或黄腻，脉洪数，指纹紫滞。

兼证：

夹痰证感冒兼见咳嗽较剧，痰多，喉间痰鸣，舌苔厚腻，脉浮滑或滑数。

夹滞证感冒兼见脘腹胀满，不思饮食，口气秽臭，恶心呕吐，吐物酸腐，大便酸臭，或腹痛泄泻，或大便秘结，舌苔垢腻，脉滑。

夹惊证感冒兼见惊惕、惊叫，烦躁不宁，甚至骤然两目凝视，肢体抽搐，口唇发绀，舌质红，脉浮弦或弦数。

咽炎：小儿急性咽炎常见类型有风热外侵型、肺胃实热型等。[270]小儿慢性咽炎常见类型有阴虚证、风热外侵、肺热津伤。

鼻炎：小儿急性鼻炎：风寒外袭、风热外犯。小儿慢性鼻炎：临床上小儿慢性单纯性鼻炎多以肺经蕴热型与肺脾气虚型为主。

扁桃体炎：风热外侵、胃火炽盛、肺肾阴虚、脾气虚弱。

④治则治法

小儿上呼吸道感染即小儿感冒，一般按风寒、风热、暑湿等分列证型，治疗原则以疏风解表为主，挟痰者佐以宣肺化痰；挟食滞者，佐以消食导滞；挟惊者兼以安神镇惊。[271]小儿风寒感冒，多见发热无汗、鼻塞流清涕、咳嗽喷嚏、痰白清稀、喜依母怀、不思乳食、舌苔薄白、脉浮紧、指纹浮红。治宜辛温解表，可用荆防败毒散去羌活、独活、川芎。若呕吐乳食或食入即吐者，加藿香、法夏；腹胀、大便酸臭者，加厚朴、谷芽、神曲治疗。列入治疗小儿风寒感冒的非处方药有小儿感冒散、小儿清感灵片、小儿至宝丸等。

小儿风热感冒，多见发热汗出、鼻塞涕浊、咳嗽痰稠、咽喉肿痛、口干喜饮或频频吮乳、舌质红、苔薄白或薄黄、脉浮数、指纹浮露色紫等症。治宜辛凉解表，可用银翘散。壮热口渴者加生石膏；咽喉肿痛、眼睑红赤者，加射干、马勃、板蓝根、菊花；咳嗽痰多者，加浙贝母、竹茹；脘腹胀满、大便秘结者，加大黄、莱菔子；夜卧不宁、惊惕不安或四肢抽搐者，加蝉蜕、钩藤、僵蚕，或加服紫雪丹。已列入治疗小儿风热感冒的非处方药很多，如儿感退热宁口服液、复方小儿退热栓、双黄连栓（小儿消炎栓）、小儿风热清口服液、小儿感冒茶、小儿感冒宁糖浆、小儿解表颗粒、小儿热速清口服液等。

小儿暑湿感冒，多见壮热、身重困倦、恶心欲呕、或腹痛腹泻、心烦口渴、小便短赤、舌苔腻、脉数、指纹紫滞等症。治宜清暑解表，可用新加香薷饮。热重于湿者，身热、心烦口渴较甚，去香薷加黄连；湿重于热者，恶心呕逆、苔白腻，加藿香、滑石、甘草治疗。列入治疗小儿暑湿感冒的具有代表性的非处方药有小儿暑感宁糖浆一种。

⑤**西医治疗现状**

小儿急性上呼吸道感染的西医治疗见附录4。

⑥**中医药治疗优势及系统评价**

小儿上呼吸道感染主要经飞沫传播，临床以发热咳嗽头痛、乏力肌痛、鼻塞咽痛等为主要症状。[272]目前，西医尚无理想抗病毒药物问世，而绝大多数患儿又无需抗生素治疗，故临床仅以对症治疗为主，主要以退热药缓解症状，减轻痛苦，但不能缩短病程。而中医药在治疗本病上有奇特的疗效及悠久的历史。中医认为本病主要病因为外邪入侵，以风邪为主，夹杂寒热暑湿。病机为肺气失宣，卫表失和。临床有风寒、风热、暑邪、体虚等类型。小儿患病易出现挟痰、挟惊等兼证。中医治疗此病，立足整体观察，辨证施治，可以取得良好的疗效。近年来，许多中医药临床试验研究文献证实，采用疏风解表为主的治法治疗小儿上呼吸道感染疗效肯定、副作用少。

小儿豉翘清热颗粒治疗急性上呼吸道感染临床疗效的Meta分析：

【目的】评价小儿豉翘清热颗粒治疗急性上呼吸道感染临床有效性。

【方法】通过计算机检索中国学术期刊全文数据库、维普中文科技期刊全文数据库、万方医学期刊全文库、Pubmed关于小儿豉翘清热颗粒治疗小儿急性上呼吸道感染的资料，利用Revman 5.3统计软件进行Meta分析。

【结果】纳入有效文献15篇，均为随机对照试验，Meta分析显示小儿豉翘清热颗粒治疗小儿急性上呼吸道感染在退热时间，改善鼻塞、流涕、咳嗽、咽痛等症状，降低血清$TNF-\alpha$和$IL-6$活性等方面，均优于利巴韦林颗粒。

【结论】小儿豉翘清热颗粒治疗急性上呼吸道感染在主要临床症状改善方面均优于利巴韦林颗粒，值得推荐推广应用。[273]

清热解毒、利咽消肿法治疗小儿急性化脓性扁桃体炎国内临床文献的Meta分析：

【目的】系统评价清热解毒、利咽消肿法治疗小儿急性化脓性扁桃体炎临床研究文献的质量。

【方法】通过计算机检索2005年1月—2011年12月国内公开发表的有关中医清热解毒、利咽消肿法为主治疗小儿急性化脓性扁桃体炎的国内临床研究文献，按照纳入和排除标准进行筛选，对纳入的临床作质量评价。

【结果】检索到相关文102篇，最终纳入评价的文献21篇。经Meta分析显示，单纯清热解毒、利咽消肿法为主治疗小儿急性化脓性扁桃体炎与西医对比，$P=0.07<0.10$，所纳入文献存在显著差异，不具有同质性，采用随机效应模式［$OR=2.74$，95% CI为（1.07，7.01），合并效应量$Z=2.09$］。清热解毒、利咽消肿法为主联合西药治疗小儿急性化脓性扁桃体炎与单纯西药相对比示，两者总有效率同样存在显著差异［$OR=5.24$，95% CI为（3.22，8.51），$P=0.98>0.10$］，合并效应的检验（$Z=6.68$，$P<0.00001$）。

【结论】中医单纯清热解毒、利咽消肿法为主要治法或其联合治疗小儿急性化脓性扁桃体炎与西药治疗相比更具有优势。[274]

⑦中医治疗方案

a. 单味药

中西医结合研究认为,中药"清热泻火(清热解毒)"功效与抗菌、消炎、解热等密切相关。[275]临床上常用金银花、板蓝根、大青叶、麦冬、贯众、射干等药防治小儿上呼吸道感染,疗效较好,不良反应少。这些药都具有清热之功效,中药的清热作用具有抗病原微生物毒素,增强机体免疫功能,促进病变组织修复等多种作用,能起到祛除病因和调整机能的双重功效。

金银花:

功效:清热解毒、凉散风热。含有抗炎、抗内毒素,增强白细胞吞噬功能的成分,不良反应少,可用于防治小儿上感。[276]

板蓝根:

功效:清热解毒、凉血利咽。板蓝根的抗菌作用:水浸液对枯草杆菌、金黄色葡萄球菌、八联球菌、大肠杆菌、伤寒、痢疾杆菌、脑膜炎球菌有抑制作用。对多种病原微生物有杀灭作用,如枯草杆菌、金黄色葡萄球菌、大肠杆菌、钩端螺旋体等。[277]

板蓝根治疗小儿上感高热临床报道:用高热灵(银花、连翘各15g,板蓝根、石膏各30g),大黄4g,桂枝8g,杏仁10g,麻黄、甘草各3g,煎药液200mL。分次频服,治疗小儿上感高热患者350例中,速效183例,良效133例,有效14例,无效20例,总有效率为94.3%。[278]

大青叶:

功效:清热解毒、凉血消斑。抗菌作用:水煎剂对金黄色、白色葡萄球菌、链球菌、脑炎、肺炎球菌、痢疾杆菌等有抑制作用。有提高或增强免疫功能,有抗炎功效。[279]

大青叶治疗小儿上呼吸道感染报道:大青叶30g,加水40mL煎至10mL,再加水30mL煎至10mL。两次煎液混合。3岁以上者每次6mL,每日3~6次,治疗上感168例(其中感冒及流感95例,急性咽炎29例,急性气管炎25例,急性扁桃体炎19例)效果较好。[280]

麦冬:

功效:养阴生津、化痰止咳、清热泻火。日本学者从麦冬中提取鲁斯可皂苷元,并用其混合物做抗菌实验,证明其混合物有抗菌作用,尤其对革兰阳性菌敏感。[281]

麦冬治疗小儿咽炎:8岁以下麦冬3枚含服,9岁以上麦冬4枚含服,均为每日4次,每次20分钟,2周为1个疗程。[282]

b. 中成药

中成药在儿科临床中应用越来越普遍,因其与西药相得益彰,互相补充疗效的同时,具有药性平和、使用方便、患儿易接受的优点。临床上治疗小儿上呼吸道感染常用的注射类中成药包括喜炎平、清开灵、穿琥宁、痰热清、炎琥宁、莪术油葡萄糖液等;常用的口服类中成药包括蓝芩口服液、复方鱼腥草颗粒、蒲地蓝消炎口服液、柴防口服液、小儿牛黄清心散、豉翘清热颗粒、银黄颗粒等。在实际使用中应注意辨证用药,根据患儿的体质差异调整用药品种和剂量,且不应盲目、长期应用。

喜炎平注射液:

喜炎平注射液的主要成分是穿心莲内酯磺化物,是一种重要制剂,具有抗菌消炎、清热解毒的药理作用,能够提高患儿机体的免疫功能,能够增强白细胞、巨噬细胞、中性粒细胞吞噬病毒的能力，能够提高血清的溶菌酶含量，提高细胞免疫能力。喜炎平对呼吸道合胞病毒、流感病毒、腺病毒有灭活作用，对大肠杆菌、链球菌、肺炎球菌、金黄色葡萄球菌等10多种细菌有显著的抑制作用，能够抑制炎症出现时毛细血管通透性的增加，从而减少炎性物质的渗出。

周玉琴[283]采用喜炎平注射液治疗小儿上呼吸道感染。对照组予利巴韦林注射液10mg/（kg·d）入液静脉滴注，治疗组予喜炎平注射液5mg/（kg·d）入液静脉滴注。两组疗程均为3～5天。结果示对照组总有效率65.4%，治疗组总有效率91.4%。

翟淑敏等[284]采用喜炎平注射液治疗儿童急性上呼吸道感染。对照组予常规剂量利巴韦林注射液加入0.9%氯化钠注射液静脉滴注；治疗组予喜炎平注射液50～100mg加入5%葡萄糖注射液100～150mL静脉滴注。每日1次，均以5天为1个疗程。血常规示血白细胞计数及中性粒细胞分类正常者均不使用抗生素，血象高者加用青霉素，过敏者用克磷霉素治疗。结果示总有效率95.24%，对照组总有效率为78.95%。

清开灵注射液：

清开灵系中医古方安宫牛黄丸拆方制成的中成药注射剂，方中黄芩苦寒入肺，《本草纲目》载其"治风热、湿热、头痛"；金银花芳香疏散，散肺经邪热；栀子入心肺及三焦经可清热利尿，凉血解毒；牛黄、水牛角、珍珠母醒神补水救火；胆酸、猪去氧胆酸镇静抗过敏。现代药理研究表明，本药菌毒并治，具有抗病毒和抗细菌的双重疗效，对引起上呼吸道感染乙型溶血型链球菌、金黄色葡萄球菌、肺炎双球菌铜绿假单胞菌等16种常见致病菌均有不同程度的抗菌解热作用，可改善机体的免疫功能，是治疗小儿急性上呼吸道感染的安全有效的药物之一。[285]

庄海群等[286]用清开灵注射液治疗小儿急性上呼吸道感染。治疗组予清开灵注射液静脉滴注，对照组予病毒唑静脉滴注，每日1次；疗程均为3～7天。结果治疗组总有效率96%；对照组总有效率82.0%。

穿琥宁注射液：

穿琥宁为脱水穿心莲内酯琥珀酸半酯单钾盐，[287]该药具有清热、解毒、抗炎、解热之功效，是治疗风热感冒、咽喉肿瘤等症的常用药。体外实验证明，该药对链球菌、金黄色葡萄球菌、大肠杆菌等11种菌有抑制作用。[288]

袁兴华[289]采用穿琥宁注射液治疗小儿急性上呼吸道感染。治疗组除一般支持治疗外，加用穿琥宁注射液5～15mg/（kg·d）加入5%葡萄糖注射液100～250mL静脉滴注。对照组给予抗感染、止咳祛痰等支持治疗，并加用利巴韦林10～15mg/（kg·d）静脉滴注。两组治疗3～5天后判断疗效。结果治疗组总有效率为94.9%，对照组总有效率为78.3%。

痰热清注射液：

痰热清注射液由黄芩、熊胆粉、山羊角、金银花、连翘组成，经实验药理学研究它对呼吸道致病菌—肺炎链球菌、乙型溶血链球菌、金黄色葡萄球菌、嗜血流感杆菌有一定的抑制作用。[290]

李本华[291]采用痰热清注射液治疗急性上呼吸道感染。治疗组予痰热清注射液0.5～1mL/（kg·d）加入5%葡萄糖注射液静脉滴注，每日1次；对照组予病毒唑注射液入液静脉滴注，5～7天为1个疗程。结果治疗组总有效率为96.7%，对照组总有效率为83.3%。

热毒宁注射液：

热毒宁注射液为由青蒿、金银花、栀子等制成的澄明液体，其主要成分为绿原酸、青蒿素，并具有清热、疏风、解毒的功效。[292]

赵罗忠等[293]采用热毒宁注射液治疗儿童急性上呼吸道感染。治疗组予热毒宁注射液0.5～0.8mL/（kg·d）静脉滴注，对照组给予病毒唑注射液10～15mL/（kg·d），分2次静脉滴注，3～5天为1个疗程。结果治疗组显效率87.1%，有效率94.9%；对照组显效率60%，有效率82.1%。

炎琥宁注射液：

炎琥宁是从天然植物穿心莲叶中提取，其主要成分为穿心莲内酯、新穿心莲内酯、脱氧穿心莲内酯、穿心莲酯等，具有抗病毒、抑菌、解热、消炎和提高机体免疫力等作用。[294]

杨文敏[295]采用炎琥宁注射液治疗小儿急性上呼吸道感染。治疗组用炎琥宁注射液5～10mg/（kg·d）静脉滴注，对照组用利巴韦林10～15mg/（kg·d）入液静脉滴注，疗程均为3天。结果治疗组总有效率96.15%；对照组总有效率为89.74%。

莪术油葡萄糖液注射液：

莪术油葡萄糖注射液是用中药莪术提取的挥发成分莪术油，加葡萄糖配制而成的输液型注射液，莪术油尚有抑制细菌作用，对细菌性上呼吸道感染疗效好。[296]

阎敏用莪术油葡萄糖液治疗小儿急性上呼吸道感染。治疗组予莪术油葡萄糖液10mg/（kg·d）另加青霉素4万U/（kg·d）分2次静脉滴注。对照组予利巴韦林注射液10mg/（kg·d）另加青霉素4万U/（kg·d）分2次静脉滴注。疗程均为5～7天。结果治疗组总有效率94.00%；对照组总有效率74.00%。[297]

复方鱼腥草颗粒：

复方鱼腥草颗粒由鱼腥草、金银花、板蓝根、黄芩、连翘组成。其中鱼腥草，味腥且性微寒，具有利尿排脓、清热解毒之功效。鱼腥草对于卡他球菌、金黄色葡萄球菌、流感杆菌、肺炎球菌、痢疾杆菌及大肠肝菌均有显著的抑制作用。[298]

门忠友等[299]采用复方鱼腥草颗粒治疗小儿急性上呼吸道感染。观察组给予复方鱼腥草颗粒口服，对照组给予利巴韦林颗粒口服，疗程5～7天。结果临床疗效和中医症状疗效的痊愈率治疗组明显高于对照组。

蒲地蓝消炎口服液：

蒲地蓝消炎口服液主要成分为蒲公英、苦地丁、板蓝根及黄芩。[300]黄芩性寒，泻火解毒、凉血燥湿，现代药理学研究已证实其具有一定的抗菌、消炎、解热及抗过敏的作用，对多种细菌如金黄色葡萄球菌、肺炎球菌、溶血链球菌等均有不同的抑制作用，并可抑制流感病毒的复制；板蓝根则具有清热解毒、凉血化斑的功效，对病毒、细菌同样具有抑制作用；蒲公英及苦地丁清热解毒，与黄芩的抗菌谱相似，同样具有广泛的抗菌作用。因此4药联用起到协同抗菌、抗病毒作用，可显著改善患儿发热、咳嗽、鼻塞、喷嚏、流涕、咽痒咽痛、呕吐等症状。

马京华等用蒲地蓝消炎口服液治疗小儿上呼吸道感染。治疗组和对照组均给予常规综合治疗，包括室内通风、多休息、进食易于消化的食物、多饮水，以及降温、解痉、止咳化痰等相关对症处理。治疗组在常规综合治疗基础上加用蒲地蓝消炎口服液（规格：10mL/支），1～3岁患儿3mL～5mL/次，3～6岁患儿5mL～7.5mL/次，6岁以上患儿10mL/次，均为3次/天；对照组在常规综合治疗基础上加用利巴韦林片10mg/（kg·d），磨碎，与水同服，分3次口服。2组疗程均为3天。治疗组退热时间及咳嗽、流涕、咽痛、呕吐消失时间均显著短于对照组。

郭可瑜采用蒲地蓝消炎口服液治疗小儿急性扁桃体炎与急性咽炎。治疗组予口服蒲地蓝消炎口服液，0岁~1岁，每次1/3支，每日3次；1岁~3岁，1/2支，每日3次；3岁~5岁，每次2/3支，每日3次；5岁以上，每次1支，每日3次。对照组口服头孢克洛分散片，按20mg/（kg·d）~40mg/（kg·d），分3次服。每8小时1次，疗程均为7天。结果显示治疗组在咽痛、咽充血、咽肿胀减轻，体温下降及全身不适缓解等方面有明显的优势。

蓝芩口服液：

蓝芩口服液的成分为板蓝根、黄芩、栀子、黄柏和胖大海，具有清热泻火、解毒消肿、利咽止痛之功。按中医辨证论治，蓝芩口服液主要用于邪热入里化火、肺胃热盛之风热喉痹。[301]

张振华应用蓝芩口服液治疗中医辨证属于肺胃实热型的小儿咽炎、扁桃体炎。单纯应用蓝芩口服液（扬子江药业集团生产，国药准字Z19991005，每支10mL）口服，加温水饮用。小儿2~5岁，每次5mL，每日3次；小儿6~12岁，每次10mL，每日3次。如有轻度腹泻可减少用药次数，每日2次，3日为1个疗程。蓝芩口服液治疗小儿咽炎、扁桃体炎3日内的总有效率达90%，安全无副反应。

小儿柴桂退热口服液：

小儿柴桂退热颗粒的主要成分有柴胡、桂枝、葛根、浮萍、黄芩、白芍、蝉蜕。以上药物合理配伍，柴胡、葛根为君药，桂枝、白芍为臣药，黄芩为佐药，蝉蜕、浮萍为使药，能够兼顾寒热，有效治疗小儿上呼吸道感染疾病，快速缓解患儿症状。[302]

徐沙沙等[303]采用小儿柴桂退热口服液治疗小儿上呼吸道感染。对照组给予退热、抗病毒治疗，合并细菌感染者联合使用抗生素等对症支持治疗，治疗组在对照组的基础上给予小儿柴桂退热口服液。治疗组的总有效率为98.31%，高于对照组的总有效率84.48%

小儿感冒舒颗粒：

小儿感冒舒颗粒主要药物成分为葛根、荆芥、牛蒡子、桔梗、玄参、蝉蜕、六神曲、甘草。该药对流感病毒，腺病毒3、5、7型，金黄色葡萄球菌，大肠杆菌，肺炎球菌，甲型链球菌，白喉杆菌等有不同程度的抑制作用[305]。小儿感冒舒具有清热解毒、平和气血、调节肺气平衡的功效，能够有效治疗小儿上呼吸道感染引发的表寒里热症状。[304]

李燕宁[305]开展小儿感冒舒颗粒治疗小儿外感发热（表寒里热证）的双盲观察。治疗组服用小儿感冒舒颗粒加安慰散剂；对照组服用小儿感冒散加安慰颗粒。3日后，小儿感冒舒颗粒治疗组总有效率88.98%，愈显率66.10%；小儿感冒散对照组总有效率78.69%，愈显率43.44%。两组疗效比较有极显著性差异（$u=3.31$，$P<0.01$），说明小儿感冒舒疗效更为优越。

小儿豉翘清热颗粒：

小儿豉翘清热颗粒由连翘、淡豆豉、薄荷、荆芥、炒栀子、大黄、青蒿、赤芍、槟榔、厚朴、黄芩、半夏、柴胡、甘草组成。方中淡豆豉、柴胡、荆芥和薄荷透解表邪、宣泄郁热，黄芩、连翘和栀子清心泻火、解散上焦之热，辅以淡豆豉和半夏和胃止呕，大黄、厚朴消食导滞以清积热，全方共奏疏风清热、消食导滞之功。药理研究表明：该药对金黄色葡萄球菌、大肠杆菌、绿脓杆菌、肺炎双球菌等多种细菌有抑制作用。[273]

胡思源等[306]用豉翘清热颗粒治疗小儿风热感冒挟滞证。治疗组予豉翘清热颗粒口服，1~3岁每次1~1.5袋，4~6岁每次1.5~2袋，7~9岁每次2~2.5袋，10岁以上每次3袋，每日3次。对照组予小儿双清颗粒口服,服法同治疗组。疗程均为3天。结果示治疗组疗效明显优于对照组。

c. 中药复方

中药成方柴葛解肌汤、小柴胡汤,银翘散,桑菊饮等加减化裁而来的中药复方可用于治疗小儿上呼吸道感染,临床效果确切,副作用少。但应注意,小儿脏腑娇嫩,[307]形气未充,用药稍有不当,极易损害脏腑功能,并可促使病情剧变,可见小儿之病,治宜轻取,切忌峻毒。小儿服中药时鼻嗅气,舌觉味。气味难闻易引起反感而拒服,强使接受,则未入咽而先恶呕,传导至胃,胃翻呕吐,而不能达到理想疗效,故处方用药务必考虑人口和经过咽胃的承受可能及其后果,应以药味甘淡为宜。治疗此病所用药物大多为清热解表之药。

柴葛解肌汤:

柴葛解肌汤源于陶氏《伤寒六书》,为治太阳阳明合病,表里双解,解肌清热之剂。原方由11味药组成。从药味分析,其中羌活、桔梗为太阳经药;柴胡、黄芩、芍药为少阳经药;葛根、白芷、石膏为阳明经药。因此使用该方治邪在三阳经之病,只要临证加减得当,解热效果颇佳。[308]

文天鹰[309]对上呼吸道感染高热患儿应用柴葛解肌汤加减治疗。柴葛解肌汤药物组成包括柴胡12g,黄芩6g,葛根9g,甘草3g,羌活6g,白芷6g,芍药6g,桔梗6g。对表寒重、恶寒发热患儿加羌活、白芷各6g;对咽痛明显患儿加射干6g,马勃10g;对痰多患者加清半夏、陈皮各10g;对咳嗽明显的患儿加白前10g,紫菀5g;对热甚心烦患儿加黄连、栀子各10g;对出汗较多患儿加生龙骨5g;对热绵延患儿加白薇10g。加生姜3片,大枣2枚,石膏12g(以上各药用量为两岁以上小儿用量,两岁以下小儿用量依具体年龄酌减);用水煎服,每日1剂,每剂400mL,采用少量频服的方法,分4次服用,3天为1个疗程。对照组给予西药布洛芬颗粒治疗,用温开水冲服,每次5mg/kg,每天1~2次。观察组总有效率95%明显大于对照组总有效率80%。

小柴胡汤:

小柴胡汤源自《伤寒杂病论》,其主要功效是和解少阳、和胃降逆、扶正祛邪。现代药理学研究表明,小柴胡汤具有抗炎保肝、解热镇痛、抑制病毒复制、激活巨噬细胞、诱导细胞产生白细胞介素等作用。

施亚男[310]用小柴胡汤加减治疗小儿上呼吸道感染。治疗组用小柴胡汤加减治疗,组成:柴胡6g,黄芩9g,金银花9g,连翘9g,荆芥6g,芦根30g,牛蒡子9g,桔梗5g,薄荷6g,竹叶6g,淡豆豉12g,甘草6g。以上药物生水浸泡0.5小时后入煎,1剂煎2次,每次煎沸10分钟,两剂混匀。日1剂,分2~3次口服,连服3天。对照组用注射用炎琥宁(武汉长联来福生化药业有限公司生产)治疗。每日10mg/kg,加入到100~250mL 5%葡萄糖注射液中静脉滴注。每日1次,连用3天。观察组总有效率94%明显大于对照组总有效率72%。

银翘散:

银翘散是治疗温病初期的代表方剂,[311]始载于《温病条辨》。方中重用金银花与连翘,二者共为君药,取金银花甘寒芳香、清热解毒、辟秽祛浊;连翘清热解毒、轻宣透表之效。薄荷、荆芥、淡豆豉共为臣药,以薄荷辛凉解表、发汗解肌、清利头目、解毒利咽;荆芥、淡豆豉味辛而性微温,但辛而不烈,温而不燥,与薄荷配伍,可增强辛散透表之力以助表邪发散,同时又不悖辛凉之旨。淡竹叶、芦根、桔梗为佐药,淡竹叶、芦根功擅清热生津、解表透热;桔梗清利咽喉、止咳化痰,甘草调和诸药为使药。

黄满平[311]用加味银翘散治疗小儿风热感冒。对照组患儿给予口服利巴韦林颗粒25mg/（kg·d）、罗红霉素分散片5mg/（kg·d）。观察组患儿给予口服加味银翘散，处方组成为：金银花15g，连翘15g，牛蒡子9g，薄荷9g，淡豆豉6g，淡竹叶6g，荆芥6g，桔梗9g，芦根6g，杏仁10g，防风10g，桑叶6g，鱼腥草10g，生甘草6g等，每日1剂，水煎两次，分4次温服。治疗后两组患儿总有效率比较，差异无统计学意义，说明采用加味银翘散治疗小儿风热感冒可以取得较满意的有效性和安全性。

桑菊饮：

桑菊饮出自《温病条辨》卷一，方中用桑叶清透肺络之热，菊花清散上焦风热，并作君药。臣以辛凉之薄荷，助桑、菊散上焦风热，桔梗、杏仁，一升一降，解肌肃肺以止咳。连翘清透膈上之热，苇根清热生津止渴，用作佐药。甘草调和诸药，是作使药之用。诸药配合，有疏风清热、宣肺止咳之功。故常用于外感风热、咳嗽初起之证，小儿上呼吸道感染可加减运用。[312]

石定华[313]用桑菊饮加味治疗小儿上呼吸道感染咳嗽。共80例病患，其中53例经西药治疗无效来诊。治疗采用桑菊饮加减，桑叶6~12g，菊花6~12g，薄荷5~10g，连翘6~12g，桔梗3~6g，杏仁3~6g，甘草1~3g，鲜芦根15~20g，麻黄5~6g，干姜5~6g。若肺热重加石膏、黄芩各9~12g；口渴重加葛根、天花粉各9~12g；咳重加百部、紫菀各6~9g；喘重加白果、地龙各6~9g；寒甚加细辛、制附片（先煎）各3~6g；痰多加川贝母、瓜蒌皮各3~6g；咽喉红肿加射干、牛蒡子各6~9g；鼻衄加鲜茅根15~20g；仙鹤草6~10g；纳差加焦三仙各6g。用法：水煎服，每日1剂，分4次服，每次15~50mL。治疗结果：服2剂痊愈64例，服3~7剂痊愈11例，无效5例，总有效率94%。服药最少者1剂，最多者7例。

⑧中西医结合疗法

通过临床实践，采用疏风清热解表为主的中药结合西药抗菌或对症治疗小儿上呼吸道感染患者，可更好地改善高热、咳嗽、咽痛症状，取得更好的临床疗效，相对减轻西药治疗的不良反应，较单纯西药治疗具有明显的优势。中西医结合治疗小儿上呼吸道感染，不能简单地理解为以单纯的中西药相加来进行治疗，施治者应了解不同患者、疾病不同时期的特点，发挥中西药各自的优势，互相弥补其不足。只有这样才能真正发挥中西医结合的作用。

在临床中治疗细菌性小儿上呼吸道感染，西药治疗分为抗生素治疗及对症治疗。抗生素常选用利头孢克肟颗粒、阿莫西林、青霉素、羧苄青霉素等，对抗生素过敏的患儿选用其他抗生素如红霉素或磺胺类。[314]西药对症治疗可参考方案：发烧38.5℃以上者给予萘普生10mg/kg/次口服治疗，或者肛纳清热栓治疗。鼻塞者给予小儿氨酚烷胺。咳痰者适当给予化痰止咳治疗，喉哽住的可加糖皮质激素，烦躁者给予2~3mg/kg/次苯巴比妥口服镇静止痉治疗。在西医治疗的基础上常联合应用喜炎平、清开灵、穿琥宁、柴桂退热颗粒等中药可缩短症状持续时间及康复时间，不良反应少，安全性高，疗效确切。[315]

⑨中医药外治法

从临床研究报道来看，中药外治法在治疗小儿上呼吸道感染发挥了很好的作用，其具有治疗简单，给药方便，毒副作用小，患儿及家属更易接受等特点，[316]解决小儿服药困难这一难题，倍受医者及患儿家长的重视。常用的外治方法有穴位贴敷、药物雾化吸入、浴足、沐浴、推拿、中药保留灌肠等方法。

穴位贴敷：

涌泉穴贴敷治疗小儿上感：将涌泉贴与食用白醋泡湿30s后敷于涌泉穴，外用纱布包扎固定，贴用时间为8小时。3天为1个疗程。[316]

穴位敷贴治疗小儿急性扁桃体炎肺胃郁热证：先予外治穴位敷贴于患者天突穴清咽及定喘穴祛痰，耳针选择肺、气管、咽部、肝、胆、脾、胃七耳穴。后予射干麻黄汤合保和丸加减，中医处方：射干10g，玄胡10g，麻绒6g，桔梗10g，黄连3g，黄芩30g，玉竹10g，白薇15g，红姑娘3g，山楂15g，神曲15g，炒麦芽30g，炒谷芽30g，鸡内金15g，槟榔3g，厚朴3g，枳实30g，金银花30g，梅花15g，胖大海10g。外治宣肺化湿方：麻黄30g，桂枝30g，细辛30g，陈艾30g，菖蒲30g，紫苏30g，荆芥30g。洗脚10分钟，至微微有汗出为度。另嘱清淡饮食，忌油荤辛辣之物。[317]

穴位敷贴治疗儿童鼻炎肺脾气虚型：症见：鼻塞时轻时重，鼻流清涕，遇寒加重，遇风则打喷嚏，嗅觉减退，时有头痛，头昏，平素肢体乏力。治法当用补脾益肺、祛风解表。方用玉屏风散合四君子汤加减：黄芪15g，防风12g，白术12g，辛夷9g，苍耳子9g，白芷9g，薏苡仁15g，百合6g，党参9g，茯苓9g，蝉蜕6g，白蒺藜6g，桂枝3g，益智仁3g，诃子3g，甘草3g，水煎，分2次口服。3剂为1个疗程。配合艾灸和穴位敷贴。艾灸用自制苍耳子散醋调灸百会30分钟。穴位敷贴用息喘二号贴肺俞穴、膻中穴、涌泉穴6~8小时。3天为1个疗程。[318]

穴位敷贴治疗儿童鼻炎瘀热互结型：症见：鼻塞较重，流黄黏涕，咳嗽痰多，声音重浊，头重痛，甚则累及智力发育。治法当用清热解表、祛湿化痰。方用银翘散合清金化痰汤加减：金银花12g，连翘12g，黄芪12g，黄芩9g，桔梗9g，当归9g，川芎9g，白芷9g，天花粉6g，浙贝母6g，蚤休6g，皂刺6g，藿香6g，路路通6g，石菖蒲3g，鱼腥草3g，甘草3g，水煎，分2次口服。3剂为1个疗程。配合艾灸和穴位敷贴。艾灸用自制苍耳子散醋调灸百会30分钟。穴位敷贴用息喘二号贴肺俞穴、膻中穴、涌泉穴6~8小时。3天为1个疗程。[318]

药物雾化吸入：

清开灵注射液超声雾化吸入治疗小儿急性扁桃体炎：清开灵注射液10mL雾化吸入，每天1次，每次30分钟，5天为1个疗程。[319]

喜炎平吸入治疗小儿上呼吸道感染：予常规液体疗法及对症治疗。在此基础上喜炎平注射液0.1~0.2mL/（kg·次）+生理盐水10mL，雾化吸入2次/天，连用3~5天。临床治疗结果表明效果较好。[320]

艾苏煎剂浴足：采用艾叶100g，苏叶100g，加水至2500mL煎，煎药温度达100℃后取汁，然后倾入桶中，加凉水或温水至皮肤感觉略烫时，浴足，可适当加入药液或热水至药液浸泡至膝盖处，以不烫伤皮肤为度，浸泡10~15分钟，擦净足部。临床治疗结果满意。[321]

熏治：

治疗方法：香囊"熏治"加黄芪桂枝五物汤口服。香囊制作：炒苍术、辛夷各30g，白芷、丁香各20g，花椒、沉香、艾叶、薄荷脑各15g。粉碎过筛混匀，用小塑料袋封装，每袋装药5g，再选用透气性较好的彩色乔其纱作面料，0.2cm海绵衬里，做成鸡心形，佩戴于胸颌下，有利于口鼻吸收。黄芪桂枝五物汤基本方为黄芪9g，桂枝5g，白芍药10g，生姜3g，大枣5枚。若风寒型则加荆芥、防风，若风热型加金银花、连翘，若有咳嗽则加杏仁、浙贝、前胡，若咽喉肿痛者加薄荷，腹痛者加葛根、黄芩。水煎，每日2次口服。治疗效果与西医治疗对照组比较，总有效率有明显优势。[322]

沐浴：

中药沐浴治疗小儿急性上呼吸道感染风热型：中药沐浴具体操作：金银花、板蓝根、连翘各20g，紫苏叶、防风、荆芥各15g，薄荷10g，加入500mL水煎后，加入洗澡水，水温为38℃~40℃，沐浴时间以15~20分钟最佳，1~2次/天。在此基础上配合服用小儿感冒颗粒，持续用药5天。治疗效果显示，口服药物加中药沐浴明显提高了单纯口服药物的疗效。[323]

推拿：

推拿配合拔罐治疗小儿急性上呼吸道感染：[324]

推拿肺俞穴为主推拿手法进行治疗基本处方：按揉肺俞2000次（约10分钟）、清肺经100~300次、顺运八卦100~200次、推揉膻中100~200次、飞经走气50~100次、分推肩胛骨50~100次。肺俞拔罐疗法：让患儿俯卧或趴在妈妈怀中，裸露后背，选用1或2号玻璃火罐，于肺俞穴上先行闪罐法，至局部皮肤充血潮红后，再于局部留罐1~2分钟为佳。辨证加减：偏风寒者加四大手法：开天门、推坎宫、运太阳、揉耳后高骨各50次，推三关100~300次；偏风热者加清天河水100~300次、推脊50~100次；痰多者加搓摩胁肋30~50次、揉丰隆30~50次。

治疗结果显示治疗组与对照组均有很高的总有效率，重点推拿肺俞穴为主配合肺俞穴拔罐法治疗小儿外感咳嗽有显著疗效。

中药保留灌肠：

热必宁灌肠治疗小儿上呼吸道感染发热：治疗组采用由柴胡、石膏、金银花、知母、连翘、黄芩、青蒿、板蓝根、蒲公英、大黄等由本院制剂室煎成的热必宁药液。保留灌肠方法如下：使用前将药液加热到28℃~30℃，用一次性注射器抽取适量药液，注射器前端连接16号橡胶导尿管并涂上石蜡油，患儿采用左侧卧位，适当抬高臀部，将导尿管轻轻插入患儿肛门约7~10cm，均匀慢推。用量：<1岁，每次灌肠液10mL；1~3岁，每次灌肠液20mL；4~7岁，每次灌肠液30mL；>7岁，每次灌肠液50mL，4~6小时灌肠一次。对照组常规使用病毒唑静脉滴注，并给予小儿退热栓塞肛作对症处理。两组患儿若体温高于39.5℃，均酌情予以静脉补液。结果显示治疗组疗效明显优于对照组。[325]

治疗组采用石青30g，大青叶30g，桔梗10g，苏叶10g，薄荷10g制成的药液灌肠治疗小儿上感。上药按汤剂制法煎煮2次，水煎液浓缩成120mL，每次30mL，每日2次灌肠。在此基础上采用抗感染，对症等常规处理。治疗结果显示总有效率明显高于未用中药灌肠的对照组。[326]

钩蝉承气汤保留灌肠治疗风热犯表型小儿急性上呼吸道感染：治疗组用钩蝉承气汤保留灌肠。处方：钩藤、蝉蜕、僵蚕、厚朴、枳实各12g，大黄（后下）6g。上方加水煎30分钟，取汁100mL真空包装，备用。用法：患儿体温升高时应用时，在患儿入院后出现第1个热峰时进行（要求体温≥38.5℃），每次取药液2~3mL/kg，用前温开水泡3~5分钟，使药液达37℃。操作：患儿取左侧卧位，按常规灌肠方式插导小儿胃管入肛门内，婴儿2.4~4cm，儿童5~7.5cm，按5mL/分钟速度推注药液，保留0.5小时，后予取肛管排便。每天2次，连用3天。对照组用生理盐水保留灌肠，灌肠时间、用量、方法同治疗组。治疗结果显示，治疗组方法有更好的退热作用，表现在能降低热峰，缩短热程。[327]

中药保留灌肠治疗小儿上感发热：1~6个月取紫雪丹0.75g、柴胡注射液2mL；7~12个月取紫雪丹1.5g、柴胡注射液4mL；1~3岁取紫雪丹3g、柴胡注射液5mL；4~6岁取紫雪丹3.75g、柴胡注射液8mL。将药混合搅匀，待紫雪丹充分溶化后，加入适量的生理盐水，保留灌肠，每日1次，保留时间为 0.5~1 小时,3 次为 1 个疗程。治疗结果显示,总有效率为 91.2%。[328]

⑩民族医药

蒙药清热八味散及三臣丸[329]

吉日嘎拉图采用蒙药治疗小儿上感高热。治疗组经中医辨证施治,采用清热八味散(檀香、石膏、红花、苦地丁、瞿麦、胡黄连、麦冬、牛黄)加三臣丸(人工牛黄、红花、天竺黄)治疗,根据年龄清热八味散 1~3g;三臣丸 3~15 粒,均每日口服 2 次,且多饮水。对照组根据病情予以肌注病毒唑或青霉素,口服小儿速效感冒冲剂,同时对症治疗。两组均用药 3 天复诊。疗程结束后,治疗组总有效率 100%,显著高于对照组。

⑪名医经验

裴正学[330]在论著中提到桑菊饮作为辛凉解表药对小儿上呼吸道感染尤为有效。桑菊饮由桑叶、菊花、连翘、杏仁、桔梗、芦根、薄荷、甘草等八味中药组成,主治风热表证,头痛,发热恶寒(热多寒少),口渴,咽痛,咳嗽。现代医学认为此方适合于革兰阳性球菌引致之急性咽峡炎和各种非病毒性上呼吸道感染。

周耀庭教授运用温病学理论,认为本病病机为肺胃气分蕴热兼有毒邪,治疗采用清泻肺胃,重用解毒之法,自拟化扁解毒汤(蝉蜕、牛蒡子、桔梗、柴胡、生石膏、炙甘草、黄芩、知母、板蓝根、草河车、天花粉、连翘、玄参、赤芍、僵蚕)治疗胃火炽盛型小儿急性扁桃体炎,总有效率 100%。[249]

刁本恕采用中医内外合治疗小儿急性化脓性扁桃体炎,先予药物贴敷于天突、定喘穴,在肺、气管、咽部、肝、胆、脾、胃七耳穴行耳针,后予射干麻黄汤和保和丸加减口服,麻黄桂枝细辛汤洗脚,双管齐下起到了内清郁热、外解表邪的作用。[317]

症见:患儿咳嗽症状严重,咳声不断,伴恶寒发热,咯痰,咽喉肿痛,口干喜饮,体温 38.4℃,夜间盗汗明显,饮食差,大便干,小便黄。咽部红肿,扁桃体Ⅱ度肿大,扁桃体部可见白色斑点。舌红,苔黄厚,脉弦滑数。刁老仔细查看患儿后,辨证为外邪入侵,上冲咽喉,肺胃郁热证,治疗以清咽宣肺、祛痰利咽以及顾护脾胃为主。先予外治穴位敷贴于患者天突穴清咽及定喘穴祛痰,耳针选择肺、气管、咽部、肝、胆、脾、胃七耳穴。后予射干麻黄汤合保和丸加减,中医处方:射干 10g,玄胡 10g,麻绒 6g,桔梗 10g,黄连 3g,黄芩 30g,玉竹 10g,白薇 15g,红姑娘 3g,山楂 15g,神曲 15g,炒麦芽 30g,炒谷芽 30g,鸡内金 15g,槟榔 3g,厚朴 3g,枳实 30g,金银花 30g,梅花 15g,胖大海 10g。外治宣肺化湿方:麻黄 30g,桂枝 30g,细辛 30g,陈艾 30g,菖蒲 30g,紫苏 30g,荆芥 30g。洗脚 10 分钟,至微微有汗出为度。另嘱清淡饮食,忌油荤辛辣之物。4 天后患儿复诊,患儿家属述第 2 日患儿体温已恢复正常,二诊症见患儿恶寒症状缓解,咳嗽症状好转,仍有黄痰难咯,咽喉肿痛症状缓解,夜间无盗汗,饮食可,大小便正常。咽部仍红肿,扁桃体Ⅰ度肿大,扁桃体部白色斑点明显好转,舌质红,苔薄黄,脉弦数。刁老师在原方基础上去玉竹 10g,白薇 15g,红姑娘 3g,山楂 15g,神曲 15g,炒麦芽 30g,炒谷芽 30g,鸡内金 15g,槟榔 3g,厚朴 3g,枳实 30g,金银花 30g,梅花 15g,胖大海 10g。加用陈皮 3g,竹茹 15g,苏梗 10g,藿香 10g,橘络 15g,旋覆花 15g,百部 15g,款冬花 15g,苏子 30g,白芥子 30g,莱菔子 30g,半夏曲 15g,饴糖 2 两。外治方法同前不变。7 天后患儿三诊,患儿咳嗽明显缓解,咯痰及咽痛症状明显好转,夜间无盗汗,饮食可,大小便正常,舌质淡红,苔薄黄,脉弦滑。查体见咽部红肿明显好转,扁桃体肿大不明显,白斑已完全消失,刁老师在原方基础上去藿香10g，橘络15g，旋覆花15g，百部15g，款冬花15g，加用红姑娘3g，山楂15g，神曲15g，炒麦芽30g，炒谷芽30g，金银花30g，梅花15g，胖大海10g，枳壳10g，杏仁10g，玄参30g，外治法仍不变。7天后随访患儿，患儿症状已痊愈，咽部症状未再反复发作。

李谱智教授在小儿慢性扁桃体炎治疗方面有独到的见解。[268]教授通过多年临床观察，同时结合小儿体质特点，认为小儿慢性扁桃体炎的病因病机多由于风热乳蛾，风热喉痹治疗不彻底，迁延日久，由肺及肾，金燥水涸，肾阴亏虚，邪热伤阴，阴亏疲乏而咽窍失濡，虚火上炎，久灼咽核为病。提出以滋阴清热法治疗小儿扁桃体炎，方药大补阴丸和五味消毒饮化裁（熟地、龟甲、炒黄柏、知母、蒲公英、紫花地丁、金银花、野菊花、薄荷、牛蒡子、桔梗、僵蚕、蝉蜕、甘草）。

董幼祺教授[331]认为小儿咽喉性咳嗽主要病因病机为肺阴不足、咽失濡润，治疗以元麦甘桔汤加味，临床上取得了良好的疗效。

李素卿教授[332]认为小儿鼻炎多因肺气虚弱，卫表不固引起，由于先天禀赋、病机不同，可出现夹湿、夹热、夹痰症状，可谓"不离于肺，不止于肺"。在临床上严格按照西医的视、触、叩、听，中医的望、闻、问、切进行全面细致的诊查，在明确诊断的基础上，根据病情选择最适宜的治疗方法，这样才能取得很好的临床效果。李秀亮[333]根据多年小儿上感临床诊治经验认为，小儿感冒的临床表现、证型、和治疗原则与成人大致相同，但小儿由于其特殊的生理病理特征，临床表现和治疗也有很大差异，如小儿肌疏易感，易于化火动风，易于夹痰，多见肺脾同病等，即夹滞、夹痰或夹惊的兼证。辨证用药时一定要牢记小儿这些特点方能取得实效。

关于药物预防小儿上呼吸道感染，王玉玺一般不主张药物预防，[334]但对于体质较差、容易感冒的小儿，药物预防是必不可少的。对于那些体质较弱、肺气不足、形体较瘦、面色㿠白、汗出较多的小儿，王老在小儿感冒痊愈后再用玉屏风散加以巩固治疗。对于增强小儿抵抗力、减少感冒次数效果很好。对于形体肥胖、嗜肥甘厚味、大便秘结患儿，王老在小儿病愈后加予"积热平"，对于减少小儿感冒次数疗效显著。对于反复感冒、饮食不节，造成脾胃损伤、脾胃功能失健，食欲较差的小儿，王老亦常在其感冒病愈后加服"健脾增食丸"（主要成分是枳术丸）数月，服药后小儿食欲增强、体重增加，体质明显增强，感冒次数明显减少。

2. 治疗细菌感染性呼吸系统疾病的中成药介绍

（1）连花清瘟制剂

连花清瘟制剂主要包括连花清瘟胶囊和连花清瘟颗粒。

①组成功效简介

连花清瘟胶囊和连花清瘟颗粒组方相同，均是根据中医对"瘟疫"的防治理论研制的中药复方制剂，由连翘、金银花、炙麻黄、绵马贯众、板蓝根、石膏、薄荷脑、广藿香、红景天、鱼腥草、大黄、炒苦杏仁、甘草等13味中药组成。具有清瘟解毒、宣肺泄热的功效。临床上被广泛地应用于上、下呼吸道感染的预防和治疗。

②临床研究进展

a. 临床功效与治疗疾病谱

循证研究[335]显示：基于现有临床证据，连花清瘟胶囊治疗上呼吸道感染安全有效。进一步通过文献分析，连花清瘟制剂临床治疗的呼吸系统疾病主要包括以下病种。

急性上呼吸道感染：

临床研究显示，连花清瘟制剂应用于上呼吸道感染，具有较好的退热和改善头痛、咽痛等上呼吸道感染临床症状的效果，且不良反应较少。[336-338]

由于上呼吸道感染较常出现病毒与细菌混合性感染，因此，在临床应用时，可联合使用利巴韦林等抗病毒制剂。[339-340]

社区获得性肺炎：

社区获得性肺炎是呼吸科一种常见病，近年来在常规西医治疗的基础上加用连花清瘟制剂，尤其是证属风温肺热、痰热壅肺证者，显示出较好的临床疗效。其中，常规的西医抗生素临床应用包括：莫西沙星、阿奇霉素、左氧氟沙星等。[341-343]

连花清瘟制剂治疗社区获得性肺炎，除了具有抗菌作用，还能抑制体内炎症介质的释放，减轻炎症引起的肺组织损伤，从而有助于更好地改善临床症状。

此外，病原学研究发现，社区获得性肺炎的病原体，主要为肺炎支原体，其次分别为肺炎链球菌、流感嗜血杆菌、肺炎衣原体等。以肺炎支原体为例，研究人员[344-346]通过检测 CD^{3+}、CD^{4+} 和 NK 等因子水平，发现在西医常规治疗的基础上，联合使用连花清瘟制剂，可增加肺炎支原体肺炎细胞免疫功能，提高临床治疗效果。

徐清[341]等将 62 例社区获得性肺炎患者随机分为两组，均给予西医常规治疗，治疗组加用连花清瘟胶囊口服，比较两组痊愈率、平均退热时间及血清 CRP 的变化。结果显示，治疗组痊愈率优于对照组，平均退热时间短于对照组，血清 CRP 改善情况亦优于对照组。

急性扁桃体炎：

急性扁桃体炎、急性化脓性扁桃体炎多由溶血性链球菌感染而引起。临床上，在常规控制感染，对症治疗基础上，联合服用连花清瘟制剂，可缓解局部症状，缩短病程，提高临床治愈率。联合使用的常规西医抗感染药物有青霉素、头孢类抗生素等。[347-350]

慢性阻塞性肺疾病急性发作加重：

慢性阻塞性肺疾病为呼吸内科一种常见疾病，机体抵抗力降低、感染及气候的改变都可能导致症状突然加重，致慢性阻塞性肺疾病急性发作。临床及动物实验[351-354]均显示，在基础治疗基础上，联合口服连花清瘟制剂，可降低 IL-8、TNF-α、IL-23 等炎性因子水平，改善慢性阻塞性肺疾病急性发作临床症状和肺功能，其作用机制可能是通过抑制炎症因子的释放，从而达到减轻气道炎症反应的作用。

此外，在临床上，连花清瘟制剂还可应用于喉痹、咽炎、鼻窦炎、支气管炎的急性期治疗。

b. 用药情况

目前连花清瘟制剂主要以口服为主。在治疗呼吸系统感染疾病时，常与西医常规疗法联合使用。常联合使用的抗生素有莫西沙星、阿奇霉素、左氧氟沙星、头孢类等。当细菌与病毒混合感染时，可与利巴韦林等抗病毒制剂联合使用。

c. 作用机制

主要抗菌及抗耐药机制为抑制和破坏金黄色葡萄球菌（MRSA）生物膜：

金黄色葡萄球菌（MRSA）是临床肺炎及上呼吸道感染最为常见的病原菌，生物膜的产生进一步降低了抗生素对菌体的杀伤作用，使细菌耐药性增强。

雷洪涛等[355-356]采用结晶紫和微生物活性检测法观察连花清瘟胶囊对金黄色葡萄球菌生物膜形成的作用，用扫描电镜和共聚焦显微镜观察药物作用后的形态并测量厚度，结果显示，连花清瘟胶囊组对金黄色葡萄球菌具有明显的清除作用，并且可有效抑制生物膜形成。

王艺竹等[357]建立离体MRSA细菌生物膜模型，观察连花清瘟胶囊水提物对其产生的影响，结果显示连花清瘟胶囊水提物对MRSA形成期的生物膜有抑制作用，并且可以破坏MRSA成熟生物膜。

d. 安全性情况

随着连花清瘟制剂在临床上使用日益广泛，其不良反应/事件报道也随之出现。

个案报道：

有关连花清瘟制剂不良反应的个案报道主要包括胃肠道反应和皮肤损害。

胃肠道反应：主要表现为服药后胃部不适，后逐渐加重为胃部刺痛。具体用药为口服连花清瘟胶囊，一次4粒，每日3次，餐前空腹服用。[358]

皮肤损害：主要表现为服药后2日左右，出现全身瘙痒，皮疹，伴或不伴有发热。连花清瘟胶囊为口服，每次4粒，每日3次。[359-361]

系统评价：

采用循证医学方法，对连花清瘟制剂临床用药的安全性进行系统评价。[362]共纳入RCT临床文献40篇，试验组2592例，对照组2314例。试验组有63例发生不良反应，不良反应发生率为2.4%；对照组有100例发生不良反应，不良反应发生率为4.3%。试验组与对照组不良反应发生率RR = 0.562，95%CI = 0.412~0.767。结果显示：连花清瘟制剂临床常见的不良反应为胃肠道反应，在不同疾病用药过程中，其不良反应发生率明显低于对照组。

文献研究：

通过对中国知网、万方医学数据库近10年发表的涉及连花清瘟胶囊不良反应的报道进行筛选和分析，涉及的175例病例中，不良反应多发生在首次服药后，主要累及胃肠系统（73.9%）和皮肤及其附件（9.6%）等，主要表现为恶心、呕吐、腹胀、腹泻、皮疹、瘙痒等。[363]

综合以上，连花清瘟胶囊的不良反应主要以胃肠道和皮肤不良反应为主。究其原因，可能与组方药味、用药人群，以及服用方式等有关。连花清瘟胶囊组中寒凉药物较多，过服易伤中阳（胃气）。此外，合并用药是有效的治疗措施，同时也容易掩盖和增加药品不良反应。

（2）金花清感颗粒

金花清感颗粒是2009年，甲型H1N1流感在北京爆发后，由北京市中医药管理局中医学专家参考《瘟疫论》《伤寒论》和《温病条辨》等古籍设计、优化并逐步研发的中药6类新药，用于流感风热犯肺证的治疗。

①组成功效简介

金花清感颗粒组方来源于麻杏石甘汤与银翘散合方加减，由金银花、麻黄（蜜炙）、石膏、苦杏仁、黄芩、连翘、浙贝母、知母、牛蒡子、青蒿、薄荷、甘草组成，具有疏风宣肺、清热解毒的功效。

②临床研究进展

目前，金花清感颗粒在临床上主要用于治疗流行性感冒风热犯肺证。通过退热时间及退热率、中医证候疗效、流感主要症状/体征消失率、单项症状疗效、咽分泌物病毒核酸检测转阴率等指标的观察显示：金花清感颗粒治疗流行性感冒风热犯肺证安全、有效。同时研究还发现，金花清感颗粒能够明显降低患者血清C反应蛋白和γ干扰素等细胞因子水平，具有增强免疫的功能。[364-365]

（3）疏风解毒胶囊

①组成功效简介

疏风解毒胶囊由虎杖、连翘、板蓝根、柴胡、败酱草、马鞭草、芦根、甘草8味中药组成，具有疏风清热、解毒利咽的功效，用于急性上呼吸道感染属风热症，症见发热、恶风、咽痛、头痛、鼻塞、流浊涕、咳嗽等症，为卫生部《甲型H1N1流感诊疗方案》（2009年第2版、第3版，2010年版）、《流行性感冒诊断与治疗指南》（2011年版）、国家中医药管理局《外感发热（上呼吸道感染）诊疗方案》和《时行感冒（甲型H1N1流感）诊疗方案》《2012年时行感冒（乙型流感）中医药防治方案》《人感染H7N9禽流感诊疗方案》（2013年第第1版、第2版，2014年版）、国家卫计委《中东呼吸综合征医院感染预防与控制技术指南》（2015年版）推荐用药。疏风解毒胶囊是治疗急性上呼吸道感染的中药大品种。

②临床研究进展

a. 临床功效与治疗疾病谱

虽然疏风解毒胶囊具有较强的抗病毒作用，是治疗流感的推荐用药，但研究证实，疏风解毒胶囊同时具有广泛的抗菌作用，可用于细菌感染性呼吸系统疾病的防治。

疏风解毒胶囊临床治疗的呼吸系统疾病主要包括以下病种。

急性上呼吸道感染：

研究证实，疏风解毒胶囊治疗急性上呼吸道病毒感染、病毒细菌混合感染，证属风热证者，疗效确切。可快速降低体温、改善临床症状，安全性好。[366-367]

治疗细菌性上呼吸道感染，联合抗生素，能有效控制患者体温及炎症。吴学杰等[368]选择2013-2014年上海市杨浦区中心医院急诊科诊治的老年急性细菌性上呼吸道感染患者231例，随机分为治疗组112例与对照组119例。治疗组在头孢菌素类、大环内酯类或喹诺酮类抗生素口服治疗的基础上，联合疏风解毒胶囊（规格：0.52g/粒）口服，治疗第3天治疗组患者体温、白细胞计数及血清IL-1、IL-6、TNF-α、PCT水平低于对照组（$P<0.05$）；治疗组患者体温恢复正常率为88.4%，高于对照组的66.4%（$P<0.05$）。

社区获得性肺炎：

疏风解毒胶囊治疗社区获得性肺炎多与西医抗生素常规治疗联合应用，[369-370]一方面，中西药联合应用，可发挥协同作用，促进CAP病人临床症状的改善，加速病人恢复；另一方面，可减少抗生素的使用时间和使用量。李颖等[370]将60例社区获得性肺炎患者随机分为治疗组30例、对照组30例，治疗组予头孢呋辛钠等基础治疗+疏风解毒胶囊（4粒/次，3次/天口服）；对照组予基础治疗。治疗1周后评价两组总疗效。结果：治疗组与对照组总有效率、中医证候疗效、患者满意度、CPIS等指标比较，治疗组均优于对照组，差异有统计学意义（$P<0.05$），且治疗组抗生素使用时间显著少于对照组（$P<0.05$）。

慢性阻塞性肺疾病急性发作：

在西医常规治疗基础上，使用疏风解毒胶囊治疗慢性阻塞性肺疾病急性发作，可通过其抗病毒、

抗炎及免疫调节的作用,达到对 COPD 患者的综合治疗。[371-373]

张亚平等[371]选取 AECOPD 患者 120 例,按就诊顺序分为试验组和对照组各 60 例,对照组采用常规治疗,试验组在对照组基础上加用疏风解毒胶囊治疗。结果显示入院后 72 小时咳嗽症状分级,两组差异有统计学意义($P<0.05$)。入院后 24 小时与 72 小时,试验组 SAA、Hs-CRP、IL-6 含量均较对照组显著降低($P<0.05$)。此外,在临床上,疏风解毒胶囊还可应用于急性咽炎、急性化脓性扁桃体炎的治疗。

b. 用药情况

目前疏风解毒胶囊主要以口服为主。在治疗吸系统感染疾病时,常与西医常规疗法联合使用。联合使用的抗生素主要为头孢类等;对于病毒感染者,可予利巴韦林。

c. 作用机制

抗菌作用:

疏风解毒胶囊对金黄色葡萄球菌、肠埃希菌、铜绿假单胞菌、志贺氏痢疾杆菌、肺炎链球菌和乙型链球菌的 MIC 和 MBC 分别为 0.1、0.05、1.62、0.8、0.8、0.4 和 1.62、0.8、0.025、<0.025、0.2、0.1 $mg \cdot mL^{-1}$,结果证明,疏风解毒胶囊能有效地抑制以上细菌的生长。[374-375]

解热镇痛机理:

研究[376-378]显示,疏风解毒胶囊能显著降低炎症因子 PGE_2 及细胞因子 TNF-α、IL-6、IL-1α、IL-1β 水平,显著降低致热介质 cAMP 及 cAMP/cGMP 水平,显著降低 Na+,K+-ATPase,减少产热,显著升高内源性解热介质 AVP 水平。表明疏风解毒胶囊通过抑制炎症因子 PGE2 产生,从而显著抑制致热性细胞因子 TNF-α、IL-1α、IL-1β、IL-6 的生成,进而减少产热因子 cAMP、Na+,K+-ATPase 等的水平,降低 cAMP/cGMP,减少产热,并使内源性解热介质 AVP 增加,从而发挥其解热作用。此外,疏风解毒胶囊还可抑制 MAPK/NF-κB Signaling 通路、下调 NF-κB mRNA 的表达抑制肺损伤炎症反应。

d. 安全性情况

关于疏风解毒胶囊的不良反应临床研究,目前仅有两例报道,主要为皮肤损害和心血管系统症状。

皮肤损害[379]:主要表现为颜面水肿,巩膜充血,全身多处有红色斑点,偶感瘙痒。患者因上呼吸道感染,采用疏风解毒胶囊(规格:0.52g/粒),每日 3 次,每次 4 粒,联合复方氨酚烷胺胶囊(规格:0.377g/粒),每日 2 次,每次 1 粒,口服。不良反应原因考虑与中药柴胡有效成分柴胡皂苷和多糖有关,也可能与患者过敏体质有关。

心血管系统症状[380]:主要表现为头晕、头痛、全身乏力、血压升高。老年女性患者以慢性阻塞性肺疾病急性发作,西医治疗 4 天后,开始服用疏风解毒胶囊(规格:0.52g/粒),每日 3 次,每次 4 粒。不良反应原因考虑与该药中含有中药甘草有关,甘草主要成分为甘草甜素、甘草酸、甘草次酸及黄酮类化合物,这些成分与假性醛固酮增多症,抑制 11β-氢化类固醇脱氢酶及增加盐皮质激素受体活性有关。

(4) 双黄连制剂

双黄连制剂主要包括了双黄连口服液、双黄连胶囊和双黄连注射剂,其中双黄连注射剂包括双黄连注射液、双黄连滴注液及注射用双黄连（冻干）；除此之外还有双黄连片、双黄连含片和双黄连泡腾片等。

①组成功效简介

双黄连制剂由金银花、黄芩和连翘三味中药组成，金银花、连翘为清热解毒，黄芩为清热燥湿药，三种药的功效是清热解毒，轻宣透邪。其有效成分有绿原酸、连翘酸及黄芩式，具有广谱抗菌作用。[381]现代药理学研究表明双黄连制剂能抗多种病原微生物，具有广谱的杀菌作用；并能降低毛细血管的通透性、减少渗出，具有抗炎、抗过敏作用；还可增强机体产生α-干扰素能力，可显著地增强细胞免疫和体液免疫作用，对病毒也具有较强的抑制作用，并能中和细菌产生的内毒素，同时具有抗感染及免疫调节双重作用。临床主要用于细菌和病毒感染引起的感冒、流感以及肺炎、气管炎、扁桃体炎等症。[382]

②临床研究进展

a. 临床功效与治疗疾病谱

双黄连口服液

口腔溃疡：

口腔溃疡是常见疾病之一，是一种能自愈，可发生在口腔黏膜的任何部位，以反复发作为特点的局限性口腔黏膜损伤。双黄连口服液与雷尼替丁治疗口腔溃疡临床效果相当，两药联合治疗口腔溃疡效果更优。[383-387]

李清对双黄连口服液与雷尼替丁治疗口腔溃疡的临床效果进行观察，选取单纯性口腔溃疡患者作为研究对象，将所有患者按照随机的原则分为三组，即双黄连口服液组、雷尼替丁组和对照组，进行治疗比较，结果双黄连口服液与雷尼替丁治疗有效率分别是91.1%、97.7%，高于对照组的47.8%。

呼吸道感染：

细菌性呼吸道感染包括细菌性上呼吸道感染（如咽炎、扁桃体炎）和细菌性下呼吸道感染（如急性支气管炎、支气管肺炎），是临床常见病、多发病，临床以抗感染治疗为主。双黄连口服液治疗细菌性呼吸道感染疗效确切，与病毒唑相比疗效更优，[388]与头孢呋辛钠、利巴韦林联用能够改善治疗效果。[389-390]

黄桂花等[388]评价了双黄连口服液对小儿急性呼吸道疾病的临床疗效。将患儿随机分为治疗组50例与对照组40例，治疗组予双黄连口服液，对照组予病毒唑。两组均用5~7天，其他治疗相同；结果治疗组治愈率为86.00%，明显高于对照组的72.50%。

双黄连注射剂

循证研究[391-394]显示，双黄连注射液比普通抗生素更能有效缓解一些症状，如发烧、咳嗽、喉咙痛、鼻塞、出血、以及减轻急性上呼吸道感染和小儿肺炎等疾病的发生；同时，注射用双黄连联合抗菌药物治疗感染性疾病可提高临床疗效。

小儿肺炎：

循证研究显示，针对治疗小儿肺炎，双黄连注射剂（粉针剂和注射液）与抗生素相比，治愈率组间差异无统计学意义，但退热、止咳、住院天数等疗效优于抗生素，组间差异有统计学意义；[395]单独应用双黄连注射液治疗小儿肺炎的疗效优于单独应用抗感染药物，退热时间、咳嗽缓解时间、肺部啰音吸收时间、胸片X线炎症吸收时间等指标，两组比较差异有统计学意义（$P<0.05$），且未报道双黄连注射液临床应用相关的严重不良反应。[392] 表明双黄连与抗生素对照在治疗小儿肺炎有一定的优势。

原丽[396]比较了双黄连注射剂与青霉素钠治疗小儿肺炎的临床效果。将54例小儿肺炎患者随机分为两组，各27例。对照组给予青霉素钠治疗，观察组给予双黄连注射剂治疗，结果观察组患儿治疗总有效率为88.9%，对照组为85.2%，两组总有效率比较差异无统计学意义（$P>0.05$）；观察组退热时间、止咳时间及住院时间均短于对照组（$P<0.01$）。结论，双黄连注射剂与青霉素钠治疗小儿肺炎临床效果均较好，但双黄连注射剂临床症状改善效果更佳，住院时间短，可优先选择使用。

支气管炎：

双黄连注射剂治疗支气管炎一般分为雾化吸入和静脉滴注，与抗生素联用时的常用抗生素类药物有利巴韦林、红霉素、青霉素等，[397-399] 与中药并用时一般采用复方丹参注射液。[400]

尹淑香等[401]使用双黄连粉针剂静脉滴注治疗小儿急性支气管炎150例，对照组120例，使用先锋V静脉滴注。通过临床观察，双黄连组退热时间、咳嗽、肺部啰音消失时间，均明显短于对照组。其有效率治疗组为98.7%，对照组为89.5%。

周欣等[402]探讨双黄连超声雾化吸入治疗毛细支气管炎的效果，对60例患儿在常规治疗的基础上加双黄连雾化吸入，并与64例常规治疗患儿进行疗效对照观察。结果发现：双黄连超声雾化吸入组患儿咳嗽、喘憋、啰音消失、平均治疗时间较对照组明显缩短（$P<0.01$）。使用过程中体会到：双黄连超声雾化吸入具有副反应小、无痛苦、患儿容易接受等优点。

呼吸道感染：

双黄连注射剂治疗支气管炎一般分为雾化吸入和静脉滴注，与抗生素联用时的常用抗生素类药物有青霉素、头孢替安、头孢他啶等，[403-405] 与中药并用时一般采用炎琥宁和清开灵。[406-407]

唐雪春等[394]利用RevMan软件对1980—2000年发表的运用双黄连粉针剂治疗急性呼吸道感染的临床随机对照试验（RCT）进行Meta分析，共有34个临床试验纳入本次研究，结果双黄连粉针剂治疗的效应值OR值为2.9，95%可信区间为2.27~3.72。其中8个研究质量较好的试验的OR=2.85，95%可信区间为1.63~4.99。表明双黄连粉针剂治疗急性吸道感染与对照组相比，疗效可能优于对照组。

高广涛等[408]运用双黄连粉剂治疗小儿急性上呼吸道感染68例（治疗组）与利巴韦林注射液治疗62例（对照组）作疗效比较，3~7天为1个疗程。两组患儿均采用对症、支持等常规治疗。结果在退热、止咳以及缩短住院时间等方面治疗组均明显优于对照组（$P<0.05$），且未见明显不良反应发生。结论：双黄连粉剂具有抗病毒，抗细菌感染的双重效果，治疗小儿急性上呼吸道感染疗效显著。

b. 主要抗菌机制

双黄连注射剂对革兰阳性球菌、革兰阳性杆菌和革兰阴性杆菌等有不同程度的抑制作用，对金黄色葡萄球菌、大肠埃希氏菌、表皮葡萄球菌、伤寒杆菌、大肠杆菌、绿脓杆菌、肺炎克雷伯菌、志贺氏痢疾杆菌、变形杆菌等具有抑制作用。尤其对金葡菌、表皮葡萄球菌和变性杆菌的抑制作用较强。[409]

田乐等[410]采用正交试验设计，对双黄连口服液中主要活性成分黄芩苷、绿原酸、连翘苷、连翘酯苷A进行不同组合，观察组合溶液对金黄色葡萄球菌、大肠杆菌和白色念珠菌的体外抑制作用，并进行数据分析，发现双黄连口服液抗菌药效的主要影响因素为连翘醋苷A、黄芩苷的结论。黎菊凤等[411]做盲肠结扎穿刺手术复制得到脓毒症大鼠动物模型，证实双黄连口服液对脓毒症大鼠有良好的保护作用，且发现对细菌的抑制作用可能是通过中和细菌产生的内毒素产生的，其机制则有可能与抑制CLP术后大鼠的TNF-α和IL-6释放，促进机体产生α-干扰素，使机体自身的免疫力增强有关。ChenX的研究也表明双黄连的抗炎作用的药理学基础是抑制NF-κB调节基因转录的结果，导致抑制促炎细胞因子和趋化因子的产生。白细胞趋化性的干扰也有助于这些药物的抗炎和免疫调节作用。[412]邹忠杰等[413]运用代谢组学方法研究角叉菜胶致大鼠足肿胀后的变化及双黄连口服液发挥抗炎作用的相关代谢途径，发现双黄连口服液能有效地缓解角叉菜胶导致的大鼠机体脂质和糖代谢失衡，同时，以调节肠道菌群。徐多多等[414]考察了注射用双黄连对细菌生物膜（BBF）形成的影响，发现注射用双黄连的不同提取部位对大肠杆菌及金黄色葡萄球菌BBF的形成均有抑制作用，且水溶部分对两种BBF的抑制作用均强于乙醇部分。

c. 安全性情况

系统评价：

张俊华等[415]研究双黄连注射剂与西药注射剂和配伍宜忌，所有研究共涉及西药注射剂53个，并以与β内酰胺类、氨基甙类及喹诺酮类抗生素配伍的研究为多，共发现31个配伍禁忌。

唐伟等[416]系统评价了双黄连注射剂临床使用的安全性，检索纳入56篇文献，双黄连注射剂用药者共计11001例，累计发生不良反应585例。Meta分析结果显示：总不良反应发生率为6.5%。亚组分析显示：儿童和成人发生率分别为4.8%、8.1%；5%~10%葡萄糖注射液和0.9%氯化钠注射液发生率分别为7.2%、6.6%；粉针剂和注射液发生率分别为6.3%、7.0%；≤7天和>7天发生率分别为5.8%、8.9%；单用药和联合用药发生率分别为4.2%、8.4%。不良反应症状报道最多的3个表现类型依次为皮肤及黏膜、消化系统、体温中枢反应，发生率分别为4%、3%、1%。该系统评价提示双黄连注射剂不良反应发生的影响因素与年龄、溶媒、使用时间和联合用药等存在关联性，且不同损害类型之间的不良反应发生率差异较大。

庾慧等[417]收集近十几年来有关双黄连注射剂的临床研究文献85篇，参考系统性评价的方法进行定量分析。文献总共报告10331例使用双黄连注射剂的病例，及其出现不良反应215例225例次，该药不良反应的平均发生率为2.22%，其中以变态反应的发生率最高（1.39%），其次为消化系统反应（0.51%）和局部静脉炎（0.18%），其所致各类不良反应中也以变态反应占多数（占64%），消化系统反应（占23.56%）及局部静脉炎（占4%）次之。进一步的分析提示，静脉用药的不良反应发生率比非静脉用药高5.63倍。据分析，非静脉用药或改善该药品质量可能明显减少不良反应的发生。

文献研究：

吴嘉瑞等[418]检索1978—2007年医药学期刊，收集422例双黄连注射剂不良反应病例，在构建数据库的基础上，应用数据挖掘决策树法进行分析。结果表明双黄连注射剂不良反应显著特点为：50岁以上患者群的过敏性休克构成比显著高于50岁以下患者群，而皮肤损害构成比显著低于50岁以下患者群；20~49岁患者群的过敏性休克构成比显著高于0~19岁患者群；18岁以上患者群的过敏性休克构成比极显著高于18岁以下患者群。成年患者群中，使用注射液患者群的过敏性休克构成比显著高于使用粉针剂患者群。结论：双黄连注射剂不良反应发生类型可能与患者年龄、药物剂型等因素具有相关性。

过敏性休克：吴嘉瑞等[418]探讨了双黄连注射剂引起过敏性休克的流行病学特点与诱发因素，通过文献检索对收集到的双黄连注射剂致过敏性休克病案72例进行分析，发现18~44岁的青年患者比例最高（46.48%）；男性37例（52.11%），女性34例（47.89%）；患者原发疾病中上呼吸道感染比例最高（68.75%）；过敏性休克多发生在给药30分钟内（89.36%）；7例患者抢救无效死亡，死亡率9.72%。双黄连注射剂引发过敏性休克的原因包括患者体质、药物本身含有致敏原、缺乏中医辨证、用药方式和剂量。[419-420]

个案报道：

双黄连所致不良反应多由双黄连粉针剂注射引起，现将个案报道如下：

皮疹：双黄连制剂导致皮疹主要由注射剂引起，出现于面部、躯干及全身，伴有瘙痒且大部分患者有青霉素过敏史。[421-423]

热原样反应：由静脉滴注双黄连粉针剂导致，主要表现为畏寒、发热（T 38℃）、全身发抖、心率增快（130次/分钟）、面色苍白、口唇青紫。[424]

血管神经性水肿：由静脉滴注双黄连粉针剂导致，主要表现为双眼流泪，流清涕，继之双眼睑迅速水肿，眼球胀痛，视力模糊，鼻塞，鼻腔少量渗血，并伴胸闷、烦躁。[425]

（5）热毒宁注射液

①组成功效简介

热毒宁注射液（国药准字Z20050217）是国家二类新药，主要成分为青蒿、金银花和栀子，主要化学成分为青蒿素、绿原酸、栀子苷。热毒宁注射液具有清热、解毒、疏风等作用。[426-428] 2005年，热毒宁注射液上市并成为2005年版《药品注册管理办法》实施后获批的第一个中药注射剂新药。[429]

当代药理研究表明，其发挥作用可能与其组方中各药物的药理作用有关。方中君药青蒿为菊科植物，性味苦寒，有清热凉血、透散肌表、阴分风热邪毒及入里热邪之作用。单味青蒿即可用于解暑、退蒸、凉血、截疟等临床病症。臣药金银花药用历史悠久，是常用的清热解毒药，甘、性寒，功能清热解毒，助青蒿可以增强其清热及透散之功。佐药栀子为茜草科植物，苦寒，具有清热，解毒，凉血，清泄心、肺、胃和三焦之火而除烦的功效，助臣药金银花解毒。栀子尚有清热利湿的作用，可用于肝胆湿热郁结所致的黄疸、发热、小便赤短等。三种成分在药物动力学上无相互影响，在药效上可相互协同。上述诸药合为一剂，具有解热、抗病毒、抗细菌、增加免疫等药理作用。临床研究已证实热毒宁注射液具有明显的抗病毒抗菌作用，对多种呼吸道病毒株培养细胞病变均有明显的抑制作用，对多种细菌株的生长亦有一定的抑制作用，有较好的抗炎、解热功效，能有效地增加机体的免疫功能，提高抗病能力。用于外感风热所致感冒、咳嗽，见高热、微恶风寒、头痛身痛、咳嗽、痰黄、呼吸道感染、急性支气管炎，是不可多得的抗病毒抗菌中药注射剂。[430]

②临床研究进展

a. 临床功效与治疗疾病谱

小儿支原体肺炎：

小儿支原体肺炎是一种常见的儿科疾病，占呼吸道感染疾病的5%~20%或更高。由于小儿自身免疫能力较低，很容易受到肺炎支原体的感染，肺炎支原体不仅对患儿的呼吸系统造成伤害，还会影响到机体其他器官的功能,如果得不到及时有效的治疗,可以引起小儿多脏器功能衰竭,甚至导致死亡。[431] 热毒宁注射液在治疗小儿支原体肺炎时一般采用中西医结合的方法。热毒宁注射液在与阿奇霉素、红霉素和莫西沙星联合用药治疗小儿支原体肺炎疗效显著,并且能显著降低患儿血清中的炎症因子 IL-8、TNF-α 和 hs-CRP 水平,同时不良反应较少。[432-439]

杜惠容等[432]观察了阿奇霉素序贯疗法联合热毒宁注射液治疗小儿支原体肺炎的临床疗效。将 96 例支原体肺炎患儿随机分为观察组和对照组,每组 48 例,对照组采用阿奇霉素序贯疗法,先给予阿奇霉素 10mg/kg/d,静脉滴注 5 天,继用阿奇霉素口服制剂 10mg/kg/d,口服连用 3 天,停服 3 天,再服 3 天,共 11 天为 1 个疗程;观察组在对照组基础上加用热毒宁注射液(10mL/支)0.5mLmg/kg/d 加入 5% 葡萄糖静脉滴注。观察 2 组临床疗效、症状体征缓解时间。结果观察组总有效率高于对照组($P<0.05$),观察组退热、咳嗽消失、肺部啰音消失时间明显短于对照组($P<0.05$)。结论阿奇霉素序贯疗法联合热毒宁注射液治疗小儿支原体肺炎疗效显著,能缩短症状、体征消失时间,改善患儿生活质量。

张伟红等[438]探讨了热毒宁注射液佐治儿童支原体肺炎疗效观察。选择 2009 年 7 月至 2012 年 7 月在本院住院治疗的 234 例儿童支原体肺炎患儿,将其分为 2 组,治疗组 120 例,对照组 114 例。对照组常规静脉滴注红霉素+盐酸氨溴索;治疗组在常规组治疗基础上,加用热毒宁注射液(0.6mL/kg,每日 1 次)。结果治疗组在退热时间、咳嗽缓解时间、胸部 X 线改善时间及住院时间均较对照组明显缩短。结论热毒宁注射液佐治儿童支原体肺炎起效迅速,疗效肯定。

急性上呼吸道感染:

急性上呼吸道感染是小儿常见病、多发病,细菌感染可直接或继病毒感染之后发生,以溶血性链球菌为多见,其次为流感嗜血杆菌、肺炎球菌和葡萄球菌等,偶见革兰阴性杆菌。[440] 热毒宁注射液治疗急性上呼吸道感染与利巴韦林相比,疗效较优;和炎琥宁相比,退热作用较快,副作用和不良反应症状少;[441-445] 热毒宁与安乃近和尼美舒利联用治疗急性上呼吸道感染效果较好,不良反应轻微。[446-448]

郭震浪等[449]探讨了热毒宁与利巴韦林比较治疗小儿急性上呼吸道感染的临床效果以及安全性。检索关于热毒宁和利巴韦林比较治疗小儿急性上呼吸道感染的随机对照试验,采用 RevMan5.3 软件进行 Meta 分析。最终纳入 6 个研究,共 978 例患儿。Meta 分析结果显示:与单用利巴韦林相比,热毒宁治疗小儿急性上呼吸道感染能有效提高临床总有效率,明显缩短咽痛消退时间,两组疗效差异具有统计学意义($P<0.05$);但在退热时间、止咳时间、鼻塞流涕消退时间以及咽部充血消退时间上与利巴韦林组比较,临床差异不具有统计学意义($P<0.05$)。结论这两种药物可能存在治疗互补关系,两种药物联合使用治疗小儿急性上呼吸道感染的效果可能会更好,但这一研究提示需要严格的、大样本的随机双盲实验加以验证。

罗佩施等[450]探讨了热毒宁注射液治疗小儿急性上呼吸道感染伴发热的疗效。将 158 例急性上呼吸道感染伴发热患儿随机分为 3 组,治疗 I 组 55 例给予热毒宁注射液每天 0.5~0.8mL/kg 加入 5% 葡萄糖静脉滴注,浓度为 100mL/L 以上;对照组 53 例单用利巴韦林每天 15mg/kg 静脉滴注,治疗 II 组 50 例同时给予热毒宁注射液和利巴韦林静脉滴注,剂量同前。3 组疗程均为 3 天。结果显示治疗 I、II 组总有效率 94.5% 和 92.0% 明显优于对照组的 77.4%,差异有统计学意义($P<0.05$)。热毒宁注射液治疗小儿急性上呼吸道感染有疗效。

杨步流[451]比较了热毒宁、炎琥宁、利巴韦林注射液治疗外感风热证患者的临床疗效。将 150 例外感风热证病例随机分为热毒宁组、炎琥宁组、利巴韦林组 3 组，每组 50 例。所有病例均给予常规治疗，热毒宁组给予热毒宁注射液静脉滴注治疗，炎琥宁组给予炎琥宁注射液静脉滴注治疗，利巴韦林组给予利巴韦林注射液静脉滴注治疗。结果显示热毒宁组与炎琥宁组疗效及 72 小时退热率与利巴韦林组比较差异有统计学意义（$P>0.05$）；在平均退热时间方面，热毒宁组优于炎琥宁组。热毒宁注射液对外感风热证患者的退热效果优于炎琥宁注射液和利巴韦林注射液。

气管支气管炎：

热毒宁注射液静脉注射和雾化吸入治疗急性支气管炎和毛细支气管炎临床疗效显著，且无不良反应。[452-455]

热毒宁注射液联合头孢曲松钠和阿莫西林克拉维酸钾片等药物治疗支气管炎能够显著缩短症状改善时间，提高治疗效果。[456-458]

热毒宁注射液联合布地奈德液雾化吸入治疗小儿急性支气管炎以及联合氧气驱动雾化吸入喘可治治疗毛细支气管炎疗效肯定。[459-460]

热毒宁注射液联合如意金黄散穴位贴敷治疗毛细支气管炎有较好疗效且安全性高。[461]徐景利等[462]评价了热毒宁注射液（金银花、青蒿、栀子）治疗小儿毛细支气管炎的临床疗效。在 Embase、Cochrane Library、PubMed、中国生物医学文献数据库（CBM）、中国期刊全文数据库（CNKI）、维普数据库（VIP）和万方数据库中，检索热毒宁注射液治疗小儿毛细支气管炎的随机对照试验（randomized clinical trials，RCT），纳入研究的质量评定和资料提取由两名研究者独立严格进行，Meta 分析使用 RevMan5.3 软件进行。纳入 16 篇随机对照试验共计 1718 例患儿。Meta 分析表明，热毒宁注射液治疗小儿毛细支气管炎的总有效率与对照组比较更高，体温恢复正常时间、咳痰消失时间、喘鸣音消失时间、呼吸困难缓解时间、啰音消失时间、治愈时间、住院时间与对照组比较更短，均有统计学意义（$P<0.05$）。热毒宁注射液治疗小儿毛细支气管炎具有一定的疗效性且优于对照组。但需要更多临床研究进一步证实。

b. 主要抗菌机制

青蒿含倍半萜内酯、黄酮类、香豆素类挥发成分（青蒿酮），有抗菌、抗病毒、解热、抗炎、镇痛及提高免疫力作用，青蒿还具有免疫抑制和细胞免疫促进作用。[463]金银花含有挥发油、有机酸类、三萜皂苷类和黄酮类化合物等成分。其中挥发油和有机酸中的绿原酸等是金银花的主要有效成分，对多种病原体都有抑制作用，包括多种细菌和病毒。有机酸（绿原酸等）、环烯醚萜苷等，具有抗病原微生物作用，对多种致病菌有一定的抑制作用，包括金黄色葡萄球菌、乙型溶血性链球菌、大肠埃希菌、志贺菌属、霍乱弧菌、伤寒杆菌、副伤寒杆菌、肺炎链球菌、脑膜炎奈瑟菌、铜绿假单胞菌。[464]栀子富含熊果酸、苷类物质，具有镇静、降温作用，栀子还具有抗感染、抗微生物作用，对金黄色葡萄球菌、脑膜炎奈瑟菌等具有抑制作用。

张帅等[465]探讨了热毒宁注射液抗菌及提高免疫力作用。方法：将小鼠随机分为正常组、模型组、双黄连组和热毒宁注射液高、中、低剂量组，用体内抗菌实验观察其对细菌感染的小鼠死亡保护作用；将小鼠随机分为正常组、模型组、香菇多糖组和热毒宁注射液高、中、低剂量组，用 2,4-二硝基氯苯所致小鼠迟发型超敏反应、小鼠血清溶血素方法及碳粒廓清实验观察其免疫调节作用。结果热毒宁注射液高、中剂量组具有抗菌作用，能降低小鼠死亡率；热毒宁注射液高、中、低剂量组可增强免疫低下小鼠巨噬细胞的吞噬能力，增加小鼠溶血素的生成，增强免疫低下小鼠迟发型的超敏反应。结论：热毒宁注射液具有抗菌，增强小鼠非特异性免疫、体液免疫和细胞免疫作用等免疫调节作用。

唐陆平等[466]实验观察了热毒宁注射液对细菌内毒素性脂多糖发热大鼠的解热作用及对中枢发热介质的影响。将大鼠随机分为空白对照组、模型组、安乃近组、热毒宁注射液高低剂量组。除对照组外，有大鼠均腹腔注射脂多糖观察各组体温变化，采用双抗体夹心ELSIA法测定发热高峰大鼠下丘脑中环磷酸腺苷（cAMP）含量和肺组织中髓过氧化物酶（MPO）含量。热毒宁注射液高剂量组能明显降低发热大鼠体温的升高程度，且能够降低发热大鼠下丘脑中cAMP含量和肺组织中MPO含量。热毒宁注射液有明显的解热作用，作用机制可能主要与减少下丘脑中cAMP含量和肺组织中MPO含量有关。

MaYi-min等[467]在通过整合网络药理学和体外观察草药注射的分子机制研究中指出，热毒宁注射液（RDN）是治疗上呼吸道感染（URTIs）的草药注射剂之一。以前的研究通过网络药理学揭示了RDN对URTIs的分子机制。在这项工作中，通过酶联免疫吸附测定（ELISA），WesternBlot，免疫荧光测定和脂多糖（LPS）诱导的RAW264.7细胞和酶测定中的电泳迁移率变动分析（EMSA）验证了RDN的机制。RDN剂量依赖性地抑制一氧化氮（NO），前列腺素E-2（PGE（2）），白细胞介素-6（IL-6）和白细胞介素-1β（IL-1β）的产生，并降低蛋白表达的可诱导的NO合成酶（iNOS）和环氧合酶-2（COX-2），这可能与丝裂原活化蛋白（MAP）激酶磷酸化的抑制有关，包括细胞外信号调节激酶（ERK），c-junNH2-末端激酶NK）和p38，以及核因子κB（NF-κB）的活化和易位。此外，RDN对PGE（2）的活性也部分归因于COX-2酶的抑制。因此，可以得出结论，RDN通过下调MAPK和NF-κB信号通路的活化来抑制炎症介质的产生和巨噬细胞活化，以治疗URTIs。

c. 安全性情况

随着临床的广泛使用，有关热毒宁的不良反应的报道相继出现。以变态反应和消化系统方面的反应为主，较严重者会出现血尿、急性喉头水肿、紫绀、高热及过敏性休克。[468-470]

热毒宁注射液的药品不良反应中发生在皮肤及其附件的约占70%，全身性不良反应约占10%，神经系统、呼吸系统和消化系统等不良反应约占20%。[471-473]李继友等[474]的研究纳入热毒宁注射液致不良反应病例1098例，就其性别、年龄、适应证、给药剂量和联合用药等因素对热毒宁注射液使用风险的影响进行评估，结果显示联合用药致药物相互作用可能是其主要的风险因素。

基于体外配伍的药物相互作用

目前，国内有关热毒宁注射液的药品不良反应报道中联合用药占29%。任亮等[475]的研究表明热毒宁注射液与头孢菌素类药物存在一定的配伍禁忌。段广瑾等[476]研究热毒宁注射液与左氧氟沙星、加替沙星、盐酸莫西沙星的配伍稳定性，结果显示热毒宁注射液与这3种喹诺酮药物均存在配伍禁忌。此外，热毒宁注射液与阿昔洛韦、氨溴索和甲硝唑等药物配伍时可见不同程度的微粒生成物，存在配伍禁忌。[477]因此，热毒宁注射液的临床使用，建议单独将其溶于稀释液中静脉滴注，在与其他药物联用时则需用5%葡萄糖注射液（GS）或生理盐水（NS）冲洗输液管。

基于肝药酶的代谢性药物相互作用

热毒宁与其他药物联用时可能会产生代谢性药物相互作用，主要由细胞色素P_{450}（CYP）酶的抑制和诱导作用产生，其中诱导作用会加速目标药物代谢，使药理活性降低；而抑制作用则导致酶活性下降，使药物代谢减慢并在体内蓄积，从而可能发生严重的不良反应，因此在联用其他药物时应考虑给药剂量等的调整。

目前,中药注射剂的安全性问题主要集中在药品质量和体外配伍,对中药注射剂与其他药物联用产生体内代谢性药物相互作用的研究相对较少。我国上市的中药注射剂药品说明书中较少标注代谢性药物相互作用。热毒宁注射液作为一种治疗上呼吸道感染的纯中药注射剂,在临床上常与抗菌药物、抗病毒药物等联用,联用时需用5% GS 或 NS 冲洗输液管。热毒宁注射液及其有效成分(有机酸类、环烯醚萜类和黄酮类)对不同的 CYP 酶具有不同程度的抑制或诱导作用,故热毒宁注射液与经相关酶代谢的药物联用时需考虑其给药剂量的调整。[478]

(6) 喜炎平注射剂

①组成功效简介

喜炎平注射液属于清热解毒类中成药。喜炎平注射液是从穿心莲提取的穿心莲内酯通过相关技术制成的中药注射剂,[479]该药物的主要有效成分为穿心莲内酯总酯磺化物,具有祛热解毒、消炎止痛之功效,对细菌性与病毒性上呼吸道感染及痢疾有特殊疗效,被誉为天然抗生素药物。临床上常用于支气管炎、扁桃体炎、细菌性痢疾等疾病。

喜炎平注射液具有明确的抗菌作用,对革兰阳性细菌包括致病性大肠杆菌、伤寒杆菌、肺炎双球菌、流感杆菌、对金黄葡萄球菌、溶血性链球菌、变形杆菌、痢疾杆菌等细菌均有明显的杀菌和抑菌作用。

②临床研究进展

a. 临床功效与治疗疾病谱

基于现有的临床研究证据,喜炎平注射剂治疗上呼吸道感染、下呼吸道感染安全有效,尤其在儿科抗菌消炎应用广泛。通过文献分析,将喜炎平主要治疗的呼吸系统疾病和临床应用研究进展做一介绍。

上呼吸道感染:

上呼吸道感染指的是自鼻腔到喉部之间出现的炎症总称,是较常见的一种感染性疾病,病毒和病菌均为致病因素。临床试验显示喜炎平应用于治疗上呼吸道感染的临床疗效显著,不良反应少。

饶春浓[480]用喜炎平治疗该病得到良好疗效。将100例上呼吸道感染患者随机分为治疗组和对照组,治疗组的患者给予喜炎平进行治疗,对照组的患者使用利巴韦林进行治疗,对两组治疗方法的临床疗效和产生的不良反应进行对比观察。结果显示,对照组患者临床疗效的总有效率为84%,治疗组患者治疗疗效的总有效率为96.0%,治疗组的临床疗效明显优于对照组。

李楠[481]将急性上呼吸道感染患者120例随机分为治疗组60例;对照组60例,两组均给予氨咖黄敏胶囊2粒,3次/日口服,对照组加用利巴韦林注射液0.4g,1次/日静脉滴注治疗,治疗组加用喜炎平注射液250mg,1次/日静脉滴注。结果显示:治疗组在治愈率、总有效率均优于对照组。

王志飞[482]评价喜炎平注射液治疗上呼吸道感染常用方案的疗效。采用关联规则分析喜炎平注射液治疗上呼吸道感染的医院信息系统(HIS)数据,筛选出常用的3种合并用药方案(喜炎平注射液与维生素 C;方案2:喜炎平注射液、复方氨基酸、肌苷、辅酶 A、三磷酸胞苷与维生素 C;方案3:喜炎平注射液、高渗氯化钠、复方氨基酸、肌苷、辅酶 A、三磷酸胞苷与维生素 C);以治愈和好转的比例为结局指标,根据对混杂因素的控制程度不同,分别应用卡方检验、Logistic 回归、倾向评分加权 Logistic 回归、带协变量的倾向评分加权 Logistic 回归来评价方案的疗效。经过统计计算对比得出：喜炎平注射液治疗上呼吸道感染，合并使用方案2，即复方氨基酸、肌苷、辅酶A、三磷酸胞苷、维生素C可提高治愈率。

张晓华[483]比较喜炎平注射液与常规西医疗法对小儿上呼吸道感染的疗效及安全性。将156例急性上呼吸道感染患儿随机分为两组，每组78例。治疗组予喜炎平注射液静脉滴注；对照组予利巴韦林注射液静脉滴注。结果发现：治疗组退热时间，鼻塞流涕、咳嗽、呕吐、腹泻及咽喉红肿消失时间均显著短于对照组。两组患儿治疗后血清TNF-α及IL-6水平均较治疗前显著降低，且治疗组降低幅度显著大于对照组。治疗组的痊愈率及总有效率均显著高于对照组。治疗组未发生明显不良反应，对照组发生上腹部疼痛2例，恶心呕吐2例，面部皮肤红疹1例。结果表明：与常规西医治疗比较，喜炎平可更好地改善小儿急性上呼吸道感染的临床症状、缩短发热及症状消失时间，并可显著降低血清炎症因子TNF-α、IL-6的水平，安全有效，值得临床推广。

急性支气管炎：

急性支气管炎是临床上常见的炎症，主要发病原因是病原菌感染、物理化学刺激、过敏等，患者症状表现为咳嗽咳痰、呼吸急促，伴有发热，如果不能及时采取措施治疗，会导致呼吸、心力衰竭，威胁患者生命安全。

张绍华[484]将急性支气管炎伴发热患者72例作为研究对象，随机分为两个不同组别。其中一组采用炎琥宁治疗，另一组采用喜炎平治疗，观察两组患者的治疗效果和不良反应情况。结果试验组治疗有效共计34例，占总数的94.4%；对照组共计27例，占总数的75.0%。患者退热、止咳、肺部体征消失时间均短于对照组，腹泻、皮疹、恶心呕吐等不良反应上共计发生2例，占总数的5.6%，低于对照组的8例，占总数的22.2%。对比差异鲜明，具有统计学意义。表明急性支气管炎伴发热患者应用喜炎平注射液治疗效果确切，具有治疗有效率高、不良反应少、恢复时间短的特点，是一种安全高效的治疗方案。

何荣香[485]探讨喜炎平注射液在小儿支气管炎中的作用效果。选取90例小儿支气管炎患者为研究对象，将其随机分为对照组和观察组各45例，观察组在对照组的基础上加用喜炎平注射液进行治疗，后将两组患者的治疗总有效率、症状体征消失时间、不良反应发生率及治疗前、治疗后3天的血清CRP、IL-4、ECP水平进行比较。结果发现，观察组在总有效率、症状体征消失时间均优于对照组，不良反应发生率低于对照组，治疗后血清CRP、IL-4、ECP水平低于对照组。结果表明喜炎平注射液在小儿支气管炎中的作用效果明显，不仅显效快，且可较快改善炎性因子及损伤蛋白水平。

肺炎：

社区获得性肺炎是指患者在医院外罹患的感染性肺实质炎症，严重降低了患者的生活质量。社区获得性肺炎以细菌感染为主，病毒性上呼吸道感染易于诱发。早期抗生素联合使用抗病毒药在该病的治疗中显得比较重要。分组对比研究发现，加用喜炎平治疗该病，体温降至正常率高于单纯应用抗生素，而且平均住院时间也短于单纯应用抗生素。陆小平[486]将280例社区获得性肺炎成年患者随机分为治疗组和对照组各140例。对照组140例给予经验型抗生素静脉滴注，喜炎平组140例在经验型抗生素治疗基础上联合喜炎平注射液静脉滴注；两组患者均行痰标本培养，并根据微生物检查结果调整抗生素治疗。结果治疗后48小时两组退热效果比较差异有统计学意义；治疗后两组住院时间比较差异有统计学意义。因此认为喜炎平注射液在社区获得性肺炎早期治疗中退热效果显著，可有效缩短住院时间。

支气管肺炎在我国小儿肺炎中较为常见，其发病率近年来明显高于发达国家，严重威胁小儿健康。骆翠玲[487]观察喜炎平治疗小儿支气管肺炎的临床疗效。将118例支气管肺炎患儿随机均分为治疗组及对照组。2组患儿均采用支气管肺炎常规治疗方案，包括解热、抗感染、平喘、吸痰等。治疗组患儿加用喜炎平注射液。对比2组患儿疗效及症状体征改善时间。治疗结束时，治疗组总有效率为97%，对照组总有效率为85%，治疗组总有效率高于对照组。治疗组在退热时间、咳喘消失时间、肺部啰音消失时间、胸片吸收时间及住院时间上均明显短于对照组。结果表明喜炎平配合西医治疗小儿支气管肺炎疗效好，促进症状体征改善，缩短治疗时间，安全有效。

扁桃体炎：

詹李彬[488]共收治小儿扁桃体炎108例，其中用喜炎平注射液治疗68例为治疗组；用常规方法治疗40例。108例中急性卡他性扁桃体炎54例，急性陷窝型扁桃体炎18例，急性滤泡型扁桃体炎36例。所有病人均有高热、咽痛、咽和扁桃体的局部症状，白细胞总数正常或偏高。年龄10月~10岁，男75例，女33例。治疗方法如下。治疗组：在常规治疗外加用喜炎平，按0.2~0.4mL/kg·d静脉滴注；常规治疗用青霉素（10万单位/kg·d肌注或静脉滴注）、红霉素（30mg/kg·d）治疗。结果显示，按同一标准，喜炎平组在总疗效和疗效出现时间上均优于常规组，且有统计学意义。

彭向东等选取100例急性化脓性扁桃体炎患儿为研究对象，随机分为观察组和对照组，对照组仅给予克林霉素，观察组给予喜炎平注射液联合克林霉素，观察组患儿体温复常时间、咽喉疼痛消失时间、扁桃体充血消退时间及脓性分泌物消失时间均显著短于对照组。观察组血清白介素-6、白介素-8、肿瘤坏死因子-α等促炎因子表达水平显著低于对照组，抑制机体促炎因子表达是其可能作用机制。

b. 主要抗菌机制

喜炎平主要以穿心莲内酯磺化物为主要成分。中医认为，穿心莲味苦、性寒，有清热解毒、燥湿凉血等功效。现代药理学研究表明，[489]穿心莲的内酯磺化物有抗菌抗病毒的作用，其机制是通过占取细菌或病毒复制时DNA与蛋白质的结合位点，阻止蛋白质对DNA片段的包裹，阻断DNA的复制，从而抑制或杀灭细菌和病毒。

喜炎平对肺炎球菌、金葡菌、链球菌、淋球菌、肺炎克雷伯杆菌、志贺氏菌、大肠杆菌有明显抑制作用。[490]注射用喜炎平对磺胺类、四环素类、氨基糖苷类、氨苄青霉素类、喹诺酮类耐药菌株引起的炎症疗效十分显著，总有效率达95%。

c. 安全性情况

喜炎平注射液上市30多年，临床应用广泛，其安全性也备受关注，国家食品药品监督管理总局于2012年6月25日发布《药品不良反应信息通报》（第48期）"警惕喜炎平注射液和脉络宁注射液的严重过敏反应"中提及喜炎平注射液严重不良反应中过敏反应所占比例较大。[491]

迄今为止，有多篇关于喜炎平注射液安全性或不良反应的病例分析或系统评价。2016年高艳平回顾性分析了1200例使用喜炎平注射液患者的临床资料，发现喜炎平注射液不良反应的临床表现主要为皮痒、红疹、面红、疼痛等，研究结果表明喜炎平注射液不良反应主要累及的器官系统为循环系统、呼吸系统、皮肤及其附件系统三类。

李智光通过回顾性分析80例喜炎平注射液不良反应患者临床资料分析喜炎平注射液在临床应用中的不良反应和发生原因。结果显示喜炎平注射液不良反应表现多为过敏反应，并且多发于老人和儿童。导致喜炎平注射液出现不良反应的原因多为剂量过多、药品质量问题以及患者的年龄问题等，所以必须加强药物监督、规范用药以及对症治疗等预防措施。[492]2016年有学者对喜炎平注射液的安全性进行了系统评价，[491]纳入分析94个研究，包括70个随机对照试验，8个非随机对照试验，16个病例报告，共4716名患者使用喜炎平注射液，发生148例不良反应。其中15例严重不良反应，包括1例植物状态，4例过敏性休克及其他心血管一般损害等；133例一般不良反应中以腹泻最多，皮疹次之。

（7）清开灵

①组成功效简介

清开灵是在古代名方安宫牛黄丸的基础上开发的中药复方制剂，[493]主要成分[494]为牛黄、水牛角、珍珠母、黄芩、栀子、金银花、板蓝根等。具有清热解毒、清营凉血、泻火除烦、化痰通络、镇惊安神、醒神开窍作用。现代药理分析认为，金银花、黄芩、栀子、板蓝根有很强的抗菌、抗病毒、抗炎和退热作用；水牛角、牛黄、珍珠母有镇静、抗惊厥、强心退热作用；黄芩、山栀、板蓝根尚有保肝利胆，抑制乙肝病毒作用。诸药合用，抗病毒、抗菌范围可以互补、扩大以及协同增效。[495]

②临床研究进展

从文献报道上看，近年来清开灵在呼吸系统疾病的临床研究及应用在急性上呼吸道感染及肺炎、支气管炎等疾病上开展的较多，在给药途径及临床疗效等方面不断有新的突破。发热是临床上最常见的病症之一，各种感染性疾病均可表现为发热。在化学药物退热停药后体温又回升的情况下，清开灵常常起到很好的解热作用，且降温稳定持久，不易反弹，不伤津液，具有标本兼治的独特疗效。[496]现就近年来对清开灵的临床应用研究进展做一介绍。

a. 临床疗效与治疗疾病谱

急性上呼吸道感染：

急性上呼吸道感染是常见的疾病，在我国清开灵注射液已广泛应用于治疗单纯性上呼吸道感染。临床研究证据表明清开灵注射液治疗以革兰阴性菌为主的细菌感染造成的急性上呼吸道感染疗效确切，副作用较抗生素治疗少。

治疗单纯性上呼吸道感染，清开灵+西医对症治疗能够显著提高抗生素+西医对症治疗治疗的有效率，且中西医结合的治疗方式能够降低发生不良反应的风险。LinghuiLi等[497]人于2016年对清开灵治疗单纯性上呼吸道感染的疗效和安全性进行了系统评价。共有26研究的3121名患者被纳入到此次系统评价研究中。Meta分析显示，与抗生素+西医对症治疗相比，清开灵注射液+西医对症治疗显著提高治疗有效率（$RR = 1.19$；95%置信区间=[1.15，1.23]；$P < 0.00001$）。对药品不良反应的汇总分析发现，西医对照组相较中西医结合治疗组略微提高了发生不良反应发生的风险（$RR = 0.39$；95%置信区间=[0.22，0.69]；$P = 0.001$）

临床研究表明，清开灵雾化吸入治疗急性上呼吸道感染的效果较好。雾化吸入治疗可使药物直接达到呼吸道炎症部位，雾化颗粒均匀分布于患处，易于局部组织吸收，浓度高，所需药量少，起效快。王辛坤[498]收治急性上呼吸道感染患者例，随机分为两组，对照组予利巴韦林注射液、氯芬黄敏片治疗，治疗组服用银翘散加味及清开灵注射液雾化吸入治疗，观察临床疗效。结果治疗组总有效率97.3%，对照组81.6%，治疗组疗效优于对照组，两组比较差异有统计学意义。银翘散联合清开灵注射液雾化吸入治疗急性上呼吸道感染疗效显著。

肺炎：

细菌性肺炎是老年人的多发病，占老年人感染性疾病死因第一位。临床研究发现，[499]抗生素和清开灵注射液联合治疗老年人肺炎，可明显缩短发热时间、有效降低血清C反应蛋白（CRP）水平。将50例患者采用单盲随机法分为两组。治疗组30例，对照组20例。两组患者均根据痰培养和药敏试验选用抗生素静脉用药，治疗组同时加用清开灵注射液治疗。结果显示，治疗组体温恢复正常时间为（38±15）h，对照组为（49±17）h，治疗组明显短于对照组（$P<0.05$）差异有显著性。治疗组的血清CRP在治疗前后相比对照组显著降低，2组治疗前后血清C反应蛋白（CRP）水平比较差异均有显著性（P均<0.01），且治疗组与对照组治疗后比较差异也有统计学意义（$P<0.05$）。结果表明，清开灵注射液具有阻断或减轻炎症反应的作用，对于老年人肺炎的治疗具有积极的临床意义。

张林果[500]通过系统评价清开灵注射液治疗肺炎的疗效，发现与常规治疗相比，清开灵注射剂联合常规治疗可以提高治疗肺炎的有效率。研究者[500]收集清开灵注射液治疗肺炎的随机和半随机对照试验，按照Cochrane系统评价手册推荐的简单评价法对纳入研究的方法学质量进行严格评价，对同质研究使用RevMan5.0软件进行Meta分析。共纳入5个研究，440例患者。Meta分析结果显示：与常规治疗相比，常规治疗联合清开灵注射液可以提高临床总有效率，缩短退热时间、止咳时间和肺部啰（哮鸣）音消失时间。

支气管炎：

临床证据表明治疗支气管炎急性发作在常规抗菌化痰平喘的西医对症治疗基础上联合清开灵注射液可以显著提高疗效。傅红英[501]收治慢性支气管炎急性发作期患者80例，随机分为治疗和对照两组各40例，治疗组在常规抗菌化痰平喘治疗下加用清开灵注射液治疗；对照组单用抗菌化痰平喘治疗。结果显示：治疗组与对照组临床治愈率分别为82.7%、57.5%，两组治愈率比较$P<0.01$。结果表明，在常规抗菌化痰平喘治疗的基础上加用清开灵注射液治疗慢性支气管炎急性发作，总体疗效明显高于单纯西医对症治疗。

b. 用药情况

清开灵剂型：

清开灵口服剂型即直接口服的清开灵药物，如清开灵胶囊、清开灵口服液、清开灵片、清开灵滴丸、清开灵分散片、清开灵泡腾片、清开灵软胶囊等。[502]

清开灵注射剂型用于肌内注射或静脉滴注，比口服剂型吸收及代谢排泄快，但因为注射剂型的不良反应较口服剂型较严重，临床使用应更严格。

给药途径：

口服、注射、雾化、灌肠给药。

c. 主要抗菌机制

清开灵由于组方科学，具有良好的抗菌抗病毒和抗炎作用，被称为清热解毒基础用药。[503]现代药理学研究证明，[493]清开灵的作用部位主要为脑、肝、心、肺等器官，可改善这些器官的循环，抑制局部和全身炎症反应，抑制细菌内毒素和内生致热原以及包括革兰阴性菌在内的多种致病菌生长。

清开灵制剂中黄芩的有效成分黄芩苷具有抗微生物的作用，[503]有较广的抗菌谱，对多种致病菌、病毒有抑制或杀灭作用；金银花是广谱抗菌中药，对革兰阴性菌、革兰阳性菌均有较强的抑菌效果，其主要有效成分绿原酸，具有抗细菌、抗病毒、抗炎性渗出等作用。栀子具有解热功能，对溶血性链球菌有抑制作用，故对感染性疾病所致发烧有明显的退热效果；黄芩中的黄芩苷和黄芩素均有抗变态反应的作用，黄芩素用于抑制抗原抗体结合后过敏介质释放及松弛平滑肌等，对实验性哮喘有缓解作用，故对抑制上呼吸道、肺部的各种炎症反应特别是对抗生素有过敏禁忌者或不宜用抗生素消炎退热者尤为适合。

d. 安全性情况

清开灵注射液不良反应以变态反应居多，主要累及皮肤及其附件损害和全身性损害。

个案报道：

过敏致死：患者，女，32岁，1998年12月5日因患上呼吸道感染住院，给予清开灵注射液20mL加入5%葡萄糖注射液250mL中静脉滴注，3分钟后，患者皮肤出现荨麻疹、高热40℃、恶心、呕吐，继而呼吸困难、紫绀、大汗淋漓，立即停止输液，按一般过敏方法进行抢救30分钟后无效死亡。[504]

喉头水肿：给予上呼吸道感染患者5%葡萄糖注射液250mL加清开灵20mL，ivd6 2滴/分钟。静脉滴注约5分钟，病人出现喉部发痒、胸闷、憋气、面色潮红、呼吸困难、喉头发紧、口干及声音嘶哑等症状，双肺哮鸣音。[505]

哮喘：给予上呼吸道感染患者清开灵注射液30ml加入5%葡萄糖氯化钠注射液500mL中静脉滴注，约15分钟后，患者出现胸闷、气短、哮喘、呼吸困难。[505]

系统评价

采用循证医学方法，对清开灵注射液不良反应/不良事件进行系统评价。[506]最终纳入277篇，共1486例患者，其中个案报道331例，综合性总结报道1155例。清开灵注射液轻型ADR/AE以皮肤及黏膜ADR/AE为主，其中又以全身或局部多种形态的皮疹、疹痒、发红最为多见61.4%，其次依次为药物热19.9%，胃肠道ADR/AE，注射部位ADR/AE等。多种类型ADR/AE并非单独出现，尤以皮肤及黏膜的ADR/AE同时伴有其他类型的ADR/AE最为多见；重型则以过敏性休克最多见55.5%，其次为严重呼吸系统ADR/AE27.1%、心血管系统ADR/AE、神经肌肉系统ADR/AE等；死亡13例，占重型ADR/AE的4.3%。个案报道过敏性休克病例中伴有皮疹的病例占25.4%。

文献研究：

通过检索1994—2005年国内医学期刊报道应用清开灵注射液所致不良反应案例，并进行统计分析，探讨清开灵注射液不良反应发生的特点。结果表明清开灵注射液不良反应的发生与性别年龄无关，临床表现主要为过敏反应，严重者出现过敏性休克；不良反应在30分钟内发生者有110例，占64.71%；首次用药发生者有151例，占88.82%，提示不良反应以首用即发型和速发型为主。

综上所述，清开灵注射液不良反应主要累及皮肤及其附件损害和全身性损害，累及系统包括胃肠系统、心血管系统、呼吸系统、神经系统、泌尿系统、视觉系统的损害。清开灵注射液是由牛黄、水牛角、珍珠母、黄芩、金银花、栀子、板蓝根等组成。其主要成分包括胆汁酸、胆色素、黄芩苷、栀子苷、绿原酸类化合物等。使用清开灵时所出现的不良反应与下列因素有关（1）药物本身的毒性反应：金银花所含的绿原酸对人有致敏作用，水牛角的提取物质含有的蛋白质在体内会激发某些敏感抗体引起过敏，板蓝根会损伤骨髓细胞，栀子乙醇对肝脏有毒性。（2）制剂的质量问题：由于中药组成复杂，有效成分提取过程中杂质的残留是造成不良反应的重要原因之一。（3）个体差异：对于过敏体质，年老体弱患者较容易出现不良反应。

参考文献

[1] 刘永生，王明明．清热解毒、利咽消肿法治疗小儿急性化脓性扁桃体炎国内临床文献的Meta分析［J］．河南中医，2013，33（1）：144—147.

[2] 卞丽玲，杨丰文，王媛，等．蒲地蓝消炎口服液治疗小儿化脓性扁桃体炎有效性及安全性的系统评价［J］．中国中药杂志，2017，42（8）：1482—1488.

[3] 王大铖，韩颖．中医辨证治疗小儿扁桃体炎102例［J］．中医儿科杂志，2009，48（5）：25—26.

[4] 杜洪喆，胡思源，钟成梁，等．蒲地蓝消炎口服液不同剂量治疗小儿急性咽-扁桃体炎肺胃实热证的多中心临床研究［J］．中草药，2017，48（4）：753—759.

[5] 陈梅莉，王晓梅，张生大．口服双黄连咀嚼片与头孢拉定片对照治疗小儿急性咽扁桃体炎［J］．药学实践杂志，2003，21（2）：74—76.

[6] 谢冰昕，黄秀峰．痰热清注射液治疗化脓性扁桃体炎在急诊科临床应用观察［J］．世界中医药，2013，8（10）：1197—1198，1201.

[7] 肖玮，胡兴录．普济消毒饮加味治疗急性化脓性扁桃体炎临床疗效观察［J］．中国中医急症，2013，180（4）：642—643.

[8] 张家奎，王仁忠．银翘散加减治疗肺经风热型急性扁桃体炎36例总结［J］．湖南中医杂志，2014，188（10）：35，59.

[9] 张敏涛，万璐．五味消毒饮加减治疗小儿化脓性扁桃体炎60例［J］．陕西中医，2012，33（7）：792—793.

[10] 张宏玲．中西医结合治疗小儿急性扁桃体炎50例［J］．中医儿科杂志，2013，9（4）：21—23.

[11] 曾君．热毒宁注射液联合美洛西林舒巴坦钠治疗急性化脓性扁桃体炎92例疗效观察［J］．中国医药指南，2012，10（17）：291.

[12] 王秀军．针刺放血治疗急性扁桃体炎2700例的疗效观察［J］．上海针灸杂志，2006，25（11）：20—21.

[13] 顾勤，张益辉．刺血疗法治疗急性扁桃体炎60例［J］．现代中西医结合杂志，2005，14（23）：3177.

[14] 洪国灿，蔡真真，胡维．少商、商阳穴放血在急性扁桃体炎的临床研究［J］．光明中医，2016，265（24）：3633—3636.

[15] 付淑文．针刺治疗小儿急性扁桃体炎46例［J］．山东中医杂志，2009，258（4）：245—246.

[16] 冷凌，贾焕军，冷淑伟．中西医结合治疗急性化脓性扁桃体炎的临床观察［J］．黑龙江中医药，2002，31（3）：28—29.

[17] 汪平健．手三里穴位注射治疗急性咽炎、急性扁桃体炎疗效观察［J］．中国中西医结合耳鼻咽喉科杂志，2001，9（2）：92.

[18] 彭学尧．曲池穴注射林可霉素治疗扁桃体炎46例［J］．中国针灸，2001，21（4）：33.

[19] 赵亚平, 方金成. 穴位注射治疗急性扁桃体炎63例 [J]. 新中医, 2007, 403 (12): 62.

[20] 孔婷婷, 杨蕴维, 李予鲁. 中药雾化吸入治疗急性扁桃体炎的疗效观察 [J]. 牡丹江医学院学报, 2001, 22 (3): 42—43.

[21] 郑加祥. 清开灵注射液超声雾化吸入治疗急性扁桃体炎40例 [J]. 中国医药指南, 2014, 12 (34): 39, 41.

[22] 李梅秀, 吴疆. 双黄连注射液雾化吸入疗法治疗急慢性咽喉炎、急性扁桃体炎的临床观察 [J]. 佳木斯医学院学报, 1994, 17 (5): 27—28.

[23] 段云飞, 申翠平, 杨慧, 等. 痰热清注射液超声雾化佐治急性化脓性扁桃体炎疗效观察 [J]. 齐齐哈尔医学院学报, 2011, 268 (18): 2968.

[24] 曲汝鹏, 孙海波, 冷辉, 等. 中医烙法治疗慢性扁桃体炎的多中心临床研究 [J]. 辽宁中医杂志, 2016, 467 (4): 780—782.

[25] 冷辉, 孙海波, 吕洪, 等. 中医烙法治疗慢性扁桃体炎临床研究 [J]. 辽宁中医杂志, 2008, 35 (9): 1346—1349.

[26] 陈隆晖, 程涛, 姜玉良, 等. 改进灼烙法对慢性扁桃体炎临床及免疫功能的研究 [J]. 中国中西医结合耳鼻咽喉科杂志, 2004, 12 (1): 22—24.

[27] 佚名. 中草药、单验方治疗扁桃体炎 [J]. 赤脚医生杂志, 1977 (2): 19—20.

[28] 李峰, 王宁. 治疗扁桃体炎偏方 [J]. 中国民间疗法, 2013, 21 (1): 77.

[29] 李金山. 治疗急性扁桃体炎验方 [J]. 中国民间疗法, 2014, 22 (8): 19.

[30] 曾海菊. 薛佰寿应用四妙勇安汤治验4则 [J]. 甘肃中医, 2008 (5): 8.

[31] 侯平玺. 熊胆咽喉散治疗急性扁桃体炎126例疗效观察 [J]. 中国中西医结合杂志, 1996 (8): 503.

[32] 李明, 商建军, 庞秀花, 等. 化扁解毒汤治疗小儿急性化脓性扁桃体炎50例临床疗效观察 [J]. 浙江中医药大学学报, 2010, 195 (1): 71—72.

[33] 高万朋, 王时光, 崔壮, 等. 热毒宁注射液治疗社区获得性肺炎疗效的Meta分析 [J]. 中国中药杂志, 2011 (24): 3539—3543.

[34] 王晓忠, 王燕, 王先敏. 中药治疗小儿支原体肺炎随机对照试验Meta分析 [J]. 中国中医药信息杂志, 2014, 243 (10): 32—38.

[35] 张晓春, 吴要伟. 中西医结合治疗小儿肺炎支原体肺炎国内文献Meta分析 [J]. 内科, 2014, 9 (4): 467—470.

[36] 蒋红丽, 毛兵, 钟云青, 等. 痰热清注射液治疗社区获得性肺炎随机对照试验的系统评价 [J]. 中西医结合学报, 2009, 7 (1): 15—25.

[37] 李延鸿, 朱怀军. 用麻杏石甘汤干预治疗感染性肺炎对照试验的评价 [J]. 抗感染药学, 2012, 34 (3): 52—57.

[38] 高万朋, 王时光, 崔壮, 等. 热毒宁注射液治疗社区获得性肺炎疗效的Meta分析 [J]. 中国中药杂志, 2011 (24): 3539—3543.

[39] 黄星月, 段笑娇, 吴嘉瑞, 等. 基于Meta分析的热毒宁注射液治疗社区获得性肺炎临床评价研究 [J]. 药物流行病学杂志, 2018, 27 (9): 573—581.

[40] 程漠鑫. 麻杏石甘汤治疗社区获得性肺炎疗效的系统评价 [D]. 辽宁中医药大学, 2016.

[41] 吴立夫．中药抗菌作用辨析［J］．中国兽医杂志，2002，38（4）：59—61．

[42] 陈云凤，刘洪，扈晓宇．痰热清治疗老年社区获得性肺炎临床观察［J］．中国中医急症，2006，15（6）：12，24．

[43] 刘建博，孙志佳，张伟．痰热清注射液治疗社区获得性肺炎50例疗效观察［J］．新中医，2006，38（3）：27—29．

[44] 钟小东，陈学清，吴建荣．连花清瘟胶囊治疗社区获得性肺炎38例观察［J］．浙江中医杂志，2013，506（5）：385．

[45] 周三军，方强．连花清瘟颗粒治疗痰热壅肺型社区获得性肺炎46例［J］．浙江中医杂志，2013，512（11）：805．

[46] 刘文兵，丁学军，楼黎明．连花清瘟颗粒治疗社区获得性肺炎52例观察［J］．浙江中医杂志，2013，512（11）：856．

[47] 彭经福．热毒宁注射液联合左氧氟沙星序贯治疗社区获得性肺炎［J］．实用中西医结合临床，2014，14（8）：77—78．

[48] 吴敏杰．热毒宁注射液优化老年社区获得性肺炎伴发热临床疗效观察［J］．海峡药学，2013，161（6）：199—200．

[49] 陈志斌，陈碧虾，袁丽丽，等．加味麻杏石甘汤治疗社区获得性肺炎（痰热壅肺）疗效观察［J］．中国中医急症，2010，145（5）：725—726，733．

[50] 沈爱云，姜祖祥，朱红平．加味麻杏石甘汤治疗社区获得性肺炎疗效观察［J］．山东医药，2014，54（42）：55—57．

[51] 马晓勇，陈丽君．麻杏石甘汤加减配合西药治疗社区获得性肺炎31例［J］．陕西中医，2011，352（4）：395—397．

[52] 沈荣兴，周峻．麻杏石甘汤加味为主治疗社区获得性肺炎25例［J］．浙江中医杂志，2013，504（3）：173．

[53] 何俊其．加味六君子汤治疗老年社区获得性肺炎疗效观察［J］．中外医学研究，2014，12（23）：142—143．

[54] 怀保健，孟庆传．加味六君子汤治疗老年社区获得性肺炎临床分析［J］．光明中医，2016，244（3）：355—356．

[55] 卢炯．加味六君子汤治疗老年社区获得性肺炎临床观察［J］．新中医，2015，492（5）：70—71．

[56] 赵艳艳．加味六君子汤治疗老年社区获得性肺炎疗效观察［J］．中国卫生产业，2014，11（27）：190—191．

[57] 刘群英．用加味六君子汤治疗社区获得性肺炎的效果分析［J］．当代医药论丛，2015，13（10）：29—30．

[58] 周丽平，乔晓光．清金化痰汤为主治疗老年社区获得性肺炎45例临床观察［J］．浙江中医杂志，2015，532（7）：492．

[59] 欧江琴，谌洪俊．清金化痰汤加减治疗社区获得性肺炎40例的疗效观察［J］．贵阳中医学院学报，2009，130（4）：37—38．

[60] 孙青松．中西医结合治疗老年社区获得性肺炎疗效观察［J］．四川中医，2015，382

（9）：104—106.

［61］王昌金，曾小强．中西医结合治疗社区获得性肺炎（痰热壅肺型）疗效观察［J］．临床合理用药杂志，2009，2（17）：24—25.

［62］宋远瑛，李树岗，田正鉴．中西医结合治疗过敏体质人群社区获得性肺炎疗效观察［J］．湖北中医杂志，2008，250（2）：35—36.

［63］张开宇，童佳兵，季红燕，等．中医药及中西医结合治疗社区获得性肺炎研究进展［J］．中国民族民间医药，2014，226（5）：28—29.

［64］王艳，孙炳华，梅晓萍，等．中西医结合治疗社区获得性肺炎135例临床观察［J］．中医药学报，2009，184（2）：76—77.

［65］乔曼．中西医结合治疗社区获得性肺炎疗效研究［J］．实用中医药杂志，2012，239（12）：38—39.

［66］王春梅，周庆伟．中西医结合治疗社区获得性肺炎临床研究［J］．中医学报，2014，194（7）：34—35.

［67］潘红斌．中西医结合治疗轻中度社区获得性肺炎50例［J］．浙江中医杂志，2009，462（9）：633.

［68］李海宁．中西医结合治疗社区获得性肺炎39例疗效观察［J］．山西中医，2006，22（1）：25—26.

［69］秦文君，高效国，王红爱，等．中药鱼腥草煎液雾化吸入在老年性肺炎治疗中的应用体会［J］．中医药研究，2000，16（2）：27—28.

［70］杨变转，李国胜，王海燕，等．清开灵雾化吸入辅助治疗老年社区获得性肺炎特殊疗效观察［J］．山西医科大学学报，2006，37（6）：631—632.

［71］徐加红，江桂林，施永敏，等．中医拔罐治疗老年社区获得性肺炎30例疗效观察［J］．河北中医，2014，36（12）：1834—1835.

［72］庞思思，陈喜志，李卫红，等．超短波与中药熏蒸联合治疗盆腔瘀血综合征的效果［J］．广东医学，2007，28（11）：1859—1860.

［73］范槐芳，方毕飞，严莉．中药熏蒸治疗老年社区获得性肺炎的疗效观察［J］．中国中医药科技，2015，128（2）：195—196.

［74］吴春霞．蒙西医结合治疗小儿支气管肺炎的临床观察［J］．内蒙古民族大学学报（自然科学版），2014，110（4）：463—464.

［75］苏日格格．蒙西医结合治疗新生儿肺炎64例临床观察［J］．中国民族民间医药，2014，226（5）：6.

［76］陈宝山，敖日嘎拉．蒙西医结合治疗小儿支原体肺炎疗效观察［J］．中国民族民间医药，2012，177（4）：83.

［77］吴艳明，汪受传．汪受传教授治疗小儿支原体肺炎经验［J］．中华中医药杂志，2012，27（3）：139—141.

［78］刘晓红，崔红，韩伟娟．李贵教授中西医结合治疗小儿迁延性难治性支原体肺炎的经验总结［J］．首都医科大学学报，2012，33（3）：33—36.

［79］张亮，龙旭浩．姚晶莹教授拔火罐疗法促进小儿肺炎啰音吸收的经验［J］．中国中西医结

合儿科学，2013，5（4）：28—29.

［80］付良，徐金杜，范德斌. 范德斌教授治疗老年社区获得性肺炎经验［J］. 云南中医中药杂志，2013，245（11）：6—7.

［81］张一举. A组β型溶血性链球菌性咽炎的研究进展［J］. 新医学，2006，37（12）：830—831.

［82］王文萍，赵克明，高京京，等. 急性咽炎的病因病机理论再探讨［J］. 辽宁中医杂志，2009，386（7）：34—36.

［83］陆茵，孙志广，朱荃，等. 咽舒康冲剂的药效学研究［J］. 南京中医药大学学报，1997，13（1）：32—34.

［84］周凌，刘彦臣，张贵君. 咽炎的中医论治及研究进展［J］. 中医药学报，1999，27（2）：62—64.

［85］吴欣华. 清喉利咽冲剂治疗慢性咽炎178例临床观察［J］. 贵阳中医学院学报，1998，20（1）：31.

［86］林宇寰，孙秀英，曾武军. 咽炎灵临床应用研究［J］. 中医药研究，1996，12（5）：45.

［87］孟庆林. 黑参丸治疗慢性咽炎120例［J］. 四川中医，1995，13（10）：48.

［88］柴木，席红. 金喉健喷雾剂治疗急性咽炎疗效观察［J］. 贵阳中医学院学报，1998，20（1）：44—45.

［89］刘让，李勤，董占军，等. 利咽灵治疗急慢性咽喉炎1180例临床观察［J］. 中医杂志，1996，37（11）：686—687.

［90］王忆黎，严余明. "咽立舒"治疗急慢性咽炎60例［J］. 四川中医，1996，14（4）：50—51.

［91］何宗德. 颗粒性咽炎证治［J］. 上海中医药杂志，1989，23（4）：20.

［92］顾友松. 慢性咽炎的脾胃证治［J］. 上海中医药杂志，1993，27（10）：26—27.

［93］袁德玲. 血府逐瘀汤加味治疗慢性咽炎76例［J］. 天津中医，1996，13（6）：19.

［94］孙良梅，张名甫，王胜圣，等. 咽喉宁气雾剂治疗急性咽炎95例［J］. 吉林中医药，1997，17（6）：22.

［95］栾宏庆. 点地梅治疗咽喉炎72例［J］. 甘肃中医学院学报，1994（3）：28—29.

［96］Cs hayes WH–Jr. Management of Group A beta–hemolytic streptococcal pharyngitis. ［J］. American Family Physician，2001，63（8）：1557.

［97］Jr casey ME–Pichichero. Meta–analysis of cephalosporins versus penicillin for treatment of group A streptococcal tonsillopharyngitis in adults. ［J］. Clinical Infectious Diseases，2004，38（11）：1526—1534.

［98］Jr casey ME–Pichichero. Meta–analysis of cephalosperin versus penicillin treatment of group A streptococcal tonsillopharyngitis in children. ［J］. Pediatrics，2004，113（4）：82—866.

［99］Cohen R. Defining the optimum treatment regimen for azithromycin in acute tonsillopharyngitis［J］. Pediatric Infectious Disease Journal，2004，23（2）：S129—S134.

［100］Jr casey ME–Pichichero. Metaanalysis of short course antibiotic treatment for group a streptococcal tonsillopharyngitis. ［J］. Pediatric Infectious Disease Journal，2005，24（10）：909—917.

[101] Ogita j, Kurosaki T, Fujisaki K, et al. Annual changes in antimicrobial susceptibility and macrolide resistance of Streptococcus pyogenes from 1995 through 2004 [J]. Kansenshogaku Zasshi the Journal of the Japanese Association for Infectious Diseases, 2005, 79 (11): 6—871.

[102] 梅全喜. 青天葵的化学成分药理作用与临床应用研究进展 [J]. 中华中医药学刊, 2008, 26 (10): 2239—2241.

[103] 郭少武, 刘进, 任大鹏, 等. 青果片治疗急性咽炎的临床观察 [J]. 辽宁中医杂志, 2003, 30 (5): 370.

[104] 黄锦威, 刘兴魁, 黄鑫. 青果爽音袋泡剂的研制与临床应用 [J]. 中成药, 2008, 30 (7): 1112—1113.

[105] 杨春艳, 杨兴海, 刘英, 等. 开口箭祛痰、抗炎及抑菌实验研究 [J]. 中国民族民间医药杂志, 2005, 14 (2): 103—106, 124.

[106] 徐兰兰, 邹坤, 汪鋆植, 等. 开口箭提取物治疗急性咽炎的实验研究 [J]. 江苏中医药, 2008 (8): 78—79.

[107] 翟绍双. 土家族药开口箭漱口液治疗咽喉炎45例疗效观察 [J]. 中国民族民间医药杂志, 1999, 8 (3): 140.

[108] 郭树繁, 贾春芒, 张燕, 等. 肿节风注射液雾化吸入治疗急性咽炎116例 [J]. 吉林中医药, 2003, 23 (7): 29.

[109] 马延萍. 药桑葚治疗咽炎疗效观察 [J]. 新疆中医药, 2002, 20 (6): 83—84.

[110] 王广见, 王淑瑞. 葶苈子生用治疗急性咽炎 [J]. 四川中医, 1993 (6): 52.

[111] 熊友香, 尤志勉, 程东庆, 等. 了哥王不同提取部位抑菌作用研究 [J]. 中国中医药信息杂志, 2008, 15 (10): 42—43.

[112] 张婕斐, 裘建社, 徐新锋, 等. 了哥王片治疗急性扁桃体炎、急性咽炎、急性气管-支气管炎的临床观察 [J]. 中国医院用药评价与分析, 2014, 117 (3): 248—251.

[113] 胡蓉, 王丽华, 张珺珺, 等. 疏风解毒胶囊治疗急性咽炎风热证的临床观察 [J]. 药物评价研究, 2014, 37 (5): 460—462.

[114] 黄庭媛. 疏风解毒胶囊治疗急性咽炎风热证的临床疗效 [J]. 北方药学, 2016, 13 (11): 27.

[115] 胡燕琴, 王晓陶. 蓝芩口服液治疗急性咽炎的疗效观察 [J]. 山西医药杂志, 2010, 39 (8): 752—753.

[116] 强丽霞, 石昭泉. 银黄含片治疗急性咽炎的临床观察 [J]. 上海医药, 2011, 342 (8): 389—390.

[117] 朱亮真. 清咽汤治疗急性咽炎52例 [J]. 南京中医药大学学报 (自然科学版), 2002, 18 (6): 381.

[118] 王瑛. 银翘散合增液汤治疗急性咽炎52例 [J]. 山东中医杂志, 2003, 22 (3): 151—152.

[119] 姜胤辉, 仝庆忠, 陈珊珊, 等. 翘荷汤加味治疗急性咽炎62例 [J]. 中国实验方剂学杂志, 2013, 19 (8): 296—298.

[120] 黄美珍. 利咽汤治疗急性咽炎76例 [J]. 四川中医, 2002, 20 (12): 66.

[121] 刘文英, 田巍, 宋清江. 六味汤加减治疗急性咽炎68例 [J]. 河北中医, 2012, 34

(7): 49—50.

[122] 赵鹏英. 二陈汤加减治疗咽炎咳嗽120例 [J]. 光明中医, 2009, 161 (4): 667.

[123] 毛智荣. 半夏厚朴汤加减治疗慢性咽炎96例 [J]. 江西中医药, 2001, 32 (1): 35.

[124] 郭强中, 李云英. 小柴胡汤加减治疗耳鼻咽喉诸痒症 [J]. 上海中医药杂志, 2008, 464 (9): 36—37.

[125] 魏汉林, 马建伟, 支艳, 等. 清咽汤治疗急性咽炎疗效观察 [J]. 湖北中医药大学学报, 2012, 61 (2): 59.

[126] 尹泉, 高岩. 清咽汤治疗急性咽炎临床验证 [J]. 中国民康医学, 2007 (12): 451.

[127] 苗德远. 玄桔射豆重楼汤治疗急性咽炎50例 [J]. 四川中医, 2005, 23 (2): 82.

[128] 胡忠民, 张磊. 中西医结合治疗急性咽炎149例疗效观察 [J]. 云南中医学院学报, 2010, 140 (4): 45—46.

[129] 张宽智, 张少华, 胡立忠, 等. 中西医结合治疗急性咽炎40例临床观察 [J]. 中国中医药科技, 2002, 9 (6): 370—371.

[130] 韩生林. 中西医结合治疗急性咽炎56例观察 [J]. 实用中医药杂志, 2010, 206 (3): 174.

[131] 秦晋. 中西医治疗急性咽炎临床体会 [J]. 吉林医学, 2011, 32 (18): 3746—3747.

[132] 王笑娜, 张新昕, 蒋维, 等. 中西医结合治疗急性咽炎68例疗效观察 [J]. 内蒙古中医药, 2013, 32 (14): 23—24.

[133] 黄兴武. 中西医结合治疗慢性咽炎急性发作49例 [J]. 中国中医急症, 2009, 132 (4): 623—624.

[134] 闫景利. 中西医结合治疗咽炎60例体会 [J]. 基层医学论坛, 2010, 165 (25): 836.

[135] 王桂茹, 张永强. 中西医结合对比治疗急慢性咽炎疗效观察 [J]. 中国医药指南, 2011, 9 (12): 292—293.

[136] 李颖. 中西医结合治疗急性咽炎60例临床观察 [J]. 实用中医内科杂志, 2006, 20 (3): 267—268.

[137] 罗克强, 张小伯, 李永磊, 等. 中西医结合治疗急性咽炎86例 [J]. 中国中西医结合杂志, 2000, 20 (8): 631—632.

[138] 刘月振. 透天凉手法针刺鱼际为主治疗咽炎76例 [J]. 中国针灸, 2002, 22 (5): 36.

[139] 杨淑荣. 谢强教授以通经接气针法治疗耳鼻咽喉科疾病经验介绍 [J]. 新中医, 2005, 37 (8): 9—10.

[140] 邓屹琪, 蔡书宾, 张瑜. 平衡针治疗急性咽炎69例 [J]. 中国针灸, 2009, 29 (3): 230.

[141] 杨时鸿, 谢平畅, 覃小兰. 平衡针治疗急性咽炎咽痛即时疗效分析 [J]. 中国中西医结合学会, 2012, 37 (4): 429.

[142] 胡津丽, 蒋彩云, 蒋中秋. 针刺治疗咽喉肿痛30例临床观察 [J]. 甘肃中医, 1998 (1): 43.

[143] 王夕花, 张炳法. 针刺照海穴治疗急性咽炎 [J]. 山东中医杂志, 1999 (11): 523.

[144] 单宝枝. 刺络放血法治疗咽喉急症 [J]. 上海中医药杂志, 1999, 33 (9): 40—41.

[145] 李聚生. 然谷穴点刺放血治疗慢性咽炎 [J]. 中国针灸, 2006, 26 (9): 613.

[146] 夏秀. 耳尖放血配合刺络拔罐治疗咽喉肿痛 60 例 [J]. 中国疗养医学, 2010, 19 (3): 251.

[147] 张新德, 王庆玉, 李青, 等. 耳背刺血治疗急性咽炎 84 例 [J]. 针灸临床杂志, 2000, 16 (6): 43—44.

[148] 王敬林. 大椎穴放血治疗咽喉肿痛反复发作 20 例 [J]. 中医外治杂志, 2007, 87 (2): 47.

[149] 李然伟, 徐冰, 刘颖. 井穴放血治疗急性咽炎的临床观察 [J]. 辽宁中医杂志, 2011, 412 (9): 1831—1832.

[150] 梁学琳. 少商、十宣穴放血治疗婴幼儿急性咽喉疾患 [J]. 贵阳中医学院学报, 1987 (2): 43—44.

[151] 张军, 章曦. 少商穴点刺放血治疗急性咽炎 30 例报道 [J]. 针灸临床杂志, 2000 (12): 29.

[152] 刘景, 马哲河, 张勉, 等. 耳尖合少商放血治疗急喉痹 160 例疗效观察 [J]. 辽宁中医药大学学报, 2010, 80 (12): 154—156.

[153] 廖海清. 三线灸治疗急慢性咽炎 320 例 [J]. 上海针灸杂志, 1998 (3): 32.

[154] 李梅秀, 吴疆. 双黄连注射液雾化吸入疗法治疗急慢性咽喉炎、急性扁桃体炎的临床观察 [J]. 佳木斯医学院学报, 1994, 17 (5): 31—32.

[155] 贺晓琪, 周彬, 尹玉萍. 双黄连超声雾化吸入治疗急性咽炎疗效观察 [J]. 黑龙江医学, 2006, 30 (9): 685—686.

[156] 柯玉霞, 肖林. 双黄连注射液超声雾化吸入治疗急性咽炎 30 例 [J]. 中国民族民间医药杂志, 2007, 87 (4): 214.

[157] 祝建勋. 双黄连注射液超声雾化治疗急慢性咽炎疗效观察 [J]. 光明中医, 2009, 24 (9): 1719.

[158] 张文胜. 双黄连粉针剂雾化吸入治疗急性咽炎 80 例观察 [J]. 实用中医药杂志, 2006, 22 (9): 569.

[159] 邹文庆. 双黄连粉针雾化吸入治疗小儿疱疹性咽炎 123 例 [J]. 中医药信息, 2004, 21 (1): 30.

[160] 黄平, 蔡建峰, 曹奕, 等. 双黄连粉针剂超声雾化为主治疗急性咽喉病 69 例 [J]. 上海中医药杂志, 1998, 32 (7): 31.

[161] 谭素蓉. 双黄连粉针雾化吸入治疗急性咽炎扁桃体炎的临床疗效视察 [J]. 泸州医学院学报, 2007, 30 (2): 62.

[162] 江枫. 双黄连粉针剂蒸气雾化吸入治疗急性咽炎 70 例 [J]. 新中医, 2003, 35 (1): 51—52.

[163] 王陈应, 汪冰, 李邦本, 等. 清咽雾化液治疗咽喉炎的临床研究 [J]. 山东中医学院学报, 1994, 18 (1): 43—44, 73.

[164] 李玲, 王绪平. 清咽雾化液治疗咽喉炎 160 例 [J]. 山东医药, 2000, 40 (21): 11.

[165] 李冬莲, 蓝玉清. 超声雾化吸入鱼腥草治疗急性咽炎 200 例 [J]. 赣南医学院学报,

2005, 25 (6): 876.

[166] 胡若琪. 复方鱼腥草液超声雾化吸入治疗急性咽炎 63 例 [J]. 第一军医大学分校学报, 2005, 28 (2): 113.

[167] 钟渠, 罗建群, 张长富. 鱼腥草液和复方丹参液超声雾化吸入治疗急性咽炎 32 例 [J]. 中医外治杂志, 1995 (3): 43.

[168] 陈舒燕, 蔡兰珠, 陈雪权. 金菊提取液雾化吸入治疗慢性咽炎效果观察 [J]. 护理学杂志, 2006, 21 (8): 10—11.

[169] 黄健萍. 痰热清注射液超声雾化治疗风热型咽炎的疗效观察 [J]. 内蒙古中医药, 2013, 32 (5): 106—107.

[170] 洪铭. 三黄防风液超声雾化治疗急性咽喉炎 276 例 [J]. 中国中医急症, 2011, 160 (8): 1323.

[171] 梁敏. 炎琥宁雾化吸入治疗小儿急性上呼吸道感染 63 例疗效观察 [J]. 中国社区医师 (医学专业), 2011, 279 (18): 213.

[172] 胡金秀, 陶波, 谢强. 针刀刺营微创疗法治疗急性咽炎 42 例 [J]. 针灸临床杂志, 2008, 24 (11): 18.

[173] 李迎春, 黄晓萍, 谢强. 旴江谢氏针刀刺营微创疗法治疗急性咽炎的临床研究 [J]. 辽宁中医杂志, 2016, 471 (8): 1731—1732.

[174] 张继春, 陈理珍, 侯平波. 扶突穴贴压蝎尾治疗急性咽喉炎 100 例 [J]. 四川中医, 1995 (8): 52.

[175] 马建军. 藏药六味藏红花丸治疗咽喉炎 56 例 [J]. 中国民族民间医药杂志, 1997 (6): 14.

[176] 贡保加, 尕日玛. 藏西医综合治疗咽炎和扁桃体炎 [J]. 中国民族医药杂志, 2010, 98 (12): 27—28.

[177] 殷崎, 闻兴培, 金礼钟. 民族药地苦胆胶囊治疗急、慢性咽炎临床观察 [J]. 中国民族民间医药杂志, 1998, 7 (1): 9—11.

[178] 王俊, 戚建伟. 金喉健喷雾剂临床疗效观察 [J]. 山西医药杂志（下半月刊), 2008, 37 (10): 888—889.

[179] 丁静华, 苏法仁, 薄琳. 复方中药金喉健和庆大霉素雾化吸入治疗急性咽炎的疗效比较 [J]. 华西医学, 2010, 25 (2): 255—256.

[180] 柴木, 席红. 金喉健喷雾剂治疗急性咽炎疗效观察 [J]. 贵阳中医学院学报, 1998, 21 (1): 44—45.

[181] 曾小勤. 金喉健治疗急慢性咽炎对细菌作用的观察分析 [J]. 中国当代医药, 2010, 212 (13): 103—104.

[182] 莫日根, 包明, 哈斯托娅. 蒙药十五味白花龙胆散治疗急慢性咽炎 36 例 [J]. 中国民族医药杂志, 2010, 93 (7): 24.

[183] 关爱灵, 那仁满都拉. 蒙药玉簪花 - 15 味散治疗急慢性咽喉炎的疗效观察及护理探讨 [J]. 中国民族医药杂志, 2015, 21 (4): 21—22.

[184] 图娅, 额尔敦巴特尔. 蒙药冲 - 9 治疗急慢性咽炎 [J]. 中国民族医药杂志, 2008, 65

（3）：15.

[185] 乌力吉·特古斯，胡刚，娜日斯. 蒙药咽炎灵胶囊治疗急慢性咽炎50例临床观察［J］. 中国民族医药杂志，2000，6（2）：29.

[186] 沙仁格日力，红星. 蒙药乌兰十五味汤治疗急性鼻窦炎、急性咽喉炎、原发型高血压性头痛的观察［J］. 中国民族医药杂志，2007，62（12）：13.

[187] 关俊，安顺. 蒙西医结合治疗急慢性咽炎［J］. 中国民族医药杂志，2010，89（3）：26—27.

[188] 阿布都外力·阿布都克里木，玉素甫·买提努尔，艾沙江，等. 维吾尔医海尔海疗法治疗涩味黏液质型咽炎1387例临床报告［J］. 中国民族医药杂志，2014，136（4）：13—14.

[189] 范宏涛，陈彩云，熊辅信. 熊辅信老师治疗喉痹经验介绍［J］. 新中医，2003，35（8）：14—15.

[190] 魏传霞，郭秋霜，郑心. 郑心教授利咽汤治疗急喉痹验案举隅［J］. 亚太传统医药，2016，169（21）：91—92.

[191] 钟南山. 临床诊疗指南呼吸病学分册［M］. 北京：人民卫生出版社，2009：6—8.

[192] 林顺军，陈知. 中西医结合治疗急性支气管炎的临床研究［J］. 首都食品与医药，2015，395（8）：44.

[193] L Becker，R Glazier，W Mclsaac，等. 急性支气管炎的抗生素治疗［J］. 循证医学，2001，1（1）：42—44.

[194] 刘宇立. 急性支气管炎的研究进展［J］. 中国社区医师，2016，32（30）：7，9.

[195] 刘海军. 中西医结合治疗急性气管炎-支气管炎并顽固性咳嗽的疗效观察［J］. 中国医药指南，2015，13（6）：211.

[196] 杨先福，贺成龙. 急性支气管炎的诊治［J］. 养殖与饲料，2015（10）：72—73.

[197] 孙涛. 川贝母止嗽颗粒治疗急性支气管炎的作用机理研究［D］. 成都中医药大学，2011.

[198] 各廷秋，张念志，张润. 急性气管-支气管炎中西医治疗进展［J］. 辽宁中医药大学学报，2016，151（11）：65—68.

[199] 李建生，王至婉，李素云. 急性气管-支气管炎的中医证候诊断标准（2013版）［J］. 中医杂志，2014，55（3）：259—261.

[200] 张大鹏，王峰，郭新峰，等. 痰热清注射液治疗急性支气管炎系统评价［J］. 新中医，2016，506（7）：258—261.

[201] 唐立，潘晓平，周艳. 中西医结合治疗小儿急性支气管炎的Meta分析［J］. 现代预防医学，2009，36（2）：203—205.

[202] 李建生. 急性气管-支气管炎中医辨证治疗概要［J］. 河南中医，2009，214（10）：984—985.

[203] 李广文. 验方加减辨治急性支气管炎78例［J］. 云南中医学院学报，2001，24（3）：50—51.

[204] 吕冠平，李雄喨. a-细辛脑针治疗急性支气管炎87例体会［J］. 大家健康（学术版），2013，7（4）：116.

[205] 张英年. 单味木蝴蝶止咳效果临床观察［J］. 中医杂志，1991（8）：46.

[206] 李建生,余学庆. 急性气管支气管炎中医诊疗指南（2015版）[J]. 中医杂志, 2016, 57 (9): 806—810.

[207] 安浚,王珏,张洪雷,等. 痰热清注射液治疗急性支气管炎68例临床观察 [J]. 中国中医急症, 2003, 12 (4): 288, 320—321.

[208] 谷春华,王宏涛,朱慧明,等. 连花急支片治疗急性支气管炎药效学研究 [J]. 亚太传统医药, 2015, 133 (9): 9—11.

[209] 杨立波,王保群. 连花急支片与抗生素治疗急性气管-支气管炎的随机对照临床研究 [J]. 中国医药导报, 2015, 369 (19): 128—131.

[210] 孙卫林. 通宣理肺丸治疗气管-支气管炎临床观察 [J]. 中国保健营养旬刊, 2013, 23 (4): 1620—1620.

[211] 蒋燕. 家庭常备中成药速查手册 [M]. 北京: 金盾出版社, 2015: 21.

[212] 曹俊岭,李国辉. 中成药与西药临床合理联用 [M]. 北京: 北京科学技术出版社, 2016: 929.

[213] 国家食品药品监督管理总局执业药师资格认证中心. 中药学专业知识（二）[M]. 北京: 中国医药科技出版社, 2015: 201.

[214] 王永炎,晁恩祥. 今日中医内科 [M]. 北京: 人民卫生出版社, 2000. 248—249.

[215] 冷文章. 养阴清肺糖浆对急性支气管炎的临床疗效观察 [J]. 中草药, 2002, 33 (3): 66—67.

[216] 李树松,聂仙娟,陈豪才. 热毒宁注射液治疗110例急性支气管炎临床随机对照试验研究 [J]. 中国医药指南, 2011, 9 (17): 292—293.

[217] 张伟,郭梦倩. 三拗片治疗慢性支气管炎急性发作期患者51例 [J]. 中医杂志, 2013, 54 (24): 2140—2142.

[218] 樊茂蓉,王冰,高金柱,等. 三拗片治疗急性支气管炎（风寒袭肺证）的临床研究 [J]. 中国临床药理学与治疗学, 2014, 19 (1): 44—48.

[219] 宋述财,许华,卢焯明,等. 加味三拗汤治疗急性气管-支气管炎疗效观察 [J]. 四川中医, 2003, 21 (7): 36—37.

[220] 张保国,梁晓夏,刘庆芳. 桑菊饮药效学研究及其现代临床应用 [J]. 中成药, 2007, 29 (12): 1813—1816.

[221] 杨利. 加减桑菊饮治疗急性支气管炎60例临床观察 [J]. 中医药导报, 2006, 12 (12): 36—37.

[222] 宏峰. 小青龙汤单味浓缩配方颗粒治疗慢性支气管炎急性发作55例临床研究 [J]. 亚太传统医药, 2015, 132 (8): 106—107.

[223] 钟海涛. 小青龙汤治疗急性支气管炎疗效观察 [J]. 临床合理用药杂志, 2016, 9 (26): 52—53.

[224] 张伟霞,白岩. 麻黄汤加减治疗急性喘息型支气管炎疗效观察 [J]. 陕西中医, 2012, 372 (12): 1572—1573.

[225] 刘清泉,陈志刚,江其敏. 麻黄汤类方治疗急性呼吸道感染并发全身炎症反应综合征临床研究 [J]. 中国中医急症, 2006, 15 (6): 565—567, 688.

[226] 高淑英,李国勤,边永君,等.止嗽散治疗急性支气管炎106例[J].光明中医,2006,21(12):104.

[227] 王广超,刘春红.止嗽散加减治疗急性支气管炎228例[J].中国实验方剂学杂志,2001,7(5):56.

[228] 钟红卫,高海燕,敖素华,等.小柴胡汤加减治疗急性支气管炎咳嗽109例[J].陕西中医,2008,324(12):1575—1576.

[229] 闫力,宫晓燕.宣白承气汤治疗慢性支气管炎急性发作30例[J].长春中医药大学学报,2007,23(4):48.

[230] 郎立和,李立胜.宣白承气汤加味治疗急性气管炎、支气管炎45例[J].河南中医,2005(9):65.

[231] 徐蔚东,张永娟,杨洁,等.背俞穴挑治拔罐为主治疗急性支气管炎[J].针灸临床杂志,2006,22(8):39—40.

[232] 李霞.五水头孢唑啉钠与喜炎平合用治疗急性支气管炎的安全性及疗效观察[J].中国社区医师,2016,32(23):99—100.

[233] 陈黎敏,庞永诚,李肖晖.炎琥宁注射液与五水头孢唑啉钠合用治疗急性支气管炎的疗效观察[J].中国医药指南,2013,11(24):286—287.

[234] 郭长棋.穿琥宁注射液与青霉素合用治疗急性支气管炎疗效观察[J].中国社区医师(医学专业),2010,247(22):147.

[235] 周正荣.耳穴注射维生素B_1治疗急性支气管炎疗效观察[C]//中国针灸学会,:[中国人民解放军44医院中医理疗科],2002:81—82.

[236] 王英,杨忆,康跃,等.中药热奄包Ⅰ号穴位熨烫治疗急性气管-支气管炎的临床疗效观察[J].中医临床研究,2015,7(3):21—23.

[237] 慈玉莹,张婧,王淑荣.敷贴治疗急性支气管炎73例[J].针灸临床杂志,2003,19(1):17.

[238] 朱秋霞.远红外线生物陶瓷热敷袋治疗老年人急性气管-支气管炎的疗效观察[J].东南国防医药,2005,7(4):285.

[239] 赵娟,郑红梅,涂明利.痰热清氧气驱动雾化治疗急性支气管炎[J].郧阳医学院学报,2009,28(6):620—621.

[240] 金鸿杰.细辛脑注射液雾化吸入佐治急性支气管炎30例[J].现代中西医结合杂志,2008,17(23):3617—3618.

[241] 蒋智勇.推拿治疗急性毛细支气管炎58例的临床体会[A].中国中西医结合学会儿科分会.第十一次全国中西医结合儿科学术会议论文汇编[C].中国中西医结合学会儿科分会:,2004:2.

[242] 王英,潘先利,代苗苗,等.雷火灸穴位治疗急性气管-支气管炎的临床疗效观察[J].中医临床研究,2016,8(15):110—112.

[243] 银龙.沙棘-5味散治疗急性支气管炎的临床研究[J].中药药理与临床,2013,166(4):161—162.

[244] 焦丽杰.藏药10味龙胆花颗粒治疗急性气管-支气管炎临床观察[J].中国民族民间医

药杂志,2000(3):134—135,186.

[245] 邢亚恒,史广超,李景钊,等. 肺力咳胶囊治疗急性支气管炎50例临床观察[J]. 当代医学,2012,296(33):79—80.

[246] 赵惠,王志英. 国医大师周仲瑛治疗急性气管-支气管炎经验[J]. 四川中医,2014,366(5):1—2.

[247] 吴希如. 临床诊疗指南小儿内科分册[M]. 北京:人民卫生出版社,2005:221.

[248] 陈梦丽,陈华. 小儿上呼吸道感染的中医证治及预防[J]. 河南中医,2012,244(4):442—444.

[249] 高桂君,金静,刘娜,等. 中医药治疗小儿急性扁桃体炎的进展[J]. 中国中医急症,2017,26(2):268—270.

[250] 闫春迪,杨继国. 针刺放血治疗小儿扁桃体炎15例临床体会[J]. 亚太传统医药,2016,12(23):117—118.

[251] 潘颖,韩琴. 抗菌药物专项整治前后我院儿科抗菌药物使用情况探究[J]. 临床合理用药杂志,2014,7(36):19—20.

[252] 李顺清. 婴幼儿急性上呼吸道感染病原菌及药物敏感性分析[J]. 医药导报,2016,35(S1):130—131.

[253] 王海莲,高健. 儿科上呼吸道感染应用抗感染药趋势分析[J]. 中国药师,2010,13(11):1652—1654.

[254] Wang Elaine E. L., Einarson Thomas R., Kellner James D., etal. Antibiotic Prescribing for Canadian Preschool Children Evidence of Overprescribing for Viral Respiratory Infections.[J]. Clinical Infectious Diseases,1999,29(1):155—160.

[255] 李婵. 加味升降散治疗小儿急性咽炎50例[J]. 内蒙古中医药,2016,35(4):15.

[256] 查潇逸. 小儿鼻炎鼻窦炎保守治疗临床分析[J]. 中国实用医药,2016,11(13):149—150.

[257] 艾军,汪受传,赵霞,等. 小儿感冒中医诊疗指南[J]. 中医儿科杂志,2009(1):1—3.

[258] 杨世海. 小儿鼻炎的临床诊治体会[A]. 玉溪市医学会儿科专业委员会. 玉溪市第十五届儿科年会论文集[C]. 玉溪市医学会儿科专业委员会:,2009:4.

[259] 黄跃,甘金梅,黄碧霞. 辛芩颗粒治疗小儿鼻炎150例[J]. 华西药学杂志,2002,17(4):311—312.

[260] 黄小林. 加味苍耳子散治疗小儿慢性鼻炎的临床价值[J]. 中国农村卫生,2017(2):20.

[261] 赵俊杰. 开喉剑喷雾剂治疗小儿急性咽炎及急性化脓性扁桃体炎临床观察[J]. 新中医,2014,485(10):147—149.

[262] 赵琼,龚芸辉. 小儿慢性咽炎临床证治体会[J]. 四川中医,2010,321(8):111—112.

[263] 张文晓,张同园. 沙参麦冬汤加减治疗小儿慢性咽炎验案举隅[J]. 亚太传统医药,2017,174(2):100—101.

[264] 徐苏林. 小儿急性上呼吸道感染相关中医病名病因病机古代文献研究[D]. 山东中医药

大学，2009.

[265] 陈起著．宗传陈氏医方秘籍丛书中医儿科［M］．昆明：云南科技出版社．2010.

[266] 胡思源，马融，刘海沛．儿童清咽解热口服液治疗小儿急性咽炎肺胃实热证临床研究［J］．中国医药学报，2004，19（1）：31—33.

[267] 李应琼．银翘散加减治疗小儿急性扁桃体炎体会［J］．中国社区医师，2016，32（15）：118，120.

[268] 黄艳娜．李谱智教授治疗小儿慢性扁桃体炎经验临床研究［A］．中国中药杂志2015/专集：基层医疗机构从业人员科技论文写作培训会议论文集［C］，2016：2.

[269] 向慧，向远．中西医结合治疗小儿急慢性鼻炎60例疗效观察［J］．云南中医中药杂志，2008，176（2）：18—19.

[270] 刘丹娅，邹慧承，李红燕，等．抗感利咽喷雾剂治疗小儿急性咽炎临床观察［J］．湖北中医杂志，2004，26（4）：12—13.

[271] 刘绍贵．中成药购药用药指南［J］．2007.07：202.

[272] 刘志标．治疗小儿急性上呼吸道感染处方用药分析［J］．中国实验方剂学杂志，2014，20（7）：227—230.

[273] 袁丹，谢辉辉，汪受传，等．小儿豉翘清热颗粒治疗急性上呼吸道感染临床疗效的Meta分析［J］．中华中医药杂志，2016，31（1）：89—92.

[274] 刘永生，王明明．清热解毒、利咽消肿法治疗小儿急性化脓性扁桃体炎国内临床文献的Meta分析［J］．河南中医，2013，253（1）：144—147.

[275] 曹景诚，梁茂新．基于文献分析的麦冬潜在功效探讨［J］．中医杂志，2016，57（2）：166—169.

[276] 王海亭．清热解毒金银花［N］．中国中医药报，2012—05—10（005）.

[277] 高月颖．板蓝根的现代药理及临床新用探讨［J］．中国医药指南，2016（29）：194—195.

[278] 彭暾．高热灵治疗小儿上感高热350例［J］．湖北中医杂志，1992（4）：16.

[279] 崔伟亮，李慧芬，刘江亭．大青叶抗病毒抑菌作用研究进展［J］．山东中医杂志，2014（5）：410—411.

[280] 池玉英，陈祉恩，高祖贻，等．大青叶治疗小儿上呼吸道感染的临床观察［J］．福建中医药，1965（4）：14—15.

[281] 中西裕幸，金田宣．麦門冬（中国産）の成分研究（第2報）［J］．Journal of the Pharmaceutical Society of Japan，1987，107（10）：780—784.

[282] 徐彩霞．麦冬含服治疗小儿慢性咽炎临床观察［J］．天津中医，2000，17（2）：46.

[283] 周玉琴．喜炎平注射液治疗小儿上呼吸道感染疗效观察［J］．中外医疗，2012，31（12）：2—3.

[284] 翟淑敏，陈海燕．喜炎平注射液治疗儿童急性上呼吸道感染疗效观察［J］．内蒙古中医药，2009，28（15）：11.

[285] 刘丽春．清开灵注射液治疗小儿急性上呼吸道感染疗效观察［J］．保健医学研究与实践，2010（2）：41—42.

[286] 庄海群，丁振尧．清开灵注射液治疗小儿急性上呼吸道感染的疗效观察［J］．现代中西

医结合杂志，2006（23）：3197—3198.

［287］庄泽吟. 穿琥宁注射液治疗小儿急性上呼吸道感染疗效观察［J］. 中国基层医药，2004，11（2）：59.

［288］杨玉英，冯备. 穿琥宁治疗急性感染54例观察［J］. 中原医刊，1999，26（1）：62—63.

［289］袁兴华. 穿琥宁注射液治疗小儿急性上呼吸道感染疗效分析［J］. 中国当代医药，2009，185（11）：84—85.

［290］孙莹，李志红，代洪伟. 痰热清注射液治疗小儿急性上呼吸道感染136例临床观察［J］. 齐鲁护理杂志，2009，15（13）：123—124.

［291］李本华，宋鹰. 痰热清注射液治疗小儿急性上呼吸道感染的疗效观察［J］. 求医问药，2011，9（7）：233.

［292］陈团营，程凯，单海军. 热毒宁治疗小儿急性上呼吸道感染伴发热98例临床疗效观察［J］. 现代预防医学，2012，39（17）：4388—4389，4395.

［293］赵罗忠，张元明，王爱珍，等. 热毒宁注射液治疗上呼吸道感染78例疗效观察［J］. 辽宁医学杂志，2010，24（3）：148—149.

［294］盛金峰，姜宠华. 炎琥宁治疗小儿急性上呼吸道感染的应用［J］. 中国医院药学杂志，2010，30（4）：319—321.

［295］杨文敏，晏咏梅. 注射用炎琥宁治疗小儿急性上呼吸道感染78例疗效观察［J］. 临床合理用药杂志，2012，5（4）：83.

［296］容翠莲. 莪术油与利巴韦林治疗小儿上呼吸道感染对比研究［J］. 时珍国医国药，1999，10（7）：59.

［297］阎敏. 莪术油葡萄糖注射液为主治疗小儿上呼吸道感染50例［J］. 湖南中医杂志，2006，22（2）：54.

［298］孟瑞荣. 复方鱼腥草颗粒治疗小儿急性上呼吸道感染的效果分析［J］. 中医药导报，2014，20（4）：134—136.

［299］门忠友，綦秀贞，侯美香. 复方鱼腥草颗粒治疗小儿急性上呼吸道感染130例［J］. 长春中医药大学学报，2009，25（1）：115—116.

［300］马京华，蒋振平，臧玉娟. 蒲地蓝消炎口服液治疗小儿上呼吸道感染的疗效及依从性分析［J］. 实用临床医药杂志，2012，16（13）：85—87.

［301］张振华，潘旭东. 蓝芩口服液治疗小儿肺胃实热型咽炎、扁桃体炎30例［J］. 上海中医药杂志，2003，37（10）：29.

［302］张华梅. 小儿柴桂退热颗粒联合阿莫西林治疗儿童上呼吸道感染疾病临床疗效观察［J］. 中国实用医药，2016，11（17）：214—215.

［303］徐沙沙，张磊，汤昱. 小儿柴桂退热口服液治疗小儿上呼吸道感染临床观察［J］. 中国民族民间医药，2016，25（24）：75—76，79.

［304］张慈. 小儿感冒舒颗粒治疗小儿急性上呼吸道感染表寒里热证的临床效果研究［J］. 临床合理用药杂志，2015，8（21）：141—142.

［305］李燕宁，张葆青，潘月莉，等. 小儿感冒舒颗粒治疗小儿外感发热（表寒里热证）的双盲观察［J］. 中国中医药信息杂志，2001，8（9）：55—56.

［306］胡思源，刘虹，贺爱燕，等．豉翘清热颗粒治疗小儿风热感冒挟滞证的临床研究［J］．天津中医药，2008，25（2）：103—104.

［307］熊磊．杨振邦治疗小儿上感用药经验浅析［J］．云南中医学院学报，1995，18（3）：11—13.

［308］殷绍武．柴葛解肌汤治小儿上感高热62例［J］．新中医，1986（9）：29.

［309］文天鹰．柴葛解肌汤治疗小儿上呼吸道感染高热40例［J］．中国中医药现代远程教育，2014，181（5）：51—52.

［310］施亚男．小柴胡汤加减治疗小儿上呼吸道感染100例［J］．山东中医杂志，2010，275（9）：608—609.

［311］黄满平．加味银翘散治疗小儿风热感冒的应用研究［J］．中外医学研究，2013，11（8）：44—45.

［312］李昌，王爱玲．桑菊饮加减治疗小儿咳嗽60例［J］．中医临床研究，2013，5（22）：82—83.

［313］石定华．桑菊饮加味治疗小儿上呼吸道感染咳嗽80例［J］．中医函授通讯，1999，18（4）：49—50.

［314］和拉萨，李新平．中西医结合治疗小儿上感高热115例临床观察［J］．云南中医杂志，1992，13（4）：14—15.

［315］王翠林．小儿上呼吸道感染的治疗与防治［J］．求医问药（下半月），2011，9（11）：177—178.

［316］刘黎玲．涌泉穴贴敷对小儿上感高热的护理观察［J］．中国中医药现代远程教育，2016，14（23）：115—116.

［317］焦一菲，刁本恕．刁本恕内外合治小儿急性化脓性扁桃体炎经验［J］．中医外治杂志，2014，130（3）：58—59.

［318］王静，司增顺．中药配合艾灸和穴位敷贴治疗儿童鼻炎的临床观察［J］．光明中医，2013，206（1）：120—121.

［319］吴文．清开灵注射液超声雾化吸入治疗小儿急性扁桃体炎60例［J］．福建医药杂志，2005，27（1）：91—92.

［320］彭曙辉，周雄飞，孙艳萍，等．喜炎平吸入治疗小儿上呼吸道感染疗效分析［J］．现代中西医结合杂志，2012，21（5）：505—506.

［321］徐和祥．艾苏煎剂浴足治疗小儿急性上呼吸道感染发热80例临床观察［J］．时珍国医国药，2004，15（8）：507.

［322］王信利．防感香囊佐治小儿上呼吸道感染80例［J］．浙江中医杂志，2011，480（3）：188.

［323］高发志．小儿感冒颗粒联合中药沐浴治疗小儿急性上呼吸道感染风热型的临床效果分析［J］．临床医学研究与实践，2016（6）：56.

［324］李霞．推拿肺俞穴为主治疗小儿急性上呼吸道感染（外感咳嗽）的临床研究［D］．山东中医药大学，2013.

［325］郭杏华．热必宁灌肠治疗小儿上感发热临床观察［J］．中国临床护理，2010，2（1）：

41—42.

[326] 张希春, 綦洪敏, 滕希群. 中药灌肠治疗小儿上感60例疗效观察 [J]. 工企医刊, 2002, 15 (6): 76.

[327] 叶明怡, 孔卫乾, 麦艳君. 钩蝉承气汤保留灌肠治疗风热犯表型小儿急性上呼吸道感染临床研究 [J]. 新中医, 2014, 480 (5): 131—133.

[328] 曹元奎. 保留灌肠治疗小儿上感发热 [J]. 吉林中医药, 1992 (2): 24.

[329] 吉日嘎拉图. 蒙药清热八味散及三臣丸联合治疗小儿上感高热临床观察 [J]. 中国民族民间医药, 2012, 21 (4): 83.

[330] 裴正学. 裴正学医学经验集 [M]. 兰州: 甘肃科学技术出版社. 2008.

[331] 寿叠. 董幼祺教授运用元麦桔甘汤加味治疗小儿慢性咽炎性咳嗽的经验 [A]. 中华中医药学会儿科分会. 中华中医药学会儿科分会第三十一次学术大会论文汇编 [C]. 中华中医药学会儿科分会, 2014: 2.

[332] 鲍蔚敏, 肖诚. 李素卿辨治小儿鼻炎经验述要 [J]. 中国中医基础医学杂志, 2015, 229 (9): 1177—1178.

[333] 李秀亮主编. 李秀亮中医儿科证治心法 [M]. 北京: 中国医药科技出版社. 2014.

[334] 吕金山. 王玉玺老师治疗小儿感冒临床经验 [J]. 中医儿科杂志, 2009, 5 (1): 14—16.

[335] 张捷. 连花清瘟胶囊治疗上呼吸道感染疗效和安全性的Meta分析 [A]. 中国药学会药物流行病学专业委员会、药物流行病学杂志. 2016全国药物流行病学学术年会会议论文集 [C]. 中国药学会药物流行病学专业委员会、药物流行病学杂志, 2016: 1.

[336] 胡克, 姜燕, 施美君, 等. 连花清瘟胶囊治疗急性上呼吸道感染102例 [J]. 医药导报, 2008, 205 (11): 1337—1340.

[337] 翟洪波. 连花清瘟胶囊治疗急性上呼吸道感染临床疗效观察 [J]. 吉林医学, 2014, 35 (19): 4296—4297.

[338] 赵明敬, 赵晓琴, 赵威. 连花清瘟胶囊治疗急性上呼吸道感染的临床效果评价 [J]. 中华医院感染学杂志, 2015, 25 (4): 839—841.

[339] 蒋岳达, 吴彩芬, 娄昭君, 等. 连花清瘟胶囊联合利巴韦林气雾剂治疗急性上呼吸道感染的效果 [J]. 中国医药导报, 2014, 337 (23): 64—66, 70.

[340] 潘文. 中西医结合治疗上呼吸道感染疗效观察 [J]. 中国校医, 2015, 29 (3): 182—183.

[341] 徐清, 张念, 袁文胜, 等. 连花清瘟胶囊治疗社区获得性肺炎疗效观察 [J]. 中国中医急症, 2012, 172 (8): 1299—1300.

[342] 钟小东, 陈学清, 吴建荣. 连花清瘟胶囊治疗社区获得性肺炎38例观察 [J]. 浙江中医杂志, 2013, 506 (5): 385.

[343] 李晓琳, 贾芳, 彭敏. 连花清瘟胶囊联合阿奇霉素治疗社区获得性肺炎疗效观察 [J]. 临床合理用药杂志, 2014, 7 (12): 134—135.

[344] 涂雪松, 胡利霞, 彭清臻, 等. 连花清瘟颗粒对小儿肺炎支原体肺炎细胞免疫功能的影响 [J]. 实用医技杂志, 2015, 22 (12): 1263—1265.

[345] 史晓霞, 柴红英, 黄玉华, 等. 连花清瘟颗粒对儿童肺炎支原体肺炎细胞免疫功能影响的临床研究 [J]. 当代医学, 2016, 438 (31): 5—7.

[346] 韩传映. 连花清瘟颗粒对小儿肺炎支原体肺炎细胞免疫功能影响研究 [J]. 亚太传统医药, 2017, 13 (5): 137—139.

[347] 邱文. 连花清瘟胶囊治疗急性化脓性扁桃体炎的疗效观察 [J]. 西南国防医药, 2016, 26 (5): 536—539.

[348] 邓维海, 庞玲玲. 连花清瘟胶囊治疗急性扁桃体炎疗效观察 [J]. 临床合理用药杂志, 2012, 5 (25): 78.

[349] 李向军, 李淳瑞. 连花清瘟颗粒治疗急性扁桃体炎临床观察 [J]. 临床合理用药杂志, 2009, 2 (9): 49.

[350] 支韫殁. 连花清瘟胶囊联合头孢丙烯片治疗急性化脓性扁桃体炎30例 [J]. 浙江中医杂志, 2015, 531 (6): 466.

[351] 夏敬文, 陈小东, 张静, 等. 连花清瘟胶囊对慢性阻塞性肺病的治疗作用 [J]. 复旦学报（医学版）, 2008, 198 (3): 441—444.

[352] 毕贞水, 颜景红, 王正凯, 等. 连花清瘟胶囊治疗慢性阻塞性肺疾病患者的效果及其对肺功能、血气指标及炎性因子的影响 [J]. 疑难病杂志, 2015, 14 (9): 891—894.

[353] 董樑, 夏敬文, 龚益, 等. 连花清瘟胶囊治疗慢性阻塞性肺疾病急性加重期的临床疗效和作用机制 [J]. 中成药, 2014, 36 (5): 926—929.

[354] Dong L, Xia J W, Gong Y, et al. Effect of lianhuaqingwen capsules on airway inflammation in patients with acute exacerbation of chronic obstructive pulmonary disease. [J]. Evidence-Based Complementray and Alternative Medicine, 2014 (2014—5—25), 2014 (46): 637—969.

[355] 雷洪涛, 刘敏彦, 欧阳竞锋, 等. 连花清瘟胶囊抗金黄色葡萄球菌生物膜研究 [J]. 中国实验方剂学杂志, 2013, 19 (22): 161—164.

[356] 雷洪涛, 马淑骅, 姜秀新, 等. 连花清瘟胶囊抗金黄色葡萄球菌生物膜形成的研究 [J]. 中国中医基础医学杂志, 2013, 206 (10): 1133—1135.

[357] 王艺竹, 王宏涛, 韩雪, 等. 连花清瘟胶囊水提物对耐甲氧西林金黄色葡萄球菌细菌生物膜的影响 [J]. 中华医院感染学杂志, 2015, 25 (4): 727—729, 790.

[358] 白玉, 谭红. 连花清瘟胶囊致胃肠道不良反应1例 [J]. 中国执业药师, 2014, 121 (1): 47—48.

[359] 郝秀荣. 连花清瘟胶囊致过敏性荨麻疹1例 [J]. 社区医学杂志, 2010, 8 (4): 57.

[360] 宋彦远, 韦兰柘, 王丽英. 连花清瘟胶囊致药物性皮疹一例 [J]. 山西医药杂志（下半月刊）, 2013, 42 (3): 273.

[361] 孔媛媛. 口服连花清瘟胶囊致皮疹1例 [J]. 新医学, 2010, 41 (7): 420, 433.

[362] 王艳勋, 张科源, 黄继汉, 等. 连花清瘟制剂临床应用的安全性评价 [J]. 中国医院用药评价与分析, 2013, 110 (8): 676—681.

[363] 彭丽丽, 李岚, 沈璐, 等. 175例连花清瘟胶囊致药品不良反应/事件的文献分析 [J]. 中国药物警戒, 2015, 108 (12): 753—755, 759.

[364] 祁建平, 祁晓媛, 王晓娟. 不同剂量金花清感颗粒对流行性感冒的疗效及对患者血清细胞因子的影响 [J]. 现代医学, 2016 (12): 1664—1669.

[365] 李国勤, 赵静, 屠志涛, 等. 金花清感颗粒治疗流行性感冒风热犯肺证双盲随机对照研

究[J]．中国中西医结合杂志，2013，33（12）：1631—1635.

[366] 李文．疏风解毒胶囊治疗小儿急性上呼吸道感染的疗效观察[J]．现代药物与临床，2015，30（9）：1140—1143.

[367] 徐艳玲，薛云丽，张会红，等．疏风解毒胶囊治疗急性上呼吸道感染风热证随机对照双盲试验[J]．中医杂志，2015，56（8）：676—679.

[368] 吴学杰，薛明明，黄君龄，等．疏风解毒胶囊联合抗生素治疗老年急性细菌性上呼吸道感染的临床疗效观察[J]．实用心脑肺血管病杂志，2015，23（3）：97—99.

[369] 张连国，滕国杰，周玉涛．疏风解毒胶囊治疗老年社区获得性肺炎患者的疗效评价[J]．中国医药导刊，2014，134（12）：1471—1472，1474.

[370] 李颖，贾明月，张静，等．疏风解毒胶囊治疗社区获得性肺炎临床疗效及对抗生素使用时间的影响[J]．中华中医药杂志，2015，30（6）：2239—2242.

[371] 张亚平，童朝阳，闵珉．疏风解毒胶囊治疗慢性阻塞性肺疾病急性加重期痰热壅肺证疗效观察[J]．北京中医药，2015，34（8）：625—628.

[372] 黄娟，刘家昌．疏风解毒胶囊治疗慢性阻塞性肺疾病急性加重期临床疗效观察[J]．世界中西医结合杂志，2015，10（6）：810—811，815.

[373] 姚欣，曹林峰，杨进，等．疏风解毒胶囊对慢性阻塞性肺疾病急性加重期的疗效评价[J]．中华中医药杂志，2017，32（1）：347—350.

[374] 吕伟伟，朱童娜，邱欢，等．疏风解毒胶囊抗病毒及抗菌的体外药效学实验研究[J]．中药新药与临床药理，2013，120（3）：234—238.

[375] Bao YY, Gao YJ, Cui XL. Effect of Shufeng Jiedu capsules as a broad-spectrum antibacterial[J]. Bioscience Trends, 2016, 10（1）：74—78.

[376] 张铁军，朱月信，刘岱琳，等．疏风解毒胶囊药效物质基础及作用机制研究[J]．中草药，2016（12）：2019—2026.

[377] 刘静，马莉，陆洁，等．疏风解毒胶囊解热作用机制研究[J]．中草药，2016（12）：2040—2043.

[378] Tao ZG, Gao JY, Zhang GL, etal. Shufeng Jiedu Capsule protect against acute lung injury by suppressing the MAPK/NF-kappa B pathway[J]. Bioscience Trends, 2014, 8（1）：45—51.

[379] 徐小燕，李先飞，张静，等．疏风解毒胶囊致不良反应1例[J]．药物流行病学杂志，2014，23（11）：677.

[380] 陈集志，熊墨煌，张增珠．疏风解毒胶囊致头晕、头痛、血压升高1例[J]．药物流行病学杂志，2015，24（10）：632—633.

[381] 管宁，吴建岚．双黄连的临床应用[J]．新药与临床，1995（4）：232—233.

[382] 关澍男，武达．双黄连口服液临床应用研究进展[J]．中医药信息，2005，22（4）：38—39.

[383] 李清．双黄连口服液与雷尼替丁治疗口腔溃疡临床观察[J]．中外医学研究，2012，188（36）：136.

[384] 何堂良．双黄连口服液联合盐酸雷尼替丁胶囊治疗口腔溃疡疗效观察[J]．新中医，2014，481（6）：127—128.

[385] 阮文仲. 应用双黄连口服液与雷尼替丁治疗口腔溃疡患者临床疗效分析 [J]. 全科口腔医学电子杂志, 2014, 1 (3): 3—4.

[386] 杨孝勇. 联合使用双黄连口服液和雷尼替丁治疗口腔溃疡的疗效观察 [J]. 当代医药论丛, 2014, 12 (9): 160—161.

[387] 王爱云, 王志刚. 双黄连口服液与雷尼替丁治疗口腔溃疡临床观察 [J]. 当代医学, 2011, 17 (3): 148—149.

[388] 黄桂花, 刘剑. 双黄连口服液治疗小儿急性呼吸道疾病50例疗效观察 [J]. 中国中医急症, 2005, 14 (6): 511.

[389] 相彩霞, 唐云芳, 黄新园, 等. 双黄连口服液、利巴韦林单用联用治疗小儿急性上呼吸道感染疗效对比研究 [J]. 中华中医药学刊, 2013, 31 (4): 937—939.

[390] 黄学莲. 双黄连口服液治疗细菌性呼吸道感染的疗效与安全性观察 [J]. 辽宁中医杂志, 2008, 375 (8): 1204.

[391] Hongwei Zhang, Qin Chen, Weiwei Zhou, etal. Chinese medicine injection shuanghuanglian for treatment of acute upper respiratory tract infection: a systematic review of randomized controlled trials. [J]. Evidence–based complementary and alternative medicine: eCAM, 2013, 2013 (4): 987326.

[392] 张海英, 任晓蕾, 李玉珍. 双黄连注射液治疗小儿肺炎有效性的Meta分析 [J]. 中国药房, 2010, 314 (44): 83—86.

[393] 罗恒丽, 王国俊, 李艾玲. 注射用双黄连联合抗菌药物治疗感染性疾病疗效的Meta分析 [J]. 中国药房, 2015, 516 (6): 781—784.

[394] 唐雪春, 郭新峰, 罗翌, 等. 双黄连粉针剂治疗急性呼吸道感染的Meta分析 [J]. 中医药学刊, 2002, 20 (3): 298—299, 301.

[395] 徐媛媛, 熊俊, 张俊华, 等. 双黄连注射剂与抗生素比较治疗小儿肺炎疗效的系统评价 [J]. 时珍国医国药, 2011, 22 (7): 1790—1793.

[396] 原丽. 双黄连注射剂与青霉素钠治疗小儿肺炎效果对比观察 [J]. 白求恩医学杂志, 2014, 62 (4): 374—375.

[397] 何晓霞, 柴中平, 王蕾, 等. 双黄连及其联用青霉素治疗幼儿毛细支气管炎的疗效评价 [J]. 贵州医药, 2002, 26 (7): 43—44.

[398] 杨东明. 红霉素联用双黄连治疗毛细支气管炎40例报告 [J]. 中国优生与遗传杂志, 2002 (S1): 85.

[399] 贾农中, 李志忠. 双黄连联合利巴韦林雾化吸入治疗小儿支气管炎疗效分析 [J]. 中国实用医药, 2013, 8 (1): 165—166.

[400] 倪昭海. 双黄连并复方丹参注射液治疗小儿毛细支气管炎54例 [J]. 中国中医急症, 2005, 14 (8): 791.

[401] 尹淑香, 尚莉丽. 双黄连粉针剂治疗小儿急性支气管炎150例 [J]. 陕西中医, 1995, 16 (8): 345.

[402] 周欣, 王晓燕. 双黄连超声雾化吸入治疗毛细支气管炎患儿的疗效观察 [J]. 护理研究, 2001, 15 (5): 25—26.

[403] 郝丽红. 青霉素联合双黄连治疗急性呼吸道感染的临床疗效及安全性探讨 [J]. 贵阳中

医学院学报, 2014, 162 (6): 60—62.

［404］于龙刚, 于梅菊. 头孢他啶联合双黄连治疗 COPD 合并下呼吸道感染的临床观察 [J]. 中国误诊学杂志, 2007, 7 (27): 57—58.

［405］苏荣山. 双黄连冻干粉联合头孢替安治疗儿童上呼吸道感染的效果 [J]. 中国乡村医药, 2014, 21 (15): 34—35.

［406］张开, 杨洋, 曾锦波, 等. 双黄连联用清开灵治疗急性呼吸道感染疗效观察 [J]. 武警医学, 2005, 16 (3): 198—199.

［407］张志斌, 朱艳. 双黄连联用炎琥宁治疗急性上呼吸道感染疗效观察 [J]. 西北药学杂志, 2007, 22 (1): 36—37.

［408］高广涛, 胡旭涛. 双黄连粉针剂治疗小儿急性上呼吸道感染疗效观察 [J]. 吉林中医药, 2010, 30 (7): 591—592.

［409］陈秋竹. 双黄连注射剂化学成分与药理作用研究进展 [J]. 中国民族民间医药, 2013, 213 (16): 110—111.

［410］田乐, 周伟, 狄留庆, 等. 双黄连口服液中主要活性成分体外抗菌效应相关性研究 [J]. 南京中医药大学学报, 2012, 28 (1): 97—99.

［411］黎菊凤, 张志东, 亓毅飞, 等. 双黄连口服液对脓毒症大鼠的保护作用及初步机制研究 [J]. 中药材, 2014, 359 (1): 119—122.

［412］Chen x, Howard. OMZ, Yang XY. Effects of Shuanghuanglian and Qingkailing, two multi-components of traditional Chinese medicinal preparations, on human leukocyte function [J]. Life Sciences, 2002, 70 (24): 2897—2913.

［413］邹忠杰, 龚梦鹃, 王淑美, 等. 双黄连口服液抗炎作用的代谢组学研究 [J]. 中成药, 2013, 35 (1): 20—24.

［414］徐多多, 潘志, 高阳, 等. 细菌生物膜模型的建立及注射用双黄连对细菌生物膜形成的影响 [J]. 长春中医药大学学报, 2009, 25 (5): 15—16.

［415］张俊华, 商洪才, 郑文科, 等. 双黄连注射剂与西药配伍研究的系统评价 [J]. 中国循证医学杂志, 2010, 10 (2): 148—155.

［416］唐伟, 石庆平, 马涛, 等. 双黄连注射剂不良反应发生率的 Meta 分析 [J]. 中国中药杂志, 2016, 41 (14): 2732—2742.

［417］庾慧, 温泽淮. 双黄连注射剂不良反应文献的系统评价 [J]. 中药新药与临床药理, 2000, 11 (6): 380—383.

［418］吴嘉瑞, 张冰. 双黄连注射剂不良反应文献的数据挖掘研究 [J]. 中国药物警戒, 2008, 21 (3): 139—143.

［419］曾聪彦. 双黄连注射剂致过敏性休克 43 例分析 [J]. 中国医院用药评价与分析, 2004, 4 (4): 241—243.

［420］王丽娜. 双黄连注射剂致过敏性休克 66 例文献分析 [J]. 中国医院用药评价与分析, 2010, 70 (4): 368—370.

［421］胡淑芹, 赵璐. 应用双黄连粉针剂致过敏性皮疹 8 例分析 [J]. 吉林医学, 2002, 23 (4): 218.

［422］张敬道，胡金荣．双黄连注射液致过敏性皮疹1例［J］．新医学，2000，31（12）：726.

［423］李忠凤，曹桂山．双黄连注射液致皮疹3例［J］．西北药学杂志，1995（1）：48.

［424］代长富．静脉滴注双黄连粉针剂致热原样反应2例［J］．中国中药杂志，1998（7）：50.

［425］余仲平，高秀英．双黄连粉针剂致严重血管神经性水肿一例［J］．中成药，1995（3）：49.

［426］孙兰，周军，王振中．热毒宁注射液药理作用与临床研究进展［J］．中国中医急症，2014，200（12）：2247—2249.

［427］徐秀丽，朱桂花，唐杰．热毒宁的药理作用与临床应用［J］．社区医学杂志，2011，9（1）：23—24.

［428］李奇林．热毒宁注射液临床应用研究进展［J］．中国医药指南，2012，10（6）：73—75.

［429］杨朝晖，陈凤龙．中国注射剂首次问鼎中国知识产梳最高奖项［N］．2013—11—18（003）．

［430］尹庆卫，刘斌．热毒宁注射液临床应用最新研究进展［J］．光明中医，2013，208（3）：628—630.

［431］安卫平，李蕊，郭会敏，等．阿奇霉素联合热毒宁治疗儿童支原体肺炎的临床研究［J］．中国实用医药，2012，7（16）：34—35.

［432］杜惠容，王远明．阿奇霉素序贯疗法联合热毒宁注射液治疗小儿支原体肺炎临床观察［J］．河北医药，2011，33（19）：2944—2945.

［433］陈海华，陈正．阿奇霉素联合热毒宁注射液治疗支原体肺炎60例［J］．医药导报，2014，267（1）：65—66.

［434］宋薇．阿奇霉素联合热毒宁注射液治疗支原体肺炎临床疗效［J］．江苏医药，2011，37（4）：489—490.

［435］罗钦宏，梁锦枝，古子娟，等．热毒宁联合阿奇霉素治疗小儿支原体肺炎疗效Meta分析［J］．辽宁中医药大学学报，2014，119（3）：69—72.

［436］黄霖．热毒宁注射液联合莫西沙星治疗成人肺炎支原体肺炎疗效观察［J］．中国医药指南，2010，8（28）：126—127.

［437］宋建平，王启荣，关有萍．热毒宁注射液佐治小儿肺炎支原体肺炎85例疗效观察［J］．中国中西医结合儿科学，2011，3（2）：168—169.

［438］张伟红，李晓霞．热毒宁注射液佐治儿童支原体肺炎234例疗效观察［J］．中国医药指南，2013，11（6）：262—263.

［439］王琳琳，白晓红，赵历军，等．热毒宁注射液辅助红霉素治疗儿童支原体肺炎（痰热闭肺证）临床疗效观察［J］．世界中医药，2016，11（4）：632—635.

［440］马海青．清开灵注射液在上呼吸道感染中的临床应用［J］．中国老年保健医学，2013，11（2）：50，52.

［441］李咏梅．热毒宁和利巴韦林治疗小儿急性上呼吸道感染的临床效果比较［J］．中国现代药物应用，2013，7（9）：7—8.

［442］程爱萍．热毒宁和利巴韦林治疗小儿急性上呼吸道感染临床效果比较研究［J］．中国现代药物应用，2012，6（19）：9—10.

［443］李敏敏，高建军，杨丽丽．热毒宁和利巴韦林治疗小儿急性上呼吸道感染80例临床效果比较［J］．南通大学学报（医学版），2010，129（5）：382—383.

［444］叶作文，许必勇，罗勇，等．热毒宁和利巴韦林治疗急性上呼吸道感染疗效评价［J］．中国医药指南，2009，7（6）：75—76.

［445］周建芹，李惠莲．热毒宁与炎琥宁治疗小儿急性上呼吸道感染伴发热的临床疗效观察［J］．中国医药导报，2007，86（24）：56.

［446］莫为春，孙宏，张峰，等．热毒宁注射液及安乃近注射液对成人急性上呼吸道感染的退热作用观察［J］．中国全科医学，2011，304（28）：3290—3291，3294.

［447］张金波．热毒宁联合尼美舒利治疗急性上呼吸道感染的临床分析［J］．临床医学工程，2011，152（10）：1538—1539.

［448］朱璐卡，王井和．热毒宁注射液联合尼美舒利治疗小儿急性上呼吸道感染疗效观察［J］．中国乡村医药，2009，16（8）：48—49.

［449］郭震浪，苏振宁，王正飞，等．热毒宁与利巴韦林比较治疗小儿急性上呼吸道感染的Meta分析［J］．中成药，2016，38（2）：278—283.

［450］罗佩施，吴礼武．热毒宁治疗急性上呼吸道感染伴发热的疗效观察［J］．临床合理用药杂志，2010，3（2）：69—70.

［451］杨步流．热毒宁、炎琥宁、利巴韦林注射液治疗外感风热证疗效比较［J］．山西中医学院学报，2011，12（4）：53，65.

［452］崔建坡．热毒宁注射液治疗毛细支气管炎疗效观察［J］．临床医学，2011，31（9）：35—36.

［453］唐艳．热毒宁注射液对小儿毛细支气管炎的疗效［J］．海峡药学，2017，204（1）：116—117.

［454］李建业，张彦伦，魏璐璐，等．热毒宁注射液治疗毛细支气管炎临床分析［J］．中国实用医药，2010，5（5）：13—14.

［455］吕荣华，侯明，李素，等．热毒宁注射液静脉滴注和雾化吸入治疗毛细支气管炎45例［J］．中国实验方剂学杂志，2013，19（20）：298—301.

［456］韩明亮．阿莫西林克拉维酸钾片联合热毒宁治疗小儿急性支气管炎70例疗效观察［J］．中医药学报，2011，199（5）：112—113.

［457］李树松，聂仙娟，陈豪才．热毒宁注射液治疗110例急性支气管炎临床随机对照试验研究［J］．中国医药指南，2011，9（17）：292—293.

［458］耿淑霞．热毒宁注射液治疗儿童支气管肺炎的临床观察［J］．中外女性健康研究，2016（16）：178—179.

［459］龚宝先．热毒宁注射液联合布地奈德液雾化吸入治疗小儿急性支气管炎65例临床观察［J］．中医药导报，2013，209（11）：60—61，68.

［460］姜明明，于明涛．热毒宁注射液联合氧气驱动雾化吸入喘可治治疗毛细支气管炎60例［J］．中国中医药现代远程教育，2014，182（6）：47—48.

［461］张智敏．热毒宁注射液联合如意金黄散穴位贴敷治疗毛细支气管炎的疗效评价［J］．中西医结合研究，2014，6（3）：12—14，17.

[462] 徐景利, 连宝涛, 梁峥嵘, 等. 热毒宁注射液治疗小儿毛细支气管炎的 Meta 分析 [J]. 中成药, 2016, 38 (4): 763—769.

[463] 吴叶宽, 李隆云, 钟国跃. 青蒿的研究概况 [J]. 重庆中草药研究, 2004 (2): 58—65.

[464] 武晓红, 田智勇, 王焕. 金银花的研究新进展 [J]. 时珍国医国药, 2005, 16 (12): 111—112.

[465] 张帅, 王红梅, 常秀娟, 等. 热毒宁注射液抗菌及调节免疫活性作用研究 [J]. 世界科学技术 - 中医药现代化, 2015, 17 (5): 1056—1060.

[466] 唐陆平, 何蓉蓉, 李怡芳, 等. 热毒宁注射液对细菌内毒素性脂多糖致热大鼠的解热作用研究 [J]. 中国中药杂志, 2013, 38 (14): 157—160.

[467] Ma YM, Zhang XZ, Su ZZ, etal. Insight into the molecular mechanism of a herbal injection by integrating network pharmacology and in vitro [J]. Journal of Ethnopharmacology, 2015, 173: 91—99.

[468] 王文华, 全香花, 王龙源, 等. 热毒宁注射液致过敏性休克1例 [J]. 青岛大学医学院学报, 2010, 46 (1): 57.

[469] 韦又嘉. 热毒宁致严重过敏反应1例 [J]. 中国药物警戒, 2009, 25 (1): 54.

[470] 黄镜娟. 热毒宁注射液的28例不良反应文献分析 [J]. 淮海医药, 2011, 29 (2): 164—165.

[471] 林茵, 伍俊妍, 李国成, 等. 47例热毒宁注射液引发不良反应文献复习及分析 [J]. 中国现代药物应用, 2013, 7 (11): 137—138.

[472] 邵艳. 我院热毒宁注射液致不良反应65例分析 [J]. 中国药房, 2015, 518 (8): 1096—1098.

[473] 王强. 热毒宁注射液致不良反应40例分析 [J]. 临床合理用药杂志, 2012, 5 (20): 75.

[474] 李继友, 孙骏, 周静, 等. 热毒宁注射液相关风险因素分析 [J]. 中国药物警戒, 2013, 82 (10): 627—630, 634.

[475] 任亮, 马菲, 张印坡. 热毒宁注射液的稳定性及与头孢菌素类药物的配伍研究 [J]. 中国新药杂志, 2011, 20 (9): 813—816.

[476] 段广瑾, 马淑娟. 热毒宁注射液与盐酸莫西沙星氯化钠注射液存在配伍禁忌 [J]. 中国误诊学杂志, 2011, 11 (26): 6382.

[477] 刘会茹, 卢学军, 王艳清. 热毒宁注射剂与阿昔洛韦配伍的稳定性研究 [J]. 现代药物与临床, 2012, 27 (4): 80—82.

[478] 康丹瑜, 耿婷, 丁岗, 等. 热毒宁注射液临床联用及药物相互作用的研究进展 [J]. 中国药房, 2017, 584 (2): 276—279.

[479] 艾如银. 喜炎平注射液的临床应用研究 [J]. 中国处方药, 2016, 14 (6): 41—42.

[480] 饶春浓, 陈晓醒. 喜炎平治疗上呼吸道感染的疗效观察 [J]. 中国实用医药, 2013, 8 (13): 186—187.

[481] 李楠, 郭巍巍. 喜炎平注射液治疗急性上呼吸道感染120例 [J]. 中国社区医师 (医学专业), 2013, 15 (3): 198.

[482] 王志飞, 霍剑, 谢雁鸣. 喜炎平注射液治疗上呼吸道感染常用方案实效研究 [J]. 中医

杂志，2014，55（16）：1418—1422.

[483] 张晓华．喜炎平与利巴韦林治疗小儿上呼吸道感染疗效及安全性比较［J］．河南职工医学院学报，2012，107（4）：21—23.

[484] 张绍华．喜炎平注射液治疗急性支气管炎伴发热的疗效观察［J］．心血管病防治知识（学术版），2015（7）：149—151.

[485] 何荣香．喜炎平注射液在小儿支气管炎中的作用效果研究［J］．吉林医学，2012，33（16）：3442—3443.

[486] 陆小平．喜炎平注射液在社区获得性肺炎患者中的疗效［J］．临床医学，2014，34（7）：13—14.

[487] 骆翠玲．喜炎平治疗小儿支气管肺炎疗效观察［J］．现代中西医结合杂志，2014，23（8）：839—840.

[488] 詹李彬．喜炎平注射液治疗急性扁桃体炎68例［A］．中国中西医结合学会．全国中西医结合儿科第十次学术会议论文集［C］．中国中西医结合学会，2002：1.

[489] 谢跃波．喜炎平与双歧杆菌、利巴韦林治疗小儿病毒腹泻的疗效分析［J］．当代医学，2016，22（1）：148—149.

[490] 袁晓静．注射用喜炎平［J］．齐鲁药事，2006，25（7）：444—445.

[491] 陈媛媛，谢雁鸣，廖星，等．喜炎平注射液符合说明书适应证用药安全性的系统评价［J］．中国中药杂志，2016，41（18）：3463—3472.

[492] 李智光．喜炎平注射液临床应用中不良反应发生情况分析［J］．基层医学论坛，2016，446（2）：221—222.

[493] 马维娜，孟拥军．清开灵的作用机制及临床应用进展［J］．医学综述，2016，22（23）：4664—4667.

[494] 匡燕．清开灵注射液的研究进展［J］．西南军医，2005，7（5）：48—51.

[495] 郭文胜．清开灵注射液抗感染基础及临床研究进展［J］．临床合理用药杂志，2015，8（3）：168—171.

[496] 肖兰，赵绪元．清开灵注射液的研究进展［J］．中国药房，2006，17（6）：468—469.

[497] LiLinghui, Xie Yanming, Chai Yan, etal. Qingkailing injection for uncomplicated upper respiratory tract infection: A systematic review and Meta analysis［J］. European Journal of Integrative Medicine, 2016, 8（5）：609—618.

[498] 王辛坤，廖锡意，许华朋．银翘散联合清开灵注射液雾化吸入治疗急性上呼吸道感染疗效观察［J］．中国社区医师，2014，30（3）：67，69.

[499] 李淑云，洪渌．清开灵注射液治疗老年细菌性肺炎30例临床观察［J］．中医药临床杂志，2004，16（4）：309—310.

[500] 张林果，赵伟鹏，杨坷．清开灵注射液治疗肺炎的系统评价［J］．甘肃中医，2011（5）：18—21.

[501] 傅红英．清开灵联合抗生素治疗慢性支气管炎急性发作40例［J］．浙江中医杂志，2010，45（6）：423.

[502] 钟月平．不同剂型的清开灵药物研究［J］．中国现代药物应用，2009，3（19）：192—194.

[503] 韦迎春, 张海燕, 杨明. 清开灵口服液临床应用的进展 [J]. 江西中医学院学报, 2011, 23 (2): 92—94.

[504] 徐明前, 王淑琴, 魏秀琴. 清开灵注射液致大疱性表皮松解萎缩坏死性皮炎1例报告 [J]. 宁夏医学杂志, 2002, 24 (3): 152.

[505] 王霞云, 胡晓岚. 清开灵注射液过敏致急性喉头水肿1例 [J]. 中国药师, 2009, 12 (10): 1455—1456.

[506] 郝园, 孔翔瑜, 吴泰相. 277篇1486例清开灵注射液不良反应/不良事件系统评价 [J]. 中国循证医学杂志, 2010, 10 (2): 162—175.

附录1：社区获得性肺炎
——中华医学会诊疗指南 - 呼吸病学分册

【概述】

社区获得性肺炎（community - acquired pneumonia, CAP）指在医院外环境中由于微生物入侵引起的肺部炎症，包括在社区受感染而处于潜伏期，因其他原因住院后发病者。

虽然抗微生物化学治疗、支持治疗和重症监护不断进步，但是CAP仍然是一种高发病率和高病死率的疾病。影响CAP发病和预后因素很多，临床病情轻重差别很大。认真评价这些因素和病情严重程度是决定最初治疗及是否住院的基本依据。我国幅员辽阔，各地情况存在差距，在CAP处理上应结合当地细菌耐药监测资料和可利用的卫生资源状况做出选择，但其基本要点和程序必须遵循。

【临床表现】

1. CAP大多呈急性起病，但可以因病原体、宿主免疫状态和并发症、年龄等不同而有差异。

2. 咳嗽是最常见症状，大多伴有咳痰；常有呼吸困难，胸痛的发生率随年龄增长而减少；而呼吸加快的发生率随增龄而增加；咯血在CAP并不少见。免疫低下宿主肺炎的临床表现受免疫损害类型及其程度等因素影响，如中性粒细胞减少者肺部炎症反应受抑，呼吸道症状很少或缺失。

3. 全身症状 绝大多数有发热和寒战，但随年龄增长而减少。部分患者出现高热。乏力很常见，其他常见症状有出汗、头痛、肌肉酸痛、厌食。相对少见症状有咽痛、恶心、呕吐、腹泻等。老人肺炎呼吸道症状少，而以精神不振、神志改变、活动能力下降和心血管方面改变为主。

4. 体征 常呈热性病容，重者有呼吸急促、发热。典型者胸部检查可有患侧呼吸运动减弱、触觉语颤增强、叩诊浊音、听诊闻及支气管呼吸音或支气管肺泡呼吸音，可有湿啰音。如果病变累及胸膜可闻及胸膜摩擦音，出现胸腔积液则有相应体征。注意胸部体征常随病变范围、实变程度、累及胸膜与否等情况而异。心率通常加快，如并发中毒性心肌病变则可出现心音低钝、奔马律、心律失常和周围循环衰竭。老年人心动过速比较常见。军团菌病和动物源性非典型病原体肺炎，如Q热和鹦鹉热支原体肺炎时可有相对缓脉。

5. X线征象 影像学形态表现为肺部浸润性病变，呈云雾状、片状或斑片状，充分实变时可见支气管充气征。分布可以是全叶的，亦可仅涉及段或亚段。或呈多叶段分布。有时病变呈现细支气管腺泡渗出，以两下肺为主，称为支气管肺炎，多见于老年和伴随严重基础疾病如COPD患者。其他X线表现尚可有间质性改变、粟粒或微结节改变、团块状改变、空洞形成等，但均少见。不同病原体所致肺炎其 X 线可以有不同表现。

【诊断要点】

诊断要点

确定肺炎初步临床诊断可依据：

(1) 发热≥38℃；

(2) 近期出现的咳嗽、咳痰，或原有呼吸道症状加重，并出现脓痰，伴或不伴胸痛；

(3) 肺部实变体征和（或）湿性啰音；

(4) WBC $> 10 \times 10^9/L$，中性粒细胞百分比增高，伴或不伴核左移；

(5) X 线上新出现或进展性肺部浸润性病变。

⑤+①~④中任何一条。

1. 注意事项：老年人和免疫低下患者应用上述诊断标准时应注意，前者罹患 CAP 其发热和呼吸道症状可以不明显，而突出表现为神志或精神状态以及心血管系统的方面改变。应及时行 X 线检查；后者并发 CAP 发热可以是唯一表现。应严密动态观察，及早作影像学和动脉血气检查。

2. 传统非典型肺炎（肺炎支原体、肺炎衣原体和军团菌所致肺炎）无特异性表现，单纯依据临床和 X 线表现不足以诊断。但综合症状、体征和实验室检查可以做出临床诊断，并进行经验性抗菌治疗和进一步选择实验室检查。

(1) 肺炎支原体肺炎和肺炎衣原体肺炎：年龄<60 岁、无基础疾病、社区或家庭中发病、剧咳少痰、胸部体征很少、血白细胞正常、X 线显示毛玻璃状或病灶变化迅速。

(2) 军团菌肺炎：急性起病、发热、意识改变或脑病、腹痛或伴腹泻、相对缓脉、显微镜血尿、肾功能损害、低钠血症、低磷酸盐血（PO_2-）症、一过性肝功能损害、β-内酰胺类治疗无效。

【鉴别诊断】

初步确定 CAP 诊断后必须继续随访和动态观察，补充和完善各项诊断检查，以排除某些特殊病原体所致肺炎如传染性非典型肺炎（SARS）、肺结核、肺真菌病、肺寄生虫病和"模拟"肺炎的非感染性肺部疾病（如肺部肿瘤、肺不张、肺水肿，肺栓塞、肺嗜酸性粒细胞浸润症、肺间质性疾病特别是隐源性机化性肺炎，肺血管炎和肺肉芽肿病等）。

1. 病情严重程度评价和住院决策可以根据患者临床情况，即病情轻重决定是否住院治疗。

CURB-65 评分：包括新出现意识不清（confusion，C）、血尿素（uremia，U）>7mmol/L、呼吸频率（respiration，R）≥30 次/分、血压（blood pressure，P）<90/60mmHg、65（年龄>65 岁）5 项指标，每项 1 分。凡≥2 分的患者均需住院治疗。简化评分法可不测定尿素（CRB-65），更适合基层医疗机构。此法简便适用，对估计预后很有帮助。

2. 病原学诊断确定诊断的同时或其后应尽可能明确病原学诊断以便指导治疗，具体方法及注意事项可参考《临床技术操作规范》一书。

【治疗原则及方案】

1. 治疗原则

(1) 及时经验性抗菌治疗　在完成基本检查以及病情评估后应尽快给予经验性抗菌治疗。药物选择的依据：CAP 病原谱的流行学分布和当地细菌耐药监测资料、临床病情评价、抗菌药物理论与实践知识（抗菌潜、抗菌活性、药动学/药效学、剂量和用法、不良反应、药物经济学）和治疗指南等。宿主的特定状态可能增加对某些病原体的易感性（表 1），而某些细菌亦有各自特定易感危险因素(表2),这些都是经验性抗菌治疗选择药物的重要参考。抗菌治疗时应考虑我国各地社会经济发展水平等多种因素。在获得可靠的病原学诊断后应及时调整治疗方案。

表1 宿主特定状态下CAP患者易感染的病原体

状态或并发症	易感染的特定病原体
酗酒	肺炎链球菌(包括耐药的肺炎链球菌)、厌氧菌、肠道革兰阴性杆菌、军团菌属
COPD/吸烟者	肺炎链球菌、流感嗜血杆菌、卡他莫拉菌
居住在养老院	肺炎链球菌、肠道革兰阴性杆菌、流感嗜血杆菌、金黄色葡萄球菌、厌氧菌、肺炎衣原体、结核分枝杆菌
患流感	金黄色葡萄球菌、肺炎链球菌、流感嗜血杆菌
接触鸟类	鹦鹉热衣原体、新型隐球菌
疑有吸入因素	厌氧菌
结构性肺病(支气管扩张、肺囊性纤维化、弥漫性泛细支气管炎等)	铜绿假单胞菌、洋葱伯克霍尔德菌、金黄色葡萄球菌
近期应用抗生素	耐药的肺炎链球菌、肠道革兰阴性杆菌、铜绿假单胞菌

表2 某些细菌易感的危险因素

特定细菌	危险因素
耐药的肺炎链球菌	年龄大于65岁;近3个月内应用过β-内酰胺类抗生素治疗;酗酒;多种临床并发症;免疫抑制性疾病(包括应用糖皮质激素治疗);接触日托中心的儿童
军团菌属	吸烟;细胞免疫缺陷;移植患者;肾衰竭或肝功能衰竭;糖尿病;恶性肿瘤
肠道革兰阴性杆菌	居住在养老院;心、肺基础病;多种临床并发症;近期应用过抗生素治疗
铜绿假单胞菌	结构性肺疾病(如支气管扩张、肺囊性纤维化、弥漫性泛细支气管炎等);糖皮质激素应用(泼尼松>10mg/天);过去1个月中广谱抗生素应用>7天;营养不良;外周血中性粒细胞计数<1×10^9/L

(2)重视病情评估和病原学检查 应力争在初始经验性治疗48~72小时后进行病情评价。有效治疗反应首先表现为体温下降,呼吸道症状有所改善,白细胞计数恢复和X线胸片病灶吸收一般出现较迟。如症状明显改善,可维持原有治疗。如经过通常有效的抗菌治疗48~72小时或更长时间,临床或影像学仍无明显改善,应注意分析其原因:

其原因包括:①治疗不足,治疗方案未覆盖重要病原体(如金黄色葡萄球菌、假单胞菌)或细菌耐药;②少见病原体(结核杆菌、真菌、肺孢子菌、肺吸虫等);③出现并发症(感染性或非感染性);④非感染性疾病。如果经过评估认为治疗不足可能性较大时,可以更改抗菌治疗方案再作经验性治疗,倘若经过一次更换方案仍无效,则应进一步拓展思路寻找原因并选择相关检查,如CT、侵入性采样、免疫学或分子生物学检查,或进行非感染性疾病的有关检测以及肺活检等。

(3)初始经验性治疗要求覆盖CAP最常见病原体 推荐β-内酰胺类联合大环内酯类或单用呼吸喹诺酮(左氧氟沙星、莫西沙星)。

(4)轻中度CAP提倡门诊治疗,某些需要住院者应在临床病情改善后将静脉抗生素治疗转为口服治疗,并早期出院。

(5) 抗菌治疗疗程视病原体决定 肺炎链球菌和其他细菌肺炎一般疗程 7~10 天,短程治疗可缩短为 5 天。肺炎支原体和肺炎衣原体肺炎 10~14 天;免疫健全宿主军团菌病 10~14 天,免疫抑制宿主则应适当延长疗程。决定疗程需参考基础疾病、药敏及临床病情严重程度等综合考虑。

(6) 支持治疗重症 CAP 时维持正常的呼吸循环以及营养支持均十分重要。必须保持呼吸道通畅。

2. 治疗

(1) 初始经验性抗菌治疗推荐药物见表 3。

表 3 不同人群 CAP 的初始经验性治疗的推荐

	常见病原体	初始经验性治疗的抗菌药物选择
青壮年、无基础疾病患者	肺炎链球菌、肺炎支原体、流感嗜血杆菌、肺炎衣原体等	①青霉素类(青霉素 G、阿莫西林等);②多西环素(强力霉素);③大环内酯类;④第一代或第二代头孢菌素;⑤喹诺酮类(如左氧氟沙星、莫西沙星等)
老年人或有基础疾病患者	肺炎链球菌、流感嗜血杆菌、需氧革兰阴性杆菌、金黄色葡萄球菌、卡他莫拉菌等	①第二代头孢菌素(头孢呋辛、头孢丙烯、头孢克罗等)单用或联合大环内酯类;②β-内酰胺类/β-内酰胺酶抑制剂(如阿莫西林/克拉维酸、氨苄西林/舒巴坦)单用或联合大环内酯类;③喹诺酮类
需入院治疗、但不必收住 ICU 的患者	肺炎链球菌、流感嗜血杆菌、混合感染(包括厌氧菌)、需氧革兰阴性杆菌、金黄色葡萄球菌、肺炎支原体、肺炎衣原体、呼吸道病毒等	①静脉注射第二代头孢菌素单用或联合静脉注射大环内酯类;②静脉注射呼吸喹诺酮类;③静脉注射 β-内酰胺类/β-内酰胺酶抑制剂(如阿莫西林/克拉维酸、氨苄西林/舒巴坦)单用或联合静脉注射大环内酯类;④头孢噻肟、头孢曲松单用或联合静脉注射大环内酯类
入住 ICU 的重症患者		
	常见病原体	初始经验性治疗的抗菌药物选择
A 组:无铜绿假单胞菌感染危险因素	肺炎链球菌、需氧革兰阴性杆菌、嗜肺军团菌、肺炎支原体、流感嗜血杆菌、金黄色葡萄球菌等	①头孢曲松或头孢噻肟联合静脉注射大环内酯类;②静脉注射呼吸喹诺酮类联合氨基糖苷类;③静脉注射 β-内酰胺类/β-内酰胺酶抑制剂(如阿莫西林/克拉维酸、氨苄西林/舒巴坦)联合静脉注射大环内酯类;④厄他培南联合静脉注射大环内酯类
B 组:有铜绿假单胞菌感染危险因素	A 组常见病原体 + 铜绿假单胞菌	①具有抗假单胞菌活性的 β-内酰胺类抗生素(如头孢他啶、头孢吡肟、哌拉西林/他唑巴坦、头孢哌酮/舒巴坦、亚胺培南、美罗培南等)联合静脉注射大环内酯类,必要时还可同时联用氨基糖苷类;②具有抗假单胞菌活性的 β-内酰胺类联合静脉注射喹诺酮类;③静脉注射环丙沙星或左氧氟沙星联合氨基糖苷类

(2) 对症治疗:包括退热、止咳、化痰,缺氧者吸入氧气。

(3) 并发症处理:合并胸腔积液者如积液量较多,症状明显者可抽液治疗。

附录2：急性单纯性咽炎
——中华医学会诊疗指南–耳鼻咽喉头颈外科分册

急性单纯性咽炎是咽部黏膜、黏膜下组织的急性炎症，多累及咽部淋巴组织。此病可单独发生，亦常继发于急性鼻炎或急性扁桃体炎。常见于秋冬季及冬春季之交。

【临床表现】

1. 症状

（1）局部症状：一般起病较急，成人以局部症状为主。①咽部干燥、灼热、微痛，吞咽时明显。可放散到耳部及颈部，重者转头困难。②软腭及悬雍垂发生明显肿胀时吞咽更感不适，并常引起咳嗽。③累及喉部，可有声嘶。④累及咽鼓管时可有听力减退。⑤致病菌或其毒素侵入血液循环，如急性脓毒性咽炎，全身及局部症状加重。

（2）全身症状：一般较轻，可有发热。①全身不适、头痛、食欲不振，口干，四肢酸痛。②幼儿可有寒战、高热，甚至恶心、呕吐。

2. 检查

（1）口咽部黏膜呈急性弥漫性充血、肿胀，呈深红色，以口咽外侧壁为甚。

（2）咽后壁淋巴滤泡肿大、充血。

（3）悬雍垂、软腭及扁桃体充血、水肿。

（4）下颌淋巴结肿大有压痛。

（5）鼻咽及喉咽部也可水肿。

【诊断要点】

1. 根据病史，症状及检查所见，诊断不难。

2. 应与急性传染病的前驱症状或并发症相区别，尤其小儿更为重要。如麻疹、猩红热、流行性感冒、传染性单核细胞增多症等。

3. 须与血液病性咽峡炎相鉴别。如急性粒细胞减少性咽峡炎、淋巴细胞白血病咽峡炎等。

【治疗原则】

1. 一般治疗

（1）隔离患者，以防传染他人。

（2）卧床休息，多饮水及进流质饮食，注意通畅大便。

（3）头痛、发热、四肢酸痛及咽痛剧烈者可给解热镇痛药。

2. 全身治疗

（1）病情严重者给予抗生素类。

（2）病毒感染所致者，可用抗病毒药物。

3. 局部治疗

（1）含漱液漱口。

（2）可用1%碘甘油或1%弱蛋白银涂擦咽壁，有助于炎症的消退。

（3）若炎症侵及喉部及气管，可选用适当抗生素及激素雾化吸入治疗。

（4）颈部淋巴结肿痛者，可用热敷疗法。

附录3：急性扁桃体炎
——中华医学会诊疗指南-耳鼻咽喉头颈外科分册

急性扁桃体炎（acute tonsillitis）为腭扁桃体的急性非特异性炎症，常伴有不同程度的咽黏膜和淋巴组织炎症，是一种很常见的咽部疾病。主要致病菌为乙型溶血性链球菌，多发生于儿童及青年，在春秋两季气温变化时最易发病。

【临床表现】
1. 全身症状
（1）起病急，可有畏寒高热，一般持续3~5天。
（2）头痛，食欲不振，疲乏无力及四肢酸痛。
（3）小儿患者可因高热而引起抽搐、呕吐及昏睡。

2. 局部症状
（1）咽痛，为其主要症状，吞咽或咳嗽时咽痛加重，疼痛较剧者可致吞咽困难，也可引起耳部放射痛。
（2）可表现为言语含糊不清，系软腭运动障碍引起。
（3）若炎症向鼻咽部发展，波及咽鼓管，可出现耳闷，耳痛症状。
（4）扁桃体肿大显著，在幼儿还可引起呼吸困难。

【诊断要点】
1. 症状　起病急，可有畏寒发热，咽痛为主要症状。
2. 检查
（1）咽部黏膜呈弥漫性充血，以扁桃体及两腭弓最严重。
（2）腭扁桃体肿大，在其表面可见黄白色脓点或在隐窝处有黄白色或灰白色点状豆渣样渗出物，可连成片形似假膜，不超过扁桃体范围，易拭去，不易出血。
（3）下颌角淋巴结常肿大，且有明显压痛。
3. 血液学检查　白细胞总数升高，中性粒细胞增高。
4. 应注意与咽白喉、奋森咽峡炎及某些血液病引起的咽峡炎等疾病相鉴别。

【治疗方案及原则】
1. 一般疗法　患者须卧床休息，进流质饮食及多饮水，加强营养及疏通大便，咽痛较剧或高热时，可日服解热镇痛药。
2. 全身应用抗生素　包括静脉点滴，肌肉注射或日服（施复捷等）抗生素。
3. 局部治疗　常用复方硼砂溶液、口泰（复方氯己定含漱液）或是1:100呋喃西林液漱口。
4. 中医中药　中医理论认为本病系内有痰热，外感风、火，应疏风清热，消肿解毒。常用银翘柑橘汤或用清咽防腐汤。

附录4：小儿急性上呼吸道感染
——中华医学会临床诊疗指南小儿内科学分册

【概述】

急性上呼吸道感染简称上感，是小儿时期最常见的疾病，有一定的传染性，绝大多数与鼻病毒、呼吸道合胞病毒、腺病毒、柯萨奇病毒、埃可病毒等感染有关，亦可由肺炎支原体、溶血性链球菌、肺炎链球菌、流感嗜血杆菌和葡萄球菌等直接引起或继发感染所致。临床常根据受累及的部位而诊断为急性鼻（咽）炎、咽峡炎、咽（喉）炎、扁桃体炎等。婴幼儿患感冒后，往往全身症状重而局部症状轻，炎症易向邻近器官扩散而引起喉炎、气管-支气管炎、肺炎等并发症，故需要及时诊治。

【临床表现】

症状可轻可重。一般年长儿症状较轻，婴幼儿症状较重。

1. 轻者只有鼻部症状，如流涕、鼻塞、喷嚏等，也可有流泪、轻咳、咽部不适，约在3~4天内自然痊愈。如炎症涉及鼻咽或咽峡部及扁桃体，常有发热（持续3~7天），咽部肿痛，扁桃体、颌下或颈部淋巴结肿大，甚至发生恶心、呕吐或腹泻。

2. 重者可突然高烧达39℃~40℃或以上，发冷、头痛、全身乏力、精神不振、食欲减退、睡眠不安，咳嗽频繁，咽部红肿或有疱疹及溃疡（称疱疹性咽峡炎）。可有扁桃体肿大，出现滤泡、斑点状白色或脓性渗出物，咽痛和全身症状均加重，鼻咽分泌物由稀薄变黏稠，亦可有中耳炎、鼻窦炎、支气管炎等。高热者可出现惊厥、腹痛等。

3. 血象　白细胞在病毒感染时多偏低或正常；合并细菌感染时多增高，严重病例也可减低。

4. 婴幼儿可继发中耳炎、喉炎、颈淋巴结炎、支气管炎、支气管肺炎、败血症等。有的则可引起心肌炎、脑膜炎。链球菌感染后可引起肾炎、风湿热等自身免疫性疾病。

【诊断要点】

1. 根据病史及临床表现不难诊断。

2. 与流行性感冒鉴别比较困难，除了病原学诊断有区别外，流感最大的特点是突然发生和迅速传播。临床症状较重，表现为发病急骤、发热、寒战、头痛、肌痛、乏力等不适，体温在39℃~41℃之间，流感的流行病史对诊断有重要意义。

3. 麻疹、百日咳、脊髓灰质炎、流脑、流行性出血热、猩红热、流行性腮腺炎等传染病的早期，均可出现上感样症状，须详细询问病史及流行病学情况，密切观察病情变化，结合有关化验及特殊检查进行综合分析，以便做出正确诊断。

4. 婴幼儿上感往往有呕吐、腹痛、腹泻等消化系统症状，可能被误诊为胃肠道疾病，必须慎重鉴别。

5. 与过敏性鼻炎的鉴别　有典型的过敏症状，病史，常与吸入变应原有关。常打喷嚏、鼻痒、鼻塞、流清水样鼻涕，但一般不发热，鼻黏膜苍白水肿，鼻腔分泌物涂片显示嗜酸性粒细胞增多，及（或）血清特异性IgE测定其含量增高，上述表现支持变应性鼻炎的诊断。

【治疗】

1. 治疗

（1）一般治疗：充分休息，多饮水、给予有营养而易消化的食物、增加维生素。加强护理，保持室内空气新鲜和适当的温度与湿度。

（2）对症治疗：①发热：体温38℃以下，一般可不处理。高热或有热惊厥史者应积极降温，可以头部冷敷，或口服阿司匹林5~10mg/kg，或对乙酰氨基酚口服5~10mg/kg，安乃近滴鼻、小儿解热栓肛门塞入，均有良好的降温作用；②鼻塞：轻者不必处理，影响哺乳时，可于授乳前用0.5%麻黄素1~2滴，滴鼻；③止咳化痰；④镇静止痉：烦躁时苯巴比妥2~3mg/kg，口服。

（3）抗病毒药物治疗：因上感多为病毒所致，目前尚无有效的抗病毒药物，现常用的有利巴韦林口服或雾化吸入。

（4）抗生素类药物：链球菌所引起的咽炎或扁桃体炎，用青霉素类或第一代头孢菌素治疗，疗效较好。

2. 预防

（1）加强体育锻炼，多做户外活动，保持室内空气新鲜，增强营养和身体抵抗力，防止病原体入侵。

（2）根据气候变化适当增减衣服，加强护理，合理喂养，积极治疗佝偻病和营养不良。

（3）流行性感冒流行时不带孩子去公共场所。小儿集体机构，可用食醋2~10mL/m^3加水1~2倍，加热熏蒸至全部气化，每日一次，连续5~7日。

（4）必要时可采用免疫调节剂。

附录5：急性支气管炎
——中华医学会临床诊疗指南呼吸病学分册

【概述】

急性支气管炎是病毒或细菌感染理、化学性刺激或过敏因素等对气管-支气管黏膜所造成的急性炎症。该病大多数由病毒感染所致，肺炎支原体、肺炎衣原体亦是本病的常见病原体。细菌感染在本病占有重要地位，但有资料显示细菌感染在本病所占比例不超过10%，常见的致病菌有肺炎链球菌、流感嗜血杆菌、金黄色葡萄球菌、卡他莫拉氏菌以及百日咳杆菌等。百日咳杆菌感染以往认为主要在儿童发病，但近年来在年轻人感染有所上升。虽然细菌感染作为致病因子在本病所占比例不高，但值得重视的是该病常在病毒感染的基础上合并细菌或支原体、衣原体感染，病毒感染抑制肺泡巨噬细胞的吞噬能力以及纤毛上皮细胞的活力，造成呼吸道免疫功能低下，使细菌、支原体和衣原体等病原菌有入侵的机会。非生物性病因中，有粉尘、刺激性气体（包括二氧化氮、二氧化硫、氨气、氯气等）、环境刺激物（包括二氧化碳、烟雾、臭氧）等。

一些常见的过敏原包括花粉、有机粉尘、真菌孢子等的吸入，可引起气管-支气管的过敏性炎症。

其病理改变主要为气管、支气管黏膜充血、水肿、黏液腺体肥大、分泌物增加，纤毛上皮细胞损伤脱落，黏膜及黏膜下层炎症细胞浸润，以淋巴细胞和中性粒细胞为主。急性炎症消退后，气管、支气管黏膜结构可完全恢复正常。

该病为常见的呼吸道疾病，以咳嗽症状为主，在健康成人通常持续1~3周。常继发于病毒性或细菌性上呼吸道感染。以冬季或气候突变时节多发，有自限性。

【临床表现】

1. 起病往往先有上呼吸道感染的症状，如鼻塞、流涕、咽痛、声音嘶哑。全身症状有发热、轻度畏寒、头痛、全身酸痛等,全身症状一般3~5天可消退。

2. 开始一般为刺激性干咳,随着卡他症状的减轻,咳嗽逐渐明显并成为突出症状,受凉、吸入冷空气、晨起、睡觉体位改变或体力活动后咳嗽加重。咳嗽症状一般持续1~3周,吸烟者可更长。如为百日咳杆菌感染,咳嗽症状常超过3周以上,通常可达4~6周。超过半数可伴有咳痰,开始时常为黏液痰,部分病人随着病程发展可转为脓性痰。

3. 相当一部分病人由于气道高反应性发生支气管痉挛时。可表现为气急、喘鸣、胸闷等症状。

4. 该病体征不多,主要有呼吸音增粗、干性啰音、湿性啰音等,支气管痉挛时可闻及哮鸣音,部分患者亦可无明显体征。

5. 病毒感染时,血白细胞计数可降低,当有细菌感染时,血白细胞总数及中性粒细胞比例增高。

6. X线胸片一般无异常或仅有肺纹理增粗。

【诊断要点】

1. 根据以上临床表现往往可得到明确的临床诊断,进行相关的实验室检查则可进一步做出病原学诊断。须注意与肺炎、肺结核、支气管扩张症、肺脓肿、肺癌等鉴别。以上疾病常以咳嗽、咳痰为主要症状,但胸部X线检查可发现各自特征性的影像学改变。

2. 肺功能检查可发现相当一部分患者气道反应性增高,但通常为一过性。由于本病部分患者有气道反应性增高的现象,少数患者可闻及干性啰音,应注意与支气管哮喘相鉴别。

3. 流行性感冒的症状与本病相似,但流行性感冒以发热、头痛、全身酸痛等全身症状为主,而本病以咳嗽等呼吸道症状为主要表现。

4. 该病很少超过3周,如咳嗽超过3周称为"持续性"或"慢性"咳嗽。应注意是否由于后鼻漏、哮喘、吸入性肺炎、胃食管反流等疾病所致。

【治疗方案及原则】

1. 平时注重锻炼身体,增强体质,防治感冒,是预防本病的有效措施。亦应注意避免粉尘、刺激性气体、环境刺激物等有害刺激物的刺激以及花粉等过敏原的吸入。

2. 注意适当休息,发热、头痛及全身酸痛等全身症状明显时可加用阿司匹林等解热镇痛药治疗。

3. 止咳、化痰等对症治疗是本病的主要措施,常用的止咳药有喷托维林。成人每次25mg,3~4次/日。右美沙芬,成人每次15~30mg,3~4次/日。可待因,成人每次15~30mg,3次/日。祛痰剂主要有氯化铵,成人每次0.03~0.06g,3次/日。氨溴索,成人每次30mg,3次/日。

4. 由于有部分患者气道反应性增高,导致支气管痉挛,临床上出现喘息症状,此时可应用β受体激动剂,如沙丁胺醇气雾剂喷雾吸入,成人每次0.1~0.3mg,3~4次/日。应用氨茶碱等药物解痉平喘,成人每次0.1~0.2g,3次/日。根据病情可用药1~2周。吸入β受体激动剂可减轻患者的咳嗽症状或缩短咳嗽的持续时间。

5. 本病不宜常规使用抗生素,特别是对病因未明者不应盲目使用抗生素。目前认为使用抗生素并不能缩短病程或减轻病情,应注意滥用抗生素可导致耐药菌的产生以及二重感染等严重后果。

6. 由于病毒感染是本病的主要病因之一,可用抗病毒药物治疗。

7. 如有细菌感染的依据或合并有严重基础疾病的患者,注意合理使用抗生素,常用的抗生素为β-内酰胺类、喹诺酮类,亦可根据痰细菌培养药敏结果选择抗生素。如为肺炎支原体或肺炎衣原体感染时,首选大环内脂类抗生素。

(作者:中国中医科学院中医药信息研究所)

（二）消化系统

1. 中医药治疗细菌感染性消化系统的主要疾病

（1）细菌性痢疾

①疾病概况

细菌性痢疾简称菌痢，是由痢疾杆菌（志贺菌属）引起的多发性肠道传染病。西医治疗细菌性痢疾的诊疗标准参考附录1：中华人民共和国卫生行业标准（2008）细菌性和阿米巴性痢疾诊断标准。

痢疾杆菌属于肠杆菌科志贺菌属，依据抗原结构不同分为痢疾志贺菌（A群）、福氏志贺菌（B群）、鲍氏志贺菌（C群）和宋内志贺菌（D群）4个群。大多地区菌痢的致病菌以福氏志贺菌所占比例最高，所占比例在67.71%～85.12%。[1-10]细菌性痢疾属肠道传染病，经粪-口途径传播，发病多以食用受污染的食物和饮水污染而感染。每年亚洲有1.25亿5岁以下儿童感染志贺菌，死亡14万。[11]国内关于细菌性痢疾（菌痢）发病率的研究集中在2003-2014年，年均发病率17.61～172.05/10万。[12-18]菌痢在1年中发病的时间，自5月份开始出现病例数上升，发病高峰出现在7～9月，之后病例数逐渐下降。[19-22]细菌性痢疾由细菌或细菌毒素作用于降结肠的肠黏膜，导致肠黏膜充血、水肿、溃疡甚或坏死，严重的影响了肠道的功能，造成腹痛、腹泻、里急后重、脓血便及发烧、呕吐等。全身中毒症状有发烧、乏力，严重者出现DIC、休克、脱水、酸碱平衡紊乱等[23]。平均潜伏期为1～3天，最短为数小时，最长为7天。据以往的文献报道，对临床诊断为菌痢的患者进行大便培养，符合率仅为8.95%～28.28%，误诊率较高。这是由于副溶血弧菌、沙门菌、致泻性大肠埃希菌、轮状病毒、空肠弯曲杆菌、假单胞菌等亦可引起菌痢样腹泻。因此，临床诊断的菌痢会有大量的误诊，所以菌痢的确诊还需进行大便培养。[24]血液学检测白细胞增高，中性粒细胞，C反应蛋白明显增高。[25]

西医对本病的治疗以抗生素治疗为主，但近年来，由于抗生素滥用，细菌的耐药菌株不断增加。志贺菌对抗生素耐药日趋严重，多重耐药的比例逐年上升。四群均出现耐药情况，其中福氏志贺菌耐药最严重，痢疾志贺菌耐药最低。抗生素耐药不尽相同，还存在多重耐药现象，给临床治疗带来困难。[26-30]全球范围内对细菌性痢疾的抗生素耐药现象多有报道，包括加拿大、美国、印度、伊朗等多国家地区。[31-38]目前选择合适、敏感的抗生素对缩短病程，控制传染源，减少慢性菌痢发生非常重要。通常以抗生素复合联用或抗生素与中药制剂联用为主要治疗手段。如氟喹诺酮类药物左氧氟沙星联合黄连素疗法，金荞麦片联合左氧氟沙星疗法，[39]头孢替安联合注射用喜炎平，[40]环丙沙星联合思密达保留灌肠等方法。[41]

细菌性痢疾中医又称"滞下""赤沃""赤白痢"，以大便次数增多、腹痛、里急后重、痢下赤白黏冻为主症，是夏秋季常见的消化道传染性疾病。[42]

②病因病机

中医认为，细菌性痢疾的病因主要是人体正气虚弱和外感时邪、饮食所伤，而外邪与饮食又往往互相影响，一般多属饮食伤中，复加感受时邪，邪滞于肠，气血壅滞，肠道传化失司，脂膜血络受伤，腐败化为脓血而成痢。[43]《素问》就以"饮食不节，起居不时"为致痢之因。唐《千金方》有"赤痢为疳湿""皆由暑月多食肥浓油腻"之说。清代陈士铎《石室秘录》谈到"痢疾之病，多起于夏天之郁热,又感水湿雨露之气以成之"则充分说明了痢疾与气候的湿、热有关。人体正气虚弱,必然使脾胃运化失健,导致胃肠虚弱,故风冷暑湿之邪,乘虚而入,引起细菌性痢疾。

③辨证论治[43]

辨证当首辨寒、热、虚、实。一般暴痢多实,久痢多虚。暴痢又可有湿热、疫毒与阴虚、虚寒之不同。

湿热痢:

【证候】腹痛阵阵,痛而拒按,痢下赤白脓血,便后腹痛暂缓,里急后重,肛门灼热,胸脘痞闷,小便短少,苔黄腻,脉滑数。

【治法】化湿解毒、调气行血。

【方药】芍药汤加减。成分:黄连10g,黄芩10g,大黄(后下)10g,当归12g,白芍10g,甘草6g,木香10g,槟榔10g,肉桂6g。加减:兼饮食积滞,嗳腐吞酸,腹部胀满,加莱菔子10g,神曲10g,焦山楂10g以消食导滞;湿重于热,痢下白多赤少,舌苔白腻,去当归、黄芩,加茯苓15g,苍术10g,厚朴10g,陈皮10g以燥湿健脾;热重于湿,痢下赤多白少,口渴喜冷饮,加白头翁10g,黄柏10g,秦皮10g以清热解毒止痢;痢下鲜红,加地榆10g,苦参15g,牡丹皮10g,侧柏叶10g以凉血止血;痢疾初起,兼见表证恶寒发热、头痛身重,可用荆防败毒散,解表举陷,逆流挽舟。

【中成药】①木香槟榔丸,口服,1次3~6g,1日2~3次;②复方黄连素片,口服,1次3~4片,1日2~3次;③香连浓缩丸,口服,1次4~6片,1日3~4次。

寒湿痢:

【证候】腹痛胀满,喜温喜暖,下痢白多赤少或纯白冻,里急后重,舌质淡,苔白腻,脉濡缓。

【治法】温中燥湿、调气和血。

【方药】不换金正气散加减。成分:藿香10g,苍术10g,厚朴10g,法半夏9g,陈皮8g,木香10g,枳实10g,桂枝10g,炮姜6g,白芍10g,当归10g。加减:若湿邪偏重,白痢如胶冻如鼻涕,腹胀满,里急后重甚者,改用胃苓汤加减,以温中化湿健脾。

【中成药】参苓白术胶囊,口服,1次3粒,1日3次。

疫毒痢:

【证候】发病急骤,腹痛剧烈,泻下腐臭难闻,里急后重较剧,口渴,头痛烦躁,恶心呕吐,或高热,痢下鲜紫脓血,甚或昏迷痉厥,舌红绛,苔黄燥,脉滑数。

【治法】清热、解毒、凉血。

【方药】白头翁汤合芍药汤加减。白头翁10g,黄连10g,黄芩10g,黄柏10g,秦皮10g,当归10g,白芍10g,木香10g,槟榔10g。加减:若发生厥脱,面色苍白,四肢厥逆而冷汗出,唇甲紫暗,尿少,脉微细欲绝,加用参麦注射液、参附青注射液静脉推注或滴注;若发生神昏烦躁,惊厥,面色灰白,瞳仁大小不等,呼吸不均者,加清开灵注射液等静脉滴注,并加紫雪散灌服;若厥脱、神昏、惊厥同时出现者,必须采用综合性抢救措施,中西医结合治疗,以挽其危。

【中成药】①参麦注射液10~60mL加入5%~10%葡萄糖注射液250~500mL中,静脉滴注,1日1次;②紫雪散,口服,1次1.5~3.0g,1日2次(周岁小儿1次0.3g,5岁以内小儿每增1岁,递增0.3g,1日1次)。

阴虚痢：

【证候】脐下急痛，里急后重，痢下脓血黏稠，虚坐努责，五心烦热，迁延不愈，舌红绛少苔，脉细数。

【治法】养阴清热、和血止痛。

【方药】黄连阿胶汤合驻车丸加减。成分：黄连6g，乌梅6g，黄芩10g，阿胶（烊化）10g，当归10g，白芍15g，地榆炭15g。加减：下痢无度，虚坐努责，加赤石脂15g，禹余粮15g，人参（单煎）10g以收涩固脱。

【中成药】痢必灵片，口服，1次8片，1日3次。

虚寒痢：

【证候】腹部隐痛，痢下稀薄或白冻，或滑脱不禁，四肢不温，腰酸肢冷，食少神疲，舌淡，苔薄白，脉沉细而弱。

【治法】温补脾胃、收涩固脱。

【方药】附子理中汤或桃花汤合真人养脏汤加减；重者用桃花汤合真人养脏汤。成分：附子（先煎）10g，干姜10g，人参（单煎）10g，白术10g，甘草6g；干姜10g，肉桂6g，赤石脂15g，诃子10g，罂粟壳6g，肉豆蔻10g，人参（单煎）8g，白术10g，白芍10g，当归10g，木香10g。

【中成药】①附子理中丸，口服，1次1丸，1日2次；②泻痢消胶囊，口服，1次3粒，1日3次。

休息痢：

【证候】下痢时发时止，缠绵不愈，饮食减少，倦怠畏寒，嗜卧，临厕腹痛里急，大便夹有黏液，或见赤色，舌质淡，苔腻，脉濡或虚数。

【治法】温中清肠、调气化滞。

【方药】连理汤加减。成分：人参（单煎）10g，白术10g，干姜10g，甘草6g，黄连6g，木香10g，槟榔10g，枳实10g，当归10g。另外，还可用鸦胆子仁治疗，成人1次服15粒，1日3次，胶囊分装或用龙眼肉包裹，饭后服用，连服7~10日，可单独服用或配合上述方药使用。加减：若脾胃阳气不足，积滞未尽，遇寒即发，下痢白冻，倦怠少食，舌淡苔白，脉沉者，治宜温中导下，用温脾汤加减。若久痢伤阴，或素体阴虚者，阴液亏虚，余邪未净，阴虚作痢，痢下赤白，或下鲜血黏稠，虚坐努责，量少难出，午后低热，口干心烦，舌红绛或光红，治宜养阴清肠，用驻车丸加减。

【中成药】①复方黄连素片，口服，1次3~4片，1日2~3次；②香连浓缩丸，口服，1次4~6片，1日3~4次。

④治疗治法

痢疾的治疗，应根据其病证的寒热虚实确定治疗原则。总的来说，热痢清之，寒痢温之，初痢实则通之，久痢虚则补之，寒热交错者温清并用，虚实夹杂者通涩兼施。[43]

a. 单方验方

冬青叶方：新鲜冬青叶100g，水煎至500mL，1日3次，1次20~30mL。适用于急性菌痢。

b. 针灸治疗

体针：主穴天枢、气海、关元、足三里或止痢穴（左下腹相当于麦氏压痛点部位），实证针用泻法，偏虚者平补平泻。湿热痢加曲池、内庭；寒湿痢加中脘、气海；疫毒痢加尺泽、委中、内庭；阴虚痢加太溪、间使；虚寒痢加脾俞、肾俞；休息痢加脾俞、胃俞、大肠俞。耳针：取穴大肠、小肠、直肠下段，口噤不能进食者配贲门。用毫针行强刺激，每日1~2次，连续3~7日。

c. 其他治疗

白头翁、苦参、金银花、黄柏、滑石各60g，加水浓煎成200mL，先给患者作清洁灌肠，后做保留灌肠，1日1次，连续3天。适用于湿热痢、疫毒痢。淫羊藿15g，附子（先煎）、刺猬皮、降香各10g，煨肉豆蔻15g，五倍子、石榴皮各10g，乌药6g加水浓煎成200mL，先给患者做清洁灌肠，后做保留灌肠，1日1次，连续3天。适用于虚寒痢、休息痢。穴位贴敷吴茱萸20g，研为细末，过筛，醋调成膏，敷神阙和双涌泉穴，1日1次。适用于疫毒痢、湿热痢。

⑤中医治疗优势

慢性细菌性痢疾临床治疗往往很棘手，长期使用抗生素抗菌治疗，很容易产生耐药，及肠道功能紊乱、肠道菌群失调等多种不良反应。[44]中医及中西医结合治疗对症状减轻，粪检转阴有治疗优势。

⑥中医药治疗细菌性痢疾的临床研究

a. 研究中西医结合治疗小儿急性细菌性痢疾临床疗效的Meta分析

【目的】系统评价中西医结合治疗小儿急性细菌性痢疾的临床疗效

【方法】计算机检索近30年公开发表的中西医结合治疗小儿急性细菌性痢疾的随机对照试验（RCT）研究文献，双人独立筛选判定后进行文献质量评价，应用Revman5.3软件对提取的数据资料进行Meta分析。

【结果】纳入文献11篇，共计病例1415例。Meta分析显示，中西医结合治疗小儿急性细菌性痢疾显著优于对照组［$Z=8.13$，$OR=5.11$，$95\% \ CI\ (3.45, 7.57)$，$P<0.00001$］；发表性偏倚分析显示纳入研究可能存在发表偏倚。

【结论】中西医结合疗法能显著提高小儿急性细菌性痢疾的临床疗效。但本次研究纳入文献样本量较小，文献质量不高，证据强度有限，中西医结合治疗小儿急性细菌性痢疾的疗效及安全性仍需更高质量的循证研究进一步支持。[45]

b. 中医及中西医结合治疗小儿急性细菌性痢疾的系统评价

【目的】了解中医及中西医结合治疗小儿急性细菌性痢疾的现状，以及客观评价中医及中西医治疗小儿细菌性痢疾的疗效和安全性。

【方法】检索PUBMED、EMBASE、中国知网、万方数据库、维普期刊数据库中自建库以来至2015年12月31日以前所有已发表的有关小儿急性细菌性痢疾的中外临床研究文献，并进行Meta分析。

【结果】中医加抗生素为主要干预措施治疗的小儿急性细菌性痢疾，经过评价，筛选最终纳入28篇随机对照文献，结果在规定疗程内，症状、粪检转阴的疗效高于纯西药组，且大便恢复正常时间短于西药组。

【结论】Meta分析结果虽然表明中医及中西医治疗小儿急性细菌性痢疾疗效好于单纯西药，但由于总体上纳入文献质量不能令人满意，未提到盲法、退出、失访、随访病例，无安慰剂对照，无多中心大样本的试验研究及发表偏倚等因素，使得该结论的论证强度下降。[46]

c. 中药单药治疗细菌性痢疾

中药单味药治疗细菌性痢疾临床报道较少，以清热利湿药调摄为主。

如马齿苋，清热去湿，消炎利尿，治痢疾。每日用鲜药4两煎水服或取汁内服。地锦草（又名乳汁草），行气止血，治痢疾。用鲜药每日4两，煎水服。海蚌含珠（又名铁苋菜）清热利湿、收敛止血，治痢疾。每日用鲜药4两，煎水服。旱莲草，清肝热养肾阴，凉血止血，治痢疾。[64]杨德明临床上配百部，治疗细菌性痢疾，收效满意。[48]

d. 中成药治疗细菌性痢疾

中成药治疗细菌性痢疾报道也较少，主要作为辅助用药。

范献群等[49]用草珊瑚片治疗急慢性菌痢33例具有良好效果，草珊瑚中提取的有效成分结晶甲，不仅具有消炎止痛的作用，并对福氏、宋氏痢疾杆菌均敏感，临床上治疗菌痢，急性胃肠炎具有良好效果，而无不良反应或禁忌证。

安胜平[50]运用云南白药合黄连素灌肠治疗急性细菌性痢疾，疗效满意。云南白药的主要成分为三七，原主治跌打损伤，医家皆视其为化瘀止痛之良药；黄连素更是治疗痢疾的常用药，采用灌肠方式将此二药合用，可起到抗炎、消肿、止血、止痛、促进肠黏膜修复的作用，且安全无明显毒副作用。操作简便，其价格低廉，易为患者接受。

杨迎民等[51]采用胃肠舒胶囊（主要由葛根、苍术、白头翁、吴茱萸、制黄连、木香、鸡内金等组成）治疗急性肠道感染性疾病，疗效满意且无不良反应。

e. 中药复方治疗细菌性痢疾

中药复方治疗细菌性痢疾疗效显著，以治疗痢疾的经典方白头翁汤、芍药汤、香连汤、连理汤、黄连阿胶汤、导气汤等加减化裁进行治疗。疗效明显优于单纯抗生素治疗，以症状消失用时短、体征改善且不良反应较少为治疗优势。

白头翁汤：

白头翁汤始见于中医经典著作《辨厥阴病脉证并治》，是治疗热痢的名方。该方药物组成简单，结构严谨，是临床上常用的名方，经后世医家发展，临床应用非常广泛，远远超出了热痢方面。

余日霞[52]采用白头翁汤加味治疗热痢1例疗效满意。方中白头翁清热解毒、凉血治痢，善治热毒赤痢，为主药；黄连、黄柏、秦皮协助白头翁清热解毒、燥湿治痢，为佐药。4药合用具有清热解毒、凉血、止痢燥湿之功效。根据病情加用以下药物：腹痛、腹胀加木香、乌药以理气行气止痛；腹痛、里急后重、大便不畅加木香、槟榔、白芍以行气导滞、缓急止痛；排血性大便时加牡丹皮、地榆、槐花、仙鹤草以凉血止血。故用白头翁汤为主方，治疗腹痛、大便次数增多、黏液血便、里急后重均能收到满意的疗效。

如张大鸿等[53]采用白头翁汤合芍药汤加减治疗细菌性痢疾，证属湿热蕴滞，热毒壅盛，熏灼肠道，气血瘀滞，治以清热解毒、调气和血、凉血止痢，以白头翁汤合芍药汤加减。药用白头翁，黄连，黄柏，秦皮，芍药，当归，木香，槟榔，大黄，甘草，肉桂；证属疫邪热毒，壅盛肠道，燔灼气血，治以清热解毒、凉血开窍，以白头翁汤合芍药汤加减药用。白头翁，黄连，黄柏，青皮，石膏，芍药，当归，木香，槟榔，大黄，甘草，金银花，丹皮，玄参，生地，钩藤，羚羊角研末冲服或服紫雪丹。疗效优于单纯西药治疗组。

芍药汤：

芍药汤是中医治疗湿热痢疾的常见方剂之一。

任爱民[54]运用芍药汤加味治疗急慢性细菌性痢疾。芍药汤具有清热利湿、调气活血之功，加白头翁、金银花、地榆清热解毒、凉血止血；薏苡仁清热利湿排脓；赤石脂涩肠止痢；炮姜理气散寒。认为全方集清热解毒、化湿排脓、凉血止血，理气止痛于一体，白头翁、黄芩、黄连、大黄、金银花等合用，对痢疾杆菌有较强的抗菌作用；当归、炮姜、肉桂、木香等温热药的运用，具有促进局部血液循环，改善组织营养，提高局部免疫功能，利于炎症的消退和吸收；生地榆对痢下鲜血，疮面溃疡的治疗，具有良效，诸药合用，收到良好的治疗效果。

迟丹等[55]应用芍药汤加减治疗细菌性痢疾，研究根据临床症状及实验室检查诊断为痢疾，症见发热恶寒，头身疼痛，食少口渴，腹痛便频，脓血杂下，里急后重，尿黄，苔白或黄腻，脉滑数。中医辨证为湿热痢，方选芍药汤加减，方中重用芍药养血和营、缓急止痛，配以当归养血活血，"行血则便脓自愈"，且可兼顾湿热邪毒熏灼肠络，伤耗阴血之虑；黄芩、黄连清热解毒，其中黄连祛中焦湿热并有解毒作用，黄芩清气分实热并有退热功效；木香、槟榔行气导滞，"调气则后重自除"；葛根祛湿升阳、行气导滞；肉桂辛热，可防苦寒伤中与冰伏湿热之邪，配伍活血药又助行血之力；炙甘草益气和中、调和诸药。诸药合用，湿去热清，气血调和，故下痢可愈。研究结果显示，治疗组总有效率为89.5%，对照组总有效率71.4%。治疗组临床疗效明显高于对照组，二者相比具有显著性差异（$P<0.05$），且治疗组不良反应低于对照组。由此可见，采用芍药汤加减治疗细菌性痢疾的治疗效果优于西药，具有疗效快、疗程短、副作用少等优点，值得临床推广。

王世超[56]采用当归白芍汤加减方治疗急性细菌性痢疾，方中当归、白芍养血活血柔肝止痛，现代药理报道其有抗痢疾杆菌作用；黄连清热解毒抗菌；莱菔子、木香、槟榔、枳壳消积导滞、止痛；地榆有凉血止血作用，现代药理实验也有抗痢疾杆菌作用。诸药合用，达到清热解毒、抗菌、活血、推荡积滞作用。

加味香连汤：

温欣[57]采用加味香连汤随证加减治疗小儿急性细菌性痢疾疗效肯定，加味香连汤中黄连清热解毒，燥湿止泻，对于痢疾杆菌则能抑制其繁殖及活动，还有抗细菌毒素作用；白芍柔肝止痛，对胃神经有麻醉作用，有显著的镇痛作用；川朴有温中下气、除满、燥湿、破积作用；枳实有破气、消积、化痰、除痞、利肠作用，擅长治疗腹胀痛、下痢及里急后重、便血等症；槟榔有破积、下气、利水作用，常用于食滞泻痢、腹胀痛等。全方以清热燥湿、调气和血为法，调气则后重自除，和血则便脓自愈。

导气汤：

杜云波[58]以导气汤为基础方，随证加减，治疗急性实热型细菌性痢疾。导气汤方中当归、白芍用以调和营血，木香、槟榔、枳壳用以行气导滞，黄芩、黄连清热燥湿以解肠中湿热之毒，配以大黄导热下行。传统治疗湿热痢多采用芍药汤，其认为方中肉桂对湿热型菌痢有助邪热滞留之嫌，从而延长了病程。临床中，去掉肉桂、甘草而加大芍药用量，并加入枳壳成为导气汤，加大了行气导滞的力度，使肠中脓血得以清除。

连理汤：

易晓翔[59]应用连理汤加味治疗慢性细菌性痢疾疗效满意，现代药理研究认为，党参、白术具有不同程度的增强人体免疫力的作用；黄连对各种肠道感染细菌有抑制作用；党参、甘草、干姜还有镇痛作用；甘草、黄连有抗炎、解毒作用；白头翁、秦皮具有抑制痢疾杆菌的作用。全方合用有增强机体免疫功能，抗菌、抗炎，调节肠胃功能的作用。

黄土汤：

黄土汤方出自《金匮要略》，是医圣张仲景为脾阳虚致胃肠道出血而设的。

林武[60]应用黄土汤加减治疗儿童慢性菌痢，方中灶心黄土温中涩肠止血为君，白术、附子温阳健脾统血为臣。生地黄、阿胶滋阴养血止血，黄芩凉血而清滞肠中湿热，三药性寒能制术、附之辛燥，防温燥太过耗血动血，均为佐药。甘草和药调中为使药。可以看出黄土汤立方是标本兼治、攻补兼施、寒热并用、刚柔相济、协调阴阳，收效显著。

黄连阿胶汤：

朱习文[61]运用黄连阿胶汤为主方治疗慢性细菌性痢疾，现代药理研究证实，黄连、黄芩、赤芍对痢疾杆菌有较强的抑制作用。黄连既能消除耐药菌株的耐药性质粒，阻止耐药性菌的产生，还可消炎镇痛、抗溃疡、抗腹泻，对肠道免疫起重要作用；黄芩、赤芍具有明显的抗炎及促进免疫功能的作用。慢性菌痢患者多伴有贫血，阿胶、鸡子黄、白芍可补虚生血。诸药合用治疗本病，疗效明显优于对照组，且复发率低。

自拟方：

根据临床辨证加减，自拟新方用于细菌性痢疾的治疗中，疗效肯定，优于单纯抗生素治疗。

李亚彬等[62]采用银蒜合剂（大蒜1000g，茶叶1200g，金银花320g，甘草120g）治疗急性细菌性痢疾，金银花清热解毒、凉血止痢，抑制痢疾杆菌；甘草清热解毒，缓急止痛；大蒜解毒，抑制痢疾杆菌，临床疗效满意。

田金华等[63]用倪涵初痢疾方（炒黄芩、炒白芍、炒枳壳、槟榔、焦山楂、炒桃仁、酒洗红花、姜厚朴、青皮、地榆、当归尾各10g，炒黄连、木香各5g，甘草6g。下痢白冻者去地榆、桃仁，加橘红10g，木香加至10g；大便涩滞者加酒炒大黄8g，服1~2剂后除去）治疗急性细菌性痢疾，症状消失时间及治愈率明显优于对照组，实验室指标的改善亦较对照组为优。

雷中华等[64]采用抑肝舒脾法的自拟方（柴胡、防风、乌梅、僵蚕、桔梗、白头翁、蒲公英等）治疗小儿细菌性痢疾临床效果满意。

任国珍等[65]运用火炭母复方（炭母30~40g，金香炉20~30g，葛根15g，车前子15g，白芍10~15g，木香5g(后下)，黄芩10g，甘草5g）治疗小儿急性细菌性痢疾，方中以火炭母、金香炉为君药，用量较大，据现代药理学研究，两药均具有抑制痢疾杆菌的作用。

袁竹平[66]以自拟的痢疾宁方（马齿苋30g，黄连6g，黄芩10g，莱菔英30g，扁豆花、白芍各10g，甘草6g）随证加减治疗急性细菌性痢疾。

李薇等[67]采用产自陕西、甘肃、宁夏的中草药老蛇盘，配伍黄柏、白芍、葛根等制成老蛇盘合剂，治疗急性普通型菌痢。

董祖木[68]采用自拟加味连梅汤（乌梅20g，白芍、沙参、生地、石斛各15g，黄芩12g，木瓜、太子参各10g，黄连、阿胶(烊化)各9g）随证加减治疗细菌性痢疾122例，治愈（症状消失，大便镜检正常，培养连续3次阴性）105例；好转（症状消失或减轻，大便镜检正常，培养致病菌转阴或未转阴）17例。其中3天内痊愈82例，4~6天内痊愈23例。总有效率100%。

仇新印[69]采用自拟止痢汤（石榴皮20g，苦参10g，焦山楂15g，甘草5g）随证加减治疗急性细菌性痢疾。能明显提高治愈率，且未发现有明显毒副作用。

魏道祥[70]用开泄复方（薤白30g，瓜蒌25g，黄芩、黄连各12g，制半夏、石菖蒲、大腹皮、木香各10g，藿香6g）随证加减治疗急性菌痢湿热痢，可以起到抗菌消炎、排除毒素、减少肠道分泌的作用且无耐药性，效优于氟喹诺酮类药物，完全可用于急性菌痢之湿热痢的治疗。

⑦中西医结合治疗细菌性痢疾

由于细菌性痢疾菌种的耐药性问题较为严重，西药抗生素治疗中也常采用中西医结合的疗法，配合使用，以提高疗效，减少副作用。

魏群等[71]在临床中观察到，白头翁、黄芩、黄连、秦皮等中药与抗生素合用有协同作用，特别是对脾虚湿阻型患者的治疗明显优于纯西药治疗，且在退热、粪常规转阴、止痛止泻等方而均显示出明显的效果。

孙占杰[72]采用清肠解毒汤（白头翁15g，黄连、黄芩、黄柏、大黄各10g，赤芍15g，木香、槟榔、佛手各10g）直肠滴入，联合左氧氟沙星治疗急性细菌性痢疾，临床疗效明显优于单纯左氧氟沙星治疗组，能够缩短病程，减少住院费用。

孙东[73]采用随机对照试验研究头孢噻肟钠/舒巴坦钠联合中药治疗细菌性痢疾，急性期菌痢夹有表证，方选人参败毒饮加减，急性期无表证者应调气导滞，方选木香化滞汤加减，急性期疫毒炽盛者宜选用葛根黄芩黄连汤加味，恢复期或病程迁延导致虚、寒、虚滑三症者，方选补中益气汤加减。研究表明有效的抗菌药物能够杀灭、抑制致病菌，在此基础上加用治本的中药，能够增强西药的抗菌效果，明显改善患者免疫机能，而且中药的作用性能温和，不增加不良反应发生率。

顾艳英[74]采用随机对照实验观察中西医结合治疗细菌性痢疾的疗效，对照组选用氨苄青霉素静脉滴注和复方新诺明、痢特灵口服控制感染，治疗组湿热型用芍药汤加减，热毒型用白头翁汤加减结合西医对症治疗，结果中西医结合治疗组与对照组比较能够明显缩短治愈时间。

吕海霞等[75]中医辨证应用葎草煎剂配合硫酸阿米卡星注射液治疗细菌性痢疾，疗效优于单纯硫酸阿米卡星注射组。中药葎草为葎草Humulusscandensl（Lourl）Merr1的全草，最早于《唐本草》就有记载。该药物味甘、苦，寒。其主要功效为清热解毒，利尿通淋。临床主要用于肺热咳嗽、肺痈、虚热烦渴、热淋、水肿、小便不利、湿热泻痢、热毒疮疡、皮肤瘙痒等。葎草煎剂临床试验发现对痢疾杆菌、乙型溶血性链球菌、金黄色葡萄球菌、喉杆菌、大肠杆菌、伤寒杆菌有较强的抑制作用。

⑧针灸治疗细菌性痢疾

针灸治疗细菌性痢疾报道较少，尤其近几年未见临床研究报道。仅在70年代有发表的主穴足三里、天枢（双侧），加辨证配穴进行细菌性痢疾的治疗。[76]

⑨中医外治法治疗细菌性痢疾

通过中药灌肠、贴敷等外治法进行细菌性痢疾治疗和护理，可有效缩短病程。

如高庆华等[77]通过中药敷脐（将党参、黄芪、酒大黄、白芍按等比例配制，研为细末，每次匀取10g，用蜂蜜调为稠糊状，填入脐中）治疗慢性细菌性痢疾，与抗生素治疗组比较，病程越长，中药敷脐法治疗效果明显优于单纯抗生素治疗组。

胡放[78]用大黄溶液灌肠治疗急性细菌性痢疾，见效快，改善症状明显，大大缩短了住院时间，获得了满意效果。

林霞等[79]进行中药（白头翁15g，黄柏12g，黄连6g，秦皮9g）并随证加减，保留灌肠护理，均取得较好疗效,缩短患者住院时间。

⑩ **小结**

细菌性痢疾是对抗生素耐药较为严重的消化系统疾病。全球均有抗耐药菌株的研究报道,目前单纯抗生素治疗效果不佳,且副作用多,复发率高。研究表明,中西医结合、中药复方及针灸治疗在缓解症状,提高疗效,缩短病程,减少不良反应等方面作用突出。

附录1:细菌性和阿米巴性痢疾诊断标准
——WS 287 - 2008

范围

本标准规定了细菌性痢疾和阿米巴性痢疾的诊断依据、诊断原则、诊断和鉴别诊断。

本标准适用于全国各级各类医疗卫生机构及其工作人员对细菌性痢疾和阿米巴性痢疾的诊断、报告。

第一部分 细菌性痢疾

1. 术语和定义

下列术语和定义适用于本标准。

1.1 细菌性痢疾 bacillary dysentery

简称菌痢,是由志贺菌属细菌引起的肠道传染病。

1.2 中毒型细菌性痢疾 toxic bacillary dysentery

起病急骤,突起寒战、高热,迅速发生循环衰竭和(或)呼吸衰竭。

2 诊断依据

2.1 流行病学史

患者有不洁饮食和(或)与菌痢患者接触史。

2.2 临床表现

2.2.1 潜伏期

数小时至7天,一般1~3天。

2.2.2 临床症状和体征

起病急骤,畏寒、寒战伴高热,继以腹痛、腹泻和里急后重,每天排便10~20次,但量不多,呈脓血便,并有中度全身中毒症状。重症患者伴有惊厥、头痛、全身肌肉酸痛,也可引起脱水和电解质紊乱,可有左下腹压痛伴肠鸣音亢进。

2.2.3 临床分型

急性普通型(典型)

起病急,畏寒、发热,可伴乏力、头痛、纳差等毒血症症状,腹泻、腹痛、里急后重,脓血便或黏液便，左下腹部压痛。

急性轻型（非典型）

症状轻，可仅有腹泻、稀便。

急性中毒型

休克型（周围循环衰竭型）

感染性休克表现，如面色苍白、皮肤花斑、四肢厥冷、发绀、脉细速、血压下降等，可伴有急性呼吸窘迫综合征（acute respiratory distress syndrome，ARDS）。常伴有腹痛、腹泻。

脑型（呼吸衰竭型）

脑水肿甚至脑疝表现，如烦躁不安、惊厥、嗜睡或昏迷、瞳孔改变，呼吸衰竭，可伴有 ARDS，可有不同程度的腹痛、腹泻。

混合型

具有以上两型的临床表现。

慢性

急性细菌性痢疾反复发作或迁延不愈病程超过 2 个月以上。

2.3 实验室检测

2.3.1 粪便常规检查，白细胞或脓细胞≥15/HPE（400倍），可见红细胞、吞噬细胞（见附录A）。

2.3.2 病原学检查，粪便培养志贺菌阳性。

3 诊断原则

3.1 根据流行病学资料和临床表现及实验室检查，综合分析后做出疑似诊断、临床诊断。

3.2 确定诊断须依靠病原学检查。

4 诊断

4.1 疑似病例

腹泻，有脓血便或黏液便或水样便或稀便，伴有里急后重症状，尚未确定其他原因引起的腹泻者。

4.2 临床诊断病例

同时具备3.1、3.2和3.3.1，并排除其他原因引起之腹泻。

4.3 确诊病例

临床诊断病例并具备3.3.2。

5 鉴别诊断

5.1 急性细菌性痢疾

需与急性阿米巴性痢疾、其他细菌引起的感染性腹泻、其他细菌性胃肠型食物中毒、胃肠型感冒、急性阑尾炎、肠套叠及急性坏死性小肠炎等相鉴别（见C.1.1）。

5.2 慢性细菌性痢疾

需与慢性阿米巴性痢疾、结肠癌及直肠癌、慢性非特异性溃疡性结肠炎相鉴别（见C.1.2）。

5.3 中毒型细菌性痢疾

见 C.1.3。

5.3.1 休克型

需与其他细菌引起的感染性休克相鉴别。

5.3.2 脑型

需与流行性乙型脑炎（乙脑）和其他小儿高热惊厥相鉴别。

第二部分 阿米巴痢疾

1 术语和定义

下列术语和定义适用于本标准。

1.1 阿米巴痢疾 amoebic dysentery

又称肠阿米巴病，是由溶组织内阿米巴所致的肠道感染。

1.2 溶组织内阿米巴滋养体 entamoeba histolytica trophozoite

溶组织内阿米巴滋养体大小在 10~60μm 之间，它通常借助伪足对营养体作定向运动，当其从现症患者组织中分离观察时，滋养体细胞质内常可见吞噬的红细胞。滋养体是溶组织内阿米巴活动、吞噬和增殖的阶段，也是诊断依据的标志之一。

1.3 溶组织内阿米巴包囊 cyst of entamoeba histolytica

溶组织内阿米巴包囊大小在 10~20μm，它是滋养体在环境条件改变下分泌囊壁所形成，通常可见 1 核~4 核，核结构与滋养体一致。成熟的四核包囊是感染期的标志之一。

1.4 夏科-雷登结晶 Charcot-Leyden crystals

是嗜酸性粒细胞崩解的嗜酸性颗粒，互相融合，形成菱形或多面形折光强的蛋白质结晶，即 Charcot-Leyden 晶体。

2 诊断依据

2.1 流行病学史

进食不洁食物史。

2.2 临床表现

2.2.1 潜伏期

1 周至数月不等，甚至可长达 1 年以上，多数为 1~2 周。

2.2.2 临床症状和体征

发热、腹痛、腹泻、果酱样黏液血便，右下腹压痛，全身症状不重，但易迁延为慢性或多次复发。

2.2.3 临床分型

急性阿米巴痢疾（普通型）

起病缓慢，间歇性腹痛，右下腹部可有压痛、腹泻、黏液血便，典型呈果酱样。

急性阿米巴性痢疾（重型）

起病急，高热伴明显中毒症状，剧烈腹痛、腹泻，大便每日数十次，大便为水样或血水样便，奇臭，可有脱水、电解质紊乱、休克表现。

慢性阿米巴性痢疾

常为急性型的持续，病程超过数月，症状持续存在或反复发作。

轻型

间歇性腹痛腹泻，症状轻微，大便可检出阿米巴包囊。

2.3 实验室检测

2.3.1 粪便涂片检查可见大量红细胞、少量白细胞、夏科-雷登结晶。

2.3.2 粪便涂片检查可见溶组织内阿米巴滋养体和（或）包裹。

3 诊断原则

根据流行病学资料和临床表现及实验室检查，综合分析后做出疑似诊断，确定诊断须依靠病原学检查。

4 诊断

4.1 疑似病例

起病较缓，腹泻，大便带血或黏液便有腥臭，难以确定其他原因引起的腹泻者。

4.2 临床诊断病例

同时具备8.1、8.2.3和8.3.1，或抗阿米巴治疗有效。

4.3 确诊病例

同时具备8.1、8.2.3和8.3.2。

5 鉴别诊断

需与细菌性疾病、血吸虫病、肠结核、结肠癌、慢性非特异性溃疡性结肠炎、克隆恩病相鉴别（见C.2）。

附 录 A（规范性附录）

细菌性和阿米巴性痢疾实验室诊断方法

A.1 细菌性痢疾实验室诊断方法

A.1.1 粪便常规检查

A.1.1.1 **粪便性状**

急性菌痢粪便量极少，为黏稠的脓血便或黏液便，无粪质，有时为稀便，水样便。

A.1.1.2 **镜检**

A.1.1.2.1 加生理盐水1滴~2滴于洁净玻片上，用竹签多点挑取粪便异常部分，直接涂片，涂布面积不少于玻片大小的1/2，厚薄均匀。

A.1.1.2.2 先用低倍镜观察，然后换高倍镜检查，急性菌痢粪便中，可见大量白细胞（或称脓细胞），高倍镜下每视野平均≥15个，并可见红细胞。

A.1.2 病原学诊断方法

A.1.2.1 **标本的收集**

A.1.2.1.1 粪便标本

A.1.2.1.1.1 便盒留便

尽量在患者服用抗生素前，采集患者新鲜粪便中的脓血、黏液部分1g～5g（水样便1～5mL），立即送检。

A.1.2.1.1.2 直肠棉拭子或采便管

如患者不能自然排出大便，可用灭菌直肠棉拭子（先用无菌生理盐水蘸湿）或采便管（用无菌生理盐水蘸湿或润滑剂涂抹）后，由肛门插入直肠内3～5cm处，旋转360°采集，立即送检。

若采集的粪便标本于2小时内不能送检时，应用2个消毒的采样拭子粘满新鲜粪便的脓血、黏液、水样便或稀便部分后，插入运送培养基中（手接触的棉拭子部分在管口折断弃去），封盖，在采便管上填写患者姓名、性别、年龄和编号，置入冷藏包中（内置新冻的冰排，可保存1天）或置入-70℃冰箱（可保存2～7天）。

A.1.2.1.2 血液标本

当怀疑患者为菌血症时，静脉采取5～10mL血液，按1∶10比例加入血增菌培养液中进行培养。

A.1.2.2 **病原分离**

A.1.2.2.1 直接分离

用接种环多点沾取粪便标本病变部分，直接划线分离于麦康凯（MacConkey agar，MAC）及木糖赖氨酸去氧胆酸钠（Xylose Lysine Desoxycholate（XLD）agar）琼脂平板各1块36℃±1℃培养18～24小时后观察结果。

注1：也可用去氧胆酸钠枸橼酸盐琼脂（Desoxycholate Citrate Agar，DCA）或海克顿肠道琼脂（Hektoen Enteric agar，HE）代替XLD琼脂平板，但不建议使用SS琼脂平板，因其可抑制志贺菌Ai型的生长常导致漏检。

A.1.2.2.2 增菌分离

于1天、2天和7天分别转种血增菌培养液到血琼脂平板或营养琼脂平板上，36℃±1℃培养24～48小时观察结果。

A.1.2.3 **病原鉴定**

A.1.2.3.1 从选择培养平板（或血增菌分离平板上）挑选上述可疑菌落3～5个，分别接种克氏双糖铁琼脂（KIA，先穿刺、后划线，再横向分离）和动力-靛基质-尿素（MIU）半固体琼脂（接种KIA后的接种针直接穿刺MIU半固体2/3的深度），36℃±1℃培养16～20小时后观察结果。

A.1.2.3.2 生化初筛

志贺菌属在KIA上的反应为：斜面红色，底层黄色，不产气或有微量气体，不产硫化氢；在MIU管内，志贺菌属无动力（只沿穿刺线生长）；尿素酶阴性（穿刺部分不显红色），加入0.5mL靛基质试剂于MIU表面，数分钟后上层不显红色为阴性反应，显红色为阳性反应。志贺菌属因型别不同，靛基质反应有的阳性、有的阴性。

经生化初筛检查，下列培养物可排除志贺菌属：①KIA管内斜面、底层均呈黄色或均呈红色者；

②有动力者;③产硫化氢者;④尿素酶阳性者;⑤产生气体者(福氏志贺菌6型有时产少量气体)。

A.1.2.3.3 血清学分型

A.1.2.3.3.1 挑取 KIA 上疑似志贺菌的培养物,先用志贺菌四种多价血清做玻片凝集试验。如呈现凝集,则用 B 群多价、D 群血清及 Ai、A2 分别试验;如不凝集,应考虑有 K 抗原的存在,应将培养物制成浓菌液,100℃ 30 分钟水浴后再检查。

A.1.2.3.3.2 若志贺菌四种多价血清凝集,而相应的群、型血清均不凝集,且菌落较粗糙,可用宋内菌Ⅱ相(粗糙型)血清做凝集反应。

A.1.2.3.3.3 写B群福氏志贺菌多价血清凝集的培养物,则用1型~6型和群3,4、6、7,8因子血清分别凝集,鉴定出型和亚型(见表 A.1)。

表 A.1 福氏志贺菌型和亚型的型抗原和群抗原鉴别表

型和亚型	型抗原	群因子血清凝集		
		3, 4	6	7, 8
1a	Ⅰ	+	—	—
1b	Ⅰ	+	+	—
1c	Ⅱ	—	—	+
2a	Ⅱ	+	—	—
2b	Ⅱ	—	—	+
2b*	Ⅲ	+	—	+
3a	Ⅲ	—	+	+
3b	Ⅲ	+	—	—
3c	Ⅳ	—	+	—
4a	Ⅳ	+	—	—
4b	Ⅳ	+	+	—
4c	Ⅴ	—	—	+
5a	Ⅴ	+	—	—
5b	Ⅴ	—	—	+
6	Ⅵ	(+)	—	—
X 变体	-	—	—	+
Y 变体	-	+	—	—

注1:+凝集;-不凝集;( )个别菌株系阴性反应。
注2:2b'抗原式为Ⅱ:3,4;7,该菌与群7因子血清试管凝集效价超过一半,而群3,4达不到一半,且不与群3因子单克隆诊断血清凝集,以区分于2b。

A.1.2.3.3.4 志贺菌四种多价血清不凝集的培养物,应用 C 群鲍氏志贺菌多价血清及1型~18型因子血清检查。若鲍氏多价血清不凝集,再用 A 群痢疾志贺菌3型~10型多价及型血清检查。

A.1.2.3.4 系统生化鉴定

A.1.2.3.4.1 可选用符合国家或国际质量认可的市售生化反应板或卡做进一步的鉴定试验;或做下列生化试验:葡萄糖铵、西蒙枸橼酸盐、V.P、苯丙氨酸脱氨酶、赖氨酸脱羧酶、氰化钾生长、水杨苷发酵等试验,志贺菌属上述试验均为阴性反应。

Λ.1.2.3.4.2 生化反应不符合的菌株,即使与某种志贺菌诊断血清凝集,不得判定为志贺菌;没有血清学鉴定结果,即使各项生化反应均符合,也不能诊断为志贺菌属细菌。

A.1.2.4 **药物敏感试验**

参照《国家临床实验室标准化委员会(NCCLS)》制定的琼脂平板扩散法进行。

A.1.2.4.1 被检测菌株和质控菌(E coLi ATCC 25922)接种于营养琼脂平板,36℃±1℃培养18~24小时用于分离菌落。

A.1.2.4.2 用接种针将生长良好的单个菌落的上半部转种到营养肉汤管中,36℃±1℃培养4小时。

A.1.2.4.3 稀释调整被测菌和质控菌浓度到0.5麦氏浊度(McFarland standard)。

A.1.2.4.4 用灭菌棉签蘸取菌液,贴管壁旋转除去过多的菌液,均匀涂抹整个M-H(Mueller-Hinton)琼脂平板3次。每次旋转600以确保接种菌的均匀分布,最后沿内缘画一周。

A.1.2.4.5 贴放药敏纸片,立即置36℃±1℃培养(试验全过程应在15分钟之内完成)。18~24小时后观察结果。

A.1.2.4.6 结果判定

依据NCC.LS最新抗生素敏感试验抑菌环直径标准判读。

A.1.2.5 **结果报告**

根据生化试验和血清学鉴定结果,符合志贺菌的,可报告"检出××志贺菌";如不符合则报告"未检出志贺菌"。血标本培养至7天如无细菌生长,即可报告"经7天培养无菌生长"。药敏试验报告"敏感药物及耐药药物名称"。

A.1.2.6 菌种保存与管理

建立菌株保存档案,详细记录菌株的来源、分离的时间和地点及取材患者的基本信息。各级医疗机构所分离的菌株送辖区疾病预防控制机构进行复核签订。菌株依据<中华人民共和国传染病防治法》及《中国医学微生物菌种保藏管理办法》及《病原微生物实验室生物安全管理条例》的规定与要求进行保存、运送与管理。

A.2 **阿米巴性痢疾实验室诊断方法**

A.2.1 **粪便检查**

A.2.1.1 **直接涂片法**

A.2.1.1.1 标本采集采集自然排出、无尿液掺混的新鲜粪便(注意保温),立即进行实验室检查(离体滋养体室温下仅能存活30分钟)。

A.2.1.1.2 取预温洁净载韧玻片一张,加滴37℃预温的生理盐水1~2滴。

A.2.1.1.3 在保温条件下,用竹签挑取粪便标本可疑部分,在盐水中涂抹成直径为1cm粪便薄膜,厚度以透过粪便薄膜能看清字为宜。

A.2.1.1.4 盖上盖玻片,置保温罩内显微镜下观察有无活动、吞噬有红细胞的滋养体。

A.2.1.1.5 溶组织内阿米巴与肠内其他阿米巴的区别见表A.2。

A.2.1.1.6 报告结果。

A.2.1.2 碘液玻片法（用于包囊检测）

A.2.1.2.1 涂片时用碘液代替生理盐水，制法及注意事项同 A.2.1。

A.2.1.2.2 盖上盖玻片，显微镜下观察包囊。

A.2.1.2.3 溶组织内阿米巴包囊与肠内其他阿米巴包囊的区别见表 A.2。

A.2.1.2.4 报告结果。

A.2.1.3 浓集检查法（汞碘醛离心沉淀法，用于包囊检测）

A.2.1.3.1 取汞醛液 2.35mL，置小试管内，加入新配制的卢戈碘液 0.15mL。

A.2.1.3.2 在两液混合以前，挑取含血、黏液部分的待检粪便约 0.25g 加入试管中。

A.2.1.3.3 充分调匀，用 2 层纱布滤入 1 个离心管内。

A.2.1.3.4 于离心管内加入 4mL 乙醚并盖紧管口，用力摇动（如乙醚仍浮在上层，则再加入 1mL 生理盐水，摇匀）。

A.2.1.3.5 打开橡皮塞，静置片刻 2 分钟，以 1600r/分钟离心 2 分钟。此时管内液本分 4 层，上层为乙醚，2 层为粪渣，3 层为粪便溶解层（硫柳汞—醛—碘），底层为包囊和滋养体沉淀。

A.2.1.3.6 弃去上面 3 层液体，取沉淀物做镜检。

A.2.1.3.7 溶组织内阿米巴包囊与肠内其他阿米巴包囊的区别见表 A.2。

A.2.1.3.8 报告结果：镜检包囊：（＋）或（－）。

A.2.1.4 铁苏木素染色法

A.2.1.4.1 用新鲜粪便或浓缩沉淀物在载物玻片上制成薄膜。

A.2.1.4.2 立刻放入 60℃肖丁固定液 2 分钟（固定液温度低于 40℃时需 5~30 分钟）。

A.2.1.4.3 取出立即放入碘乙醇（70%酒精中加数滴卢戈碘液成琥珀色）溶液/分钟除去沉积的升汞，然后移至 70%、50% 乙醇各 2 分钟使涂片变为棕色。

A.2.1.4.4 用自来水轻轻冲洗 2 分钟，再用蒸馏水冲洗 1 次。

A.2.1.4.5 放入 40℃ 2% 铁明矾溶液中媒染 2 分钟，自来水轻轻冲洗 2 分钟。

A.2.1.4.6 移入 40℃ 5% 的苏木素染色液中 10 分钟，自来水轻轻冲洗 2 分钟。

A.2.1.4.7 再放入 2% 的冷铁明矾溶液中退色 2~5 分钟，显微镜下观察褪色情况，如核颜色过深，须继续退色至颜色适当，细胞核清晰可见为止。

A.2.1.4.8 以流水冲洗 5~30 分钟，至标本显蓝色为止，再用蒸馏水冲洗 1 次。

A.2.1.4.9 依次放入 30%、50%、70%、80%、90%、95% 及 2 次 100% 乙醇中逐级脱水各 2~5 分钟。

A.2.1.4.10 放入二甲苯（2 次）各约 3 分钟以透明之。

A.2.1.4.11 用中性树胶封片、干燥、油镜检查。

A.2.1.4.12 染色结果镜检滋养体的核膜呈深蓝黑色，核仁与核膜之间清晰，核膜内染色质粒分明，细胞质蓝色，食物泡内含物为深蓝色。包囊为蓝色，核与滋养体清晰可见，红细胞呈蓝黑色，拟染色体呈深蓝黑色，糖原泡在染色过程中被溶解成空泡（见表 A.2）。

A.2.2 培养检查法

A.2.2.1 采取标本

选择新鲜粪便的脓血及黏液部分放入清洁干净器皿，切勿混入尿液，立即送检。

A.2.2.2 培养方法

用灭菌接种环取可疑粪便豌豆大小（水样便取 0.5mL），接种于培养基（洛克液鸡蛋血清培养基或营养琼脂血清盐水培养基）中（以上操作应在 30 分钟内完成），放入 36℃±1℃ 培养 48 小时。

A.2.2.3 用吸管取沉淀物一滴，作涂片检查。方法见 A.2.1。

A.2.2.4 若检查结果为阴性，应从培养管底部吸取沉淀物 0.5mL 转种另一培养基中，再经 48 小时培养后检查，仍为阴性，报告结果。

A.2.3 血清学诊断

A.2.3.1 间接血凝试验（IHA）

A.2.3.1.1 在 900V 型微量血凝板上，标明被检样品编号。

A.2.3.1.2 被检血清用含 1% 正常兔血清的生理盐水进行倍比稀释，每孔含稀释血清量 0.05mL，同时设置阳性和阴性对照。

A.2.3.1.3 各孔加入已用抗原致敏的 2.5% 红细胞悬液 0.01mL。

A.2.3.1.4 将血凝板置振荡器上振荡 2～3 分钟后，室温静置 1～2 小时读结果。

A.2.3.1.5 结果判定待检血清≥1∶10，红细胞凝集"＋＋"为阳性。

A.2.3.2 酶联免疫吸附试验（ELISA）

A.2.3.2.1 用 0.05mol/L pH 9.6 的碳酸钠缓冲液稀释抗原（按蛋白质含量 5tim～lOFrm/mL）包被到聚苯乙烯（PS）或聚氯乙烯（PVC）载体孔中，每孔 100pLL～200pLL，置 37℃ 2 小时后再放 4℃ 过夜。

A.2.3.2.2 用含 0.05% 吐温 20 的 0.005mol/L PBS（pH7.2）洗涤液洗涤 3 次，最后一次洗涤后，将孔内液体甩干吸尽。

A.2.3.2.3 孔内加入用含 0.05% 吐温 20 的 0.005mol/L PBS（pH7.2）稀释的待测血清 100pLL，设阳性及阴性参考各 1 孔，振摇混匀，置 37℃ 孵育 10 分钟（或室温 1 小时）。

A.2.3.2.4 甩去血清，如 A.2.3.2.2 洗涤 3 次。

A.2.3.2.5 加新鲜配制的酶结合物，每孔 100pLL，于 37℃ 反应 10 分钟（或置室温 1 小时）。

A.2.3.2.6 如 A.2.3.2.2 洗涤 3 次。

A.2.3.2.7 每孔加入底物 100t/L，避光置室温 5～10 分钟。

A.2.3.2.8 每孔加入 50pLL 2mol/L H_2SO_4 终止反应。

八 2.3.2.9 结果判定

a) 目测法样本孔颜色深于阴性孔而与阳性对照孔相当判为阳性。

b) 酶标仪 492nm 波长测定 OD 值。

测定样本—测定孔 OD 值/阴性孔 OD 值≥（2.1）为阳性。

附 录 B（资料性附录）

细菌性和阿米巴性痢疾病原学、流行病学、临床表现

B.1 细菌性痢疾

B.1.1 病原学

志贺菌（ShigeLla）又称痢疾杆菌（dysentery bacterium）。是引起细菌性痢疾的病原菌，也是感染性腹泻最重要、最常见的病原体之一。其大小为（0.5～0.7）×（2～3）μm，无芽胞，无荚膜，

无鞭毛，多数有菌毛，革兰染色阴性；属兼性厌氧菌。菌体抗原（O抗原）为糖脂蛋白的复合物，具有特异性，可分为型特异抗原、群特异抗原两种，借此将志贺菌属分为1个群47个血清型（包括亚型及变种），分别为A群痢疾志贺菌（S. dysenteriae），有12个血清型（含3个亚型）；B群福氏志贺菌（S. flerneri），有16个血清型（含亚型及变种）；C群鲍氏志贺菌（sh. boydii），有18个血清型；D群宋内志贺菌（S. sonnei），只有1个血清型。志贺菌易发生菌型变迁及产生多重耐药，但在一定时间后亦可自行变为敏感菌株；致病性主要取决于侵袭力和内毒素、外毒素。该菌对理化因素的抵抗力较弱。

B.1.2 流行病学

B.1.2.1 传染源

患者和带菌者是主要的传染源，其中非典型患者及带菌者因症状轻和无症状易被忽视，而慢性患者排菌时间长，为重要传染源。

B.1.2.2 传播途径

通过感染者粪便污染食物、水、生活用品及手经消化道感染，亦可经过苍蝇、蟑螂等媒介传播。由于志贺菌的感染剂量低（10个~200个细菌就可使人致病），人与人之间的生活接触传播较为常见。

B.1.2.3 易感性和免疫力

人群普遍易感，但以学龄前儿童和青壮年多发。病后仅产生短暂而不稳定的免疫力，不同菌群及血清型之间无交叉免疫，易重复感染和多次发病。

B.1.2.4 流行特征

本病全年均有发生，呈明显的夏秋季发病高峰。在不同国家和地区，菌群分布存在一定差异。一般呈散发，但在流行季节，学校、幼托机构及工地等集体用餐单位，易引起食物型及水型暴发流行。发病率受气候、经济水平、卫生状况、生活习惯等因素的影响。

B.1.3 临床表现

B.1.3.1 潜伏期

数小时至7天，一般1~3天。

B.1.3.2 临床分型

B.1.3.2.1 急性

B.1.3.2.1.1 普通型（典型）

B.1.3.2.1.1.1 起病急、畏寒、发热，可伴乏力、头痛、纳差等毒血症症状。

B.1.3.2.1.1.2 腹泻、腹痛、里急后重，脓血便或黏液便，左下腹部压痛。

B.1.3.2.1.2 轻型（非典型）症状轻，可仅有腹泻、稀便。

B.1.3.2.2 中毒型

B.1.3.2.2.1 休克型（周围循环衰竭型）

B.1.3.2.2.1.1 感染性休克表现，如面色苍白、皮肤花斑、四肢厥冷、发绀、脉细数、血压下降等，可伴有急性呼吸窘迫综合征（acute respiratory distress syndrome，ARDS）。

B.1.3.2.2.1.2 常伴有腹痛、腹泻。

B.1.3.2.2.2 脑型（呼吸衰竭型）

B.1.3.2.2.2.1 脑水肿甚至脑疝的表现，如烦躁不安、惊厥、嗜睡或昏迷、瞳孔改变，呼吸衰竭，可伴有 ARDS。

B.1.3.2.2.2.2 可伴有不同程度的腹痛、腹泻。

B.1.3.2.2.3 混合型具有以上两型的临床表现。

B.1.3.2.3 慢性

急性菌痢反复发作或迁延不愈病程超过 2 个月以上。

B.2 阿米巴性痢疾

B.2.1 病原学

溶组织内阿米巴（Entamoeba histolytica）是阿米巴性痢疾的病原体，按生活史分为活动滋养体期和不活动包囊期，寄生于结肠肠腔或肠壁内，以二分裂法营无性繁殖。滋养体分大、小两型，小滋养体无明显侵袭力，直径为 10~20pLm，活动力弱；大滋养体活动力强，直径 20ptm~60Wn，具侵袭力。滋养体在肠腔内下降过程中逐渐缩小，停止活动，虫体团缩并分泌一种较硬的外壁，形成球形包囊，直径 5~20pLm，有较强的抵抗外界的能力；成熟的包囊含 4 个核，具有传染性。

B.2.2 流行病学

B.2.2.1 传染源

无症状排包囊者、慢性和恢复期患者是传染源。

B.2.2.2 传播途径

常通过进食被感染者排泄的包囊所污染的饮水、食物、蔬菜或使用污染的餐具而感染。苍蝇、蟑螂可作为本病的传播媒介。同性恋者可因口－肛接触而受到感染。

B.2.2.3 易感性和免疫力

人群普遍易感，成人多于儿童，农村高于城市。营养不良、免疫低下、长期应用肾上腺皮质激素的患者及男同性恋者感染率较高。

B.2.2.4 流行特征

各地均有病例发生，多呈散发，也可发生食物型和水型暴发流行。感染率与社会经济水平、卫生条件和生活习惯有关。夏秋季发病率较高，男多于女。

B.2.3 临床表现

B.2.3.1 急性阿米巴性痢疾（普通型）

B.2.3.1.1 起病缓慢，间歇性腹痛，右下腹部可有压痛。

B.2.3.1.2 腹泻，黏液血便，典型呈果酱样。

B.2.3.2 急性阿米巴性痢疾（重型）

B.2.3.2.1 起病急，高热伴明显中毒症状。

B.2.3.2.2 剧烈腹痛、腹泻，大便每日数十次，大便为水样或血水样便，奇臭。

B.2.3.2.3 可有脱水、电解质紊乱、休克。

B.2.3.3 慢性阿米巴性痢疾

B.2.3.3.1 常为急性型的持续，病程超过数月。

B.2.3.3.2 症状持续存在或反复发作。

B.2.3.4 轻型

B.2.3.4.1 间歇性腹痛腹泻，症状轻微。

B.2.3.4.2 大便可检出阿米巴包囊。

附 录 C（资料性附录）

细菌性和阿米巴性痢疾鉴别诊断

C.1 细菌性痢疾鉴别诊断

C.1.1 急性菌痢

需与下列疾病相鉴别：

C.1.1.1 急性阿米巴性痢疾

症状轻微，多不发热，毒血症症状少见。腹痛轻，无里急后重，腹泻每日数次，右下腹痛多见；大便量多，暗红或果酱色，有腥臭。粪检可见少量白细胞，大量红细胞，有溶组织内阿米巴滋养体，培养志贺菌阴性。

C.1.1.2 其他细菌引起的感染性腹泻

侵袭性大肠杆菌、空肠弯曲菌以及气单胞菌等引起的肠道感染，鉴别有赖于病原学检查。

C.1.1.3 其他细菌性胃肠型食物中毒

因进食被沙门菌、金黄色葡萄球菌、副溶血弧菌、大肠杆菌等病原菌或它们产生的毒素污染的食物引起。有进食同一食物集体发病史。潜伏期短，呕吐明显，有腹痛、腹泻、大便多为黄色水样便，确诊有赖于从可疑食物及患者呕吐物、粪便中检出同一细菌或毒素。

C.1.1.4 其他

尚需与其他疾病如胃肠型感冒、急性阑尾炎、肠套叠及急性坏死性小肠炎等相鉴别。

C.1.2 慢性菌痢

须与以下疾病相鉴别：

C.1.2.1 慢性阿米巴性痢疾

C.1.2.2 结肠癌及直肠癌

此类患者继发肠道感染亦可出现腹痛、腹泻、常伴进行性消瘦，行肛诊、结肠镜及病理活检等检查有助鉴别。

C.1.2.3 慢性非特异性溃疡性结肠炎

病程长，有腹痛及脓血便，大便培养无致病菌生长，抗生素治疗通常无效。结肠镜检查黏膜充血、水肿及溃疡形成，黏膜松脆易出血。晚期患者钡剂灌肠可见结肠带消失，肠管呈铅管样改变为其特征。

C.1.3 中毒型菌痢

C.1.3.1 休克型

由其他细菌引起的感染性休克亦可有发热及休克表现，故须与本型鉴别。血及大便培养检出不同致病菌有助鉴别，还需要与其他原因所致的休克（如低血容量）相鉴别。

C 1.3.2 脑型

本型需与流行性乙型脑炎（乙脑）鉴别，乙脑亦多发于夏秋季，且均有高热、惊厥、昏迷，意识障碍及脑膜刺激征，乙脑循环衰竭少见，脑脊液有蛋白及白细胞增高，乙脑特异性 IgM 阳性可资鉴别，另需与其他小儿高热惊厥相鉴别。

C.2 阿米巴性痢疾鉴别诊断

C.2.1 细菌性痢疾

症状较重，多有发热，腹痛重，里急后重，腹泻每日十至几十次，左下腹痛多见，粪便量少，为黏液脓血便，镜检白细胞或脓细胞≥15/HPF（400 倍），可见红细胞，粪便培养可有志贺菌。

C.2.2 血吸虫病

有疫水接触史，有发热、尾蚴皮炎、肝肿大、腹痛、腹泻，黏液血性稀便。

C.2.3 肠结核

有消耗性发热、盗汗、营养障碍，腹泻与便秘交替，粪便多呈黄色稀糊状，带黏液而少脓血。血沉加快，PPD 阳性等。

C.2.4 结肠癌

进行性贫血或排便不畅。晚期腹部可扪及包块，结肠镜检查和钡灌肠有助于诊断。

C.2.5 慢性非特异性溃疡性结肠炎

临床表现与阿米巴病较难区别。多次病原体检查阴性。结肠镜检查涂片查病原体及组织学检查以资鉴别。

C.2.6 慢性肠阿米巴病还需与克隆恩病相鉴别

可有腹泻、不规则发热、右下腹痛及不全性肠梗阻。可行结肠镜组织学检查进行鉴别。

（2）幽门螺杆菌相关性胃炎

①疾病概况

慢性胃炎系指不同病因引起的各种慢性胃黏膜炎性病变，是一种常见病，其发病率在各种胃病中居首位。常见慢性浅表性胃炎、慢性糜烂性胃炎和慢性萎缩性胃炎。慢性胃炎缺乏特异性症状，症状的轻重与胃黏膜的病变程度并非一致。大多数病人常无症状或有不同程度的消化不良症状如上腹隐痛、食欲减退、餐后饱胀、反酸等。西医治疗慢性胃炎的诊疗标准参考附录2：中华医学会临床诊疗指南 - 消化系统疾病分册，慢性胃炎。

引起慢性胃炎原因有幽门螺杆菌（Helicobacter pylori，简称 Hp）感染，胆汁反流、药物、自身免疫等因素，80% ~95% 的慢性活动性胃炎患者胃黏膜中有 Hp 感染，Hp 感染是慢性活动性胃炎的主要病因。[80] 2011 年，由中华医学会消化内镜学分会牵头开展了一项横断面调查，包括 10 个城市、30 个中心、共计 8907 例，慢性萎缩性胃炎比例高达 23.2%（多为轻度），胃窦的 Hp 阳性率为 33.5%，胃体为 23%。在结节状胃炎（nodulargastritis）中，Hp 的感染率最高可接近 100%。[81] 慢性糜烂性胃炎 Hp 感染率超过 90%。[82] 大量研究资料表明，Hp 感染与诸多消化系统疾病的发病关系密切，并针对 Hp 治疗获得良好疗效。[83] 研究发现①Hp 感染的细菌密度与慢性胃炎严重程度呈正相关。②Hp 感染的细菌密度与胃炎活动性程度呈正相关。③Hp 密度与慢性胃炎萎缩程度呈正相关。[84] 由于多数慢性胃炎患者无任何症状,因此难以获得确切的患病率。估计的慢性胃炎患病率大致与当地人群的 Hp 感染率相平行,可能高于或略高于 Hp 感染率。[85]慢性胃炎包括慢性萎缩性胃炎的患病率一般随年龄的增加而升高,这主要与 Hp 感染率随年龄增加而升高有关,萎缩、肠化生与"年龄老化"亦有一定关系。这也反映了 Hp 感染产生的免疫反应导致胃黏膜损伤所需的演变过程。[86]反复或持续 Hp 感染、不良饮食习惯等均为加重胃黏膜萎缩和肠化生的潜在因素。[87]幽门螺杆菌黏附在胃黏膜表面主要通过毒力因子、细胞因子、自由基三种物质影响和破坏胃黏膜,从而产生炎症反应,[88]同时自由基还是胃黏膜上皮细胞癌变的启动因子及促进因子,诱发致癌和致突变作用。[89]

多数慢性胃炎患者无任何症状,[90]有症状者主要为消化不良,且为非特异性;有无消化不良症状及其严重程度与慢性胃炎的内镜所见和胃黏膜的病理组织学分级无明显相关性。部分慢性胃炎患者可出现上腹痛、饱胀等消化不良的症状。有消化不良症状的慢性胃炎患者与功能性消化不良患者在临床表现和精神心理状态上无明显差异。[91]有学者发现功能性消化不良患者中 85% 存在胃炎,且 51% 合并 Hp 感染。[92]慢性胃炎的确诊主要依赖内镜检查和胃黏膜活组织学检查,尤其是后者的诊断价值更大,慢性胃炎的诊断应力求明确病因,建议常规检测 Hp。[93]

对于 Hp 相关性慢性胃炎,《中国慢性胃炎共识意见》指出:根除 Hp 可使部分患者的消化不良症状得到改善。可消除 Hp 相关性慢性胃炎活动性,使慢性炎症程度减轻,防止胃黏膜萎缩和肠化生进一步发展;可使部分患者的胃黏膜萎缩得到逆转;根除 Hp 可能减缓癌变进程和降低胃癌发生率,但最佳的干预时间为胃癌前病变(包括萎缩、肠化生和上皮内瘤变)发生前;同时指出 Hp 阳性的慢性胃炎有胃黏膜萎缩、糜烂或消化不良症状者,推荐根除 Hp。[80]在根除 Hp 感染时,联合用药的效果远优于单味药效果,且复发率和耐药性问题均下降。治疗方案目前比较成熟,推荐美国使用的初级治疗方案(见下图)。[95]

治疗方案	疗程(d)	根除率(%)	注解
PPI[标准剂量,bid(艾美拉唑为qd)]、克拉霉素(500 mg, bid)、阿莫西林(1 000 mg, bid)。	10~14	70~85	用于从未接受过任何大环内酯类药物的非青霉素过敏患者。
PPI(标准剂量,bid)、克拉霉素(500 mg, bid)、甲硝唑(500 mg, bid)。	10~14	70~85	用于从未接受过任何大环内酯类药物,或者不耐受含铋四元组合治疗的青霉素过敏者。
碱式水杨酸铋(525 mg, po, qid)、甲硝唑(250 mg, po, qid)、四环素(500 mg, po, qid)、雷尼替丁(150 mg, po, bid)或PPI(标准剂量, qd到bid)。	10~14	75~90	用于青霉素过敏者。
PPI+阿莫西林(1 g, bid);紧接着给予PPI、克拉霉素(500 mg)、替硝唑(500 mg, bid)。	5 5	>90	还需要在北美经过验证方可使用。

PPIs标准剂量规定如下:兰索拉唑(lansoprazole):30 mg, po;奥美拉唑(omeprazole):20 mg, po;泮托拉唑(pantoprazole):40 mg, po;雷贝拉唑(rabeprazole):20 mg, po;艾美拉唑(esomeprazole):40 mg, po。

注:上述推荐的治疗方案并非全部经过FDA的批准,FDA已经批准的治疗方案如下:
① (铋525 mg, qid + 甲硝唑250 mg, qid + 四环素500 mg, qid)×2周 + H₂RA×4周;② (兰索拉唑30 mg, bid + 克拉霉素500 mg, bid + 阿莫西林1 g, bid)×10 d;③ (奥美拉唑20 mg, bid + 克拉霉素500 mg, bid + 阿莫西林1 g, bid)×10 d;④ (艾美拉唑40 mg, qd + 克拉霉素500 mg, bid + 阿莫西林1 g, bid)×10 d;⑤ 雷贝拉唑20 mg, bid + 克拉霉素500 mg, bid + 阿莫西林1 g, bid)×7 d。

随着上述方案应用时间的推进,临床上出现了 Hp 耐药现象,用药时间延长且用药量增加,国际治疗指南推荐的疗程为至少 7 天,但在美国实际上所采纳的疗程为 10~14 天,有研究报道在对包括 900 多名患者在内的 7 项研究进行的 Meta 分析结果显示,14 天疗程的克拉霉素三联疗法所获得的 Hp 根除率好于其 7 天疗程治疗方案。[96]意大利完成的一项大规模随机单中心临床试验进一步证实 14 天疗程比 7 天疗程的疗效更佳。[97]有研究者对 13 项研究进行的 Meta 分析结果显示,克拉霉素三联疗法中 PPI 的一天两次（bid）给药方式明显优于 qd 给药方式。[98]含铋四联疗法已经被推荐为 Hp 感染的主要治疗选择，[116]但其 Hp 根除率与克拉霉素三联疗法相当。[99]克拉霉素三联疗法或含铋四联疗法所能达到的 Hp 根除率＜85%，而且可能仍在下降，因此有必要发掘其他的治疗方案。[95]伊朗地区对克拉霉素的耐药率为 45.2%。[100]有根除治疗经历患者克拉霉素耐药率高于未进行根除治疗患者。[101]爱尔兰 O'Connor 等报道 Hp 对甲硝唑女性耐药率为 35.4%，男性耐药率为 28.5%。[102]Hp 对左氧氟沙星耐药成人耐药率为 14.1%，儿童为 8.0%；[103]北欧为 7.7%，南/中欧为 18.6%，西欧为 13.1%。[104]2005 年 3 月至 12 月，中国科研协作组组织了一项涉及全国 16 个省市的大规模 Hp 耐药菌株流行病学调查和治疗相关研究发现，在我国 Hp 对甲硝唑、克拉霉素和阿莫西林的耐药率分别为 75.6%、27.6% 和 2.7%。[105]北京地区 Hp 对甲硝唑和克拉霉素的耐药率分别为：1999 年至 2000 年 36.0% 和 10.0%，2001 年至 2002 年 43.1% 和 18.3%，甲硝唑和克拉霉素的混合耐药率为：1999 年至 2000 年 10.0%，2001 年至 2002 年 14.7%，整体呈上升趋势。[106]

②**病因病机**

中医学没有 Hp 概念，依其感染后的临床表现可属于中医胃脘痛、胃痞、嘈杂等范畴。[94]少数认为也可属"反酸"之病证。《素问·评热病论》指出"邪之所凑，其气必虚""正气存内，邪不可干"，正虚无以抗邪，或邪气过盛，则人易感邪而发病，正邪相争导致"正虚邪实"。脾胃内伤，脾失健运是本病发病的根本内因。金代李东垣有"内伤脾胃，百病内生"的论述。所以，Hp 作为一种致病微生物，属中医学"邪气"范畴。[107]不同医家对于 Hp 感染相关性胃病患者的不同表现将其分型，向志平认为 Hp 即湿热邪气的持续感染，是慢性胃病的病理因素，脾胃虚弱是其病理基础，气滞血瘀是其病理产物，三者互为因果，影响着本病的发展、变化及转归，拟清热燥湿、健脾益胃、理气活血法为治疗 Hp 感染的基本法则。[108]孙立杨[109]认为 Hp 引起的慢性胃炎可分型为脾胃湿热证、肝脾不和证、脾胃虚弱证、胃阴不足证，均导致胃体失于濡养，渐而枯萎，发为本病。黄志昂[110]认为肝与胃木土相克，若精神刺激，情志不畅，使肝失疏泄、气机失调，则肝木犯胃，肝胃不和，气机紊乱；脾与胃相表里，若饮食不节，劳累受寒，则脾胃受损，脾气不升，胃气不降，升降失调，久则脾胃气虚。气乱和气虚使邪毒 Hp 乘虚而入，乘乱而作，正邪相争，气机阻塞，不通则痛，发为本病。韩立民[111]认为，Hp 属于中医"邪气"范畴，通过对胃脘痛中医证型同 Hp 感染关系的研究比较，胃阴不足、脾胃虚寒证型中 Hp 检出率较低，可能与病变后期胃环境变化，病变性质属虚，"邪气"不明显有关。张向东[112]的研究表明脾胃湿热是 Hp 感染的常见证型，其次分别为脾胃虚弱、肝胃不和、胃阴不足。由立忠[107]认为 Hp 导致脾胃疾病的发生，其病机关键是胃气不和、气机逆乱所致，痰、湿、瘀是其病理产物，邪气所凑是其诱因，次之正气亏损，病情缠绵难愈。由上述研究可知 Hp 感染的胃病以脾胃湿热、肝胃不和、脾胃虚弱，胃阴不足为主，中医治疗 Hp 相关性慢性胃炎主要根据临床症状分型加以辨证施治，治疗方法可归纳为清胃化湿、疏肝健脾、疏肝和胃、健脾和胃、温胃散寒、养胃生津、化瘀通络等。[113]

③**辨证论治**[114]：

本病辨证应分清缓急、寒热、虚实、气血及所涉及的脏腑。慢性胃炎虽多呈慢性起病，但病程中可有急性加重。急性起病或加重者，多因外感寒邪，或恣食生冷，或暴饮暴食；起病渐发者，常由肝郁气滞，或脾胃虚弱。

肝气犯胃证：

【证候】胃脘胀痛，痛连胁背，嗳气痛轻，气怒痛重，胸脘痞闷，嘈杂吞酸，排便不畅，善喜叹息，舌边红苔白，脉沉弦。

【治法】疏肝理气，和胃止痛。

【方药】四逆散合金铃子散加减。成分：醋柴胡12g，炒白芍15g，枳壳12g，甘草6g，延胡索12g，炒川楝子9g。加减：胃部灼热，嘈杂泛酸，加黄连6g，吴茱萸3g，海螵蛸15g以清胃；不思饮食，脘胁胀满，加茯苓12g，白术12g，陈皮6g以健脾；嗳气呃逆，加旋覆花（包煎）6g，代赭石（先煎）24g以降逆；胃酸多，加海螵蛸30g，煅瓦楞子（先煎）30g以制酸。

【中成药】①气滞胃痛冲剂，冲服，1次5g，1日3次；②胃苏冲剂，冲服，1次5g，1日3次。

寒邪客胃证：

【证候】胃凉暴痛，遇冷痛重，纳呆喜热，口淡乏味，或有寒热表证，泛吐清水，大便稀溏，小便清长，舌淡苔白，脉弦紧。

【治法】温胃散寒，理气止痛。

【方药】良附丸合香苏饮加减。成分：高良姜6g，香附9g，紫苏12g，荆芥穗9g，生姜6g，厚朴12g。加减：恶寒发热，头痛身痛，加防风9g，白芷9g，淡豆豉9g以发汗解表；兼夹食滞，加枳实12g，炒莱菔子15g，焦三仙30g，鸡内金12g以行滞消食；胃寒轻症，可予生姜红糖汤。

【中成药】胃气止痛丸，口服，1次6g，1日3次。

饮食伤胃证：

【证候】伤食胃痛，脘腹饱胀，厌食拒按，嗳腐酸臭，恶心欲吐，吐后症轻，大便不爽，矢气酸臭，舌苔厚腻，脉弦滑。

【治法】消食导滞，下气宽中。

【方药】枳实导滞丸合保和丸加减。成分：枳实12g，炒莱菔子15g，大黄（后下）6g，焦三仙各12g，鸡内金12g，厚朴9g，半夏曲12g。加减：恶寒发热，加广藿香12g，紫苏叶9g，荆芥穗9g以解表；呕恶呃逆，加橘皮6g，生姜3g，姜半夏9g，旋覆花（包煎）6g以降逆。

【中成药】①加味保和丸，口服，1次6g，1日3次；②越鞠保和丸，口服，1次6g，1日3次。

湿热阻胃证：

【证候】胃脘热痛，胸脘痞满，口苦口黏，头身重着，纳呆嘈杂，肛门灼热，大便不爽，小便不利，舌苔黄腻，脉滑数。

【治法】清化湿热，理气和胃。

【方药】连朴饮加减。成分：黄连6g，黄芩9g，厚朴12g，栀子9g，法半夏9g，广藿香12g，陈皮9g，茯苓12g，滑石9g。加减：湿重，加薏苡仁15g，佩兰12g，荷叶9g以化湿。

【中成药】肠胃康冲剂，冲服，1次1包，1日3次。

瘀血停胃证：

证候：胃痛如割，痛久拒按，痛处不移，呕血黑便，入夜痛甚，痛彻胸背，食后痛重，舌底脉络紫暗，舌质暗红或有瘀斑，脉弦涩。

治法：活血化瘀，理气和胃。

方药：丹参饮合失笑散加减。成分：丹参15g，蒲黄（包煎）9g，炒五灵脂（包煎）9g，砂仁（后下）6g，檀香4.5g，三七粉（冲服）3g。

脾胃虚寒证：

【证候】胃凉隐痛，喜按喜热，纳少便溏，畏寒肢冷，得食痛减，遇冷痛重，餐后饱胀，口淡流涎，舌淡有齿痕，舌苔薄白，脉沉细迟。

【治法】益气健脾，温胃止痛。

【方药】黄芪建中汤合理中汤加减。成分：炙黄芪15g，党参12g，炒白术12g，桂枝9g，白芍15g，干姜6，延胡索12g，大枣6g，炙甘草6g。加减：泛吐清水痰涎，加陈皮6g，姜半夏9g，茯苓12g以温化痰饮；兼嘈杂泛酸，加海螵蛸15g，煅瓦楞子（先煎）15g，吴茱萸3g以温中和胃；脾阳虚甚，加附子（先煎）9g，去桂枝改用肉桂6g以温脾助阳。

【中成药】①理中丸，口服，1次9g，1日2次；②温胃舒胶囊，口服，1次4粒，1日2次。

胃阴亏虚证：

【证候】胃热隐痛，口干舌燥，大便干燥，手足心热，纳呆干呕，空腹症重，似饥不食，舌红少津，裂纹无苔，脉细数。

【治法】养阴生津，益胃止痛。

【方药】益胃汤合芍药甘草汤加减。成分：北沙参15g，麦冬9g，生地黄15g，玉竹9g，白芍30g，川楝子9g，佛手9g，甘草6g等。加减：灼痛嘈杂反酸，加黄连6g，少佐吴茱萸1g以辛开苦降；肝火伤阴，加牡丹皮9g，栀子9g，石斛15g以养阴清火；阴虚伴有气郁者，以一贯煎加减治之。

【中成药】养胃舒胶囊，口服，1次4粒，1日2次。

④治则治法

a. 单方验方

海螵蛸、浙贝母等分研细末，口服，1次3g，适用于胃脘痛泛酸明显者。香附6g，高良姜3g，水煎服，适用于胃脘痛寒凝证和气滞证。三七粉3g，延胡索粉2g，沉香粉1g，分1~2次冲服，适用于胃脘痛气滞血瘀证。

b. 针灸治疗

体针：

主穴中脘、内关、足三里、公孙。肝气犯胃者，加期门、太冲；寒邪客胃者，加神阙、梁丘；饮食伤胃者，加梁门、建里；湿热阻胃者，加内庭、厉兑；瘀血停胃者，加膈俞、血海；脾胃虚寒者，加神阙、气海、脾俞、胃俞；胃阴亏虚者，加胃俞、太溪、三阴交。实证针用泻法，虚证针用补法。寒邪客胃和脾胃虚寒者，加灸。耳针：取穴神门、胃、交感、十二指肠、肝、脾。每次选用3~5穴，毫针轻中度刺激，也可用王不留行贴压。

推拿：

用拇指在患者中脘穴、内关穴、足三里穴和至阳穴重压揉按，用力由轻至重，由重到轻，直至胃脘痛缓解后再按压5分钟。适用于胃脘痛诸证。

刮痧：

在患者上脘、中脘、下脘部和胸骨柄及脊椎两侧，用75%酒精消毒后，用汤匙或牛角梳由上往下刮动，重复20~30次，用力适度，以皮肤出现紫红色皮下出血点为度。适用于胃脘痛实证、热证。熨敷食盐适量炒热，乘热敷熨胃痛部位，民间用治胃寒作痛。

⑤中医治疗优势

对于 Hp 相关性慢性胃炎的治疗，中医药在 Hp 根除率、症状改善和防止复发方面疗效明确，且具有一定得优势。

⑥中医药治疗幽门螺杆菌相关性慢性胃炎的系统评价研究

中药与三联疗法对照治疗幽门螺杆菌相关性胃部疾病随机对照试验的 Meta 分析

【目的】了解中药治疗 Hp 的现状，为以后的治疗提供参考。

【方法】检索 2003—2012 维普中文期刊数据库、中国期刊全文数据库（CNKI）、中国生物医学文献数据库（CBM）、万方数据库中有关中药治疗 Hp 相关性胃肠疾病的研究报告及论文。采用 Meta 分析方法进行分析。

【结果】本研究最终纳入合格文献 20 篇，期刊论文 18 篇，学位论文 1 篇，会议论文 1 篇，共计 1993 例（治疗组 1128 例，对照组 865 例）。8 个中药与 PPI + 阿莫西林 + 甲硝唑根除幽门螺杆菌临床研究具有同质性（异质性检验卡方 = 11.43，P = 0.12）合并效应量 OR。采用固定效应模型，OR 合并 = 0.80，其 95% CI 为（0.57，1.13），合并效应量的检验（test for overall efect），Z = 1.27，P = 0.20。5 个中药与铋剂 + 阿莫西林 + 甲硝唑（替硝唑）根除幽门螺杆菌临床研究具有异质性（异质性检验卡方 = 18.90，P = 0.0008）合并效应量 OR。采用随机效应模型，OR 合并 = 0.53，其 95% CI 为（0.18，1.59），合并效应量的检验（test for overall efect），Z = 1.14，P = 0.26。3 个中药与 PPI + 克拉霉素 + 阿莫西林方案根除幽门螺杆菌临床研究具有同质性（异质性检验卡方 = 2.84，P = 0.24）合并效应量 OR。采用固定效应模型，OR 合并 = 0.70，其 95% CI 为（0.40，1.22），合并效应量的检验（test for overall efect），Z = 1.27，P = 0.20。

【结论】结果显示：单纯中药对于幽门螺杆菌的根除作用与西药"三联疗法"比较效果相当，能够提高症状改善率[115]。

Hp 相关性慢性胃炎证素研究及中医药治疗的疗效评价研究

【目的】对中医药治疗 Hp 相关性慢性胃炎的随机对照试验的疗效和安全性进行系统地评价，为临床决策提供依据。

【方法】计算机检索中文和外文文献数据库，中文数据库包括中国知网数据库、中国生物医学文献数据库、万方数据及重庆维普科技期刊数据库外文文献数据库检索 PubMed、Ovid 及 Cochrane 图书馆注册的 RCTs，从建库到 2013 年 3 月 31 日的文献。并进行 Meta 分析。

【结果】最终纳入中文文献 18 篇，涉及 1928 例 Hp 相关性慢性胃炎患者，Meta 分析结果显示：单纯中药治疗与西医二联疗法、三联疗法、四联疗法比较均无统计学差异，提示中药治疗具有与西医抗菌治疗相同的功效（中药 VS 二联疗法：P = 0.25，RR = 1.1，95% CI [0.94，1.28]；中药 VS 三联疗法：P = 0.13，RR = 1.07，95% CI [0.96，1.35]；中药 VS 四联联疗法：P = 0.79，RR = 1.07，95% CI [0.66，1.73]），中药（4 项研究为半夏泻心汤）与非特异疗法比较异质性较小（P = 0.6，$I2$ = 0%），并且半夏泻心汤比非特异性对症治疗具有更显著的抗 Hp 效果（P < 0.00001，RR = 2.88，95% CI [1.83，4.53]），具有显著的统计学差异。在阴转率、减轻胃黏膜炎症充血，促进慢性胃炎、胃溃疡恢复方面中药治疗组表现出显著的疗效。

【结论】辨证施治运用中药治疗 Hp 相关性慢性胃炎具有与西医抗菌治疗同样的治疗效果和优势，并且用药安全，不良反应较少[116]。

中西医结合治疗幽门螺杆菌随机对照试验的荟萃分析

【目的】 评价中西医结合治疗幽门螺杆菌（Hp）感染的疗效和安全性，以确定中西医结合疗法在 Hp 治疗中的作用和地位。

【方法】 通过电子和手工方法检索电子数据库（MEDLINE、CoeharneContorlled Trials Register、重庆维普数据库和万方数据库）和有关的参考文献与会议汇编，择录 1982—2008 年用中西医结合疗法治疗 Hp 感染并以质子泵抑制剂或者铋剂三联疗法为对照的随机或者半随机临床试验；Hp 阳性状态的确诊、根除的评判和三联疗法的治疗方案均参照 2007 年《全国第三次幽门螺杆菌感染若干问题共识报告》标准；临床试验的质量评定按照 Jadad 标准；临床试验的筛选和质量评定由 2 名研究者按照相关标准独立进行：以 Hp 根除率和不良反应发生率作为评估疗效和安全性的指标，用研究原始数据计算 Hp 根除率和不良反应发生率的相对危险度（RR）；如试验结果之间无统计异质性差异，Meta 分析采用固定效应模式，如试验结果存在异质性差异且 $I2 < 50\%$ 则采用随机效应模式，如 $I2 > 50\%$ 则放弃 Meta 分析；潜在的发表偏倚采用倒漏斗图形分析；所有统计采用 RveMan.42 软件进行。

【结果】 中西医结合治疗和西药治疗的平均 Hp 根除率分别为 87% 和 80%；4 项试验显示中西医结合治疗的效果优于西药治疗。7 项试验显示两者无差异；试验无实质性的统计异质性（$P = 0.052$，$I2 = 0\%$）；1 项试验的 Meta 分析显示中西医结合治疗的 Hp 根除率高于西药治疗（$R = 1.15$，95% CI1.09~1.22，$P < 0.00001$）：去除 4 项阳性结果试验后的 Meta 分析仍显示中西医结合治疗的 Hp 根除率高于西药治疗（$R = 1.10$，95% CI1.02~1.18，$P = 0.01$）；中西医结合和西药的平均不良反应发生率分别为 1.5% 和 8.2%（$RR = 0.18$，95% CI0.07~0.48，$P = 0.0006$）；倒漏斗分析图形显示为不对称。

【结论】 中西医结合治疗的 Hp 根除率可能高于西药，而且不良反应发生率较低。由于存在试验质量不高的因素，目前尚无有力依据来推荐在临床上应用中西医结合方法治疗 Hp。在今后的研究中，一方面应当切实提高中药临床研究的质量以增加结论的可信度，另一方面应当注重开展中西医结合对耐药菌株或经常规治疗失败病人治疗的研究。[117]

中药联合标准三联疗法提高幽门螺杆菌根除率的临床疗效评价研究

【目的】 评价辨证应用中药汤剂、中药散剂联合"标准三联疗法"提高 Hp 根除率的有效性和安全性。

【方法】 在全国范围进行多中心的辨证应用中药汤剂联合标准三联疗法提高根除率的临床研究，研究采用统一的中医辨证方案，统一的检测手段，辨证应用中药汤剂、联合标准三联疗法进行抗 Hp 治疗。

【结果】 说明：A 组为对照组，标准三联用药 10 天；B、C、D 三组为试验组，B 组为标准三联用药 10 天联合中药散剂组 2 周，C 组为标准三联用药 10 天联合辨证应用中药汤剂 4 周组，D 组为标准三联用药 10 天联合辨证应用中药汤剂 2 周组。PAS 的 Hp 根除率：A 组为 67.6%，B 组为 76.0%，C 组为 78.9%，D 组为 81.1%；PPS 的 Hp 根除率：A 组为 67.6%，B 组为 76.6%，C 组为 78.1%，D 组为 80.4%。对 FAS 和 PPS 分别进行分析，FAS 分析结果：四组的根除率比较，$P < 0.05$，四组不完全相同；PPS 分析结果：四组的根除率比较，$P > 0.05$，没有统计学差异。对进行两两比较，按照校正水准修正值 $\alpha = 0.0083$，得到 A 组和 C 组之间、A 组和 D 组之间比较，$P < 0.0083$，根除率有统计学差异，其余两两比较，$P > 0.0083$，无统计学差异。

【结论】 辨证应用中药汤剂 2 周、4 周联合标准三联疗法对于 Hp 的根除率都优于单纯标准三联组，且不良反应率降低。[118]

刁鹏等[119]所做的中西医结合治疗幽门螺杆菌阳性慢性萎缩性胃炎结果显示：与对照组相比，中西医结合治疗 Hp 阳性 CAG 在临床总有效率、胃镜病理检查改善情况、临床症状缓解率、Hp 转阴率等方面均显示出较好的疗效。

⑦ **中医药治疗幽门螺杆菌相关性慢性胃炎**

a. 单味药

中药抑制 Hp 的药物仍以清热解毒类药物为多，而且疗效较好，其中黄连抑菌作用最强，MIC 范围在 1∶320 为高敏，其次是大黄、黄芩、蒲公英、青木香、鸦胆子等。[120-123]

黄连：

苦，寒，归心、胃、大肠、肝经，功能清热燥湿，泻火解毒，临床用于胃肠湿热泻痢、呕吐、热毒痈疽疔疖、烧烫伤等湿热病证。

王建平等[120]用黄连水煎剂对接种 Hp 的小鼠进行灌胃，测得 Hp 根除率为：76%。刘清华等[121]用黄连水煎剂对接种 Hp 的小鼠进行灌胃，测得 Hp 根除率为 67%。姜成等[124]将一定量的黄连制成处理浓度分别为 40mg·mL^{-1}、50mg·mL^{-1} 和 55mg·mL^{-1} 的中药制剂液，采用平板涂布法进行了黄连对 Hp 的抑杀试验，当浓度为 50mg·mL^{-1} 时，杀菌率达 99.8%。测定在众多备选中药中黄连对幽门螺杆菌的最小抑菌浓度（MIC）值为 12.5～25mg·mL^{-1}，抑菌作用强。

大黄：

苦，寒，归大肠、脾、胃、肝、心经。

《药品化义》曰："气味重浊，直降下行，走而不守，有斩关夺门之力，故号为将军。专攻心腹胀满，肠胃蓄热，积聚痰实，便结瘀血，女人经闭。"王建平等[120]用大黄水煎剂对接种 Hp 的小鼠进行灌胃，测得 Hp 根除率为：68%。姜成、鄢春锦等[124]测得大黄的抑菌环直径为 22 分钟，MIC 为 50mg·mL^{-1}。其抑菌原理可能与大黄的主要成分大黄泻素和大黄鞣酸的抗菌作用有关。此外大黄活血化瘀能改善胃内微环境；大黄味苦能刺激胃壁增加胃肠蠕动，从而进行整体调节，改变 Hp 赖以生存的条件，这些均有利于其抗 Hp 的作用。宋希仁等[125]观察了大黄治疗 Hp 阳性消化性溃疡 40 例的效果，并以甲氰咪胍为对照，结果溃疡愈合率（溃疡面变为红色或白色瘢痕）无显著差异，但治疗组 Hp 阴转率为 90.9%，而对照组仅为 33%。

黄芩：

苦，寒，归肺、胃、胆、大肠、膀胱经，清热燥湿，泻火解毒，凉血止血，用于湿温、暑湿、淋证、泻痢、黄疸等多种湿热病证。

《名医别录》记载其"主治痰热，胃中热，小腹绞痛，消谷，利小肠，女子血闭、淋露、下血、小儿腹痛"。王建平等[120]用黄芩水煎剂对接种 Hp 的小鼠进行灌胃，测得 Hp 根除率为：64%。

蒲公英：

苦、甘、寒，归肝、胃、肺经，功能清热解毒，消肿散结，清利湿热。

刘清华等[121]用蒲公英水煎剂对接种 Hp 的小鼠进行灌胃，测得 Hp 根除率为 58%。李东明研究奥美拉唑联合蒲公英治疗幽门螺杆菌阳性的慢性浅表性胃炎的疗效。治疗组每天用蒲公英 30g 泡水早晚空腹饮用，奥美拉唑早晚各口服 20mg，58 例；对照组为西药三联疗法（阿莫西林 - 甲硝唑 - 奥美拉唑），56例。结果表明，两组胃镜观察总有效率和Hp阴性率均无统计学差异，说明蒲公英与三联疗法抗幽门螺杆菌疗效相似。[126]

青木香：

辛，苦，微寒，归肝、胃经，具有护胃健脾、疏肝理气、清热解毒、消肿生肌之功效，抑杀Hp，保护胃黏膜。

青木香治疗Hp感染的胃炎与三联疗法疗效基本相同，且远期疗效好，Hp根除率较高，无不良反应。[127] 张越林[128]以单味青木香颗粒治疗Hp感染胃炎患者30例，并用西医规范的三联疗法治疗此病患者30例作为对照，4周为1个疗程，结果显示两组临床有效率相近，但青木香组Hp根除率高于三联组，两者差异有统计学意义（$P<0.05$），服药期间青木香组无不良反应，而三联组有8例出现不同程度的不良反应。

鸦胆子：

苦木科植物鸦胆子的果实，主要含生物碱、糖苷等，有清热、燥湿、杀虫、解毒的作用。

中药胃康胶囊就是以鸦胆子为主药佐以元胡等中药配制成的纯中药制剂。马汉铭、杜平华用鸦胆子采用两倍试管稀释法及Skirrow选择性培养基对临床分离的10株Hp的抗菌活性进行了试验。鸦胆子对10株Hp体外抑菌度试验结果显示：MIC500.0039、MIC900.0078、MBC500.0039、MBC900.0078。可见鸦胆子对Hp有较好的抗菌作用。[129]

b. 中成药

治疗Hp相关性慢性胃炎的中成药较多，且多数疗效显著，能有效改善胃炎症状并且具有较高的Hp清除率。

肠胃清：

花根才等[130]利用肠胃清口服液治疗幽门螺杆菌感染相关型胃炎结果显示：单用肠胃清口服液对幽门螺杆菌的根除率为51.45%，肠胃清口服液联用两种抗生素则能更有效的根除幽门螺杆菌感染，达到73.53%，与PPI联用两种抗生素（72.00%）差异无显著性意义。肠胃清口服液单用或联用抗生素均能显著改善慢性胃炎伴有幽门螺杆菌感染患者的临床症状，与单纯西药组相比，不良反应较少。

蒲元胃康：

杜平华、朱世真[131]对80株幽门螺杆菌作蒲元胃康药敏试验，结果蒲元胃康最小抑菌浓度为0.1%~0.39%，最小杀菌浓度为0.2%~0.78%，相当于原药0.002~0.0078g·mL^{-1}。表明蒲元胃康对幽门螺杆菌具有较强的抑菌和杀菌作用。

蒲元和胃胶囊：

潘洋等[132]应用蒲元和胃胶囊联合三联疗法治疗Hp相关慢性胃炎结果显示：中西药组嗳气、纳差、胃痛、腹胀症状改善情况优于中药组和西药组，差异有统计学意义（$P<0.05$）；中西药组总有效率为96.7%，高于中药组的66.7%和西药组的50.0%，差异有统计学意义（$P<0.05$）。

甘草泻心胶囊：

张西民[133]利用甘草泻心胶囊治疗Hp相关性慢性浅表性胃炎取得90.24%的有效率，优于甲硝唑组67.16%的有效率。

胃舒胶囊：

由蒲公英、黄芪、白芍、甘草、紫苏、黄连、元胡、人参等药组成，具有益气健脾，舒肝和胃，清热解毒之功。牛丽颖等[134]经临床试验：胃舒胶囊在体外对幽门螺杆菌有明显的抑菌作用，其最低抑菌浓度（MIC）为 $0.00298g \cdot mL^{-1}$，在体内对幽门螺杆菌也有较高的根除率。

通塞脉片：

通塞脉片是在承袭《验方新编》四妙勇安汤的基础上，结合近代药效研究进展，综合南京中医药大学、多名老中医临床经验化裁研制而成的经验方，具有标本同治、攻补兼施的特点。通塞脉片不但具有普通活血化瘀中成药所具有的作用，而且还具有抗病毒、抗菌、抗炎、调节免疫的作用。通塞脉片具有显著抗 Hp 的作用，其 MIC 值为 1∶320。由此我们认为，通塞脉片的心血管保护作用可能是通过抑杀 Hp 的作用而起作用。[135]

疏肝和胃丸：

林辉等[136]利用体外抗菌试验：采用血琼脂平板扩散法进行对疏肝和胃丸抗幽门螺杆菌实验观察发现，疏肝和胃丸抗幽门螺杆菌测得 MIC 为 $0.0156g \cdot mL^{-1}$，其抑菌作用随着药物浓度的增高而增强。

另有研究报道健脾益气方、胃喜康、芩连合剂、加味左金汤等对 Hp 感染型慢性胃炎亦有良好效果。[137]

c. 有效单体

由于甲硝唑、阿莫西林等抗菌药物的广泛应用，Hp 耐药性增加，故有学者提出提取有效单体来替代抗生素的应用。研究发现豆子总碱、苦参碱、苦参素、槐定碱、槐果碱 4 种生物碱对 Hp 有一定的体外抑菌作用，效果顺序为：苦豆子总碱＞苦参碱＝苦参素＞槐定碱。槐果碱体外对 Hp 无抑制作用。其中，苦豆子总碱的 MIC 最小，为 32mg/mL。[137]丹皮酚（Paeonol），又称牡丹酚，是从萝藦科植物徐长卿（Cynan chum paniculatum（Bge.）Kitag.）的干燥根及根茎、毛茛科植物牡丹（Paeonia suffruticosa Andr.）的干燥根皮以及毛茛科植物芍药（Paeonia lactiflora pall.）的干燥根中分离得到的生物活性物质。丹皮酚是一种小分子酚类化合物，化学名称为 2-羟基-4-甲氧基苯乙酮。[138]实验表明：丹皮酚的最小抑菌浓度 MIC 值为 $4mg \cdot mL^{-1}$，对幽门螺杆菌有较强抑制作用。[139]杨行堂[140]在甘草单提成分抗幽门螺杆菌的研究中发现：甘草组的抗 Hp 有效率最高，为 69.7%；甘草黄酮组的抗 Hp 有效率次之，为 63.9%；甘草酸组的抗 Hp 有效率为 60.6%。

d. 中药复方

大量的文献研究发现，中药复方抗 Hp 主要有三大特点：一能直接抑制 Hp，二能削弱 Hp 的毒性，三是能提高远期的疗效，减少复发率。[141]

半夏泻心汤：

出自张仲景《伤寒论》，是辛开苦降治疗"心下痞"代表方（组成：半夏、干姜、黄芩、黄连、甘草、党参、大枣）。姜惟等[142]利用半夏泻心汤对 Hp 感染小鼠灌胃，小鼠胃黏膜炎症和 Hp 感染积分都有显著或非常显著的下降。苏根等[143]应用半夏泻心汤加减治疗 Hp 感染相关性胃炎 Hp 根除率优于单纯应用西药的对照组。孙来齐等[144]应用半夏泻心汤加减治疗 Hp 感染型慢性胃炎 Hp 清除率 75%，优于单纯应用西药的对照组。

黄连解毒汤：

原载于王焘《外台秘要》，是清热解毒的代表方（组成：黄连、黄柏、黄芩、栀子）。平泽康史、杜旭[145]用琼脂平板稀释法测定黄连解毒汤的 MIC 值（最小抑菌浓度），黄连解毒汤对幽门螺杆菌的 MIC 值为 $1600\mu g \cdot mL^{-1}$。此值高于抗生素类，按黄连解毒汤的 1 次剂量相当于 $1900\mu g \cdot mL^{-1}$，可有效预防杀菌后再次复发。

黄芪建中汤：

温中补虚、缓急止痛，是治疗脾虚证的常用方剂（组成：黄芪、桂枝、白芍、生姜、甘草、大枣、饴糖）。有研究利用黄芪建中汤治疗幽门螺杆菌相关胃炎，Hp 根除率为 93.02%。[146]现代医学研究显示：幽门螺杆菌感染后胃内自由基生成异常增多，大量消耗自由基消除剂，使组织、细胞抗氧化损害作用减弱，导致胃黏膜细胞损伤。实验结果表明：黄芪建中汤可降低 MDA 水平，提高 SOD 水平，清除氧自由基，具有明显的抗氧化作用，能有效治疗 Hp 感染型慢性胃炎。[135]

黄连温胆汤：

李方利用黄连温胆汤为基本方，随机分组，30 例为中药治疗组，30 例为空白对照组，辨证加减，3 个月为 1 个疗程评价疗效，治疗结果表明，中药治疗组总有效率高于空白对照组，且具有统计学意义；Hp 清除率，中药治疗组显著高于空白对照组；两组复发率比较，中药治疗组复发率也显著低于空白对照组。[147]孙靖若[148]利用黄连温胆汤治疗 Hp 感染相关慢性胃炎有效率 86.67%，且不良反应较少。

⑧中西医结合治疗幽门螺杆菌相关性慢性胃炎

中西医结合治疗幽门螺杆菌感染相关的慢性胃炎，多用中药方剂加经典的三联方案或四联方案为主，且根除 Hp 及改善临床症状的效果优于单纯应用西药或者单纯应用中药的疗效，并能减少不良反应的发生率。

金涛等[149]将 Hp 阳性消化性溃疡 62 例随机分为 3 组，分别用灭幽丸（党参 12g，白术、川芎、木香、茯苓、厚朴、郁金、延胡索、大黄、三七、牡丹皮、乌梅、黄连、黄柏、白芍、丹参各 10g）、抗生素三联和中西药联合进行治疗。结果显示联合组的溃疡愈合率、Hp 根除率均高于其他两组；中药组与联合组不良反应亦明显少于西药组。司华等[150]在三联疗法治疗 Hp 感染消化性溃疡基础上辨证论治，加用中药方剂，主要药物为白芍、海螵蛸、黄芪、枳实、黄连、麦冬等，总有效率为 94%。吕桂凤等[151]通过将 166 例 Hp 感染所致慢性溃疡病例分为三联杀幽组（胶体铋 300mg，每日 3 次，口服；阿莫西林胶囊 500mg，每日 3 次，口服；替硝唑 100mg，每日 3 次，口服；疗程 7 天）及自拟清胃化湿汤联合西药三联杀幽组，通过症状量表及胃镜检查显示中西医结合组疗效优于西药组。黄志昂[152]观察疏肝运脾汤加三联疗法治疗慢性胃炎的疗效与安全性 142 例，患者随机分为两组，对照组 66 例采用三联疗法，治疗组 76 例在对照组三联疗法基础上加服疏肝运脾汤，两组疗程均为 4 周。结果显示总有效率对照组为 83.4%，治疗组为 94.7%。两组比较治疗组优于对照组，均有显著性差异（$P<0.05$）。韦健盛等[153]探讨清胃散加味方配合三联疗法治疗慢性胃炎的疗效，治疗组 50 例采用清胃散加味方联合三联疗法，对照组 30 例单纯用三联疗法。治疗 4 周，结果显示治疗组总有效率 94.0%，对照组总有效率 73.3%，两组治疗有显著性差异。姚希贤[154]用"灭 Hp 煎剂"（党参、木香、厚朴、丹参、乌梅、黄连、牡丹皮等）治疗消化性溃疡与西药二联（铋剂+痢特灵）对照 Hp 清除率，结果 Hp 根除率为 87.5% 与 75.0%，疗效相同。中西药三联（铋剂+甲硝唑+灭 Hp 煎剂）的

疗效与西药三联（铋剂+甲硝唑+阿莫西林）组疗效亦相同，中西药四联的疗效更佳，认为中西药合用可使疗效提高，副作用减少，溃疡的愈合质量提高。

郑晓黎[155]应用自拟中药［香槟和胃汤：厚朴10g，香附10g，木香15g，槟榔20g，佛手20g，党参15g，黄芪20g，白术15g，茯苓15g，柴胡、枳壳（炒）各10g，白芍15g，炙甘草10g。1剂/天，水煎2次，共取汁200mL，分早晚口服］+口服抗Hp药物治疗Hp感染的慢性胃炎，Hp根除率89.74%明显优于对照组60.97%。刘启泉等[156]利用达利通联合三联疗法治疗Hp感染型慢性胃炎，症状消除率及Hp根除率明显优于单纯应用三联疗法的对照组。

⑨针灸治疗幽门螺杆菌相关性慢性胃炎

针灸推拿具有通经络、调气血、和阴阳的功效，适应证广泛，可以协同其他疗法综合治疗慢性胃炎。[157]目前多采用胃经、脾经及相关穴位并随证加减治疗，常用穴位有（中脘、足三里、胃俞、脾俞等）。

廖纬琳等[158]针灸治疗慢性萎缩性胃炎的Meta分析结果显示：针灸与药物比较在临床总有效率、胃镜检查改善情况、降低胃黏膜组织病理评分、症状改善情况、改善血清胃泌素含量方面有优势。郑全成等[159]临床研究显示温针灸治疗慢性浅表性胃炎时，可有效降低患者胃镜下评分，升高SF-36评分，提高Hp根除率及临床疗效，且复发率低，值得推广应用。彭娜等[160]研究结果显示腹穴按摩法结合针刺治疗慢性胃炎具有显著疗效，能显著改善慢性胃炎患者胃胀、胃痛、嗳气、纳差等症状，并在抗Hp感染上有一定疗效，且未见明显不良反应，值得临床推广应用。王洪伟等[161]应用拔水罐（药物：曼陀罗60g，元胡45g，桂枝50g，高良姜45g）加针刺（穴位中脘、足三里、胃俞穴、三阴交等）治疗Hp相关慢性浅表性胃炎，Hp根除率为79.6%。

埋线疗法可以对身体穴位产生持久刺激，具有免疫调节作用，对于治疗慢性胃炎疗效显著。赵星星等[162]将临床确诊为Hp相关性慢性浅表性胃炎患者45例随机分为穴位埋线组（治疗组）和标准三联疗法治疗组（对照组）。穴位埋线组取中脘、足三里、脾俞、胃俞、肝俞、胆俞为主穴，随症状配穴，一周埋线一次，四次为1个疗程；标准三联疗法组：泮托拉唑40mg一天两次（bid），克拉霉素0.25一天两次（bid），替硝唑0.5一天两次（bid）均餐后口服，7天为1个疗程。两组各治疗1个疗程。测量所有患者治疗前后血清胃泌素水平，统计治疗前后临床症状评分及胃肠疾病临床疗效评价表评分并进行比较，进行临床疗效比较，结果显示两种疗法均可使患者症状改善，穴位埋线组总有效率86.96%，药物组总有效率为63.64%。治疗后两组血清胃泌素水平，临床症状积分，胃肠疾病临床疗效评价表评分均较治疗前有降低，提示两组均有疗效。组间比较临床疗效、临床症状评分及胃肠疾病临床疗效量表评分的统计分析显示，两组疗效对比有显著差异性。药物对照组不良反应发生率为31.82%，穴位埋线治疗组不良反应发生率为8.70%，差异有显著性。穴位埋线疗法较标准三联疗法治疗Hp相关性慢性浅表性胃炎在改善临床症状方面更具优势，不良反应发生率远远低于标准三联疗法，省时，经济，疗效确切，作用持久。李春花等[163]将168例患者随机分为对照组84例，采用西药三联疗法，口服奥美拉唑、羟氨苄青霉素、甲硝唑，均2次/天，连服1周，然后单服奥美拉唑，连服3周；治疗组，穴位埋线疗法一次，同时口服上述西药，服法同对照组。两组分别于治疗前后检测Hp，并对临床疗效作对比分析。结果显示胃镜下疗效、Hp根除率、症状改善及治疗后1年复发率，治疗组均优于对照组（$P<0.05$）。故穴位埋线疗法联合西药三联疗法治疗Hp阳性十二指肠溃疡能够提高Hp根除率，具有较好的疗效。

⑩民族医药治疗幽门螺杆菌相关性慢性胃炎

Hp感染型慢性胃炎发病率较高,中国传统医药从各个角度探寻解决此问题的方法,除传统中医外,蒙医、维医、藏医均有相关研究。

蒙医:

认为幽门螺杆菌为"黏"的范畴,为巴达干虫,寄生于胃中,用蒙药巴特尔-7味丸治疗。巴特尔-7味丸的组成:草乌叶、诃子、翻白草、茜草、黑云香、麝香、银朱等。功能主治有清瘟解毒消"黏"、止痛散瘀、止痢,用于瘟疫盛热,脑炎、赤白痢疾,白喉、目黄、音哑、转筋等。对痢疾杆菌有效。它的主要成分中有草乌叶等强有力的杀菌解毒作用,206例Hp感染型慢性胃炎患者中,治愈193例,占93.7%。[164]另有研究将通过胃镜确诊为幽门螺杆菌感染性慢性胃炎患者60例,随机分为实验组和对照组,对照组口服西药(奥美拉唑肠溶片,阿莫西林克拉维酸钾片,克拉霉素缓释片),实验组在口服对照组西药的基础上给蒙药制剂(阿木日-6,壮西-21,如达-6,巴特尔-7)辨证施治,一周为1个疗程,一般治疗2个疗程。结果显示实验组总有效率91.7%,对照组总有效率73.3%,两组对比显著差异($x^2 = 68.9$, $P < 0.01$)。蒙西医结合治疗幽门螺杆菌感染性慢性胃炎疗效显著,复发率低。[165]阿拉腾图雅[166]利用状西-6,3g,1次/天;如达-6,3g,1次/天;巴特尔-7,3g,1次/天辨证施治,取得了97%的Hp清除率。敖奇[167]利用六味安胶囊(阿木日-6)4粒(2g)、巴特日-7(巴特日-7味丸)11粒(2.2g),每日3次口服的治疗方案,取得92% Hp清除率。张锋[168]利用阿拉坦五味丸联合三联疗法,明显改善Hp感染慢性胃炎患者的长期疗效。

维医:

治疗慢性胃炎主要有:调节体质疗法(成熟剂、清除剂);抗幽门螺杆菌治疗法(艾尔克曲笔奇尼,艾尔克需赫拉);助消化疗法(喷那糖糕,麦斯拉克散,钠尼化蜜膏,加瓦日西它米仁地);助库外提疗法(加瓦日西麦尔瓦伊提,加瓦日西米西可);安神疗法(加瓦日西吾地希仁,加瓦日西尼斯盐);抗癌治疗法(艾飞蜜膏);饮食疗法(鼓励病人少量多餐,予高热量、高蛋白、高维生素、易消化的饮食,避免摄入过咸、过甜、过刺激性食物。指导病人及家属改进烹饪技巧,变换食物的色、香、味,刺激病人食欲);外敷疗法(兹马迪比纳福夏、兹马迪古力);Hijamat治疗法;擦油治疗法等[169]。艾沙·买买提[170]应用维吾尔医调理咸味黏液质治疗慢性浅表性胃炎,总有效率为94.06%。

藏医:

夏吾卓玛[171]以每日早上饭后二十一味寒水石散2g,中午二十五味大汤散2g,下午十三味青兰丸1g加五味麝香丸5粒(5粒=0.3g),晚上大月晶丸4粒(4粒=1g),早上空腹佐志达协1粒(1粒=1g)用开水服用。7天为1个疗程,重者可14天1个疗程的治疗方案治疗Hp感染,取得97%的有效率。

⑪名医经验

李德新

李德新,1935年3月生,辽宁省营口市人。1964年从辽宁中医学院毕业,后留校任教至今。现任辽宁中医学院教授、博士生导师,辽宁世界传统医学研究中心主任。兼任中国中医药学会中医理论专业委员会主任委员,国家自然科学基金委员会学科评审组专家,国家自学考试指导委员会医药专家，全国科学名词术语审定委员会中医药名词术语审定委员会委员，辽宁省中医药学会常务理事，沈阳市中医药学会副会长等职，第二批辽宁省优秀专家。

李师认为幽门螺杆菌（Hp）感染与慢性胃炎关系密切，其他如酗酒、吸烟、十二指肠液反流、自身免疫、药物及饮食因素等也可引起慢性胃炎。本病属于中医学的"胃脘痛""痞满"等范畴。

本病病因主要为：外邪犯胃，饮食伤胃，肝气犯胃，脾胃虚弱。本病病位在胃，与肝脾关系密切。将慢性胃炎分为8种证型，尤以前4种最为常见。（1）脾胃虚弱型，以甘草泻心汤治之，根据寒热之偏胜，而调整干姜、黄连用量之轻重。待症减后用香砂六君子汤调理。（2）肝气犯胃型，以柴胡疏肝散治之，常加郁金、木香理气解郁。疼痛剧烈，加川楝子、延胡索以理气止痛。嗳气较频，加沉香、旋覆花以顺气降逆。（3）胃阴不足型，用一贯煎加减治之。推崇叶桂主张"忌刚用柔"，非常重视保护胃阴，常加香橼、佛手等理气而不伤阴之品。（4）郁热阻胃型，以化肝煎合左金丸治之。左金丸，一般两者等量，热重则重用黄连，少用吴茱萸，寒重则重用吴茱萸，少用黄连。（5）痰湿中阻型，用平胃散加减。临证时偏热加黄芩、黄连以燥湿清热，偏寒加干姜、肉桂以温化寒湿。（6）寒邪客胃型，以良附丸加减。临证时寒甚者多取高良姜，少用香附；反之，以气滞为主者，则重用香附，少取高良姜；寒凝气滞等同者，二者各半。（7）饮食伤胃型，用保和丸加减。如胀甚，加枳实、砂仁、槟榔以行气消滞。（8）瘀血停胃型，以费伯雄之调营敛肝饮加减。

用药主张：（1）通补药结合，（2）治胃不忘肝，（3）调全身气机。[172]

林穗芳

林穗芳教授是广州市中医医院主任中医师，广东省、广州市优秀中医临床人才，擅长运用中医药治疗消化系统疾病。林教授在二十多年的临床实践中逐渐形成了运用中西医结合方法治疗幽门螺杆菌（Hp）相关性慢性胃炎的诊疗方法，疗效颇佳。

林教授认为Hp相关性慢性胃炎临床上常见肝胃郁热、脾胃湿热、肝胃不和、胆热脾寒、脾虚湿热、脾虚气滞六种证型。①肝胃郁热型。主要表现：胃脘灼痛，反酸、嗳气，口干口苦，烦躁易怒，大便偏干，舌红、苔薄黄，脉弦或弦数。治法：舒肝和胃，清解郁热。方选：左金丸合金铃子散加减。②脾胃湿热型。主要表现：胃脘胀满，恶心欲吐，食纳减退，口中黏腻，大便黏滞，舌红、苔黄腻，脉细滑。治法：清热祛湿，理气和胃。方选：黄连温胆汤加减。③肝胃不和型。主要表现：胃脘疼痛或痛窜两胁，每于情志不疏时发作，嗳气，胸闷，喜叹息，大便不畅，舌淡红、苔薄白，脉弦。治法：疏肝理气，和胃降逆。方选：柴胡疏肝散加减。④胆热脾寒型。主要表现：胃脘胀满或胸胁苦满、疼痛，口苦咽干，心烦，不欲饮食，食后胀满，大便溏薄，舌边尖红、苔白，脉弦。治法：清解胆热，温运脾阳。方选：柴胡桂枝干姜汤加减。⑤脾虚湿热型。主要表现：胃脘痞满，恶心欲吐，口干不欲饮，肠鸣辘辘，大便次数增多，质地溏薄。舌淡红、苔黄腻，脉濡缓。治法：平调寒热，消痞散结。方选：半夏泻心汤加减。⑥脾虚气滞证。主要表现：脘腹满闷或疼痛，痛无定处，食后腹胀更甚，嗳气，纳呆食少，四肢乏力，舌淡暗、苔白，脉弦细。治法：健脾理气，消积除胀。方选：香砂六君子汤合保和丸加减。[173]

杨国红

杨国红教授是河南中医学院第一附属医院消化内科主任医师，硕士研究生导师；中华医学会河南消化内镜委员会委员；中华中医药学会河南肝胆疾病专业委员会委员；河南省电子协会医药电子信息专业委员会（心身医学）常委；河南省中医药管理局首批"112人才临床专家"；国家中医药管理局200名"优秀中医临床人才"。杨国红主任医师行医20年来，师古创新，注重实践，主张中西医结合，擅长治疗慢性胃炎，顽固性消化性溃疡，溃疡性结肠炎，病毒性肝炎，中毒性肝病，代谢性肝病，肝硬化，胃癌和肝癌等病，疗效斐然。杨师将Hp相关性胃炎的病因概括为湿、热、气、虚、瘀五个方面，此五种因素往往兼挟为患，治疗时应分清主次，有所侧重。方用黄连温胆汤以清热燥湿，辛开苦降；柴胡疏肝散和化肝煎舒肝和胃，理气畅中；四君子汤健脾益气，通降和胃；丹参饮和失笑散活血化瘀，行气和胃。[174]

姜树民

姜树民是辽宁中医药大学教授、硕士研究生导师、主任医师。曾先后师从名老中医李玉奇教授、周学文教授，从事中医消化系统疾病的临床诊治及科研20余载，在运用中医药治疗幽门螺杆菌（Helicobacter pylori，Hp）感染引起的慢性胃黏膜病变方面积累了丰富的经验。姜树敏教授认为Hp感染属于中医外感邪气范畴，因其具有传染性，似可归于疫气致病，中医辨证多与湿、热相关，治疗上湿重于热者，祛湿健脾，化浊清热；热重于湿者，泻热和胃，疏肝化湿；脾胃气虚较重、湿热并重者，健脾养胃，燥湿清热。[175]

刘文峰

刘文峰教授是天津中医药大学第二附属医院内分泌科首席专家，第4批全国老中医药专家学术经验继承工作指导老师，享受国家政府津贴，从事中医临床诊疗、教学及科研工作40余年，对各种内科杂病都有着丰富的治疗经验，对Hp相关性胃炎的治疗颇具心得。

刘文峰教授认为中医药在治疗Hp相关性胃炎方面有其独特的优势，归纳了4项原则：1.制酸止痛，多用乌贝散、左金丸、瓦楞散、香附、苍术、栀子等；2.清热除湿，多用黄连、大黄、黄芩、黄柏、延胡索、厚朴等；3.和胃降逆；4.健脾补气。并自拟胃病六合汤加减治疗此病，胃病六合汤组成：丹参饮（丹参、砂仁、檀香）；良附丸（香附、高良姜）；百合汤（百合、乌药）；失笑散（蒲黄、五灵脂）；乌贝散（乌贼骨、浙贝）；半夏白及败酱汤（半夏、白及、败酱草），临床疗效显著。[176]

⑫小结

Hp相关性慢性胃炎是高发性消化系统疾病，普遍影响人类健康，目前西医治疗方案比较成熟，但随着经典西医治疗方案应用时间的推移，幽门螺杆菌耐药性不断增强，用药时间及剂量均在增加。且症状改善效果减弱，副作用多，复发率较高。研究表明，中西医结合及中药复方治疗在改善症状，提高疗效，缩短病程，减少不良反应，防止复发等方面疗效明显。同时，中医针灸、推拿，民族医药（蒙医药、维医药、藏医药等）在此病的治疗方面均有不错的疗效。

附录2：慢性胃炎
——中华医学会临床诊疗指南-消化系统疾病分册

慢性胃炎系指由多种原因引起的胃黏膜慢性炎症和（或）腺体萎缩性病变。病因主要与幽门螺杆菌（Helicobacter pylori，Hp）感染密切相关。我国成年人的感染率比发达国家明显增高，感染阳性率随年龄增长而增加，胃窦炎患者感染率一般为70%~90%，其他原因如长期服用损伤胃黏膜的药物，主要为非甾体抗炎药，如阿司匹林、吲哚美辛（消炎痛）等。十二指肠液反流，其中胆汁、肠液和胰液等可减弱胃黏膜屏障功能，使胃黏膜发生炎症、糜烂和出血，并使胃腔内 H-反弥散至胃黏膜内，刺激肥大细胞，促进组胺分泌，引起胃壁血管扩张、炎性渗出而使慢性炎症持续存在。此外，口鼻咽部慢性感染灶、酗酒、长期饮用浓茶、咖啡等以及胃部深度 X 线照射也可导致胃炎。我国胃炎多以胃窦部损伤为主，炎症持续可引起腺体萎缩和肠腺化生。慢性胃炎的发病常随年龄增长而增加。胃体萎缩性胃炎常与自身免疫损害有关。

【临床表现】

1. 症状无特异性，可有中上腹不适、饱胀、隐痛、烧灼痛，疼痛无节律性，一般于食后为重，也常有食欲不振、嗳气、反酸、恶心等消化不良症状。有一部分患者可无临床症状。如有胃黏膜糜烂者可出现少量或大量上消化道出血。胃体萎缩性胃炎合并恶性贫血者可出现贫血貌、全身衰竭、乏力、精神淡漠，而消化道症状可以不明显。

2. 查体可有上腹部轻压痛，胃体胃炎有时伴有舌炎及贫血征象。

【诊断要点】

慢性胃炎的诊断主要依据胃镜所见和胃黏膜组织病理检查。凡有上消化道症状者都应进行胃镜检查，以除外早期胃癌、胃溃疡等疾病。中年女性患者应作胆囊超声检查，排除胆囊结石的可能。

内镜和组织学诊断以 2000 年 5 月全国慢性胃炎研讨会共识意见（中华消化杂志，2000，20：199—201）为依据

(1) 分类：内镜下慢性胃炎分为浅表性胃炎（又称非萎缩性胃炎）和萎缩性胃炎，如同时存在平坦糜烂、隆起糜烂或胆汁反流，则诊断为非萎缩性或萎缩性胃炎伴糜烂或伴胆汁反流。

(2) 病变的分布和范围：胃窦、胃体和全胃。

(3) 诊断依据：非萎缩性胃炎表现为红斑（点、片状、条状），黏膜粗糙不平，出血点/斑；萎缩性胃炎表现为黏膜呈颗粒状，血管透露，色泽灰暗，细小。

(4) 活检取材：取 2～3 块标本，胃窦小弯 1 块和大弯 1 块及胃体小 1 块。标本须分开装瓶，并向病理科提供取材部位、内镜所见和简要病史。

(5) 组织学分级标准：有 5 种形态变量要分级（Hp、慢性炎症、活动性、萎缩和肠化），分成无、轻度、中度和重度 4 级（或 0、+、++、+++）。

①Hp：观察胃黏膜液层、表面上皮、小凹上皮和腺管上皮表面的 Hp。

②活动性：慢性炎症背景上有中性粒细胞浸润。

③慢性炎症：根据慢性炎症细胞的密集程度和浸润深度分级。

④萎缩：指胃的固有腺体减少，幽门腺萎缩是指幽门腺减少或由肠化腺体替代，胃底（体）腺萎缩是指胃底（体）腺假幽门腺化生、肠化或腺体本身减少。

⑤肠化

其他组织学特征：分为非特异性和特异性两类。前者包括淋巴滤泡、小凹上皮增生、肠腺化生和假幽门腺化生等；后者包括肉芽肿、集簇性嗜酸性粒细胞浸润、明显上皮内淋巴细胞浸润和特异性病原体等

异型增生要分轻度、中度和重度 3 级，有关组织学各种病变的具体分级标准请参阅全国慢性胃炎的共识意见。

(6) 病理诊断报告：应包括部位特征和形态学变化程度，有病因可循的应报告病因，结合内镜

所见、取材部位及每块标本组织学变化做出诊断。当胃窦和体均有炎症者称慢性胃炎。但当胃窦和胃体炎症程度相差两级或以上时，应加上"为主"修饰词，例如："慢性（活动性）胃炎，胃窦为主"。

（7）特殊类型慢性胃炎或胃病：如肉芽肿性胃炎、嗜酸性胃炎、疣状胃炎、慢性淋巴细胞性胃炎、巨大胃黏膜肥厚症（Menetrier 病）等，应注意判断。

2. 幽门螺杆菌检查：有多种方法，如组织学、尿素酶、细菌培养、^{13}C 和 ^{14}C 原素呼气试验或粪便 Hp 抗原检测。内镜观察下取黏膜组织作快速尿素酶试验比较方便。

3. 测定胃酸分泌功能：常用五肽胃泌素刺激试验，测定基础胃酸分泌量（BAO）、最大胃酸分泌量（MAO）、高峰胃酸分泌量（PAO）和胃液 pH。明显低酸或无酸提示胃体萎缩性胃炎。

4. X 线钡餐检查：主要用于排除消化性溃疡和胃癌等疾病。

5. 疑为胃体萎缩性胃炎时，可作血常规、胃酸分泌量测定、血清胃泌素浓度、血清维生素 B_{12} 浓度、维生素 B_{12} 吸收试验、血清壁细胞抗体、内因子抗体以及骨髓穿刺涂片等检查。

【治疗方案及原则】

1. 针对病因，应清除鼻口咽部感染灶，戒烟忌酒。饮食宜软、易消化、避免过于粗糙，忌含浓烈辛辣调料的食品或服用对胃有刺激的药物。老年性胃黏膜不同程度的萎缩和肠化难以逆转，当有活动性炎症时要积极治疗。

2. 药物治疗

（1）根除幽门螺杆菌感染：见第十二章。

（2）胃黏膜保护剂：硫糖铝片或混悬液 110mg，口服，每日 3~4 次，饭前 1 小时和睡前用。胶体次枸橼酸铋 110mg 或 120mg，口服，每日 4 次，餐前半小时和睡前用，不宜超过 8 周。替普瑞酮 50mg，口服，每日 3 次，饭后半小时服用。

（3）H_2 受体阻滞剂：雷尼替丁 150mg，每日 2 次；法莫替丁 20mg，每日 2 次；或西咪替丁 20mg，每日 3 次或 4 次。不能口服者用可静脉滴注。

（4）促胃动力药：多潘立酮 10mg、西沙比利 5mg 或甲氧氯普胺 5mg，酌选，口服，每日 3 次，适合于伴有胃下垂、幽门张力降低、胆汁反流者，也可缓解恶心、腹胀等消化不良症状。

（5）助消化药和稀盐酸：对慢性萎缩性胃炎，而无黏膜糜烂者尤其是胃体萎缩性胃炎可作为补偿治疗，如多酶片或胰酶片；胃蛋白合剂 10mL，口服每日 3 次；1% 稀盐酸 2~5mL，口服，每日 3 次。

（6）胃体萎缩性胃炎：目前无有效治疗方法，主要对症治疗。合并恶性贫血者需终生注射维生素 B_{12} 100μg，肌注，每日一次。有缺铁性贫血者补充铁剂，硫酸亚铁片 0.3g 或琥珀酸亚铁 100mg 同时加用维生素 C，口服，每日 3 次。可适当补充一些微量元素如锌、硒、β 胡萝卜素等。

3. 关于手术问题：萎缩性胃炎和肠化不是手术的绝对指征，对伴有息肉、异型增生或有局灶性回陷或隆起者，应加强随访。当慢性萎缩性胃炎伴重症异型增生或重度肠化生，尤其是大肠型肠化者可考虑手术治疗。

（3）感染性腹泻

①疾病概况

感染性腹泻（也称急性胃肠炎）系指各种病原体肠道感染而引起的腹泻。临床表现以腹痛、腹泻为主，并可伴有有发热、恶心、呕吐等症状。在中医上属于泄泻的范畴。西医治疗感染性腹泻的诊疗指南参考附录3：成人急性感染性腹泻诊疗专家共识和附录4：中国儿童急性感染性腹泻病临床实践指南。

感染性腹泻病为一组广泛存在并流行于世界各地的胃肠道传染病，也是当今全球性重要的公共卫生问题之一，其发病率仅次于上呼吸道感染。在我国，感染性腹泻的发病率居所有传染病首位。[177] 中国CDC统计数据显示，2008、2009和2010年度全国报告的感染性腹泻病例数分别为733799例、655965例、746551例，其在39种法定报告传染病中分别居第三位、第四位、第四位，发病率分别为55.57/10万、49.39/10万、55.93/10万，病死率分别为0.76‰、0.76‰、0.57‰[178-181]。

根据腹泻的持续时间长短，可将其分为急性（<14天），持续性（14~29天）或慢性（≥30天）。病原体主要包括细菌、病毒、寄生虫和真菌等。其染病途径大致相同，主要"病从口入"即粪-口传播，少数由个体接触传播和（或）呼吸道飞沫传播（诸如病毒等），但是仍然有些病例病原体的实际传播途径不明了。不同感染接种剂量直接影响疾病的传播方式和易感性。发病机制为毒素和（或）病原体直接侵犯胃肠道黏膜而致病。其临床表现均可有腹痛、腹泻，并可有发热、恶心、呕吐等症状。[182]最后确诊须依赖病原学检查。各种腹泻处理原则亦相似，但不同病原体引起的腹泻，在流行病学、发病机制、临床表现及治疗上又有不同特点。《中华人民共和国传染病防治法》中将霍乱定为甲类传染病，将细菌性和阿米巴性痢疾、伤寒和副伤寒定为乙类传染病，除上述以外的感染性腹泻定为丙类传染病。

中国儿童急性感染性腹泻病临床实践指南指出，对于儿童急性感染性腹泻的治疗主要有以下方法：（一）补液治疗：1. 口服补液，强烈推荐用于预防脱水和治疗轻度、中度脱水；2. 静脉补液，静脉补液应用于重度脱水，静脉输液的液体采用含碱的糖盐混合液；3. 鼻饲管补液，推荐应用于无静脉输液条件的中、重度脱水患儿；（二）饮食治疗：早期进食能改善感染引起的肠内渗透压，缩短腹泻病程，改善患儿的营养状况，去乳糖饮食可以缩短患儿的腹泻病程；（三）补锌治疗：补锌治疗有助于改善急性腹泻病和慢性腹泻病患儿的临床预后，减少腹泻病复发；（四）药物治疗：主要有益生菌制剂，蒙脱石，消旋卡多曲，抗生素治疗，抗病毒药物，中医治疗。[183]

成人急性感染性腹泻诊疗专家共识指出，对于成人急性感染性腹泻的治疗主要有以下方法：（一）饮食治疗：以补充水分，电解质和能量为原则，避免摄入高渗性饮料；（二）补液治疗：1. 轻、中度脱水者予以口服补液治疗；2. 有下述情况应采取静脉补液治疗：①频繁呕吐，不能进食或饮水者；②高热等全身症状严重，尤其是伴意识障碍者；③严重脱水，循环衰竭伴严重电解质紊乱和酸碱失衡者；④其他不适于口服补液治疗的情况。（三）止泻治疗：1. 肠黏膜保护剂和吸附剂：蒙脱石、果胶和活性炭；2. 益生菌；3. 抑制肠道分泌：①次水杨酸铋，②脑啡肽酶抑制剂；4. 肠动力抑制剂：①洛哌丁胺，②苯乙哌啶。（四）抗感染治疗：急性水样泻患者，排除霍乱后，多为病毒性或产肠毒素性细菌感染，不应常规使用抗菌药物；轻、中度腹泻患者一般不用抗菌药物。以下情况考虑使用抗感染药物：①发热伴有黏液脓血便的急性腹泻；②持续的志贺菌、沙门菌、弯曲菌感染或原虫感染；③感染发生在老年人、免疫功能低下者、败血症或有假体患者；④中、重度的旅行者腹泻患者。可先根据患者病情及当地药物敏感情况经验性地选用抗感染药物，依据细菌培养分离出的病原体及药物敏感试验结果选用和调整抗菌药物。[184]

由于医务人员对于抗生素的认知存在误区，过度依赖使用抗生素，对于不需要使用抗生素的非感染性腹泻也预防性使用抗生素。另外由于病人及家属医疗知识不足，认为要用好药、贵药、不用抗生素就不能治病的思想，从而要求医生用药。导致抗菌药物滥用，出现了病原菌耐药的情况；如王琳琳等[185]所做的志贺菌属耐药性研究中，59株志贺菌对所检测的6种抗生素的耐药，其对四环素的耐药率最高，为72.88%，对复方新诺明、氨苄西林及氯霉素的耐药率亦较高，分别为67.80%、59.32%、50.85%，而对头孢噻吩的耐药率较低，为27.12%，对诺氟沙星的耐药率最低，为16.95%。其中，对6种抗生素均不耐药的志贺菌7株，仅耐1种抗生素的志贺菌9株，耐2种抗生素的志贺菌9株，耐3种及以上抗生素的多耐药菌共34株，多耐药率为57.63%。高昆等[186]所做的感染性腹泻中沙门菌耐药性研究中，69株沙门菌，共有13种血清型，不同血清型对抗菌药物的耐药率不同，其中对氨苄青霉素、磺胺甲基异噁唑-甲氧苄啶和诺氟沙星的耐药率：鼠伤寒沙门菌为34.60%、11.50%和19.20%，肠炎沙门菌为65.0%、20.0%和5.0%，其他沙门菌为37.50%、37.50%和12.50%。曾彩屏[187]所做的儿童感染性腹泻病原菌分布及耐药分析研究中显示：1572例感染性腹泻患儿的大便标本中，共检出84株病原菌，其中沙门氏菌共有56株，占所有检出病原菌的66.7%，其中鼠伤寒沙门菌33株（58.9%）。20株大肠埃希菌对于多种抗菌药物均普遍具有耐药性，其中对于氨苄西林和哌拉西林的耐药率均非常高，共检出6株ESBL菌株，共占30.0%。黄国珍[188]对感染性腹泻细菌学病原谱及耐药监测研究中结果显示：大肠埃希菌对各种抗生素的耐药率分别为头孢唑林62.82%、氨苄西林52.56%、庆大霉素43.59%、复方新诺明47.43%、头孢曲松38.46%、左氧氟沙星41.02%、头孢他啶33.33%、妥布霉素24.36%，肠球菌的耐药表现为头孢唑林53.33%、氨苄西林60.00%、庆大霉素60.00%、复方新诺明53.33%、头孢曲松46.67%、左氧氟沙星33.33%，克雷伯杆菌的耐药情况为头孢唑林75.00%、氨苄西林50.00%、庆大霉素37.50%、复方新诺明37.50%、头孢曲松37.50%、左氧氟沙星25.00%、头孢他啶25.00%、妥布霉素37.50%。同样在沈丽珍[189]2010-2013年感染性腹泻患者的细菌性病原构成及耐药分析研究中也得出感染性腹泻致病菌对抗生素耐药比率较高的相关结论。另外不同研究者在我国不同地区的感染性腹泻致病菌研究结果均得出感染性腹泻致病菌耐药性较高的相关结论，如陈洁[190]研究的杭州地区、侯凤琴等[191]在北京地区的研究、张建群等[192]在浙江地区的研究、张之伦等[193]在天津地区的研究、张新峰等[194]在泰安市的研究等均有类似的结论得出。

选择合适、敏感的抗生素对缩短病程，控制传染源，减少感染性腹泻发生。以抗生素复合联用或抗生素中药制剂联用是目前感染性腹泻的主要治疗手段。

感染性腹泻在中医上属于泄泻的范畴，以大便次数增多，粪质稀薄，甚至泻出如水样为临床特征的一种脾胃肠病证。泄与泻在病情上有一定区别，粪出少而势缓，若漏泄之状者为泄；粪大出而势直无阻，若倾泻之状者为泻，然近代多泄、泻并称，统称为泄泻。

泄泻主要症状是排便次数增多，粪便稀溏，甚至泻出如水样，一般是由于脾胃运化功能失职、湿邪内盛引起。《素问·阴阳应象大论》记载"湿盛则濡泻""春伤于风，夏生飧泻"，认为风寒湿热都可以致泻，并有长夏多发的特点。《医学心悟·泄泻》[195]载："湿多成五泻，泻之属湿也，明矣。然有湿热，有寒湿，有食积，有脾虚，有肾虚，皆能致泻，宜分而治之。"《景岳全书·泄泻》载："凡泄泻之病，多由水谷不分，故以利水为上策。"提出了运用分利之法来治疗泄泻的原则。李中梓在《医宗必读·泄泻》提出了著名的治泻九法，即淡渗、升提、清凉、疏利、甘缓、酸收、燥脾、温肾、固涩，在临床中具有借鉴意义。[196]

②**病因病机**[197]

感受外邪、饮食所伤、情志失调、病后体虚、禀赋不足等是泄泻的主要病因。六淫皆可导致泄泻，但以湿邪为主，常夹寒、夹暑热之邪，影响脾胃升降功能；饮食过量、嗜食肥甘生冷或误食不洁而伤于脾胃；郁怒伤肝，忧思伤脾；病后体虚，劳倦年老，脾胃虚弱，肾阳不足；或先天禀赋不足等皆能使脾运失职而致泄泻。

肠为泄泻的病位之所在，脾为其主病之脏，与肝、肾密切相关。脾主运化功能失常，则生湿生滞，脾为湿困，不得升清，肠道功能失司，而致泄泻。肝气郁滞日久，肝疏泄功能失常，肝木横逆，克犯脾土，脾失健运而致泄泻。若禀赋不足，或后天失调，饥饱失常，劳倦过度及久病正虚等，脾失健运，脾土反侮肝木，肝失疏泄而致泄泻。脾为后天之本，肾为先天之本，二者互促互助，共司水液代谢之平衡。肾阳即命门之火，肾阳不升，脾失温煦，水湿下注而致泄泻。脾阳不足，寒从中生，肾失温养，脾肾阳虚而致泄泻。

脾虚湿盛为泄泻的主要病机，脾胃运化功能失调，肠道分清泌浊、传导功能失司。脾喜燥恶湿，为后天之本，主运化食物及水液，脾主升清，不宜下陷。外感寒湿、长期饮食不节、劳倦内伤等皆可引起脾胃受损，湿困脾土，脾失健运，脾胃运化失常，而致泄泻。小肠主受盛化物、分清泌浊，大肠主传化糟粕，小肠受盛及大肠传导功能失常，小肠无以分清泌浊，大肠无法传化，水谷停滞，合污而下，即可发生泄泻。

迁延日久，泄泻由实转虚，脾病及肾，虚实之间相互转化、夹杂。久泻致虚，但往往虚中夹实，其中以虚夹湿邪最为常见。无湿不成泻，湿盛困脾，脾虚生湿，脾虚湿盛，二者互为因果，共致泄泻。肾藏先天水火，水不足则干，火不足则湿。肾火不旺，不能温化积水，蒸腾寒气，导致肠中多水，而成泄泻。此外久泻脾虚，脾虚日久亦可累及肾脏，导致肾阳不足，脾肾阳虚，完谷不化，而致五更泻。情志不畅，肝郁失于疏泄，久必横逆犯脾，肝强脾弱，而成泄泻。脾病日久入络，加之情绪忧郁，病情可向气滞血瘀转变。

③辨证论治[197]

寒湿困脾证：

【治法】芳香化湿，解表散寒。

【主方】藿香正气散（《太平惠民和剂局方》）。

【药物】藿香、苍术、茯苓、半夏、陈皮、厚朴、大腹皮、紫苏、白芷、桔梗、木香。

【加减】恶寒重者，加荆芥、防风；发热、头痛者，加金银花、连翘、薄荷。

肠道湿热证：

【治法】清热燥湿，分利止泻。

【主方】葛根芩连汤（《伤寒论》）

【药物】葛根、黄芩、黄连、甘草。

【加减】肛门灼热重者，加金银花、地榆、槐花；嗳腐吞酸、大便酸臭者，加神曲、山楂、麦芽。

食滞胃肠证：

【治法】消食导滞，和中止泻。

【主方】保和丸（《丹溪心法》）。

【药物】神曲、山楂、莱菔子、半夏、陈皮、茯苓、连翘。

【加减】脘腹胀满重者，加大黄、枳实；兼呕吐者，加砂仁、紫苏叶。

脾气亏虚证：

【治法】健脾益气，化湿止泻。

【主方】参苓白术散（《太平惠民和剂局方》）。

【药物】人参、白术、茯苓、甘草、砂仁、陈皮、桔梗、白扁豆、山药、莲子肉、薏苡仁。

【加减】泻势严重者，加赤石脂、诃子、陈皮炭、石榴皮炭；肛门下坠者，加黄芪、党参；畏寒重者，加炮姜。

肾阳亏虚证：

【治法】温肾健脾，固涩止泻。

【主方】四神丸（《证治准绳》）。

【药物】补骨脂、吴茱萸、肉豆蔻、五味子、大枣、生姜。

【加减】中气下陷、久泻不止者，加黄芪、党参、诃子、赤石脂；小腹冷痛者，加炮附片、肉桂；面色黧黑、舌质瘀斑者，加蒲黄、五灵脂。

肝气乘脾证：

【治法】抑肝扶脾。

【主方】痛泻要方（《丹溪心法》）。

【药物】白芍、白术、陈皮、防风。

【加减】情志抑郁者，加合欢花、郁金、玫瑰花；性情急躁者，加牡丹皮、炒栀子、黄芩；伴失眠者，加酸枣仁、远志、煅龙骨、珍珠母。

④**治则治法**[197]

对于泄泻的治疗，以去除病因、缓解及消除泄泻症状为治疗目标，以祛邪扶正为基本治则，以运脾化湿为基本治法。

a. 常用中成药

参苓白术颗粒（丸）：健脾益气。用于体倦乏力，食少便溏。

补中益气颗粒（丸）：补中益气，升阳举陷。用于脾胃虚弱、中气下陷所致的泄泻。

参倍固肠胶囊：固肠止泻，健脾温肾。用于脾肾阳虚所致的慢性腹泻、腹痛、肢体倦怠、神疲懒言、形寒肢冷、食少、腰膝酸软；肠易激综合征（腹泻型）见上述证候者。

补脾益肠丸：益气养血，温阳行气，涩肠止泻。用于脾虚气滞所致的泄泻。

人参健脾丸：健脾益气，和胃止泻。用于脾胃虚弱所致的饮食不化、脘闷嘈杂、恶心呕吐、腹痛便溏、不思饮食、体弱倦怠。

固本益肠片：健脾温肾，涩肠止泻。用于脾肾阳虚所致的泄泻。

四神丸：温肾散寒，涩肠止泻。用于肾阳不足所致的泄泻。

胃肠灵胶囊：温中祛寒，健脾止泻。用于中焦虚寒，寒湿内盛，脘腹冷痛，大便稀溏或泄泻；慢性胃肠炎、慢性结肠炎见上述证候者。

痛泻宁颗粒：柔肝缓急，疏肝行气，理脾运湿。用于肝气犯脾所致的腹痛、腹泻、腹胀、腹部不适等症；肠易激综合征（腹泻型）等见上述证候者。

枫蓼肠胃康颗粒：清热除湿化滞。用于急性胃肠炎，属伤食泄泻型及湿热泄泻型者。

克痢痧胶囊：解毒辟秽，理气止泻。用于泄泻，痢疾。中病即止，避免长久使用。

肠舒止泻胶囊：益气健脾，清热化湿。用于脾虚湿热所致的急慢性泄泻。

b. 针灸疗法

针刺

多选手足阳明经、足太阴经经穴，配以足太阳经经穴。主穴用天枢、大肠俞、足三里、气海、关元、中脘；配穴：寒湿困脾加神阙、三阴交、阴陵泉；肠道湿热加合谷、下巨虚；食滞胃肠加中建里；肝郁加期门、太冲；脾气亏虚加脾俞；肾阳亏虚加命门、关元。

灸法

艾灸多选腹部的任脉俞穴，最常用的是神阙、气海、关元、天枢；辨证施灸，如脐中疼痛不舒灸神阙；脾虚乏力、声低懒言灸气海；五更泻灸关元；寒湿泄泻灸水分。灵活运用隔物灸，如泄泻腹胀隔葱灸，寒湿困脾泻下冷冻如痰隔附子灸等。

外治法

穴位贴敷：

取穴：天枢、大肠俞、上巨虚、三阴交、关元、中脘、足三里。中药膏的制作：取白芥子、肉桂、延胡索、炮附片各1份，甘遂、细辛各0.5份，共研细末，用鲜姜汁调成稠膏状，做成1cm×1cm的小丸，放在直径约5cm的胶布上，固定于上述穴位。每隔10日贴敷1次，每次敷贴4~6小时，连续贴敷3次。此疗法用于脾胃虚弱型泄泻的治疗。

脐疗：

脐疗是中医外治法的一种，是以脐（神阙穴）处为用药或刺激部位，将中药的不同剂型（如丸、散、膏等）通过贴脐、敷脐、涂脐、蒸脐等方法，激发元气，开通经络，促进气血流通，调节人体阴阳与脏腑功能，从而防治疾病的一种方法。常用药物为丁香、艾叶、木鳖子、肉桂、麝香、大蒜、吴茱萸、胡椒等。同时注意饮食调摄。

⑤中医治疗优势

临床现状显示感染性腹泻的治疗是较为棘手的问题，长期使用大量使用抗生素，使得病原菌耐药不断增加、破坏肠道菌群平衡等问题日益严重。研究表明中医药对于感染性腹泻的治疗有确切的疗效，孙媛等[198]利用中西医结合的方法治疗急性感染性腹泻，中医证候改善有效率为96%，与西医治疗得对照组（68%）相比有明显优势。中成药干预治疗小儿急性感染性腹泻研究中治疗组效果明显优于纯西药组。[199]中医药辅助疗法联合西医治疗小儿腹泻有效率明显高于对照组。[200]

⑥中医药治疗感染性腹泻的系统评价研究

a. 中医药治疗抗生素相关性腹泻的Meta分析

【目的】系统分析中医治疗抗生素相关性腹泻（AAD）的疗效，以期对治疗方法做出客观、可信的评价，以指导临床。

【方法】检索清华同方期刊全文数据库、维普期刊全文数据库、万方学位论文数据库，收集中医复方、中西医结合治疗AAD的随机或半随机试验，所有检索均截至2009年2月。对纳入的研究进行质量评价，并用RevMan4.2.10软件进行Meta分析。

【结果】最终纳入7篇文献，Meta分析显示，单纯中药治疗组治愈率和有效率优于西药对照组[3篇文献，治愈率的相对危险度（RR）为1.75，95%可信区间（CI）为1.02~3.01；有效率的RR

为 1.28, 95% CI 为 1.09～1.49, 均 $P<0.05$］；中西药治疗组治愈率和有效率亦显著优于西药对照组（4篇文献，治愈率的 RR 为 1.47, 95% CI 为 1.24～1.75, 有效率的 RR 为 1.34, 95% CI 为 1.18～1.52, 均 $P<0.01$）。

【结论】采用中药或中西药治疗 AAD 患者较西医治疗具有优势。但由于纳入研究的文献质量及数量有限，尚需开展更多大规模、高质量、随访时间足够的随机对照研究，为进一步分析提供证据[201]。

b. 中医药及中西医结合治疗抗生素相关性腹泻的系统评价

【目的】系统分析中医药及中西医结合治疗抗生素相关性腹泻（AAD）的疗效，以期做出客观、可信的评价，指导临床治疗。并探讨研究中存在的问题，为以后的研究对策提供依据。

【方法】检索清华期刊全文数据库、维普期刊全文数据库、万方学位论文数据库、EBSCO 外文数据库、ccc 外文数据库，收集中医复方、中西医结合治疗抗生素相关性腹泻的随机或半随机对照试验，检索在 1999 年 1 月—2009 年 2 月期间发表的文献。对纳入的研究进行质量评价，并用 RevMan4.2.10 软件进行 Meta 分析。

【结果】收集到 286 篇已发表的中医，中西医结合治疗抗生素相关性腹泻的临床研究文献，均为中文。对上述文献进行筛选，最终纳入 11 个已发表的研究，Jadad 评分为 0～1 分。绝大多数研究未进行随访。异质性检验：中药组与中西医结合组均具有同质性（$P=0.99, 0.91; 0.80, 0.89$; $I^2=0\%$），采用固定效应模型进行分析。Meta 分析结果显示：（1）中药治疗组与西药对照组：痊愈率分析显示相对危险度（relative risk, RR）为 1.78, 95% 可信区间（confidence interval, CI）[1.29, 2.45]；总有效率分析显示 RR 为 1.29, 95% CI [1.14, 1.47]。（2）中西医结合治疗组与西药对照组：痊愈率分析显示 RR 为 1.52, 95% CI [1.33, 1.74]；有效率分析显示 RR 为 1.30, 95% CI [1.19, 1.42]。上述各组，差异均具有统计学意义。

【结论】中医药治疗 AAD 的文献整体上质量不高，数量过少。现有临床证据表明，对 AAD 患者采用中药或中西医结合治疗较西医治疗具有优势。但由于纳入研究的文献质量及数量有限，尚需开展更多大规模、高质量、随访时间足够的随机对照研究，为进一步分析提供证据。[202]

⑦中医药治疗感染性腹泻

a. 单味中药

中药单味药物治疗感染性腹泻报道比较少，临床及生活常用多为燥湿及利湿类中药。如马齿苋，清热去湿、消炎利尿，治痢疾。每日用鲜药 4 两煎水服或取汁内服。地锦草（又名乳汁草）行气止血，治痢疾。用鲜药每日 4 两，煎水服。海蚌含珠（又名铁苋菜）清热利湿、收敛止血，治痢疾。每日用鲜药 4 两，煎水服。或用白头翁煮水治疗腹泻等。[203]诃子、秦皮、枳壳、黄芩等对小儿感染性腹泻有明显的疗效。[204]

b. 中成药

中成药治疗感染性腹泻主要研究有：刘珺等[205]所做的连术颗粒治疗急性感染性腹泻研究中发现其疗效显著。同样王琪[206]对连术颗粒的研究发现其对湿热下注型感染性腹泻的疗效最为显著。金敏[199]及王智勇[207]将清开灵注射液与抗生素连用，发现其对于急性感染性腹泻的效果明显优于单纯西药组。孙利红[208]对枫蓼肠胃康颗粒联合双歧杆菌三联活菌胶囊治疗急性感染性腹泻的研究中结果显示枫蓼肠胃康颗粒联合双歧杆菌三联活菌胶囊治疗便常规白细胞增高的急性感染性腹泻有较好疗效,能明显改善患者症状,治疗有效率与左氧氟沙星组相似,但在腹泻症状消失率方面优于甲磺酸左氧氟沙星片。因此,针对便常规白细胞增高的急性感染性腹泻患者,应用枫蓼肠胃康颗粒联合具有调节肠道菌群和保护肠道功能作用的益生菌也是一种有效的方法,可减少抗菌药物的应用,避免抗菌药物耐药。朱先林等[209]的肠胃康和诺氟沙星治疗急性腹泻的疗效比较研究中,结果显示肠胃康和诺氟沙星均为治疗急性腹泻的有效药物,两者疗效无统计学差异,治疗结果相同,可以作为替代药物用来治疗急性腹泻,减少抗菌药物耐药。古炳明[210]应用加味不换金正气胶囊治疗感染性腹泻有效改善了感染性腹泻的临床症状。

c. 中药复方

中医临床治疗感染性腹泻的复方研究较多,《伤寒论》中已初步揭示了传染性疾病的发展变化规律,为中国传染病学的产生、发展奠定了基础。临床运用仲景经方如葛根黄芩黄连汤、桃花汤、白头翁汤、黄芩汤、生姜泻心汤等治疗急性感染性腹泻可以明显地缩短急性感染性腹泻患者的止泻时间,改善其临床症状和体征。

葛根芩连汤:

徐劲松等[211]运用加味葛根芩连汤(葛根30g,黄芩10g,黄连10g,炙甘草5g,神曲10g,藿香10g,茯苓30g,薏苡仁30g)治疗湿热型急性腹泻,对照组给予诺氟沙星治疗,脱水严重者给予补液治疗,3天为1个疗程,治疗组在总有效率、改善症状、退热时间方面均优于对照组($P<0.05$)。李翠连等[212]运用葛根芩连丸治疗成人急性感染性腹泻,对照组予以左旋氧氟沙星,两组在治疗有效率、改善症状方面统计学无明显差异,但在治疗费用上葛根芩连丸组较抗生素组明显便宜。邱爱珠等[213]运用葛根芩连汤治疗湿热型感染性腹泻患者3天,总有效率达到98.45%。王广芳[214]使用葛根芩连汤加味(葛根20g,黄芩15g,黄连10g,炙甘草5g)治疗细菌性痢疾42例,在支持治疗基础上给予葛根芩连汤随症加减。治疗3天后,治愈35例,有效7例;治疗6天后,所有患者恢复正常。杨月明[215]用白头翁汤加味(白头翁15~24g,黄连6~10g,黄柏7~10g,秦皮10~12g,炒白术10~15g,当归10g,生熟地各10~12g,莲肉10g,半夏10~12g)内服治疗噤口痢,38例患者经治疗后,临床痊愈23例(60.5%),好转12例(31.6%),无效3例(7.1%),总有效率为92.19%。

生姜泻心汤等:

余纪平等[216]用生姜泻心汤(生姜12g,甘草9g,生晒参9g,黄芩9g,半夏6g,黄连3g,大枣6枚)治疗小儿病毒性腹泻,有脱水及电解质紊乱者,住院或门诊留观,输液纠正;有中毒症状者,对症处理。结果30例全部治愈。其中服药1天大便次数明显减少者19例,2天内痊愈者10例,3~4天痊愈者16例,5~6天痊愈者4例。赵敏等[217]运用桃花止泻颗粒联合环丙沙星治疗感染性腹泻38例,显效31例,有效6例,无效1例,总有效率97.37%。近年来的实验研究亦证实了仲景经方的有效性。夏贞莲等[218]自拟五花汤加味(金银花8g,扁豆花6g,菊花6g,木棉花6g,鸡蛋花6g,葛根10g,茯苓10g)治疗小儿感染性腹泻40例,对照组38例采用庆大霉素联合思密达,两组均予以口服补液或输液等治疗,治疗组服药1~2天痊愈者25例,3~4天痊愈者12例,5天痊愈者3例,平均治疗天数2.35天,对照组服药1~2天痊愈者10例,3~4天痊愈者23例,5天痊愈者5例,平均治疗天数3.105天,两组痊愈天数经统计学处理有非常显著差异($P<0.01$)。益气清热解毒方(黄芪10g,太子参10g,葛根10g,秦皮10g,茵陈15g,虎杖10g,丹参10g,白术10g,鸡内金10g,栀子10g,白及10g,甘草10g)联合蒙脱石散可缩短小儿急性感染性腹泻的止泻、退热和临床症状好转时

间，降低腹泻、腹胀、大便质地、大便质量中医证候积分，提高免疫因子 IgG、IgA、IgM 表达水平，降低 IL-8、IL-10 及 NF-κB 含量，临床疗效确切。[219]朱芳讯[220]使用白头翁汤加味（白头翁、黄柏、黄连、秦皮、仙鹤草、丹参、川楝子、槟榔、金银花）保留灌肠治疗急性婴幼儿菌痢，4例痊愈，1例好转，好转的改用西药抗菌治疗以巩固疗效，总有效率100%，疗程均在1~3天。马思文[221]葛根汤化裁（葛根、苏叶、桂枝、白芍、桔梗、生姜、生甘草）治疗小儿感染性腹泻的研究中取得良好的效果。滕红君等[222]应用加味当归芍药汤治疗老年感染性腹泻。温欣[223]采用加味香连汤随证加减治疗小儿急性细菌性痢疾疗效肯定。杜云波[224]以导气汤为基础方，随证加减，治疗急性实热型细菌性痢疾。任爱民[225]运用芍药汤加味治疗急慢性细菌性痢疾等。

⑧中西医结合治疗感染性腹泻

由于抗生素耐药情况的出现，某些特殊情况下限于各方面条件对于感染性腹泻，单纯应用抗生素或者中药复方治疗效果不佳，可以应用中西医结合的方法来治疗。如马爱萍等[219]利用益气解毒汤联合蒙脱石散治疗小儿急性感染性腹泻。孙媛等[198]运用中药加西医基础治疗急性感染性腹泻疗效明显优于单纯应用抗生素治疗。孙利红等[208]利用枫蓼肠胃康颗粒联合双歧杆菌三联活菌胶囊治疗急性感染性腹泻效果显著。

⑨针灸治疗感染性腹泻

针灸治疗感染性腹泻的文献相对较少，常用的穴位以天枢、足三里等胃经、脾经及相应的背俞穴为主。如：郑丽芬[226]采用针刺天枢、三阴交、足三里、阴陵泉、四缝、中脘、艾灸龟尾、神阙。推拿：脾经、大肠经、腹、脐、龟尾、七节骨、足三里、捏脊等穴位治疗小儿腹泻取得较好的疗效。戴秋孙[227]选用双侧天枢和足三里治疗婴幼儿腹泻。徐桂枝等[228]选用足三里、长强、天枢、关元等穴位治疗小儿腹泻。余清芝[229]选用夹脊、胃俞、脾俞、中脘、天枢配合还原汤治疗婴幼儿感染性腹泻。徐光宇等[230]通过俞募穴的按摩治疗轮状病毒肠50例，总有效率为96%，与蒙脱石散比较，有显著性差异（$P<0.05$）。均取得较好的疗效。

⑩中医外治法治疗感染性腹泻

中医药外治法可以缓解病人腹泻次数，以及局部不适症状。如：对每日大便次数20次以上或肛周皮肤发红者每次便后进行肛周皮肤护理，便后用温水清洗，或用土茯苓30g、薏苡仁30g、黄柏30g煎汤外洗，能达到清热解毒、消肿止痛的目的。[231]孔长征[232]运用温肠止泻散（苍术、羌活、肉桂，按照3∶2∶1的比例研细末筛过混匀，以生姜汁和水稀释调成稠糊状然后敷于神阙穴，于每日7AM至3PM持续敷贴8小时，每日换药1次）敷脐治疗寒湿型小儿轮状病毒性肠炎，治疗组30例，并同时口服蒙脱石散治疗，对照组30例给予蒙脱石散口服及干扰素肌注治疗，治疗组总有效率为93.3%，明显优于对照组，在改善患儿主要症状、体征等方面均优于对照组。

朱芳讯[233]使用白头翁汤加味（白头翁、黄柏、黄连、秦皮、仙鹤草、丹参、川楝子、槟榔、金银花）保留灌肠治疗急性婴幼儿菌痢，4例痊愈，1例好转，好转的改用西药抗菌治疗以巩固疗效，总有效率100%，疗程均在1~3天。张茂香[234]采用加味白头翁汤（白头翁、黄连、黄柏、木香、甘草）煎浓汤保留灌肠治疗小儿菌痢，结果180例均临床治愈（症状消失，大便呈黄、软便，日≤2次，粪便镜检无异常，粪便细菌培养阴性），治疗组疗效优于对照组（$P<0.01$）。韩振宏等[235]用白头翁汤（白头翁15g，黄柏12g，秦皮12g，黄连6g，随症加减）灌肠治疗急性菌痢，水煎液保留灌肠，34例中痊愈30例，好转4例。黄永昌等[236]将感染性腹泻患儿100例随机分成对照组和治疗组

各 50 例，治疗组在对照组使用静脉滴注氨苄青霉素的基础上加用黄连素灌肠，3 次/天，5~7 天为 1 个疗程，结果：对照组有效率 60.0%，治疗组有效率 92.0%，两组比较有统计学差异（$P < 0.05$）。口服抗生素及思密达常规治疗基础上同时予中药（葛根、黄芩、黄连、滑石、地榆、赤石脂、苍术）水煎液灌肠，在大便次数、性状及症状、体征改善方面，疗效明显优于单纯应用西药的对照组。[237] 黄连素+思密达联合应用灌肠，对于反复应用抗生素，久治不愈的小儿慢性感染性腹泻有明显效果。[238]

⑪名医经验

黄春林

黄春林，男，教授，博士研究生导师。广东省名中医，广东省中西医结合学会肾病专业委员会副主任委员，广东省中医药学会肾病专业委员会副主任委员，广东省中医药学会糖尿病专业委员会委员。

黄教授把感染性腹泻按其证候特点分成五个基本证型进行治疗。①寒湿证，方用藿香正气散加减。②暑湿证，方用新加香薷饮加减。③湿热证，方用葛根芩连汤加减。如果热重于湿加生石膏、黄柏；湿重于热加泽泻、猪苓、车前草、薏苡仁；脓血便加秦皮、槐花；腹痛加白芍、蚕沙、木香等。④疫毒证，方用白头翁汤加味。若高热神昏合犀角地黄汤并服紫雪丹 2~3g 以清热开闭；若热盛风动抽搐合羚角钩藤汤熄风止痉；若急下暴脱合参附汤固脱。⑤脾虚证，方用参苓白术散加减。若病久阳虚，可用附子理中丸加吴茱萸、肉桂等以温中散寒；若兼大肠湿热可加黄连 9g、秦皮 15g。同时重视病因治疗，对症治疗，合并治疗等。[239]

⑫小结

感染性腹泻已经成为全球最重要的公共卫生问题之一，对人类生命健康产生较大的威胁，但临床上抗生素乱用，导致肠道耐药菌群产生，且抗生素治疗副反应多，疗效不理想。研究表明中西医结合或中医药特色疗法能够有效缓解症状，缩短病程，且少有不良反应发生，值得研究推广。

附录3：成人急性感染性腹泻诊疗专家共识

感染性腹泻呈高流行性和高发病率，发展中国家因腹泻病所致的医疗负担和经济负担严重，故仍然是值得关注的全球性公共卫生问题。世界卫生组织（World Heahh Organization，WHO）估计，全球每天有数千万人罹患腹泻病，每年发生腹泻病达 17 亿例次，其中有 220 万例患者因严重腹泻而死亡。

我国是发展中国家，感染性腹泻病的发病率一直位居肠道传染病的首位。近年来，在腹泻病的预防和诊治研究方面取得不少进展，病毒性腹泻的病原学研究、新的致腹泻病原体的发现、取代粪便常规检查的 WBC 酯酶检测、基于细菌毒力编码基因的分子生物学诊断、WHO 推荐的低渗补液方案、肠黏膜保护剂、抗分泌药物、新型肠道抗微生物制剂和肠道微生态制剂的应用，以及腹泻病疫苗研发等，都取得了长足发展。近十年来，我国儿科学和消化病学领域的专家，针对儿童腹泻病、功能性腹泻病和炎症性肠病（inflammatory bowel disease，IBD）等，制定了多部指南和共识，但缺乏针对成人感染性腹泻病的规范性指导意见。与儿童感染性腹泻病、功能性腹泻病和 IBD 等比较，成人急性感染性腹泻病在流行病学、病原学、临床表现、治疗和预后等方面均有显著差别。《中华传染病杂志》编辑委员会组织感染病科及其他学科有关专家，参考国内外相关文献制定了本共识，供感染性疾病科及相关学科的临床医师或社区医疗卫生人员参考。

本共识定义急性腹泻为：每天排便3次或3次以上，总量超过250 g，持续时间不超过2周的腹泻。粪便性状可为稀便、水样便、黏液便、脓血便或血样便，可伴有恶心、呕吐、腹痛或发热等全身症状。

一、病原学和流行病学

根据我国部分省市的腹泻病疾病负担社区调查研究资料，全人口腹泻病发病率为0.17～0.70次/人年，5岁以下儿童则为2.50～3.38次/人年。感染性腹泻一般表现为散发，也经常有暴发报告。引起感染性腹泻的病原体包括细菌、病毒、寄生虫和真菌等。《中华人民共和国传染病防治法》规定，霍乱为甲类传染病；细菌性和阿米巴痢疾、伤寒和副伤寒为乙类传染病；除霍乱、细菌性和阿米巴痢疾、伤寒和副伤寒以外的感染性腹泻，称为其他感染性腹泻，为丙类传染病。

2011年至2012年，在39种法定报告传染病的报告病例数中，其他感染性腹泻居第4位，细菌性和阿米巴痢疾居第7位。

（一）细菌感染

1. 霍乱：霍乱弧菌污染水和食物而引起本病传播，患者和携带者为传染源。从2002年开始，霍乱在我国总体处于低发水平，但局部地区暴发疫情时有发生，以食源性感染为主，特别是因霍乱弧菌污染水产品而引起的暴发占有较大比例，除了O1群E1 Tor型菌株的流行，O139群霍乱弧菌也持续引起散发以及暴发。2006年至2012年，我国平均每年报告霍乱病例100例左右。

2. 痢疾：分为细菌性痢疾（志贺菌感染）和阿米巴痢疾，通过粪—口途径传播，食物、水源、日常生活接触和苍蝇均可传播，感染主要与环境卫生条件和个人卫生习惯有关。志贺菌可分为4个血清群，A群（痢疾志贺菌）、B群（福氏志贺菌）、C群（鲍氏志贺菌）和D群（宋内志贺菌）。志贺菌都能产生内毒素。痢疾志贺菌能产生志贺外毒素，患者病情常较重；宋内志贺菌感染通常病情较轻；福氏志贺菌感染则易转为慢性迁延性腹泻。近十年来，我国痢疾报告发病数和发病率整体呈下降趋势。2012年全国共报告痢疾病例207 429例，死亡13例，报告病例中，绝大部分为临床诊断病例。

3. 致泻大肠埃希菌：根据致病机制和细菌毒力，引起肠道感染的大肠埃希菌可分为5类。①肠产毒素性大肠埃希菌（cntcrotoxigcnic E. coli，ETEC），是旅行者腹泻的重要病原菌，产生不耐热的肠毒素和（或）耐热肠毒素，导致肠黏膜细胞分泌大量液体而致腹泻，腹泻物中含大量蛋白质。②肠侵袭性大肠埃希菌（enteroinvasive E. coli，EIEC），通过侵袭基因编码的蛋白介导侵袭和破坏肠上皮细胞，引起炎性反应和溃疡，症状与痢疾很难区分。③肠出血性大肠埃希菌（enterohaemorrhagic E. coli，EHEC），能产生溶血素、志贺样毒素（或称Vero毒素）等，故该菌又名产志贺样毒素大肠埃希菌（shiga toxin - producing E. coli，STEC），或产Vero毒素大肠埃希菌。已经证实有40余种血清型的大肠埃希菌产志贺样毒素，其中O157：H7所占比例最大，O26、O45、O111、O103、O121和O145等也是常见产毒素血清型。STEC能引起血性腹泻，部分患者并发溶血性尿毒综合征（hemolytic uremic syndrome，HUS）和血栓性血小板减少性紫癜等。2011年德国产志贺样毒素的大肠埃希菌O104：H4感染暴发，HUS发生率约22%。④肠致病性大肠埃希菌（enteropathogenic E. coli，EPEC），是引起婴幼儿腹泻最常见的病原之一。⑤肠黏附性大肠埃希菌（enteroadhesive E. coli，EAEC），其毒力基因编码蛋白介导集聚性黏附上皮细胞，阻碍肠道液体吸收，导致腹泻。我国河南省腹泻病原谱研究结果显示，门诊腹泻患者中占第一位的细菌性病原是致泻大肠埃希菌，分离率在10%左右。阳性率最高的是EAEC，其他依次排序为EPEC、ETEC、EIEC和EHEC。

4. 副溶血弧菌：是一种嗜盐细菌，人的感染多来自于海产品及海产品造成的交叉污染，在我国沿海地区夏秋季散发病例和暴发事件中较为常见。我国常见的副溶血弧菌的血清型为O3：K6、O1、O4：K8、O4：K68、O1：K25、O3：K29和O1：K56等。河弧菌、拟态弧菌、创伤弧菌等弧菌也能引起感染性腹泻。

5. 沙门菌：是人兽共患菌，有2500多个血清型，以鼠伤寒和肠炎沙门菌最常见，一年四季都有发病。污染的动物、植物、加工食品和水都能引起感染，经常有食源性暴发。自患者分离的菌株常有多重耐药性。在我国，沙门菌是感染性腹泻最常见的细菌性病原，也是食物中毒暴发最常见的病原。

6. 弯曲菌：是人兽共患菌，主要通过未彻底煮熟的鸡肉、被交叉污染的蔬菜、牛奶和水传播。在发达国家，弯曲菌感染年发病率为44/10万~93/10万。弯曲菌感染后腹泻常为脓血便，部分患者会发生严重的并发症，如吉兰－巴雷综合征、反应性关节炎和肠易激综合征（irritable bowel syndrome，IBS）。

7. 气单胞菌（嗜水气单胞菌、豚鼠气单胞菌和温和气单胞菌等）和类志贺邻单胞菌：广泛分布于淡水环境中，能引起感染性腹泻，主要通过淡水产品或淡水产品的交叉污染传播，也有水产养殖从业人员感染的报道。

8. 蜡样芽胞杆菌：为条件致病菌，部分菌株能产生肠毒素，有以突发恶心、呕吐为主和以腹痛、腹泻为主的两种类型。呕吐型多与食用未冷藏的剩米饭有关，腹泻型多与加工处理不当的食物有关。

9. 产气荚膜梭菌：属于厌氧菌，A型菌产生的肠毒素导致腹泻，β毒素可引起坏死性肠炎。食源性感染通常与室温下保存时间较长的动物性食品，特别是肉汤类食品有关。产气荚膜梭菌也是部分抗菌药物相关性腹泻（antibiotic-associated diarrhea，AAD）的病原菌。

10. 小肠结肠炎耶尔森菌：该菌广泛分布于自然界，能产生耐热性肠毒素，进食被该菌污染的食物可引起肠炎。该菌在4℃左右也能生长，长时间冷藏的食品食用前如不彻底加热，有结肠炎耶尔森菌感染的危险。

（二）病毒感染

病毒感染导致急性腹泻病的比例远超过其他病原体，在急性感染性腹泻病中，自限性的病毒感染超过50%。导致成人急性腹泻的病毒主要是诺如病毒和B组轮状病毒。

1. 诺如病毒：属于杯状病毒科、无包膜单股正链RNA病毒。该病毒可以通过食品、水及患者呕吐物造成的气溶胶传播，很容易引起暴发，是成人病毒性腹泻最常见病原。在发达国家暴发型胃肠炎中，由诺如病毒引起者占68%~80%。根据我国北京市调查，秋冬季门诊成年散发腹泻患者粪便的诺如病毒阳性率超过50%。诺如病毒也是医院感染腹泻病的重要病原体，可引起院内暴发流行。

2. B组轮状病毒：能导致成年人腹泻病的暴发，对成年散发腹泻患者中轮状病毒的监测和研究资料少见，有监测报告成人腹泻病患者阳性率为5%~23%。

3. 其他：导致成人腹泻的病毒还有腺病毒和星状病毒等。某些呼吸道病毒也能引起腹泻的症状。

(三) 寄生虫感染

1. 贾第虫：是蓝贾第鞭毛虫的简称，感染多由不清洁的饮用水或者不良卫生习惯导致，是旅行者腹泻的主要病原体之一。贾第虫病现被列为全世界危害人类健康的10种主要寄生虫病之一。HIV感染者常合并贾第虫感染，且症状严重、病程长。

2. 溶组织内阿米巴：为阿米巴痢疾的病原体。溶组织内阿米巴的生活史包括感染性包囊和增殖性滋养体两个阶段。滋养体是虫体的侵袭形态，但其在外界自然环境中只能短时间存活，而包囊则可以在外界生存和保持感染性数天至1个月。溶组织内阿米巴对宿主组织的侵袭过程有赖于一些毒力因子，如蛋白酶、金属蛋白酶等。

3. 隐孢子虫：该寄生虫广泛寄生于脊椎动物体内，是人兽共患病。隐孢子虫多为水源性传播，进入体内的隐孢子虫的子孢子侵入肠上皮细胞，其后的裂体增殖破坏肠绒毛结构，是致病的主要原因。隐孢子虫主要感染免疫功能低下人群，但也可以感染免疫功能正常者。

4. 环孢子虫：是一种寄生于肠道的球虫，人类为唯一天然宿主。含卵囊的粪便污染水、食物和土壤后在人际间传播，多见于卫生习惯差和经济欠发达的国家或地区，也是常见旅行者腹泻的致病原。环孢子虫病易发展为迁延性腹泻。

5. 其他：血吸虫等寄生虫感染也可引起急性腹泻。

(四) 特殊的感染性腹泻病

1. AAD：是指应用抗菌药物后发生的、与抗菌药物有关的腹泻，尤其多见于长期、大量和使用广谱抗菌药物者。通常在开始使用抗菌药物后5~10天发病。艰难梭菌、产肠毒素的产气荚膜梭菌、金黄色葡萄球菌、克雷伯菌属、白念珠菌等均可以引起AAD，尚可合并肠道机会菌（如变形杆菌属、假单胞菌属、非伤寒沙门菌属等）感染。AAD中，艰难梭菌感染（Clostridium difficile infection，CDI）占20%~30%，而在医院获得性AAD中，CDI占15%~25%。CDI还与强烈的胃酸抑制、机体免疫功能抑制，以及应用细胞毒性药物等有关。

2. 医院获得性腹泻：以腹泻为主要症状的医院感染的主要致病菌为大肠埃希菌、金黄色葡萄球菌、肠球菌和铜绿假单胞菌，其次为白念珠菌、变形杆菌属、克雷伯菌属、沙门菌属等。这些病原菌多为多重耐药菌，主要来自于交叉感染或肠道内源性感染。临床研究表明，在住院患者中，医院获得性腹泻的发生率为12%~32%，其中有近20%为CDI。

3. 免疫缺陷相关腹泻：先天性和获得性免疫缺陷人群容易发生感染性腹泻，且不易治愈，易发展为慢性腹泻，如HIV感染相关腹泻和老年人群的腹泻等。前述细菌、真菌、寄生虫和病毒等均可能成为免疫缺陷者腹泻的病原体。

二、诊断和鉴别诊断

感染性腹泻病的诊断包括临床诊断和病原学诊断，后者不仅为合理治疗提供依据，还为流行病学调查以及预防和控制腹泻病的传播和流行提供线索。多数急性腹泻病患者病程较短，且医院就诊率较低。据调查，在我国急性腹泻病的就诊率仅为30%~40%。

(一) 临床诊断

1. 流行病学史：流行病学史可以为病原学诊断提供一定的参考依据。感染性腹泻病的季节特征和地区特征比较明显，夏季多见细菌性感染，秋季多见诺如病毒和轮状病毒性腹泻，冬春季节亦多见各种病毒性腹泻。养老机构、集体单位或局部地区腹泻病流行或暴发流行，应首先考虑急性感染性腹泻。近期旅行史是诊断感染性腹泻的重要线索，尤其是从卫生条件较好的发达地区前往欠发达地区旅行。

动物宿主、患者及带菌者的粪便污染食品和水的机会较多，是感染性腹泻病原体的主要传染源。弧菌、气单胞菌和邻单胞菌主要存在于水环境中；弧菌耐盐，主要通过海产品传播；气单胞菌和邻单胞菌主要通过淡水产品传播；诺如病毒也可以通过海产品传播。进食可疑食物史有助于判断感染的病原，可作为经验性诊断依据。

2. 临床表现：成人急性感染性腹泻病，不仅临床表现多样、病情轻重不一，而且致病病原体种类繁多。不同病原体感染或不同个体感染后的预后差异甚大，轻者为自限性过程，重者可因严重脱水、中毒和休克等致死。①潜伏期：急性感染性腹泻病的潜伏期不一，细菌感染所致腹泻，从感染到腹泻症状出现，数小时至数天不等，而细菌毒素所致腹泻潜伏期较短，如金黄色葡萄球菌毒素致泻时间可短至1~2小时；病毒性胃肠炎的潜伏期12小时至3天不等。先于腹泻的前驱症状有发热、不适和恶心等。②腹泻特征：腹泻为主要症状，不同微生物感染所致腹泻的表现各异。病毒性腹泻一开始表现为黏液便，继之为水样便，一般无脓血，次数较多，量较大。细菌性痢疾多表现为黏液脓血便。如果细菌侵犯直肠，可出现里急后重的症状。某些急性细菌性腹泻病可有特征性的腹泻症状，如副溶血弧菌感染表现为洗肉水样便，霍乱可以先出现米泔水样便，后为水样便。细菌毒素所致腹泻病多为水样便，一般无脓血，次数较多。极少数 EHEC 感染患者表现为血便而无腹泻的表现。③其他胃肠道症状和体征：腹痛是仅次于腹泻的另一症状，根据感染肠道部位和病原体的不同，腹痛的部位和轻重有所不同。病毒性腹泻者，病毒多侵犯小肠，故多有中上腹痛或脐周痛，严重者表现为剧烈的绞痛，局部可有压痛，但无反跳痛；侵犯结直肠者，多有左下腹痛和里急后重；侵犯至结肠浆膜层者，可有局部肌紧张和反跳痛；并发肠穿孔者，表现为急腹症。腹胀、恶心和食欲减退可见于大多数感染性腹泻患者。呕吐的表现多见于细菌性食物中毒，系细菌毒素所致。④全身症状：病毒血症和细菌毒素可干扰体温调节中枢，因此腹泻伴发热很常见；中毒性菌痢患者可能仅有高热而无腹泻。乏力、倦怠等表现可以与发热同时出现，也可以与发热无关，系全身中毒症状的一部分。⑤脱水、电解质紊乱和酸碱失衡：成人急性感染性腹泻病一般无严重的脱水症状。一旦出现严重脱水表现，多提示病情严重，或有基础疾病，或未及时就诊、未及时有效补液。较长时间高热又未得到液体的及时补充，也可导致或加重水电解质紊乱。感染性腹泻从肠道失去的液体多为等渗液体；如果伴有剧烈呕吐，则可出现低氯、低钾性碱中毒；严重脱水、休克未得到及时纠正可引起代谢性酸中毒。

（二）实验室诊断

1. 粪便常规检测：简便易行，临床实用价值大。肉眼观腹泻物性状，如是否为水样便、有否脓血和黏液便等，即可大致判断腹泻的病因；光学显微镜高倍视野下见多个 RBC 和大量脓细胞，或 WBC≥15/高倍视野者，有助于确定急性细菌性腹泻。粪便光学显微镜检查可发现虫卵、滋养体、包囊和卵囊，是确诊肠阿米巴病、贾第虫感染和隐孢子虫病的重要方法。

2. 乳铁蛋白和钙卫蛋白检测：乳铁蛋白是中性粒细胞颗粒中具有杀菌活性的单体糖蛋白，其在粪便中含量升高，提示结肠炎性反应。钙卫蛋白是中性粒细胞和巨噬细胞中的一种含钙蛋白，因此粪便钙卫蛋白含量与粪便中 WBC 数呈正比，也是结肠炎性反应的重要指标。研究显示，乳铁蛋白和钙卫蛋白用于诊断感染性肠道炎，其敏感性和特异性均优于隐血试验。该两项试验可用于肠道炎性病变与功能性肠病的鉴别诊断，但不能区分感染性腹泻病与 IBD。

3. 粪便细菌培养：应根据流行病学、临床表现、腹泻物性状、病情轻重和粪便常规检查结果，初步判断后再决定是否做细菌培养。对疑似霍乱的患者，必须采集腹泻标本检测霍乱弧菌；对发热和（或）脓血便的患者，应采集腹泻标本分离病原体并做药物敏感试验，有助于经验治疗后调整治疗方案。粪便细菌分离培养结果的数据分析和积累，在腹泻病流行病学和病原学监测方面有重要意义。

4. 血清免疫学诊断：基于肠道感染微生物的血清免疫学诊断试验，有助于协助部分感染性腹泻病的病原学诊断，但目前临床应用价值有限，有待于进一步研究。

5. 分子生物学诊断技术的应用：基于 PCR 的基因诊断技术，具有快速、特异和敏感的特点。粪便提取物检测轮状病毒和诺如病毒特异性基因，不仅有助于诊断，也是病毒性腹泻病分子流行病学调查的主要手段。该技术还可用于致泻病原体特异性毒力基因检测。

（三）病情评估

水、电解质和酸碱平衡的评估是成人急性感染性腹泻病诊断的重要组成部分，其中脱水的评估尤为重要。脱水程度主要通过以下体征来判断：皮肤是否干燥和皮肤弹性试验，是否无泪、眼球凹陷，脉搏次数，是否有体位性低血压或低血压，体质量下降程度，以及意识状况。据此将脱水分型如下：①无脱水。意识正常，无眼球凹陷，皮肤弹性好，无口干。②轻度脱水。脉搏加快，烦躁，眼球凹陷，皮肤弹性差，口干。③严重脱水。血压下降或休克，嗜睡或倦怠，眼球凹陷，皮肤皱褶试验2 S 不恢复，少尿或无尿。

病毒性腹泻病多见脱水和电解质紊乱，伴呕吐者可有低氯、低钾性碱中毒；霍乱弧菌感染可有严重脱水和电解质紊乱。脱水严重，尤其是伴低血压或休克者，有代谢性酸中毒。

严重失水，有效肾脏循环血容量减少可致肾损伤。某些病原体感染如 EHEC 可致 HUS。HUS 的主要临床表现为微血管病性溶血性贫血、急性肾功能不全和 PLT 减少。EHEC 感染者使用抗菌药物治疗易诱发或加重 HUS，需要引起高度警惕。

（四）鉴别诊断

1. IBS：IBS 为功能性胃肠病，各项检查无异常，肠镜检查亦缺少可以解释患者症状的异常发现。临床表现为稀便、水样便或黏液便，无血性便或脓血便。腹泻在白天多见，夜间缓解，与精神紧张和情绪变化有关，也可能与摄入某种特定食物有关，语言暗示可以诱发或缓解。部分 IBS 患者近期有志贺菌、沙门菌和空肠弯曲菌感染史，称之为感染后 IBS（post—infectious irritable bowel syndrome, PI—IBS）。沙门菌感染后，患 IBS 的概率增加8倍。因此，容易被误诊为前一次感染性腹泻的延续。IBS 发病率超过10%，在我国的漏诊或误诊率较高，常被误诊为感染性肠炎而误用或滥用抗菌药物。

2. IBD：IBD 病因未明，可能为免疫异常或与病毒感染有关，表现为慢性病程，但可以急性发作，发作可能与饮食成分或情绪有关。腹泻表现为黏液血便或脓血便，脱水不明显。可有胃肠道外表现，也可有发热等全身症状。肠镜检查有特征性的表浅溃疡。该病初次发作很容易与细菌感染性腹泻病（如细菌性痢疾）混淆，尤其是在 IBD 合并细菌感染时。鉴别诊断参见中华医学会消化病学分会炎症性肠病学组制定的《中国炎症性肠病诊断治疗规范的共识意见》。

3. 其他肠道疾病的鉴别：药物不良反应（胃肠道反应）、憩室炎、缺血性肠炎、消化不良、肠道肿瘤等可表现为急性腹泻，通过询问病史、用药史、病程、腹泻特征、肠道检查等加以鉴别。

（五）特殊的感染性腹泻病的诊断和鉴别诊断

1. AAD：轻型 AAD 患者仅表现为解稀便2~3次/天，持续时间短，无中毒症状；中型患者常有明显的肠道菌群失调，腹泻次数较多；重型患者有大量水样泻，腹泻次数可达30次/天，部分患者可排出斑片状伪膜,称伪膜性结肠炎,可伴发热、腹部不适、里急后重;少数极其严重者除有腹泻外还可发生脱水、电解质紊乱、低蛋白血症或脓毒血症等,甚至出现中毒性巨结肠,可发生肠穿孔。

AAD中,CDI最常见。研究表明,40%的CDI患者可出现外周血WBC增加,76%患者发生低白蛋白血症,粪便伪膜仅见于50%的患者。CDI病原学诊断技术尚未广泛采用,可先通过酶联免疫分析技术(enzyme immunoassay, EIA)检测艰难梭菌谷氨酸脱氢酶作筛查试验,然后采用EIA法、细胞毒性试验或PCR法检测B毒素来确证。

2. 急性血性腹泻:年龄在50岁以下者要注意排除IBD,50岁以上者则要考虑憩室炎、缺血性肠炎和恶性肿瘤。某些病原体感染后表现为血样便,如EHEC。应根据患者的人口学特征、血性便的特征、既往史、用药史(非甾体类抗炎药、抗凝药、糖皮质激素等)等综合判别。腹部体格检查以及直肠指检非常重要;病原微生物检查要特别针对STEC;溶组织内阿米巴肠道感染也可能是血性腹泻的病因,可通过粪便检查明确;无禁忌证者可做结肠镜检查,以诊断肠黏膜和肠腔的病变。

3. 老年人急性腹泻:一项来自美国的报道,老年人的感染性腹泻发病率为14.2%;另一项来自澳大利亚、加拿大、爱尔兰和美国协同研究的结果显示,年龄在65岁及以上的老年人的腹泻率为3.9%。老年人常有基础疾病,用药较多,因此药物相关性腹泻,即药物不良反应引起的腹泻更多。需要与之鉴别的其他非感染性腹泻病有功能性腹泻、肿瘤(可能表现为腹泻与便秘交替)、肠道血管病变等。

4. 旅行者腹泻:导致旅行者腹泻的病原体以细菌为多,ETEC最常见,其次为沙门菌、弯曲菌和志贺菌等,通常为水和食物传播。轮状病毒和人型贾第虫也是常见病原体。腹泻一般发生在到达旅行地后的4~14天内,以水样泻多见,少见血性或脓血性腹泻。诊断主要依靠临床表现,并结合旅行地的腹泻病流行状况、季节特征、饮水和饮食情况、卫生习惯和卫生资源等。粪便常规检查可以提供病原学线索,但对病毒性腹泻病无诊断价值。有发热和明显的结肠炎表现时应做粪便培养。

三、治疗

(一)饮食治疗

绝大多数未发生脱水的腹泻病患者可通过多饮含钾、钠等电解质且有一定含糖量的运动饮料,以及进食苏打饼干、肉汤等补充丢失的水分、电解质和能量。腹泻尤其是水样泻患者的理想饮食以含盐的淀粉类熟食为主,补充能量和电解质。饼干、酸奶、汤、熟制蔬菜也是较好的选择。部分患者因腹泻可能发生一过性乳糖酶缺乏,最好避免牛奶摄入。粪便成形后,饮食可逐渐恢复正常。急性感染性腹泻患者一般不需要禁食,如有较严重呕吐的患者则需要禁食,口服补液疗法或静脉补液开始后4小时内应恢复进食,少吃多餐(建议每日6餐),进食少油腻、易消化、富含微量元素和维生素的食物(谷类、肉类、水果和蔬菜),尽可能增加热量摄入。避免进食罐装果汁等高渗性液体,以防腹泻加重。

(二)补液治疗

轻度脱水患者及无临床脱水证据的腹泻患者也可正常饮水,同时适当予以口服补液治疗(oral rehydration therapy, ORT)。水样泻及已发生临床脱水的患者应积极补液治疗,尤其在霍乱流行地区。口服补液盐(oral rehydration salts, ORS)应间断、少量、多次,不宜短时间内大量饮用,口服剂量应是累计丢失量加上继续丢失量之和的1.5~2.0倍。WHO推荐的标准ORS配方为:氯化钠3.5 g、柠檬酸钠2.9 g或碳酸氢钠2.5 g、氯化钾1.5 g、蔗糖40g或葡萄糖20 g,加水至1 L。ORS中含Na^+

90mmol/L、K$^+$20mmol/l。Cl$^-$80mmol/L、HCO$^-$30mmol/L、无水葡萄糖111mmol/l，电解质渗透压为220mmol/L，总渗透压为311mmol/l。近年来WHO推荐一种更加有效的低渗透压ORS，其中含Na$^+$75mmol/l、K$^+$20mmol/L、Cl$^-$65mmol/L、无水葡萄糖75mmol/l、柠檬酸盐10mmol/l，总渗透压245mmol/l。与标准ORS相比，其钠和葡萄糖浓度较低，能减轻呕吐、减少粪便量并减少静脉补液量。低渗ORS和标准ORS用于成人急性水样腹泻的治疗，其疗效相当，在腹泻量、腹泻持续时间、ORS摄入量、分组后接受计划外静脉补液量方面并无显著性差异，但在安全性方面低渗ORS优于标准ORS。服用低渗ORS导致的低钠相关癫痫或意识障碍的发生率（0.03%~0.05%）比标准ORS（0.10%）明显降低。ORT除引起麻痹性肠梗阻的风险外，口服补液疗效与静脉补液并无任何差异，但前者可以减少住院时间，避免血管炎的发生。

成人急性感染性腹泻病患者，应尽可能鼓励其接受ORT，但有下述情况应采取静脉补液治疗：①频繁呕吐，不能进食或饮水者；②高热等全身症状严重，尤其是伴意识障碍者；③严重脱水，循环衰竭伴严重电解质紊乱和酸碱失衡者；④其他不适于口服补液治疗的情况。静脉补液量、液体成分和补液时间应根据患者病情决定。脱水引起休克者的补液应遵循"先快后慢、先盐后糖、先晶体后胶体、见尿补钾"的原则。

（三）止泻治疗

1. 肠黏膜保护剂和吸附剂：蒙脱石、果胶和活性炭等，有吸附肠道毒素和保护肠黏膜的作用。蒙脱石制剂被证实在急性腹泻中能够缩短腹泻病程，降低腹泻频度。蒙脱石对消化道内的病毒、细菌及其毒素有固定和抑制作用；对消化道黏膜有覆盖能力，并通过与黏液糖蛋白相互结合，提高肠黏膜屏障对致损伤因子的防御能力，促进肠黏膜修复，可以减轻急性感染性腹泻病的症状，并缩短病程。蒙脱石制剂在儿童腹泻病治疗中，有多中心临床试验证实其可以减少腹泻次数和腹泻时间，耐受性良好。近年来有多中心随机双盲临床试验也证实了蒙脱石可以降低成人水样泻患者的腹泻次数和腹泻时间。成人用量和用法为3.0g/次，3次/天口服。

2. 益生菌：肠道微生态失衡可能是成人急性感染性腹泻的诱发因素，也可以是后果。近年来已有较多证据表明，由肠道益生菌组成的特殊活性微生物制剂，不仅对人体健康有益，还可以用于治疗腹泻病。多项循证医学证据证明，益生菌能有效减少AAD的发生。研究显示，益生菌能显著降低CDI的发生率。益生菌的常见不良反应包括胃肠胀气和轻度腹部不适，严重不良反应罕见。免疫功能缺陷及短肠综合征为禁忌证。益生菌的活菌制剂，应尽可能避免与抗菌药物同时使用。

3. 抑制肠道分泌：①次水杨酸铋。其为抑制肠道分泌的药物，能减轻腹泻患者的腹泻、恶心、腹痛等症状。3项随机对照双盲试验发现，次水杨酸铋能有效减少腹泻次数，并证实在治疗期间可以显著减少腹泻伴随症状。该药的安全性较好，可用于旅行者腹泻的治疗。②脑啡肽酶抑制剂。脑啡肽酶可降解脑啡肽，而脑啡肽酶抑制剂（如消旋卡多曲）则可选择性、可逆性地抑制脑啡肽酶，从而保护内源性脑啡肽免受降解，延长消化道内源性脑啡肽的生理活性，减少水和电解质的过度分泌。口服消旋卡多曲作用于外周脑啡肽酶，不影响中枢神经系统的脑啡肽酶活性，且对胃肠道蠕动和肠道基础分泌无明显影响。使用方法为100mg，3次/天，餐前口服，治疗时间不超过7天。随机对照研究结果显示其与洛哌丁胺疗效相当。

4. 肠动力抑制剂：①洛哌丁胺。洛哌丁胺直接作用于肠壁肌肉，抑制肠蠕动和延长食物通过时间，还能减少粪便量，减少水、电解质丢失，多用于无侵袭性腹泻症状的轻、中度旅行者腹泻，可以缩短1天的腹泻病程；但对于伴发热或明显腹痛等疑似炎性腹泻以及血性腹泻的患者应避免使用。成人初始剂量为 4~8mg/天，分次给药，根据需要调整剂量；如果给药数天后无改善，应停止用药。该药不进入中枢神经系统，无成瘾性。②苯乙哌啶。其为合成的哌替啶衍生物，对肠道的作用类似于吗啡，可减少肠蠕动而止泻，但无镇痛作用。该药可直接作用于肠平滑肌，通过抑制肠黏膜感受器，消除局部黏膜的蠕动反射而减弱肠蠕动，同时可增加肠的节段性收缩，使肠内容物通过迟缓，利于肠液的再吸收。黄疸、肠梗阻及伪膜性结肠炎或产肠毒素细菌引起的急性感染性腹泻者禁用。如果每天用药20mg，连续10天，仍未见症状改善，则停止用药。

（四）抗感染治疗

1. 抗感染药物应用原则：急性水样泻患者，排除霍乱后，多为病毒性或产肠毒素性细菌感染，不应常规使用抗菌药物；轻、中度腹泻患者一般不用抗菌药物。以下情况考虑使用抗感染药物：①发热伴有黏液脓血便的急性腹泻；②持续的志贺菌、沙门菌、弯曲菌感染或原虫感染；③感染发生在老年人、免疫功能低下者、败血症或有假体患者；④中、重度的旅行者腹泻患者。可先根据患者病情及当地药物敏感情况经验性地选用抗感染药物。研究表明，有适应证的重度细菌感染性腹泻患者，在培养结果和药物敏感试验结果明确之前采取经验性抗菌治疗，可缩短1~2天的病程。但应结合药物不良反应、正常肠道菌群是否被抑制、是否诱导志贺毒素产生，以及是否增加抗菌药物耐药性等情况来权衡利弊。

EHEC 引起的腹泻患者是否使用抗菌药物宜慎重决定。由于出血性肠炎为一种自限性疾病，抗菌药物的使用并不能够缩短病程或住院时间，因而不主张使用抗菌药物。目前认为抗菌药物的应用还可能使细菌释放的志贺样毒素增多，增加 HUS 的发生率。尤其要避免使用可能有肾毒性的抗菌药物，如氨基糖苷类抗菌药物。

2. 抗菌药物的选择：应用抗菌药物前应首先行粪便标本的细菌培养，以便依据分离出的病原体及药物敏感试验结果选用和调整抗菌药物。若暂无培养和药物敏感试验结果，则应根据流行病学史和临床表现，经验性地推断可能的感染菌，同时参照所在区域公布的细菌药物敏感数据选择抗菌药物。对有适应证的社区获得性细菌感染性腹泻病，经验性抗菌治疗可以缩短1~2天的病程。喹诺酮类药物为首选抗菌药物，复方磺胺甲噁唑为次选。具体方案为诺氟沙星400mg，2次/天口服；或左氧氟沙星500mg，1次/天口服，疗程3~5天；复方磺胺甲噁唑的用法为甲氧苄啶160mg、磺胺甲基异噁唑800mg，每日分2次口服。红霉素现已几乎不用于治疗细菌感染性腹泻病，鉴于细菌对喹诺酮类耐药情况越来越严重，对于严重感染者，以及免疫功能低下者的腹泻，在获得细菌培养结果并对大环内酯类敏感的患者，仍可以考虑使用红霉素或阿奇霉素。阿奇霉素的推荐剂量为250mg 或500mg，1次/天，连续3~5天。如用药48小时后病情未见好转，则考虑更换其他抗菌药物。

利福昔明是一种广谱、不被肠道吸收的抗菌药物，亦可选用。该药系利福霉素衍生物，对革兰阳性需氧菌中的金黄色葡萄球菌、表皮葡萄球菌及粪链球菌，对革兰阴性需氧菌中的沙门菌属、大肠埃希菌、志贺菌属、小肠结肠炎耶尔森菌等有良好抗菌活性；对变形杆菌属、艰难梭菌、革兰阴性厌氧菌中的拟杆菌属，均有较高抗菌活性。该药口服不被吸收，在肠道内保持极高浓度，不良反应较少，对细菌性腹泻的抗感染治疗有较强适应证，但不可用于对利福霉素类药物过敏者。

3. CDI 的治疗：首先应停止正在使用中的抗菌药物，但对于不能停用抗菌药物治疗的患者，最好能改用与 CDI 相关性相对较小的抗菌药物，如氨苄西林、磺胺类药物、红霉素、四环素、第一代头孢菌素等。抗动力止泻药（如洛哌丁胺）可能增加发生中毒性巨结肠的风险，应避免使用。甲硝唑是轻中型 CDI 治疗的首选药物，用法为500mg，3次/天口服，疗程10~14天。对于重型 CDI，或甲硝唑治疗5~7天失败的患者应改为万古霉素治疗，用法为万古霉素125mg，4次/天口服；合并肠梗阻、中毒性巨结肠、严重腹胀的重症患者，建议增加万古霉素剂量，并联合甲硝唑，用法为万古霉素500mg，4次/天口服；或500mg，溶于100mL的0.9%氯化钠溶液中，保留灌肠，每6小时一次，联合静脉使用甲硝唑，用法为500mg，静脉滴注，每8小时一次。

4. 病毒性腹泻的病原学治疗：病毒性腹泻为自限性疾病，一般不用抗病毒药物和抗菌药物。硝唑尼特对病毒性腹泻有一定治疗作用。来自美国的一项单中心研究显示，经EIA法确诊为诺如病毒、轮状病毒和腺病毒感染的50例12岁以上（平均33.5岁）门诊腹泻患者，给予硝唑尼特500mg，2次/天，连服3天，结果所有患者的症状改善，治疗组平均症状改善时间为1.5天，而对照组平均症状改善时间为2.5天，无明显不良反应。

5. 急性寄生虫感染性腹泻的治疗：①贾第虫病。可使用替硝唑，2.0g/次，1次/天口服，或甲硝唑，200mg/次，3次/天，疗程5天。②急性溶组织内阿米巴肠病。原则上采用组织内杀阿米巴药物，甲硝唑400~600mg，3次/天口服，共10天，或替硝唑2.0g，1次/天，共3天；随后加用腔内杀虫剂巴龙霉素25~35mg·kg^{-1}·d^{-1}，3次/天，共7天或二氯尼特500mg，3次/天口服，10天为1个疗程，以清除肠内包囊。疗程结束后粪便检查随访，每月1次，连续3次，以确定是否清除病原体，必要时可予复治。③隐孢子虫病。螺旋霉素1.0g，3次/天口服。

（五）中医药治疗

中医药制剂治疗急性腹泻在我国应用广泛，如盐酸小檗碱（盐酸黄连素）对改善临床症状和缓解病情有一定效果。

附录4：中国儿童急性感染性腹泻病临床实践指南
——中华医学会儿科学分会消化学组，《中华儿科杂志》编辑委员会

一、前言

感染性腹泻病是全球发病率高和流行广泛的传染病，对人类尤其是儿童的健康危害严重。在我国，根据一些省份的入户调查资料，全人口的腹泻病发病率为0.17~0.70次/人年，5岁以下儿童则为2.50~3.38次/人年。儿童急性感染性腹泻通常由胃肠道病毒和细菌感染所致，临床上常伴或不伴呕吐、恶心、发热、腹痛等症状。儿童急性感染性腹泻的病因多为病毒感染，以轮状病毒、诺如病毒最为常见，细菌病原包括大肠埃希菌属、弯曲菌属、沙门菌属以及志贺菌属等。我国小儿腹泻病调查结果显示，每年有2个发病季节高峰，一个高峰为6至8月，主要病原为致泻性大肠埃希菌和痢疾杆菌，另一高峰为10至12月，主要病原为轮状病毒。无论何种病因所致的急性感染性腹泻，治疗方法主要为补液治疗［口服补液盐（ORS）、静脉补液］以预防和治疗水电解质紊乱及酸碱失衡、饮食治疗、药物治疗。为了规范腹泻病的诊治，2009年中华医学会儿科学分会消化学组、感染学组及《中华儿科杂志》编辑委员会，参照世界卫生组织（WHO）和联合国儿童基金会（UNICEF）2005年联合发表的腹泻管理推荐指南，制定了"儿童腹泻病诊断治疗原则的专家共识"，强调腹泻病管理中脱水征的识别、El服补液、继续喂养，提倡母乳喂养，推荐使用低渗ORS和补锌治疗。"专家共识"的推行和实施，在规范腹泻病治疗、早期应用ORS预防和纠正脱水、减少静脉补液、减少抗生素滥

用方面起到了积极的作用，取得了一些效果。但是上述治疗方法以及众多药物的疗效、安全性和经济学指标如何，是广大儿科医务工作者所关注的。为了更好地帮助临床医生恰当地管理急性感染性腹泻患儿，中华医学会儿科学分会消化学组及《中华儿科杂志》编辑部委员会再次组织儿科消化病、感染病以及流行病学专家组成的专家工作组，在原有的"专家共识"基础上，参考WHO及UNICEF的"腹泻病临床管理指南"以及美国、英国等有关腹泻病的指南，根据循证医学原则分析国内外截至2013年6月的临床研究资料，制定"中国儿童急性感染性腹泻病临床实践指南"，以便给儿科医生在临床实践时参考。

关于诊断、口服补液、继续喂养、补锌治疗等已成为定论的，本临床实践指南将应用原有的共识和其他指南的证据。对于争论较大的一些治疗方法，包括儿童急性腹泻病重度脱水扩容选择液体、去乳糖饮食、抗病毒药物、抗生素、非特异止泻药物（微生态制剂、蒙脱石、消旋卡多曲等）的应用，提出临床问题，对提出的临床问题分别检索文献、收集证据，应用循证学方法进行证据评定形成初步推荐意见，然后采用开放式讨论征求专家意见，形成推荐意见。

二、方法学

1. 文献查询：检索了截至2013年6月Pubmed、Cochrane、EMBASE、中国生物医学数据库（CBM）、中国期刊全文数据库刊登的相关文献，中文检索主题"急性腹泻"或"肠炎""儿童"或"小儿""患儿""婴儿""婴幼儿"，检索PubMed检索式为（"Diarrhea/therapy"［Mesh］OR "gastroenteritis/therapy"［Mesh］）AND（English［1ang］OR Chinese［lang］）AND（"infant"［MeSH Terms］OR "child"［MeSH Terms］OR "adolescent"［MeSH Terms］），检索EMBASE和Cochrane图书馆，限定关键词：diarrhea、diarrhoea、gastroenteritis，并基于新近发表的系统性综述、循证指南及高质量临床试验。

2. 证据评价：参照英国牛津循证证据分级和Sackett等指定的标准，根据采纳的证据来源的不同，将证据水平分为4级。A级：证据来源于同质随机对照试验（RCT）的系统评价或Meta分析、单个RCT；B级：证据来源于多个高质量的队列研究的系统评价、多个高质量的队列研究、单个高质量的病例—对照研究或单个质量较差的RCT；C级：证据来源于大样本的病例报道、质量差的单个队列研究或病例对照研究；D级：证据来源于专家意见。

3. 形成推荐意见：证据评定形成初步推荐意见，然后采用开放式讨论，反复征求专家意见，形成推荐意见。推荐强度判定综合证据级别高低和利弊权衡两方面因素。强烈推荐：证据强度A级或B级，且益处非常明显；推荐：证据强度B级且益处明显，或某种条件下不可能进行高质量研究（证据强度C）但益处明显；选择：证据质量可疑或益处不明显；不推荐：缺乏证据且益处不明显。

三、诊断

1. 急性腹泻病的诊断：根据大便性状和次数做出判断。根据家长和看护者对患儿大便性状改变（呈稀水便、糊状变、黏液脓血便）和大便次数比平时增多的主诉可做出腹泻诊断，可伴有或不伴有腹痛、呕吐、腹胀，病程在2周以内。

2. 脱水的评估：对于腹泻病患儿进行有无脱水和电解质紊乱的评估。脱水程度的分度与评估见表1，对中、重度脱水尽可能行血钾、钠、氯检测和血气分析。

表1 急性腹泻病患儿在不同脱水程度时的表现

脱水表现	中度	轻度	重度
丢失体液占体重比例（%）	3~5	>5~10	>10
精神状态	稍差	烦躁、易激惹	萎靡、昏迷
皮肤弹性	尚可	差	极差，捏起皮肤回复≥2s
口唇	稍干、口渴	干燥	明显干燥
前囟、眼窝	稍回陷	凹陷	明显凹陷
肢端温度	正常	稍凉	四肢厥冷
尿量	稍少	明显减少	无尿
脉搏	正常	增快	明显增快
血压	正常	正常或稍降	降低或休克

3. 水样腹泻和痢疾样腹泻的鉴别：根据患儿粪便性状、粪常规检查结果分为水样腹泻和痢疾样腹泻。非炎性腹泻大便为水样，粪常规检查未见白细胞，多为病毒或产毒素性细菌感染；炎性腹泻粪便呈黏液脓性、脓血便，多为侵袭性细菌感染。

4. 腹泻病因：根据粪便性状、发病季节、发病年龄以及流行情况初步估计病因。对于急性感染性腹泻，保持足够血容量和纠正水电解质、酸碱平衡紊乱优先于病因诊断。免疫功能正常的患儿出现急性水样腹泻24小时之内，无需粪便培养。脱水、发热或粪便中带有血液和脓液的患儿需要进行微生物检查。

四、治疗

（一）补液治疗

1. 口服补液：证据评定：应用于治疗轻度、中度脱水（A级），选择ORS（A级）或低渗ORS（A级）。推荐意见：目前循证医学的证据显示口服补液方法与静脉输液一样有效，口服补液是急性感染性腹泻有效及性价比最高的治疗方法。强烈推荐用于预防脱水和治疗轻度、中度脱水。ORS的组分为：钠90mmoL/L，钾20mmoL/L，葡萄糖111mmoL/L，总渗透压为311mOsm/L。2002年5月，WHO推荐了新的低渗性ORS，组分为：钠75mmol/L、钾20mmoL/L，葡萄糖75mmoL/L，总渗透压为245mOsm/L。配方为每升含氯化钠2.5g、氯化钾1.6g、枸橼酸钾2.9g、无水葡萄糖13.5g。ORS和低渗ORS都有效，但是按照中国的国情，强烈推荐低渗ORS。

从患儿腹泻开始，就给予口服足够的液体以预防脱水，给予ORS和其他清洁用水，在每次稀便后补充一定量的液体（<6个月者：50mL；6个月~2岁者：100mL；2~10岁者：150mL；10岁以上的患者随意）直至腹泻停止。

轻至中度脱水：应用ORS，用量（mL）=体重（kg）×（50~75），4小时内服完。4小时后评估脱水情况，然后选择适当方案。

2. 静脉补液：证据评定：静脉补液应用于重度脱水（A级），静脉输液的液体采用含碱的糖盐混合液（C级）。

推荐意见：强烈推荐静脉补液用于急性腹泻病合并重度脱水，具体时间见表2，在补液过程中，每1~2小时评估一次患儿脱水情况，如无改善，则加快补液速度。

表2 不同年龄急性腹泻病患儿静脉输液时间（h）

年龄（月）	第一阶段（20 mL/kg）	第二阶段（80 mL/kg）
<12	1	6
12~60	1	5

与感染性休克时体液"再分布"造成有效循环量减少不同，急性腹泻病肠道对钠、水吸收减少或分泌增加，大量水、电解质以及碱性物质从肠道丢失，造成体液减少、血容量绝对不足以及碱性物质减少。目前也尚无直接证据表明急性腹泻病重度脱水会引起应激性高血糖。相反，应用5%含糖液可减少低血糖的发生（c级），急性腹泻病重度脱水应用含碱的糖盐混合液益处明显。因此，推荐急性感染性腹泻重度脱水液体复苏时应用含碱的糖盐混合溶液，具体为：第一阶段以2:1等张液静脉推注或快速滴注以迅速增加血容量，改善循环和肾脏功能，扩容后重新评估脱水情况，如仍处于休克状态，则可重复使用等张液1~2次，然后根据脱水性质选择适当的方案（等渗性脱水选用2:3:1液，低渗性脱水选用4:3:2液）继续静脉滴注补充累积损失量，先补2/3量。常用混合溶液药具体配制见表3。上述静脉补液混合溶液不含钾，因此，患儿有尿时即应补充钾，浓度大多为0.2%，不超过0.3%。一旦患儿可以口服ORS，则即给予（通常婴儿在静脉补液后3~4小时，儿童在1~2小时后）。

表3 常用混合溶液的简便配制（ml）

溶液种类	5%或10%葡萄糖	10%氯化钠	5%碳酸氢钠
2:1等张含钠液	500	30	47
4:3:2液	500	20	33
2:3:1液	500	10	24

3. 鼻饲管补液：证据评定：B级。推荐意见：推荐应用于无静脉输液条件的中、重度脱水患儿，液体选择ORS，以20 mL/（kg·h），总量不超过80 mL/kg。每1~2小时评估脱水情况。

（二）饮食治疗

证据评定：早期进食能改善感染引起的肠内渗透压，缩短腹泻病程，改善患儿的营养状况（A级），去乳糖饮食可以缩短患儿的腹泻病程（B级）。

推荐意见：急性腹泻病期间，口服补液或静脉补液开始后尽早恢复进食。给予与年龄匹配的饮食，婴幼儿继续母乳喂养，配方奶喂养者可选择应用低乳糖或无乳糖配方，年龄较大的儿童，饮食不加以限制，包括谷类、肉类、酸奶、水果、蔬菜。尽可能地保证热量供应，在急性腹泻病治愈后，应该额外补充因疾病所致的营养素缺失。不推荐含高浓度单糖的食物，包括碳酸饮料、果冻、罐装果汁、甜点心和其他含糖饮料。不推荐进食脂肪含量高的食物。

（三）补锌治疗

证据评定：A级。推荐意见：由于急性腹泻时大便丢失锌增加、负锌平衡、组织锌减少，补锌治疗有助于改善急性腹泻病和慢性腹泻病患儿的临床预后，减少腹泻病复发。推荐急性感染腹泻病患儿进食后即予以补锌治疗，<6个月的患儿，每天补充元素锌10mg，>6个月的患儿，每天补充元素锌20mg，共10~14天。元素锌20mg相当于硫酸锌100mg、葡萄糖酸锌140mg。

(四) 药物治疗

1. 益生菌制剂：证据评定：某些益生菌对治疗儿童急性感染性腹泻具有疗效，尤其是对病毒感染导致的水样腹泻具有显著疗效（A级）；在疾病早期给予疗效更明显（B级）；对侵袭性细菌导致的腹泻没有明显疗效（A级）；对于儿童抗生素相关性腹泻的治疗有效（D级）。布拉酵母菌能缩短儿童急性感染性腹泻病程，减少患儿住院时间（A级）；鼠李乳杆菌治疗急性水样腹泻缩短病程（A级）；其他乳杆菌（保加利亚乳杆菌、罗依乳杆菌、嗜酸乳杆菌）治疗急性腹泻可缩短病程（B级）；每日乳杆菌量与病程剂量依赖呈负相关（B级）；双歧杆菌联合乳杆菌、嗜热链球菌治疗儿童急性感染性腹泻可缩短病程（C级）；治疗院内感染腹泻有效（C级）；酪酸杆菌治疗急性腹泻可能有效（D级）。

推荐意见：益生菌治疗儿童急性感染腹泻病的疗效是中度的、菌株和剂量依赖性的（剂量 $>10^{10}\sim10^{11}$ 菌落形成单位），特别是对某些病毒导致的水样腹泻效果更好。推荐益生菌应用于急性水样腹泻。对侵袭性的细菌导致的炎性腹泻不推荐应用。推荐在疾病的早期给予益生菌治疗。对急性水样腹泻，强烈推荐布拉酵母菌、鼠李乳杆菌，推荐其他乳杆菌（保加利亚乳杆菌、罗依乳杆菌、嗜酸乳杆菌）和双歧杆菌联合乳杆菌、嗜热链球菌，可选择酪酸杆菌。对于抗生素相关性腹泻，推荐应用布拉酵母菌。

2. 蒙脱石：证据评定：蒙脱石治疗儿童急性水样腹泻可以缩短腹泻病程，减少腹泻排便次数和量，提高治愈率（A级）。

推荐意见：推荐蒙脱石治疗急性感染性腹泻病，用法和用量：<1岁患儿：3g/d，分2次，>1岁患儿：3g/次，3次/天。

3. 消旋卡多曲：证据评定：消旋卡多曲能明显缩短急性水样腹泻患儿的病程（B级），在最初24小时内能明显地控制腹泻症状（B级）。

推荐意见：因证据的级别高且证据显示结果口服消旋卡多曲能减少2月龄以上儿童急性腹泻病程及频率，益处明显，推荐使用。用法及用量：急性感染性腹泻，适用3月龄～10岁患儿，儿童最常用剂量为1.5mg/kg，3次/天，作为ORS的辅助治疗应用，餐前服用，疗程5天或用至恢复前。

4. 抗生素治疗：证据评定：对于病毒性腹泻，抗生素的应用延长病程（证据评定：B级）；痢疾样腹泻患儿、疑似霍乱合并重度脱水、早产儿、合并免疫缺陷病的儿童应用抗生素治疗（A级）；空肠弯曲菌肠炎大多数病程呈自限性，预后良好，一般不需要抗生素治疗，但对病情重、病情迁延（高热、血性便、病程延长1周以上）者仍需要抗生素治疗，且应在疾病早期使用，可缩短病程和排菌期（A级）；鼠伤寒沙门菌应用抗生素治疗（B级）；致泻性大肠埃希菌主要有5类：产毒性大肠埃希菌（ETEC）、致病性大肠埃希菌（EPEC）、侵袭性大肠埃希菌（EIEC）、出血性大肠埃希菌（EHEC）、黏附性大肠埃希菌（EAEC）。ETEC、EPEC和EIEC肠炎当表现为黏液脓便时，使用抗生素（D级），选用磷霉素（D级）、三代头孢霉素（C级）、阿米卡星（C级）、对产超广谱β-内酰胺酶（ESBLs）的大肠埃希菌使用亚胺培南（A级）。EHEC肠炎的病原菌绝大多数为O157：H7等菌株，EHEC肠炎为一种自限性疾病，使用抗生素并不能够缩短病程或住院时间，反而使病原菌溶解释放大量类志贺毒素，诱发溶血尿毒综合征（HUS），轻症病例不建议使用抗生素，但对于高热和中毒症状严重者，则可应用抗生素（D级）；肺炎克雷伯菌肠炎多见于2岁以内患儿，无明显季节性，病情迁延，应用抗生素，疗程为1～2周（A级）；艰难梭菌是引起抗生素相关性肠炎的主要致病菌，对于轻中型艰难梭菌相关性腹泻患儿，停用原抗菌药物是最有效而简单的措施，对有严重腹泻者或停用原抗生素后仍然不能有效改善腹泻者，需选用甲硝唑（C级）或万古霉素（D级）；金黄色葡萄球菌肠炎时，应立即停用一般抗生素，选用万古霉素（A级）或利奈唑胺（D级）；真菌性肠炎应用抗真菌药物（D级）。

推荐意见：即使怀疑为细菌性腹泻时，不首先推荐使用抗生素，因为大多数病原菌所致急性腹泻均是自限性的；对于痢疾样腹泻患儿、疑似霍乱合并严重脱水、免疫缺陷病、早产儿以及有慢性潜在疾病的儿童推荐应用抗生素治疗。

关于应用何种抗生素，由于我国各地抗生素的耐药情况不一样，可根据粪培养结果和药敏结果以及患儿临床情况进行选择。具体推荐意见表4。

表4 针对儿童急性感染性腹泻病各病原菌的抗生素推荐意见

病原菌	抗生素	剂量	推荐意见
大肠埃希菌	磷霉素	口服：50～100mg/（kg·d），分3～4次 静脉：100～300mg/（kg·d），分2～4次	选择
	头孢噻肟	50～100mg/（kg·d），分2～4次静脉滴注	推荐
	头孢唑肟	40～150mg/（kg·d），分2～3次静脉滴注	推荐
	头孢曲松	20～100mg/（kg·d），单次或分2次静脉滴注	推荐
	头孢他啶	30～100mg/（kg·d），分2～3次静脉滴注	推荐
	头孢克肟	5～10mg/（kg·d），分2次口服	推荐
	头孢哌酮	50～200mg/（kg·d），分2～3次静脉滴注	推荐
	阿米卡星	首剂10mg/kg，继以每12小时.5mg/kg，或每24小时15mg/kg，肌内注射或静脉滴注	选择
	亚胺培南	30～60mg/（kg·d），重症可增至10m（kg·d），每日总量不超过2g，分3～4次静脉滴注（每6～8小时）	推荐
空肠弯曲菌	红霉素	40～50mg/（kg·d），分3～4次口服，总疗程5～7天，重症感染者疗程延至3～4周	选择
	阿奇霉素	10mg/（kg·d），口服或静脉滴注（>6个月患儿，体重<45kg）：1次/天，每周3天为1疗程；或采用5天疗法：首日10mg/（kg·d），后4天减半使用。一般1疗程即可，严重者需要治疗2～3个疗程	推荐
鼠伤寒沙门菌	头孢噻肟	50～100mg/（kg·d），分2～4次静脉滴注	选择
	头孢曲松	20～100mg/（kg·d），单次或分2次静脉滴注	选择
	头孢他啶	30～100mg/（kg·d），分2～3次静脉滴注	选择
	头孢哌酮	50～200mg/（kg·d），分2～3次静脉滴注	选择
	哌拉西林-他唑巴坦	剂量为60～150mg/（kg·d），分3～4次静脉滴注	选择
	亚胺培南[a]	30～60m/（kg·d），重症可增至100mg/（kg·d），每日总量不超过2g，分3～4次静脉滴注（每6～8小时）	强烈推荐
肺炎克雷伯菌	头孢哌酮-舒巴坦	80～160mg/（kg·d），分2～3次静脉滴注	选择
	亚胺培南	30～60m/（kg·d），重症可增至100mg/（kg·d），每日总量不超过2g，分3～4次静脉滴注（每6～8小时）	强烈推荐
金黄色葡萄球菌	（停用原来抗生素）		
	万古霉素	20～40mg/（kg·d），静脉滴注，每12或8小时分次使用	推荐
	利奈唑胺	10mg/（kg·次），每8小时分次静脉滴注	选择

续表

病原菌	抗生素	剂量	推荐意见
艰难梭菌	（停用原来抗生素）		
	甲硝唑	30mg/（kg·d），分4次	推荐
	万古霉素	20~40mg/（kg·d），口报，分4次	推荐
白色念珠菌	制霉菌素	5万~10万U/（kg·d），分3次口服	选择
	氟康唑	3mg/（kg·d），单次口服	选择
	克霉唑	25~50mg/kg，分2~3次口服	选择
	酮康唑	3~5mg/kg，单次或分2次口服	选择

注：[a] 不作为儿科1临床抗生素首选药物，针对产超广谱β—内酰胺酶的大肠埃希菌以及多重耐药鼠伤寒沙门菌

5. 抗病毒药物：证据评定：D级。推荐意见：尚无针对引起胃肠道感染的病毒的药物，抗病毒应用于急性腹泻病的治疗无证据，不推荐应用。

6. 中医中药：采用辨证方药、推拿、针灸等方法。疗效有待于大规模临床试验验证，产生本土化证据。

（五）急性感染性腹泻病的家庭治疗原则

无脱水征和轻度脱水征的患儿可在家庭治疗，医务人员应该向家长进行健康宣教，使家长在实施急性腹泻病家庭治疗时掌握以下几条原则：（1）给予患儿足够的液体以预防脱水；（2）补锌治疗；（3）尽早恢复饮食；（4）对病情未好转以及出现下列任何症状的患儿必须及时送医院：①腹泻剧烈，大便次数多或腹泻量大；②不能正常饮食；③频繁呕吐、无法口服给药；④高热（<3月龄38℃以上，>3月龄39℃以上）；⑤脱水体征明显：明显口渴、眼凹、烦躁易激惹、萎靡；⑥便血；⑦年龄<6月龄、有慢性病史、有合并症状。

（六）预防

预防措施包括：注意个人卫生和环境卫生、提倡母乳喂养、积极防治营养不良、合理应用抗生素以及轮状病毒疫苗的应用。

（七）利益关系和冲突声明

工作组和指南未涉及任何利益关系和冲突。

2. 中医药治疗细菌感染性消化系统疾病的主要药物

（1）黄连素制剂

黄连素的单味药制剂为盐酸黄连素，以黄连素为主的复方制剂主要包括复方黄连素片、苋菜黄连素胶囊、呋喃苦参黄连素片等。

①组成功效简介

黄连为毛茛科植物黄连的干燥根茎，具有清热燥湿、泻火解毒等功效。黄连素，又称盐酸小檗碱，是从黄连中提取的一种天然的异喹啉类生物碱，已作为传统的抗炎、抑菌药物在临床应用多年。

②临床研究进展

a. 临床功效与治疗疾病谱

幽门螺杆菌感染

幽门螺杆菌（Helicobacterpylori，H. pylori，Hp）感染是严重的公共卫生问题，其感染率在全球超过50%，[240]我国Hp感染率也比较高，为42.01%~84.62%，平均为56.22%。[241]H. pylori主要与多种胃肠疾病相关，如慢性胃炎、消化性溃疡、胃癌、胃黏膜相关淋巴组织（mucosal - associatedlymphoidtissue，MALT）淋巴瘤。[242]根除治疗可减轻胃内慢性炎症，促进溃疡的愈合，减少溃疡复发及溃疡病并发症发生率，降低异时性胃癌的发生率，并且可以使80%以上的低级别胃MALT淋巴瘤完全缓解[243-244]。

张迪等[245]将经四联方案初次根除治疗失败并自愿接受补救治疗的130例患者按纳入顺序，以1∶1的比例分配治疗，随机接受14天黄连素四联（埃索美拉唑20mg+胶体果胶铋200mg+阿莫西林1000mg，2/天+黄连素300mg，3/天）或四环素四联（埃索美拉唑20mg+胶体果胶铋200mg+四环素750mg+呋喃唑酮100mg，2/天）方案的治疗。所有患者均于治疗14天及治疗结束至少28天后随诊，详细记录患者症状及不良反应情况。治疗结束至少28天后进行^{13}C尿素呼气试验来判断幽门螺杆菌根除情况。结果：65例接受黄连素四联根除治疗，65例接受四环素四联方案治疗。两组分别有6例和4例患者因不良反应服药依从性小于80%，其余患者均完成了14天的治疗。黄连素组和四环素组的幽门螺杆菌根除率意向性治疗分析分别为76.9%（50/65）和81.5%（53/65）；符合方案集分析分析分别为84.7%（50/59）和86.9%（53/61）。黄连素组和四环素组不良事件总体发生率分别为49.2%和41.5%，$P=0.370$。证实黄连素四联疗法用于幽门螺杆菌感染的二次根除治疗，根除率较高，未明显增加不良事件发生率，是有效及安全的补救治疗方案。

细菌性痢疾

细菌性痢疾是由痢疾杆菌引起的一种肠道传染病，在临床上较为常见，如治疗不及时，则可能会出现中毒性痢疾，严重者可危及生命。痢疾杆菌属于志贺杆菌，其主要是通过消化道途径进行传播，临床上主要表现为腹痛腹泻、里急后重及黏液脓血便等，部分患者伴有发热或全身毒血症状，严重时可能会出现休克。目前应用较为广泛的药物为氟哌酸，但因近年来抗生素的滥用，痢疾杆菌对氟哌酸的耐药株不断增加，导致细菌清除率和治愈率呈下降趋势。

李洪军[246]将86例细菌性痢疾患者，按照抛硬币法分为实验组和对照组，各43例。实验组应用氟喹诺酮类药物左氧氟沙星联合黄连素治疗，对照组应用左氧氟沙星治疗，比较两组患者的治疗效果。结果发现实验组总有效率高于对照组，且两组患者在治疗期间均未出现明显的不良反应。证实细菌性痢疾患者应用氟喹诺酮类药物盐酸左氧氟沙星联合黄连素治疗，能够显著提高患者的治疗效果，且不会增加不良反应。

小儿急性肠炎

在临床儿科领域，小儿急性肠炎发病率较高，容易引发腹泻。小儿由于其自身免疫能力有限，故其急性肠炎多系侵袭性细菌感染。对于成人而言，对细菌感染性肠炎抗生素无疑是优选的治疗方案，而儿童由于其脏器功能薄弱，且更易产生耐药，抗生素本身可破坏其肠道微生态系统，故不能单纯给予抗生素治疗。[247]

刘丽荣等[248]观察盐酸小檗碱联合磷酸铝凝胶灌肠治疗小儿急性肠炎的临床疗效。将150例急性肠炎患儿随机分为观察组和对照组各75例，两组均予抗生素、微生态制剂及补液等治疗，观察组加用盐酸小檗碱联合磷酸铝凝胶灌肠。发现治疗后观察组总有效率为93.33%，对照组总有效率为86.67%；观察组腹泻缓解时间、退热时间、大便常规正常时间都明显短于对照组。李仙玉[249]的研究也都证实盐酸小檗碱联合磷酸铝凝胶灌肠治疗小儿急性肠炎疗效显著。刘仁红等[250]发现单用盐酸小檗碱灌肠治疗小儿细菌性肠炎也是疗效确切。

另外，小儿腹泻疾病中，多个研究者[251-254]的临床研究表明单用黄连素或者联合蒙脱石散、思密达，治疗效果显著，安全性较高。

b. 主要抗菌机制

近年来的研究表明，黄连素在体外对多种细菌包括革兰阴性菌和革兰阳性菌均具有抑制作用，浓度高时还存在杀菌作用，目前临床多作抗感染药物，主要用于肠胃炎、细菌性痢疾等疾病的治疗。有研究报道，对链霉素、氯霉素、土霉素耐药的细菌与黄连素合用可恢复它们的敏感性。

黄衍强等[255]研究发现黄连素等中药提取物在30天内尚未能威迫多重耐药性大肠杆菌gyrA基因发生回复突变，初步判断黄连素等对耐药性大肠杆菌抑制作用与gyrA基因回复突变无关，可能与耐药性大肠杆菌的生物膜被抑制或外排泵被调控有关。

尹良军等[256]发现盐酸小檗碱对大肠埃希菌和金黄色葡萄球菌均有一定的抑菌作用，浓度越高抑菌作用越强。

黄连素对体外幽门螺杆菌（Helicobacterpylori，H. pylori，HP）多重耐药（multipledrugresistance，MDR）株均有较显著的抑菌作用。[257]

c. 安全性情况

黄连素片的不良反应临床也有报道，主要有以下几个方面。皮肤过敏反应：查阅大量文献，发现临床报道黄连素过敏反应10余例，给予抗过敏治疗后均可缓解。过敏及肝功能损害：冯瑞娟报道[258]1例患者因腹泻自服黄连素4片，一天三次（tid），出现皮肤过敏及肝功能损害（药物性）2天后皮疹消失，10天后肝功能恢复正常。固定药疹：王桂梅等[259]报道1例患者因腹泻，服用黄连素片2片后出现固定性药疹。戚燕明[260]报道一患者曾有青霉素过敏史，曾3次因服用黄连素而出现固定型药疹。紫癜型药疹：张淑娥[261]报道一患者因腹泻多次服用黄连素片后出现紫癜型药疹。粒细胞减少：罗玉光[262]报道杨某因急性菌痢服用黄连素片后出现粒细胞减少症，停药后一周恢复正常。关节疼痛：余研等[263]报道一患者因腹泻服用黄连素3片，先出现皮肤过敏反应，后风团样皮疹消失后即出现全身大关节游走性疼痛，肿胀疼痛的关节给予局部神灯照射等处理，症状逐渐改善。锥体外系反应：于红等[264]报道一患者因腹痛腹泻，在30分钟内服用黄连素片14片，20分钟后突然出现痉挛性斜颈双上肢强直性抽动，站立不稳，肱二头肌、膝腱反射，病理反射未引出，考虑为锥体外系反应。严重尿痛：孙翔等[265]报道1例4岁患儿，因急性腹痛给予黄连素1片，一天三次（tid），服药1天后患儿出现尿痛，排尿呈间断性、尿滴沥，排尿即痛，尿色黄，给予对症治疗后好转。严重心律失常：余庆煌[266]报道1例5岁患儿因烫伤外用黄连素粉外涂创面。当晚出现精神疲倦，阵发性呼吸急促，偶有牙关紧闭，四肢抽搐，尿少，尿色金黄，入院检查心电图为窦性室性心动过速，在清创期间5次反复出现心跳由缓慢到停止，经抢救已愈。综合以上不良反应报道，临床上黄连素片的不良反应时有发生，种类多样，特别是一些过敏体质的患者。

何霞等[267]认为黄连素可升高他克莫司的血药浓度，逢晓云等[268]也报道一例因服用黄连素而导致他克莫司血药浓度升高1倍的病例。

（2）荆花胃康胶丸

①组成功效简介

荆花胃康胶丸有效成分为土荆芥和水团花，土荆芥为藜科植物土荆芥的带有果穗的全草，为一年生或多年生草本，始载于《生草药性备要》，多作民间用药。具有祛风、杀虫、通经、止痛作用。《岭南采药录》："能除风热，杀虫，健胃、止痛。"水团花，又名水杨梅，为茜草科植物水团花的枝叶或花，性味苦平。具有清热利湿、消瘀定痛、止血生肌作用。

②临床研究进展

a. 临床功效与治疗疾病谱

目前已有的荆花胃康联合PPI三联疗法治疗幽门螺杆菌（Helicobacter pylori，H. pylori，Hp）相关慢性胃炎或消化性溃疡有效性和安全性的Meta分析发现，[269]三联疗法相比，荆花胃康联合PPI三联疗法能提高Hp的根除率，促进消化道症状缓解、消化性溃疡愈合；与铋剂四联疗法相比，荆花胃康联合PPI三联疗法在Hp根除率和消化道症状缓解方面并不优于铋剂四联治疗，但此结果可能与样本量不足有关。以下是具体的研究进展。

慢性胃炎伴Hp感染

陶海燕等[270]选取HP阳性慢性胃炎患者80例，随机分为对照组与研究组，每组40例，均给予阿莫西林、克拉霉素加兰索拉唑口服，研究组在以上治疗基础上加服荆花胃康胶丸，连续治疗4周。发现研究组Hp根除率为95.00%高于对照组80.00%；两组治疗后中医证候积分、血清CRP、IL-8、IL-10较治疗前组内比较下降，治疗后积分及CRP、IL-8、IL-10研究组低于对照组。证实荆花胃康胶丸用于治疗Hp阳性慢性胃炎能明显提高Hp根除率，中医证候改善及减轻炎症反应方面效果明显。

袁昌道[271]观察荆花胃康胶丸与奥美拉唑三联疗法对Hp感染慢性胃炎的影响。证实荆花胃康胶丸加奥美拉唑三联疗法治疗Hp感染的慢性胃炎效果明显，安全，而且对Hp的根除率较高。

林双琴[272]观察荆花胃康胶丸辅助治疗Hp阳性慢性胃炎患者的临床疗效。选取200例Hp阳性慢性胃炎患者作为研究对象，随机分为2组。对照组采用抗Hp三联疗法进行治疗，观察组采用荆花胃康胶丸联合抗Hp三联疗法进行治疗。Hp根除率观察组95.83%，对照组97.89%，2组比较；观察组临床疗效优于对照组。观察组2例（2.08%）发生胃肠道反应，对照组2例（2.10%）发生胃肠道反应，治疗过程中未观察到其他不良反应情况。2组不良反应发生率比较。应用荆花胃康胶丸辅助治疗Hp阳性的慢性胃炎患者可以显著改善近期临床症状，具有良好的治疗效果。

张月苗等[273]观察荆花胃康胶丸联合三联疗法治疗Hp感染慢性胃炎的临床疗效及安全性。采用前瞻性多中心随机对照临床研究，将2012年9月至2013年8月北京市5个中心医院就诊的150例符合入选标准的患者随机分为荆花胃康组（75例）和含铋四联组（75例）。荆花胃康组予兰索拉唑30mg+阿莫西林1000mg+克拉霉素500mg+荆花胃康胶丸240mg，2次/天，疗程10天（1~10天），之后予荆花胃康胶丸240mg，2次/天，疗程14天（11~24天）治疗；含铋剂四联组予兰索拉唑30mg+阿莫西林1000mg+克拉霉素500mg+枸橼酸铋钾220mg，2次/天，疗程10天（1~10天）治疗。研究发现荆花胃康组、含铋四联组Hp根除率试验方案和意图治疗分别为78.08%（57/73）、76.00%（57/75），83.10%（59/71）、78.67%（59/75）。荆花胃康组腹胀、嗳气症状改善情况均高于含铋四联组,其中以腹胀改善明显。荆花胃康组1例患者出现不良反应退出治疗,含铋四联组4例患者出现不良反应,2例退出治疗。荆花胃康胶丸联合三联疗法治疗Hp感染慢性胃炎疗效与含铋四联疗法相近,但前者改善症状明显、不良反应少。

老年慢性胃炎伴Hp感染

龙飞[274]观察荆花胃康胶丸联合三联疗法治疗老年Hp感染慢性胃炎患者的疗效。方法:将120例患者随机分为两组,观察组60例予荆花胃康胶丸联合三联疗法(兰索拉唑+克拉霉素+阿莫西林)治疗,对照组60例予三联疗法单独治疗,两组疗程均为4周。发现观察组Hp根除率为96.7%,对照组Hp根除率为76.7%;观察组治疗总有效率为95.0%,对照组治疗总有效率为78.3%;观察组不良反应发生率为5.0%,对照组不良反应发生率为18.3%。证实荆花胃康胶丸联合三联疗法治疗老年Hp感染慢性胃炎患者效果良好,患者Hp根除率高且不良反应发生率低。

姜梅芳[275]选取2010年2月至2013年1月160例老年慢性胃炎患者,采用随机数字表分为对照组和荆花胃康胶丸治疗组,每组80例;对照组采用兰索拉唑、阿莫西林与克拉霉素联合治疗,荆花胃康胶丸治疗组在对照组的治疗基础上加用荆花胃康胶丸,治疗4周后观察两组患者Hp的根除率、临床症状缓解情况及不良反应的发生情况。结果对照组患者中59例(73.8%)Hp得到根除,67例(83.8%)慢性胃炎症状得到缓解,7例患者在治疗期间发生不良反应;荆花胃康胶丸治疗组77例(96.3%)Hp得到根除,71例(88.8%)慢性胃炎症状得到缓解,3例患者治疗期间出现不良反应,荆花胃康胶丸治疗组的Hp根除率与临床症状缓解率高于对照组($P<0.05$),不良反应发生率低于对照组($P<0.05$)。结论荆花胃康胶丸联合三联疗法能够提高Hp根除率和降低不良反应发生率,对老年Hp感染慢性胃炎的临床效果显著。

老年慢性萎缩性胃炎伴Hp感染

谢姐[276]探讨荆花胃康胶丸联合摩罗丹治疗老年慢性萎缩性胃炎伴Hp感染临床疗效及对胃镜组织学影响的研究。选取2014年2月至2016年2月在消化科门诊及病房以慢性萎缩性胃炎伴Hp感染的老年患者80例,随机分为两组:对照组40例,予临床常规治疗;实验组40例,在与对照组相同治疗基础上,联合应用荆花胃康胶丸和摩罗丹治疗。与治疗前比较,治疗后两组患者的胃黏膜萎缩、肠化生、上皮内瘤变等病理组织学积分水平降低;与对照组比较,实验组患者治疗后Hp根除率高于对照组,胃黏膜萎缩、肠化生、上皮内瘤变等病理组织学积分低于对照组,证实荆花胃康胶丸联合摩罗丹能有效治疗Hp感染,抑制胃黏膜萎缩、肠化生、上皮内瘤变等病理组织学变化,且具有较好的临床疗效。

残胃炎伴Hp感染

崔轶等[277]选择2013年1月至2016年2月在郑州市第三人民医院住院及门诊就诊的108例Hp阳性残胃炎患者,将其随机分为三组,各36例;A组给予10天序贯疗法:雷贝拉唑钠肠溶片+阿莫西林克拉维酸钾咀嚼片(前5天),雷贝拉唑钠肠溶片+克拉霉素胶囊+甲硝唑片(后5天);B组给予10天改良序贯疗法:雷贝拉唑钠肠溶片+阿莫西林克拉维酸钾咀嚼片+荆花胃康胶丸(前5天),雷贝拉唑钠肠溶片+克拉霉素胶囊+呋喃唑酮片+荆花胃康胶丸(后5天);C组给予10天铋剂四联疗法:雷贝拉唑钠肠溶片+阿莫西林克拉维酸钾咀嚼片+克拉霉素胶囊+枸橼酸铋钾颗粒。停药4周后复查^{14}C呼气试验对比分析三组Hp清除、消化道症状改善情况及不良反应。结果B组和C组Hp清除率均明显高于A组。三组消化道症状均有明显改善;C组不良反应发生情况均明显高于A、B组。

结论残胃炎患者术后常伴恶心呕吐、胃灼热等不适症状，甚至并发焦虑和抑郁。在根除 Hp 过程中，加重不良反应症状可能造成患者退出治疗，造成根治失败，甚至导致肿瘤复发。改良后序贯疗法联合荆花胃康胶丸不仅 Hp 根除率较高、消化道症状明显缓解，同时不良反应少，还可以作为根除 Hp 阳性残胃炎患者的一种良好选择。

消化性溃疡伴 Hp 感染

陈晓旭[278]探讨荆花胃康胶丸联合泮托拉唑胶囊等治疗 Hp 阳性消化性溃疡患者的疗效。将 138 例 Hp 阳性消化性溃疡患者，均给予荆花胃康胶丸、泮托拉唑肠溶胶囊、阿莫西林分散片、克拉霉素分散片进行治疗，疗程为 6 周，对其疗效进行分析。结果为 138 例患者，治愈 125 例，好转 9 例，无效 4 例，有效率 97.10%。

夏瑞丽[279]将经胃镜确诊为胃或十二指肠球部溃疡伴 Hp 感染根除失败患者，研究利用荆花胃康胶丸联合含莫西沙星的三联疗法行补救治疗的效果及根除率。将入选者为经^{14}C - 呼气试验证实为 Hp 阳性患者 56 例，至少行 Hp 根除治疗 1 次以上，所有患者随机分成 2 组，一组 28 例予标准三联疗法（克拉霉素 + 阿莫西林 + 雷贝拉唑）14 天。另一组 28 例给予含莫西沙星的三联疗法（莫西沙星 + 阿莫西林 + 雷贝拉唑）14 天加口服荆花胃康胶丸；2 组治疗结束后，均停药 1 月后复查^{14}C - 呼气试。结果 2 组 Hp 根除率相比较，2 组均无严重的副反应，标准三联组 Hp 根除率 74.6%（47/63），而含荆花胃康胶丸及莫西沙星的三联疗法组 Hp 根除率 93.8%（60/64）。对 Hp 根除失败患者，给予含莫西沙星的三联疗法加荆花胃康胶丸比标准三联疗法治疗效果更好。

张贺燕[280]观察荆花胃康胶丸联合三联疗法治疗 Hp 阳性消化性溃疡的疗效。将 92 例患者随机分为两组，对照组 46 例采用标准三联疗法（奥美拉唑、阿莫西林、甲硝唑）治疗，治疗组 46 例在对照组基础上加用荆花胃康胶丸治疗，治疗 4 周后评价临床疗效、复查胃镜、检测 Hp。结果治疗组总有效率为 93.48%，Hp 转阴率 89.13%，明显高于对照组的 78.26% 和 67.39%。结论荆花胃康胶丸联合三联疗法中西医结合治疗 Hp 阳性消化性溃疡，具有协同作用，患者依从性好。

郑闽等[281]通过临床研究发现荆花胃康胶丸联合"三联"疗法治疗消化性溃疡不仅具有较好的溃疡愈合率，而且可提高 Hp 清除率。

郎轶萱[282]在质子泵抑制剂（PPI）三联治疗的基础上加用荆花胃康胶丸对老年消化性溃疡伴 Hp 感染进行根除治疗取得较好疗效。

韦晓静等[283]发现改良序贯疗法联合荆花胃康丸能够显著提高消化性溃疡患者的 Hp 根除率，症状缓解快，不良反应发生率低，患者依从性和耐受性提高。

胃溃疡伴 Hp 感染

谷树龙[284]对 2014 年 8 月—2015 年 3 月期间收治的 92 例 Hp 相关性胃溃疡患者的临床资料进行回顾性研究。将这 92 例患者分为三联疗法组和荆花胃康胶丸组，每组各有 46 例患者。对两组患者均使用常规的三联疗法进行治疗，在此基础上，为荆花胃康胶丸组患者加用荆花胃康胶丸进行治疗。发现用三联疗法和荆花胃康胶丸对 Hp 相关性胃溃疡患者进行治疗的效果显著，可有效地提高其 Hp 的根除率，促进其溃疡面的愈合。

十二指肠溃疡伴 Hp 感染

贾宝洋[275]采用前瞻性随机对照临床研究，于 2014 年 1 月—2014 年 12 月对将收治的 124 例伴有 Hp 感染的十二指肠溃疡患者按照数字表法随机分为研究组和对照组，每组各 62 例，其中对照组给予标准三联疗法进行治疗，而研究组则在上述三联治疗的基础上给予荆花胃康胶丸，比较两组临床疗效、Hp 根除率及不良反应发生率。发现研究组患者的 Hp 清除率（88.71%）明显高于对照组。研究组患者在的溃疡愈合总有效率（91.94%）明显高于对照组。研究组患者在的临床症状改善总有效率（96.77%）明显高于对照组（87.10%）。证实荆花胃康胶丸联合三联疗法治疗 Hp 相关十二指肠溃疡的临床疗效明显高于标准三联疗法，可以有效根除 Hp 感染。

b. 主要抗菌机制

现代研究指出，荆花胃康胶丸有效成分具有抑制并杀死 Hp 的作用，[285]且与抗生素联合可发挥抑菌的协同作用。荆花胃康胶丸具有小鼠体内根除 Hp 的作用，其与三联疗法联合可有效促进胃黏膜上皮细胞形态结构的恢复。[286]荆花胃康胶丸对 Hp 标准菌株及临床分离菌株具有体外抑菌作用，其与甲硝唑或克拉霉素联用对 Hp 标准菌株和临床分离菌株可能具有体外协同抑菌作用。[287]有研究证实荆花胃康胶丸通过降低 Hp 感染小鼠 NF-κBp65 表达水平达到抗炎作用。[288]

动物实验证明，[289]荆花胃康胶丸能消弱攻击因子，能抑酸、杀菌、增强胃黏膜屏障功能。所谓"正气存内，邪不可干"，荆花胃康胶丸抗菌原理并非是单纯杀菌，可能还与调节机体全身或胃肠免疫功能有关。改善胃肠道内环境，提高人体对细菌的抵抗能力，从而不易发生体内菌群失调和耐药的发生，所以在临床上中西药联用后 HP 根除率明显升高。

c. 安全性情况

目前无不良反应文献报道。

参考文献

［1］任淑敏，苏东霞，刘凡，等. 1999—2011 年北京市延庆县痢疾菌群的分布及耐药趋势［J］. 职业与健康，2013，29（10）：1244—1245.

［2］高天胜，赵景波，李昱，等. 2006 年—2008 年本溪市地区痢疾便培养及药敏监测报告［J］. 中国保健营养，2013，23（8）：2070—2071.

［3］廖彦慧，熊文婷. 2008—2012 年急性细菌性痢疾病原菌与药敏结果及临床分析［J］. 当代医学，2014，20（18）：35—36.

［4］蒋鸿超，黄海林，苏敏，等. 小儿细菌性痢疾 147 例志贺菌菌型及耐药性分析［J］. 儿科药学杂志，2013，19（2）：43—46.

［5］诸宏伟，孙琦，沈怀云，等. 小儿细菌性痢疾临床特点及病原学分析［J］. 中国微生态学杂志，2013，25（5）：574—576.

［6］朱美娟，焦丽辉，邵占涛，等. 2006 年—2012 年北京市顺义区细菌性痢疾监测与耐药性分析［J］. 中国卫生检验杂志，2013，23（7）：1800—1802.

［7］李孟磊，黄丽莉，穆玉姣，等. 2012 年河南省细菌性痢疾流行特征及病原特征分析［J］. 职业与健康，2014，30（14）：2004—2005.

［8］徐明玉，孙楠，韩焱. 大连市 53 株志贺菌的菌群分布及药敏试验分析［J］. 疾病监测与控制杂志，2013，7（10）：596—597.

［9］罗垲炜，夏昕，胡世雄，等. 湖南省 2009—2013 年细菌性痢疾流行病学特征及病原分析［J］. 中国热带医学，2014，14（8）：950—952.

[10] 钱慧敏,朱叶飞,张永杰,等.江苏省2010—2012年菌痢流行概况及病原学分析[J].现代预防医学,2014,41(16):2886—2889.

[11] PRADIPB, FARUQUEA., ALIYAN, etal. DecreaseinShigellosis – relatedDeathswithoutShigellaspp. – specificInterventions, Asia [J]. EmergingInfectiousDiseaseJournal, 2010, 16 (11): 1718—1723.

[12] 王代良.1979—2013年四川省高县细菌性痢疾流行病学分析[J].寄生虫病与感染性疾病,2014,12(4):186—188.

[13] 蒙艳琼.1996—2011年云南省西畴县细菌性痢疾流行特征[J].寄生虫病与感染性疾病,2013,11(2):89—91.

[14] 张庆惠.2004—2012年沈阳市和平区细菌性痢疾流行特征分析[J].职业与健康,2014,30(4):529—531.

[15] 张秀月,白杉.2004—2012年沈阳市细菌性痢疾流行特征[J].职业与健康,2014,30(16):2258—2260.

[16] 杨继红.2004—2012年遂宁市细菌性痢疾流行病学特征[J].职业与健康,2014,30(14):1952—1954.

[17] 常彩云,许华茹,徐淑慧,等.2004—2013年济南市细菌性痢疾流行特征及菌型变迁[J].中国病原生物学杂志,2015,10(2):176—179.

[18] 郭建欣,张海艳,徐文彩,等.2008—2013年北京市东城区细菌性痢疾流行病学特征[J].首都公共卫生,2014,8(3):117—119.

[19] 张庆惠.2004—2012年沈阳市和平区细菌性痢疾流行特征分析[J].职业与健康,2014,30(4):529—531.

[20] 郭建欣,张海艳,徐文彩,等.2008—2013年北京市东城区细菌性痢疾流行病学特征[J].首都公共卫生,2014,8(3):117—119.

[21] 吴睿,张国庆,付中建.1963—2012年寿光市细菌性痢疾流行特征分析[J].预防医学论坛,2014,20(7):488—490,496.

[22] 蒙艳琼.1996—2011年云南省西畴县细菌性痢疾流行特征[J].寄生虫病与感染性疾病,2013,11(2):89—91.

[23] 任瑞平,刘开琴.3年175例儿童细菌性痢疾的流行病学及临床分析[J].中国感染控制杂志,2014,13(6):349—352.

[24] 王久伶,张琪,叶丹,等.94例细菌性痢疾患者的临床分析[J].西南国防医药,2014,24(1):58—60.

[25] 诸宏伟,孙琦,沈怀云,等.小儿细菌性痢疾临床特点及病原学分析[J].中国微生态学杂志,2013,25(5):574—576.

[26] 高天胜,赵景波,李昱,等.2006年—2008年本溪市地区痢疾便培养及药敏监测报告[J].中国保健营养,2013,(4):2070—2071.

[27] 朱美娟,焦丽辉,邵占涛.2006年—2012年北京市顺义区细菌性痢疾监测与耐药性分析[J].中国卫生检验杂志,2013,23(7):1800—1802.

[28] 徐明玉,孙楠,韩焱.大连市53株志贺菌的菌群分布及药敏试验分析[J].疾病监测与控制杂志,2013,7(10):596—597.

[29] 朱美娟,焦丽辉,邵占涛,等.2006年—2012年北京市顺义区细菌性痢疾监测与耐药性分析[J].中国卫生检验杂志,2013,23(7):1800—1802.

[30] 蒋鸿超,黄海林,苏敏.小儿细菌性痢疾147例志贺菌菌型及耐药性分析[J].儿科药学杂志,2013,19(2):43—46.

[31] CHRISTIANE, APHAB, EAN-MICHELL, etal. Shigellaspp. withReducedAzithromycinSusceptibility, uebec, anada, 2012—2013 [J]. EmergingInfectiousDiseaseJournal, 2014, (5): 854—856.

[32] CHRISTIANEG, UWANRIERREA. P, etal. Ciprofloxacin-Resis-tantShigellasonneiamongMenWhoHaveSexwithMe, anada, 2010 [J]. EmergingInfectiousDiseaseJournal, 2011, 7 (9): 1747—1750.

[33] NIALLDL, EANOC, ATRICIAG, etal. Ciprofloxacin-Resistant Shigellasonnei Associatedwith Travelto India [J]. Emerging Infectious Disease Journal, 2015, 1 (5): 894—895.

[34] SALMANK, RITIS, SNISHA, etal. MagnitudeofdrugresistantshigellosisinNepalesepatients [J]. IranianJournalofMicroliology, 2013, (4): 334—338.

[35] SALMANK, RITIS, UKHTARA, etal. IsolationofShigellaspeciesandtheirresistancepatternstoapaneloffifteenantibioticsinmidandfarwesternregionofNepal [J]. AsianPacificJournalofTropicalDisease, 2014 (1): 30—34.

[36] SOHEILAK, HMADS, OYAN, etal. Shigellaflexneri: athree-yearantimicrobialresistancemonitoringofisolatesinaChildrenHospital, Ahvaz, ran [J]. IranianJournalofMicroliology, 2014 (4): 225—229.

[37] NABIJ, HAHRAMB, NAYATOLLAHK, etal. Isolationandantibi-oticsusceptibilityofShigellaspeciesfromstoolsamplesamonghospital-izedchildreninAbadan, ran [J]. GastroenterolHepatolBedBench, 2014 (4): 218—223.

[38] XIANYANC, HAOJIEY, IANW, etal. AntimicrobialResistanceofShigellaflexneriSerotype1bIsolatesinChina [J]. PublicLibraryofScience (PLoS), 2015, (6): 1—11.

[39] 余静.金荞麦片联合左氧氟沙星治疗急性细菌性痢疾疗效观察[J].中外医学研究,2014,2(10):49—50.

[40] 杨冀晓.头孢替安联合注射用喜炎平治疗幼儿细菌性痢疾的疗效观察[J].临床合理用药,2015(3):68—69.

[41] 牛希玲.环丙沙星加思密达保留灌肠治疗细菌性痢疾74例观察[J].现代临床医学,2014,10(2):123,25.

[42] 张国欣.细菌性痢疾的中医辨治[J].中医药导报,2008,5(27):67—68.

[43] 中华中医药学会发布.中医内科常见病诊疗指南:西医疾病部分[M].北京:中国中医药出版社,2008.

[44] 高庆华,王成华.叶英中药敷脐治疗慢性细菌性痢疾36例[J].安徽中医学院学报,2005,24(2):15—16.

[45] 王一战,苏芮,韩经丹,等.中西医结合治疗小儿急性细菌性痢疾临床疗效的Meta分析[J].中医药导报,2016,22(18):63—66.

[46] 韩姗姗.中医及中西医结合治疗小儿急性细菌性痢疾的系统评价[D].河南:河南中医药大学硕士学位论文,2016.

[47] 湖北中医学院附属医院菌痢科研小组.中医对细菌性痢疾的认识和治疗

[48] 上海中医药报. 旱莲草治疗细菌性痢疾. 2004, 5 (28), 第1版.

[49] 范献群, 鲍园平, 陈海琼, 等. 草珊瑚片治疗细菌性痢疾33例疗效观察. 中成药研究 [J], 1983, 8 (29): 28.

[50] 中国中医药报. 云南白药合黄连素灌肠治疗急性细菌性痢疾疗效好. 2004, 6 (17).

[51] 杨迎民. 胃肠舒胶囊治疗急性肠道感染性疾病213例 [J]. 实用中医内科杂志, 2008, 22 (6): 28—29.

[52] 余日霞. 白头翁汤治疗细菌性痢疾的观察与护理. 长春中医药大学学报, 2009, 25 (2): 285.

[53] 张大鸿, 肖生顺. 白头翁汤合芍药汤加减治疗细菌性痢疾疗效观察. 实用中医药杂志 [J], 2016, 32 (12): 1160—1161.

[54] 任爱民. 芍药汤加味治疗细菌性痢疾93例的临床观察 [J]. 甘肃中医, 1998, 11 (2): 13.

[55] 迟丹. 芍药汤加减治疗细菌性痢疾临床分析 [J]. 中国中医药现代远程教育, 2009, 7 (5): 23—24.

[56] 王世超. 当归白芍汤加减治疗急性菌痢121例 [J]. 陕西中医, 1998, 19 (3): 112.

[57] 温欣. 加味香连汤治疗小儿急性细菌性痢疾临床观察 [J]. 山西中医, 2012, 28 (8): 21.

[58] 杜云波. 导气汤加减治疗急性实热型细菌性痢疾38例 [J]. 中医研究, 1999, 12 (6): 27.

[59] 易晓翔. 连理汤加味治疗慢性细菌性痢疾62例临床观察 [J]. 中医药导报, 2008, 14 (8): 37—38.

[60] 林武. 黄土汤加减治疗儿童慢性菌痢38例体会 [J]. 中医药学刊, 2006, 24 (6): 1119.

[61] 朱习文, 杨东威, 牛雪华, 等. 黄连阿胶汤加减治疗慢性细菌性痢疾42例 [J]. 湖北中医杂志, 2001, 23 (5): 33.

[62] 李亚彬, 汪秀萍. 银蒜合剂治疗急性细菌性痢疾54例 [J]. 吉林中医药, 2001, 4: 42.

[63] 田金华. 倪涵初方治疗急性菌痢52例疗效观察 [J]. 湖北中医杂志, 2001, 23 (6): 31.

[64] 雷中华, 赵亚宁. 抑肝舒脾法治疗小儿细菌性痢疾33例. 陕西中医, 2005, 26 (10): 1042.

[65] 任国珍, 何世东. 火炭母复方为主治疗小儿急性细菌性痢疾52例. 广西中医药, 2001, 24 (1): 32.

[66] 袁竹平. 痢疾宁方治疗急性细菌性痢疾疗效观察. 辽宁中医杂志, 2003, 30 (7): 550—551.

[67] 李薇. 老蛇盘合剂治疗急性细菌性痢疾68例 [J]. 光明中医, 2003, 18 (6): 57—58.

[68] 董祖木. 自拟加味连梅汤治疗急性菌痢122例 [J]. 四川中医, 2000, 18 (12): 22.

[69] 仇新印. 自拟止痢汤治疗急性细菌性痢疾78例 [J]. 广西中医药, 1999, 6: 13.

[70] 魏道祥. 开泄复方治疗细菌性痢疾湿热痢37例 [J]. 中国中医基础医学杂志, 2011, 17 (2): 221—222.

[71] 魏群, 宰军华, 朱修身. 中西医结合治疗急性细菌性痢疾86例疗效观察 [J]. 中国中西医结合急救杂志, 1999, 6 (7): 326—327.

[72] 孙占杰. 清肠解毒汤直肠滴入联合左氧氟沙星治疗急性细菌性痢疾随机平行对照研究. 实

用中医内科杂志，2016，30（11）：69—71.

［73］孙东．头孢噻肟钠—舒巴坦钠联合中药治疗细菌性痢疾的疗效观察［J］．中国医药指南，2013，7（11）：518—519.

［74］顾艳英．中西医结合治疗细菌性痢疾40例小结［J］．中医药导报，2009，15（6）：34—35.

［75］吕海霞．萆草煎剂联合硫酸阿米卡星注射液治疗细菌性痢疾疗效分析［J］．河北中医，2013，35（12）：1789—1790.

［76］湖北中医学院附属医院菌痢科研小组．中医对细菌性痢疾的认识和治疗

［77］高庆华，王成华，叶英中药敷脐治疗慢性细菌性痢疾36例［J］．安徽中医学院学报，2005，24（2）：15—16.

［78］胡放．大黄溶液灌肠治疗急性细菌性痢疾39例［J］．四川中医，2005，23（4）：40—41.

［79］林霞，张忍．细菌性痢疾中药保留灌肠的护理［J］．安徽中医临床杂志，1998，10（6）：406.

［80］房静远，刘文忠，李兆申，等．中国慢性胃炎共识意见［J］．胃肠病学，2013（1）：24—36.

［81］Nakashima R, Nagata N, Watanabe K, etal. Histological features of nodular gastritis and its endoscopic classification［J］. J Dig Dis, 2011, 12（6）：436—442.

［82］邵海燕．幽门螺杆菌感染与慢性胃炎的关系［J］．中国卫生产业，2014（12）：156—157.

［83］王见义，康正祥．幽门螺杆菌致病机制与治疗研究进展［J］．甘肃中医学院学报，2000（4）：36—39.

［84］阿依努尔，阿合曼．幽门螺杆菌感染与慢性胃炎的关系研究［D］．新疆医科大学，2007.

［85］Sonnenberg A, Lash R H, Genta R M. A national study of Helicobactor pylori infection in gastric biopsy specimens［J］. Gastroenterology, 2010, 139（6）：1894—1901.

［86］Veldhuyzen V Z S, Pollak P T, Best L M, etal. Increasing prevalence of Helicobacter pylori infection with age: continuous risk of infection in adults rather than cohort effect［J］. J Infect Dis, 1994, 169（2）：434—437.

［87］Chooi E Y, Chen H M, Miao Q, etal. Chronic atrophic gastritis is a progressive disease: analysis of medical reports from Shanghai（1985—2009）［J］. Singapore Med J, 2012, 53（5）：318—324.

［88］胡亚涛，张迎春，齐洁敏．幽门螺杆菌导致胃病变致病机制研究进展［J］．河北医学，2004（12）1151—1152.

［89］李玲辉．胃幽门螺杆菌与胃部疾病100例分析［J］．江西医学院学报，2000，40（1）：12.

［90］Borch K, Jonsson K A, Petersson F, etal. Prevalence of gastroduodenitis and Helicobacter pylori infection in a general population sample: relations to symptomatology and life – style［J］. Dig Dis Sci, 2000, 45（7）：1322—1329.

［91］Kinoshita Y, Chiba T. Characteristics of Japanese patients with chronic gastritis and comparison with functional dyspepsia defined by ROME III criteria: based on the large – scale survey, FUTURE study［J］. Intern Med, 2011, 50（20）：2269—2276.

［92］Abid S, Siddiqui S, Jafri W. Discriminant value of Rome III questionnaire in dyspeptic patients

[J]. Saudi J Gastroenterol, 2011, 17 (2): 129—133.

[93] 房静远, 刘文忠, 李兆申, 等. 中国慢性胃炎共识意见 [J]. 现代消化及介入诊疗, 2013 (2): 119—128.

[94] 张冠成, 金小晶. 幽门螺杆菌感染相关性胃病的中医研究进展 [J]. 山东中医杂志, 2013 (4): 293—295.

[95] 姚瑜. 解读美国胃肠病学会幽门螺杆菌感染治疗最新指南 (续一) [J]. 国外医药 (抗生素分册), 2008 (1): 36—43.

[96] Calvet X, Garcia N, Lopez T, etal. A Meta-analysis of short versus long therapy with a proton pump inhibitor, clarithromycin and either metronidazole or amoxycillin for treating Helicobacter pylori infection [J]. Aliment Pharmacol Ther, 2000, 14 (5): 603—609.

[97] Paoluzi P, Iacopini F, Crispino P, etal. 2-week triple therapy for Helicobacter pylori infection is better than 1-week in clinical practice: a large prospective single-center randomized study. [J]. Helicobacter, 2006, 11 (6): 562.

[98] Vallve M, Vergara M, Gisbert J P, etal. Single vs. double dose of a proton pump inhibitor in triple therapy for Helicobacter pylori eradication: a Meta-analysis [J]. Aliment Pharmacol Ther, 2002, 16 (6): 1149—1156.

[99] Laine L. Is it time for quadruple therapy to be first line? [J]. Can J Gastroenterol, 2003, 17 Suppl B: 33B—35B.

[100] Abadi A T, Taghvaei T, Mobarez A M, etal. Frequency of antibiotic resistance in Helicobacter pylori strains isolated from the northern population of Iran [J]. J Microbiol, 2011, 49 (6): 987—993.

[101] OConnor A, Taneike I, Nami A, etal. Helicobacter pylori resistance to metronidazole and clarithromycin in Ireland [J]. Eur J Gastroenterol Hepatol, 2010, 22 (9): 1123—1127.

[102] OConnor A, Taneike I, Nami A, etal. Helicobacter pylori resistance to metronidazole and clarithromycin in Ireland [J]. Eur J Gastroenterol Hepatol, 2010, 22 (9): 1123—1127.

[103] Megraud F, Coenen S, Versporten A, etal. Helicobacter pylori resistance to antibiotics in Europe and its relationship to antibiotic consumption [J]. Gut, 2013, 62 (1): 34—42.

[104] Goh K L, Navaratnam P. High Helicobacter pylori resistance to metronidazole but zero or low resistance to clarithromycin, levofloxacin, and other antibiotics in Malaysia [J]. Helicobacter, 2011, 16 (3): 241—245.

[105] 成虹, 胡伏莲, 谢勇, 等. 中国幽门螺杆菌耐药状况以及耐药对治疗的影响—全国多中心临床研究 [J]. 胃肠病学, 2007 (9): 525—530.

[106] 成虹, 胡伏莲. 北京地区幽门螺杆菌耐药情况及其变化趋势 [J]. 中华医学杂志, 2005 (39): 23—26.

[107] 由立忠. 幽门螺杆菌感染的中医认识 [J]. 世界最新医学信息文摘, 2016 (19): 156—157.

[108] 向志平. 中医治疗 HP 感染性慢性胃炎组方初探 [J]. 四川中医, 2010 (5): 29—30.

[109] 孙立杨. 中医辨证治疗慢性萎缩性胃炎 86 例 [J]. 辽宁中医杂志, 2007 (4): 439—440.

[110] 黄志昂. 疏肝运脾汤合三联疗法治疗慢性胃炎 76 例临床观察 [J]. 中国当代医药, 2010

(12): 80—81.

[111] 韩立民. 胃脘痛中医辨证分型与HP感染的关系分析[J]. 中华中医药学刊, 2008 (1): 90—91.

[112] 张向东. Hp相关性胃炎的中医证型的临床观察[J]. 中医临床研究, 2016 (13): 89—90.

[113] 唐丹丹, 王翼洲. 中医治疗幽门螺杆菌相关性慢性胃炎研究进展[J]. 社区医学杂志, 2016 (4): 84—86.

[114] 中华中医药学会发布. 中医内科常见病诊疗指南: 西医疾病部分[M]. 北京: 中国中医药出版社, 2008.

[115] 李玉锋, 姜巍, 王垂杰, 等. 中药与三联疗法对照治疗幽门螺杆菌相关性胃部疾病随机对照试验的Meta分析[C]. 2013.

[116] 王彦. Hp相关性慢性胃炎证素研究及中医药治疗的疗效评价研究[D]. 北京中医药大学, 2013.

[117] 林江. 中西医结合治疗幽门螺杆菌随机对照试验的荟萃分析[C]. 2009.

[118] 张丽颖. 中药联合标准三联疗法提高幽门螺杆菌根除率的临床疗效评价研究[D]. 中国中医科学院, 2013.

[119] 刁鹏, 夏李明, 廖纬琳, 等. 中西医结合治疗幽门螺杆菌阳性慢性萎缩性胃炎的Meta分析[J]. 现代中西医结合杂志, 2015, 24 (11): 1161—1164.

[120] 王建平, 彭孝纬. 单味中药治疗幽门螺杆菌的动物研究[J]. 胃肠病学和肝病学杂志, 2010, 19 (4): 345—347.

[121] 刘清华, 林渊, 邱颂平. 单味中药散剂清除幽门螺杆菌的实验研究[J]. 福建中医药, 2011, 42 (2): 49.

[122] 陈波华, 邢洪君, 张影, 等. 浅述黄连等中药抑制幽门螺杆菌生长的试验研究[J]. 黑龙江医药, 1996 (2): 115—116.

[123] 徐艺, 叶柏. 中草药单味与复方对幽门螺杆菌抑菌作用研究[J]. 中国中西医结合消化杂志, 2000, 8 (5): 292—293.

[124] 姜成, 鄢春锦, 刘蔚雯, 等. 15味中药抑制幽门螺杆菌的体外实验[J]. 福建中医学院学报, 2003 (6): 30—32.

[125] 宋希仁, 张伯铭, 施仁孝, 等. 大黄治疗幽门弯曲菌阳性的消化性溃疡临床观察[J]. 中医杂志, 1991 (5): 25—26.

[126] 李东明. 奥美拉唑联合蒲公英治疗幽门螺杆菌阳性的慢性浅表性胃炎58例临床疗效观察[J]. 中国医疗前沿, 2009 (12): 28.

[127] 张越林. 单味青木香颗粒治疗幽门螺杆菌感染胃炎的临床对比研究[J]. 中医药临床杂志, 1998 (6): 352—353.

[128] 张越林. 单味青木香颗粒治疗幽门螺杆菌感染胃炎的临床对比研究[J]. 安徽中医临床杂志, 1998 (6): 352—353.

[129] 马汉铭, 杜平华. 中药材鸦胆子对幽门螺杆菌体外抗菌作用的研究[J]. 数理医药学杂志, 2002 (2): 158.

[130] 花根才, 范忠泽, 孙珏, 等. 肠胃清口服液治疗慢性胃炎伴幽门螺杆菌感染临床观察

［J］．上海中医药杂志，2003（7）：9—11.

［131］杜平华，朱世真．蒲元胃康对幽门螺杆菌体外抑菌作用［J］．中国医学研究与临床，2003，1（1）：60—61.

［132］潘洋，马伟，于洋．蒲元和胃胶囊联合三联疗法治疗幽门螺杆菌感染性慢性萎缩性胃炎的临床效果观察［J］．临床合理用药杂志，2017（11）：33—34.

［133］张西民．甘草泻心胶囊治疗HP相关性慢性浅表性胃炎82例总结［J］．甘肃中医，2003（11）：21—22.

［134］牛丽颖，马志红，王永红，等．胃舒胶囊在体外和体内对幽门螺杆菌作用的研究［J］．河北中医药学报，2006（1）：6—8.

［135］黄文凤，陈国辉．中药抗幽门螺杆菌概述［J］．海峡药学，2009，21（3）：82—85.

［136］林辉，莫新民．疏肝和胃丸体内外对幽门螺杆菌的抑制作用［J］．中医药导报，2006（4）：7—8.

［137］段玲，严祥，韩俭．苦豆子总碱及4种单体生物碱对幽门螺杆菌的体外抑菌作用研究［J］．时珍国医国药，2010，21（9）：2217—2218.

［138］王森，朱卫丰，欧水平，等．丹皮酚理化性质及体外经皮渗透性的研究［J］．中药新药与临床药理，2011（2）：215—219.

［139］张溪桐，张悦，杨骏，等．丹皮酚对实验性胃溃疡及幽门螺杆菌的抑制作用［J］．数理医药学杂志，2016，29（8）：1109—1112.

［140］杨行堂．甘草单体成分抗幽门螺杆菌研究［D］．同济大学，2007.

［141］潘虹．中药根除幽门螺杆菌的研究（体外耐药反应实验）［D］．辽宁中医药大学，2011.

［142］姜惟，顾武军，周春祥．半夏泻心汤对慢性胃炎合并幽门螺杆菌感染大鼠SOD、MDA的影响［J］．天津中医药，2003，20（5），27—30.

［143］苏根．半夏泻心汤加减治疗HP相关性胃炎及溃疡病疗效观察［J］．河南中医，2004，24（5）：9—10

［144］孙来齐，马振英．加味半夏泻心汤治疗Hp阳性胃炎疗效观察［J］．辽宁中医药大学学报，2006（4）：89.

［145］杜旭．黄连解毒汤对幽门螺杆菌的抗菌作用［J］．国外医学（中医中药分册），2003（2）：97—98.

［146］刘旸，潘健．黄芪建中汤加减治疗幽门螺杆菌相关性胃炎疗效观察［J］．中华今日医学杂志，2004（6）：68.

［147］李方．黄连温胆汤治疗慢性胃炎临床观察［J］．辽宁中医药大学学报，2008（9）：92—93.

［148］孙靖若．黄连温胆汤治疗Hp阳性浅表性胃炎（脾胃湿证）及NO变化的临床分析［J］．河南中医学院学报，2006（5）：3.

［149］金涛，乔玉山，游运舸．愈溃合剂治疗幽门螺杆菌相关性消化性溃疡50例临床观察［J］．中医药导报，2007（2）：32—34.

［150］司华，寇正红，贾琦．三联疗法结合中药治疗消化性溃疡的临床观察和诊治体会［J］．吉林医学，2010（22）：3730—3731.

[151] 吕桂凤. 中西医结合治疗幽门螺杆菌相关性胃炎临床观察 [J]. 实用中医药杂志, 2009 (8): 536—537.

[152] 黄志昂. 疏肝运脾汤合三联疗法治疗慢性胃炎76例临床观察 [J]. 中国当代医药, 2010 (12): 80—81.

[153] 韦健盛, 谭勇明, 黄绍贤. 清胃散加味联合"三联"疗法治疗慢性胃炎50例 [J]. 中国实用医药, 2010 (20): 48—49.

[154] 姚希贤. 消化性溃疡治疗的进展 [J]. 中华内科杂志, 1995 (3): 208—210.

[155] 郑晓黎, 黄瑛, 曾立清, 等. 香槟和胃汤治疗慢性胃炎（脾虚气滞型）幽门螺杆菌感染疗效观察 [J]. 中医临床研究, 2015 (32): 63—64.

[156] 刘启泉, 王志坤, 李博林. 达立通联合三联杀菌疗法根除慢性胃炎幽门螺杆菌感染的临床观察 [J]. 西部中医药, 2014 (12): 91—93.

[157] 张阳阳, 郝微微, 史佳宁, 等. 中西医结合治疗幽门螺杆菌相关性慢性胃炎研究进展 [J]. 陕西中医, 2017 (4): 543—544.

[158] 蒋文杰, 曹莲瑛, 李璟, 等. 针灸治疗慢性萎缩性胃炎的Meta分析 [J]. 上海针灸杂志, 2016 (7): 886—892.

[159] 郑全成. 温针灸治疗慢性浅表性胃炎的胃镜疗效观察及对胃内Hp含量水平的影响 [J]. 四川中医, 2017 (6): 190—192.

[160] 彭娜, 李金香, 刘密, 等. 腹穴按摩法结合针刺治疗慢性胃炎的临床观察 [J]. 中医药学报, 2013, 41 (4): 83—86.

[161] 王洪伟, 高青, 王孜优. 拔水罐加针刺治疗HP阳性慢性浅表性胃炎96例临床观察 [J]. 中国针灸, 1999 (5): 15—16.

[162] 赵星星. 穴位埋线治疗Hp相关性慢性浅表性胃炎的临床研究 [D]. 广西中医药大学, 2010.

[163] 李春花. 穴位埋线疗法联合西药三联疗法治疗幽门螺杆菌相关性十二指肠溃疡84例疗效观察 [J]. 中国现代药物应用, 2010, 4 (7): 14—15.

[164] 九银花, 吉木斯花. 蒙药巴特尔-7丸治疗胃幽门螺杆菌206例 [J]. 中国民族医药杂志, 2012, 18 (6): 27.

[165] 阿拉坦嘎日地. 蒙西医结合治疗Hp感染性慢性胃炎60例疗效观察 [J]. 世界最新医学信息文摘: 连续型电子期刊, 2015 (95).

[166] 阿拉腾图雅. 蒙药三联疗法治疗幽门螺杆菌感染性胃病90例临床观察 [J]. 中国民族民间医药, 2014, 23 (5): 5.

[167] 敖奇. 蒙药抗幽门螺杆菌疗效观察 [J]. 中国民族医药杂志, 2008, 14 (4): 17—18.

[168] 张锋. 阿拉坦五味丸联合PPI三联治疗幽门螺杆菌阳性慢性胃炎与消化道溃疡临床疗效观察 [J]. 中国民族民间医药, 2012, 21 (12): 120.

[169] 阿不都外力·阿不都克里木, 阿依古丽·托合提, 马合布扎·阿不都克里木. 慢性胃炎的维吾尔医诊疗 [J]. 中国民族医药杂志, 2009, 15 (6): 19—20.

[170] 艾沙, 买买提, 优丽吐孜, 等. 维吾尔医调理咸味黏液质治疗慢性浅表性胃炎219例疗效观察 [J]. 中国民族医药杂志, 2016, 22 (6): 9—11.

[171] 夏吾卓玛，加羊洛知．藏医综合治疗幽门螺杆菌感染的临床观察［J］．中国民族医药杂志，2015，21（1）：12—13．

[172] 鞠庆波．李德新治疗慢性胃炎临床经验［J］．世界中医药，2010，5（3）：165—166．

[173] 洪敏，林穗芳．林穗芳治疗 Hp 相关性慢性胃炎临床经验介绍［J］．新中医，2017（1）：213—215．

[174] 赵彬，孙靖若．杨国红教授治疗幽门螺杆菌相关性胃炎经验［J］．河南中医，2005，25（1）：25—26．

[175] 王晶，姜树民．姜树民教授治疗 Hp 感染引起的慢性胃黏膜病变经验介绍［J］．新中医，2009（10）：7—8．

[176] 张晶，王德惠，刘文峰．刘文峰治疗 Hp 相关性胃炎经验［J］．湖南中医杂志，2015（12）：30—31．

[177] 聂青和．感染性腹泻的发病机制研究进展及治疗指导．中华实验和临床感染病杂志（电子版），2007（3）：188—191．

[178] 张昕，高永军，冯子健，等．2008 年全国其他感染性腹泻报告病例信息分析．世界华人消化杂志，2009，17（32）：3370—3375．

[179] 马莉，高永军，王子军，等．2009 年全国其他感染性腹泻报告病例分析．中国微生态学杂志［J］，2010．22（7）：658—661．

[180] 林羡华，冉陆，马莉，等．2010 年全国其他感染性腹泻报告病例信息分析．中国食品卫生杂志［J］，2011．23（5）：385—389．

[181] 卫生部新闻办公室，卫生部公布 2009 年 1 月及 2008 年度全国法定报告传染病疫情．中华人民共和国卫生部公报，2009（3）：65—68．

[182] 金凤华，邓莉．感染性腹泻的研究进展．首都食品与医药，2016（22）：27—30．

[183] 中华医学会儿科学分会消化学组．中国儿童急性感染性腹泻病临床实践指南［J］．中华儿科杂志，2016，54（7）：483—488．

[184] 缪晓辉，冉陆，张文宏，等．成人急性感染性腹泻诊疗专家共识［J］．中华消化杂志，2013，33（12）：793—802．

[185] 王琳琳．CRISPR/Cas 系统与志贺菌耐药的关系［D］，郑州大学，2015．79．

[186] 高昆，韩倩，黄惠婷．感染性腹泻中沙门菌血清型及耐药性分析［J］．临床输血与检验，2015，17（1）：15—17．

[187] 曾彩屏．儿童感染性腹泻病原菌分布及耐药分析．中国继续医学教育，2015（9）：174—175．

[188] 黄国珍．感染性腹泻细菌学病原谱及耐药监测．热带医学杂志，2015（4）：545—547，564．

[189] 沈丽珍，陈素英，张爱鸣，等．2010—2013 年感染性腹泻患者的细菌性病原构成及耐药分析，中华医学会第十一次全国临床微生物学术年会暨全球华人临床的生物与感染症学会学术论坛．2014：中国浙江宁波．1．

[190] 陈洁．杭州部分地区肠道致病菌的分布及耐药状况，2010，浙江大学．44．

[191] 侯凤琴，王勇，孙新婷，等．北京地区感染性腹泻病原菌监测及耐药情况．中国临床药理学杂志，2008（4）：303—306．

[192] 张建群, 罗学辉, 黄绍军. 浙江省余姚市腹泻儿童沙门菌感染流行病学特征和耐药分析. 疾病监测, 2015 (9): 776—779.

[193] 张之伦, 李佳萌, 田宏, 等. 天津市2007—2010年临床感染性腹泻病原谱及其特征. 中国公共卫生, 2016 (6): 821—825.

[194] 张新峰, 王蕾, 徐贵永, 等. 泰安市感染性腹泻非伤寒沙门菌耐药监测及分型研究. 中国人兽共患病学报, 2017 (4): 337—342.

[195] 王兴. 泄泻的中医辨证施护. 临床合理用药杂志, 2012 (25): 148—149.

[196] 邓艳玲, 徐珊, 邓天好, 等. 泄泻的中医药研究概况. 湖南中医杂志, 2016, 32 (2): 189—191.

[197] 中会中医药学会脾胃病分会. [J]. 中医杂志, 2017, 58 (14), 1256—1259.

[198] 孙媛, 李殿滨, 黄屏娟, 等. 中西医治疗急性感染性腹泻50例临床观察. 内蒙古中医药, 2015 (12): 35—36.

[199] 金敏, 张新刚. 地坛牌清开灵注射液与抗生素联合治疗小儿急性感染性腹泻70例疗效观察 [A], 中华中医药学会心脑病药物临床评价专家谈中华中医药学会 [C]. 1983: 3.

[200] 赵卫, 刘藏平, 肖翠萍. 腹泻灸辅助治疗小儿腹泻的效果观察, 中医护理. 2005, 11 (18): 1554.

[201] 何成诗, 高培阳. 中医治疗抗生素相关性腹泻的Meta分析. 中国中西医结合急救杂志, 2010, 17 (2): 69—72.

[202] 刘晓莉. 中医药及中西医结合治疗抗生素相关性腹泻的系统评价 [D]. 成都中医药大学, 2009.

[203] 何飞, 韦桂宁. 单味中药及其有效成分抗腹泻实验研究进展. 中国药师, 2016 (3): 578—581.

[204] 郝洪贵. 62种中药对小儿腹泻致病性大肠杆菌抗菌作用研究. 辽宁中医杂志, 1960 (9): 32—34.

[205] 刘珺, 徐选福, 郭传勇. 连术颗粒治疗急性感染性腹泻216例. 同济大学学报 (医学版), 2008 (4): 84—86, 93.

[206] 王瑱, 刘珺, 颜琼枝. 连术颗粒治疗感染性腹泻 (湿热下注证) 的疗效观察. 中国中医急症, 2013 (3): 356—357, 402.

[207] 王智勇. 清开灵注射液与抗生素联合治疗急性感染性腹泻32例疗效观察. 中国社区医师 (综合版), 2006 (20): 83.

[208] 孙利红, 黄家军, 崔宁, 等. 枫蓼肠胃康颗粒联合双歧杆菌三联活菌胶囊治疗急性感染性腹泻66例的临床观察. 北京医学, 2014 (9): 747, 751.

[209] 朱先林, 蒋维, 丁建萍. 肠胃康和诺氟沙星治疗急性腹泻的疗效比较. 中国现代医生, 2009 (30): 42—43.

[210] 古炳明. 加味不换金正气散胶囊治疗感染性腹泻 (湿蕴脾胃证) 200例的临床试验 [D], 2014, 广州中医药大学.

[211] 徐劲松, 徐文冲, 霍志毅. 加味葛根芩连汤治疗湿热型急性腹泻疗效观察. 黑龙江中医药, 2009 (2): 14—15.

[212] 李翠联, 马琛, 曹彬. 葛根芩连丸治疗成人急性感染性腹泻的研究. 湖南中医药大学学报, 2013（4）: 22—23.

[213] 邱爱珠. 葛根芩连汤证为感染性腹泻病治的论证研究［D］, 2011, 南方医科大学.

[214] 王广芳. 葛根芩连汤加味治疗细菌性痢疾42例［J］. 中国中医急症, 2004（1）: 52—53.

[215] 杨月明. 白头翁汤加味治疗噤口痢38例［J］. 现代中医药, 2002（4）: 36—37.

[216] 余纪平, 杨连玉. 生姜泻心汤治疗小儿病毒性腹泻30例［J］. 国医论坛, 2002（3）: 23—24.

[217] 赵敏, 赵艳玲, 李永钢, 等. 桃花止泻颗粒联合环丙沙星治疗感染性腹泻38例［J］. 医药导报, 2009, 28（2）: 202—203.

[218] 夏贞莲, 褚艾妮, 覃耀真. 五花汤治疗小儿感染性腹泻40例观察［J］. 实用中医药杂志, 2001（2）: 4.

[219] 马爱萍, 李萍. 益气清热解毒方联合蒙脱石散对小儿急性感染性腹泻IL-8、IL-10及NF-κB表达的影响［J］. 中医药信息, 2017, 34（1）: 59—62.

[220] 朱芳讯. 白头翁汤加味保留灌肠治疗急性婴幼儿菌痢［J］. 福建中医药, 1998（1）: 34.

[221] 马思文. 葛根汤治疗消化道外感染性小儿腹泻的临床观察［D］, 2013, 黑龙江中医药大学. 45.

[222] 滕红君, 张少玥, 张鹏, 等. 老年感染性腹泻加味当归芍药汤治疗的临床疗效分析［J］. 中华医院感染学杂志, 2014, 24（8）: 1953—1954+1957.

[223] 温欣. 加味香连汤治疗小儿急性细菌性痢疾临床观察［J］. 山西中医, 2012, 28（8）: 21.

[224] 杜云波. 导气汤加减治疗急性实热型细菌性痢疾38例［J］. 中医研究, 1999（6）: 27—28.

[225] 任爱民. 芍药汤加味治疗细菌性痢疾93例的临床观察［J］. 甘肃中医, 1998（2）: 14.

[226] 郑丽芬. 针灸推拿治疗小儿腹泻临床分析［J］. 亚太传统医药, 2012, 8（4）: 40—41.

[227] 戴秋孙. 针刺治疗51例婴幼儿腹泻的疗效观察［J］. 中国针灸, 1985（3）: 14—15.

[228] 徐桂芝, 欧阳世英, 张友军. 针灸治疗小儿腹泻98例［J］. 针灸临床杂志, 1997（11）: 20.

[229] 余清芝, 黄志坚. 推拿加还原汤治疗婴幼儿感染性腹泻103例临床观察［J］. 针灸临床杂志, 1995（2）: 14—15.

[230] 徐光宇, 隆红艳. 俞募穴推拿治疗婴幼儿轮状病毒肠炎50例［J］. 江西中医药, 2011, 42（6）: 54—55.

[231] 张晋洪. 感染性腹泻病人的中医护理［J］. 山西职工医学院学报, 2012, 22（5）: 62—64.

[232] 孔长征. 温肠止泻散敷脐治疗小儿轮状病毒性肠炎（寒湿型）的临床研究［D］, 2012, 山东中医药大学.

[233] 朱芳讯. 白头翁汤加味保留灌肠治疗急性婴幼儿菌痢. 福建中医药［J］, 1998（1）: 34.

[234] 张茂香. 加味白头翁汤治疗小儿菌痢180例. 黑龙江中医药［J］, 2001（1）: 45.

[235] 韩振宏, 朱捷, 王振洲, 等, 白头翁汤灌肠治疗急性菌痢34例. 四川中医, 1994

(11): 31.

［236］黄永昌，赖秀琴，罗璐红. 黄连素肠灌肠疗小儿感染性腹泻疗效观察［J］. 亚太传统医药，2012，8（7）：137.

［237］刘丽平. 中药直肠滴入治疗小儿感染性腹泻46例. 中国中医急症［J］，2009，18（4）：625—626.

［238］徐光宇，隆红艳. 内外并治小儿慢性感染性腹泻临床体会［J］. 中医儿科杂志，2011，7（4）：43—45.

［239］滕春霞，徐大基. 黄春林教授治疗感染性腹泻之经验［J］. 中西医结合心脑血管病杂志，2001（6）：31—32.

［240］Moayyedi P, Hunt R H. Helicobacter pylori public health implications［J］. Helicobacter. 2004, 9 Suppl 1.

［241］张万岱，胡伏莲，萧树东，等. 中国自然人群幽门螺杆菌感染的流行病学调查［J］. 现代消化及介入诊疗. 2010（5）：265—270.

［242］Malfertheiner P, Megraud F, O'Morain C A, etal. Management of Helicobacter pylori infection—the Maastricht IV/ Florence Consensus Report［J］. Gut. 2012, 61（5）：646—664.

［243］Sugano K, Tack J, Kuipers E J, et al. Kyoto global consensus report on Helicobacter pylori gastritis［J］. Gut. 2015, 64（9）：1353—1367.

［244］Venerito M, Malfertheiner P. Is mass eradication of Helicobacter pylori infection effective for preventing gastric cancer?［J］. Z Gastroenterol. 2014, 52（7）：744—745.

［245］张迪，柯丽，聂爱英，等. 黄连素四联方案补救治疗幽门螺杆菌感染的有效性和安全性［J］. 现代生物医学进展. 2017（3）：464—469.

［246］李洪军. 氟喹诺酮类药物联用黄连素治疗细菌性痢疾的临床分析［J］. 中国实用医药. 2017（5）：135—136.

［247］方鹤松. 小儿腹泻病的诊断和治疗［J］. 实用儿科临床杂志. 2011（19）：1537—1540.

［248］刘丽荣，谢晓丽，杨静，等. 盐酸小檗碱联合磷酸铝凝胶灌肠治疗小儿急性肠炎临床观察［J］. 儿科药学杂志. 2016（4）：24.

［249］李仙玉. 盐酸小檗碱联合磷酸铝凝胶保留灌肠治疗小儿急性肠炎的效果分析［J］. 中国处方药. 2017（1）：49—50.

［250］刘仁红，肖毅，陈虹余，等. 盐酸小檗碱灌肠治疗小儿细菌性肠炎的临床应用［J］. 西部医学. 2014（12）：1635—1636.

［251］熊翠莲，沈逍雁. 蒙脱石散联合黄连素保留灌肠治疗小儿腹泻的临床研究［J］. 儿科药学杂志. 2014（10）：32—34.

［252］许香英. 黄连素粉剂联合思密达保留灌肠治疗小儿腹泻疾病疗效观察［J］. 中国药物经济学. 2014（2）：228—229.

［253］王爱平，陈自松. 思密达联合黄连素保留灌肠治疗小儿腹泻66例临床疗效观察［J］. 中国现代药物应用. 2013（15）：112—113.

［254］吴敏. 蒙脱石散联合黄连素灌肠治疗小儿腹泻的效果观察［J］. 临床合理用药杂志. 2012（13）：65—66.

[255] 黄衍强，刘坤友，莫小强，等．黄连素等中草药提取物对多重耐药性大肠杆菌 gyrA 基因的作用［J］．世界华人消化杂志．2014（17）：2445—2448.

[256] 尹良军，周振旗，绍元，等．盐酸小檗碱、人参皂苷 Rb1、黄芩苷及绿原酸对大肠埃希菌和金黄色葡萄球菌的抑菌作用研究［J］．医学综述．2016（24）：4969—4972.

[257] 吴明慧，黄衍强，黄赞松，等．黄连素、大黄素、五味子及黄芩苷对幽门螺杆菌多重耐药株的体外抑菌作用［J］．世界华人消化杂志．2013（30）：3247—3251.

[258] 冯瑞娟．黄连素致皮肤过敏反应及肝功能损害 1 例［J］．总装备部医学学报．2004（1）：57.

[259] 王桂梅，李玉香，霍红．黄连素引起固定性药疹 1 例［J］．黑龙江医学．1994（8）：49—50.

[260] 戚燕明．盐酸黄连素致固定型药疹 1 例［J］．皮肤病与性病．1995（3）：79—80.

[261] 张淑娥．黄连素致紫癜型药疹一例报告［J］．哈尔滨医科大学学报．1991（1）：55.

[262] 罗玉光．黄连素引起颗粒细胞减少症一例［J］．人民军医．1960（10）：64.

[263] 余研，郑永奇，李毅，等．黄连素片致全身大关节游走性疼痛 1 例分析［J］．中国误诊学杂志．2009（28）：7030.

[264] 于红，林小玲，王英．过量口服黄连素致锥体外系反应 1 例［J］．山东医药．2004（13）：9.

[265] 孙翔．黄连素致严重尿痛 1 例［J］．护理学杂志．2005（9）：33.

[266] 余庆煌．外用黄连素致严重心律失常 1 例［J］．广东医学．2001（5）：392.

[267] 何霞，童荣生，肖开春，等．他克莫司血药浓度影响因素的研究进展［J］．中国药业．2011（11）：80—82.

[268] 逄晓云，沈金芳．植物药对他克莫司血药浓度的影响［J］．中国临床药理学与治疗学．2009（1）：110—112.

[269] 澹台新兴，杨龙宝，卜翔，等．荆花胃康联合 PPI 三联疗法治疗 Hp 相关慢性胃炎或消化性溃疡有效性和安全性的 Meta 分析［J］．中国循证医学杂志．2017（2）：172—179.

[270] 陶海燕，陆燕，黄晓宇．荆花胃康胶丸治疗 HP 阳性慢性胃炎临床观察［J］．陕西中医．2017（2）：159—160.

[271] 袁昌道．荆花胃康胶丸与奥美拉唑三联疗法对 Hp 感染慢性胃炎的影响［J］．航空航天医学杂志．2015（8）：976—977.

[272] 林双琴．荆花胃康胶丸辅助治疗 Hp 阳性慢性胃炎临床研究［J］．新中医．2015（8）：73—74.

[273] 张月苗，王婷婷，叶晖，等．荆花胃康胶丸联合三联疗法治疗 Hp 感染慢性胃炎疗效观察［J］．中国中西医结合消化杂志．2013（11）：587—590.

[274] 龙飞．荆花胃康胶丸联合三联疗法治疗老年 Hp 感染慢性胃炎 60 例［J］．广西中医药．2016（5）：28—29.

[275] 何玉兰．荆花胃康胶丸联合三联疗法治疗老年 Hp 感染慢性胃炎的疗效［J］．海峡药学．2016（8）：132—133.

[276] 谢姐．荆花胃康胶丸联合摩罗丹治疗老年慢性萎缩性胃炎伴 Hp 感染临床疗效及对胃镜组

织学的影响［J］．河北医学．2017（3）：412—415.

［277］崔轶，于坤，赵丹．改良序贯疗法联合荆花胃康胶丸治疗 Hp 阳性残胃炎疗效分析［J］．现代医药卫生．2017（4）：549—551.

［278］陈晓旭．荆花胃康胶丸联合泮托拉唑治疗 Hp 阳性消化性溃疡138 例疗效分析［J］．中国实用医药．2016（26）：28—29.

［279］夏瑞丽．荆花胃康胶丸联合三联疗法对 Hp 补救治疗的疗效对比分析［J］．中华全科医学．2014（7）：1179—1180.

［280］张贺燕．荆花胃康胶丸联合三联疗法治疗 Hp 阳性消化性溃疡46 例［J］．中国药业．2013（16）：109.

［281］郑闽，詹丽英，李志晋，等．荆花胃康胶丸治疗消化性溃疡疗效观察［J］．世界中医药．2013（4）：412—413.

［282］郎轶萱，孙远杰，潘丽艳．荆花胃康胶丸联合 PPI 治疗老年 Hp 阳性消化性溃疡患者的疗效［J］．中国老年学杂志．2014（5）：1359—1360.

［283］韦晓静，钱韶红，王丽．改良序贯疗法联合荆花胃康丸根除 Hp 的临床观察［J］．中国中西医结合消化杂志．2013（4）：191—194.

［284］谷树龙．三联疗法＋荆花胃康胶丸治疗 Hp 相关性胃溃疡的效果研究［J］．当代医药论丛．2017（1）：97—98.

［285］刘伟，刘宇，张学智，等．InVitro Bactericidal Activity of Jinghua Weikang Capsule（荆花胃康胶丸）and ItsIndividual Herb Chenopodium AmbrosioidesL. Against Antibiotic‐Resistant Helicobacter Pylori［J］．Chinese Journal of Integrative Medicine．2013（1）：54—57.

［286］叶晖，李宁，张学智，等．荆花胃康胶丸对小鼠体内 H. pylori 的根除作用及对胃黏膜上皮细胞形态的影响［J］．中国中西医结合消化杂志．2014（7）：351—354.

［287］黄星涛，张学智，李宁，等．荆花胃康胶丸对 Hp 耐药菌株体外抑菌作用的研究［J］．中国中西医结合消化杂志．2010（5）：290—293.

［288］叶晖，李宁，于靖，等．荆花胃康胶丸对 Hp 感染小鼠胃黏膜核因子 κBp65 表达的影响［J］．中国中医药信息杂志．2015（2）：60—63.

［289］朱国琴，施瑞华，沈健，等．荆花胃康胶丸对大鼠胃黏膜的保护机制［J］．世界华人消化杂志．2007（5）：505—508.

（作者：中国中医科学院中医药信息研究所）

（三）泌尿系统

中医药治疗细菌感染性泌尿系统的主要疾病

（1）急性肾小球肾炎

①疾病概况

急性肾小球肾炎（acute glomerulonephritis）简称急性肾炎（AGN），是以急性肾炎综合征为主要临床表现的一组疾病。其特点为急性起病，患者出现血尿、蛋白尿、水肿和高血压，并可伴有一过性肾功能不全。本病主要是由感染所诱发的免疫反应引起，大多数与溶血性链球菌感染有关，在我国上呼吸道感染约占60%~70%，皮肤感染占1%~20%。除链球菌之外，葡萄球菌、肺炎链球菌、脑膜炎双球菌及伤寒杆菌等感染都可引起肾小球肾炎。任何年龄均可发病，以儿童及青少年多见。

西医对于此病多首先采用抗感染治疗，常用青霉素肌肉注射，连用10~14天，过敏者可用大环内酯类抗生素。一些慢性感染病灶，如扁桃体炎、咽炎、鼻窦炎、中耳炎等应彻底治疗。反复发作的慢性扁桃体炎，待尿蛋白少于（+），尿沉渣红细胞少于10个/HP，可考虑行扁桃体摘除，术前、术后需注射青霉素两周。

中医中无本病病名记载，但据其临床症状，急性肾小球肾炎应属中医学"水肿""尿血"范畴。按照急性肾炎的水肿情况，应归于"风水""阳水"之类。

②病因病机

中医认为，急性肾炎的病因不外内、外两端。就内因而言，主要是先天禀赋不足，或后天饮食失节，劳逸不当，导致脾肾亏虚。外因方面，则多因六淫外袭，疮毒内陷。根据文献记载和诸多医家的实践体会，其病因病机可以概括为下列几个方面。

六淫外袭：六淫之邪外袭，内舍于肺，肺失宣降，水道通调失司，以致邪遏水阻，泛溢肌肤，发为水肿。

疮毒内陷：肺主皮毛，脾主肌肉，疮疡湿毒侵于肌肤，内犯于肺脾，肺失宣降，脾失健运，水湿内停，溢于肌肤，而成水肿；湿蕴日久化热，灼伤血络，则可见血尿。

脾肾亏虚：本病的发生除了外邪侵袭，肺脾受损之外，更重要的是肾元亏虚。肾为先天之本，脾胃为后天之本。脾肾亏虚可因先天不足而来，亦可因后天饮食失节、劳逸不当、调理失宜，先有脾胃虚弱，后有肾元不足，此即所谓后天不能充养先天所致。脾肾先虚，外邪侵袭，内外两因相合，水液不得正常代谢而停于体内，外溢肌肤则发为水肿。脾失统摄，肾失封藏，精微外泄，可见蛋白尿。

正气不足复感外邪入侵是急性肾炎发生的主要原因，病位主要在肾，但与肺脾密切相关。证候演变趋向是从表及里，由上焦、中焦而达下焦，从标实为主逐渐向正虚邪实、虚实夹杂演变。急性水肿期为正邪剧争的病理过程，水肿消退期则进入正虚邪恋阶段。

③辨证论治

急性肾小球肾炎多由于感受外邪引起，先辨外邪的性质，再次辨属寒属热、属实属虚，再次辨病变部位，在肺、脾、肾三脏，心、肝两脏及三焦、膀胱。

中华中医药学会2011年发布的《急性肾小球肾炎诊疗指南》[1]将急性肾小球肾炎分为六型。具体诊断标准如下：

风水泛滥证：起病急，颜面及四肢或全身浮肿，尿少，恶风寒，脉浮紧或浮数；或发热，咳嗽，舌苔薄白或薄黄，脉浮数。

湿毒浸淫证：身发疮痍，皮肤溃烂，面浮肢肿，尿少色赤，舌红苔黄，脉数或滑数。

水湿浸渍证：遍体浮肿，身重困倦，胸闷纳呆，泛恶，舌质淡，舌体胖大，舌苔白腻，脉沉缓。

湿热内壅证：遍体浮肿，尿黄赤，口苦，口黏，腹胀，便秘，舌红苔黄腻，脉滑数。

下焦湿热证：尿呈洗肉水样，小便频数，心烦，口干，舌红少苔，脉细数。

阴虚湿热证：腰酸乏力，面热颧红，口干咽燥，舌红，舌苔薄黄或少苔，脉细数。

2016年袁斌等[2]人在中华中医药学会的指导下发布的《中医儿科临床诊疗指南·小儿急性肾小球肾炎》（修订）将小儿急性肾小球肾炎分期论治，急性期分为了2个常证和3个变证，恢复期分为了2个证型。具体诊断标准如下：

A. 急性期

a. 常证

风水相搏证：水肿自眼睑和面部开始迅速波及全身，以头面部肿势为著，皮色光亮，按之凹陷，随手而起，尿少色赤，微恶风寒或发热汗出，喉核红肿疼痛，口渴或不渴，鼻塞，咳嗽，气短，舌质淡、苔薄白或薄黄，脉浮紧或浮数。

湿热内侵证：小便短赤，甚则尿血，水肿或轻或重，烦热口渴，口苦口黏，头身困重，倦怠乏力，恶心呕吐，脘闷纳差，大便黏滞不爽或便秘，常有近期疮毒史，舌质红、苔黄腻，脉滑数。

b. 变证

邪陷心肝证：面浮肢肿，头痛眩晕，视物模糊，烦躁不安，口苦，恶心呕吐，甚至惊厥、抽搐、昏迷，小便短赤，高血压，舌质红、苔黄糙，脉弦数。

水凌心肺证：全身明显水肿，频咳气急，胸闷心悸，烦躁不宁，不能平卧，面色苍白，易汗出，甚则唇甲青紫，舌质暗红、舌苔白腻，脉沉细无力。

水毒内闭证：全身水肿，尿少或尿闭，色如浓茶，头晕头痛，恶心呕吐，神疲乏力，嗜睡，甚则昏迷，舌质淡胖、苔垢腻，脉滑数或沉细数。

B. 恢复期

a. 阴虚邪恋证：神倦乏力，头晕，手足心热，腰酸盗汗，或有反复乳蛾红赤，镜下血尿持续不消，水肿消退，尿色赤，大便干结，舌红、苔少，脉细数。

b. 气虚邪恋证：身倦乏力，面色萎黄少华，纳少便溏，自汗，易感冒，或见血尿持续不消，浮肿轻或无，舌淡红、苔白，脉缓弱。

④治法治则

治疗原则不外乎扶正与祛邪两大方面，祛邪以疏风解表、宣肺利水、清热解毒、活血化瘀、凉血止血等为法，扶正则以益气养阴、健脾益肾为要。急性期以祛邪为主，宜宣肺利水、清热凉血、解毒利湿；恢复期以扶正祛邪为要，并根据正虚与余邪孰多孰少，确定补虚与祛邪的轻重。如恢复期之早期，以湿热未尽为主，治宜清除湿热余邪，佐以扶正，如益气养阴等；后期湿热已渐尽，当以扶正为主，佐以清热化湿或凉血活血。

⑤西医治疗现状

西医目前尚缺乏直接针对急性肾小球肾炎免疫病理过程的特异性治疗，且本病为自限性疾病，处理得当可以自愈。西医的治疗主要包括卧床休息、控制饮食、对症治疗（包括利尿、降压、高钾血症处理等）、并发症治疗、抗凝及溶栓疗法、治疗感染灶、保护肾功能。临床上基本上是对症治疗，主要包括预防和治疗水、钠潴留，控制循环血容量保持水和电解质平衡，以减轻症状，防治严重并发症（心力衰竭、急性肾衰、高血压脑病）的发生，祛除加重肾脏病变的因素，促进肾脏功能的修复。

⑥中医治疗优势

西医目前对急性肾小球肾炎尚未特异性疗法，中医治疗该病在改善临床症状、缩短疗程等方面有一定的优势。辨证论治仍是中医治疗该病的主体，在临床发挥重要作用，虽然各个医家在辨证分型和施治用药方面均有不同，但多数都取得了较好疗效，报道的总有效率多在95%以上，甚至为100%，但因多数文献缺乏统一的纳入标准、排除标准和疗效判定标准，故确切疗效难以评定，亦无法比较。

⑦中医治疗方案

a. 辨证论治

近年来许多医家在辨证方面多以八纲辨证和脏腑辨证相结合，实证多是风热、湿热、瘀血为主，虚证多是阴虚、气虚为主。常以疏风清热，清热利尿，清热解毒，活血化瘀，滋阴补肾，滋阴清热，补中益气等法辅以止血来治疗。

例如李良[3]总结了1985年至2007年间986例急性肾小球肾炎患者，发病期分为5个证型治疗和恢复期分为2个证型治疗。

发病期治疗按中医辨证分型分为：

风热型：症见发热恶寒，咽喉红肿疼痛，咳嗽，咯黄痰，口干口渴多饮，尿短赤，舌红，脉浮滑数。临床所见一般先出现眼睑浮肿，继而四肢及全身皆肿，来势迅速。血尿较明显，尿蛋白量一般，尿常规可见颗粒管型或细胞管型。血常规检查白细胞计数可升高，血沉加快。治以疏风清热，宣肺行水。方选越婢加术汤加味，药用：麻黄9g，生姜9g，白术9g，大枣9g，牛蒡子9g，连翘9g，菊花9g，石膏（先煎）18g，甘草5g，蝉蜕3g。

风湿型：症见全身浮肿，多从头面开始蔓延全身，恶寒发热，无汗，身体酸楚，咳嗽或气喘，尿少，舌质淡红，苔薄白，脉浮紧，尿蛋白较多，红细胞较少。治以疏风宣肺，利水消肿。方选麻杏五皮饮加味，药用：杏仁9g，生姜皮9g，桑白皮9g，陈皮9g，大腹皮9g，荆芥9g，黄芪9g，茯苓皮9g，麻黄6g，甘草6g，薄荷6g，石膏（先煎）18g。

湿热型：症见眼睑浮肿，延及全身，一般肢体浮肿较轻，小便不利，发热，口干苦不欲饮，舌红，苔薄黄或黄腻，脉滑数。多有皮肤湿疹疮疡，蛋白尿、血尿明显，可见管型。血常规检查示白细胞计数升高，分类中性增高，血沉加快。治以清热化湿，解毒利水。方以麻黄连翘赤小豆汤合五味消毒饮加减，药用：金银花20g，野菊花15g，蒲公英15g，紫花地丁15g，紫背天葵子15g，连翘12g，赤小豆12g，太子参12g，芦根12g，麻黄6g。

脾虚型：症见全身浮肿，按之没指，倦怠乏力，胃纳欠佳，小便短少，舌淡，苔白腻，脉沉缓。蛋白尿为主，红细胞或白细胞较少，血压正常。治以健脾化湿，解毒利水。方以五皮饮合胃苓汤加减，药用：生姜皮9g，桑白皮9g，陈皮9g，大腹皮9g，茯苓皮9g，桂枝9g，茯苓15g，黄芪15g，苍术15g，厚朴15g，泽泻15g，白术15g，猪苓15g，红花6g，甘草6g。

阴虚型：症见浮肿较轻，尿赤，面色潮红或晦黯，体倦失眠，口干或有五心烦热，盗汗；一般有慢性扁桃体炎病史；舌红苔少或薄黄，脉细数或弦细。尿常规以血尿为主，有少量蛋白，血压升高。治以养阴清热，凉血解毒利水。方以知柏地黄汤加减，药用：熟地黄12g，茯苓12g，山药12g，泽泻12g，太子参12g，丹参12g，白茅根12g，山茱萸9g，牡丹皮9g，黄柏9g，知母9g。

恢复期治疗：此期已无明显临床症状，治疗重在巩固疗效，根据临床表现分为2型。

余邪未尽，正气未亏：症见舌淡，苔薄黄，脉弱或沉细，无明显临床症状，浮肿不显，尿常规正常或仅有微量蛋白及红细胞。治以健脾益肾，清化余邪。方用参苓白术散加味，药用：党参15g，茯苓15g，白术15g，山药15g，薏苡仁15g，扁豆15g，甘草6g，砂仁6g，丹参10g，女贞子10g，墨旱莲10g，白花蛇舌草10g。

湿热未尽，正气已虚：症见乏力，舌光红，苔根腻，尿常规常有红细胞或蛋白。治以益气养阴，清化湿热。方用生脉饮合四妙汤加味，药用：薏苡仁15g，党参15g，麦冬15g，五味子9g，黄柏12g，苍术12g，牛膝12g，白茅根10g，半枝莲10g，苦参10g，白花蛇舌草10g。

结果：986例中，治愈890例（90.26%），基本治愈54例（5.48%），有效14例（1.42%），总有效率为97.16%。

b. 中成药

川芎嗪注射液：

川芎嗪是从川芎中提取的有效成分，现已可以人工合成。川芎有活血行气，祛风止痛之效。现代药理学研究发现，川芎嗪有明显舒张血管、抑制血小板聚集、降低血小板活性、改善血流动力学水平的作用，增加肾血流量，达到治疗肾炎的目的。其经常与卡托普利联用治疗急性肾小球肾炎。

张飞华等[4]在常规对症治疗基础上给予卡托普利联合川芎嗪治疗。结果发现治疗后，观察组患者病情改善情况明显优于对照组，主要炎性因子水平明显低于对照组，差异有统计学意义。说明卡托普利联合川芎嗪能有效减轻急性肾小球肾炎患者炎性反应，改善病情。

复方丹参注射液：

复方丹参注射液是由丹参和降香配制而成的纯中药制剂，两药相辅具有活血化瘀、理气开窍的功效。其中丹参是主药，其主要有效成分是丹参酮ⅡA、原儿茶醛和丹参素。现代药理研究证明，丹参是氧自由基的强力清除剂，此外还有降血脂、降压、强心、抗炎、抑菌等作用。急性肾小球肾炎患者存在明显的氧自由基蓄积、脂质过氧化反应亢进和抗氧化能力降低的表现。

杨俊[5]在常规治疗基础上采用复方丹参注射液联合东莨菪碱治疗，观察组治疗总有效率为91.8%，显著高于对照组的77.6%，差异有统计学意义。说明复方丹参注射液联合东莨菪碱在治疗小儿急性肾小球肾炎方面具有一定的优势，有较高的临床应用价值，值得临床进一步推广使用。

c. 单味药

临床常用的药味包括：白茅根、小蓟、紫苏叶、麻黄、连翘、墨旱莲、蒲黄、金银花、蒲公英、白花蛇舌草、车前子、茯苓、益母草、三七、丹参、赤芍、紫草、防己、夏枯草、生石膏等药物。这些常用药物多为清热凉血药和活血化瘀药。正气不足是急性肾炎发病原因之一，在病情进展中湿热缠绵、瘀血阻滞等已成导致疾病难以快速治愈的主要矛盾。因此临床上，多以清热、利湿、化瘀法为主要治疗原则。同时现代药理研究证实，白茅根具有抗凝、扩张血管、改善肾脏微循环的作用。

d. 复方

麻黄连翘赤小豆汤：

麻黄连翘赤小豆汤出自《伤寒论》，"伤寒瘀热在里，身必发黄，麻黄连翘赤小豆汤主之"，为湿热发黄偏表而设，其上下分消之旨为消除急性肾小球肾炎的诸多症状提供了有效思路。方中麻黄发汗解表，宣肺利水；连翘清热散结，疏散风热；杏仁宣肺降气；赤小豆利水消肿；桑白皮泻肺利水消肿；生姜既能有效辅助麻黄宣散水气，又助杏仁降肺逆；大枣安中，全方共奏疏风解表、清热化湿，利水消肿之功。现代药理研究证实，麻黄中所含的有效成分伪麻黄碱具有显著的利尿功效，有效缓解肾功能受损；连翘含有大量芸香苷，有效维持毛细血管的正常抵抗力、降低毛细血管的通透性及脆性，同时连翘还具有明显的抗菌作用，有效抑制链球菌；赤小豆中含有皂草苷，有利尿消肿之功；桑白皮具有利尿、降压之功效。

张怡等[6]对麻黄连翘赤小豆汤治疗急性肾小球肾炎的研究现状进行了综述研究，发现无论麻黄连翘赤小豆汤单独或联合西药辅助治疗急性肾小球肾炎均具有坚实的理论基础和较丰富的临床经验，在提高本病的治疗效果、减轻症状、缩短病程等方面起到了重要作用，为本病的治疗提供了新的前景，但在样本量和机制研究方面仍存在一定的不足。

越婢加术汤：

越婢加术汤出自《金匮要略》，《金匮要略方义》中曰："本方乃越婢汤加白术而成。白术乃脾家正药，健脾化湿是其专长，与麻黄相伍，能外散内利，祛一身皮里之水。本方治证，乃脾气素虚，湿从内生复感外风，风水相搏，发为水肿之病。方以越婢汤发散其表，白术治其里，使风邪从皮毛而散，水湿从小便而利。二者配合，表里双解，表和里通，诸症得除。"恰对应急性肾小球肾炎中"水肿""风水"之证。

曹淑梅等人[7]治疗12例小儿急性肾小球肾炎患者时，以越婢加术汤为主方加减化裁，12例患者全部显效。

小蓟饮子：

小蓟饮子出自《玉机微义》，为理血剂，具有凉血止血，利水通淋之功效。主治热结下焦之血淋，症见尿中带血，小便频数，赤涩热痛，舌红，脉数。为治疗血淋、尿血属实热证的常用方。而血尿为急性肾小球肾炎最主要的临床表现之一。

余汉利[8]使用小蓟饮子加减治疗急性肾炎后期镜下血尿60例患者，停药后3个月内多次复查尿常规均正常，治愈率达100%。

⑧中西医结合疗法

对于急性肾小球肾炎，西药控制原发性病灶和缓解危象的效果较好，中药则有助于提高机体免疫力，促进肾小球功能恢复，特别在抑制血尿和蛋白尿方面功能独特，对病理损伤下的肾脏具有良好的修复和保护作用。二者结合，不仅能够减少使用西药带来的毒副作用，还能巩固疗效，改善肾脏机能。

许培培[9]对156例急性肾小球肾炎患者在西药对症治疗的基础上给予中医复方进行辨证治疗，并与单纯西药治疗进行对照。治疗后，治疗组总有效率为96.15%，对照组总有效率为73.55%，且差异具有统计学意义，说明中西医结合方法优于单纯西医。

⑨中医药外治法

a. 中药灌肠

灌肠疗法是用中药药液或掺入散剂灌肠,以治疗疾病的一种方法。灌肠疗法起源较早。早在汉代张仲景《伤寒论》中就有用猪胆汁灌肠治疗便秘的记载。用直肠给药,作用迅速、温和、持久。在急性肾小球肾炎中,灌肠液大多是以大黄为主药的汤剂,同时还可以配合口服中药一起治疗[10-11]。

张若芬[12]对85例急性肾小球肾炎儿童患者,以大黄、丹参为主方,再根据辨证分型加减用药,采用直肠滴注的方式用药,并与单用西药治疗的33例作对照。观察组总有效率为97.70%,高于单纯西药组72.73%。

b. 穴位埋线

穴位埋线是指使用羊肠线或其他可吸收线体对穴位进行植入,是在针灸经络理论的指导下,将医用羊肠线埋入相应穴位区域,经过多种因素持久、柔和地刺激穴位,达到疏通经络气血以治疗疾病的一种方法。

张文义[13]采用平行针埋线法治疗100例急性肾炎患者,取肺俞(单侧)、肾俞(单侧)、命门、阴陵泉(单侧)、三阴交(单侧)五个穴位。完全治愈78例,临床治愈20例,好转2例,治愈率为98%,有效率为100%。

⑩民族医药

a. 蒙医药

蒙医将急性肾小球肾炎归为肾水肿的范畴,蒙医把此病分两型:巴达干赫依偏盛型,希拉偏盛型。蒙医治疗此病的原则为:先消肿,再利尿治疗,其次按个体化辨证施治,并同时配合西医治疗。

例如:乌仁花等人[14]对37例急性肾小球肾炎患者在西医基础治疗的基础上,进行蒙医辨证治疗,总有效率达91.89%,显著高于单纯西药组。

b. 仡佬族医药

仡佬族属于中国的少数民族之一,有着本民族特色的医药文化,积累了丰富的医疗经验和疾病预防知识。

李晓丽等[15]收集仡佬族民间单方、验方,并将其制剂用于临床,治疗急性肾炎68例,总有效率达100%,痊愈率达96%,疗效满意。

⑪名医经验(省级、国家级以上名老中医)

刘弼臣

著名中医儿科专家刘弼臣[16]为提高对小儿急性肾炎的疗效,对民间大量土方、单方、经验方进行研究,最后筛选出验方"鱼腥草汤"。至今仍在临床上使用,如陈玉琴[17]运用该方结合中医辨证并配合西医抗感染、对症处理,治疗小儿急性肾炎68例,疗效显著。

任继学

国医大师任继学将急性肾炎归为中医急性肾风的范畴,在其著作《悬壶漫录》[18]中首次提出了急性肾风的病名,并对其病因病机、诊断与辨治、论治与调护都做了详尽的论述,提出了自己的验方,如解肌渗湿汤、渗湿治肾汤、疏散渗解汤等。

邹云翔

邹云翔教授为我国中医肾病学宗师，邹老论肾病病因，以三因立论，即内因、外因、不内外因，但以内、外二因为多。内因主要是指肾气充足与否，外因就是外感六淫之邪及疮毒之类。邹老总结的肾病十法是被公认的肾病临床的常用治疗大法。邹老认为：急性肾炎的防治原则，一是要正确治疗原发疾病，二是要积极维护肾气。《邹云翔医案选》[19]记载了邹老治疗急性肾炎的不同证候的医案。

急性肾小球肾炎是肾内科、儿科的常见病，西医目前治疗该病时并没有特异性的治疗方法，主要是以控制感染病灶、利尿、控制血压和防治并发症为主。中医治疗则是以辨证论治为主，中成药的使用是以中药注射剂为主，主要的药物为川芎嗪注射液和复方丹参注射液。虽然各个医家在辨证分型和施治用药方面均有不同，但多数都取得了较好疗效，报道的总有效率多在95%以上，甚至为100%。麻黄连翘赤小豆汤、越婢加术汤、小蓟饮子等经典方剂使用量较大。中医外治法包括灌肠、穴位埋线等在临床中也有应用，同时民族医药包括蒙医药、仡佬族医药对治疗急性肾小球肾炎疗效颇好。

（作者：中国中医科学院中医药信息研究所　刘思鸿）

（2）尿路感染

①疾病概述

泌尿系感染又称尿路感染（Urinary Tract Infection），是目前临床最常见的感染性疾病之一，是肾脏、输尿管、膀胱和尿道等泌尿系统各个部位感染的总称。尿路感染是指病原体在尿中生长繁殖，并侵犯泌尿道黏膜或组织而引起的炎症。

泌尿道感染按部位可分为上尿路感染（肾盂肾炎，输尿管炎），下尿路感染（膀胱炎，尿道炎）。急性上尿路感染（急性肾盂肾炎）可引起败血症、弥漫性血管内凝血（DIC）、成人呼吸窘迫综合征（ARDS）等危及生命。慢性肾盂肾炎在幼儿，尤其是5岁前的幼儿易影响肾的发育。成年人慢性肾盂肾炎可引起高血压和慢性肾功能衰竭。

依据两次感染之间的关系可以分为孤立或散发感染和复发性感染。此外，又可分为单纯性尿路感染（单纯下尿路感染和单纯上尿路感染），复杂性尿路感染（包括导管相关的感染等）。

95%以上泌尿道感染是由单一细菌引起的，其中最常见的病原菌是大肠杆菌（大肠埃希菌）。感染途径可有上行感染、血行感染、淋巴道感染、直接感染，其中上行感染最常见，细菌沿尿路上行经膀胱、输尿管至肾引起感染。女性发病率高于男性。

典型的尿路感染有尿路刺激征、感染中毒症状、腰部不适等，结合尿液改变和尿液细菌学检查即可诊断。凡是有真性细菌尿者，均可诊断为尿路感染。无症状性细菌尿的诊断主要依靠尿细菌学检查，要求两次细菌培养均为同一菌种的真性菌尿。当女性有明显尿频、尿急、尿痛，尿白细胞增多，尿细菌定量培养≥10^2/mL，并为常见致病菌时，可诊为尿路感染。

真性菌尿的存在表明有尿路感染，但不能判定是上尿路或下尿路感染，需进行定位诊断。1. 根据临床表现定位上尿路感染常有发热、寒战，甚至出现毒血症症状，伴明显腰痛、输尿管点和（或）肋脊点压痛、肾区叩击痛等。而下尿路感染常以膀胱刺激征为突出表现，一般少有发热、腰痛等。2. 根据实验室检查定位出现下列情况提示上尿路感染：（1）膀胱冲洗后尿培养阳性；（2）尿沉渣镜检有白细胞管型，并排除间质性肾炎、狼疮性肾炎等疾病；（3）尿NAG升高、尿β2-MG升高；（4）

尿渗透压降低。3. 慢性肾盂肾炎的诊断除反复发作尿路感染病史之外，尚需结合影像学及肾脏功能检查：（1）肾外形凹凸不平，且双肾大小不等；（2）静脉肾盂造影可见肾盂肾盏变形、缩窄，局灶、粗糙的皮质瘢痕，伴有附属的肾乳头收缩和肾盏的扩张和变钝；（3）持续性肾小管功能损害。具备上述第（1）（2）条的任何一项再加第（3）条可诊断慢性肾盂肾炎。

②西医治疗现状

目前临床上复杂性尿路感染较为多见，主要治疗方法是使用抗生素。较常用的抗生素有左氧氟沙星、诺氟沙星、头孢唑林钠、头孢克肟、头孢呋辛、万古霉素、克林霉素、庆大霉素等，但随着长期、大量、联合使用抗生素而导致的耐药性、药物毒性及不良反应等问题也相继出现。李薇[20]对尿路感染患者1055株致病菌分布及耐药性分析表明，致病菌占首位的是大肠埃希菌，共分离到579株（占54.9%），其次是肠球菌184株（占17.4%），位居第三的是真菌85株（占8.1%），最后是葡萄球菌属57株（占5.4%）。这些致病菌对青霉素类、头孢菌素类、喹诺酮类抗菌药物呈较高的耐药性，特别是肠球菌耐药性更为严重。刘恋等[21]对1042例尿路感染致病菌分布及耐药性分析表明，革兰阴性菌占总细菌数的79.0%，革兰阳性菌占15.3%，真菌占5.7%。其中革兰阴性菌以大肠埃希菌为主，革兰阳性菌以肠球菌属为主。革兰阴性菌对于头孢曲松、头孢噻肟、左氧氟沙星、复方磺胺甲噁唑、环丙沙星、氨曲南、头孢吡肟耐药率均比较高，对于哌拉西林-他唑巴坦、亚胺培南的耐药率低于6.0%；革兰阳性菌对万古霉素、利奈唑胺、呋喃妥因均较敏感，对克林霉素、红霉素、头孢曲松的耐药率较高（>70.0%）。

临床中，泌尿系感染依赖抗生素治疗，细菌耐用性情况越发突出，并且长期大量使用抗生素还会导致其他不良反应，如皮疹、胃肠不适等。[22]

③中医治疗优势

对于现代医学治疗泌尿系感染的耐药及不良反应问题，中医学对该病有完善的理论及大量的临床经验，可有效改善症状和提高临床疗效，减少副作用。尿路感染属中医学"淋证"范畴，淋证以小便不爽、尿道刺痛为主症。《金匮要略·消渴小便不利淋病脉证并治》中对淋证的症状做了描述："淋之为病，小便如粟状，小腹弦急，痛引脐中。"《景岳全书·淋浊》对本病描述为："淋之为病，小便痛涩滴沥，欲去不去，欲止不止者是也。"淋证之名始见于《素问·六元正纪大论》，称之为"淋闷"，即《金匮要略·五脏风寒积聚病脉证并治》的"淋秘"。《中藏经》根据淋证临床表现不同，提出了淋有冷、热、气、劳、膏、砂、虚、实八种。《诸病源候论》把淋证分为石、劳、气、血、膏、寒、热七种。《备急千金要方》提出了"五淋"之名，《外台秘要》指出："五淋者：石淋、气淋、膏淋、劳淋、热淋也"，成为后世医家对淋证分类的理论依据。现代《中医内科学》将淋证分为热淋、石淋、气淋、血淋、膏淋与劳淋六种。

有关淋证的病因病机的认识，早在《内经》中就有记载，《素问·六元正纪大论》说："其病中热胀，面目浮肿，……小便黄赤，甚则淋""其病淋，目瞑目赤，气郁于上而热。"而《金匮要略·五脏风寒积聚病脉证并治》则认为是"热在下焦"。巢元方在《诸病源候论·淋病诸候》中指出："诸淋者，由肾虚而膀胱热故也。……若饮食不节，喜怒不时，虚实不调，则脏腑不和，致肾虚而膀胱热也。……肾虚则小便数，膀胱热则水下涩。数而且涩，则淋沥不宣，故谓之为淋。"《中藏经》认为："诸淋与小便不利者，皆由五脏不通，六腑不和，三焦痞涩，荣卫耗失，冒热饮酒，过醉入房，竭散精神，劳伤气血，或因女色兴而败精不出，或因迷宠不已而真髓多输，或惊惶不次，或思虑未宁，或饥饱过时，或奔驰才定，或隐忍大小便，或发泄久兴，或寒入膀胱，或暑中胞囊。"陈无择《三因极一病证方论》中说："淋者，滴也。……古方皆云，心肾气郁，致小肠膀胱不利，复有冷淋、湿淋、热淋等，属外所因；既言心肾气郁，与夫惊忧恐思，即内所因；况饮啖冷热，房室劳逸，及乘急忍溺，多致此病，岂非不内外因。"《仁斋直指附遗方论》指出："诸淋所发，皆肾虚而膀胱生热也。水火不交，心肾气郁，遂使阴阳乖舛，清浊相干，蓄在下焦，故膀胱里急，膏血、砂石从小便道出焉，于是有欲出不出，淋沥不断之状，甚者窒塞其间，则令人闷绝矣。"《严氏济生方》说："膀胱不利为癃闭，此由饮酒房劳，或动役冒热，或饮冷逐热，或散石发动，热结下焦，遂成淋闭。亦有温病后，余热不散，霍乱后当风取凉，亦令人淋闭。"《丹溪心法·淋》认为"淋有五，皆属乎热"。王肯堂《证治准绳·淋》云："淋病必由热甚生湿，湿生则水液浑凝结而为淋。"戴元礼《证治要诀》云："气淋，气郁所致，小腹有若膀胱气之状。……劳淋，病在多色，下元虚惫，清浊不分，肾气不行，郁结而为淋；或劳心过度，火不得其养，……或心肾不交，肾之不温，津道闭塞；或出汗太过，或失血太多，津道欲枯竭，皆成劳淋。"现代《中医内科学》认为淋证的发生与膀胱湿热、脾肾亏虚、肝郁气滞相关。

对尿路感染的辨证治疗：冯兰玲[23]发表的尿路感染的中医分型论治初探将尿路感染分四型治疗。膀胱湿热型，治疗以八正散加减；肝胆湿热型，治疗以柴苓八正汤加味；肾阴亏虚型，治疗以自拟知柏汤；脾肾阳虚型，治疗以瓜蒌瞿麦丸加味。陶燕飞等[24]辨证分型治疗老年尿路感染随机平行对照研究将老年尿路感染分三型辨证治疗。肝肾阴虚用大补阴丸合导赤散，脾肾两虚用大补元煎，脾肾阳虚用金匮肾气丸加减。刘军等[25]辨证分型治疗慢性肾盂肾炎72例临床观察根据中医辨证分五型治疗慢性肾盂肾炎：1. 湿热蕴结，郁久成毒型；2. 热迫下焦，络伤失血型；3. 湿浊郁结，邪气内伏型；4. 阴虚阳亢，邪热留恋型；5. 肾虚脾弱，邪热未清型。刘晓静[26]辨证论治复发性尿路感染53例将尿路感染分为六型治疗。膀胱湿热型，以八正散加减；肝胆郁热型，以龙胆泻肝汤合小柴胡汤加减；热伤肾络型，以小蓟饮子合导赤散加减；肝肾阴虚、湿热留恋型，以知柏地黄汤合二至丸加减；气阴两虚型，以麦门冬汤治疗；脾肾两虚、湿邪留恋型，以无比山药丸加减。李萍[27]辨证治疗再发性尿路感染半年治愈率的临床观察将尿路感染分三型治疗。气阴两虚、湿热下注者，采用清心莲子饮为主方；肾阴不足、膀胱湿热者，以知柏地黄丸为主方；阴阳两虚、湿热下注者，以肾气丸为主方。

对于治疗淋证《伤寒论》首先提出了"淋家不可发汗"的治疗原则；朱丹溪在《丹溪心法·淋》中指出："淋有五，皆属乎热。解热利小便，山栀子之类。……小便滴沥涩痛者，谓之淋，小便急满不通者，谓之闭。宜五苓散、灯心汤调服。……生附汤治冷淋，小便秘涩，数起不通，窍中苦痛，憎寒凛凛，多因饮水过度，或为寒湿，心虚志耗，皆有此证。……八正散治大人小儿心经蕴热，脏腑秘结，小便赤涩，癃闭不通，热淋、血淋并宜。"清代《证治汇补》讲淋证的用药："膀胱热结，用五淋散。肺脾气燥，用清肺饮。下焦阴虚，滋肾丸。下焦阳虚，肾气丸。脾经湿痰，二陈汤加苍术、泽泻、升麻、萆薢。肝经气滞，逍遥散加黄柏、泽泻、山栀、青皮。大抵淋病茎痛，必用甘草梢。溺赤，用淡竹叶。有瘀，用牛膝。有热，用木通。行气，用青皮、木香。开郁，用琥珀、郁金。此东垣法也。血淋，用三生益元散。气淋，用木香汤。膏淋，用萆薢分清饮。砂淋，用石韦散。劳淋，用清心莲子饮。又有积久淋病，用前法不效者，以补中益气汤升提阳气。"《张氏医通》中对淋证的治疗进行了详细的阐述："石淋者，脐腹隐痛，小便难，痛不可忍，溲如砂石，或黄赤，或浑浊，色泽不定，正如汤瓶久受煎熬，底结白碱，宜清其积热，涤其砂石，如麦冬、葶苈、木通、葵子、滑石、车前、连翘、瞿麦、知母；涩痛甚者，为膀胱蓄血，加琥珀、肉桂、大黄辛温以散之；加味葵子茯苓散，专治石淋之圣药，紫雪亦佳。劳淋者，遇劳即发，小便淋沥不绝，如水滴沥而不断，有脾劳肾劳之分。劳于脾者，补中益气加车前、泽泻；劳于肾者，六味丸加麦冬、五味。……小便自清，后有几点血者，五苓散加牛膝、熟地、紫菀。有因怒而致淋者，非青皮、沉香、山栀、木通不能已也。有因思虑成淋者，归脾汤和五苓散并进。汗多而小便痛，暑月常有之，盛暑冷饮既多，上停为饮，外发为汗，津液不通，小肠闭塞，五苓散加人参、甘草，名春泽汤，最为合剂。老人气虚下陷成淋者，补中益气加木通、泽泻，以升麻、柴胡升九地之阴，木通、泽泻降九天之阳，服之殊验。心脾血虚，归脾汤、辰砂妙香散选用……"

现代《中医内科学》中一般以八正散治疗热淋，石韦散治疗石淋，沉香散和补中益气汤治疗气淋虚实不同的证候，小蓟饮子、导赤散和知柏地黄丸治疗血淋虚实不同的证候，萆薢分清饮治疗膏淋，无比山药丸治疗劳淋。目前临床中应用中医药治疗泌尿系感染可以有效提高疾病的治愈率，尤其对复杂性尿路感染可减少复发率，同时避免长期使用抗生素产生耐药性，并能提高机体对抗疾病的能力。目前治疗以口服中成药或汤剂为主，同时有外用中药汤剂进行治疗的报道，并有配合针灸等其他治疗的文献报道。常用的中成药包括三金片、八正片等，对反复发作的患者常配合补肾清热的汤剂，药物包括黄柏、白术、山药、山茱萸、黄芪、甘草、黄芩、马齿苋、蒲公英、木通、生地黄、石韦、白花蛇舌草、紫花地丁、车前子、滑石等。

④中医治疗方案

中医药治疗尿道感染由来已久，治疗效果也是毋庸置疑。历代医家通过探索和发现，积累了不少的中医药治疗经验和方法，有内治法（中草药、中成药）、外治法（针灸、推拿）、膳食疗法等。

a. 单味药

现代药理研究表明，许多中药具有一定的抗菌作用。如柴胡对大肠杆菌有抑制作用，并对尿路感染发热者有较好的解热功效。泽泻对金黄色葡萄球菌、大肠杆菌均有抑制作用。黄芩对大肠杆菌、绿脓杆菌有抑制作用。紫花地丁对大肠杆菌、绿脓杆菌有抑制作用。[28]

金钱草：

金钱草，多年生蔓生草本，味微苦，性凉，归肝、胆、肾、膀胱经。含黄酮类成分、羟基苯甲酸、尿嘧啶等成分，有利水通淋、清热解毒、散瘀消肿的功效。主治肝胆及泌尿系结石、热淋、肾炎水肿、湿热黄疸、疮毒痈肿、毒蛇咬伤、跌打损伤等。李本根[29]用金钱草泡服治疗尿路感染124例患者，其总有效率可达98.4%。实验研究也表明金钱草有良好的抗炎杀菌，抑制病毒，抑制细胞免疫的作用。[30]林方等[31]用金钱草联合左氧氟沙星治疗72例尿路感染患者，其总有效率可达94.4%，并且其随访的复发率为8.3%，明显低于对照组。

猫须草：

猫须草，又名猫须公、肾茶，为唇形科植物肾茶的全草。味甘淡微苦，性凉，含三萜类、甾醇类、黄酮类成分，具有清热利湿、通淋排石的功效。主治急慢性肾炎、膀胱炎、尿路结石、胆结石、风湿性关节炎等。刘晔[32]用猫须草煎剂治疗尿路感染38例，治愈28例，其总有效率达90%，经随访2例复发，继续用猫须草煎剂治疗，结果治愈。猫须草对尿路感染有独到疗效，疗程短，复发率低，应用方便。

b. 中成药

中成药治疗尿道感染，由于种类多，疗效好，服用方便，不良反应小，被患者所接受。临床中常用于治疗尿路感染的口服类中成药种类很多，其中常用片剂有三金片、复方石韦片、八正片、银花泌炎灵片等；常用胶囊制剂有宁泌泰胶囊、清热通淋胶囊等。

三金片：

三金片含有金沙藤、菝葜、金樱根、羊开口、积雪草等药物，其中金沙藤归膀胱、小肠经，具有清热、通淋、解毒的功效，常用于治疗尿路感染，小便不利；菝葜归肝、肾经，具有散瘀、利湿的功效；金樱根归肾、大肠经，具有收敛固涩、止血敛疮的功效；羊开口味苦，性凉，具有行气利湿、化瘀止血、解毒的功效；积雪草幼芽的水提取物有抗菌作用。三金片是纯天然中药制剂，具有清热解毒、利湿通淋、补虚益肾、活血化瘀的功效。研究表明三金片有良好的体外、体内抗大肠杆菌对尿道上皮细胞黏附的作用，并能明显提高患者机体的免疫功能。[33]郑翰英等[34]运用三金片联合加替沙星治疗单纯急性下尿路感染38例，总有效率94.74%。表明三金片与加替沙星联合应用治疗尿路感染能显著提高临床疗效和细菌清除率，降低复发率，且未增加不良反应。

复方石韦片：

复方石韦片由石韦、黄芪、苦参、萹蓄组成，具有清热利湿、利尿通淋的功效。现代药理研究表明，复方石韦片处方中的单味药物大多具有抗菌、抗病毒、利尿作用，如石韦、苦参对金黄色葡萄球菌、大肠杆菌等均有不同程度的抑制作用；萹蓄有显著的利尿作用，且对葡萄球菌、绿脓杆菌等有抑制作用；[35]黄芪可增强人体的自身免疫力，并有广泛的抗菌作用和较强的利尿作用。[36]占永立等[37]运用复方石韦片治疗上尿路感染147例和下尿路感染312例，有明显的疗效，并且在治疗观察间未见不良反应，临床使用安全。

八正片：

八正片是《太平惠民和剂局方》中八正散的中成药制剂，药物组成有车前子、瞿麦、萹蓄、滑石、木通、栀子、大黄、灯心草、甘草，其中车前子、瞿麦、萹蓄、滑石等清利湿热，木通利尿、抗菌，栀子清泄三焦湿热，大黄泄热降火，甘草调和诸药而止痉中之痛。药理实验表明八正片具有抑菌、抗炎、利尿作用。张太君等[38]采用八正片治疗下尿路感染（湿热下注证）110例，有效率94%，并且有效减轻了尿频、尿急、尿痛、尿道灼热、小便短赤、口燥咽干等症状体征。

c. 复方

由于尿路感染病因复杂，只凭单味药难以照顾全面，所以临床上常将多种药物适当配合，利用药物间的协同或拮抗作用，随证配伍，适应复杂多样的病情，提高疗效或减少不良反应。

八正散：

药理实验表明，[39]八正散能够改善大肠埃希菌造模对大鼠体质量、饮食量的负向影响，通过下调白细胞介素6（IL-6）、白细胞介素17（IL-17）、转化生长因子β1（TGF-β1）含量，改善膀胱炎大鼠的病理性，减少局部细胞因子聚集，抑制细胞增殖活性。王东波等[40]运用八正散加减（车前子、海金砂、萹蓄、瞿麦、茯苓、泽泻、滑石各18g，木通、竹叶、栀子各12g，甘草6g）治疗急性膀胱炎146例，有效率100%。方中木通、车前子、瞿麦、萹蓄、海金砂清热通淋；竹叶、栀子清热泻火；茯苓、泽泻渗湿利水，配伍滑石甘淡利窍，增强利水功能；甘草和中解毒的作用。整方具有清热泻火、利湿通淋的功能。

补肾通淋汤：

陈长江[41]以益气滋阴补肾治本、清热通淋活血治标，采用补肾通淋汤加减治疗各类型慢性尿路感染60例，总有效率92%。基本方组成：黄芪18g，生地黄、怀牛膝、丹参各15g，桑寄生、牡丹皮、山萸肉各10g，泽泻、怀山药各12g，鸭舌草、金钱草、蒲公英、车前草各30g。气虚者加党参、白术；腰痛明显者加川断、制狗脊、杜仲；低热者加黄柏、知母；伴血尿者白茅根、茜草根；排尿不畅明显者加乌药、琥珀（冲）；夜尿多者加菟丝子、益智仁；便秘者加制大黄。方中金钱草、鸭舌草、车前草、泽泻、蒲公英具有清热通淋、祛除尿路湿热的功效。牡丹皮、丹参、怀牛膝凉血活血化瘀。

自拟方：

陶燕飞等[24]通过辨证分型治疗老年尿路感染43例，结果痊愈24例，有效16例，无效3例，有效率93.02%。肝肾阴虚型采用大补肾阴丸合导赤散：甘草3g，龟甲、知母各10g，熟地黄、黄柏、生地黄各15g，淡竹叶12g；脾肾两虚型采用大补元煎：党参12g，山药、熟地、杜仲15g，鹿角胶12g，升麻5g；脾肾阳虚型采用金匮肾气丸：附子5g，山茱萸、白茯苓、牡丹皮、山药、车前子、泽泻、肉桂各10g，熟地黄、川牛膝各15g，升麻5g，白术（炒）18g；尿频尿痛者方选：马齿苋30g，牡丹皮、车前草、黄芩、黄柏、石韦、瞿麦、白花蛇舌草各15g，血尿加小蓟草、白茅根各15g。方中黄柏、车前草、黄芩解毒清热，通淋利湿；牡丹皮、生地黄活血化瘀；甘草健脾和胃；牡丹皮、黄芩、黄柏联用抗炎杀菌；车前子、川牛膝利尿；白茅根味甘寒，利尿清热、止血凉血；小蓟在治疗尿血、便血时效果较好。结果认为扶正固本同时酌加清热利湿等祛外邪之品可以提高疗效，降低复发率。

⑤ **中西医结合疗法**

目前，中医虽然治疗尿路感染有一定的经验，但是临床上常见的是中西医结合，这样既能提高疗效，又能减少西药引起的不良反应。

复发性泌尿系统感染在临床上比较常见，约20%的泌尿系统感染患者有复发倾向，美国每年约有500万人次因此而接受治疗。[42]刘洪奎[43]采用阿奇霉素、左氧氟沙星和复方（黄芪、太子参、女贞子、墨旱莲各18g，野菊花、鱼腥草、土茯苓、白花蛇舌草、萹蓄、瞿麦各15g，生地黄、知母、黄柏、牡丹皮、赤芍各9g，甘草6g）治疗复发性泌尿系统感染60例，显效率达95%。对顽固性泌尿系统感染要根据临床表现及病机特点分型论治，认为复发性泌尿系统感染中医辨证多属上热下寒证，可选用益肾通淋方，达到补肾益气、清热解毒、利湿通淋的功效。

周健淞[44]运用西药盐酸左氧氟沙星片、雌三醇软膏（外用）加补肾益气通淋方治疗绝经后尿路感染68例，临床效果好，复发率低。补肾益气通淋方药物组成：太子参、茯苓、山药、山茱萸、淫羊藿、萹蓄、瞿麦、海金沙各15g，黄芪、肉苁蓉、川牛膝、车前子各30g。血尿者加大蓟、小蓟、茜草各15g，白茅根30g；尿不尽者加乌药10g、川楝子15g；尿频者加益智仁、金樱子各15g，覆盆子30g；尿路短涩者加黄柏10g，苍术15g；腰酸痛者加狗脊、断续各15g。其中太子参、黄芪、茯苓益气健脾，渗湿利水；山药、山茱萸滋补肾阴，淫羊藿、肉苁蓉温补肾阳；萹蓄、瞿麦、川牛膝、车前子活血利尿通淋；海金沙清利湿热、通淋止痛。该研究表明，局部运用雌激素能在一定程度上提高补肾益气通淋方的临床疗效。

⑥ **针灸**

中医药非药物治疗方法种类较多，针灸就是其中一种，由于针灸操作简单，疗效迅速，被广大患者所接受。研究表明，针刺可以改善血液流变学，发挥抗炎、扩张血管等功效。[45]

孟祥博等[46]利用针药配合超短波治疗卒中后尿路感染患者 120 例。方法：将患者随机分为 A 组、B 组和 C 组，每组 40 例。A 组采用针灸、超短波及抗感染药物治疗，B 组采用超短波及抗感染药物治疗，C 组采用单纯抗感染药物治疗。结果：A 组总有效率为 92.5%，B 组 90.0%，C 组为 72.5%，A 组和 B 组总有效率与 C 组比较，差异均具有统计学意义（$P<0.05$）。A 组复发率为 8.1%，B 组为 27.8%，C 组为 31.0%，A 组复发率与 B 组和 C 组比较，差异均具有统计学意义（$P<0.05$）。证明针药并用配合超短波是一种治疗卒中后复杂性尿路感染的有效方法。

苗兵[47]利用针刺联合自拟通淋汤治疗慢性尿路感染患者 60 例。方法：将患者随机分为治疗组、对照组各 30 例，治疗组应用针刺联合自拟通淋汤治疗，对照组采用单独口服左氧氟沙星治疗。结果：治疗组总有效率为 93.3%，对照组总有效率为 63.3%，两组疗效比较有明显差异（$P<0.05$）。结论：针刺联合自拟通淋汤对治疗慢性尿路感染疗效明确，治疗组明显优于西药对照组，在杀灭病菌抑制病菌、提高自身机体免疫力等方面具有较好的作用。

高碧峰等[48]利用温肾健脾方配合隔姜灸法治疗复发性尿路感染患者 72 例。方法：将患者随机分为治疗组及对照组各 36 例，治疗组给予温肾健脾方和隔姜灸，对照组给予呋喃妥因，疗程 4 周。结果：治疗组临床总有效率 88.9%，对照组 69.4%，差异有统计学意义（$P<0.05$）。结论：温肾健脾方配合隔姜灸治疗复发性尿路感染可靠，治愈率高，复发率低。

于思明等[49]利用灸法联合抗生素治疗成年女性慢性尿路感染 30 例。方法：将 60 例患者随机分为治疗组与对照组各 30 例，两组均给予抗生素治疗，治疗组在以上治疗基础上对肾俞、关元、气海、足三里、三焦俞五穴进行温和灸。结果：治疗组总有效率为 80.0%，对照组总有效率为 43.3%，治疗组优于对照组（$P<0.01$）。结论：抗生素联合灸法治疗成年女性慢性尿路感染有较好的疗效，可降低慢性尿路感染的复发率。

张侃等[50]利用温肾健脾法配合三伏贴治疗复发性尿路感染 28 例。方法：55 例复发性尿路感染患者随机分为治疗组和对照组，对照组 27 例根据药敏试验结果选择适宜抗生素，每晚 1 次，治疗组 28 例予自拟方：黄芪、怀山药各 30g，熟地黄、怀牛膝各 20g，茯苓、炒白术、淫羊藿、菟丝子、白花蛇舌草各 15g，制附片 12g（先煎）、升麻 6g，琥珀末（冲服）各 3g，每日 1 剂，水煎 2 次取汁 400mL，分早晚温服。兼有湿热者加车前草、蒲公英；阳虚明显者加巴戟天、肉桂；腰痛明显者加槲寄生、炒杜仲；兼有血瘀明显者加益母草、泽兰。服药同时配合三伏贴（白芥子、甘遂、肉桂、细辛、吴茱萸等烘干打粉，姜汁调和）外敷，选足三里、关元、气海、肾俞、脾俞、次髎穴，每周中药贴敷治疗 1 次，每次 2~4 小时。连续治疗 4 周，随访 6 个月。结果：治疗组总有效率 89.29%，显著高于对照组的 62.96%，两组患者症状积分均显著降低，组间比较，治疗组显著低于对照组。治疗组 6 个月复发率 12.50%，显著低于对照组的 66.67%。结论：温肾健脾方联合三伏贴能够显著改善复发性尿路感染的临床症状，值得临床推广。

⑦**中医药外治法**

中医外治法具有悠久的历史，是通过在人体体表、孔窍、穴位施以相应药物，调节机体的功能来治疗疾病，外治法具有便捷、安全、有效的特性。

蔡雪映等[51]利用苍柏洗液坐浴治疗难治性尿路感染 43 例。方法：将患者随机分为治疗组 43 例，对照组 25 例。治疗组采用自拟中药苍柏洗液（药物组成：苍术 20g，黄柏 20g，蛇床子 30g，苦参 30g，白鲜皮 20g，生百部 15g，土茯苓 30g），熏洗坐浴 10~30 分钟。对照组用皮肤康洗液，熏洗坐浴 30 分钟。两组均早晚各 1 次，10 天为 1 个疗程。结果：治疗后尿常规转阴率治疗组 27.91%，对照组28.00%；中段尿培养转阴率治疗组25.58%，对照组16.00%；总有效率治疗组97.67%，对照组84.00%。自拟苍柏洗液坐浴方，以苍术、黄柏清热燥湿；苦参清热除湿杀虫止痒；蛇床子燥湿杀虫；生百部、白鲜皮、土茯苓杀虫止痒。现代药理研究表明：苍术、黄柏、苦参、蛇床子、生百部、白鲜皮、土茯苓均具有广谱抗菌、消炎、抗寄生虫等作用；苦参能改善局部皮肤抵抗力，有助于病损之处的修复。

董云飞[52]利用扶正祛邪配合中药洗浴治疗复发性尿路感染56例。方法：治疗组43例，予以扶正祛邪为原则的内服中药配合自拟中药洗液坐浴（处方：盐知柏各10g，萹蓄10g，瞿麦15g，炒栀子10g，泽泻10g，茯苓20g，桑寄生12g，山萸肉10g，生杜仲10g，怀川牛膝各10g，生黄芪10～30g，川芎10g。尿中红细胞明显者加大小蓟、茜草根、白茅根、三七粉；尿中白细胞明显者加蒲公英、白花蛇舌草、浮肿明显者加车前子、冬瓜皮、猪苓；小腹拘急胀满者加川楝子、台乌药、制香附；发热便干者加嫩柴胡、生大黄、火麻仁），对照组30例，予以西药治疗。两组均以2周为1个疗程。结果：治疗组有效率为97.6%，对照组有效率为76%，两组比较差异有统计学意义（$P<0.05$），治疗组总有效率明显优于对照组，症状、体征、实验室检测指标等改善亦明显优于对照组（$P<0.05$）。结论：扶正祛邪配合自拟中药洗液坐浴具有良好的疗效。

杨金莲[53]利用金钱五苓液膀胱冲洗治疗创伤性截瘫并下尿路感染50例。方法：患者100例随机分为治疗组和对照组各50例。治疗组采用金钱五苓液膀胱冲洗（金钱草50g，茯苓30g，泽泻20g，白术13g，桂枝10g，猪苓15g。加水煎成药液1000mL，滤纸过滤后分装在两个高压瓶内，高压消毒后制成无菌液冲洗膀胱），对照组采用0.02%的呋喃西林液膀胱冲洗。结果：总有效率治疗组86%，对照组56%；尿常规复常率治疗组92%，对照组78%；尿沉渣复常率治疗组94.44%，对照组75.76%；菌尿复常率治疗组92.11%，对照组73.53%（$P<0.05$）。结论：金钱五苓液冲洗膀胱对创伤性截瘫并下尿路感染的疗效满意。

仇湘中等[54]利用瞿黄液膀胱冲洗治疗截瘫尿路感染62例。方法：患者随机分为治疗组62例和对照组31例，治疗组用瞿黄液（由黄芪10g、瞿麦15g、生大黄10g、益母草8g等药物组成），对照组用1∶5000呋喃西林液，进行膀胱冲洗。结果：总有效率治疗组93.5%，对照组77.4%（$P<0.01$）。

谷春燕[55]分型证治配合外用熏洗治疗慢性尿路感染60例。方法：治疗组30例，辨证为阴虚湿热型，用太子参、黄芪、熟地、生地黄、山药、酒萸肉、茯苓、牡丹皮、泽泻、牛膝、知母、黄柏、萹蓄、瞿麦、白花蛇舌草、鱼腥草。水煎服，2周为1个疗程。并用外阴熏洗药物：黄柏、花椒、蛇床子、百部、马齿苋、黄精，煎汤外用。每次取原液125mL，兑水温度40℃。以皮肤舒适为原则。1次/天，2周为1个疗程。对照组30例用依替米星150mg加0.9%生理盐水静脉滴注，1次/天，1周为1个疗程。结果：治疗组在总有效率和对尿道刺激征、乏力、腰酸的改善方面均优于对照组。

陈艳红等[56]利用中药坐浴配合针灸治疗复杂性尿路感染98例。方法：患者随机分为对照组96例和观察组98例，对照组根据尿培养及药敏试验结果选用敏感抗生素常规抗感染治疗，观察组在对照组治疗基础上加用中药坐浴治疗（苦参15g，山茱萸15g，山药20g，萆薢20g，车前子20g，炮穿山甲10g，巴戟天10g，当归10g等。温水坐浴，每次20～30分钟，早晚各1次）；针刺肾俞、膀胱俞、中极、三阴交，轻刺激，留针15分钟，每日1次，晚间坐浴之后进行。结果：对照组有效率为77.1%，观察组有效率为84.7%。结论：中药坐浴配合针灸治疗复杂性尿路感染疗效显著。

⑧民族医药

中国是个多民族的国家,各民族由于地理位置的差异和风俗习惯的不同,造成各民族用药也有自己的特点,它们在疾病的治疗过程中发挥了重要的作用。对于尿路感染各民族用药也千差万别。

藏医药:

关却措[57]运用藏医盐熨疗法治疗50例膀胱炎,疗效显著,有效率达88%。盐熨疗法是藏医外治疗法中一种颇具特色的治疗技术,藏名为"擦斗",将大青盐放入铁锅炒热到38℃～42℃,放置于选定的穴位处,通过热力作用促进局部血液循环、散瘀驱寒、驱黄水等功能达到治疗的目的。同时也可以加以药物辅助治疗膀胱炎,如仁青芒觉、十六味杜鹃丸、八味小檗皮散等。

维吾尔医药:

尿通卡克乃其片是新疆维吾尔药中的经典名方,由酸浆、黄瓜子、血竭、西黄蓍胶、阿拉伯胶、巴旦仁、甘草浸膏、乳香、芹菜子、阿片组成。现代实验研究,尿通卡克乃其片(100%处方原药粉)对小鼠口服无明显毒性,具有一定的镇痛、抗感染作用。[58]孙桂琳等[59]通过口服尿通卡克乃其片治疗下尿路感染336例,总有效率高达99.69%。

蒙医药:

协日嘎四味汤胶囊由姜黄、黄柏、栀子、蒺藜组成,是在蒙医"协日嘎四味汤散"的基础上研制出的蒙药新剂型,具有利尿、泻湿热的功能。药理实验表明,组方中的姜黄素、去甲氧基姜黄素和双去甲氧基姜黄素具有广谱抗菌消炎作用;小檗碱具有抗微生物及病原虫、解热、镇痛等作用。[60]刘建忠等[61]运用协日嘎四味汤胶囊治疗急性下尿路感染106例,总有效率达94.3%,疗效确切,胶囊剂型也更方便使用。

⑨名医经验

中医药师承是千百年来中医药人才培养的主要形式,也是继承与发扬中医药学术思想的重要方式。名家名医经验是医家在继承前人的基础上总结多年临床经验所得,对继承和发展中医药学术和指导临床治疗有不可替代的作用,是十分宝贵的资源。

董建华:

董建华教授出生在上海的一个中医世家,幼年先习古文,为学习中医打下了坚实的基础,尔后进入中学学习。16岁拜上海名医严二陵先生为师,经过七年的学习和临床实践,深得先师之学。1957年到北京中医学院工作,长期从事温病的临床及教学工作,学验丰富。[62]其学术观点可概括为辨证思想、通降学说、胃热学说、气机理论四个方面。[63]董老治疗尿路感染也颇有特色,可概括为六法,即清热利湿通淋、疏肝理气通淋、清热利湿凉血、滋阴清热止血、健脾补肾利湿及益肾通关利淋。常用处方:[64](1)木通5g,栀子、黄柏、萆薢、晚蚕沙各10g,生甘草5g,滑石10g,酒军5g,车前子10g。加减:发热加银花、连翘各10g;尿检见红细胞加白茅根10g,小便淋沥不畅加香附10g。(2)柴胡、白芍、香附、黄芩、车前子各10g,乌药、延胡索、金铃子、黄柏、萆薢、晚蚕沙各10g。加减:热重加夏枯草10g,木通5g,湿重加土茯苓15g,睾丸痛加山楂、荔枝核各10g,枸桔李5g。(3)小蓟、生地黄各10g,木通、甘草梢各5g,牡丹皮6g,黄柏10g,白茅根15g,蒲公英、赤芍、滑石各10g。(4)龟甲、鳖甲、熟地黄、知母各10g,黄柏5g,白芍10g,阿胶珠5g,山萸肉、泽泻、萆薢、晚蚕沙各10g。(5)黄芪15g,党参、白术、茯苓、车前子、川断、杜仲、菟丝子、牛膝、泽泻、萆薢各10g，牡蛎30g。(6) 淫羊藿10g，肉桂6g，川断、黄柏各10g，土茯苓15g，当归、滑石、萆薢、车前子、泽泻、杜仲各10g。加减：热重加木通5g，寒重加附片6g。

陈良春：

湖南省中医药研究院肾病专家陈良春主任医师，从事中医肾病临床、教学和科研40余载，治学严谨，学验俱丰，在辨证施治复杂性尿路感染方面积累了独特的经验。其认为气阴两虚兼湿热内蕴是复杂性尿路感染的基本病机，其临床特点为病程迁延，反复发作。治疗应益气养阴兼以清热利湿活血，以参芪龙凤汤为基本方加减治疗，[65]组成为：太子参、黄芪、茯苓、凤尾草各15g，龙葵20g，生地黄12g，牡丹皮、牛膝各10g，小茴香、甘草各5g。对于急性或慢性病急性发作期，症见尿频、尿急、尿痛、腰部疼痛，恶寒发热，恶心呕吐，舌红，苔黄腻，脉滑数，则用基本方加蒲公英30g，半边莲、白花蛇舌草、忍冬藤各15g、黄柏6g；有血尿者加白茅根、小蓟各15g，仙鹤草12g；尿时疼痛且剧烈者加桃仁10g、红花5g；少腹胀甚者加香附10g、苏木15g。缓解期，气阴两虚，兼挟湿热者，症见腰痛隐隐，神疲乏力，尿少灼热，心烦失眠，舌淡，苔薄白，脉细数，以基本方加女贞子、墨旱莲各30g，夜交藤15g、灵芝10g；阴虚生内热，热灼血络，血尿明显，以基本方加三七粉3g（冲服）、阿胶珠10g、山茱萸12g，同时加服二至丸；脾肾阳虚，症见腰痛膝冷，夜尿清长，面色㿠白，食少，便溏，舌淡苔白，脉沉细，则用基本方去龙葵、凤尾草，加制附片6g、杜仲15g、巴戟12g；肾气亏虚，开阖失司，气不摄津，蛋白尿明显者，重用黄芪50g、金樱子15g；因尿路结石所致者，则加金钱草30g、鱼脑石12g、王不留行10g、鸡内金12g，以排石通淋；如因尿路畸形所致者，则加三七粉3g（冲服）、地龙10g、炮山甲6g，以活血消肿，利尿通淋；因肿瘤所致者，除对症治疗外，可加白花蛇舌草30g、半边莲30g、石见穿30g、灵芝15g、败酱草30g，以解毒抗癌。

叶景华：

叶景华教授是全国著名的肾病专家，行医50余载，精于医理，勤于临床，擅长治疗各种肾病及急慢性尿路感染。对反复发作、抗生素无效的尿路感染有丰富的治疗经验。叶景华教授认为，膀胱湿热为尿路感染主要病机之一，反复应用抗生素治疗无效患者尤为湿热邪毒不易清解。其主张治以清热解毒利湿，临床用八正散加减，热盛加黄连解毒汤或五味消毒饮，大便不畅加生大黄或虎杖。常用药有凤尾草、半枝莲、四季青、白花蛇舌草。血尿加用白茅根、生地榆、小蓟；尿液混浊者加用川萆薢、菖蒲；腹痛兼腹泻者加用马齿苋。其还认为治疗尿路感染首先要辨清虚实。忌补之说是针对实证而言的。对反复尿路感染，特别是应用抗生素无效患者，往往久病延及脾肾。脾肾两亏，膀胱气化无权，致反复小便涩滞，淋漓不宣。常用补中益气汤、七味都气丸等，见有腰酸乏力、头晕予杜仲、淫羊藿、枸杞子、桑寄生及鹿衔草等。另外，治疗中重视调和患者气血功能，气虚下陷予葛根、柴胡；气虚无力予黄芪；气滞腹胀予青皮、陈皮、枳壳、香附、乌药；血虚予鸡血藤、丹参；血瘀腹胀予延胡索、郁金；血瘀腹痛予王不留行、泽兰叶、景天三七、赤芍、炒蒲黄等。[66]

叶景华教授治疗尿路感染还擅长运用对药，临床疗效显著，常用的有（1）白花蛇舌草、萹蓄、凤尾草；（2）黄柏、土茯苓、生地榆；（3）急性子、王不留行、冬葵子；（4）黄柏、知母、肉桂；（5）川牛膝、冬葵子、车前子；（6）乌药、延胡索、香附；（7）琥珀、三七、血余炭。[67]

⑩中医药治疗细菌感染性泌尿系统疾病的主要药物

三金片：

组成功效简介

三金片（国药准字Z45021645）主要成分为金樱根、菝葜、羊开口、金沙藤、积雪草，具有清热解毒、利湿通淋、益肾的功效。

现代药理实验表明，其发挥作用可能与其组方中各药物的药理作用有关。金樱根含有儿茶素类化合物和五环三萜类化合物，且多以同分异构体的形式存在。儿茶素类化合物具有抗氧化、抗菌等活性。三萜类化合物大多具有抗肿瘤、抗菌、抗病毒、抗炎等活性。[68]菝葜含有黄酮类、二苯乙烯类和甾体皂苷类等主要成分，具有抗炎、抗肿瘤、抗氧化、抑菌等药理作性。[69]金沙藤含有机酸类、糖类、酚类和黄酮类等多种化合物，具有抗炎、抗菌、镇痛作用。[70]积雪草主要含有三萜及其苷类、多炔类、挥发油、黄酮类、生物碱、氨基酸等主要有效成分，具有抗溃疡、抗菌、消炎、镇痛、抗抑郁、抗肿瘤等作用。[71]特别是积雪草苷具有很强的体内及体外抗菌活性，体外抗菌活性强、抗菌谱广。[72]

临床研究进展

三金片在临床应用多年，常用于以下疾病。

泌尿系感染

泌尿系感染是由各种病原体入侵泌尿系统引起的疾病，按部位可分为上尿路感染（肾盂肾炎、输尿管炎），下尿路感染（膀胱炎），常见于女性，发病率为2.05%。95%以上泌尿系感染是由单一细菌引起的，其中最常见的病原菌是大肠杆菌。临床上常采用抗生素治疗，短时间可以控制感染，但是长期应用产生耐药性，复发率也较高。三金片在治疗泌尿系感染时一般采用中西医结合的方法，常与左氧氟沙星、氧氟沙星、依诺沙星等联合使用。

唐友平[73]观察了三金片联合头孢克肟治疗尿路感染的临床疗效。方法：将200例尿路感染患者随机分为观察组和对照组，每组100例，对照组给予头孢克肟胶囊口服2粒/次，2次/天，急性单纯性尿路感染的患者疗程为6天，另两种患者（慢性尿路感染急性发作患者和急性复杂性尿路感染患者）疗程为14天；观察组在对照组的基础上给予三金片口服，4片/次，3次/天，急性单纯性尿路感染患者两种药物联用4天，继用三金片3天，另外两种患者两种药物联用10天，继用三金片4天。观察2组临床疗效、症状体征缓解时间。结果：观察组总有效率明显高于对照组（$P<0.05$），观察组尿急、尿频症状消失时间明显短于对照组，观察组尿常规检查白细胞、红细胞好转时间明显短于对照组。结论：三金片联合头孢克肟治疗尿路感染疗效显著，能有效缩短症状、体征消失时间，并对患者的免疫功能有较高的改善作用，值得临床推广应用。

张仲泳等[74]探讨了三金片联合诺氟沙星片治疗尿路感染的疗效。方法：选择2010年8月－2014年6月收治的84例尿路感染患者，按随机数字表法分为观察组和对照组各42例。对照组采用口服诺氟沙星片，0.2g/次，每日2次；观察组在对照组的基础上口服三金片，5片/次，每日3次，单纯性尿路感染患者治疗1周为1个疗程，其他感染性患者2周为1个疗程。结果：观察组患者尿频、尿急、尿痛、小腹坠胀、发热、血尿、肾区疼痛各症状消失时间均显著短于对照组（$P<0.05$）。结论：三金片联合诺氟沙星片治疗尿路感染效果显著，且不良反应发生率低。

慢性前列腺炎

慢性前列腺炎是常见的男性泌尿系统疾病，目前我国慢性前列腺发病率逐年升高，有研究表明，中西药物联合治疗慢性前列腺炎效果满意。

周端求等[75]探讨了三金片治疗慢性前列腺炎的疗效观察。方法：将130例慢性前列腺炎患者随机分为两组，治疗组（70例）给予三金片口服，每次5片，每日4次；对照组（60例）给予前列康片口服，每次5片，每日3次。两组均以30天为1个疗程，根据病情可连续服用1~2个疗程，6个月后统计疗效。结果：治疗组临床疗效总有效率明显高于对照组（$P<0.05$）。结论：三金片治疗慢性前列腺炎有较好的临床疗效，能显著改善临床症状。

魏欣宇[76]观察了三金片联合坦索罗辛及环丙沙星治疗慢性前列腺炎的疗效。方法：根据慢性前列腺炎分类标准，选取Ⅱ型和ⅢA型慢性前列腺炎患者共120例，随机分为对照组和治疗组，每组各60例。对照组服用坦索罗辛0.2mg，1次/天，环丙沙星0.25g，3次/天，疗程1个月；治疗组在对照组的基础上口服三金片每次3片，3次/天，疗程1个月。结果：治疗组总有效率90%，对照组总有效率73.33%，治疗组总有效率明显高于对照组（$P<0.05$）。结论：三金片联合坦索罗辛及环丙沙星治疗慢性前列腺炎，可通过多种方式杀菌消炎，值得在临床推广和应用。

急性肾盂肾炎

急性肾盂肾炎是泌尿外科临床上的一种常见病、多发病，其主要致病菌是大肠杆菌，是因肾脏实质、肾盂黏膜组织被大肠杆菌入侵引发的一种急性感染病。[77]临床研究发现，三金片联合抗生素治疗急性肾盂肾炎，具有较可观的疗效。

史建庚[78]探讨三金片辅助头孢曲松钠注射液治疗急性肾盂肾炎的疗效。方法：将急性肾盂肾炎患者395例按照随机数字表法分为试验组198例与对照组197例。对照组给予头孢曲松钠注射液，静脉滴注，3.0g/次，1次/天；试验组在对照组的基础上给予三金片口服，3片/次，3次/天。结果：试验组治疗的总有效率为92.4%，对照组为73.6%，试验组疗效明显优于对照组（$P<0.05$）。结论：三金片辅助头孢曲松钠注射液治疗急性肾盂肾炎，可显著提高疗效，且不增加不良反应。

牛世慧等[79]通过头孢噻肟钠联合三金片治疗急性肾盂肾炎观察临床疗效。方法：选择2011年12月—2013年10月确诊的急性肾盂肾炎98例，随机分为对照组（49例）和治疗组（49例）。对照组静脉滴注注射用头孢他啶2.0g溶于0.9%生理盐水100mL，2次/天，同时口服三金片，3片/次，3次/天。治疗组静脉滴注注射用头孢噻肟钠2.0 g溶于0.9%生理盐水100 mL，2次/天，三金片的用法用量同对照组。两组均连续治疗14天。治疗结束后2周、6周患者定期复查。评价两组的临床疗效，同时记录两组患者腰部或（和）下腹部疼痛、尿路刺激征、退热等临床症状、体征消失时间。结果：治疗组和对照组的总有效率分别为93.88%、81.63%，两组比较差异有统计学意义（$P<0.05$）。治疗组患者腰部或（和）下腹部疼痛、尿路刺激征消失时间均明显短于对照组，两组比较差异有统计学意义（$P<0.05$），但两组患者退热时间比较差异无统计学意义。结论：头孢噻肟钠联合三金片治疗急性肾盂肾炎具有较好的临床疗效，可快速改善临床症状和体征，值得临床推广应用。

主要抗菌机制

周本杰等[80]通过实验探讨三金片的抗尿道致病性大肠杆菌（Uropathogenic Escherichia Coli, UEC）黏附作用和提高免疫力的作用。方法：将三金片溶解后与蒸馏水配成0.5%、0.25%、0.175（g/mL）的三金片溶液，各取3mL，与营养肉汤3mL作对照。分别接种0.1mL（UEC）和普通大肠杆菌悬液，经37°C静置培养18小时，低速离心，取沉淀，生理盐水冲洗2遍，配置成109个/mL的细菌悬液。将三种三金片溶液和营养肉汤分别与细菌悬液、尿道上皮细胞悬液混合，然后经孵育等操作后，观察20个上皮细胞所黏附的UEC数。结果：未经三金片处理的UEC可大量黏附在尿道上皮细胞。经过不同浓度三金片药液处理后的UEC黏附于尿道上皮细胞上的细菌数与对照组均有明显减少。说明三金片有良好的抗体外UEC黏附作用。同时经体内实验表明，受试者口服三金片后4小时及次日晨尿处理过的UEC黏附于尿道上皮细胞上的数量与营养液培养的经尿液出来的UEC黏附数量比较，有明显减少。说明三金片具有体内、体外抗UEC黏附作用。此外，还通过实验表明三金片可显著增加强的松所致免疫低下小鼠单核吞噬细胞的吞噬功能，可以显著增加强的松所致免疫低下时鸡红细胞作免疫原的小鼠溶液素含量。说明三金片具有提高体液免疫功能的作用。

邹节明等[81]通过实验观察三金片对感染金葡菌、绿脓杆菌、甲型链球菌的大鼠有明显保护作用。方法：将大鼠雌雄各半均匀分为3组，分别用三金浸膏、头孢氨苄、生理盐水每隔3小时给药1次，共给药4次。第1次给药后收集24小时尿液，测定每鼠尿量，将同组尿液合并，混匀，滤纸过滤，115°C高压灭菌15分钟，放冷，测定尿液的抑菌浓度。结果：浸膏组动物尿液稀释度在1:2～1:32间对伤寒杆菌、大肠杆菌、金葡萄、白色念珠菌、甲型链球菌、乙型A族链球菌、肺炎链球菌有抑菌作用，对绿脓杆菌和大肠杆菌无效。生理盐水对照组的尿液无抑菌作用。

陈星华等[82]探讨了三金片对复发性尿路感染患者的疗效以及血清IL-6和IL-8的影响。方法：选取复发性尿路感染患者各30例作为三金片治疗组、抗生素对照组，分别观察治疗效果及检测治疗前后血清IL-6和IL-8水平的变化。结果：三金片治疗组有效率明显高于抗生素对照组。三金片治疗组治疗后外周血IL-6和IL-8下降，与抗生素对照组相比差异有统计学意义。结论：三金片可以明显改善复发性尿路感染患者的免疫功能，减少复发。

安全性情况

三金片联合抗菌药物抗感染治疗时，主要不良反应有恶心、呕吐、腹泻、胃部不适、消化不良等胃肠道反应，还可见头晕、皮疹，偶见乏力等，继续用药或停止用药后，不良反应消失。严重者经对症治疗后，不良反应缓解，肝、肾功能，血、尿常规检查均未见明显异常[83]。

郑翰英等[84]在运用三金片联合加替沙星治疗单纯急性下尿路感染时，不良反应主要表现为消化道和泌尿系统症状，一般症状较轻。38例患者中出现恶心、胃部不适2例，轻度腹泻2例，不良反应发生率10.53%。

梅雪峰等[85]治疗急性单纯性下尿路感染，结果显示，左氧氟沙星联合三金片组（35例）患者中，3例胃部不适、1例皮疹，不良反应发生率为11%；三金片组（35例）中有1例胃部不适，不良反应发生率为3%；左氧氟沙星组（35例）有2例胃部不适，不良反应发生率为6%。联合治疗组的不良反应发生率明显高于其余各组，说明联合用药在增加疗效的同时，也增加了不良反应的发生概率，但不良反应均较轻微，患者均完成治疗。

（作者：中国中医科学院中医药信息研究所 李莎莎　郎朗）

参考文献

[1] 王小琴，邵朝弟，巴元明．急性肾小球肾炎诊疗指南[J]．中国中医药现代远程教育，2011，113（9）：128—129．

[2] 袁斌，王璐，赵长江．中医儿科临床诊疗指南·小儿急性肾小球肾炎（修订）[J]．中医

儿科杂志,2016,12(6):1—5.

[3] 李良. 中医辨治急性肾炎986例[J]. 辽宁中医杂志,2007,367(12):1735—1736.

[4] 张飞华,王开英. 卡托普利联合川芎嗪治疗急性肾小球肾炎效果观察[J]. 中国乡村医药,2016,23(22):41—42,44.

[5] 杨俊. 复方丹参注射液联合东莨菪碱治疗小儿急性肾小球肾炎49例疗效观察[J]. 现代诊断与治疗,2014,25(1):89—90.

[6] 张怡,向红. 麻黄连翘赤小豆汤治疗急性肾小球肾炎研究现状[J]. 亚太传统医药,2017,13(1):65—66.

[7] 曹淑梅,秦怀仁. 中药治疗小儿急性肾小球肾炎12例的体会[J]. 中国社区医师(医学专业),2011,13(5):138.

[8] 余汉利. 小蓟饮子加减治疗急性肾炎后期镜下血尿60例[J]. 时珍国医国药,2003,14(12):758.

[9] 许培培. 中西医结合治疗急性肾小球肾炎的疗效观察[J]. 中西医结合心血管病电子杂志,2015,3(13):89—90.

[10] 何江. 中药保留灌肠治疗急性肾小球肾炎合并上消化道出血一例[J]. 华夏医学,2005,18(2):284.

[11] 胡清顺,田向明. 中药口服配合灌肠治疗急性肾小球肾炎临床观察[J]. 山西中医,2007,23(5):27—28.

[12] 张若芬. 大黄丹参汤为主灌肠治疗小儿急性肾炎的临床探讨[J]. 吉林中医药,2001(3):29—30.

[13] 张文义. 平行针穴位埋线治疗急性肾炎100例[A]//全国第二届中医中西医结合肾脏病临床进展学术研讨会论文集,[河南省鹤壁市]:世界中西医结合杂志社,2007:2.

[14] 乌仁花,石图雅. 蒙西医结合治疗急性肾小球肾炎的临床观察[J]. 中国民族医药杂志,2010,16(4):17—18.

[15] 李晓丽,闵光辉,张晓娟. 仡佬药治疗急性肾炎68例临床观察[J]. 中国民族民间医药杂志,1999(3):132.

[16] 于作洋. 刘弼臣学术思想[M]. 北京:中国医药科技出版社,2013:7.

[17] 陈玉琴. 鱼腥草汤治疗小儿急性肾炎68例[J]. 中医研究,2002,15(6):33.

[18] 任继学. 悬壶漫录[M]. 北京:北京科学技术出版社,1990:3.

[19] 邹云翔,黄新吾. 邹云翔医案选[M]. 南京:江苏科学技术出版社,1981:2.

[20] 李薇. 尿路感染患者1055株致病菌分布及耐药性分析[J]. 医学理论与实践,2017(1):106—107.

[21] 刘恋,丁银环,张开炯,等. 1042例尿路感染致病菌分布及耐药性分析[J]. 国际检验医学杂志,2016(21):2964—2966,2969.

[22] 王燕. 抗生素所致不良反应的症状及预防[J]. 中国处方药,2016(1):17—18.

[23] 冯兰玲. 尿路感染的中医分型论治初探[J]. 中国民间疗法,2007(8):48—49.

[24] 陶燕飞,杨新颖. 辨证分型治疗老年尿路感染随机平行对照研究[J]. 实用中医内科杂志,2015(9):28—29.

[25] 刘军，何鑫．辨证分型治疗慢性肾盂肾炎72例临床观察［J］．中外健康文摘，2014（6）：268—269．

[26] 刘晓静．辨证论治复发性尿路感染53例［J］．陕西中医，2012（8）：1063—1064．

[27] 李萍．辨证治疗再发性尿路感染半年治愈率的临床观察［J］．光明中医，2013（12）：2550—2551．

[28] 陈可冀．中医内科学［M］．北京：中国协和医科大学出版社，2002：297．

[29] 李本根．莫西沙星联合金钱草泡服治疗尿路感染临床疗效观察［J］．亚太传统医药，2016，12（7）：153—154．

[30] 吴超伟，周军，马军花，等．复方金钱草颗粒抗菌作用和急性毒性实验研究［J］．中医药导报，2012，18（3）：59—60．

[31] 林方，江淑萍．金钱草联合左氧氟沙星治疗尿路感染的临床疗效观察［J］．海峡药学，2016，28（3）：195—196．

[32] 刘晔．猫须草治疗尿路感染38例［J］．福建中医药，2000，31（5）：46—47．

[33] 周本杰，周兰珍．三金片治疗泌尿系感染的机理研究［J］．北京中医，1997（3）：61—63．

[34] 郑翰英，胡建国．三金片联合加替沙星治疗单纯急性下尿路感染疗效观察［J］．浙江中西医结合杂志，2013，23（9）：724—725．

[35] 雷载权．中药学［M］．上海：上海科学技术出版社，1998：142—144．

[36] 吴发宝，陈希元．黄芪药理作用综述［J］．中药材，2004，27（3）：232—234．

[37] 占永立，李秀英，吴圣贤，等．复方石韦片治疗尿路感染的临床观察［J］．中国中西医结合杂志，2007，27（3）：249—251．

[38] 张太君，张玲，吕珊珊，等．八正片治疗下尿路感染（湿热下注证）110例临床观察［J］．中国中医急症，2009，18（2）：203—204，282．

[39] 尤耀东，黄晓朋，陈晓洋，等．基于腺性膀胱炎模型大鼠探讨八正散对IL-6、IL-17、TGF-β1表达的影响［J］．中国男科学杂志，2015，29（12）：26—31．

[40] 王东波，韩瑞卿．八正散加减治疗急性膀胱炎146例［J］．安徽中医临床杂志，1996，8（1）：20．

[41] 陈长江．补肾通淋汤治疗慢性尿路感染60例［J］．浙江中医杂志，2006，41（10）：598．

[42] 罗兴林，李昌平．内科学专题讲座［M］．成都：四川大学出版社，2004：165．

[43] 刘洪奎．中西医结合治疗复发性泌尿系感染60例［J］．中医研究，2010，23（10）：55—56．

[44] 周健淞．补肾益气通淋方治疗绝经后尿路感染的临床研究［J］．山东中医杂志，2016，35（2）：131—133

[45] 李梦，蔡荣林，孙旭．针刺对冠状动脉硬化性心脏病模型大鼠血脂水平及CD40L、基质金属蛋白酶-9表达的影响［J］．针刺研究，2013，38（2）：123—128．

[46] 孟祥博，石焱，陈天笑，等．针药并用配合超短波治疗卒中后尿路感染疗效观察［J］．上海针灸杂志，2015（11）：1024—1026．

[47] 苗兵．针刺联合自拟通淋汤治疗慢性尿路感染的临床观察［J］．黑龙江医学，2016

(10)：927.

［48］高碧峰，雷根平，李小会，等．温肾健脾方配合隔姜灸治疗复发性尿路感染疗效观察［J］．陕西中医，2013（8）：956—957.

［49］于思明，郭丹丹．灸法联合抗生素治疗成年女性慢性尿路感染30例［J］．山东中医杂志，2010（9）：621—622.

［50］张侃，孟宪杰．温肾健脾法配合三伏贴治疗复发性尿路感染28例［J］．中医学报，2014（B12）：66.

［51］蔡雪映，刘瑛．苍柏洗液坐浴治疗难治性尿路感染43例临床观察［J］．北京中医，2007（5）：299—300.

［52］董云飞．扶正祛邪配合中药洗浴治疗复发性尿路感染56例临床观察［J］．中国实用医药，2008（35）：69—70.

［53］杨金莲．金钱五苓液膀胱冲洗对创伤性截瘫并下尿路感染的疗效观察［J］．四川中医，2009（7）：96—97.

［54］仇湘中，蒋益兰，郭维玉．瞿黄液膀胱冲洗治疗截瘫尿路感染62例临床观察［J］．中医正骨，1999（3）：13—14，64.

［55］谷春燕．分型证治配合外用熏洗治疗慢性尿路感染：附60例观察［J］．中医临床研究，2014（11）：124—125.

［56］陈艳红，陈敏，潘庆敏，等．中药坐浴配合针灸治疗复杂性尿路感染98例［J］．河南中医，2015（8）：1989—1990.

［57］关却措．藏医盐熨疗法治疗膀胱炎的临床疗效观察［J］．世界最新医学信息文摘，2016，16（51）：176—177.

［58］热比古丽·依斯拉木，阿娜古丽·买合木提，冷英莉．异常黏液质清除剂尿通卡克乃其片的药效学实验研究［J］．中国医药导报，2010，7（15）：52—54.

［59］孙桂琳，薛连生，敬静，等．尿通卡克乃其片治疗淋证-下焦湿热证（下尿路感染）的疗效观察［J］．中国医院用药评价与分析，2014，14（1）：70—72.

［60］高建华，杨婷，董玉．蒙药复方协日嘎四味汤散的化学成分研究［J］．中国药房，2014，25（47）：4472.

［61］刘建忠，姚波，吴正启，等．协日嘎四味汤胶囊治疗急性下尿路感染106例［J］．陕西中医，2007，28（5）：527—528.

［62］陈光新．董建华教授学术思想简介［J］．中医药研究，1991（2）：5—7.

［63］王长洪．董建华的学术思想［J］．辽宁中医杂志，1998（1）：4—6.

［64］王长洪．董建华治疗尿路感染的临床经验［J］．江苏中医，1990（7）：1—3.

［65］彭贵军，彭尧书．陈良春主任医师治疗复杂性尿路感染经验［J］．湖南中医杂志，2006（3）：40—41.

［66］杨晓萍，叶景华．叶景华治疗尿路感染经验探析［J］．辽宁中医杂志，2006（11）：1389.

［67］孙建明．叶景华教授应用对药治疗尿路感染经验介绍［J］．新中医，2008（2）：20—21.

［68］丁阳，黄永林，刘金磊，等．金樱根化学成分的研究［J］．广西植物，2017，37（2）：255—259.

[69] 罗丹,张小燕,黄慧辉,等.菝葜抗炎有效部位群及其单体成分体外抗氧化活性研究[J].湖北中医药大学学报,2016,18(2):37—42.

[70] 何胜旭,孟杰,吕高荣,等.金沙藤与海金沙药理作用的比较研究[J].中国中药杂志,2011,36(15):2149—2152.

[71] 项佳媚,肖伟,许利嘉,等.积雪草的研究进展[J].中国现代中药,2016,18(2):233—238,258.

[72] 张胜华,余兰香,许先栋,等.积雪草苷的抗菌作用及对小鼠实验性泌尿系统感染的治疗作用[J].中国新药杂志,2016,15(20):1746—1749.

[73] 唐友平.三金片联合抗生素治疗尿路感染临床分析[J].亚太传统医药,2013,9(4):146—148.

[74] 张仲泳,张慧清.三金片联合诺氟沙星片治疗尿路感染的疗效观察[J].中国医院用药评价与分析,2015,15(11):1449—1451.

[75] 周端求,周广青,杨铮铮,等.三金片治疗慢性前列腺炎70例[J].中医杂志,2013,54(23):2049—2050.

[76] 魏欣宇.三金片联合坦索罗辛及环丙沙星治疗慢性前列腺炎的效果观察[J].中国药物评价,2013,30(5):282—284.

[77] 李兴凯.三金片辅助常规西药治疗急性肾盂肾炎的疗效评价[J].长春中医药大学学报,2012,27(11):920—923.

[78] 史建庚.中西医结合治疗急性肾盂肾炎的疗效研究[J].中西医结合心血管病电子杂志,2015(5):98—99.

[79] 牛世慧,刘莉.头孢噻肟钠联合三金片治疗急性肾盂肾炎的临床疗效观察[J].现代药物与临床,2014,29(10):1142—1144.

[80] 周本杰,周兰珍.三金片治疗泌尿系感染的机理研究[J].北京中医,1997,11(3):61—63.

[81] 邹节明,潘佐静,张家铨,等.三金片药效学实验研究[J].中国医药学报,1997,12(5):17—19,64.

[82] 陈星华,王桂云,宋秀林.三金片对复发性尿路感染患者血清IL-6及IL-8的影响[J].中国医院用药评价与分析,2009,9(10):762—763.

[83] 侯新,王丽霞.三金片的研究进展[J].中国医院用药评价与分析,2016,16(8):1148—1151.

[84] 郑翰英,胡建国.三金片联合加替沙星治疗单纯急性下尿路感染疗效观察[J].浙江中西医结合杂志,2013(9):724—726.

[85] 梅雪峰,张传涛.三金片治疗急性单纯性下尿路感染的临床观察[J].现代中西医结合杂志,2008,17(26):4085—4086.

(作者:中国中医科学院中医药信息研究所)

(四) 盆腔炎性疾病

1. 疾病的致病菌谱及抗生素治疗的耐药性问题

（1）致病菌谱

盆腔炎性疾病（pelvic inflammatory disease，PID）是病原体感染女性上生殖道后引起的盆腔器官及其周围组织的炎症性疾病。不同历史时期由于技术手段的差异，对 PID 致病的病原体的认识也不一样。20 世纪 70 年代中期之前认为 PID 主要是由淋病奈瑟菌引起的单一病原体感染，之后通过后穹隆穿刺技术、腹腔镜检查及子宫内膜活检术的应用，取得上生殖道的标本，逐步认识到 PID 的病原体由多种微生物组成。

目前普遍认为 PID 的病原体分为外源性和内源性两个来源，两种病原体可以单独存在，但通常混合感染，可能是外源性的衣原体或淋病奈瑟菌感染造成输卵管损伤后，容易继发内源性的需氧菌及厌氧菌感染。

外源性病原体主要为性传播疾病的病原体，常见的如沙眼衣原体（chlamydia trachomatis，CT）、淋病奈瑟菌、支原体，其中支原体包括人型支原体、生殖支原体（mycoplasma genitalium，Mg）以及解脲支原体。在西方国家盆腔炎性疾病的主要病原体是沙眼衣原体及淋病奈瑟菌，在我国，淋病奈瑟菌、沙眼衣原体引起的盆腔炎性疾病明显增加，但目前尚缺乏大宗流行病学资料。

内源性病原体是来自原寄居于阴道内的微生物群，包括需氧菌、厌氧菌及兼性厌氧菌，可以仅为需氧菌或仅为厌氧菌感染，但以需氧菌及厌氧菌混合感染多见。主要的需氧菌及兼性厌氧菌有金黄色葡萄球菌、溶血性链球菌、大肠埃希菌；厌氧菌有消化球菌、消化链球菌、脆弱类杆菌等。厌氧菌感染的特点是容易形成盆腔脓肿、感染性血栓静脉炎，脓液有粪臭并有气泡。70%～80% 盆腔脓肿可以培养出厌氧菌。[1]

此外，引起盆腔炎性疾病的其他微生物还包括滴虫、2 型单纯疱疹病毒、巨细胞病毒；有些地区，PID 可能为由结核分枝杆菌或血吸虫引起的肉芽肿性输卵管炎。

过去的 20 年内通过大量研究对 PID 病原体的认识得到长足进展，对 PID 病原学的深入认识，有利于对临床 PID 的正确诊断和对抗生素的选择。近年来由于敏感性及特异性更高的新技术发展，对 PID 的病原体也不断有新的发现和认识，过去主要为淋病奈瑟菌感染引起的急性、有症状的 PID 逐渐被 CT 或支原体感染的轻、中度 PID 所替代，而且淋病奈瑟菌逐渐对大多数抗生素耐药，除了 CT 和淋病奈瑟菌外，其他病原体如 Mg 及与以厌氧菌为主要病原体的细菌性阴道病（bacterial vaginosis，BV）致病有关的细菌在 PID 的发病进展中也逐渐受到重视。[2]性传播疾病（sexually transmitted disease，STD）的病原体，如淋病奈瑟球菌、沙眼衣原体，以及存在于阴道的菌群（如厌氧菌、阴道加德纳菌、流感嗜血杆菌、肠道革兰阴性杆菌、无乳链球菌等）均参与 PID 的发生。近期研究表明，由淋病奈瑟球菌或沙眼衣原体引起的 PID 病例有所下降，不超过 50% 的急性 PID 患者由淋病奈瑟球菌或沙眼衣原体引起。另外，巨细胞病毒、人型支原体、解脲支原体以及生殖支原体等也可能与一些 PID 的发生有关。[3]

同一地区的不同时期与不同地区同一时期的 PID 的致病菌谱往往存在差异，所以关于 PID 的致病微生物说法也曾有过争论，几乎所有致病原都是通过阴道而感染宫颈并上行，主要是由 3 类微生物引起：（1）性传播感染（sexually transmitted infection，STI）的致病微生物，（2）需氧菌感染，（3）

厌氧菌感染。目前比较公认的观点：PID 是一种混合性感染的炎性疾病。国外比较一致的观点认为，PID 的主要致病菌是 STI 致病微生物，最值得一提的是淋病奈瑟菌和沙眼衣原体。目前我国有关的资料不多，大多数妇科医生认为在我国 PID 主要是由非 STI 的致病微生物引起，比如大肠埃希菌，但事实上真正的致病微生物流行病学资料几乎没有。在临床中 STI 作为 PID 的致病因素没有受到足够的重视，原因有两个方面：一方面是我们对此的关注不够，有关的流行病学资料较少，没有良好的循证医学数据提供给临床医生；另一方面，由于工作量大、病人经济情况等问题，我们在诊断 PID 患者的时候，没有注意到去寻找有关 STI 微生物，也就是说客观上 STI 微生物在 PID 患者存在，而未被临床医生发现，也可能与急性盆腔炎患者多为急诊入院，临床医师对此类病原体检测认识不足有关。

据北京大学第一医院过去 10 年的资料显示，最常见的检出细菌是大肠埃希菌和表皮葡萄球菌，各占 24.4%，淋病奈瑟菌检查率仅占 4.3%，但其中 2/3 为阳性；衣原体检查率仅占 1.4%，且均阳性。全国 7 家三级甲等医院的 3 年 PID 资料总结表明，[4] 444 例患者中仅有 25.9% 的患者进行了病原体的检查，其中衣原体检查率仅占 5.2%，阳性占 60.9%；淋病奈瑟菌的检查率仅占 5%，其中阳性占 45.5%。从以上资料可以看出，PID 的致病微生物与 STI 微生物有着非常密切的关系。陈海妙等[5]对 680 例慢性盆腔炎患者支原体与沙眼衣原体感染的阳性检出率共检出解脲支原体 290 例（42.6%），人型支原体 53 例（7.8%），两者混合感染 76 例（11.2%），沙眼衣原体 58 例（8.5%）。

（2）抗生素治疗的耐药性问题

细菌耐药性是指细菌对抗菌药物的不敏感性，它原本是客观存在的一种生物学现象。在自然界，当细菌产生抗菌物质的同时，其他细菌必须加强自身对这种物质的耐受性，称之为细菌耐药性。但随着抗菌药物不仅在医疗领域内应用，而且在农、牧和渔业等非医疗方面的广泛地应用，特别是不尽合理的应用，又形成了涉及有复杂的社会学因素的生物学现象，细菌耐药的能力与方式亦变得日益增强与复杂。当前，投入临床应用的抗菌药物的种类越来越多，已上市的超过 200 种，其中不乏原本杀菌作用强大的品种，而细菌对它们的耐药性却有增无减，或变得更加错综复杂，临床上针对疾病的治疗正经受着严峻的考验。

细菌耐药性可分为两大类：一类是天然的或固有的耐药性，大多与某种细菌缺乏对某类（种）抗菌药物敏感的"靶位"有关，如肠球菌的青霉素结合蛋白即靶位不易与头孢菌素类抗生素结合，形成肠球菌对已上市的头孢菌素类天然耐药；另一类是获得耐药性，它是由于细菌获得耐药基因，使原来对某类（种）抗菌药物敏感的细菌变为对它耐药的细菌，如葡萄球菌接触天然青霉素产生的青霉素酶后，青霉素母核中的 β-内酰胺环被破坏，丧失了对葡萄球菌的抗菌活性而呈耐药状态。[6]

细菌耐药机制主要有 4 种：①产生灭活或修饰抗菌药物的酶，如 β-内酰胺酶可灭活 β-内酰胺类抗生素；氨基糖苷类修饰酶通过与氨基糖苷类抗生素的氨基结合，阻抑后者与细菌核糖体小亚基的 16S rRNA 结合，使其失去杀菌作用；②改变细菌外膜通透性，使抗菌药物无法进入菌体发挥抗菌作用；③改变靶位蛋白，使抗菌药物无法与之结合或降低抗菌药物对靶位蛋白的亲和力，从而降低抗菌作用；④外排泵机制，降低细菌内膜对抗菌药物的通透性或将其从菌体内泵出，使菌体内抗菌药物量减少。在上述耐药机制中，细菌可通过一种或多种机制，对一种或多种不同种类的抗菌药物产生耐药性。

抗菌药物使用混乱是产生细菌耐药的重要原因之一。世界卫生组织调查显示，我国抗菌药物的使用存在二高二低局面：用药率高，住院患者抗菌药物使用率高达 80%，其中使用广谱抗菌药和联合使用率占 58%，高于 30% 的国际水平；用药起点高，无指征使用高档抗菌药物现象严重；送检率低,世界卫生组织要求使用抗菌药物前留取细菌培养标本在 50% 以上,而我国使用抗菌药物者总计细菌培养率不足 30%,用药前送检者甚少;用药合理性低,97% 的病毒性感染使用了抗菌药物,30% 的住院患者接受不必要的抗菌药物治疗。临床抗菌药物使用混乱使细菌耐药性日渐加重、耐药机制日趋复杂,导致临床抗感染治疗的盲目性增加、有效性降低;临床试图使用广谱抗生素防治不明原因感染或不明病原菌感染,或加大使用剂量或多种药物联合以提高疗效,其结果加剧临床抗菌药物使用的混乱和加速细菌耐药与多重耐药株的产生,形成恶性循环趋势。[7]

世界卫生组织资料显示,不合理用药已成为全球第 4 大死亡原因,每年约有近 1/3 的患者死于不合理用药,而非疾病本身。我国每年死于药物不良反应近 20 万,其中抗菌药物致死占 40.0%。院外感染中耐药菌发生率一直呈上升趋势,而院内感染几乎均由耐药菌所致。抗菌药物滥用导致细菌广泛耐药,不仅加剧"用药-耐药"恶性循环,大大增加临床感染防治难度和医疗费用,而且已发展成为严重的公共卫生问题。[8]

临床上对 PID 的治疗也存在一样的问题,西医抗生素治疗常达不到远期疗效且易产生耐药或毒副作用。PID 的微生物病原学发现,抗菌疗法具有广谱抗菌效果,治疗范围包括抗淋球菌、沙眼衣原体、支原体、无氧和有氧细菌。最初的抗菌治疗通常是经验性治疗,但随着抗生素耐药性的不断增加,特别是耐 β-内酰胺类、耐喹诺酮类和耐大环内酯类病原体的出现,导致了盆腔炎的治疗困境。[9]

淋球菌

临床研究发现,随着全世界抗生素耐药菌的不断增多,淋球菌已出现耐 β-内酰胺类抗生素、耐四环素类和耐喹诺酮类淋病奈瑟菌,以及耐头孢菌素(主要为口服头孢菌素)和耐阿奇霉素变异菌株,加剧临床治疗淋球菌性盆腔炎的难度,导致了盆腔炎的治疗难题。[10-11]

支原体

支原体感染导致的泌尿生殖道感染时有报道,其中又以解脲支原体检出率最高。解脲支原体是引起 PID 的主要病原体之一。由于支原体没有固定的细胞壁,部分针对细菌细胞壁合成的抗生素如 β-内酰胺类、万古霉素等完全不敏感;不合成叶酸,对磺胺类药物也不敏感;但对作用糖体、抑制或影响蛋白合成的抗生素敏感,因此临床上四环素类、大环内酯类、喹诺酮类抗生素是治疗解脲支原体感染的主要有效药物。近年由于抗生素滥用和用药不规范,使解脲支原体对不同抗生素的耐药情况日趋严重,成为临床治疗的棘手问题。有文献报道支原体一旦出现耐药就有可能是多重耐药菌株。[12] 国内外对解脲支原体的耐药机制研究也逐渐增多。国内外近二十来年对解脲支原体耐药机理的研究表明:tetM 转座子或整合子介导的核糖体保护作用是解脲支原体对四环素的主要耐药机制;喹诺酮类药物的耐药机制复杂,喹诺酮类的主要耐药机制与编码 DNA 促旋酶和拓扑异构酶 IV 亚单位的基因突变有关,解脲支原体 gyrA 和 parC 基因喹诺酮耐药决定区突变与耐药密切相关,耐药株 gyrA 和 parC 基因发生 D112E 和(或)S83L 突变;外膜蛋白对药物的低通透性(外排抗性机制)、靶位的修饰改变及酶修饰引起抗生素结构改变是大环内酯类的主要耐药机制;但解脲支原体对大环内酯类抗生素耐药机制的研究未见报道。[13-14]

随着支原体感染的不规范治疗和滥用抗生素,导致支原体多重耐药逐年增高。Oggioni 等[15] 研究发现支原体多重耐药与 tetM 基因有关,国内研究证实[16] FOL 可诱导人型支原体产生多重耐药,从而进一步说明抗生素广泛使用后,支原体对原来敏感的抗生素也会逐渐产生耐药。[17]

沙眼衣原体

泌尿生殖道沙眼衣原体感染是世界范围内最常见的性传播疾病之一。目前，沙眼衣原体感染的主要治疗为抗生素，包括四环素类、大环内酯类、喹诺酮类、利福霉素类等。随着抗生素的广泛应用（如人畜共用，临床上的误用、滥用等），有关沙眼衣原体感染经规范化治疗后复发以及沙眼衣原体耐药问题的报道越来越多，临床治疗失败的病例报告也日益增多，多重耐药性的病原菌感染已成为临床上棘手的问题，引起了广泛关注。目前，世界范围内对于沙眼衣原体耐药机制的研究也已从细胞生物学进展到了分子生物学水平。

四环素类是治疗沙眼衣原体感染的首选药物，包括四环素、强力霉素、美满霉素等，一些研究表明，四环素的耐药是有质粒介导，致病菌获得四环素耐药决定因子，通过破坏抗生素改变细菌细胞壁或细胞膜的通透性，阻断抗生素到达靶位等机制而产生耐药。

大环内酯类药物中用于治疗沙眼衣原体感染的主要有红霉素、罗红霉素、阿奇霉素、克拉霉素及交沙霉素等。不同微生物对大环内酯类耐药的主要机制是 ermB 基因引起靶位改变，主动外排 50S 核糖体包括 L4、L22 发生基因突变，23S rRNA 的转肽酶编码基因突变，还有钝化酶的产生，ermB 基因引起的靶点改变，导致大环内酯类与核糖体作用点的亲和力降低而耐药。

喹诺酮类药物治疗沙眼衣原体感染的喹诺酮类药物主要有环丙沙星、氧氟沙星、司帕沙星、左氧氟沙星、莫西沙星等，最近出现的新药品种有曲伐沙星、加替沙星、吉米沙星、克林沙星、BAY12 - 8039、ABT - 492、BMS - 284756 等。有关喹诺酮类药物的耐药机制，相对来说较为明确。喹诺酮类药物的主要作用目标是 DNA 回旋酶和拓扑异构酶Ⅳ，耐药的产生与 GyrA 和 ParC 的喹诺酮耐药决定区（Quinolone Resistance Determining Region，QRDR）的点突变有关。[18-19]

2. 中医药治疗优势

面对西药治疗 PID 手段单一、不良反应发生率高、疾病复发率高、远期后遗症发生率偏高、抗生素滥用现象普遍及其所造成的抗生素耐药、超级细菌感染等严峻后果，中医药对 PID 及其后遗症的治疗显示出独特的优势，主要体现在临床症状明显改善，复发率、后遗症发生率及不良反应发生率显著降低，提高药效，减少副作用，安全性较好等方面，尤其中医可以通过多种途径综合治疗，缩短治疗时间和疗程，且安全无毒副作用。中医药治疗的优势主要包括以下四方面：[20]①单独应用中药治疗，疗效确切，症状明显改善；②中西医结合治疗，远期疗效显著；③复发率、后遗症发生率及不良反应发生率明显降低；④中医多种途径治疗优势明显。

针对 PID 及其后遗症的临床治疗难点，制定相应中医药多途径综合治疗方案是本病治疗的基本思路，亦是防治 PID 相关后遗症的关键环节。所谓中医药多途径综合治疗方案，即以中医辨证治疗为核心，在单独口服中药制剂或采用单一外治方法治疗方案基础上，结合中药外敷、灌肠、离子导入、纳药诸法等综合治疗方案，多途径给药，内外合治，形成一种既以口服中药作为整体调摄，又以局部外用中药直达病所，使机体正气盛，邪气除，恢复生理稳态的治疗观念。通过多手段、多途径药物干预，期望达到缓解盆腔疼痛、改善盆腔炎性粘连状况、消散盆腔炎性包块、尽量降低不孕症、异位妊娠等 PID 后遗症发生概率的治疗目的。[21]

PID 是中医药治疗的优势病种，近年来，在提高临床疗效的同时，更加注重药物使用的简便性、方便性、安全性。中医药多途径综合治疗方案，成本低廉、效价比高，治疗方法易于推广，便于面向基层、社区和广大农村医疗卫生单位推广应用。

慢性盆腔炎为妇科常见病、多发病，是一种缠绵难愈的疾病。因此，在单纯运用内治法疗效不佳的情况下，外治法体现了一定的价值。中药灌肠选用的药物配伍多具有清热解毒、活血化瘀、软坚散结、行气止痛的功能，从现代医学角度，多具有抗菌、消炎、改善盆腔脏器微循环等效果；针刺治疗不仅作用于神经内分泌系统，而且还可影响免疫系统，通过对炎症介质或细胞因子的调节来实现其治疗作用；同时灸法具有温通、活血、渗透作用，可改善局部血液循环和组织营养状态，从而有利于炎症包块的吸收和消散，粘连的组织松解而最终达到止痛消炎的目的；穴位注射体现了针药并用的特点；盆腔内给药，令药物直达患处，易于吸收、缓解组织粘连；物理疗法往往配合其他疗法进行，可以明显提高有效率。以上各法可以联合使用，综合治疗慢性盆腔炎。

3. 中医药治疗 PID 的系统评价研究

近年来中医药在治疗 PID 及其后遗症方面取得了广泛的应用，中医药的多种治疗方法在临床上取得了良好的效果，有关研究人员进行了大量的临床疗效的评估与分析，从高质量的证据方面证明了中医药在方剂、针刺、中医外治法、中成药、中医综合治法等方面对 PID 及其后遗症的临床疗效。（详细信息参考附录3）。

4. 中医药辨证与治疗方案

中医药对盆腔炎的诊治在临床上可以分为急性盆腔炎和慢性盆腔炎[22-23]，具体的治疗方案可以参见中华中医药学会 2012 年发布的《中医妇科常见病诊疗指南》（附录4）。

（1）急性盆腔炎

急性盆腔炎是指女性盆腔生殖器官及其周围结缔组织和腹膜的急性炎症，具有发病急、病情重，病势进展迅速等特点，耽误治疗可发展为脓毒血症、败血症、感染性休克，其初期临床表现与古籍记载的"热入血室""产后发热"等相似。

病因病机：

急性盆腔炎多在产后、流产后、宫腔内手术处置后，或经期卫生保健不当，邪毒乘虚侵袭，稽留于冲任及胞宫脉络，与气血相搏结，邪正交争而发热疼痛，邪毒炽盛则腐肉酿脓，甚至泛发为急性腹膜炎、感染性休克。

热毒炽盛：经期、产后、流产后手术损伤，体弱胞虚，气血不足，房室不洁，邪毒内侵，客于胞宫，滞于冲任，化热酿毒，致高热腹痛不宁。

湿热瘀结：经行产后，余血未净，湿热内侵，与余血相搏，冲任脉络阻滞，瘀结不畅，则瘀血与湿热内结，滞于少腹，则腹痛带下日久，缠绵难愈。

辨证分型：

急性盆腔炎发病急，病情重，病势凶险，辨证应根据发热特点，下腹疼痛、带下等情况以及全身症状、舌脉综合分析，多以热毒为主，兼有湿、瘀。临床治疗必须及时彻底，否则，病势加重可以威胁生命，或转为慢性盆腔炎（盆腔炎性疾病后遗症），严重影响患者的身心健康，也可导致不孕或异位妊娠等。

热毒炽盛证

主要症状：高热，恶寒或寒战，下腹部疼痛拒按，带下量多，色黄或赤白兼杂，质黏稠，味臭秽；大便秘结，小便短赤，咽干口苦，或月经量多，淋漓不尽，精神不振；舌红，苔黄厚或黄燥，脉滑数或洪数。

湿热瘀结证

主要症状：下腹部疼痛、拒按或胀满，热势起伏，寒热往来，带下量多，色黄，质稠，味臭秽；或经量增多，淋漓不止，大便溏或燥结，小便短赤；舌红有瘀点，苔黄厚，脉滑数。

治疗原则：

以清热解毒为主，祛湿化瘀为辅，遵循"急则治标，缓则治本"原则，高热阶段属实属热，以清热解毒为主；热减或热退后，应消癥散结化湿；若邪实正衰，正不胜邪，出现阳衰阴竭之证，则以急救为主，宜中西医结合治疗。

分型论治：

热毒炽盛证

治法：清热解毒，利湿排脓。

主方：五味消毒饮（《医宗金鉴》）合大黄牡丹皮汤（《金匮要略》）。

常用药：金银花、野菊花、蒲公英、紫花地丁、紫背天葵、大黄、牡丹皮、桃仁、冬瓜子、芒硝。

若病在阳明，身热面红，恶热汗出，口渴，脉洪数，可选白虎汤（《伤寒论》）加清热解毒之品。若热毒已入营血，高热神昏，烦躁谵语，下腹痛不减，斑疹隐隐，舌红绛，苔黄燥，脉弦细数，宜选清营汤（《温病条辨》）加减。

湿热瘀结证

治法：清热利湿，化瘀止痛。

主方：仙方活命饮（《校注妇人良方》）加薏苡仁、冬瓜子。

常用药：金银花、甘草、当归、赤芍、穿山甲、皂角刺、天花粉、浙贝母、防风、白芷、陈皮、乳香、没药。

（2）慢性盆腔炎

慢性盆腔炎，又称盆腔炎性疾病后遗症（sequelae of pelvic inflammatory disease），是女性盆腔生殖器官及其周围结缔组织、盆腔腹膜各种原因导致的慢性炎症性病变等一系列后遗症，起病缓慢，病情反复顽固不愈，根据临床病变特点及部位不同，包括慢性输卵管炎、输卵管积水、输卵管卵巢炎、输卵管卵巢囊肿、慢性盆腔结缔组织炎，等，属于中医"月经失调""痛经""带下病""癥瘕""不孕"等范畴。

病因病机：

经行产后，胞门未闭，正气未复，风寒湿热，或虫毒之邪乘虚内侵，与冲任气血相搏结，蕴积于胞宫，反复进退，耗伤气血，虚实错杂，缠绵难愈。

湿热瘀阻：经行、产后，血室正开，余邪未尽，正气未复，湿热之邪内侵，阻滞气血，导致湿热瘀血内结冲任、胞宫，缠绵日久。

气滞血瘀：七情内伤，脏气不宣，肝气郁结，气机不畅，气滞则血瘀，冲任、胞宫脉络不通。

气虚血瘀：正气内伤，外邪侵袭，留于冲任，血行不畅，瘀血停聚；或久病不愈，瘀血内结，致气虚血瘀。

寒湿瘀阻：素体阳虚，下焦失于温煦，水湿不化，寒湿内结，或寒湿之邪乘虚侵袭，与胞宫内余血浊液相结,阻滞凝结所致。

辨证分型:

本病涉及的脏腑以脾肾肝为主,证型以实证为主,或为虚中夹实证。辨证应着重了解腰腹疼痛的性质、发作诱因及与月经周期的关系,结合全身症状、舌脉进行综合分析,辨别虚实寒热。本病发病多为邪热余毒残留,与冲任之气血相搏结,凝聚不去,日久难愈,耗伤气血,虚实错杂所致,临床以湿热瘀阻、气滞血瘀、气虚血瘀、寒湿瘀阻证多见,除辨证内服有关方药外,还常常以中药保留灌肠、理疗、热敷、离子透入等方法综合治疗,以提高疗效。

湿热瘀阻证

主要症状:下腹隐痛,或少腹疼痛拒按,痛连腰骶,或阴部坠胀,经行或劳累时加重;月经经期延长,月经量多,伴痛经;带下量多,色黄,质黏稠,有臭气;小便黄赤,大便干结或溏而不爽;或见低热起伏,胸闷纳呆,婚久不孕;舌红,苔黄腻,脉滑数。

气滞血瘀证

主要症状:下腹胀痛或刺痛,经期或劳累后加重;月经先后不定期,量时多时少,经行不畅,色暗血块多,瘀块排出则腹痛减,经期延长,伴见经期情志抑郁,乳房胀痛;平素胸胁胀满,情志不畅,口唇爪甲紫暗,皮肤有瘀点;舌质紫暗,有瘀斑,苔薄白,脉涩。

气虚血瘀证

主要症状:下腹疼痛或坠痛,缠绵日久,痛连腰骶,经行加重;经期延长,月经量多;带下量多,色白质稀;神疲乏力,食少纳呆,精神萎靡,少气懒言,面色㿠白;舌淡暗,或有瘀点瘀斑,苔白,脉弦涩无力。

寒湿瘀阻证

主要症状:小腹冷痛,或坠胀疼痛,经期或劳累后加重,得热痛减;经行后期,量少色暗,痛经,瘀块排出则腹痛减;平素小腹、腰骶冷痛,得热痛减;神疲乏力,四肢不温;带下清稀量多;小便清长,大便稀溏;舌淡暗,苔白腻,脉沉迟。

治疗原则:

本病应以"活血化瘀,理气止痛"为治疗原则。

分型论治:

湿热瘀阻证

治法:清热除湿,化瘀止痛。

主方:银甲丸(《中医妇科临床手册》)。

常用药:金银花、连翘、红藤、蒲公英、鳖甲、茵陈、升麻、紫花地丁、蒲黄、椿根白皮、大青叶、琥珀。

气滞血瘀证

治法:疏肝解郁,化瘀止痛。

主方:膈下逐瘀汤(《医林改错》)。

常用药:乌药、赤芍、桃仁、枳壳、延胡索、牡丹皮、香附、五灵脂、川芎、当归、甘草。

气虚血瘀证

治法:益气健脾,化瘀散结。

主方：理中汤（《伤寒论》）。

常用药：干姜、人参、白术、甘草。

寒湿瘀阻证

治法：散寒除湿，活血化瘀。

主方：少腹逐瘀汤（《医林改错》）。

常用药：小茴香、干姜、延胡索、没药、当归、川芎、官桂、赤芍、蒲黄、五灵脂。

5. 中医药与民族医药特色治疗方案

中医药与民族医药治疗PID及其后遗症疗效确切，毒副作用小，主要包括内治法（辨证论治、复方、自拟方、中成药等）、外治法（中药保留灌肠、中药外敷、中药离子导入、阴道纳药等）、针灸推拿、中西医结合综合疗法、物理疗法以及民族医药特色疗法等。

（1）辨证论治

辨证论治是中医药治疗的特色，临床上对于盆腔炎患者的个性化治疗取得良好效果。周英等[24]收集1989年1月至2008年6月有关中医治疗慢性盆腔炎的文献，对其中的中医辨证、治法以及用药进行统计分析，对文献进行中医辨证、治法、用药归纳，并对数据进行统计分析。结果：94篇文献，共计9125例病例，中医辨证治疗的共7733例，辨证为湿热瘀阻型的占辨证治疗病例的55%，气滞血瘀型为18%，寒湿瘀阻型为13%，气虚血瘀型为10%。结论：慢性盆腔炎辨证分型为湿热瘀阻、气滞血瘀、寒湿瘀阻、气虚血瘀等证型。慢性盆腔炎主要治法：清热解毒，活血利湿；行气止痛，活血化瘀；温经散寒，活血化瘀；益气扶正，活血化瘀以及扶正祛邪，化湿利水等治法。

（2）中成药

中成药治疗PID及相关后遗症有明显的优势，无论从改善临床症状、体征还是控制复发、预防并发症方面，均具有较为确切的临床疗效，特别是在防治PID后遗症疗效尤为明显。胡荣静等[25]对盆腔炎的急性发作期和后遗症期中成药治疗原则、辨证要点、常用中成药的临床选用进行了总结，认为盆腔炎的不同时期应该根据临床辨证选用不同的中成药，盆腔炎急性发作期，热毒炽盛证可用妇乐颗粒、妇平胶囊等清热解毒，凉血活血止痛，湿热（毒）蕴结证可用金刚藤胶囊（片剂、糖浆）、红花片（胶囊）等清热解毒利湿，活血止痛。盆腔炎后遗症期，湿热瘀结证可用妇炎康复片（胶囊）、妇康口服液、康妇炎胶囊等清热利湿，化瘀止痛，因临证此证型较为常见，故针对该证型的中成药数量较多，如妇炎康片（软胶囊）、金刚藤胶囊、盆炎净胶囊、金鸡胶囊、妇炎净胶囊、妇炎泰颗粒、胜红清热胶囊、康妇灵胶囊（片）、妇炎泰颗粒、盆炎净片、蒲苓盆炎康颗粒、金英胶囊、宫炎平分散片（胶囊、滴丸）、宫炎康颗粒等，可酌情选用；寒湿凝滞证可用桂枝茯苓胶囊（丸/片）、少腹逐瘀颗粒（丸）等祛寒除湿，活血化瘀；气虚血瘀证可用丹黄祛瘀片（胶囊）、止痛化癥胶囊（片）益气健脾，化瘀止痛；气滞血瘀证用金鸡化瘀颗粒、妇可靖胶囊等活血化瘀，理气止痛；肾虚血瘀证用妇宝颗粒（胶囊）等补肾益气，活血止痛。若盆腔炎性包块形成，盆腔粘连较重或盆腔积液较多者，可选择具消癥散结功效的中成药，如金刚藤胶囊（片剂、糖浆）、桂枝茯苓胶囊、止痛化癥胶囊等。同时配合直肠给药，如康复消炎栓或红虎灌肠液灌肠等肛门给药。口服与直肠用药相结合，可明显增强疗效，更有效地缓解盆腔粘连，促进炎性包块的消散。若盆腔炎反复发作，病程日久，损伤正气，耗伤气血，辨证属气虚血瘀或肾虚血瘀，病情虚实夹杂者，可选妇科千金片（胶囊）。总结认为，中成药治疗PID及相关后遗症有明显的优势，无论从改善临床症状、体征还是控制复发、预防并发症方面,均具有较为确切的临床疗效。特别是在防治 PID 后遗症方面疗效尤为明显。但目前临床上可供选择的中成药多适用于湿热瘀结证,这亦是临床最常见的证型,其他证型如寒湿凝滞、气滞血瘀、气虚血瘀、肾虚血瘀可供选择的中成药较为局限,因此在临床用药时应注意根据中医辨证合理选择使用中成药。

近年来运用中成药治疗慢性盆腔炎的研究报道不断增加,其研究水平也不断提高,资料显示,已经上市的中成药治疗慢性盆腔炎无论从临床症状、体征改善还是控制复发,均取得了较满意的疗效,较单用西药的有效率高,不少古方、验方或新开发的中成药更从现代药理学等方面进一步证明其组方的合理性和科学性。研究表明,治疗慢性盆腔炎的中成药可作用于该病的多个病理环节,起到整体调节作用。周力[26]对中成药治疗慢性盆腔炎进行了总结,临床上常用的中成药包括片剂(妇科千金片、宫炎平片、妇炎康片、抗宫炎片、三金片),胶囊剂(妇平胶囊、桂枝茯苓胶囊、血府逐瘀胶囊、金鸡胶囊、妇乐胶囊、妇炎康复胶囊、胚宝胶囊、止痛化癥胶囊、独一味胶囊、坤复康胶囊、宫血宁胶囊),糖浆剂(金刚藤糖浆),口服液(妇康口服液),颗粒剂(花红颗粒、金鸡化瘀颗粒、盆炎净颗粒、宫炎康颗粒、蒲苓盆炎康颗粒),丸剂(小金丸、二十五味鬼臼丸、舒肝丸、化毒丸),栓剂(野菊花栓、康妇消炎栓、盆炎清栓),注射剂(双黄连粉针剂、丹参注射液、黄芪注射液、复方当归注射液、鱼腥草注射液)等。总体上而言,已经上市的中成药质量稳定,疗效可靠,便于久服,一般来说,采用中成药比单用西药的疗效高,采用中西医结合、药物治疗与物理疗法结合或药物治疗与心理疗法结合的疗效比单独用药的疗效高、复发率低;药理作用也显示,中成药具有抗炎、抗菌、镇痛、调节免疫功能、改变局部的血液循环等作用。

中华中医药学会 2012 年发布的《中医妇科常见病诊疗指南》推荐了急、慢性盆腔炎的中成药治疗方案,具体如下:[23]

急性盆腔炎:清开灵颗粒、安宫牛黄丸、紫雪散、金刚藤胶囊、妇乐颗粒适用于热毒炽盛证;妇科千金片(胶囊)、花红片(胶囊)适用于湿热瘀结证。

慢性盆腔炎:妇乐颗粒、金刚藤片、花红胶囊、金鸡胶囊适用于湿热瘀阻证;血府逐瘀胶囊、大黄䗪虫丸、妇科千金片(胶囊)适用于气滞血瘀证;桂枝茯苓胶囊适用于血瘀证及寒湿瘀阻证;女金胶囊适用于肾虚血瘀证;散结镇痛胶囊适用于痰湿瘀阻兼气滞证;丹黄祛瘀胶囊适用于气虚血瘀证及痰湿凝滞证。

(3) 单味药

在慢性盆腔炎的治疗中,单味中药的类型并不多,主要是以金刚藤为原料的汤剂或开发的各种剂型为主,在长期的临床观察中发现其疗效显著。沈慧敏等[27]采用金刚藤胶囊治疗慢性盆腔炎观察临床疗效及不良反应,以司帕沙星片为对照药物,共观察慢性盆腔炎患者 144 例,结果治疗组有效率为 83.3% 明显高于对照组的 44.4%,并且无不良反应出现。另外,由野菊花经加工、提取后制成的野菊花栓剂经直肠给药,具有作用快、疗效明显、维持时间长、不良反应小等优点。败酱草在治疗慢性盆腔炎的方剂中多有出现,主要在于其对金黄色葡萄球菌、炭疽杆菌、白喉杆菌、乙型链球菌、伤寒杆菌、痢疾杆菌的强大抑菌作用。鱼腥草煎剂对大鼠甲醛性足肿有显著的抗炎作用,体外抑菌实验表明,鱼腥草煎液对多种革兰阳性菌及阴性菌均有抑制作用,对炭疽杆菌、大肠杆菌、伤寒杆菌亦有不同程度的抑制作用。牡丹皮具有抗菌消炎、改善微循环、减轻炎症反应,促进炎性渗出物的吸收的作用。牡丹皮、莪术、赤芍等均能促进血液循环,促进炎性渗出物的吸收。以上单味药都能在不同程度上对慢性盆腔炎起到一定的改善作用,但目前临床研究和实验研究均较少。[28]

在中医药治疗盆腔炎的文献中可以看出，单味药的应用主要是组成复方进行辨证治疗，单独使用单味药比较少，个别用于外用药的使用中，常用的单味药有：白花蛇舌草、金刚藤、败酱草、蒲公英、鱼腥草、野菊花等。

（4）有效单体

金刚藤提取物：

黄显章等[29]为了确定金刚藤治疗慢性盆腔炎的有效物质部位群，采用苯酚胶浆注入大鼠子宫造成大鼠慢性盆腔炎模型，探讨金刚藤有效物质部位群对慢性盆腔炎模型大鼠子宫炎症的影响；采用二甲苯致小鼠耳肿胀法和鸡蛋清水溶液致大鼠足跖肿胀法探讨其抗炎作用；采用小鼠扭体法观察其镇痛作用；采用酶联免疫法检测大鼠子宫组织中前列腺素E2（PGE2）的含量。结果表明，金刚藤有效物质部位群能明显减轻慢性盆腔炎模型大鼠子宫的炎症反应；能明显减轻小鼠耳肿胀及大鼠足跖肿胀反应；能明显减少小鼠的扭体次数；可显著降低大鼠子宫组织中PGE2的含量。结论认为，金刚藤有效物质部位群对大鼠和小鼠致炎模型具有显著的治疗作用，在小鼠扭体实验中表现出良好的镇痛作用，金刚藤有效部位群抑制PGE2的合成及释放是其发挥抗炎作用的机制之一。

金刚藤多糖：

吴大章等[30]为了研究金刚藤多糖对大鼠慢性盆腔炎的治疗作用及对血清免疫球蛋白的影响，选择未交配的SPF级雌性SD大鼠60只，随机分为正常组、模型组、金刚藤胶囊组、金刚藤多糖15mg/kg、30mg/kg、60mg/kg组。实验第1天，除正常组外，其余各组大鼠用戊巴比妥麻醉，采用双侧输卵管注入30%苯酚胶浆生理盐水溶液制作大鼠盆腔炎模型。造模后正常组和模型组灌胃给予纯净水，其余各组灌胃给予相应药物，其中金刚藤胶囊组的日给药量为540mg/kg/d，金刚藤多糖15mg/kg、30mg/kg、60mg/kg剂量组的日给药量分别为15mg/kg/d，30mg/kg/d，60mg/kg/d，每天1次，共灌胃治疗20天。第21天各实验组大鼠眼眶取血后断颈处死，剖取子宫，称重，计算子宫重量系数；取病变明显的子宫组织进行病理形态分析；酶联免疫法测定各实验组大鼠血浆IgA、IgM和IgG含量。结果表明：与正常组比较，模型组大鼠子宫重量系数显著增大，子宫炎症性病变显著加重；血浆IgA、IgM和IgG含量均有极显著减少；与模型组比较，金刚藤多糖15~60mg/kg可显著减小大鼠子宫重量系数，减轻子宫炎症性病变，增加血浆IgA、IgM和IgG含量。结论认为：金刚藤多糖对大鼠慢性盆腔炎具有治疗作用，其机理可与调节大鼠血浆免疫球蛋白有关。

（5）复方

中医药复方对盆腔炎的治疗取得了很好的疗效，主要的复方包括当归芍药散、桂枝茯苓汤、少腹逐瘀汤等，还包括大量的自拟方，具体介绍如下：

当归芍药散：

当归芍药散，方源《金匮要略》，主治妇人妊娠腹痛及妇人腹中诸疾痛，其病机为肝脾不和。

关开等[31]将慢性盆腔炎患者120例随机分为当归芍药散组和对照组。对照组采用中药灌肠联合微波理疗的治疗方法，当归芍药散组在对照组的基础上加用当归芍药散。治疗3个月后，评价两组患者临床疗效，症状、体症变化及TNF-α、IL-1β、IL-4、CD4、CD8水平的情况。结果：当归芍药散组有效率为98.0%，明显优于对照组的81.7%（$P<0.05$）。两组治疗后临床症状、体征有显著性差异（$P<0.05$）。TNF-α、IL-1β、CD8$^+$T淋巴细胞方面：当归芍药散组指标水平明显降低，与对照组比较差异具有统计学意义（$P<0.05$或$P<0.01$）；IL-4、CD4$^+$淋巴细胞及CD4/CD8方面：当

归芍药散组指标水平升高明显，与对照组比较差异具有统计学意义（$P<0.05$ 或 $P<0.01$）。结论：当归芍药散治疗慢性盆腔炎疗效肯定，可以有效治疗由慢性盆腔炎引起的下腹部或腰骶部胀痛、月经失调等症状。

张红等[32]采用当归芍药散治疗慢性盆腔炎 30 例，同时设立对照组口服妇乐颗粒 30 例，总有效率为 93.3%。

桂枝茯苓汤：

桂枝茯苓汤出自《四圣心源》卷十，具有疏木达郁而润其风燥之功效，主治妊娠下血癥块连胎者。

方芳[33]选择该院 2011 年 5 月 – 2013 年 6 月收治的 80 例慢性盆腔炎患者，其中对照组 40 例患者采用常规西医治疗，而观察组 40 例患者采用中药桂枝茯苓汤治疗，比较两组患者的临床疗效。结果：治疗后，观察组患者的总有效率为 97.50%，明显高于对照组患者，组间差异具有显著统计学意义（$P<0.05$）。治疗后，观察组患者的 CRP、IL – 2 指标均较对照组患者出现了明显改善，组间差异具有显著统计学意义（$P<0.05$）。结论：桂枝茯苓汤治疗慢性盆腔炎可明显改善患者的临床症状，缓解患者体内的炎症状态，有利于促进患者的预后恢复，值得临床广泛推广和应用。

少腹逐瘀汤：

少腹逐瘀汤出自王清任《医林改错》，功效活血祛瘀，温经止痛。主治少腹瘀血积块疼痛或不痛，或痛而无积块，或少腹胀痛，或经期腰酸少腹胀，或月经不调，其色或紫或黑，或有瘀块，或崩漏兼少腹疼痛等症。

路合秀等[34]为了观察少腹逐瘀汤治疗盆腔炎的疗效，采用 110 例慢性盆腔炎患者随机分为治疗组与对照组，对照组单纯应用西药，治疗组在对照组的基础上应用少腹逐瘀汤加减治疗，比较两组疗效。结果显示治疗组有效率为 83.64%，高于对照组的 67.27%（$P<0.05$）。结论说明，西医结合中药少腹逐瘀汤加减治疗慢性盆腔炎有很好的疗效，值得推广。

四逆汤：

易蕾等[35]采用四逆汤治疗慢性盆腔炎，带下多者加用牛膝、薏苡仁、茯苓等；有较严重腹痛者加延胡索、川楝子；气虚者加用党参、黄芪；病程较长者加用千斤拔、鸡血藤；腰痛者加用狗脊、续断等，治疗 75 例，总有效率为 96%。

自拟方：

慢性盆腔炎作为妇科常见病、难治病，临床上每位患者的症状表现各异，有时并没有对症的复方可以采用，临床医师为了取得更好的疗效，往往根据辨证论治的治疗指导思想，自拟方剂进行治疗，并取得较好的效果。

唐卓等[36]为了观察自拟消炎止痛汤治疗湿热瘀结型慢性盆腔炎的临床疗效，将 160 例患者随机分为两组，治疗组 80 例，采用自拟消炎止痛汤治疗；对照组 80 例，采用妇科千金片治疗。结果表明治疗组、对照组总有效率分别为 93.75%、81.25%，两组比较差异有统计学意义（$P<0.05$）。结论说明了自拟消炎止痛汤治疗湿热瘀结型慢性盆腔炎疗效显著，可以明显改善临床症状。

6. 中西医结合疗法

盆腔炎的治疗，西医着重于辨病，中医着重于辨证，治疗方式不拘一格。中西医结合治疗具有独特优势，既能协同增加抗生素的杀菌消炎作用，又能减缓抗生素的不良反应，增强机体免疫功能，配合中药直肠滴入、超声波理疗、针灸联合治疗方案，标本兼治，多途径综合治疗，无副作用，无耐药性，且治疗简便，经济有效。西医治标，病情严重时先治标，中医治本，对盆腔炎疗效的巩固和防止复发意义重大。[37]

徐祥梅等[38]将120例PID患者随机分为对照组和观察组，观察单纯西药治疗与西医治疗结合中药内服和中药保留灌汤治疗的临床疗效和安全性问题。结果表明，PID患者采用中西医结合治疗临床疗效显著，具有重要临床研究价值，值得研究推广。

范明慧等[39]对中西医结合治疗慢性盆腔炎临床疗效进行了Meta分析，结果表明中西医结合治疗与单用西药治疗慢性盆腔炎比较，疗效的差异有统计学意义。

王宜民等[40]对近5年来中西医结合治疗慢性盆腔炎的临床研究进行了梳理，总结了中西结合内治法、中西结合外治法以及综合治法等多种中西医结合的治疗方法，结果认为相对于西医常规治疗方法中西医结合综合治疗慢性盆腔炎手段多样，疗效显著，可以有效避免由于采用单纯西医治疗长期大量使用抗生素而导致二重感染、耐药性等不良后果，并可有效缓解疼痛等症状。

7. 针灸与推拿疗法

针灸推拿是中医药的特色疗法，包括针刺、灸法、推拿按摩等。针刺可以治疗各种炎症，针刺对炎症的病理过程有良好的影响，其抗炎作用就是针刺对自主神经、局部血液循环、细胞免疫以及内分泌腺的功能影响的综合结果；灸法是用艾绒或其他药物放置在体表的穴位部位上烧灼、温熨，借灸火的温和热力以及药物的作用，通过经络的传导，温通气血，扶正祛邪，达到治疗疾病目的的一种外治方法；穴位注射是按照穴位的治疗和药物的药理作用，将适量的药液注入穴位、压痛点或反应点中，通过针刺和药物的双重作用，刺激经络、穴位，以充分发挥经穴和药物对疾病与人体的综合效用，从而达到防治疾病的目的；推拿疗法可改善血液循环，改善局部组织的营养状况，通过经络穴位按摩可以促进局部病变组织的修复和炎性物质的吸收。

对于盆腔炎的外治疗法中，除了常用的中药灌肠、热敷、离子导入等，近年来亦有不少医生使用针灸、穴位注射等疗法，在慢性盆腔炎的治疗上取得了一定的疗效。针灸治疗可提高机体免疫力，具有温经散寒、活血通络、清热利湿、消肿散结等作用，从而加快机体的血液循环，促进组织细胞新陈代谢，减少组织粘连，促进炎症吸收，增强杀菌作用。针灸治疗慢性盆腔炎疗效肯定，单用或与中药合用均能取效。

针灸治疗盆腔炎的方法是依据经络学原理，进行循经取穴，从外治内，利用刺激体表穴位的方式来疏通经络的气血，使盆腔内瘀滞的气血畅通，达到通则不痛的治疗目的。文献证据表明，针灸治疗对盆腔炎的治疗效果比较肯定，例如范琳琳等[41]收集关于针灸治疗慢性盆腔炎的随机对照研究，并进行Meta分析，结果表明针灸治疗慢性盆腔炎的疗效肯定。

（1）常用穴位

针灸疗法的关键环节在于取穴。中华中医药学会2012年发布的《中医妇科常见病诊疗指南》中，对针灸治疗急、慢性盆腔炎的针灸取穴给予了推荐穴位，具体如下：[23]

急性盆腔炎：可以取中极、关元、归来、三阴交、足三里、肾俞等穴位，直刺，平补平泻。

慢性盆腔炎：根据不同的辨证类型，取穴不同，湿热瘀阻证选取子宫、水道、归来、中极、阴陵泉穴；寒湿瘀阻证取神阙、气海、关元、足三里、三阴交穴；气滞血瘀证取气海、血海、中极、内关、三阴交穴；气虚血瘀证取合谷、足三里、八髎、神阙穴。

(2) 针刺疗法

侯雪民等[42]将90例慢性盆腔炎患者随机分为针刺组、中药口服组及抗生素治疗组,观察3组患者的有效率及对血清IL-2、CRP、TNF-α水平的影响,取穴为关元、气海、中极、归来、次髎、足三里、三阴交,10天为1个疗程,连续3个疗程,结果显示针刺组治疗有效率96.67%,中药口服组有效率73.33%,抗生素组有效率76.67%,且针刺组能显著降低患者CRP与TNF-α水平,改善患者的免疫功能。廖穆熙等[43]通过选取广州中医药大学李月梅教授的经验穴:中极、子宫、血海、三阴交、天枢、关元进行针刺,随证加减,针刺得气后主穴平补平泻,配穴按捻转虚实补泻法操作,对照组应用妇科千金片治疗,观察2种方法对女性低度炎症型慢性盆腔炎临床症状及C反应蛋白的影响。结果显示针刺组有效率91.43%,明显优于对照组的74.29%,且在降低慢性盆腔炎患者炎性指标C反应蛋白值方面疗效显著。陆菁等[44]采用针灸治疗慢性盆腔炎52例,并与对照组治疗的51例作对照。治疗组取三阴交、子宫、关元等为主穴,3次/周。对照组采用妇科千金片口服,3次/天。疗程均为3个月。结果总有效率治疗组为90.4%,对照组为64.7%。

(3) 灸法

灸法应用于慢性盆腔炎,可以用直接灸法,如艾条灸、温灸器灸、温针灸等,也可以用间接灸法,所隔物品多为姜片、蒜片、食盐、豆豉饼、附子饼等。灸法可以扩张局部血管,加速血液循环,具有消肿止痛散瘀之功效,同时可促进湿邪外出,加快机体愈合。灸法使用简便,患者可以自行操作,是一种低成本、有效的治疗方法。丁雪梅等[45]采用火焰兰、苏木、茜草、白花蛇舌草、半边莲、丁香、小茴香、肉桂、香附、青皮、白芍、延胡索、太子参、白术自制药艾卷,将上述药物混合后,研成细粉;再取艾叶绒将两者混合,卷成药艾卷进行灸疗。

除了传统的灸法外,近年来,一些打破常规的灸法也有报道。例如,东直门妇科的刘英杰等[46]应用阴道用温灸器治疗慢性盆腔炎,将安装好的温灸器经消毒后按说明放入阴道内合适的深度,将艾叶制成颗粒剂放入温灸器中加热约200℃,而传达到人体的温度仅有43℃,起到温经活血、消癥散结、祛湿止带的作用。由于阴道内由黏膜组成,传统观点认为,阴道内用灸法很容易灼伤,是禁忌证,但是由于科学技术的进步,出现了温灸器这样的仪器,使得这种禁忌被打破。

(4) 穴位注射

张毅等[47]通过采用黄芪注射液穴位注射治疗慢性盆腔炎,具体穴位为关元、子宫和三角灸穴,常规酒精消毒后,采用7号注射针头针刺入上述穴位约0.5cm产生针感后推入黄芪注射液或生理盐水2mL,1次/天,连用6周,结果发现治疗组患者治疗6周后血液流变学指标明显改善,血浆IL-6和TNF-α水平下降的幅度明显高于对照组水平,表明黄芪注射液穴位注射可降低慢性盆腔炎患者体内炎症反应,提高机体的免疫力。姜守信[48]采用穴位注射治疗女性慢性盆腔炎86例,对照组采用电针疗法治疗86例,治疗组以丹参注射液10mL配合生理盐水10mL混合均匀后平均注入关元、中极、双侧维胞、子宫或双侧肾俞、次髎、下髎穴,对照组针刺得气后接通G6805电针仪,通电30分钟,电流大小以病人能耐受为度,2组均1次/天,10次为1个疗程,3个疗程后观察治疗组有效率90.7%,对照组有效率79.1%,说明电针及穴位注射对慢性盆腔炎均有良好的治疗效果,而穴位注射的疗效更优。胡文慧[49]采用穴位注射联合中药灌肠治疗慢性盆腔炎,结果显示穴位注射的治愈率39.28%,有效率96.42%,中药灌肠组的治愈率13.63%,有效率72.72%,值得临床推广。

(5) 推拿疗法

推拿用于慢性盆腔炎患者，可以强有力地促进炎症局部的血液淋巴循环，清除炎性产物，增加营养，调整内脏功能，协调阴阳平衡，提高人体免疫力。推拿治疗慢性盆腔炎是通过改善血液循环，使局部组织的营养状况得以改善，通过经络穴位按摩可以对某些激素有一定的影响，以促进局部病变组织的修复和炎性产物的吸收，达到消炎、止痛、组织修复、恢复功能的目的。郝兴萍[50]以揉按肝俞、太冲、脾俞、肾俞、足三里、中脘、阳池、血海、足五里、阴陵泉、太溪、三阴交、气海、曲骨等腧穴，并配合腰背部、腹部、腿部手法治疗盆腔炎患者30例。治疗6～16个疗程后，有效率90%。王雁君[62]取关元、中极、归来、肾俞、八髎、三阴交、阴陵泉穴，采用一指禅法、鱼际揉法、推法、点法、擦法等推拿手法治30例，治愈12例，好转16例，无效2例。郑萍萍[51]用推拿治疗46例，痊愈40例，好转5例，无效1例，总有效率97.8%。

(6) 其他针灸疗法

温针灸：

温针灸是针刺与艾灸相结合的一种方法，又称针柄灸，即在留针过程中，将艾绒搓团捻裹于针柄上点燃，通过针体将热力传入穴位，每次燃烧枣核大艾团1～3团。本法具有温通经脉、行气活血的作用，适用于寒盛湿重、经络壅滞之证，如关节痹痛、肌肤不仁等。温针灸具有针刺与艾灸的双重效应，能改善局部微循环，促进慢性炎性物质的代谢、吸收，达到消炎镇痛的目的，在本病治疗上有着独特的优势，收效满意。刘宏俊等[52]采用温针灸治疗慢性盆腔炎30例，穴位选取阴陵泉、三阴交、子宫等，同时艾灸取穴关元、三阴交、阴陵泉等。每日1次，1个月为1个疗程，连续治疗2个疗程。对照组28例采用中药（红花、当归、川芎等）口服，每天1剂，连续治疗2个月。结果：总有效率治疗组为97.67%，对照组78.57%。董联玲[53]采用温针灸治疗盆腔炎性包块寒凝血瘀型46例，取穴关元、气海、子宫、归来、血海、三阴交、足三里，结果：46例患者有效率95.7%。

火针治疗：

火针疗法是将一种特殊质料制成的粗细针在火上烧红后，迅速刺入人体的一定穴位和部位的治疗方法，古代又称之为燔针、焠刺、白针、烧针和武针。[54]李和等[55]等采用火针通过扶正助阳、温经通络、理气活血来促进盆腔的血液循环，改善机体状态，促进新陈代谢，加速炎症的吸收。临床上取关元、中极、水道、归来、三阴交、次髎为主穴，进行随症加减。选用中粗火针，腹部穴位刺3～5分，三阴交、次髎刺2～3分，隔日治疗1次。总有效率为97.8%。

穴位埋线：

王秋朝等[56]为了比较穴位埋线与针刺治疗慢性盆腔炎的疗效差异，并观察穴位埋线对不同证型的疗效差异，将218例患者随机分为埋线组（115例）和针刺组（103例）。两组均以肾俞、关元俞、子宫、腰阳关、关元、气海为主穴，气滞血瘀型加中都、地机等，寒湿凝滞型加地机、三阴交，脾虚瘀浊型加三阴交、足三里。埋线组采用埋线疗法，每次选择7～13个穴位，10天埋线1次；针刺组采用常规针刺疗法，每天1次。对患者下腹疼痛程度及发作频率、腰骶酸胀程度、带下异常情况等进行证候积分评估，并比较两组疗效。结果显示，埋线组总有效率为93.0%（107/115），优于针刺组的83.5%（86/103，$P<0.05$）。治疗后两组证候积分均降低（均$P<0.05$），且埋线组中不同证型之间的疗效差异无统计学意义（均$P>0.05$）。结论表明，穴位埋线治疗慢性盆腔炎疗效优于单纯针刺，且各证型之间疗效相当。

耳穴贴敷疗法：

袁玉欣[57]采用耳穴贴压配合中药离子导入治疗76例，取子宫、卵巢、内分泌、肾上腺、盆腔、交感。经过2~4个疗程的治疗，有效率达100%。

腧穴热敏化艾灸：

汪小春[58]对确诊的30例门诊患者运用腧穴热敏化艾灸。热敏化穴位如关元、三阴交、肾俞、腰阳关、中极等腧穴。在上述穴位，分别按雀啄、往返、温和灸依次进行回旋治疗。只要出现以下1种（含1种）灸感反应就表明该腧穴已发生热敏化，如透热、扩热、传热、局部不热远部热、表面不热深部热，施灸部位或远离施灸部位产生酸、胀、麻、痛等非热感。每天治疗1次，30天1个疗程。结果愈显率90.00%。

浮针法：

李锦娟[59]选取住院治疗的慢性盆腔炎患者100例，以15天/疗程，运用浮针法。浮针由远而近直对病痛部位，针体沿浅筋膜行进，进针后作扇形扫散运动2~3分钟，拔出针芯，留置软管约24小时，最后出针。同时配合敏感抗生素及中药口服和灌肠。2个疗程判断疗效，有效率100%，治愈率98%。

其他综合疗法：

麻春丽[60]对43例确诊为慢性盆腔炎的患者进行针刺关元、中极、三阴交（双）等穴同时加灸关元穴治疗。常规方法进针，关元、中极向下斜刺进针，要求针感向少腹、前阴部放射。三阴交直刺提插，下肢抽动3次为度。得气后加灸关元。留针30分钟，1次/天，10次1个疗程，间歇3~5天，经期暂停，连续3个疗程。结果痊愈28例，总有效率98%。徐辉[61]给予观察组穴位注射配合超短波治疗，取穴关元、子宫穴及关元穴、次髎穴，注射药物为复方野菊花注射液、胎盘组织液，经期暂停治疗，对照组选用甲硝唑或替硝唑、头孢类或奎诺酮类药物静脉滴注，两组治疗结果比较观察组临床治愈率明显高于对照组。

8. 中医药外治法

内病外治发展并形成中医独立的学科距今已有三千多年的历史，《内经》及《五十二病方》这两部医著中已有比较详尽的记载。中医外治法即是运用非口服药物的方法，通过刺激经络、穴位、皮肤、黏膜、肌肉、筋骨等以达到防病治病为目的的一种传统医学疗法，泛指非内服药物之外，所用施术于体表或以药物、器具从体外进行治疗的方法，包括肛门、阴道、鼻腔、耳道以日光浴、沙疗、蜡疗、水疗、熏洗等物理、化学疗法。它在我国有着悠久的历史，是中医经过长期实践而逐渐发展建立起来的具有特色的医疗方法。外治法在我国历史悠久，内容丰富，早已是一门专门学科。现将中医外治法的一些研究阐述如下。

历年来，内病外治屡建奇效，但就其药物的吸收途径而言，汤液由口入，重在取其味外治通过其表，重在其气，所谓"以气相感"，亦即药物由肌肤孔窍的吸收，通过经络的运行传导，以达五脏六腑、四肢百骸，从而起到治疗作用。

西医对PID后遗症的治疗首选抗生素治疗，形成盆腔包块或化脓性感染时需手术治疗，中医则以内服及外治为主，尤其是中医外治法被临床广泛应用，因其不仅能够将药物直达病所、提高局部组织的免疫功能、促进局部炎症更好吸收，也能减轻耐药性及药物对肝肾功能的损伤。

应用于妇科的中医外治法的种类有如下几类：(1) 作用于腧穴的外治法包括：脐疗法、针刺疗法、药物灸法等；(2) 作用于体表特定面的外治法包括：外敷法、薄贴法、坐药法、熏洗法等；(3) 其他外治法：中药灌肠法、中药离子透入法、磁疗、超声透入法等[63]。

(1) 中药保留灌肠

中药灌肠又称肛肠纳药法，属中医内病外治法之一，是在中医理论指导下选配中药煎煮并将药液自肛门灌入，保留在直肠、结肠内，通过肠黏膜吸收治疗疾病的一种方法，具有清热解毒、软坚散结、活血化瘀等作用。中药直肠给药的历史悠久，早在东汉末年，张仲景所著《伤寒论·辨阳明病脉证并治》中记载"大猪胆汁一枚，泻汁，和少许醋，以灌谷道内，如一食顷，当大便出宿食恶物，甚效"，开创了中药肠道给药的先河。目前中药灌肠疗法已在众多的中医临床科室所采用，并且临床效果良好。

中药灌肠治疗盆腔炎就是利用盆腔特殊的解剖部位，将药物保留在与之相近的直肠内，令药物直接浸润、渗透到子宫周围组织，增大盆腔血液中的药物浓度，以促进组织血液通畅，从而达到消散慢性粘连、消除炎症的目的同时可使局部温度升高，通过温热刺激促进盆腔局部血液循环，改善局部微循环，使局部营养状态改善，提高机体新陈代谢，从而促进炎症的吸收。中药保留灌肠以局部治疗为主，药物通过肠黏膜吸收到达盆腔组织，促进局部气血运行，改善盆腔的血液循环，最主要的是药物不通过肝肾代谢，减少药物对肝肾功能的损伤，且药物能更好地吸收利用。

对于急性盆腔炎的外治法，2012年版的《中医妇科常见病诊疗指南》推荐中药保留灌肠常用药物有金银花、连翘、紫花地丁、红藤、败酱草、乳香、没药、大黄、延胡索、牡丹皮、透骨草、皂角刺等。以上药物酌情选用，浓煎100~150mL，保留灌肠，每日1次。[23]

临床上采用中药灌肠治疗盆腔炎的文献报道较多，如：王秀宝等[64]通过盆炎灌肠方（蒲公英、紫花地丁、赤芍、透骨草、延胡索、半枝莲、乳香、没药各15g，王不留行、路路通各24g）治疗PID，观察患者的临床症状改善情况，结果显示盆炎灌肠方保留灌肠的效果明显优于西药内服组和单纯口服中药组。赵丽霞等[65]选取67例盆腔炎住院患者，采用盆腔炎汤（丹参30g、透骨草30g，三棱、莪术、赤芍药、路路通、没药、当归、乳香、败酱草、蒲公英各10g）灌肠治疗与常规西药组进行比较，得出灌肠组有效率96.9%，观察组88.2%，说明灌肠治疗盆腔炎明显优于西药组。金燕娜[66]运用中药灌肠法治疗慢性盆腔炎患者40例，灌肠方：鸭跖草、紫花地丁、蒲公英、鱼腥草各30g，黄柏、皂角刺各15g，气滞腹胀者加王不留行、路路通各30g；有瘀结、包块者加莪术、三棱各15g；寒湿凝滞者加桂枝10g、乌药、茯苓各30g。1剂/天，10天为1个疗程，经期停用，共3个疗程。结果：中药灌肠治疗的40例患者中治愈22例，有效13例，无效5例，总有效率为87.5%。

临床上也有采用点滴灌肠的方法治疗的报道，郁正菊[67]采用点滴灌肠法治疗盆腔炎，选取126例确诊患者，基本方药：红藤、败酱草、鱼腥草各30g，乳香、没药、赤芍各20g，延胡索、透骨草各15g，三棱、莪术各10g。日1剂，每晚浓煎100~150mL，加地塞米松5mg、庆大霉素24万U。排空大小便，侧卧，灌肠液装入一次性灌肠袋，插肛15~20cm，60~80滴/分钟，1个疗程15天，经期停用，结果痊愈85例，有效38例，总有效率97.6%。

(2) 中药外敷

中药外敷下腹，药力集中，通过热的传导作用可使较高浓度的药物直接渗透吸收，直达病所，有利于改善盆腔的血液循环、促进炎症吸收，达到调整局部气血的目的，同时避免了苦寒药物对胃黏膜的刺激。可以将诸药物配伍后研碎加醋拌湿装入袋内置于小腹，外用热水袋加温；也可将药物装入袋内水煎后纳入芒硝、老陈醋趁热外敷小腹，待冷后将敷料放入药汁内再加温，如在敷料上用热水袋加温，其效更优；亦可用大青盐温热后外敷小腹，使用较前法方便，疗效尚可。

在临床上采用温经散寒、活血化瘀类中药外敷于少腹部治疗盆腔炎，以加快局部组织血液运行，使气血运行畅通，更利于药物的吸收，从而缓解局部组织粘连，促进炎症吸收。

目前中药热敷多为综合疗法中的辅助手段，单独应用较少。胡京华[68]采用温通散（乌头9g，艾叶40g，鸡血藤60g，乳香、没药、红花、白芷各15g，羌活、独活、追地风、伸筋草、透骨草各20g）敷下腹部治疗60例患者。对照组58例，予左氧氟沙星，甲硝唑注射液治疗。结果治疗组、对照组有效率各为96.7%、89.7%，两组比较差异有显著性（$P<0.05$）。徐雪芬等[69]将57例盆腔炎性包块患者随机分为观察组29例和对照组28例，均采用中药保留灌肠治疗，观察组在此基础上加大黄30g，芒硝120g研成细末后混匀，用纱布袋包后敷下腹。有效率观察组92.1%，对照组67.86%（$P<0.01$）。郭明霞等[70]采用自拟中药热敷包，方药以消癥散加减为主（五加皮、独活、乳香、防风、羌活、当归、桑寄生、钻地风、川椒、赤芍、白芷、川断、千年健、红花、艾叶、血竭、透骨草），外敷治疗慢性盆腔炎90例：将上述药物加热，热敷于少腹部；30~60分钟/次，2次/天，每5天用1剂药袋，1个疗程为10天，连续2个疗程。结果90例患者中治愈65例，好转23例，总有效率高达97.78%。

（3）中药熏蒸

中药熏蒸是借热力和药力的双向作用的物理疗法，用热的药液蒸气熏蒸人体肌肤，使之发汗，扩张毛孔，将深伏于关节、经络、骨骼的瘀血、痰浊等病邪从毛孔透出体外，使药物从毛孔渗入体内，帮助机体恢复功能，药借热力，热助药力，相得益彰，促使腠理疏通，脉络调和，调节脏腑，平衡阴阳，祛风散寒，气血流畅，排毒养颜，提高人体的免疫力。

中药熏蒸治疗的康复机理主要有以下几个方面：①药物直接穿透肌肤吸收；②调节神经：中药熏疗气体中所含芳香化浊、辛香走窜等药物离子作用于全身皮肤、腧穴后，通过神经体液系统而调节高级神经中枢、内分泌、免疫系统的刺激效应；③药物与物理温热双重作用，温热能加速新陈代谢及增加组织再生能力；④促进邪毒、炎性致病介质及其他异物随汗液外泄。

马仁萍等[71]将91例分为两组，治疗组48例用黄柏、黄连、虎杖各15g，广木香10g，红藤、败酱草、蒲公英、丹参各20g，红花、莪术各12g。每日1剂，熏蒸1次，每次45分钟，10天为1个疗程。对照组43例用阿奇霉素0.5g静脉滴注，3天后改为口服，每日0.5g，10天为1个疗程。治疗1个疗程后，治疗组疗效明显优于对照组（$P<0.05$）。徐枫等[72]用黄柏、败酱草、银花藤、透骨草各30g，虎杖、土茯苓、乳香、没药、莪术各20g，胆南星、川芎各15g。放入智能熏蒸治疗床内的煎煮器中加水浸泡1小时，接通电源至药液沸腾，将温度调至70℃~80℃。保持20分钟后，患者脱去衣物，俯卧于床，使药物蒸汽经治疗网直达小腹，将温度下调约10℃~20℃，以患者能忍受为限，使蒸汽连续蒸45分钟至患者肤色发红、微微汗出后关掉机器。患者仰卧于床，将余下药渣取出适量装入布袋中外敷于小腹15分钟，每日1次，10次为1个疗程，共3个疗程。治疗64例，总有效率96.88%。

（4）阴道用药

阴道用药是指直接在阴道中施放药物，药物可附着于阴道穹隆部，可直接被盆腔组织吸收，具有药物作用持久的特点。在盆腔炎治疗时，将清热活血类药物放于阴道穹隆部位，使药物直接作用于病变部位，加快局部血液运行，促进炎症吸收，疗效显著。蔡玉华等[73]用当归、连翘、金银花、黄芩、三七、冰片等药物调制成丸，置于阴道穹窿部，治疗80例慢性盆腔炎患者，治愈45例，显效14例，有效17例，无效4例，总有效率达95%。李萍[74]用妇康丸治疗慢性盆腔炎，药物组成由牡丹皮、红花、五倍子、苦参、珍珠母、冰片、蛇床子、升麻等；使用方法：于月经期后3~4天，将药丸送入阴道内约8~10cm，宫颈口部位，外留3cm左右的线绳，每次1粒，每天1次，6粒为1个疗程，用药期间每天用淡盐水清洗外阴。连用2~3个疗程。对照组65例，予0.5%氧氟沙星100mL静脉滴注，7天为1个疗程，配合冲洗，连用2~3个疗程。2组均停药后观察90天。结果治疗组65例，有效率为95.38%；对照组65例，有效率为84.62%。2组疗效比较有显著性差异。

（5）栓剂

栓剂指药物与适宜基质制成的具有一定形状的供人体腔道内给药的固体制剂。栓剂在常温下为固体，塞入腔道后，在体温下能迅速软化熔融或溶解于分泌液，逐渐释放药物而产生局部或全身作用。早期认为栓剂只起润滑、收敛、抗菌、杀虫、局麻等局部作用，后来又发现栓剂尚可通过直肠吸收药物发挥全身作用，并可避免肝脏的首过效应。

魏绍斌等[75]观察盆炎康栓直肠给药治疗慢性盆腔炎的临床疗效。将67例慢性盆腔炎患者随机分为两组，治疗组予盆炎康栓，每次1枚，每日2次，早晚大便后塞入肛门；对照组予灌肠合剂，每次50mL，每日1次，每晚或排空大便后直肠给药。两组均治疗1个疗程，非经期用药21天。结果显示，治疗组总显效率65.71%，总有效率88.57%；对照组总显效率62.50%，总有效率90.63%。结论表明，盆炎康栓治疗慢性盆腔炎有较好的临床应用前景。

对于急、慢性盆腔炎的外治法，2012年版的《中医妇科常见病诊疗指南》[23]推荐了相关的栓剂治疗方案，急性盆腔炎用康妇消炎栓直肠用药：每次1粒，每日1~2次，直肠给药，7日为1个疗程，用于湿热瘀结证；对于慢性盆腔炎，采用野菊花栓每次1粒，每日1次，直肠给药或康妇消炎栓每次1枚，每日1次，直肠给药，用于湿热瘀阻证。

（6）膏药

慢性盆腔炎多为局部发病，部位固定不移，病灶距体表较近，外治用药更易发挥作用。因此，中医外治法在妇科疾病中的应用更能显示出独到优势。本病病程长，病人难以坚持长期服药，且有药苦败胃的副作用。应用膏药外贴于脐部或阿是穴，可以有效改善盆腔的血液循环，促进结缔组织的软化，消除局部充血、水肿，显著缓解慢性盆腔疼痛等不适，是值得推广的治疗方案。故徐大椿云："用膏药之，闭塞其气，使药性从毛孔而入腠理，解经贯络在皮肤筋骨之间，较服药尤捷"。

袁学文等[76]为考察消癥贴膏治疗慢性盆腔炎的疗效，将慢性盆腔炎患者67例随机分为2组，对照组31例选用新型广谱抗生素常规治疗，治疗组36例在抗生素常规治疗基础上，配合使用消癥贴膏以脐疗法治疗，7天为1个疗程，共2个疗程。结果：治疗组的治愈率及总有效率分别为63.89%和97.23%，对照组分别为32.26%和80.65%，两组间比较均有显著性差异（$P<0.01$），治疗组明显优于对照组。结论：消癥贴膏配合抗生素治疗慢性盆腔炎疗效好，值得推广使用。

（7）物理疗法

物理疗法能促进盆腔局部血液循环，改善组织营养状态，提高新陈代谢，以利于炎症吸收和消退。常用的方法有短波、超短波、微波、红外、激光、离子透入（可加入各种药物）等。

中药离子导入：

中药离子导入是近年来新的物理疗法之一，作用原理为：一方面通过皮肤渗透吸收，药物离子作用于病变组织，直达病所；另一方面通过药物离子刺激皮肤神经感受器，通过反射途径达到治疗作用。另外，通过人体相关的穴位输入特别的脉冲波，使机体相应的经络腧穴产生物理刺激，加强神经血管的反射，促使血管扩张而达到活血化瘀、通络止痛的目的。中药离子导入方法，以离子的形式将中药有效成分通过特定穴位导入体内，作用于病变部位，刺激局部微循环，加快组织细胞新陈代谢，持续温热刺激，具有疏通经络、松解粘连的作用，促进炎症吸收，从而达到治疗疾病的目的。

胡艳玲等[77]选取80例慢性盆腔炎患者作为研究对象，进行中药外敷与中药离子导入治疗盆腔炎疗效的评估，2组均西药口服，中药口服及外用均随证加减，治疗组在此基础治疗上加入离子导入，治疗2个疗程后，观察组有效率95%；对照组有效率77.5%。诸葛军等[78]应用中药离子导入方法治疗盆腔炎后遗症有效率96.15%，与单纯西药组84.62%有明显的优势。赵建丽[79]在常规治疗的基础上，采用中药经皮电离子透入疗法，以丹参、赤芍、桃仁、蒲公英、牡丹皮、红藤、败酱草等药制成妇炎1号圆形中药凝胶垫片固定于电极，粘贴于双侧天枢穴治疗，30天内治愈率90.0%，与常规治疗比较差异有显著性。

红外光理疗：

孙凌云[80]采用BPM-IV-B型红外光治疗仪治疗150例确诊患者。照射时将理疗头对准患者腹部，照射范围覆盖中极、关元、水道、归来等穴，根据患者耐受程度设置功率和照射距离，每次照射10~20分钟，每日2次。可依据辨证加选穴位。结果：显效91例，总有效率96%。

超激光治疗：

王倩等[81]为探讨穴位注射结合超激光穴位照射对慢性盆腔炎的临床疗效，将60例慢性盆腔炎患者分为治疗组及对照组各30例。治疗组采用鱼腥草注射液穴位注射，并结合超激光穴位照射，对照组单纯给予鱼腥草注射液穴位注射。两组均每日治疗1次，5天为1个疗程，疗程4周。结果：治疗组总有效28例，总有效率93.33%，对照组总有效24例，总有效率76.7%，两组间疗效差异有显著性意义（$P<0.05$），与对照组相比较，治疗组下腹坠痛、白带异常及妇检体征等指标改善明显。结论：穴位注射结合超激光穴位照射治疗慢性盆腔炎疗效确切，值得推广。

弱激光血管内照射：

霍超瑞等[82]采用低能量He-Ne激光血管内照射治疗仪治疗36例确诊患者。肘静脉内照射，1次/天，小时/次，1个疗程10天，疗程结束后休息1周，然后进行第2疗程，共照射2个疗程。治疗期同时口服敏感抗生素。结果：总有效率83.33%。

微波理疗：

张艳[83]将32例盆腔炎患者随机分为研究组（抗生素联合微波组）和对照组（单纯抗生素组），具体方法：抗生素静脉滴注，病情好转后改为口服；微波治疗：设定功率为30W，30分钟/次，10天为1个疗程，对照组使用的抗生素剂量、使用方法与治疗组相同，结果显示其治疗有效率62.5%，研究组治疗有效率93.75%，2组差异具有统计学意义（$P<0.05$）。朱义芳[84]将186例盆腔炎患者随机分为对照组（抗生素联合中药灌肠）和实验组（抗生素联合超短波），2组均常规治疗4周，结果显示实验组的有效率97.5%明显高于对照组87.1%，说明药物配合超短波能有效提高盆腔炎的治

愈率。

低频脉冲电穴位刺激：

成先柄等[85]为研究低频脉冲电穴位刺激对慢性盆腔炎的临床疗效，将148例慢性盆腔炎患者分为治疗组及对照组，治疗组80例，采用中药灌肠、超短波治疗及低频脉冲电穴位刺激治疗，对照组68例，不用低频脉冲电穴位刺激治疗，其他治疗同治疗组。两组均每日治疗1次，10~15次为1个疗程，疗程间休息一周，治疗3个疗程后对比疗效。结果：治疗组治愈78例，治愈率97.5%，对照组治愈50例，治愈率73.5%，两组间疗效差异有显著性意义。结论：低频脉冲电穴位刺激治疗慢性盆腔炎疗效确切，患者易于接受，值得临床推广。

9. 中医药综合疗法

中医药综合治疗是指以中医药辨证治疗为核心，在口服中药的基础上，结合中药灌肠、外敷、离子导入、阴道纳药、针灸、穴位埋线、耳穴贴压诸法，多手段、多途径干预，既通过口服中药治疗调摄机体，又通过局部用药使药效直达病所，共同作用使机体正气盛，邪气除，尽快恢复生理稳态。慢性盆腔炎的患者多有增生、粘连、瘢痕形成等纤维结缔组织增生的后遗改变，药物难以通过血液循环直达病灶，单一疗法往往效果不佳，综合疗法包括多种途径给药、多种药物的同时应用在很大程度上弥补了单一疗法的不足，特别在治疗慢性、顽固性、难愈的盆腔炎中，凸现了其优势，提高了疗效。[63,86]

王清等[87]采用中药（口服，热敷，灌肠），针灸，心理治疗等综合疗法治疗40例慢性盆腔炎患者，总有效率达97.5%。李婷等[88]通过采用中药口服、灌肠、针灸、离子导入、微波等综合治疗的方法治疗30例盆腔炎性疾病后遗症患者，2周为1个疗程，30例患者经1个疗程治疗后，显效30例，有效率100%，且治疗后患者症状体征明显改善。刘亚虹等[89]通过中药多途径（口服中药清热调血汤、中药灌肠、妇科如意散外敷、针灸）治疗慢性盆腔炎，与对照组采用清热调血汤辨证加减以及康妇炎胶囊单纯内服治疗比较，治疗组的有效率93.33%明显高于对照组83.33%，且在症状、体征积分方面明显优于对照组，说明多途径治疗能明显提高治愈率，降低复发率。李怡巍等[90]观察辨证分型联合中极、气海中药离子导入治疗反复性盆腔炎疗效，临床疗效治疗组优于对照组（$P<0.05$），认为辨证分型联合中极、气海中药离子导入治疗反复性盆腔炎，疗效满意，无严重不良反应，值得推广。

饶沁等[91]将90例血瘀型慢性盆腔炎患者随机分为治疗组50例和对照组40例：对照组给予甲硝唑、头孢噻肟钠常规治疗。治疗组采用综合治疗（中药口服外敷及灌肠）：桂枝茯苓丸口服，3次/天。灌肠药主要由蒲公英、败酱草、紫花地丁等组成，1次/天。同时热敷脐下，1次/天，每个疗程为10天，3个疗程后观察疗效。结果总有效率治疗组为96%，对照组为75%。丁永芬等[92]采用"三法一体"中医辨证综合治疗慢性盆腔炎，根据不同的病情，将慢性盆腔炎分为气滞血瘀型、湿热瘀结型、寒凝血瘀型，必要时随症加减。临床辨证准确后，将每剂药水煎200mL，100mL口服，另100mL灌肠。1次/天，14次为1个疗程。药渣加入适量黄酒搅匀用纱布包裹，在灌肠的同时热敷下腹部30分钟，以病变部位为主，经期停用。该方法虽没有经过大量的临床试验验证其有效率，但是根据学者的报道可以明确其临床治疗效果，并且可以通过"一方多用"的方法给患者带来方便，同时减轻经济负担。

10. 民族医药疗法

（1）藏医药

藏医药是中国医学宝库中一颗璀璨的明珠。世世代代的生活在雪域高原的藏族人民在与自然和各种疾病进行斗争中，积累了治疗各种疾病的经验，形成了独具特色的藏医药学体系，涌现了许多医学贤圣，丰富了藏医理论，同时又由于历史和社会的原因也出现了发展极其缓慢的局面，直到20世纪下半叶又有了长足的进步。藏药，藏文名ཅེས་བའི་ཚིགས་མཆོད་བཤད，是在广泛吸收、融合了中医药学，印度医药学和大食医药学等理论的基础上，通过长期实践所形成的独特的医药体系，迄今已有上千年的历史，是我国较为完整、较有影响的民族药之一。

藏医药对盆腔炎的认识

急性盆腔炎属于藏医学"妇血病"的范畴，慢性盆腔炎属于"妇风病"的范畴。藏医药对该病的治疗包括藏药的内服、外敷以及灌肠等疗法，取得独特的疗效。

盆腔炎多为逆行感染所致，同时又因为女性生殖器位于盆腔的最低处，炎症吸收慢、易迁延，而致慢性炎症或包块形成。传统的藏医药学在公元8世纪时期已经形成完整的妇科学理论，并积累了丰富的临床经验。《四部医典》中对妇产科疾病的诊治专门进行了详尽阐述，共记载妇产科疾病40种。盆腔炎在藏医学中辨证为妇风病、妇血病，其病因及发病机理为身体虚弱、过劳、经期及产后饮食、起居行为发生不及、过甚、相反等反常因素，导致体内隆、赤巴、培根发生紊乱，三邪及坏血降于肾、阴道、子宫等而致诸症。藏医通过对盆腔炎的辨证施治，合理用药，其配方中的有效成分对多种细菌和真菌均杀灭作用，并通过补气益血，清热解毒，调经养血等功效；能够调理人体气血，改善微循环，促进炎症吸收。据临床观察，适当延长治疗时间，疗效更好，复发率也较单纯西药治疗明显降低。所以通过藏医辨证施治配合西医选择有效抗生素用于急、慢性盆腔炎疗法，可以使大部分患者得到积极有效的治疗，取得满意结果。

藏医学中认为慢性盆腔炎是经血被黄水和风激之逆行而窜散于血管及脏腑器官的一种妇女疾病。藏医藏药根据病情变化辨证论治，对症下药，具有标本兼治作用，配上西药抗生素，起到了缩短疗程，提高疗效的作用，且藏药副作用小，安全，作用持久，是治疗急慢性盆腔炎的有效方法之一。

治疗盆腔炎的常用藏药

二十五味鬼臼丸

"二十五味鬼臼丸"是传统的藏医古验方，详载于名医贡智元旦嘉措所著的《藏医临床札记》一书，是藏医治疗各种妇科疾病的首选药物。

藏药二十五味鬼臼丸是妇科的首选药之一，祛风镇痛，调经血。用于妇女血症，风症，子宫虫病，下肢关节疼痛，小腹、肝、胆、上体疼痛，心烦血虚，月经不调。

二十五味鬼臼丸系藏医经典妇科良方（甘南州藏医药研究所制药厂研制），由制鬼臼、枸杞子、喜马拉雅紫茉莉、石榴子等纯天然药物配成，有调经、止带、祛风镇痛的功效。丹增坚措[93]自1989 - 1995年用二十五味鬼臼丸治疗慢性盆腔炎，每次服2丸，每日2次，服药2个疗程，治疗120例，显效72例，有效45例，无效3例，显效率60%，有效率97.5%；桑吉措[94]自1995年5月 - 1998年5月治疗盆腔炎性包块82例，其中治愈13（15.9%），显效24（29.3%）有效36（43.9%）无效9（11%），总有效率89%，认为二十五味鬼臼丸的临床疗效基本得到验证，不失为治疗妇科常见疾病的一种有效、可靠的药物；丁祥书[95]选取2013年10月 - 2014年11月收治的患有慢性盆腔炎妇科疾病的患者 80 例，随机分成两组，每组 40 例，观察组采用藏药二十五味鬼臼丸治疗，对照组采用妇科千金片进行治疗，观察两组患者的治疗效果。结果：对两组患者进行治疗之后，观察组患者的治疗有效率明显高于对照组，观察组患者在治疗之后的症状积分明显低于对照组，$P<0.05$，差异具有统计学意义。结论：对患有慢性盆腔炎妇科疾病的患者进行藏药二十五味鬼臼丸治疗，能够有效提升患者的治疗有效率，对妇科疾病患者进行治疗后，妇科疾病的症状得到有效减少，效果显著，值得临床推广。

二十九味能消散

二十九味能消散，方出《藏医临床札记》，由藏木香、寒水石（煅）、诃子（去核）、肉豆蔻、荜茇、小米辣、豆蔻、草果、光明盐、大黄、铁棒锤、硇砂等 30 味中药等组成，藏木香性温，健脾和胃、调气解郁、止痛；寒水石（煅）清热泻火；诃子涩肠敛肺、降火利咽。药理研究发现，方中多味药物具有抗菌消炎作用。二十九味能消散被历代藏医学家所推崇，经藏医长期临床应用，发现其治疗慢性盆腔炎改善症状明显，且未见不良反应，是治疗本病较好的药物，值得临床进一步推广应用。朱业靖[96]以二十九味能消散治疗慢性盆腔炎患者 37 例（治疗组），以左氧氟沙星及甲硝唑治疗 37 例（对照组）进行临床对比观察，结果治疗组疗效优于对照组。

藏医药治疗盆腔炎的综合疗法

张世兰[97]用青霉素和甲硝唑静脉滴注，同时藏药袋浴疗法治疗慢性盆腔炎 80 例慢性盆腔炎患者随机分为治疗组和对照组，并与单一青霉素和甲硝唑静脉滴治疗进行比较。结果显示：前者治疗慢性盆腔炎总有效率可达 95%，与对照组治疗慢性盆腔炎总有效率 80% 相比，差别有统计学意义（$P<0.05$）。

鲁毛草[98]将收治的 152 例患者随机分为两组，每组各 76 例，观察组用藏药鬼臼丸、六味石榴丸为基础加用青霉素、甲硝唑藏西医结合治疗，对照组给予青霉素、甲硝唑纯西药治疗，观察两组的临床疗效。结果：观察组总有效率 92.1%，照组 73.6%，两组差异有显著性（$P<0.05$）。结论：藏西医结合治疗慢性盆腔炎疗效优于于单纯西药治疗，而且安全可靠；尕藏措等[99]采用藏药内服和藏医"灼斗"热敷疗法，配合西医抗生素治疗盆腔炎合并盆腔积液的 120 例，取得良好的效果，治疗结果差异具有统计学意义（$P<0.05$）。李艳莹等[100]自 2007 年 10 月至 2008 年 12 月治疗由炎症所致盆腔积液患者，应用二十五味鬼臼丸联合后穹窿穿刺、微波治疗取得良好疗效。全部病例 54 例，积液完全吸收 35 例，积液吸收 >50% 10 例，积液吸收 <50% 6 例，积液未吸收 3 例，有效率 94.44%，结果表明二十五味鬼臼丸联合后穹窿穿刺注药、微波理疗治疗盆腔积液可以取得较好的疗效，且疗程短，值得推广。

藏医药治疗盆腔炎的其他疗法

藏医灌肠法用药末加入油脂或肉汤制成药液，注入肛门灌肠，使病邪随大便排出，治疗腹部以下疾病的一种方法。采用传统藏医特色疗法，发挥藏医优势，将已配制的藏药六味能消散或六味广木香汤散、五鹏丸等药末加入油脂或肉汤煎成药液中即可。[101]

藏医外敷疗法是传统藏医特色外治疗法之一，针对性地使用藏药盐敷疗法治疗盆腔积液。它通过改善组织的营养状态，利用热疗产生的物理效应，加速盆腔局部血液循环，改善组织营养状态，提高新陈代谢，缩短用药时间，促进炎症的吸收和消退，迅速消灭炎症。[102]

药膏涂擦疗法是用陈酥油、芝麻油、动物油等与特制的药物调和后涂擦于患处，然后进行按摩、推拿的一种治疗方法。是利用药物，施于病者体表或患部，借体表对药物的吸收和经络的通路，发挥药物活血化瘀、生肌止痛、通经走络、开窍透骨、祛风散寒除湿、解毒消肿的功能。主要是青鹏涂剂、十味乳香散、十二味翼首草散等具有消炎作用的3种药物与青稞酒或陈酥油、芝麻油、动物油调配后治疗用于临床，许多患者治愈后不复发。[103]

(2) 蒙医药

蒙医蒙药有着悠久的历史，是蒙古族人民长期同疾患抗争的经验总结，并吸收藏医、中医经验逐渐形成的。早年蒙古汗国建立前，就有本族的药剂和疗法。蒙古医学有多种诊断方法和治疗方法。蒙药与中药相似，以草药为主，是多种草药研成药末制成的。治病多用成药，并总结出饮食疗、灸疗、罨疗，瑟博素疗、皮疗、温泉疗、针刺放血疗、按摩疗等方法。

蒙医药对盆腔炎的认识：

盆腔炎是妇科常见病，盆腔炎的病名在蒙医古籍文献中并无记载，可以归属于蒙医妇科瘀症范畴，[104]其疾病的发生与变化是错综复杂的病理过程，最终是因各种致病因素引起构成机体之赫依、希日、巴达干三根之间相对平衡失调，受饮食、起居、气候及其他诱因干扰的结果。瘀症早期其素希日偏盛、呈血热型而移为血瘀症。根据发病部位的不同将血瘀症分为发生于心、肺、肝、脾、肾、胆腑、肠道之血瘀症及乳腺血瘀症、奶汁瘀积症、血瘀积症等10种类型。血瘀症为其素、希日增盛型而出现高热、寒战、头痛、乳房胀痛、恶心呕吐、乏力、不思饮食、下腹胀痛、腰骶坠痛、尿路刺激症等症状，此期类似急性盆腔炎。当血瘀症的治疗过程中药物治疗及其他疗法过伤抑制其素、希日或此期未能得到及时彻底治疗时导致巴达干、赫依增盛。而赫依又为阴阳之间属气，它既是一切疾病的前导又是一开始疾病的结尾，具有播散疾病之作用，因其固有之6种特性而极易与巴达干相合，使病情复杂化、呈迁延不愈而反复发作。此期归类于瘀症慢性期称为气瘀症。蒙医认为慢性盆腔炎是巴达干、赫依功能紊乱所致的一种全身性疾病。身体受凉、劳累、个人卫生条件不够和食用冷、生食物及用过于寒性食物等，不合理的饮食和生活方式而导致，血、希拉下降、巴达干、赫依上升导致三根平衡失调，七素、三秽分解异常，巴达干是寒病的致病因素，巴达干与赫依交搏导致组织、器官的功能紊乱而出现一系列的临床症状，属于蒙医学"妇血症"及"妇女赫依症"的范畴。

在治疗方面，对急性盆腔炎按血瘀症、抑其素希日、调节三根平衡、促进精华与糟粕之分解、燥协日乌素为原则、据患者体质、病情等选用蒙药汤沁-25味散、希日汤、玛日布-3味汤、达日布-17味散、吉祥丸等，配以恰当的药引。一般情况下对此期患者结合抗生素的应用；慢性盆腔炎属气瘀症，为巴达干、赫依偏盛型寒症，治疗以抑巴达干、赫依、调节促进糟粕与精华之分解、调节经气、燥协日乌素为原则。据患者具体情况选用苏格木乐-7味散、萨力冲粒、当玛乃召格散、阿嘎日-35味散、巴日布寸-17味散、乌力楚-18味等蒙成药，灵活运用适当的药引。另外还可行局部热敷等疗法效果较好。

治疗盆腔炎的常用蒙药：

常用蒙药包括：苏格木勒-7味丸、乌力吉-18味丸、萨丽嘎日迪-13味丸、暖宫七味丸、扫吉德[105]、益肾十七味丸[106]等。

苏格木勒精果尔（苏格木勒-7味丸）

"苏格木勒-7"是传统蒙成药，由苏格木勒、天门冬、手参、肉豆蔻、丁香、黄精等七味组成。具有调经、养血、暖宫、止带之功，对慢性盆腔炎有标本兼治的作用4故应用于各种程度的慢性盆腔炎均能得到满意的临床效果。

"苏格木勒精果尔"是传统蒙成药,又称"七味苏格木勒强身散"。由苏格木勒150g,黄精、手参、天冬、肉豆蔻、丁香、沉香各25g配合组成。性温,有抑赫依的功效。主治妇赫依症引起的白带过多,腰腿酸痛,小腹寒凉,月经不调,身重无力等症状,对慢性盆腔炎有标本兼治的作用。

布仁吉日嘎拉等[107]治疗78例慢性盆腔炎患者,随机分为治疗组48例,对照组30例。两组对照总有效率有明显差异。治疗组:每日用白开水送服"苏格木勒精果尔"2次,每次2g,对照组:用甲硝唑注射液250mL每日2次静脉点滴的同时每日1次静脉点滴青霉素800万u。萨仁高娃等[108]用传统蒙成药"苏格木勒-7"为主治疗慢性盆腔炎31例,取得良好效果。

萨丽嘎日迪-13味丸

红梅[109]用蒙成药苏格木乐-22味丸和萨丽嘎日迪-13味丸为主,治疗慢性盆腔炎46例,疗效显著,总有效率97.8%。本组应用具有抑赫依、补益肾精、调经解凝之功效的苏格木乐-22味丸与清血、祛"黏疫"、止痛之功效的萨丽嘎日迪-13味丸合用,临床观察发现,随着用药时间的延长,疗效愈加明显。

暖宫七味丸

暖宫七味丸由白豆蔻、天门冬、手掌参、沉香、肉豆蔻、黄精、丁香7味蒙药制成,具有调经养血、温暖子宫、驱寒止痛的功能。主治心、肾"赫依"病,气滞腰痛,小腹冷痛,月经不调,白带过多。暖宫七味丸对子宫平滑肌有明显的松弛作用,使其肌张力明显降低,并有明显的阵痛作用。

施志勤[110]采用暖宫七味丸治疗本院2013年8月—2014年7月收治的64例慢性盆腔炎患者,结果在1个疗程后盆腔炎症状和体征有明显好转,2个疗程后症状消失,严重的患者治疗3个疗程后疗效更为显著,总有效率达87.5%。在治疗中均无明显不良反应发生。

乌日娜[111]选取近期收治的60例慢性盆腔炎患者并将其随机分为治疗组和对照组,治疗组患者实施蒙药治疗,给予对照组患者实施西药治疗,比较两组患者治疗后的临床疗效。结果:经过治疗后,治疗组的临床有效率为83.3%,明显高于对照组的临床有效率70%($P<0.05$)。结论:蒙药对慢性盆腔炎具有显著疗效,同时可缩短治疗周期及降低疾病复发,且有无毒副作用,服用方便等优点,值得临床上推广应用。

蒙医药治疗盆腔炎的综合疗法:

包秀兰等[112]采用蒙西药结合治疗慢性盆腔炎30例,均予口服蒙药保留灌肠治疗,口服蒙药有巴日布-17味汤、拉西那木吉拉、吉吉木道日吉、萨力冲、满那成饮布、壮龙-5味汤等,每晚临睡前温开水清洁灌肠后用甲硝唑250g灌肠(臀部垫高平卧4~6小时),15天为1个疗程,一般2~3疗程,总有效率达到了90%。金兰等[113]应用蒙西药结合治疗的方法对43例急慢性盆腔炎进行临床观察,总有效率达97.67%,比单用蒙药或单用西药治疗,有疗程短、治疗率高、远期疗效好等优点。包龙堂[114]选取2014年10月15日至2015年9月30日收治的慢性盆腔炎86例作为研究对象,随机分为观察组和对照组各43例对照组给予单纯西医治疗,头孢曲松钠,2.0g,溶解与0.9%生理盐水,日两次静脉注射;甲硝唑,0.5g,日两次静脉注射;观察组在此基础上加用蒙药。早:那仁满都拉,15粒/次,温开水送服;中午:苏格木勒-22,温开水送服;晚睡前:萨丽嘎日迪,9~13粒/次(因人而异),温开水送服。两组均治疗14天后进行疗效评价,治疗后对照组显效15例,好转20例,无效8例,总有效率为81.39%;观察组显效27例,好转12例,无效4例,总有效率为90.69%。两组总有效率比较差异具有统计学意义($P<0.05$)。

蒙医药辨证论治治疗盆腔炎：

本病在蒙医学属于妇女痞症范畴，血、黄水与赫依交结成团，坚硬如石，积聚于女子生殖系者。谢艳霞[115]对该病单纯使用蒙医蒙药辨证施治，取得了比较满意的效果，认为慢性盆腔炎的治疗以调气血、消粘、益七素、除病根为总则，并结合具体情况，随症施治为原则。药物用沙力冲生为主剂。赫依偏盛型在主剂上加用暖宫七味丸。巴达干偏盛型在主剂上加用升阳十一味丸。血、希拉偏盛型在主剂上加用乌兰三味散。30例慢性盆腔炎患者中显效13例（占43.3%），好转15例（占50.0%），无效2例（6.7%），总有效率为93.3%。斯琴高娃等[116]对急性盆腔炎辨证为黏痰血型，治疗调经活瘀、杀黏、祛希拉乌素，早占巴来-6、午西莫兴-11、晚拉西那木吉拉，如发烧配用敖日布-7味汤、血瘀时配用古日古木-13味丸；慢性盆腔炎辨证为寒赫依型，治疗早服西莫兴-11、午服拉西那木吉拉、晚服沙丽冲阿或苏格木乐-7。50例有效率94%。

蒙医药治疗盆腔炎的其他疗法：

蒙药灌肠

娜仁高娃等[117]采用蒙西医结合治疗慢性盆腔炎，38例患者蒙药内服及灌肠治疗并配合西药抗生素治疗，蒙药灌肠剂成分：丹参、木香、野菊花、黄连各100g，黄柏、蒲公英各200g。将上述药加工成较粗面，每次取30g加水300mL煎成100mL作为一次灌肠用，每日1次，7天为1个疗程，月经期停用。灌肠是药液必须用6层以上纱布过滤，药液温度38℃~41℃，插入深度为15cm，灌肠后卧床1小时，一般便后灌肠最好。总有效率为94.73%。达布希拉图等[118]取尼如合1号50g加水500mL煎出100mL药液，用6层纱布过滤后温度在39℃~41℃进行常规灌肠，慢性盆腔炎291例，治愈274例，好转12例，无效5例，总有效率98.28%。乌兰图雅[119]采用蒙药内服、灌肠联合治疗156例慢性盆腔炎，疗效显著。蒙药灌肠：采用我科自制的"化瘀止痛-24味汤"（主要配方有白花蛇草、蒲公英、金银花、黄柏、当归、生桃仁、广木香、附子、连翘等），每日取150mL加温至40℃，保留灌肠。

蒙医灸疗：

红霞[120]以口服蒙成药加蒙医灸疗共收治12例慢性盆腔炎患者，取得了满意的效果。口服蒙成药：根据患者的体质及病情，早上：当玛5味散3~5g饭前红糖水送服。中午：乌力吉18味7~11粒加萨丽嘎日迪9~13粒饭后白开水送服。晚上：睡前苏格木勒7味13~17粒，以草木6汤做引子送服。10天为1疗程。蒙医灸疗：取蒙医赫依穴、布额仁穴、萨木塞穴，用纯艾条直接灸5~10分钟，使皮肤潮红为止。此疗术隔1天1次。

（3）壮医药

壮医药于先秦时期开始草创萌芽，经过汉魏六朝的发展历程，约于唐宋之际，已大抵形成了以草药内服、外洗、熏蒸、敷贴、佩药、骨刮、角疗、灸法、挑针、金针等10多种内涵的壮医多层次结构，并逐步具有理论的雏形。壮族居住区地处岭南亚热带地区，动植物资源十分丰富。动物药应用较为普遍，民间历来有"扶正补虚、必配用血肉之品"的用药经验。壮药的另一特点是善于解毒，而且解毒的范围较广。我国壮族主要集中于广西壮族自治区，据该区有关部门调查，壮药共有709种。《壮族民间用药选编》收载常用壮药500多种。壮药历史悠久，源远流长。某些品种的壮药并较早地得到开发利用，同时成为著名的中药。毒药和解毒药的广泛应用，是壮医的重要诊疗特色和突出贡献。

壮医药对盆腔炎的认识：

慢性盆腔炎归属于壮医的"经尹""隆白带"（类似中医少腹痛、带下、不孕、癥瘕等）范畴。壮医在慢性盆腔炎的诊疗方面累了丰富的经验，具有独特的理论体系和民族特色。

壮医理论[121]强调"阴阳为本，天、人、地三气同步"的整体观，"脏腑气血骨肉""三道（谷道、水道、气道）""两路（龙路、火路）""毒""虚"致百病的病理生理观。毒邪内侵、劳逸失常、多产房劳、七情致病等是主要病因，内脏功能失常、气血失调、三道两路阻滞、"花肠"功能受损等是引起妇女产生疾病的病机。

壮医理论认为慢性盆腔炎的根本原因是人体正气不足，湿热、寒湿等邪毒乘虚内侵"咪花肠"，使热毒、湿毒、痰毒等毒邪内生，阻滞龙路、火路，与气血相互搏结，使三道及两路功能失职，气血运行瘀滞不畅，瘀积"咪花肠"，道路不通，气血瘀毒渐积，病程日久，天、地、人三气不能同步，而发为本病。理气、解毒、补虚是治疗的基本原则，治疗上以"补虚、调气"为主，强调"补虚"以治疗人体之本，以"调气、解毒"治标，只有人体正气旺盛，气血调和，邪毒外驱，"三道""两路"通畅，"嘘嘞（气血）"正常，机体才能安康，百病方可去除。

壮医理论对慢性盆腔炎有其独特的见解，[122]引入了三道、两路及咪花肠的概念，病因病机上有深刻的认识，治疗上考虑三道、两路及咪花肠的通畅，在临床上根据患者具体情况结合辨证施治采用各种疗法以治疗疾病。由于壮医药的慢性盆腔炎的治疗临床效果较好，操作也较简单易行，所以我们可以在临床上多加以运用，以造福患者。

壮医药治疗盆腔炎的常用方法：

壮药保留灌肠疗法：

李莉等[123]将符合诊断标准的80例患者随机分为治疗组、对照组各40例。治疗组采用壮药班氏抗炎1号（鸡血藤、忍冬藤各20g，苏木、马鞭草、皂角刺各15g，莪术、郁金各10g，三七6g）浓煎保留灌肠，对照组采用甲硝唑注射液、地塞米松、2%普鲁卡因、α-糜蛋白酶混合保留灌肠治疗。15天为1疗程，经期停用，治疗3疗程。观察2组临床疗效及症状、体征积分。结果：2组临床疗效经Ridit分析，治疗组疗效优于对照组（$P<0.01$）；治疗后症状积分、体征积分改善治疗组优于对照组，差异均有非常显著性意义（$P<0.01$）。本观察学习、挖掘国医大师班秀文经验，根据班老"湿瘀相关"的学术观点，组成班氏抗炎1号治疗湿热瘀结型盆腔炎性疾病后遗症，其以清热祛湿、化瘀止痛为主要治则。治疗组的总体疗效优于对照组，症状积分、体征积分的改善也优于对照组，且临床使用不良反应少、患者依从性好。壮药定痛饮（妇科）（基本组方：拦路蛇30g，金英根30g，金不换15g，益母草15g，甘草6g）是壮医老前辈李才魁留下治疗妇科疾病协定处方之一。[124]定痛饮在20世纪50年代开始临床辨证治疗慢性盆腔炎，至今仍在使用。在60年临床运用中，得到广大患者认可。于2009年~2011年期间，我科将定痛饮内服剂型改成直肠保留灌肠外用剂型。治疗2个疗程后，痊愈18例，显效38例，好转14例，无效5例，总有效率93.33%。

灌肠疗法药物可通过肠道黏膜而吸收，一方面通过血液循环而作用于全身，也可直接渗透至病变部位，提高病变局部的药物浓度及生物利用度；另一方面，灌肠药液温热刺激也可促进局部血液循环，利于炎症的消除，同时可避免壮药对胃肠道的刺激和减轻肝脏的负担。

壮医药线点灸疗法：

壮医认为妇女胞宫（咪花肠）是女性特殊的生理器官。妇女的气（嘘）血（勒）失常，"三道"

"两路"阻滞则会导致经、带、胎、产等女性正常生理现象出现异常。壮医药线疗法（又称"药线点灸"）是流传于中国广西壮族民间的一种独特医疗方法。它是以壮医基础理论和中医经络腧穴理论为指导，采用经过多种壮药制备液浸泡过的苎麻线作为治疗工具，用药线点灸于相应穴位，通过温热和药效刺激龙路，通调三道两路气机，调整气血平衡，具有温经通络、活血化瘀、消炎止痛等功效，尤其对妇女痛经、慢性盆腔炎、乳腺增生等妇科病有较好的疗效。[125]

壮医药线点灸疗法作为壮医最具特色的外治疗法，是壮族人民的宝贵遗产，具有"通络止痛""温经通痹""散结消肿"等功效，用于治疗妇科疾病，具有其独特的优势。韦金香等[126]运用壮医药线点灸疗法治疗1682例慢性盆腔炎患者，选取阴交、气海、石门、中极、关元、下关元、子宫穴（双侧）、阿是穴、肾俞（双侧）等穴进行施灸，每天点灸1次，7天为1个疗程，连用3个疗程，治疗结束后观察疗效，痊愈748例，显效592例，有效324例，痊愈率为44.47%，总有效率为98.93%，提示壮医药线点灸疗法治疗慢性盆腔炎具有显著疗效，且安全可靠。莫东平[127]运用壮医药线点灸配合中药内服治疗慢性盆腔炎60例观察，两组患者随机分为两组每组30例，并与对照组用抗生素头孢呋辛钠注射液和奥硝唑液静脉滴注治疗进行比较疗效，两组均每天治疗1次，7天为1个疗程，共治疗2个疗程，结果，治疗组总有效率为96.7%，对照组总有效率为66.7%，两组比较，差异有显著性意义（$P<0.01$），提示壮医药线点灸配合中药内服治疗慢性盆腔炎疗效确切。

谢爱泽等[128]用壮医药线点灸治疗慢性盆腔炎47例，结果痊愈13例、显效16例、有效14例、无效4例，总有效率91%。

壮药热敷疗法：

壮药热敷可通过热量和药物的双重作用而起到治疗作用。壮医烫疗包主要由养血活血、化瘀消癥药组成，在药酒的穿透力、药物的发散走窜和热敷作用的刺激下，药物渗透腹部皮肤，直达病灶，促进局部血液循环，改善盆腔微循环，配合壮医药线点灸疗法，从而达到活血化瘀、消炎止痛的功效。许梅等[129]用壮药烫疗方（桃仁20g，红花6g，枳壳20g，丹参20g，两面针20g，艾叶20g，拦路蛇20g，鸡血藤20g）结合壮医药线点灸治疗慢性盆腔炎30例，结果显效21例，有效9例，总有效率100%。

壮医药治疗盆腔炎的综合疗法：

钟美容等[130]于2013年5月—2014年5月间，采用壮药三联疗法（壮药内服、灌肠、热熨）治疗40例湿热瘀阻型盆腔炎性疾病后遗症患者，取得满意疗效现报道如下。内服盆炎清1号：鸡血藤20g，丹参15g，藤当归15g，苏木15g，田七6g，土茯苓20g，马鞭草15g，救必应15g，忍冬藤20g，两面针15g，甘草15g；灌肠：透骨消30g，马鞭草30g，鹰不扑30g，毛冬青30g，人血藤30g，制剂室统一制成80mL袋装剂；壮医烫疗药方组成：大风艾50g，白芷20g，桂枝20g，千年健50g，高良姜20g，透骨消50g，飞龙掌血30g，鸡血藤30g 川芎20g，藤当归20g，宽筋藤30g，海风藤30g，肿节风30g，两面针30g。患者治疗3个疗程后的证候积分、体征积分与抗生素对照组比较，治疗前后差值的比较差异有统计学意义（$P<0.05$）。

辛秀团等[131]用壮药保留灌肠联合壮医药线点灸治疗慢性盆腔炎，治疗组给予壮药（白花蛇舌草、杠板归、穿破石、败酱草）保留灌肠，关元、归来、血海、中极、子宫、足三里、三阴交等穴位进行药线点灸。对照组：给予口服妇科千金片。结果显示治疗组与对照组相比较$P<0.05$。治疗组效果明显优于对照组。

辛秀团[132]将60例慢性盆腔炎患者随机分为2组，对照组30例给予妇可靖胶囊治疗，研究组30

例给予壮医药线点灸联合逍遥舒坤汤治疗，2组均持续治疗4周。比较2组临床疗效，观察2组治疗前后中医证候积分、B超附件包块大小、血沉以及免疫功能相关指标水平。结果研究组总有效率为93.33%，对照组为70.00%，2组比较差异有统计学意义（$P<0.05$）。韦金香[133-134]用壮医综合疗法治疗慢性盆腔炎，治疗组采用药物内服法、药物灌肠疗法联合壮医药线点灸疗法，治疗组单纯使用抗生素治疗，结果治疗组痊愈32例、显效14例、有效5例、无效1例，总有效率为95.2%；对照组痊愈12例、显效18例、有效11例、无效11例，总有效率为78.8%。

壮医药治疗盆腔炎的其他疗法：

壮药单味药：大火草

大火草为云南民间常用草药，发现于广西壮族自治区，属于壮药，当地人患胃肠道等疾病常取其根部水煎服，一般以单味药应用流行于民间，民间反映疗效很好。具有清热利湿、理气化痰、消积杀虫之功效。近几年来王莉等[135]将大火草配在治疗慢性盆腔炎的方剂中，以治疗湿热瘀滞型盆腔炎为主，观察了50例病例，取得了满意的疗效。

壮药竹筒拔罐

李艳锦[136]用壮药竹筒拔罐联合刺血疗法治疗慢性盆腔炎取得显著疗效，总结如下。共60例，均为2014至2016年我院住院及门诊患者，年龄20~55岁，病程6个月~10年。竹筒拔罐疗法：药用黑老虎15g，鹰不扑15g，鸡屎藤15g，臭牡丹15~20g，透骨消15~20g，苏木15g，艾叶10g，配合刺血疗法：取天枢、中极、关元、子宫、八髎、阿是穴、腰臀部有明显络脉处。

（4）维医药

维吾尔医药是祖国医药学不可分割的组成部分，也是伊斯兰医药学的重要组成部分。几千年来维吾尔族人民在防病治病的过程中，积累了丰富的应用植物、动物、矿物防病与治病的实践经验和生产技术，并逐渐形成了独具维吾尔民族文化特色的药物学。历代不同时期的维吾尔药物学除了论述药物的药性理论、临床功效、主治病症、用药法则、炮制和制剂方法外，还包括药物的来源、产地、栽培、采集以及形性品质、真伪鉴别等生产方面的知识。维吾尔药是维吾尔医防病治病的物质基础，也是能否保证维吾尔医疗效的重要标志。丰富的天然资源又是维吾尔药材的主要来源。维吾尔药自我国秦、汉以来，经历代医药学家深入研究，不断增补和完善，据文献资料记载的就有1000多种植物、动物、矿物药材，其中最常用的有450余种。

维医药对盆腔炎的文献报道不多，具体如下：

米克热古力·吾麦尔等[137]将58例慢性盆腔炎患者采用维吾尔医的"灌肠法"治疗，首先对致病原因使用成熟剂和清除剂，并内服抗炎维药成药治疗10天，外用灌肠液灌肠治疗。灌肠方（土茯苓45g、黄连30g、地锦草30g、蛇蜕30g、金盏花30g、天麻子30g、芸香子30g、野苜蓿30g）以上58例慢性盆腔炎上述治疗有效的52例，有效率为90%。古丽娜尔·阿不都克由木等[138]对门诊诊疗的盆腔炎患者共186例，随机分组治疗。A组为单纯使用曲比亲糖浆，B组为热也木外敷散联合曲比亲糖浆，结论：B组的疗效明显高于A组，即热也木外敷散联合曲比亲糖浆治疗盆腔炎（PID）后，消除盆腔痛的疗效显著。热也木是在喀什地区维吾尔医医院使用的院内制剂，性质为干热，成分为肉桂、高良姜、芦荟等10种草药碎成粉剂，其中各成分有热化局部、促进局部血液循环，恢复被炎症粘连的组织，并消除过度湿寒气质消肿止痛，调整局部器官和组织的本质米扎结，避免复发，同时有巩固肌肉的作用。维吾尔药热也木外敷散对治疗盆腔炎（PID）及其后遗症盆腔痛中有着显著疗效。

热洋姑丽·艾依提等[139]在68例慢性盆腔炎患者治疗中，服用完导致疾病的异常气质的成熟剂及清除剂后，在服用基础药物的同时给予籽玛德热依木下腹部及腰骶部塌渍治疗；结果：显效46例（62%），有效18例（26%），无效4例（12%）；总有效率为88%；结论：在慢性盆腔炎患者治疗中，服用完导致疾病的异常气质的成熟剂及清除剂后，在给予抗炎，通阻滞，补益支配器官药物的同时行体外籽玛德热依木下腹及腰骶部塌渍治疗。可以显著提高慢性盆腔炎的疗效，降低复发率。故丽结克热·阿布都克热木等[140]按照重点专病治疗方案，针对病原给予清血对症治疗及给予相应的成熟剂、清除剂等体液被平衡后，给予抗腐败、消炎、消肿、开窍、祛湿、补益、支配器官以及增强机体免疫力的药的同时，给予内外治疗。结果：213例病人中痊愈的85例，占42.3%，好转的96例，占46.9%，显效的20例，占9.4%，无效12例，占5.6%。总有效率：94.4%。结论：证明治疗慢性盆腔炎（PID）时首先正确的分别治病的异常体液，给予相应的成熟剂、清除剂，清血的同时给予抗腐败、消炎、止痛、促进盆腔脏器代谢、消肿、开窍、祛湿、补益支配器官以及增强机体免疫力的药的同时，给予内外治疗可明显提高疗效以及预防复发。买合布热提·买提努尔等[141]从2006年至2010年，采用中医维药配合理疗法治疗48例，取得满意疗效，总有效率92.7%。

（5）傣医药

急性盆腔炎是摆女性上生殖道的一组感染性疾病，傣医称为"接短囡"，临床主要表现为下腹疼痛伴发热，严重者可出现寒战高热，头痛，食欲不振，月经失调，痛经，白带量多，腥臭等为常见症状。由于体内四塔功能失调，饮食不节，积热于内，风火偏盛，水塔不足；或因产后房事不节，加之复感毒邪，内外相合，火热毒邪蕴结下盘盆腔所致。傣医分为接短囡塔菲想（风热毒邪偏盛型急性盆腔炎）、接短囡塔拢塔菲如乃（风火热毒壅盛型急性盆腔炎）施治。治疗以清火解毒为原则，运用解毒调经止痛，解毒化瘀止痛的治法。急性盆腔炎是一种妇科临床上的常见病及多发病，当机体抵抗力较差时急性发作，往往病程迁延，病情顽固，久治不愈，反复发作，严重影响着患者的身心健康。积极正确的临床护理是提高本病临床治愈率，减少并发症，使病人舒适感增加，提升生活质量。王艳玲[142]2011年收治急性盆腔炎患者40例，在运用傣医治疗的同时采用和各种傣医护理措施，取得了良好的临床效果。

（6）苗医药

中国中药协会和贵州省联合推动的大品种项目——抗妇炎胶囊治疗盆腔炎性疾病后遗症（慢性盆腔痛）示范研究项目，该项目受贵阳市科技局和贵州远程制药有限责任公司委托，中国中药协会药物临床评价研究专业委员会妇科学组组织设计，北京大学第一医院、北京中医药大学基础医学院、北京中医药大学东方医院和中国医学科学院药用植物研究所等十几家单位，历时两年，针对抗妇炎胶囊治疗盆腔炎性疾病后遗症（慢性盆腔痛），开展了随机、双盲、阳性药对照、多中心的临床研究；同时进行了中医理论、药学、毒理与药物经济学评价研究。研究结果显示：抗妇炎胶囊治疗盆腔炎性疾病后遗症（慢性盆腔痛），疗效优于阳性对照药，尤其在改善患者下腹胀痛或刺痛、提高生活质量、疾病综合疗效和减少复发方面效果更为突出，这与抗妇炎胶囊既能清热解毒燥湿，又能活血祛瘀止痛，并可利水散结消肿，同时寒温并用的组方特点相呼应，凸显了中成药在治疗盆腔炎性疾病后遗症（慢性盆腔痛）的临床治疗中独特的临床价值。[143]

11. 其他疗法

心理疗法

慢性盆腔炎的并发症是困扰患者的主要因素，主要为慢性的腹腔疼痛、异位妊娠、不孕，故患者心理负担大，精神长期处在过于紧张和焦虑的状态，从而使得病情加重，也会影响治疗效果。所以对于慢性盆腔炎患者要进行心理疏导，帮助摆脱紧张、焦虑、苦恼、害羞等心理状态，针对不同患者采取相应的心理治疗以增强其战胜病痛的信心。患者对治疗的态度是影响疗效的最大心理因素，所以激发患者对治疗的信心是心理护理的关键。陈淑霞[144]将286例随机分为A组和B组各143例，A组在给以基础治疗的同时辅以针对性心理护理干预，B组给以相同的基础治疗辅助一般常规心理护理。结果显效率A组95.805%，B组83.91%。

盆底肌肉锻炼

赵园园[145]对82例确诊患者行盆底肌肉锻炼辅助治疗，期间服用妇科千金片。患者侧卧于床上，医生戴一次性手套，食指涂石蜡油，轻插入患者阴道2cm，嘱其做阴道收紧与放松动作，每次收紧不少于3s，连续15~20分钟，每日2~3次。逐步收缩肌肉从3s到10s以上。4周为1个疗程，共3个疗程。经期暂停治疗。结果：痊愈40例，总有效率92.68%。

12. 名医经验

名老中医是将中医药学基本理论、前人经验与实践相结合，解决临床疑难问题的典范，是中医药学术的带头人，是中医药学术特点的集中体现。名老中医经验是中医药学宝库中的璀璨明珠，对于名老中医经验的传承和发扬，是提高我国卫生健康保障水平和发展中医药学术的重要支撑。

蔡连香

蔡连香教授是中国中医研究院西苑医院的主任医师、博士生导师，全国第二、第三届师承制名老中医之一。蔡老师认为慢性盆腔炎常见证型以湿热蕴结、气虚血瘀、气滞血瘀、寒凝血瘀、脾虚湿瘀多见，日久可见肾阳虚、肾阴虚。[146]湿热蕴结证治以清热利湿、活血化瘀。方药：妇科七号片（柴胡、黄芩、川楝子、延胡索、薏苡仁、茯苓、陈皮等）或止带汤（《世补斋·不谢方》）加减。气虚血瘀证治以补气活血通络。方药：理冲汤（张锡纯）或四君子汤合血府逐瘀汤加减。气滞血瘀证治以活血化瘀、理气止痛。方药：血府逐瘀汤或活络效灵丹或桂枝茯苓丸合乌药汤（《兰室秘藏》）加减。寒湿凝滞证治以散寒除湿、活血化瘀。方药：少腹逐瘀汤或桂枝茯苓丸合平胃散或二陈汤加减。脾虚湿瘀互结证治以健脾化湿、活血化瘀。方药：完带汤或参苓白术散或当归芍药散合失效散加减。肾阳虚证治以温肾培元、固涩止带。方药：右归丸加减。肾阴虚证治以益肾滋阴、清热止带。方药：知柏地黄汤加减。

韩百灵

韩百灵治疗本病既以肾虚肝郁为主，[147]治疗当以补肾疏肝为主，配以解毒除湿、软坚散结，拟方调肝汤。组成：熟地黄、枸杞子、甘草、白芍、延胡索、土茯苓、鱼腥草各20g，当归、王不留行、川楝子、鳖甲、怀牛膝、枳壳各15g，通草、皂角刺各10g。全方标本兼治于临床应用之时随症加减，辨证论治，疗效显著。

郭志强

郭志强教授，北京中医药大学东直门医院妇科专家。世界中医药学会联合会妇科专业委员会常务理事、国家教育部直属高校卫生技术职称评审委员、中国性学会中医药专业委员会委员、中华中医药学会北京妇科专业委员会副主任委员、北京中西医结合学会妇科专业委员会顾问、中华现代中西医杂志学术委员会委员、北京医学会医疗事故技术鉴定专家库成员、北京中医药大学学报编委等社会兼职。享受国务院政府特殊津贴。从事妇科医疗、教学及科研工作40余年，对不育不孕有独到见解，尤其对黄体功能不健引起的不孕及痛经、月经不调等疾病从理论到临床都有灼见，疗效卓著。

郭志强老师认为慢性盆腔炎的病机特点以血瘀、湿阻、寒凝为主。[148]血瘀是慢性盆腔炎的基本病理改变，贯穿于慢性盆腔炎的始终；湿浊损伤任带是发病的重要因素；慢性盆腔炎寒证多而热证少。瘀、湿、寒三者交结，致慢性盆腔炎迁延难愈。应用化瘀宁坤液治疗慢性盆腔炎的经验化瘀宁坤液由水蛭、附子、桂枝、三棱、莪术、赤芍、丹皮、没药、昆布、槟榔、败酱草、虎杖、红藤等组成，是郭志强老师二十多年来治疗慢性盆腔炎的经验方。

尤昭玲

尤昭玲教授系湖南中医药大学博士生导师，享受国务院特殊津贴专家。从事中西医结合妇产科临床、教学、科研30余年，在妇科诊疗方面有丰富的临床经验，根据多年临床经验，将其病机特点归纳为"瘀、滞、湿、虚"。治疗慢性盆腔炎经验独到，[149]根据其发生的病因病机，强调在清热利湿、活血通络的基础上，不忘加以理气疏肝、益气健脾之药。老师集多年之临床经验，拟定了由党参、黄芪、白术、金银花、连翘、夏枯草、荔核、桔梗、台乌、路路通、甘草组成的基本方。

夏桂成

南京中医药大学夏桂成教授从医60年，是国家遴选名老中医药专家师带徒导师，在中医妇科领域内颇多创见。夏教授认为，[150]慢性盆腔炎的病因病机虽主要在气滞血瘀，或兼夹湿热，夏教授通过临床验证，总结出以补肾调周法分期辨治慢性盆腔炎，调周法临床中分为行经期、经后期、经间期及经前期4期论治。行经期治拟疏肝理气、和营调经，方用越鞠丸合五味调经散加减。经后期治拟滋肾养血、疏肝和络，方用归芍地黄汤加减。经间期治拟滋肾助阳、活血通络，方用补肾促排卵汤加减。经前期治拟养血补阳、疏肝和络，方用毓麟珠合通管散加减并且注意扶正，结合补肾调周法"扶正改邪，改邪归正"。

褚玉霞

褚玉霞教授是我国著名中医妇科专家，从事中医临床和教学40余年，具有丰富的临床经验和独到的学术见解，临床常见证型有湿热瘀结、气滞血瘀、寒湿凝滞、气虚血瘀等。先生认为该病病程较长，"久病多瘀"，无论哪一证型均有瘀滞存在；"久病多虚"无论哪一证型均存在正气亏乏。总之该病的病机特点为虚实夹杂，突出虚瘀，缠绵难愈。在仲景治疗癥瘕病之经方桂枝茯苓汤的基础之上，汲取王清任之益气化瘀、行气化瘀之思想，结合数10年的临床经验，总结出经验方"消癥饮煎剂"。[151]该方主要药物组成为：薏苡仁、茯苓、败酱草、连翘、桃仁、丹皮、赤芍、香附、桂枝、黄芪、川牛膝，收到较好的临床效果。

魏绍斌

魏绍斌教授从事医、教、研数年，临床经验丰富，医术精湛，为成都中医药大学博士研究生导师、主任医师，崇尚古籍，善用经方、名方和前辈成方，擅长治疗慢性盆腔炎、子宫内膜异位症、月经不调、围绝经期疾病。魏绍斌教授根据盆腔炎患者病情轻重、临床症状的各异，结合患者的素体情况及有无生育要求，辨证治疗，采取不同的疗法及给药途径，内外合治，综合治疗。本病是湿热与瘀血相搏结，针对其病机特点，临床上治疗以清热利湿，化瘀止痛为治疗大法。运用中药银蒲四逆四妙失笑散加减内服、银甲片口服、中药封包外敷、中药保留灌肠、耳穴贴压治疗盆腔炎取得良好疗效。[152]

杨宗孟

杨宗孟教授是长春中医药大学附属医院妇科主任医师，终身教授。杨教授从事妇科工作40余年，积累了丰富的临床经验，熟读《内经》，并将《内经》络病理论运用于临床，从久病入络着眼，以络虚络瘀立论，采用补虚化瘀法，配合灸疗神阙穴治疗慢性盆腔炎，取得了显著的临床疗效。[153]

许润三

许润三教授，许润三，男，1926年10月12日出生，著名中医妇科专家，原卫生部中日友好医院主任医师、教授、硕士生导师，国医大师。北京中医药大学硕士生导师，兼任中国中医药促进会中医生殖医学专业委员会特聘专家。擅长妇科疾病的中医诊断及治疗。1990年被国家人事部、卫生部、国家中医药管理局遴选为"全国500百名老中医药专家"之一。2017年6月29日，人力资源社会保障部、国家卫生计生委和国家中医药管理局授予许润三同志"国医大师"荣誉称号。

许润三教授辨证施治慢性盆腔炎临床上将其分4型：[154]湿热瘀阻型采用止带方基础加减，气滞血瘀型采用四逆散基础加减，寒凝血瘀型采用桂枝茯苓丸基础加减，痰湿瘀结型用阳和汤配合少腹逐瘀汤基础加减，取得良好的临床疗效。

金哲

北京中医药大学附属东方医院金哲教授，主任医师，博士生导师，北京市第四批名老中医，国家第五批名老中医，从医30余年，积累了丰富的中医妇科临床经验。金哲采用中药内外结合的方法治疗盆腔炎性疾病后遗症屡见功效。金哲对盆腔炎性疾病后遗症的认识则更多从人体正气强弱的内因角度出发，认为该病多由于素体不足，脾胃虚弱，或平素忧思郁结，饮食不节，损及后天之本，脾虚运化失司则水湿内停，脾虚气血运行无力则血行迟滞，发为血瘀，湿瘀相合而为患，加之人工流产术、诊刮术或不良性生活史等外因加重病情，最终使该病缠绵难愈。认为本病病机以脾虚为本，湿瘀互结为标，属虚实夹杂之证。治疗上应该"扶正祛邪，内外合治"，金师在盆腔炎性疾病后遗症的治疗上主要采用健脾利湿、化瘀通络止痛之法，给予中药口服的同时配合中药足浴，两者紧密结合以扶正祛邪。金师的口服中药多选用党参、白术、茯苓、薏苡仁、瞿麦、当归、赤芍、元胡、路路通等。中药足浴（常选用苍术、丹参、鸡血藤、川牛膝等）可以刺激足部的经络、穴位和反射区，使药物通过局部皮肤的渗透与吸收，有效改善盆腔内血液循环及淋巴液循环，加快新陈代谢，促进炎症消散。[155]

13. 中医药治疗盆腔炎性疾病主要药物

妇科千金片/胶囊：

组成功效简介

根据《中国药典》（2015版）记载，[156]组成和功效如下：

妇科千金片：

【组成】千斤拔、金樱根、穿心莲、功劳木、单面针、当归、鸡血藤、党参。

【制法】以上八味，穿心莲、党参、当归粉碎成细粉，过筛，其余千金拔等五味加水煎煮二次，第一次2.5小时,第二次2小时,合并煎液,滤过,滤液浓缩至相对密度为1.08~1.12(85°C)的清膏,加入上述细粉及辅料适量,混匀,制成颗粒,压制成1000片,包糖衣或薄膜衣,即得。

【功能与主治】清热除湿,益气化瘀。用于湿热瘀阻所致的带下病、腹痛症见带下量多、色黄质稠、臭秽,小腹疼痛,腰骶酸痛,神疲乏力;慢性盆腔炎、子宫内膜炎、慢性宫颈炎见上述证候者。

【用法与用量】口服。一次6片,一日3次。

【贮藏】密封。

妇科千金胶囊:

【组成】千斤拔、金樱根、穿心莲、功劳木、单面针、当归、鸡血藤、党参。

【制法】以上八味,穿心莲粉碎成粗粉,用85%乙醇加热回流提取两次,每次3小时,合并提取液,滤过,滤渣备用,滤液回收乙醇并浓缩;当归粉碎成粗粉,用70%乙醇作溶剂,浸渍96小时后缓缓渗漉,收集渗漉液,药渣备用,渗漉液回收乙醇并浓缩;单面针、功劳木加水煎煮二次,第一次3小时,第二次2.5小时,合并煎液,滤过,滤液浓缩;其余千斤拔等四味加水煎煮二次,第二次煎煮时加入上述穿心莲和当归的药渣,每次2小时,合并煎液,滤过,滤液浓缩,与上述三种浓缩液混匀。取五分之四量的混合液,加入适量倍他环糊精和糊精,喷雾干燥成干膏粉,加入剩余的混合液,混匀,制颗粒,干燥,加入适量微粉硅胶,混匀,装入胶囊,制成1000粒,即得。

【功能与主治】清热除湿,益气化瘀。用于湿热瘀阻所致的带下病、腹痛,症见带下量多、色黄质稠、臭秽,小腹疼痛,腰骶酸痛,神疲乏力;慢性盆腔炎、子宫内膜炎、慢性宫颈炎见上述证候者。

【用法与用量】口服。一次2粒,一日3次,14天为1个疗程;温开水送服。

【注意】孕妇禁用;忌食辛辣。

【规格】每粒装0.4g

【贮藏】密封,置阴凉干燥处。

临床研究进展

妇科千金片在临床上治疗急、慢性盆腔炎具有显著疗效,临床上可以单独应用或者联合其他药物或疗法治疗,起到协同作用盆腔炎。临床文献表明,妇科千金片/胶囊联合西药已逐渐成为治疗慢性盆腔炎的重要治疗方案,能有效提高症状改善速率,既能通过西药及时治标,又能通过妇科千金片治本,且不良作用较小,在临床工作中可广泛推广应用。

单独应用治疗

刘芳等[157]为了探讨妇科千金片治疗慢性盆腔炎的临床效果,对152例慢性盆腔炎患者随机分为对照组和观察组,对照组的患者使用左旋氧氟沙星注射液进行静脉滴注治疗,观察组的患者给予中药妇科千金片进行治疗。结果显示,两组患者临床疗效比较差异有统计学意义($P<0.05$);观察组患者在临床症状改善率以及不良反应发生率上均优于对照组患者($P<0.05$)。结论表明,妇科千金片治疗慢性盆腔炎取得的临床疗效显著,值得推广使用。

张颖[158]对妇科千金片治疗慢性盆腔炎效果进行研究分析,随机选择2010年3月至2012年3月慢性盆腔炎患者76名,分成A、B两组,A组43名患者为治疗组,给予妇科千金片治疗;B组33名患者为对照组,给予金鸡片进行治疗。结果显示,经治疗,A组患者失眠、下腹疼痛、月经失调等症状改善优于B组患者,患者治疗有效率高于B组,不良反应发生率低于B组。结论表明,妇科千金片应用于慢性盆腔炎治疗,效果较好,有效率较高,不良反应发生率较低。

刘佩琦[159]为了探讨妇科千金胶囊治疗慢性盆腔炎的临床效果,选取 84 例慢性盆腔炎患者为研究对象,将患者分为观察组(44 例)和对照组(40 例)。观察组行妇科千金胶囊治疗,对照组行金鸡胶囊治疗,比较两组患者的治疗效果。结果显示,观察组治疗总有效率为 97.7%,明显高于对照组的 87.5%,差异具有统计学意义($P<0.05$)。结论表明,妇科千金胶囊治疗慢性盆腔炎患者疗效较好,值得临床应用推广。朱丽萍[160]为了观察妇科千金胶囊对慢性盆腔炎症状、体征改善变化,用妇科千金胶囊 3 粒,口服,3 次/日,连服 14 天后判断治疗前后体征、症状改变情况。结果:72 例患者中有临床痊愈 8.3%、显效 47.2%、有效 38.94%。结论:妇科千金胶囊治疗慢性盆腔炎临床疗效确切。

联合西药治疗

俞凤英等[161]为了观察妇科千金片联合抗生素治疗急性盆腔炎的临床疗效,将 135 例患者随机分为观察组(67 例)和对照组(68 例),两组均予常规治疗、青霉素及甲硝唑静脉滴注,观察组加服妇科千金片。观察两组患者的疗效及临床症状消除时间。结果观察组总有效率 97.01%,高于对照组的 85.29%;患者体温恢复正常时间、腹痛消除时间、包块消除时间均短于对照组。结论妇科千金片联合抗生素治疗急性盆腔炎具有较好临床疗效。王英[162]为了观察妇科千金胶囊联合抗生素治疗急性盆腔炎的临床效果,将患者随机分为两组,对照组采用常规治疗,观察组采用妇科千金胶囊与抗生素联合治疗,比较两组临床疗效。结果观察组的总有效率明显高于对照组;观察组治疗后腹痛、包块消失时间及体温下降时间均明显短于对照组。结论妇科千金胶囊联合抗生素治疗急性盆腔炎临床疗效满意,有利于患者的康复。

邵秀兰等[163]为了观察妇科千金片联合克林霉素磷酸酯治疗慢性盆腔炎的临床疗效,将 173 例慢性盆腔炎患者随机分为 2 组。对照组 86 例予克林霉素磷酸酯治疗,治疗组 87 例在对照组治疗基础上加用妇科千金片,连续用药 15 天,观察 2 组临床疗效及症状的改善情况。结果 2 组治疗后的临床症状评分均显著下降($P<0.05$),治疗组下降更为明显($P<0.05$);治疗组总有效率 89.66%,对照组总有效率 77.91%,2 组比较差异有统计学意义($P<0.05$),治疗组疗效优于对照组。结论口服妇科千金片联合克林霉素磷酸酯治疗慢性盆腔炎疗效确切。沈庆娟[164]为了探讨妇科千金片联合抗生素治疗慢性盆腔炎的临床疗效,将 60 例慢性盆腔炎患者随机分为观察组和对照组各 30 例,观察组患者给予妇科千金片联合抗生素治疗,对照组患者仅给予抗生素治疗。比较两组患者的临床疗效。结果显示,观察组总有效率为 100%,对照组总有效率为 83.33%,观察组疗效明显优于对照组,两组比较,差异有统计学意义($P<0.05$)。结论表明,妇科千金片联合抗生素治疗慢性盆腔炎疗效显著,且用药安全,价格低廉,适用于基层医院推广应用。李海荣[165]为了观察妇科千金片治疗慢性盆腔炎的临床疗效,将 86 例慢性盆腔炎患者随机分成 2 组,对照组采用 0.3% 盐酸左旋氧氟沙星注射液和 0.5% 甲硝唑静脉滴注。观察组在对照组的治疗基础上加用妇科千金片 3 次/天,6 片/次。14 天为 1 个疗程,治疗 2 个疗程。比较临床疗效、主要症状缓解时间和不良反应。结果显示,观察组总有效率明显优于对照组($P<0.05$),小腹疼痛缓解时间和子宫抬举痛缓解时间明显短于对照组($P<0.01$)。不良反应低。结论表明,妇科千金片治疗慢性盆腔炎疗效明显,值得推广。

谭理慧等[166]为了评价妇科千金片联合抗生素治疗慢性盆腔炎的疗效。采用对照组选用抗生素治疗,观察组在此基础上加用妇科千金片治疗的方案,同时对两组患者治疗前后血液流变学、血清 C - 反应蛋白检测及局部体征进行评价。结果显示,对照组、治疗组总有效率分别为 71.43%、92.86%;

治疗组疗效优于对照组（$P<0.05$）。两组均可使异常升高的血液流变学、血清C-反应蛋白指标降低，但治疗组明显优于对照组，两组间比较有显著性差异（$P<0.05$）。结论表明，运用妇科千金片联合抗生素治疗慢性盆腔炎疗效显著，能改善全身及盆腔的血液循环，改善组织营养，提高机体的新陈代谢，有利于盆腔炎性分泌物的消散和吸收，从而达到治疗的目的。李静等[167]为了观察妇科千金片对急性盆腔炎患者血清炎症介质（TNF-α、IL-2、IL-6、IL-8）表达的影响，探讨其抗炎性反应的作用机制，将72例急性盆腔炎患者随机分为两组，各36例。两组均采用常规方法治疗，观察组加用妇科千金片治疗，疗程均为14天。观察两组临床疗效及治疗前后血清炎症介质表达的变化。结果观察组治疗总有效率为83.33%，明显高于对照组的69.44%（$P<0.05$）；两组患者治疗前血清肿瘤坏死因子-α（TNF-α）、白细胞介素（IL）-2，IL-6，IL-8等炎症介质表达水平比较无明显差异，治疗后炎症介质表达水平均明显下降，且观察组下降更显著（$P<0.05$）。结论妇科千金片治疗急性盆腔炎疗效显著，可明显减轻炎症介质介导的炎性反应，值得临床推广。王峥艳[168]为了观察妇科千金片辅助治疗急性盆腔炎的临床疗效及对超敏C反应蛋白（hs-CRP）水平的影响，将76例急性盆腔炎患者随机分为治疗组与对照组，各38例。对照组患者常规予以广谱抗生素或依据阴道分泌物细菌培养选择敏感抗生素治疗；治疗组在对照组基础上加服妇科千金片，14天为1个疗程。观察两组患者治疗前后hs-CRP水平及临床疗效。结果治疗组总有效率为97.37%，明显高于对照组的81.58%（$P<0.05$）；治疗后治疗组hs-CRP水平明显低于对照组（$P<0.05$）。结论妇科千金片辅助治疗急性盆腔炎，与抗生素联用具有协同作用，可明显降低患者hs-CRP水平，提高疗效，值得临床应用。王霞等[169]为了探讨妇科千金胶囊联合左氧氟沙星片治疗慢性盆腔炎临床疗效，选择收治的104例慢性盆腔炎患者为研究对象，随机分为对照组和治疗组各52例，对照组：口服左氧氟沙星片500mg/次，1次/天；治疗组：左氧氟沙星+妇科千金胶囊2粒/次，3次/天，14天/疗程，均连续治疗两个疗程；ELISA法检测IL-2、IL-10，免疫比浊法检测CRP；对比分析两组疗效。结果：治疗组总有效率92.31%显著高于对照组71.15%（$P<0.05$）；治疗组小腹坠痛、腰骶酸痛、白带异常改善率分别为94.23%、90.38%、96.15%均显著高于对照组80.77%、73.08%、78.85%（$P<0.05$）；治疗后两组IL-2、IL-10水平均显著升高，CRP水平显著降低（$P<0.05$），治疗组IL-2、IL-10水平明显高于对照组，CRP水平明显低于对照组（$P<0.05$）；治疗组不良反应总发生率3.85%与对照组15.38%比较有统计学差异（$P<0.05$），随访6个月治疗组复发率9.62%明显低于对照组25.00%（$P<0.05$）。结论：治疗慢性盆腔炎采用妇科千金胶囊联合左氧氟沙星片临床疗效显著，患者临床症状明显改善；可调节炎性因子水平，增加抗炎效果，降低不良反应发生率及复发率。

联合其他疗法

钱双凤等[170]为了观察妇科千金片联合物理疗法治疗慢性盆腔炎的临床效果，将160例慢性盆腔炎患者随机分为对照组和治疗组。对照组80例采用妇科千金片治疗；治疗组80例在此基础上加用物理疗法。结果显示，治疗2个疗程后，两组总有效率、临床症状评分比较差异均有统计学意义（$P<0.05$）。结论表明，妇科千金片联合物理疗法治疗慢性盆腔炎临床效果显著。李瑞华等[171]为了观察妇科千金胶囊配合微波对慢性盆腔炎症状、体征的改善变化。采用方法：口服妇科千金胶囊3粒，3次/天，连续14天；微波局部治疗，隔日1次，每次30~40分钟，连续7次。14天后判断治疗前后体征、症状改变情况。结果：68例患者临床痊愈率14.70%，显效率50.00%，有效率32.35%，总有效率97.06%。结论：妇科千金胶囊配合微波治疗慢性盆腔炎临床疗效肯

定。雷桂兰等[172]为了观察妇科千金片联合少腹逐瘀颗粒治疗急性盆腔炎的临床疗效，选取急性盆腔炎患者140例，随机分为两组。对照组68例使用妇科千金片治疗，观察组72例在对照组治疗的基础上使用少腹逐瘀颗粒治疗。对两组患者临床疗效进行评价，统计两组患者症状、体征恢复正常时间。结果显示，观察组患者治愈率和有效率均明显高于对照组，两组比较差异有统计学意义（$P<0.05$）；观察组患者下腹疼痛缓解时间、宫颈举痛缓解时间、体温正常时间以及包块消除时间明显短于对照组，两组比较差异有统计学意义（$P<0.05$）。结论表明，采用妇科千金片联合少腹逐瘀颗粒治疗急性盆腔炎可以提高治疗效果，缩短治疗时间，疗效显著。王兰翠[173]为了观察妇科千金胶囊联合野菊花栓治疗慢性盆腔炎的临床疗效，将80例患者随机均分为两组，治疗组40例口服妇科千金胶囊3粒/次、3次/天，同时每晚睡前温水坐浴10分钟后将1枚野菊花栓剂纳入肛门内7~10cm处；对照组40例，仅口服妇科千金胶囊3粒/次、3次/天。均以4周为1个疗程。结果治疗组总有效率为90.00%，对照组总有效率为70.00%，两组比较差异有显著性（$P<0.05$）。结论妇科千金胶囊联合野菊花栓治疗慢性盆腔炎，可协同作用、增强疗效，无任何毒副作用，疗效满意，值得推广应用。

主要抗菌机制

文献资料报道表明，妇科千金片/胶囊具有抗菌作用，但是对其抗菌机制的研究报道较少。

管仲莹等[174]为了探讨妇科千金片抑菌作用机制，通过体外对大肠埃希菌、金黄色葡萄球菌、白色念珠菌和铜绿假单胞菌抑菌试验及体内对金黄色葡萄球菌感染小鼠的保护作用试验，观察妇科千金片抑菌作用。结果显示，体外抑菌试验表明，妇科千金片对大肠埃希菌（最小抑菌浓度为37.50mg/mL）、金黄色葡萄球菌（最小抑菌浓度为75.00mg/mL）、白色念珠菌（最小抑菌浓度18.75mg/mL）和铜绿假单胞菌（最小抑菌浓度37.50mg/mL）有抑制作用，体内抑菌实验表明，妇科千金片（1.65g/kg）有降低金黄色葡萄球菌感染小鼠死亡率的作用，表明本品有抑菌作用。结论表明，妇科千金片具有抑菌的作用，并为妇科千金片临床应用提供了药效学依据。贾丽娜等[175]为了研究妇科千金软胶囊的主要药效作用，采用化学性烧伤致炎，细菌性致炎以及非特异性炎症等药理模型。结果显示，妇科千金软胶囊能明显降低模型大鼠全血黏度，减少大鼠左右子宫重量差异，改善模型大鼠子宫的病理组织损害，对大鼠棉球肉芽组织增生及二甲苯诱导的小鼠耳肿胀均有抑制作用。结论表明，妇科千金软胶囊具有消炎、抗菌及改善血液流变学指标的作用。张祖荡等[176-178]对妇科千金片的药效学进行了研究，结果表明，妇科千金片对大肠杆菌、金黄色葡萄球菌、乙型溶血性链球菌和白色念珠菌体外最小抑菌浓度分别为12.5、6.25、25.0和12.5g生药/100mL，对临床分离的上述4种细菌最小抑菌浓度分别为50.0~25.0、12.5~3.13、25.0~6.25和12.5~3.13g生药/kg。高剂量组小鼠感染大肠杆菌保护率为60%。妇科千金片能明显抑制巴豆油所致小鼠耳肿胀和角叉菜所致大鼠足肿胀；减少醋酸所致小鼠扭体次数，提高热板法致痛小鼠的痛阈。还能对抗环磷酰胺所致小鼠免疫功能下降的作用，对失血性血虚小鼠具有明显的补血作用。

安全性情况

在临床报道中，妇科千金片/胶囊未出现严重的副作用，而动物实验表明，妇科千金片/胶囊作为纯中药复方制剂，在推荐使用的剂量范围内是安全的。

任守凤[179]为了观察妇科千金胶囊的临床疗效、主治范围及不良反应，选用妇科千金胶囊治疗慢性盆腔炎，观察其疗效和副作用。结果显示，在所治疗的50例盆腔炎患者中，妇科千金胶囊的总有效率为86%。血、尿、便及心、肝、肾功能等安全性检测未见不良反应。结论表明，妇科千金胶囊服用安全，疗效优，用量少，服药更方便。

张祖荡等[180]为观察连续给予妇科千金片后由于积蓄而对机体产生的毒性反应及其严重程度，用大鼠对妇科千金片进行了长期毒性试验研究，研究结果表明：大鼠灌胃（ig）给药妇科千金片16g和32g生药/kg（分别相当50kg成人每日用量的40和80倍），连续8周，大鼠所有指标检查均未见异常或病变，给药期大鼠心、肝、脾、肾等组织经病理切片检查，给药组与对照组比较无差异。提示本品在临床推荐用药剂量下是安全的。

左之文等[181]采用妇科千金胶囊小鼠ig给药最大耐受量为384g生药/kg，相当于50kg成人临床每日用量的960倍，未见明显的急性毒性反应。经大鼠ig给药（40g生药/kg）连续13周，大鼠的行为活动、食欲、二便、体重、血液和生化学指标及主要脏器系数和病理组织学检查均未见异常。

赵新广等[182]为了探讨妇科千金胶囊对大耳白孕兔生殖功能及胚胎发育毒性，对其生殖安全性进行研究。采用妇科千金胶囊不同剂量对大耳白孕兔体内染毒灌胃给药，观察孕兔增重、交配率、受孕率等，并观察吸收胎、畸胎等异常状况。结果显示，不同剂量对孕兔生殖功能影响，且对胎仔活胎率、吸收胎率和畸胎率影响，与溶剂对照比较，均未见明显差异。结论表明，妇科千金胶囊在该研究所确定的条件下，初步认为在6.0g/kg给药剂量范围内其对健康育龄大耳白孕兔生殖功能及其胚胎发育无明显毒性。

刘丹卓等[183]为了探讨妇科千金胶囊对SD孕鼠胎仔生长发育的影响，对其生殖安全性进行研究。采用健康育龄SD雌鼠为模型系统，研究妇科千金胶囊对啮齿动物胎仔出生后生长发育的毒性，设0.48g/kg、1.92g/kg、7.68g/kg不同剂量组，并设溶剂对照组，对SD孕鼠体内染毒，观察其对健康育龄SD孕鼠F1代仔鼠生长发育状况等。结果显示，其对F1代仔鼠哺乳期体重、生长发育标志、反射发育标志的成熟、断乳后体重、断乳后自发活动未见明显影响，且对F1代仔鼠的生殖器官发育及生殖功能等指标也未见明显影响。结论显示，妇科千金胶囊在7.68g/kg给药剂量范围内对健康育龄SD孕鼠F1代生长发育无明显毒性。

赵新广等[184]为了探讨妇科千金胶囊对SD孕鼠生殖功能及受胎能力的影响，对其临床前生殖安全性进行探索性研究。采用妇科千金胶囊不同剂量分别对健康育龄SD孕鼠进行体内染毒，观察其受孕前后体重、摄食量、动情周期等相关指标变化，并观察其交配时间、吸收胎、活胎、死胎、生殖器官重量等情况。结果显示，妇科千金胶囊不同剂量对亲本鼠交配率、交配时间及动情周期等，均未见明显影响（$P>0.05$）。各剂量对亲本鼠受孕率、活胎率及生殖器官重量等情况，也未见有明显影响（$P>0.05$）。亲本鼠生殖器官病理检查也未发现与药物有关的组织病理学变化。结论表明，在该实验研究所确定的条件下，妇科千金胶囊在7.68g.kg-1剂量范围内对健康育龄SD雌鼠生殖功能及受胎能力无明显生殖毒性。

循证评价研究

妇科千金片治疗慢性盆腔炎的Meta分析

【目的】采用系统分析的方法对妇科千金片治疗慢性盆腔炎的研究资料进行分析。

【方法】检索中国知网数据库、万方数据库、重庆维普全文数据库、中国生物医学文献光盘数据库；检索词：妇科千金片、慢性盆腔炎；检索范围：1990年1月—2014年2月。采用Rev Man 5.1.6

软件进行 Meta 分析。

【结果】检索到相关文献 319 篇，按照文献的纳排标准，筛选得到 36 篇，进一步阅读全文，最终获得 11 篇文献。总共纳入 1396 例患者，妇科千金片组 702 例，对照组 694 例。有效性的 Meta 分析：11 篇文献[1-11]均有临床疗效的报道，纳入研究文献的总体异质性检验 $P=0.09$，$I^2=38\%$，采用固定效应模型，Meta 分析结果显示，$RR=1.20$，95% CI（1.15，1.26）。妇科千金片组治疗慢性盆腔炎临床总有效率优于对照组，其差异有统计学意义（总体效应检验 $Z=7.66$，$P<0.05$）。不良反应的 Meta 分析：5 篇文献[1-5]有不良反应的报道，纳入研究文献的总体异质性检验 $P=0.53$，$I^2=0\%$，采用固定效应模型，Meta 分析结果显示，$RR=0.49$，95% CI（0.28，0.84）。妇科千金片组在治疗慢性盆腔炎治疗中的不良反应优于对照组，其差异有统计学意义（总体效应检验 $Z=2.59$，$P<0.05$）。

【结论】妇科千金片是由金樱根、千斤拔、鸡血藤、穿心莲、党参、当归等组成的纯中药制剂，具有清热解毒利湿、活血化瘀、温经通络等功效。临床研究表明妇科千金片能改善盆腔血管网的循环，使炎症部分组织和黏膜逐渐软化，促进炎性分泌物吸收，具有良好的抗炎镇痛、减轻抗生素类对身体的副作用的效果。本系统分析显示妇科千金片组的临床总有效率与对照组比较，差异有显著性意义（$P<0.05$）；妇科千金片组的不良反应与对照组比较，差异有显著性意义（$P<0.05$）。表明妇科千金片在治疗慢性盆腔炎方面具有良好临床疗效及安全性。本研究存在一定的局限性，由于检索仅限于中文数据库，纳入的均为中文文献，影响本研究的可信度；纳入的文献质量普遍不高；研究的样本量较小，缺少大规模、多中心的随机对照，这些可能对结果造成一定的影响。所以需要进一步开展高质量的临床研究来验证这一结论，更好地为临床服务。[185]

妇科千金片（胶囊）联合抗生素治疗子宫内膜炎疗效的 Meta 分析

【目的】系统评价妇科千金片联合抗生素治疗子宫内膜炎的疗效。

【方法】采用计算机检索 CNKI，WANFANG，VIP，PubMed 数据库 2010 年以来公开发表的有关妇科千金片联合抗生素治疗子宫内膜炎疗效的随机对照试验，按照纳入和排除标准筛选，对文献进行质量评价，采用 Rev Man 5.3 软件对纳入的实验结果进行统计学分析。

【结果】共纳入 16 篇文献，2299 例患者。Meta 分析结果显示：妇科千金片联合抗生素治疗子宫内膜炎后，子宫内膜厚度高于抗生素组［$MD=1.20$，95% CI（1.10，1.29），$P<0.00001$］，减少了阴道不规则流血［$OR=0.21$，95% CI（0.14，0.30），$P<0.00001$］和炎症反应［$OR=0.19$，95% CI（0.10，0.37）］，增加了经期恢复正常的发生率［$OR=1.46$，95% CI（1.21，1.77），$P=0.0001$］和总有效率［$OR=1.19$，95% CI（1.15，1.24），$P<0.00001$］。

【结论】妇科千金联合抗生素治疗子宫内膜炎相比于常规用药疗效更好，值得临床推荐使用[186]。

14. 小结

盆腔炎性疾病（pelvic inflammatory disease，PID）是指女性上生殖道感染引起的一组疾病，主要包括由女性上生殖道炎症引起的子宫内膜炎、输卵管炎、输卵管卵巢脓肿等。盆腔炎性疾病若未能得到及时正确的诊断或治疗，继续发展可引起弥漫性腹膜炎、败血症、感染性休克，严重者可危及生命；或者治疗不彻底，可能会发生盆腔炎性疾病后遗症（sequelae of PID），既往称慢性盆腔炎，也可导致不孕、输卵管妊娠、慢性盆腔痛，炎症反复发作，从而严重影响妇女的生殖健康，并且增加家庭与社会的经济负担。盆腔炎性疾病及其后遗症是妇科常见病、多发病，具有病程长、病情缠绵、复发率高等特点，最常见的发病年龄为 20~35 岁妇女，估计约占女性性成熟人口的

$1\% \sim 2\%$。

目前普遍认为引起该病的病原体分为外源性和内源性两种，既可单独存在，但多为混合感染，外源性病原体主要为性传播疾病的病原体，以淋病奈瑟菌、沙眼衣原体为主，还包括人型支原体、生殖支原体以及解脲支原体等，内源性病原体包括需氧菌（葡萄球菌、链球菌、大肠杆菌等）和厌氧菌（消化链球菌、脆弱类杆菌等）。同一地区的不同时期与不同地区同一时期的盆腔炎性疾病的致病菌谱往往存在差异。

现代医学针对盆腔炎性疾病的治疗原则是以抗菌药物治疗为主，包括静脉药物治疗与非静脉药物治疗，必要时行手术治疗，临床上存在的问题包括治疗手段单一、不良反应发生率高、疾病复发率高、远期后遗症发生率偏高、抗生素滥用现象普遍及其所造成的抗生素耐药、超级细菌感染等严峻后果，特别是抗生素治疗常达不到远期疗效且易产生耐药或毒副作用。中医药对盆腔炎性疾病及其后遗症的治疗显示出独特的优势，主要体现在临床症状明显改善，复发率、后遗症发生率及不良反应发生率显著降低，提高药效，减少副作用，安全性较好等方面，尤其中医可以通过多种途径综合治疗，缩短治疗时间和疗程，且安全无毒副作用。此外，民族医药如藏医药、蒙医药、壮药、维医药等对盆腔炎的治疗也显示出了独特的效果。

中医古籍虽无"盆腔炎性疾病""盆腔炎性疾病后遗症"病名的记载，根据其临床表现如发热、腹痛、带下多、月经失调、痛经、不孕等，散见于"带下病""产后发热""癥瘕""妇人腹痛""痛经""月经不调""不孕症"等病的论述中。中医治疗盆腔炎性疾病及其后遗症疗效确切，毒副作用小，主要包括内治法（辨证论治、古方今用、自拟方、中成药等）、外治法（中药保留灌肠、中药外敷、中药熏蒸、中药离子导入、阴道用药等）、针灸、中医综合疗法以及中西医结合等方法，在临床上取得良好效果。此外，大量的中医药名医名家对该病进行了多年的探索，积累了丰富的治疗经验，取得了卓著的临床疗效；众多的中成药成为临床常用的治疗药物。同时，中医药对该病的诊治越来越规范，中华中医药学会2012年发布的《中医妇科常见病诊疗指南》，明确地规范了盆腔炎性疾病及其后遗症的诊疗规范，有效地提高了中医药的临床治疗效果。

参考文献

［1］谢幸，苟文丽．妇产科学［M］．第8版．北京：人民卫生出版社，2013：258.

［2］雷英，王辰，薛凤霞．盆腔炎性疾病的病原学［J］．实用妇产科杂志，2013，29（10）：723—726.

［3］刘晓娟，范爱萍，薛凤霞．《2015年美国疾病控制和预防中心关于盆腔炎性疾病的诊治规范》解读［J］．国际妇产科学杂志，2015，42（06）：674—675.

［4］廖秦平．重视盆腔炎性疾病的诊断及规范化治疗［J］．中国实用妇科与产科杂志，2008（04）：249—250.

［5］陈海妙，叶明，张鸿，等．慢性盆腔炎患者支原体、衣原体感染状况分析［J］．中国微生态学杂志，2014，26（11）：1335—1337.

［6］汪能平．细菌耐药性与抗菌药物的合理应用［J］．医学与哲学（临床决策论坛版），2009，30（03）：5—7.

［7］张宏，马守江．细菌耐药性及防控策略［J］．实用医药杂志，2011，28（05）：467—469.

［8］张宏，马守江，刘振波，等．抗菌药物滥用与细菌耐药防控研究［J］．临床合理用药杂志，

2011, 4 (10): 153—155.

[9] 王玮, 刘晨. 阿奇霉素序贯疗法治疗急性盆腔炎性疾病的临床观察 [J]. 西北药学杂志, 2016, 31 (6): 619—622.

[10] P. J. Current concepts in managing pelvic inflammatorydisease [J]. Curr Opin Infect Dis, 2010, 23 (1): 83—87.

[11] 曹文苓, 黎小东, 毕超, 等. 278株淋球菌对阿奇霉素耐药性结果分析 [J]. 国际检验医学杂志, 2013, 34 (15): 2027—2028.

[12] 王昕, 宋新丽, 李铮, 等. 泌尿生殖道感染者支原体耐药性分析 [J]. 中华微生物学和免疫学杂志, 2002, 22 (4): 113.

[13] 邵剑春, 胡大春. 解脲支原体耐药机制研究进展 [J]. 皮肤病与性病, 2008 (01): 24—27.

[14] 王春艳, 杜江, 吴森林, 等. gyrA和parC基因突变与解脲支原体喹诺酮类药物耐药相关性研究 [J]. 医学研究杂志, 2012, 41 (10): 63—66.

[15] OGGIONI M R, G. DOWSON C, SMITH J M, et al. The Tetracycline Resistance Genetet (M) Exhibits Mosaic Structure [J]. PLASMID, 1996, 35: 156—163.

[16] 张冉, 吴移谋, 向斌, 等. 喹诺酮类药物诱导人型支原体耐药机理研究 [J]. 中华检验医学杂志, 2000 (5): 16—18.

[17] 马经野, 刘全英. 泌尿生殖道支原体感染及耐药性研究 [J]. 中国实验诊断学, 2007, 11 (5): 644—646.

[18] 吕亚萍, 冯文莉. 沙眼衣原体耐药机制 [J]. 中国药物与临床, 2014, 14 (07): 927—929.

[19] 陈文韬, 郑碧英, 薛耀华, 等. 沙眼衣原体对阿奇霉素耐药的研究进展 [J]. 国际检验医学杂志, 2016, 37 (18): 2592—2594.

[20] 马堃, 罗颂平, 李敏, 等. 中医药防治盆腔炎性疾病优势与证据研究进展 [J]. 中国中药杂志, 2017, 42 (8): 1449—1454.

[21] 金哲. 盆腔炎性疾病的中医药治疗 [J]. 实用妇产科杂志, 2013, 29 (10): 733—735.

[22] 张玉珍. 中医妇科学 [M]. 2. 北京: 中国中医药出版社, 2007: 317.

[23] 中华中医药学会. 中医妇科常见病诊疗指南 [M]. 北京: 中国中医药出版社, 2012: 114.

[24] 周英, 李凤葵. 慢性盆腔炎的中医辨证论治规律研究 [J]. 云南中医学院学报, 2011, 34 (2): 48—53.

[25] 胡荣静, 周双双, 魏绍斌. 中成药治疗盆腔炎性疾病的辨证应用 [J]. 中国计划生育和妇产科, 2015, 7 (3): 1—2.

[26] 周力. 治疗慢性盆腔炎的中成药研究概况 [J]. 首都医药, 2010, 17 (6): 20—21.

[27] 沈慧敏, 杨越波, 方莉, 等. 金刚藤胶囊治疗慢性盆腔炎临床疗效观察 [J]. 中药材, 2007 (10): 1340—1343.

[28] 王敏杰, 王丽莉, 张铁军. 治疗慢性盆腔炎中药的研究进展 [J]. 药物评价研究, 2010, 33 (6): 461—466.

[29] 黄显章, 邹鹏程, 高秋芳, 等. 金刚藤有效部位群治疗慢性盆腔炎的抗炎镇痛作用 [J]. 中国实验方剂学杂志, 2010, 16 (17): 114—117.

[30] 吴大章, 苏泰安, 代华均, 等. 金刚藤多糖对大鼠慢性盆腔炎的治疗作用及对血清免疫球蛋

白的影响[J]. 中药药理与临床, 2015, 31 (4): 127—129.

[31] 关开, 王晓男. 当归芍药散治疗慢性盆腔炎的临床疗效观察[J]. 中医药信息, 2017, 34 (2): 93—95.

[32] 张红, 李云波, 金哲. 当归芍药散治疗慢性盆腔炎30例临床观察[J]. 浙江临床医学, 2009, 11 (3): 278—279.

[33] 方芳. 桂枝茯苓汤治疗慢性盆腔炎患者疗效分析[J]. 辽宁中医杂志, 2014, 41 (5): 936—937.

[34] 路合秀, 李慧英, 赵卫林. 少腹逐瘀汤治疗慢性盆腔炎55例临床观察[J]. 浙江中医药大学学报, 2009, 33 (4): 541—542.

[35] 易蕾, 黄梅, 农夏欣, 等. 四逆散加味治疗慢性盆腔炎75例[J]. 江西中医药, 2009, 40 (9): 40—42.

[36] 唐卓, 刘宇新. 自拟消炎止痛汤治疗慢性盆腔炎160例[J]. 中医临床研究, 2015, 7 (6): 65—66.

[37] 冯晓玲, 王炜, 谷玥儒. 中西医结合治疗盆腔炎性疾病的研究进展[J]. 内蒙古中医药, 2014, 33 (34): 102.

[38] 徐祥梅, 何晓燕. 中西医结合治疗盆腔炎性疾病临床疗效观察及安全性评价[J]. 中华中医药学刊, 2015, 33 (4): 1017—1019.

[39] 范明慧, 张峰莉, 任野. 中西医结合治疗慢性盆腔炎临床疗效的Meta分析[J]. 华中科技大学学报(医学版), 2010, 39 (1): 127—129.

[40] 王宜民, 王秀民, 解俊霞. 近5年中西医结合治疗慢性盆腔炎临床研究进展[J]. 河北中医, 2013, 35 (10): 1580—1582.

[41] 范琳琳, 余文华, 刘晓倩, 等. 针灸治疗慢性盆腔炎疗效的Meta分析[J]. 针刺研究, 2014, 39 (2): 156—163.

[42] 侯雪民, 周花玲, 肖勇. 针刺调节慢性盆腔炎患者IL-2、CRP、TNF-α的临床研究[J]. 现代诊断与治疗, 2013, 24 (6): 1278—1279.

[43] 廖穆熙, 石尧, 孟珍珍. 针刺对女性低度炎症型慢性盆腔炎临床疗效的观察[J]. 针灸临床杂志, 2014, 30 (11): 19—21.

[44] 陆菁, 沈群. 针刺为主治疗慢性盆腔炎临床观察[J]. 上海针灸杂志, 2013, 32 (8): 644 645.

[45] 丁雪梅, 肖然, 于天狐, 等. 中医穴位温灸法结合西药治疗慢性盆腔炎112例[J]. 世界中医药, 2012, 7 (6): 527—528.

[46] 刘英杰, 李军, 陈艳. 阴道用温灸器治疗慢性盆腔炎、尿道炎30例临床观察[J]. 中国中医基础医学杂志, 2006 (4): 297—298.

[47] 张毅, 陈鹏. 黄芪注射液穴位注射对慢性盆腔炎患者血液流变学和血浆炎症因子的影响[J]. 福建中医药, 2011, 42 (4): 13—14.

[48] 姜守信. 穴位注射治疗女性慢性盆腔炎86例[J]. 针灸临床杂志, 2010, 26 (5): 20—21.

[49] 胡文慧, 胡小荣. 丹红注射液穴位注射合中药灌肠治疗慢性盆腔炎疗效观察[J]. 广西中医药, 2014, 37 (5): 38—39.

[50] 郝兴萍. 按摩治疗慢性盆腔炎的体会 [J]. 山西医药杂志, 2005 (10): 887.

[51] 郑萍萍. 推拿疗法治疗慢性盆腔炎 [J]. 中国民间疗法, 2015, 23 (2): 37—38.

[52] 刘宏俊, 李晋霞, 郭志芳. 温针灸治疗慢性盆腔炎30例 [J]. 中医外治杂志, 2013, 22 (6): 46.

[53] 董联玲, 刘冬岩. 温针灸治疗盆腔炎性包块46例 [J]. 中国针灸, 2005 (2): 60.

[54] 贺普仁. 火针的机理及临床应用 [J]. 中国中医药现代远程教育, 2004, 2 (10): 20—24.

[55] 李和, 李景芬. 火针辨证治疗慢性盆腔炎疗效观察 [J]. 中国针灸, 2002 (5): 7—8.

[56] 王秋朝, 陈煜民, 贾美君, 等. 穴位埋线治疗不同证型慢性盆腔炎疗效观察 [J]. 中国针灸, 2012, 32 (12): 1081—1083.

[57] 袁玉欣. 耳穴贴压配合中药离子导入治疗慢性盆腔炎76例 [J]. 上海针灸杂志, 2005 (10): 35.

[58] 汪小春, 胡小荣, 封俊光. 腧穴热敏化艾灸治疗慢性盆腔炎30例 [J]. 河南中医, 2008 (10): 70—71.

[59] 李锦娟, 谭香琼. 浮针缓解慢性盆腔炎疼痛的临床观察 [J]. 现代医院, 2008 (3): 60—61.

[60] 麻春丽. 针刺加灸法治疗慢性盆腔炎43例 [J]. 陕西中医, 2008 (7): 879.

[61] 徐辉. 穴位注射配合超短波治疗慢性盆腔炎 [J]. 针灸临床杂志, 2007 (3): 28.

[62] 王雁君. 推拿治疗慢性盆腔炎30例临床报道 [J]. 江苏中医, 1997 (3): 35.

[63] 邵超. 慢性盆腔炎中医药内病外治的研究进展 [D]. 北京中医药大学, 2009.

[64] 王秀宝, 张季青, 陈月玲, 等. 盆炎灌肠方对盆腔炎性疾病的临床疗效及作用机理探讨 [J]. 世界中医药, 2014, 9 (2): 188—192.

[65] 赵丽霞, 马淑田, 张翠琴, 等. 盆腔炎汤灌肠治疗盆腔炎性疾病疗效观察 [J]. 河北中医, 2012, 34 (6): 835—836.

[66] 金燕娜. 中药保留灌肠治疗慢性盆腔炎40例 [J]. 浙江中西医结合杂志, 2009, 19 (8): 497—498.

[67] 郁正菊. 中西药点滴灌肠治疗慢性盆腔炎126例 [J]. 江西中医药, 2008 (11): 54.

[68] 胡京华. 温通散外敷治疗慢性盆腔炎60例 [J]. 河北中医药学报, 2009, 24 (2): 25—26.

[69] 徐雪芬, 朱燕萍, 潘芬华, 等. 大黄芒硝外敷结合中药灌肠治疗盆腔炎性包块疗效观察 [J]. 浙江中医药大学学报, 2010, 34 (2): 247—248.

[70] 郭明霞, 姜晶, 张淑英, 等. 中药外敷治疗慢性盆腔炎90例 [J]. 中医外治杂志, 2011, 20 (3): 27.

[71] 马仁萍, 谷玉珍. 慢性盆腔炎采用中药熏蒸治疗临床分析 [J]. 中国实用医药, 2010, 5 (4): 157—158.

[72] 徐枫, 卢丹丹. 中药熏洗湿敷法治疗慢性盆腔炎64例临床观察 [J]. 中国中医药信息杂志, 2001 (1): 64.

[73] 蔡玉华, 艾莉, 王燕. 中药复方盆炎粉局部外治慢性盆腔炎80例 [J]. 中国中医药信息杂志, 1998 (3): 39—40.

[74] 李萍. 妇康丸外用治疗慢性盆腔炎65例疗效观察 [J]. 河南中医学院学报, 2007 (6): 59.

[75] 魏绍斌, 曾倩. 盆炎康栓治疗慢性盆腔炎临床观察 [J]. 四川中医, 2006 (4): 83—84.

[76] 袁学文, 杨小红, 罗玉川, 等. 消癥贴膏配合抗生素治疗慢性盆腔炎的疗效观察 [J]. 中药材, 2007, 30 (1): 123—124.

[77] 胡艳玲, 张洁, 曹晓娟, 等. 中药离子导入治疗慢性盆腔炎的效果观察 [J]. 实用妇科内分泌电子杂志, 2015, 2 (5): 67—68.

[78] 诸葛军, 程姬, 赵佳瑜. 中药离子导入合西药治疗盆腔炎后遗症26例 [J]. 浙江中医杂志, 2015, 50 (6): 446.

[79] 赵建丽. 中药经皮电离子透入疗法治疗慢性盆腔炎40例 [J]. 中医外治杂志, 2003 (3): 13.

[80] 孙凌云, 吴文慧, 王立强, 等. 红外光理疗缓解慢性盆腔炎疼痛的疗效观察 [J]. 河北中医, 2008, 30 (11): 1157—1158.

[81] 王倩, 熊家轩, 潘文宇. 穴位注射结合超激光穴位照射治疗慢性盆腔炎30例 [J]. 中医杂志, 2006 (7): 496.

[82] 霍超瑞, 莫利群. 弱激光血管内照射辅助治疗盆腔炎性包块 [J]. 现代保健·医学创新研究, 2008, 5 (17): 11—12.

[83] 张艳. 抗生素联合微波理疗治疗盆腔炎32例的临床疗效探讨 [J]. 中国卫生标准管理, 2016, 7 (3): 118—119.

[84] 朱义芳. 药物配合超短波治疗盆腔炎的临床效果探讨 [J]. 海峡药学, 2015, 27 (9): 156—157.

[85] 成先柄, 温树美, 曾莉, 等. 低频脉冲电穴位刺激并超短波治疗慢性盆腔炎的疗效观察 [J]. 中国康复医学杂志, 2005 (5): 380—381.

[86] 丁永芬, 程玲, 邱宇清, 等. 中医综合治疗慢性盆腔炎的研究概况 [J]. 中医临床研究, 2011, 3 (23): 9—10.

[87] 王清, 辛茜庭. 慢性盆腔炎的中医综合康复治疗 [J]. 中国康复理论与实践, 2002 (4): 60—61.

[88] 李婷, 廖英, 郭英, 等. 综合疗法治疗盆腔炎性疾病后遗症30例 [J]. 山东中医杂志, 2015, 34 (11): 837—838.

[89] 刘亚虹, 阮凤, 周晓娜, 等. 内服外用治疗盆腔炎性疾病后遗症30例临床研究 [J]. 云南中医中药杂志, 2014, 35 (4): 16—18.

[90] 李怡巍, 刘晓瑞, 黄彬洋, 等. 辨证分型联合中极、气海中药离子导入治疗反复性盆腔炎随机平行对照研究 [J]. 实用中医内科杂志, 2016, 30 (10): 17—19.

[91] 饶沁, 程元妹, 李青, 等. 中医综合治疗慢性盆腔炎50例临床观察 [J]. 中国民族民间医药, 2015, 24 (14): 94.

[92] 丁永芬, 程玲, 邱宇清, 等. "三法一体"中医辨证综合治疗慢性盆腔炎的临床体会 [J]. 辽宁中医药大学学报, 2009, 11 (8): 60—61.

[93] 丹增坚措. 藏药二十五味鬼臼丸在妇科的临床应用—附300例疗效观察 [J]. 甘肃中医, 1999 (1): 39—40.

[94] 桑吉措. 藏药二十五味鬼臼丸治疗妇科疾病的临床观察 [J]. 中国民族医药杂志, 1999

（2）：19.

[95] 丁祥书. 藏药二十五味鬼臼丸治疗妇科疾病的临床疗效观察 [J]. 中医临床研究, 2015, 7（18）：80—81.

[96] 朱业靖. 二十九味能消散治疗慢性盆腔炎37例临床观察 [J]. 亚太传统医药, 2013, 9（3）：155.

[97] 张世兰. 藏西医综合疗法治疗慢性盆腔炎40例临床分析 [J]. 青海医药杂志, 2012, 42（6）：79—80.

[98] 鲁毛草. 藏药鬼臼丸治疗慢性盆腔炎152例疗效观察 [J]. 中国社区医师（医学专业）, 2012, 14（1）：135—136.

[99] 尕藏措, 更藏加. 藏医"灼斗"疗法治疗盆腔积液的临床应用研究 [J]. 中国民族医药杂志, 2015, 21（2）：6—7.

[100] 李艳莹, 范立磊. 二十五味鬼臼丸联合后穹窿穿刺、微波治疗盆腔积液临床观察 [J]. 中国实验方剂学杂志, 2009, 15（8）：77.

[101] 拉毛友. 藏医灌肠治疗盆腔炎 [J]. 中国民族医药杂志, 2014, 20（6）：28.

[102] 吉毛才让. 藏医盐敷治疗盆腔积液的临床应用 [J]. 中国民族医药杂志, 2014, 20（6）：26.

[103] 拉毛友. 藏医药膏涂擦治疗盆腔炎性疾病的临床观察 [J]. 中国民族医药杂志, 2014, 20（11）：22.

[104] 娜仁高娃. 浅谈盆腔炎及其蒙药治疗 [J]. 中国民族医药杂志, 2000（S1）：3.

[105] 乌日罕. 蒙药扫吉德治疗慢性盆腔炎74例临床观察 [J]. 中国民族民间医药杂志, 2002（4）：207—208.

[106] 王秀华. 蒙药益肾十七味丸和西药结合治疗慢性盆腔炎的疗效观察 [J]. 内蒙古民族大学学报（自然科学版）, 2013, 28（1）：81—82.

[107] 布仁吉日嘎拉, 红星, 萨仁高娃. 蒙药"苏格木勒精果尔"为主治疗慢性盆腔炎48例 [J]. 中国民族民间医药杂志, 2002（2）：80—81.

[108] 萨仁高娃, 苏布达, 布仁吉日嘎拉. "苏格木勒—7"为主治疗慢性盆腔炎31例疗效观察 [J]. 中国民族民间医药杂志, 1996（4）：19—20.

[109] 红梅. 蒙成药治疗慢性盆腔炎疗效观察 [J]. 基层医学论坛, 2006（17）：808—810.

[110] 施志勤. 蒙药暖宫七味丸治疗慢性盆腔炎临床疗效观察 [J]. 中国民族医药杂志, 2015, 21（5）：14—15.

[111] 乌日娜. 蒙药治疗慢性盆腔炎疗效观察 [J]. 中国民族医药杂志, 2017, 23（3）：10—11.

[112] 包秀兰, 额尔登宝力嘎, 旭仁其木格. 蒙西药结合治疗慢性盆腔炎30例临床研究 [J]. 中国民族民间医药杂志, 2007（1）：29—30.

[113] 金兰, 阿拉塔, 查干. 蒙西药结合治疗盆腔炎的体会 [J]. 中国民族医药杂志, 1998（1）：34.

[114] 包龙堂. 蒙西医结合治疗慢性盆腔炎43例临床观察 [J]. 中国民族民间医药, 2016, 25（10）：8.

[115] 谢艳霞. 蒙医药治疗慢性盆腔炎 [J]. 中国民族医药杂志, 2014, 20（9）：24.

[116] 斯琴高娃, 赛音其木格, 乌日娜. 蒙医药治疗盆腔炎 50 例临床观察 [J]. 中国民族医药杂志, 1997 (S1): 22—23.

[117] 娜仁高娃, 达布希拉图. 蒙西医结合治疗慢性盆腔炎的临床体会 [J]. 中国民族医药杂志, 2006 (2): 21.

[118] 达布希拉图, 姚金兰, 苏雅拉花. 蒙药白龙菖莱灌肠治疗慢性盆腔炎慢性附件炎 [J]. 中国民族医药杂志, 2004 (4): 15—16.

[119] 乌兰图雅. 蒙药灌肠治疗慢性盆腔炎 156 例 [J]. 中国民族医药杂志, 2010, 16 (12): 45—54.

[120] 红霞. 蒙药加灸治疗慢性盆腔炎 12 例 [J]. 中国民族医药杂志, 1999 (1): 20.

[121] 黄汉儒. 中国壮医学 [M]. 南宁: 广西民族出版社, 2001.

[122] 梅巧, 杨美春, 方刚. 慢性盆腔炎的壮医药治疗概况 [J]. 中国民族医药杂志, 2015, 21 (12): 32—33.

[123] 李莉, 杨意兰, 余昭胜, 等. 壮药班氏抗炎 1 号保留灌肠治疗湿热瘀结型盆腔炎性疾病后遗症临床观察 [J]. 新中医, 2013, 45 (1): 100—102.

[124] 陆璇霖, 粟春生, 韦光业. 壮药定痛饮保留灌肠治疗慢性盆腔炎 75 例 [J]. 中医外治杂志, 2012, 21 (5): 20—21.

[125] 赵利华, 王玉彬, 黄鼎坚. 壮医药线疗法治疗妇科疾病的研究进展 [J]. 广西中医药, 2015, 38 (1): 7—9.

[126] 韦金香, 覃文波, 卓秋玉, 等. 壮医药线点灸疗法治疗慢性盆腔炎疗效观察 [J]. 广西中医药, 2013, 36 (3): 49—50.

[127] 莫东平. 壮医药线点灸配合中药内服治疗慢性盆腔炎 60 例观察 [J]. 实用中医药杂志, 2012, 28 (2): 100—101.

[128] 谢爱泽, 陈素一, 邹登峰, 等. 壮医药线点灸治疗慢性盆腔炎 47 例 [J]. 中国民间疗法, 2007 (10): 7—8.

[129] 许梅, 李竹苑, 廖桂华, 等. 壮药烫疗结合药线点灸治疗慢性盆腔炎 30 例 [J]. 中医外治杂志, 2013, 22 (2): 28—29.

[130] 钟美容, 李莉, 黎敏. 壮药三联疗法在盆腔炎性疾病后遗症患者的应用与疗效分析 [J]. 中医外治杂志, 2015, 24 (1): 3—5.

[131] 辛秀团, 韦红梅, 岑炎坤, 等. 壮药灌肠联合壮医药线点灸治疗慢性盆腔炎的临床观察 [J]. 医学信息, 2015, 58 (15): 263.

[132] 辛秀团. 壮医药线点灸配合逍遥舒坤汤治疗慢性盆腔炎疗效观察 [J]. 现代中西医结合杂志, 2017, 26 (11): 1187—1190.

[133] 韦金香. 壮医综合疗法治疗慢性盆腔炎 52 例 [J]. 山东中医杂志, 2004 (2): 74—75.

[134] 韦金香. 壮医综合疗法治疗慢性盆腔炎 [J]. 中国民族民间医药杂志, 2004 (2): 81—82.

[135] 王莉, 红梅. 壮药大火草治疗慢性盆腔炎的临床应用 [J]. 中国民族医药杂志, 2007 (12): 18.

[136] 李艳锦. 壮药竹筒拔罐联合刺血疗法治疗慢性盆腔炎临床观察 [J]. 实用中医药杂志,

2017, 33 (5): 568.

[137] 米克热古力·吾麦尔, 米尔古丽·司马义. 维吾尔医灌肠法治疗慢性盆腔炎58例疗效观察 [J]. 中国民族医药杂志, 2013, 19 (11): 22.

[138] 古丽娜尔·阿不都克由木, 买买提艾力阿吉·阿木提. 维药热也木外敷散联合曲比亲糖浆治疗盆腔炎临床观察 [J]. 中国民族医药杂志, 2014, 20 (10): 20—21.

[139] 热洋姑丽·艾依提, 胡尔西旦·艾尼, 阿仙姑·穆太力甫. 维药籽玛德热依木塌渍治疗68例慢性盆腔炎临床报告 [J]. 中国民族医药杂志, 2013, 19 (3): 16—17.

[140] 故丽结克热·阿布都克热木, 买买提艾力阿吉·阿木提. 以维医重点专病治疗方案治疗慢性盆腔炎213例的临床总结 [J]. 中国民族医药杂志, 2015, 21 (1): 8—9.

[141] 买合布热提·买提努尔, 努尔买买提·买买提明. 中医维药配合理疗诊治48例盆腔炎临床体会 [J]. 中国民族民间医药, 2010, 19 (16): 142.

[142] 王艳玲. 傣医治疗急性盆腔炎的护理体会 [J]. 中国民族医药杂志, 2011, 17 (11): 56.

[143] 任壮. 循证研究"锻造"特色苗药 [N]. 2016—01—01.

[144] 陈淑霞. 心理护理干预对慢性盆腔炎治疗效果的影响 [J]. 医学动物防制, 2010, 26 (07): 664—665.

[145] 赵园园. 盆底肌肉锻炼在慢性盆腔炎性疾病治疗中的应用 [J]. 山东医药, 2008, 48 (40): 105.

[146] 谢京红, 李亚俐. 蔡连香治疗慢性盆腔炎经验 [J]. 中国中医药信息杂志, 2006 (1): 87—88.

[147] 刘格, 冯晓玲, 田明健, 等. 韩百灵教授治疗慢性盆腔炎经验介绍 [J]. 新中医, 2007 (6): 10.

[148] 刘艳霞. 郭志强应用化瘀宁坤液治疗慢性盆腔炎经验 [J]. 中国医药学报, 2003 (11): 692—693.

[149] 王丽云, 尤昭玲. 尤昭玲教授治疗慢性盆腔炎经验 [J]. 湖南中医杂志, 2010, 26 (5): 45—46.

[150] 李瑾. 夏桂成教授治疗慢性盆腔炎的经验介绍 [J]. 新中医, 2011, 43 (4): 143—144.

[151] 冯桂玲, 李艳青. 褚玉霞治疗慢性盆腔炎经验介绍 [J]. 辽宁中医杂志, 2009, 36 (9): 1463—1464.

[152] 陈绍菲, 何甜甜, 魏玮, 等. 魏绍斌教授治疗湿热瘀结型盆腔炎经验介绍 [J]. 云南中医中药杂志, 2011, 32 (12): 3—5.

[153] 刘丽敏. 杨宗孟教授从络论治慢性盆腔炎经验介绍 [J]. 新中医, 2010, 42 (10): 136—137.

[154] 辛茜庭. 许润三教授辨病辨证相结合治疗慢性盆腔炎的经验 [J]. 中国临床医生, 2006 (1): 55—56.

[155] 邢天伶, 林晓华. 金哲教授治疗盆腔炎性疾病后遗症经验 [J]. 中国民族民间医药, 2014, 23 (11): 162—163.

[156] 国家药典委员会. 中华人民共和国药典 [M]. 北京: 中国医药科技出版社, 2015.

[157] 刘芳, 李莹. 妇科千金片治疗慢性盆腔炎效果分析 [J]. 医药论坛杂志, 2013, 34

(11)：144—145.

[158] 张颖．妇科千金片治疗慢性盆腔炎疗效观察［J］．中国实用医药，2012，7（28）：140—141.

[159] 刘佩琦．妇科千金胶囊治疗慢性盆腔炎44例临床观察［J］．中国民族民间医药，2014，23（22）：52.

[160] 朱丽萍．妇科千金胶囊治疗慢性盆腔炎72例小结［J］．中医药导报，2005（5）：35—36.

[161] 俞凤英，周柳娟．妇科千金片联合抗生素治疗急性盆腔炎临床观察［J］．中国中医急症，2013，22（6）：992—993.

[162] 王英．妇科千金胶囊联合抗生素治疗急性盆腔炎62例［J］．中国中医急症，2011，20（6）：971—972.

[163] 邵秀兰，王巧岭，张彩红，等．妇科千金片联合克林霉素磷酸酯治疗慢性盆腔炎87例临床观察［J］．河北中医，2012，34（11）：1658—1660.

[164] 沈庆娟．妇科千金片联合抗生素治疗慢性盆腔炎的疗效观察［J］．中国医药指南，2012，10（6）：23—25.

[165] 李海荣．妇科千金片治疗慢性盆腔炎45例［J］．中国中医药现代远程教育，2013，11（21）：29—30.

[166] 谭理慧，昌燕华，王喜华，等．妇科千金片联合抗生素治疗慢性盆腔炎的临床疗效观察［J］．现代生物医学进展，2012，12（5）：951—953.

[167] 李静，曾琴，黄光荣．妇科千金片对急性盆腔炎患者血清炎症介质表达的影响［J］．中国药业，2014，23（24）：33—35.

[168] 王峥艳．妇科千金片辅助治疗急性盆腔炎38例［J］．中国药业，2014，23（16）：116.

[169] 王霞，刘炜，腾威，等．妇科千金胶囊联合左氧氟沙星片治疗慢性盆腔炎疗效观察［J］．陕西中医，2016，37（7）：790—791.

[170] 钱双凤，梅丽娜，段志芳．妇科千金片联合物理疗法治疗慢性盆腔炎80例临床观察［J］．中国性科学，2014，23（3）：58—59.

[171] 李瑞华，徐娜．妇科千金胶囊配合微波治疗慢性盆腔炎68例［J］．实用中西医结合临床，2010，10（2）：40—41.

[172] 雷桂兰，汪有新．妇科千金片联合少腹逐瘀颗粒治疗急性盆腔炎临床研究［J］．河南中医，2015，35（11）：2811—2813.

[173] 工兰翠．妇科千金胶囊联合野菊花栓治疗慢性盆腔炎40例［J］．中国药业，2011，20（6）：78—79.

[174] 管仲莹，向绍杰，孟莉，等．妇科千金片抑菌作用的实验研究［J］．实用中医内科杂志，2010，24（6）：29—30.

[175] 贾丽娜，赵世萍，闫静，等．妇科千金软胶囊治疗盆腔炎药效学研究［J］．中药新药与临床药理，2006（1）：18—20.

[176] 张祖荡，潘善庆．妇科千金片的药效学研究（一）［J］．湖南中医杂志，1998（2）：59—60.

[177] 张祖荡，潘善庆．妇科千金片的药效学研究（二）［J］．湖南中医杂志，1998（3）：81.

[178] 张祖荡，潘善庆．妇科千金片的药效学研究（三）［J］．湖南中医杂志，1998（4）：57—58.

[179] 任守凤．妇科千金胶囊治疗盆腔炎50例疗效分析［J］．中国实用医药，2012，7（35）：

167—168.

[180] 张祖荡, 潘善庆. 妇科千金片长期毒性试验研究 [J]. 湖南中医杂志, 1998 (1): 48—49.

[181] 左之文, 陈智渊, 田洪. 妇科千金胶囊毒理试验研究 [J]. 医学研究通讯, 2001 (10): 40—42.

[182] 赵新广, 刘丹卓, 尤昭玲, 等. 妇科千金胶囊对大耳白孕兔生殖功能及其胚胎发育的影响 [J]. 中医药临床杂志, 2011, 23 (7): 633—635.

[183] 刘丹卓, 赵新广, 尤昭玲, 等. 妇科千金胶囊对SD孕鼠胎仔生长发育影响的研究 [J]. 山西中医学院学报, 2014, 15 (3): 24—26.

[184] 赵新广, 刘丹卓, 尤昭玲, 等. 妇科千金胶囊对SD孕鼠生殖功能及受胎能力影响的研究 [J]. 世界中西医结合杂志, 2011, 6 (12): 1028—1031.

[185] 陈雪红. 妇科千金片治疗慢性盆腔炎的Meta分析 [J]. 新中医, 2014, 46 (11): 216—217.

[186] 王莉, 徐锐, 张少华, 等. 妇科千金片(胶囊)联合抗生素治疗子宫内膜炎疗效的Meta分析 [J]. 中国中药杂志, 2016, 41 (16): 3090—3095.

(作者:中国中医科学院中医药信息研究所苏大明)

附录1:中华医学会《盆腔炎性疾病诊治规范(修订版)》(2014年)

盆腔炎症性疾病诊治规范(修订版)

中华医学会妇产科学分会感染性疾病协作组

盆腔炎症性疾病(pelvic inflammatory disease, PID)是由女性上生殖道炎症引起的一组疾病, 包括子宫内膜炎、输卵管炎、输卵管卵巢脓肿和盆腔腹膜炎等。性传播感染(sexuauy tranitted infection, STI)的病原体如淋病奈瑟菌、沙眼衣原体是PID主要的致病微生物。一些需氧菌、厌氧菌、病毒和支原体等也参与PID的生。引起PID的致病微生物多数是由阴道上行而来的, 且多为混合感染。延误对PID的诊断和有效治疗都可能导致PID上生殖道感染后遗症如输卵管因素不孕和异位妊娠等。

PID的诊断

PID的临床表现各异, 因此其诊断通常依据临床症状、体征和实验室检查综合决定。

1. PID诊断的最低标准:在性活跃期女性及其他存在STI风险者, 如排除其他病因且满足以下条件之一者, 应诊断PID并给予PID经验性治疗:(1)子宫压痛;(2)附件压痛;(3)宫颈举痛。下腹疼痛同时伴有下生殖道感染征象时, 诊断PID的可能性增加。

2. PID诊断的附加标准:(1)口腔温度≥38.3℃;(2)子宫颈或阴道脓性分泌物;(3)阴道分泌物显微镜检查有白细胞增多;(4)红细胞沉降率升高;(5)C反应蛋白水平升高;(6)实验室检查证实有宫颈淋病奈瑟菌或沙眼衣原体感染。大多数PID患者都有子宫颈脓性分泌物或阴道分泌物镜检白细胞增多。如果宫颈分泌物外观正常, 并且阴道分泌物镜检无白细胞, 则诊断PID的可能性不大, 需要考虑其他可能引起下腹痛的病因。如有条件, 应积极寻找致病微生物, 尤其是与STI相关的病原微生物。

2. PID的特异性诊断标准：（1）子宫内膜活检显示有子宫内膜炎的组织病理学证据；（2）经阴道超声检查或MRI检查显示输卵管管壁增厚、管腔积液，可伴有盆腔游离液体或输卵管卵巢包块；（3）腹腔镜检查见输卵管表面明显充血、输卵管水肿、输卵管伞端或浆膜层有脓性渗出物等。

PID的治疗

一、治疗原则

以抗菌药物治疗为主，必要时行手术治疗。根据经验选择广谱抗菌药物以覆盖可能的病原体，包括淋病奈瑟菌、沙眼衣原体、支原体、厌氧菌和需氧菌等。（1）所有的治疗方案都必须对淋病奈瑟菌和沙眼衣原体有效，子宫内膜和宫颈微生物检查无阳性发现并不能除外淋病奈瑟菌和沙眼衣原体所致的上生殖道感染。（2）推荐的治疗方案抗菌谱应覆盖厌氧菌。（3）诊断后应立即开始治疗，及时合理的应用抗菌药物与远期预后直接相关。（4）选择治疗方案时，应综合考虑安全性、有效性、经济性以及患者依从性和药物敏感等因素。（5）给药方法：根据疾病的严重程度决定静脉给药或非静脉给药以及是否需要住院治疗。

二、抗菌药物治疗

（一）静脉药物治疗

1. 静脉给药A方案：（1）单药治疗：二代头孢菌素或三代头孢菌素类抗菌药物静脉滴注，根据具体药物的半衰期决定给药间隔时间，如头孢替坦2g/12小时，静脉滴注；或头孢西丁2g/6小时，静脉滴注；或头孢曲松1g/24小时，静脉滴注。（2）联合用药：如所选药物不覆盖厌氧菌，需加用硝基咪唑类药物，如甲硝唑0.5g/12小时，静脉滴注。为覆盖非典型病原微生物，可加用多西环素0.1g/12小时，口服，×14天；或米诺环素0.1g/12小时，口服，×14天；或阿奇霉素0.5g/天，静脉滴注或口服，1~2天后改为口服0.25g/天，5~7天。

2. 静脉给药B方案：氧氟沙星0.4g/12小时，静脉滴注；或左氧氟沙星0.5g/天，静脉滴注。为覆盖厌氧菌感染，可加用硝基咪唑类药物，如甲硝唑0.5g/12小时，静脉滴注。

3. 静脉给药C方案：氨苄西林钠舒巴坦钠3g/6小时，静脉滴注；或阿莫西林克拉维酸钾1.2g/（6~8）h，静脉滴注。为覆盖厌氧菌，可加用硝基咪唑类药物，如甲硝唑0.5g/12小时，静脉滴注。为覆盖非典型病原微生物，可加用多西环素0.1g/12小时，口服，×14天；或米诺环素0.1g/12小时，口服，×14天；或阿奇霉素0.5g/天，静脉滴注或口服，1~2天后改为口服0.25g/天，5~7天。

4. 静脉给药D方案：林可霉素剂量0.9g/8小时，静脉滴注；加用硫酸庆大霉素，首次负荷剂量为（2mg.kg-1.8h-1），静脉滴注或肌内注射，维持剂量1.5mg.kg-1.8h-1；两种药物均可采用每日1次给药。

（二）非静脉药物治疗

1. 非静脉给药A方案：头孢曲松250mg，肌内注射，单次给药；或头孢西丁2g，肌内注射，单次给药。单次肌内给药后改为其他二代或三代头孢菌素类药物，例如头孢唑肟、头孢噻肟等，口服给药，共14天。如所选药物不覆盖厌氧菌，需加用硝基咪唑类药物，如甲硝唑0.4g/12小时，口服；为治疗非典型病原微生物，可加用多西环素0.1g/12小时，口服（或米诺环素0.1g/12小时，口服）；或阿奇霉素0.5g/天，口服，1~2天后改为0.25g/天，5~7天。

2. 非静脉给药 B 方案：氧氟沙星 0.4g/12 小时，口服；或左氧氟沙星 0.5g/天，口服。为覆盖厌氧菌感染，可加用甲硝唑 0.4g/12 小时，口服，共 14 天。

（三）给药注意事项

1. 静脉给药者应在临床症状改善后继续静脉治疗至少 24 小时，然后转为口服药物治疗，共持续 14 天。

2. 如确诊为淋病奈瑟菌感染，首选静脉给药 A 方案或非静脉给药 A 方案，对于选择非三代头孢菌素药物者应加用针对淋病奈瑟菌的药物。选择静脉给药 D 方案者应密切注意药物的耳、肾毒副作用，此外，有报道发现林可霉素和庆大霉素联合应用偶尔出现严重神经系统不良事件。药物治疗持续 72 小时症状无明显改善者应重新确认诊断并调整治疗方案。

三、手术治疗

1. 手术指征：（1）药物治疗无效。输卵管、卵巢脓肿或盆腔脓肿经药物治疗 48～72 小时，体温持续不降，感染中毒症状未改善或包块增大者，应及时手术。（2）肿块持续存在。经药物治疗 2 周以上，肿块持续存在或增大者，应及时手术。（3）脓肿破裂。腹痛突然加剧，寒战、高热、恶心、呕吐、腹胀、腹部拒按或有感染中毒休克表现，应疑诊脓肿破裂。若脓肿破裂未及时诊治，患者死亡率高。因此，一旦疑似脓肿破裂，需立即在抗生素治疗的同时行手术探查术。

2. 手术方式：可根据情况选择经腹手术或腹腔镜手术。手术范围应根据病变范围、患者年龄、一般状况等全面考虑。原则是以切除病灶为主。年轻妇女应尽量保留卵巢；对年龄大、双侧附件受累或附件脓肿屡次发作者，可行子宫全切除术＋双侧附件切除术；对极度衰弱的危重患者须按具体情况决定手术范围。若盆腔脓肿位置低、突向阴道后穹隆时，可经阴道切开引流。

四、中医、中药及物理治疗

中医、中药和物理治疗在 PID 的治疗中具有一定作用。在抗菌药物治疗的基础上，辅以康妇消炎栓、桂枝茯苓胶囊、红花如意丸等中药治疗，可以减少慢性盆腔痛后遗症的发生。

五、妊娠期 PID 的治疗

由于妊娠期 PID 可增加孕产妇死亡、死胎、早产的风险，可疑 PID 的妊娠妇女建议住院接受静脉抗菌药物治疗。妊娠期和哺乳期妇女禁用四环素类及喹诺酮类药物。

六、性伴侣的治疗

PID 患者出现症状前 60 天内接触过的性伴侣很可能感染淋病奈瑟菌及沙眼衣原体，应进行检查及相应治疗。如 PID 患者检测出 STI 相关病原微生物，性伴侣需要同时接受治疗。

在女性 PID 患者治疗期间，必须避免无保护性交。

PID 治疗后的随访

对于药物治疗的 PID 患者，应在 72 小时内随诊，明确有无临床情况的改善，如退热、腹部压痛或反跳痛减轻、子宫及附件压痛减轻、子宫颈举痛减轻等。如果未见好转则建议进一步检查并调整治疗方案。

对于沙眼衣原体和淋病奈瑟菌感染的 PID 患者，还应在治疗结束后 4～6 周重新检查上述病原体。

PID 的预防

对高危女性的子宫颈分泌物进行沙眼衣原体感染复查和治疗能有效减低 PID 的发生率。

下腹痛病症的处理

下腹痛是 PID 的主要症状，但是目前我国的医疗资源不平衡，许多基层医院无法对急性 PID 进行病因诊断及必要的实验室检查，使 PID 不能得到及时的诊断和治疗。为了更好地对 PID 进行诊治，避免上生殖道感染后遗症（输卵管因素不孕和异位妊娠）的形成，保证妇女健康，针对女性下腹痛的处理具有实用价值。但在临床应用时，尤其是面对急性下腹痛患者，应该注意排除外科或妇产科的其他急症后，方可给予抗菌药物治疗。

一、下腹痛的诊断

1. 症状：下腹疼痛，性交痛，痛经。
2. 体征：下腹触痛、肌紧张、反跳痛；子宫颈举痛；子宫颈分泌物异常、出血；发热。

二、下腹痛的处理

下腹痛的处理流程见下图。

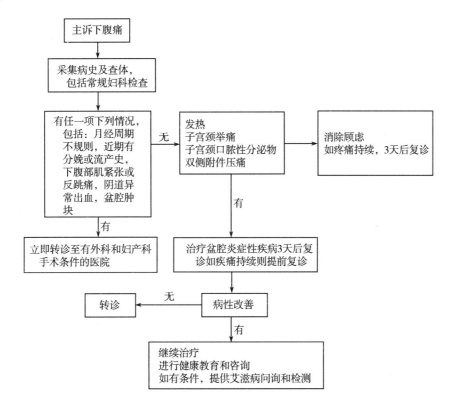

附录2：2015年美国CDC性传播疾病诊断和治疗指南（盆腔炎）
2015年美国疾病控制中心性传播疾病诊断和治疗指南
——盆腔炎的诊断和治疗指南

女性内生殖器及其周围结缔组织和盆腔腹膜发生炎症，称为盆腔炎（PID），属上生殖道感染，包括子宫内膜炎、输卵管炎、输卵管－卵巢脓肿、盆腔结缔组织炎及盆腔腹膜炎。盆腔炎最重要的病原体为沙眼衣原体（CT）和/或淋病奈瑟菌（NG），但在PID中所占比例有所下降。其他相关病原体包括阴道细菌（如厌氧菌、阴道加德纳菌、流感嗜血杆菌、革兰阴性肠杆菌和无乳链球菌），另外，巨细胞病毒、人型支原体（MH）、解脲脲原体（UU）和生殖支原体（MG）等也可能与PID有关。生殖支原体可能引起轻度PID症状。对所有PID患者需要使用核酸扩增试验（NAATs）检查沙眼衣原体和/或淋病奈瑟菌。也应筛查HIV感染。筛查和治疗衣原体可减少性活跃期妇女患PID风险。

1. 诊断

急性PID的症状和体征千变万化，常难以诊断。许多PID患者症状轻微，不易被发现。延误诊断和治疗都可能导致上生殖道感染后遗症如输卵管因素不育和异位妊娠。腹腔镜诊断更准确和全面，但不能发现子宫内膜炎和输卵管轻度炎症。没有任一病例根据单一病史、体检或实验室检查可同时灵敏和特异地诊断PID。有些PID无症状或症状轻微，表现为异常出血、性交疼痛和阴道分泌物。这些无症状或轻症PID也可导致不孕。由于PID诊断困难且对女性生育有影响，所以需要使用最低诊断标准。以下PID诊断标准旨在指导医务人员在何种情况下需要怀疑PID及如何提高诊断的准确性。PID最初的抗微生物治疗不影响诊断和治疗其他病因引起的下腹痛如异位妊娠、急性阑尾炎及功能性疼痛。

1.1 最低诊断标准　在性活跃女性及其他患性传播疾病（STD）危险患者，如满足以下条件又无其他病因，应开始PID经验治疗：子宫触痛；或附件触痛；或子宫颈举痛。满足所有最低标准可能会降低高危患者的敏感性。是否开始经验性治疗可根据患者患STD的风险确定。

1.2 附加诊断标准　不正确诊断与处理可能导致并发症增加，需要更准确地诊断。以下附加诊断标准可提高上述最低诊断标准的特异度：发热（>38.3℃）；阴道或宫颈黏液脓性分泌物；阴道分泌物盐水湿片镜检发现白细胞；红细胞沉降率增快；C反应蛋白升高；特异性病原体，如淋病奈瑟菌或沙眼衣原体阳性。多数PID患者宫颈黏液脓性分泌物或阴道分泌物盐水湿片镜检发现白细胞。如果宫颈分泌物正常且阴道分泌物湿片未发现白细胞，通常可排除PID，考虑其他原因引起的疼痛。阴道分泌物湿片可检测到并发的感染如细菌性阴道病和滴虫病。

1.3 最特异的标准包括：子宫内膜活检发现子宫内膜炎的组织学证据；经阴道超声检查或磁共振显像显示输卵管壁增厚、管腔积液、合并或不合并盆腔积液或输卵管卵巢脓肿；腹腔镜检查有符合PID的异常发现。

2. 处理

治疗盆腔炎所选择的抗生素必需同时对淋球菌及沙眼衣原体感染有效。必须根据经验选择广谱抗生素。宫颈管筛查淋病奈瑟菌和沙眼衣原体并不能排除上生殖道淋病奈瑟菌和沙眼衣原体感染的可能，故所有治疗方案均应对这两种病原体感染有效。无症状 PID 或非典型 PID 的理想治疗方案和早期治疗的价值尚未确定。一旦拟诊 PID 即应开始治疗，预防远期并发症与治疗是否及时和合适应用抗生素有关。在选择抗生素时还应考虑药物的可获得性、费用、患者能否接受及抗生素的敏感性等。应告知患者治疗期间禁止性生活。有无必要住院，应由医务人员判断。

2.1 住院治疗指征包括：(1) 外科急症表现，例如阑尾炎和异位妊娠不能排除者。(2) 患者为孕妇。(3) 口服抗生素治疗无效的患者。(4) 不能遵循或不能耐受门诊口服抗生素治疗的患者。(5) 病情严重，恶心、呕吐或高热。(6) 输卵管卵巢脓肿。尚无资料确定住院治疗对青少年 PID 患者有益。青少年 PID 急性患者的住院治疗标准和成年患者相同。急性轻中度 PID 青少年患者无论是门诊或住院治疗，其疗效预后都跟成年患者相似。

2.2 注射抗生素治疗 注射抗生素治疗后 24~48 小时症状改善需考虑转为口服药治疗。输卵管卵巢脓肿患者最少住院观察 24 小时。推荐方案 A：头孢替坦 2g，静脉滴注，1 次/12 小时，或头孢西丁 2g，静脉滴注，1 次/6 小时；均加强力霉素 100mg，口服或静脉注射，1 次/12 小时；治疗应持续到临床病情改善 24 小时以上，之后继用强力霉素，100mg，口服，2 次/天，至 14 天。推荐方案 B：氯洁霉素 900mg，静脉滴注，1 次/8 小时；加庆大霉素 2mg/kg（负荷量），静脉滴注或肌内注射，之后以 1.5mg/kg，静脉滴注或肌内注射，1 次/8 小时，或每日应用 3~5mg/kg 单次剂量庆大霉素；治疗应持续到临床病情改善 24 小时以上，之后继用强力霉素 100mg，口服，2 次/天，至 14 天，或氯洁霉素 450mg，口服，4 次/天，至 14 天。

输卵管卵巢脓肿患者应加用氯洁霉素或甲硝唑。尽管每日应用单次剂量庆大霉素尚未在 PID 治疗中评价，但在相类似情况的研究中，每日应用单次剂量庆大霉素更有优势。头孢二三代的使用证据缺少，不推荐使用头孢克肟、头孢噻肟、头孢曲松，这些头孢类较头孢西丁、头孢替坦抗厌氧菌效果差。替代方案：阿莫西林/舒巴坦 3g 静脉滴注，1 次/6 小时；加强力霉素 100mg，口服或静脉滴注，2 次/天。治疗应持续到临床病情改善 24 小时以上，之后完成强力霉素，100mg，口服，2 次/天，至 14 天。输卵管卵巢脓肿患者，氨苄霉素/舒巴坦林联合强力霉素对沙眼衣原体、淋病奈瑟菌和厌氧菌有明显作用。一项试验表明，阿奇霉素单一治疗一周（静脉滴注 500mg/天，共 1~2 天，之后口服阿奇霉素 250mg/天，共 5~6 天）或联合甲硝唑 12 天，其临床短期治愈率高。

2.3 肌肉注射/口服抗生素治疗 对轻中度 PID，注射抗生素治疗和口服抗生素治疗的效果相似。对口服或肌内注射用药 72 小时后无症状改善患者需改为静脉注射或重新考虑诊断。推荐方案：头孢曲松 250mg，单次肌内注射；加强力霉素 100mg，口服，2 次/天，共 14 天；加或不加甲硝唑 500mg，口服，2 次/天，共 14 天。或头孢西丁 2g，单次肌内注射；加丙磺舒 1g，单次口服；加强力霉素 100mg，口服，2 次/天，共 14 天；加或不加甲硝唑 500mg，口服，2 次/天，共 14 天。或其他三代头孢如头孢噻肟或头孢唑肟加强力霉素 100mg，口服，2 次/天，共 14 天；加或不加甲硝唑 500mg，口服，2 次/天，共 14 天。以上治疗方案均能很好地覆盖 PID 的病原体，头孢西丁抗厌氧菌效果较头孢曲松好，与丙磺舒和强力霉素合用短期有效性好。头孢曲松对淋病奈瑟菌效果好。

替代方案：目前应用其他口服抗生素治疗 PID 的资料有限。可选择的抗生素包括：阿莫西林/克拉维酸联合强力霉素；阿奇霉素或与甲硝唑联合；单剂量头孢曲松肌内注射联合阿奇霉素口服。上述治疗方案均需要联合甲硝唑抗厌氧菌。由于淋病奈瑟菌对喹诺酮药物出现耐药，含有喹诺酮类药物的方案不再推荐用于 PID 的治疗。淋病流行率低的人群在头孢菌素治疗不适合的情况下，可选择氟喹诺酮类如左氧氟沙星或联合甲硝唑，在开始治疗之前，必须先进行淋病奈瑟菌检测。如果淋病奈瑟菌检查阳性，选择敏感抗生素治疗。若淋病奈瑟菌对喹诺酮类耐药或其抗药性难以评估（如只进行 NAATs 检测），推荐注射头孢菌素如头孢曲松肌内注射，联合阿奇霉素或强力霉素加甲硝唑。如无条件使用头孢菌素，则可在 PID 喹诺酮类治疗方案的基础上加阿奇霉素单剂量口服。

2.4　随诊患者在治疗开始后 3 天内会出现临床症状改善，如退热、腹部压痛减轻、子宫及其附件触痛及宫颈举痛减轻。在这段时间患者如无改善，常需要住院或外科处理。如果在门诊给予患者口服或注射抗生素治疗，应该在 72 小时内复查，如无好转，建议住院予注射抗生素治疗，并进一步评估治疗方案，考虑其他的诊断方法。不管患者的性伴是否接受治疗，所有沙眼衣原体或淋病奈瑟菌阳性患者在治疗后 3 个月内必须复查沙眼衣原体或淋病奈瑟菌。如果随访不可靠，在治疗后的 1～12 个月内无论患者何时就诊均应复查沙眼衣原体或淋病奈瑟菌。所有诊断为 PID 的患者均应检查 HIV。

2.5　性伴处理由淋病或沙眼衣原体感染引起 PID 患者的男性性伴常无症状。不管 PID 患者检测出的病原体如何，均应对患者出现症状前 60 天内接触过的性伴进行检查和治疗。如果 PID 患者性行为发生在症状出现或诊断前的 60 天以上，最后接触的性伴也应治疗。无论 PID 患者分离的病原体如何，均应对患者的性伴至少按无并发症淋病及沙眼衣原体感染进行经验治疗。即使在仅给女性患者治疗的机构，也应安排对 PID 患者性伴诊治或将 PID 患者性伴转诊治疗。治疗期间禁性生活。

3. 特别考虑

3.1　药物过敏、不耐受和不良反应有青霉素过敏史患者头孢类与青霉素交叉变态反应的发生率小于 2.5%。青霉素与大多数二代（头孢西丁）或三代头孢（头孢曲松）的交叉变态反应的发生可忽略不计。

3.2　妊娠妊娠期 PID 增加早产、流产和妊娠相关疾病风险，宜住院和应用注射抗生素治疗。

3.3　HIV 感染　HIV 患者 PID 症状与非 HIV 感染者相似，但更容易发生输卵管卵巢脓肿。HIV 感染者与非 HIV 感染者对标准治疗方案的效果相似。

3.4　应用宫内节育器在放置宫内节育器（IUD）避孕最初 3 周内容易发生急性 PID。带 IUD 患者出现 PID 时无需取出 IUD。如果治疗 48～72 小时症状无改善，应考虑取出 IUD。

附录3：中医药治疗盆腔炎性疾病的系统评价研究
中医药治疗盆腔炎性疾病的系统评价研究

1. 针灸联合中药灌肠治疗慢性盆腔炎临床疗效 Meta 分析

【目的】系统评价针灸联合中药灌肠治疗慢性盆腔炎临床疗效。

【方法】检索中国期刊全文数据库、万方数据库、中国科技期刊全文数据库、PubMed、Embase 数据库从建库到 2016 年 2 月发表的关于针灸联合中药灌肠治疗慢性盆腔炎的文献，并采用系统评价和 Meta 分析方法进行分析。

【结果】本研究最终纳入随机对照试验 12 项共 942 例慢性盆腔炎患者。Meta 分析显示，针灸联合中药灌肠治疗慢性盆腔炎的总有效率［合并比值比（odds ratio，OR）＝6.32，95% 可信区间（confidence interval，CI）：3.96～10.08，$P<0.00001$］、治愈率（合并 OR＝2.69，95% CI：2.02～3.59，$P<0.00001$）均优于对照组。

【结论】针灸联合中药灌肠治疗慢性盆腔炎临床疗效优于单纯中药灌肠治疗，但这一结论尚需更多优质的随机双盲对照实验来进一步证明。

【来源】钟旋. 针灸联合中药灌肠治疗慢性盆腔炎临床疗效 Meta 分析［J］. 针灸临床杂志，2017，33（04）：50-53.

2. 桂枝茯苓胶囊/丸治疗慢性盆腔炎性疾病临床随机对照试验的系统评价

【目的】该研究系统评价桂枝茯苓胶囊/丸，治疗慢性盆腔炎性疾病的有效性和安全性。

【方法】计算机检索中文全文期刊数据库、万方数据库、中国生物医学文献数据库及 PubMed，Embase，The Cochrane Library 数据库，检索桂枝茯苓胶囊/丸治疗慢性盆腔炎的随机对照试验（RCT），检索时限均为建库至 2017 年 2 月。由 2 位评价员独立筛选文献、提取资料并评价纳入文献的偏倚风险，风险评估参照 Cochran Handbook5.3 推荐的偏倚风险评估工具。

【结果】本研究共纳入 30 个 RCT，涉及 3586 例患者，30 个研究均报告了临床有效率，提示桂枝茯苓（胶囊、丸）联合西药的临床疗效优于单纯西药［RR＝1.20，95% CI（1.16，1.23）］；3 个研究报告了复发率，提示桂枝茯苓（胶囊、丸）联合西药的复发率低于单纯西药［RR＝0.33，95% CI（0.18，0.62）］；3 个研究采用了 hs-CRP、血浆黏度比，2 个研究采用了肿瘤坏死因子、纤维蛋白为次要指标，提示桂枝茯苓（胶囊、丸）联合西药在抗炎、改善血循环方面优于单纯西药组。17 个研究报告了不良反应，主要为胃肠道的刺激症状，桂枝茯苓（胶囊、丸）联合西药组的不良反应发生率低于单纯西药组，加用桂枝茯苓（胶囊、丸）未增加不良反应。

【结论】现有证据表明，桂枝茯苓（胶囊、丸）联合西药临床疗效优于单纯西药组，在改善临床症状、降低复发率、抗炎、降低血浆黏度方面的疗效均优于单纯西药组，受纳入研究数量及质量的限制，该结论仍需开展高质量 RCT 研究进行验证。

【来源】张立双，杨丰文，张俊华，等. 桂枝茯苓胶囊/丸治疗慢性盆腔炎性疾病临床随机对照试验的系统评价［J］. 中国中药杂志，2017，42（08）：1500—1509.

3. 中药灌肠治疗盆腔炎性疾病的文献评价与 Meta 分析

【目的】运用循证医学的方法对中药灌肠治疗盆腔炎性疾病的疗效进行系统评价和 Meta 分析。

【方法】在中国期刊网全文数据库（CNKI）、万方数据库中检索中药灌肠治疗盆腔炎性疾病的临床随机对照试验研究（RCTs）文献，筛选合适的文献，提取资料并利用 Jadad 评分量表进行质量评价，采用 RevMan5.3 统计软件进行 Meta 分析。

【结果】检索并纳入 52 篇文献，累计患者 5122 例，Meta 分析结果显示中药灌肠组与西药组总有效率比较，差异有显著性（$P<0.01$）[$OR=4.41$，95% CI（3.70~5.24）]。

【结论】中药灌肠方法治疗盆腔炎性疾病在总有效率方面优于西药，但仍需更多的研究加以验证。

【来源】陈志霞. 中药灌肠治疗盆腔炎性疾病的文献评价与 Meta 分析 [J]. 中国临床医生杂志, 2016, 44 (07): 95—98.

4. 温针灸治疗慢性盆腔炎的系统评价/Meta 分析

【背景】慢性盆腔炎是妇科的常见、高发疾病，具有病程长、缠绵难愈等特点。本病多见于已婚育龄期妇女，易伴发月经不调、不孕、异位妊娠等，给患者身心健康带来严重损害，降低了其生活品质。近几年，由于各种综合原因，导致本病的发病率逐渐升高，而西医治疗本病，无论是采用药物还是手术，疗效均不尽如人意。中医以温针灸治疗本病的临床试验报道众多，多数研究认为温针灸对治本病，疗效甚好。然而这些报道根据循证医学的评价方法，存在设计不合理、诊断标准和疗效评价标准不统一等缺陷不一而足。

【目的】运用系统评价/Meta 分析方法对温针灸治疗慢性盆腔炎的多项独立研究结果进行系统、定量的综合性分析，客观评估各项研究的总体质量，基于循证医学方法学对比温针灸与非温针灸法治疗慢性盆腔炎的疗效差异，评价温针灸治疗慢性盆腔炎的有效性及独特优势，为使用温针灸治疗慢性盆腔炎提供客观、可靠的循证依据，指导本病临床过程中的决策。

【方法】制定合理的检索策略，电子检索国内外主要数据库，包括：PubMed、Cochrane Library Central、Web of Science、CNKI、CBM、VIP 和 WanFang data，检索词使用关键词和主题词相结合的方式，收集发表于 1991 年—2015 年之间所有关于温针灸治疗慢性盆腔炎的文献，手工补充检索摘要文献、综述类文献中的参考文献。对检索出的文献逐步筛选，依据纳入标准、排除标准，严格筛选出所有符合要求的临床对照试验。提取纳入文献中的相关数据，整理成 Excel 表格。借助 Cochrane 偏倚风险评估工具和 Jadad 质量评分表结果，对最终纳入的文献进行质量评价，用 RevMan5.3 软件对数据进行统计学分析，对比温针灸与非温针疗法治疗慢性盆腔炎在总有效率、痊愈率、症状积分、体征积分以及复发率等方面的差异，评估发表偏倚，对阳性的 Meta 分析结果进行敏感性分析。

【结果】经严格的纳入、排除标准，最终共纳入研究 11 项，均为国内期刊发表的中文文献，其中有 3 项为高质量文献，其余 8 项均为低质量文献；总样本量在 100 以上的研究仅 1 项；有 4 项研究以温针同单纯中药治疗对照，2 项研究以温针同西药治疗对照，2 项研究以温针同针刺对照，2 项研究以温针加服中药同单纯中药治疗对照；Meta 分析提示温针灸治疗慢性盆腔炎较非温针疗法对照组在总有效率、痊愈率方面均有优势，且对降低患者的症状积分、体征积分和复发率均较对照组为优，差异具有统计学意义。

【结论】温针治疗慢性盆腔炎安全、有效，现有证据证明温针灸治疗慢性盆腔炎安全、有效、痊愈率高、复发率低，值得临床推广。然而由于证据数量少，以低质量文献为主，涉及样本少、设计不合理等问题，因此可信程度不高，有待进一步研究。

【来源】王丹萍. 温针灸治疗慢性盆腔炎的系统评价/Meta 分析 [D]. 广州中医药大学, 2016.

5. 金刚藤治疗盆腔炎性疾病系统评价

【目的】系统评价金刚藤治疗盆腔炎的临床疗效和安全性。

【方法】计算机检索 Cochrane Library、MEDLINE (Ovid)、EMBASE、Pub Med (2014, Issue 2)、VIP、Wan Fang database、CNKI、中国生物医学文献数据库 (CBM),并手工检索相关领域的杂志,收集金刚藤治疗盆腔炎的临床随机对照试验 (RCT)。文献年限为1979年3月–2014年7月,检索汉语及中文文献。按照纳入和排除标准,由两名评价员独立评价文献质量、提取资料并交叉核对后,采用 Rev Man 5.3 软件进行 Meta 分析。

【结果】检索符合 RCTs 纳入标准的金刚藤治疗盆腔炎的随机对照试验论文共 8 篇,总共 1664 例盆腔炎性疾病患者。Meta 分析结果显示:在总有效率方面,金刚藤联合西药组优于妇科千金片联合西药组,两组差异有统计学意义 [$OR = 3.14$, 95% CI (1.68, 5.90), $P = 0.0004 < 0.05$];金刚藤组优于中成药组,两组差异有统计学意义 [$OR = 3.87$, 95% CI (1.85, 8.10), $P = 0.0003 < 0.05$];金刚藤组优于司帕沙星组,两组差异有统计学意义 [$OR = 5.55$, 95% CI (1.52, 20.27), $P = 0.009 < 0.05$]。在完全缓解率方面,金刚藤组优于对照组,两组差异有统计学意义 [$OR = 2.90$, 95% CI (1.58, 5.32), $P = 0.0006 < 0.05$]。在复发率方面,金刚藤组复发率低于西药组,两组差异有统计学意义 [$OR = 0.19$, 95% CI (0.07, 0.53), $P = 0.001 < 0.05$]。在不良反应方面,无统计学意义 [$OR = 0.34$, 95% CI (0.06, 1.99), $P = 0.23 > 0.05$]。

【结论】目前有限的纳入研究初步显示金刚藤治疗盆腔炎性疾病安全,在改善症状等方面较对照组有效,但因该系统评价纳入研究的方法学质量较低,且诊断标准、随访时间、结果测量指标和判效标准均不一致,因此临床研究质量有待提高。

【来源】张胜男,纪燕琴,许婷婷,等. 金刚藤治疗盆腔炎性疾病系统评价 [J]. 辽宁中医药大学学报, 2015, 17 (08): 151—155.

6. 桂枝茯苓胶囊治疗盆腔炎随机对照试验的系统评价

【目的】系统评价桂枝茯苓胶囊治疗盆腔炎的有效性和安全性。

【方法】检索中国生物医学文献数据库、中国知网、维普数据库和万方数字化期刊群数据库,搜集桂枝茯苓胶囊治疗盆腔炎的随机对照试验,纳入桂枝茯苓胶囊治疗盆腔炎的随机对照试验并提取资料和质量评价,质量评价参照 Cochrane Reviewer's Handbook 5.0 提供的标准,数据分析运用 Rev Man5.3 软件。

【结果】共纳入 13 项合格研究,纳入研究方法学质量普遍较低。进行 Meta 分析显示桂枝茯苓胶囊配合西药治疗盆腔炎有一定的疗效优势且优于对照组;敏感性分析提示结果稳定;倒漏斗图分析显示不对称;少数的桂枝茯苓胶囊配合西药的不良反应报道。

【结论】桂枝茯苓胶囊配合西药治疗盆腔炎可提高临床疗效,但由于纳入研究的质量较低,上述结论尚需更多高质量的随机对照试验加以验证。

【来源】马永静. 桂枝茯苓胶囊治疗盆腔炎随机对照试验的系统评价 [J]. 世界中西医结合杂志, 2015, 10 (05): 605—609.

7. 妇科千金片治疗慢性盆腔炎的 Meta 分析

【目的】采用系统分析的方法对妇科千金片治疗慢性盆腔炎的研究资料进行分析。

【方法】检索中国知网数据库、万方数据库、重庆维普全文数据库、中国生物医学文献光盘数据库；检索词：妇科千金片、慢性盆腔炎；检索范围：1990年1月–2014年2月。采用RevMan 5.1.6软件进行Meta分析。

【结果】检索到相关文献319篇，按照文献的纳排标准，筛选得到36篇，进一步阅读全文，最终获得11篇文献。总共纳入1396例患者，妇科千金片组702例，对照组694例。有效性的Meta分析：11篇文献[1-11]均有临床疗效的报道，纳入研究文献的总体异质性检验$P=0.09$，$I^2=38\%$，采用固定效应模型，Meta分析结果显示，$RR=1.20$，95% CI（1.15，1.26）。妇科千金片组治疗慢性盆腔炎临床总有效率优于对照组，其差异有统计学意义（总体效应检验$Z=7.66$，$P<0.05$）。不良反应的Meta分析：5篇文献有不良反应的报道，纳入研究文献的总体异质性检验$P=0.53$，$I^2=0\%$，采用固定效应模型，Meta分析结果显示，$RR=0.49$，95% CI（0.28，0.84）。妇科千金片组在治疗慢性盆腔炎治疗中的不良反应优于对照组，其差异有统计学意义（总体效应检验$Z=2.59$，$P<0.05$）。

【结论】妇科千金片是由金樱根、千斤拔、鸡血藤、穿心莲、党参、当归等组成的纯中药制剂，具有清热解毒利湿、活血化瘀、温经通络等功效。临床研究表明妇科千金片能改善盆腔血管网的循环，使炎症部分组织和黏膜逐渐软化，促进炎性分泌物吸收，具有良好的抗炎镇痛、减轻抗生素类对身体的副作用的效果。本系统分析显示妇科千金片组的临床总有效率与对照组比较，差异有显著性意义（$P<0.05$）；妇科千金片组的不良反应与对照组比较，差异有显著性意义（$P<0.05$）。表明妇科千金片在治疗慢性盆腔炎方面具有良好临床疗效及安全性。本研究存在一定的局限性，由于检索仅限于中文数据库，纳入的均为中文文献，影响本研究的可信度；纳入的文献质量普遍不高；研究的样本量较小，缺少大规模、多中心的随机对照，这些可能对结果造成一定的影响。所以需要进一步开展高质量的临床研究来验证这一结论，更好地为临床服务。

【来源】陈雪红. 妇科千金片治疗慢性盆腔炎的Meta分析［J］. 新中医，2014，46（11）：216—217.

8. 针灸治疗慢性盆腔炎疗效的Meta分析

【目的】利用Meta分析评价针灸治疗慢性盆腔炎的临床疗效。

【方法】计算机检索中国知网（CNKI）、重庆维普全文数据库（VIP）、万方数据库、中国生物医学文献数据库（CBM）、PubMed，收集关于针灸治疗慢性盆腔炎的随机对照研究。由两名研究者根据纳入和排除标准，独立筛选适合的文献，提取资料并利用Jadad评分量表对纳入的研究进行质量评价。采用统计软件Stata 11.0进行Meta分析。

【结果】共纳入26篇文献，累计患者2280例。Meta分析结果显示，针灸治疗组与对照组比较，总有效率［$OR=5.63$，95% CI（4.24，7.47），$P<0.0001$］、治愈率［$OR=3.18$，95% CI（2.59，3.89），$P<0.0001$］及复发率［$OR=0.11$，95% CI（0.03，0.47），$P<0.05$］差异均有统计学意义。

【结论】针灸治疗慢性盆腔炎的疗效肯定，但由于纳入的文献质量评分比较低，仍需高质量的研究加以验证。

【来源】范琳琳，余文华，刘晓倩，等. 针灸治疗慢性盆腔炎疗效的Meta分析［J］. 针刺研究，2014，39（02）：156—163.

9. 中药灌肠和口服2种给药途径治疗慢性盆腔炎的文献评价

【目的】系统评价慢性盆腔炎（CPID）中药灌肠与中药口服两种给药途径的疗效优势。

【方法】计算机检索 Cochrane 图书馆临床对照实验库、MEDLINE、EMBASE、中国学术期刊全文数据库（CNKI）、中国生物医学文献数据库（CBM）、万方数据库，检索相关学位论文及所获文献的参考文献，收集中药灌肠与中药口服治疗慢性盆腔炎的随机或半随机对照实验。

【结果】共纳入 6 个随机对照实验（RCT），共计 498 例 CPID 患者。大部分实验方法学质量较低且样本含量小。Meta 分析结果显示中药灌肠组的总疗效优于中药口服组。

【结论】中药灌肠治疗慢性盆腔炎的疗效优于中药口服。

【来源】文惠方, 任芳, 徐厚谦, 等. 中药灌肠和口服 2 种给药途径治疗慢性盆腔炎的文献评价 [J]. 西部中医药, 2014, 27 (02)：76—80.

10. 解毒化瘀类方剂治疗慢性盆腔炎疗效的系统评价与 Meta 分析研究

【目的】中医药能不仅有效缓解慢性盆腔炎患者症状、体征，且副作用小。本研究采用文献计量学方法，提取中医药干预慢性盆腔炎的临床研究文献，以治疗性研究的最高级别设计方案-随机对照研究为统计对象，提取方药的信息，科学总结文献方剂药物的使用情况，以揭示方药的运用特点。然后运用循证医学系统评价与 Meta 分析的研究方法，红藤汤、桂枝茯苓丸、少腹逐瘀汤为代表方剂，探讨解毒化瘀类方剂治疗慢性盆腔炎的临床疗效，为今后的解毒化瘀治法的循证评价提供示范性研究。

【方法】设计科学有效的文献检索策略，全面检索国内大型中文数据库，有中国生物医学文献数据库（CBM，1979—2012）、中国知网（CNKI，1979—2012）、维普数据库（VIP，1989—2012）和万方数字化期刊群（WF，1998—2012），其中中国知网包括中国期刊文献数据库、重要会议全文数据库、硕博学位论文数据库。所有检索均截至 2012 年 6 月。收集中医药干预慢性盆腔炎的随机对照试验研究文献。采用文献管理器 Note express2.0 实现原始文献的流程化控制，采用 Excel 2003 建立文献信息提取表。系统运用文献计量学方法，有效提取中医药干预慢性盆腔炎的临床研究文献的方药运用情况，科学总结高频词运用的方剂类型、方剂剂型、构成中药及其方剂治法，为后期的循证医学评价与分析奠定文献学基础。采用循证医学系统评价与 Meta 分析的研究方法，选取解毒化瘀为治法的高频次运用的方剂，有红藤汤、桂枝茯苓丸、少腹逐瘀汤为代表，分别从国内大型中文数据库中收集相关的随机对照试验，检索截至 2012 年 12 月。按照 Cochrane Review Handbook5.0 进行循证医学的质量评估。统计学分析采用 RevMan5.0.20 软件。分别探讨以上述方剂为基础方的中医药治疗慢性盆腔炎的临床有效性，并与常规西药比较其疗效差异。

【结果】文献计量学研究显示，纳入的 568 篇随机对照试验，大多为两组平行对照，研究模式多为中药对照西药或中药+西药对照西药；有 498 篇的文献明确报道的方剂名称，或者经过研究者提炼发现的自拟方剂中的成方，其余自拟的方剂较为复杂。大多为原方使用或单一方剂加减运用。纳入文献共计 43 个方剂，高频运用的 18 个方剂分别是红藤汤、桂枝茯苓丸、少腹逐瘀汤、五味消毒饮、血府逐瘀汤、下瘀血汤、透脓散、活血消癥汤、四物汤、当归芍药散、补阳还五汤、丹栀逍遥散、龙胆泻肝汤、膈下逐瘀汤、温经汤、四妙汤、芍药汤、小金丹等。纳入的 568 篇随机对照试验，涉及治法最多的是清热解毒、活血化瘀、燥湿化湿。相互结合常见的有解毒化瘀、燥湿化痰、活血消癥等。以红藤汤为基础方治疗慢性盆腔炎的系统评价/Meta 分析显示：红藤汤对照西药的总有效率 RR = 1.30，95% CI（1.19，1.42），$P < 0.00001$，有统计学意义；红藤汤配合西药的总有效率 RR = 1.20，95% CI（1.13，1.28），$P < 0.00001$，有统计学意义；红藤汤对照西药的治愈率 RR = 2.69，95% CI

（2.10，3.46），$P<0.00001$，有统计学意义；红藤汤配合西药的治愈率 $RR=1.61$，95% CI（1.41，1.83），$P<0.00001$，有统计学意义；红藤汤对照西药的临床症状积分的 $WMD=-2.53$，95% CI（-3.91，-1.14），$P<0.00001$，有统计学意义。以桂枝茯苓丸为基础方治疗慢性盆腔炎的系统评价/Meta分析显示：桂枝茯苓丸对照西药临床总有效率 $RR=1.28$，95% CI（1.18，1.40），$P<0.00001$，有统计学意义；桂枝茯苓丸对照西药临床治愈率比较 $RR=1.95$，95% CI（1.1.53，2.48），$P<0.00001$，有统计学意义；桂枝茯苓丸配合西药对照西药临床总有效率 $RR=1.35$，95% CI（1.16，1.58），$P=0.0002$，有统计学意义；桂枝茯苓丸配合西药对照西药临床治愈率 $RR=1.90$，95% CI（1.52，2.38），$P<0.00001$，有统计学意义。以少腹逐瘀汤为基础方治疗慢性盆腔炎的系统评价/Meta分析显示：少腹逐瘀汤对照西药临床总有效率 $RR=1.22$，95% CI（1.12，1.32），$P<0.00001$，有统计学意义；少腹逐瘀汤对照西药临床治愈率 $RR=1.89$，95% CI（1.60，2.24），$P<0.00001$，有统计学意义；少腹逐瘀汤配合西药对照西药临床总有效率 $RR=1.14$，95% CI（1.00，1.30），$P=0.05$，无统计学意义。少腹逐瘀汤配合西药对照西药临床治愈率 $RR=1.53$，95% CI（1.24，1.90），$P<0.0001$，有统计学意义。

【结论】目前慢性盆腔炎高频运用的方剂分多为清热解毒、活血化瘀、燥湿化湿之方。相互结合常见的有解毒化瘀、燥湿化痰、活血消癥等方剂类型。红藤汤对照西药在提高总有效率、治愈率方面均优于西药；红藤汤配合西药对照西药在提高总有效率、治愈率方面均优于西药；红藤汤对照西药在改善临床症状评分方面优于西药。桂枝茯苓丸（胶囊）对照西药、桂枝茯苓丸（胶囊）配合西药对照西药，治疗慢性盆腔炎，在提高患者临床治愈率和临床总有效率方面，均有优势。少腹逐瘀汤对照西药治疗慢性盆腔炎在提高患者临床治愈率和临床总有效率方面，均有优势，少腹逐瘀汤配合西药对照西药，在提高患者临床治愈率方面有优势。综上所述，以解毒化瘀为治法中医干预慢性盆腔炎有确切的治疗效果。

【来源】吴丰儒. 解毒化瘀类方剂治疗慢性盆腔炎疗效的系统评价与Meta分析研究［D］. 广州中医药大学，2013.

11. 针药治疗慢性盆腔炎相关文献的系统评价

【目的】评价针药治疗慢性盆腔炎的疗效。

【方法】计算机检索中国生物医学文献数据库（CBM）（1978—2010.10）、中文科技期刊全文数据库（VIP）（1989—2010.10），MEDLINE（1966—2010.10）。由两名评价者独立对纳入文献进行质量评价并提取资料，如遇分歧，通过讨论解决。对纳入文献用RevMen4.2进行Meta分析。

【结果】89篇随机对照试验（RCT），共595例病人符合纳入标准，其中高质量研究5篇。Meta分析结果显示：针药组与对照组比较，在治疗结束时有效率的差异有统计学意义［RR 3.12，95% CI（1.07，5.64），$P=0.0002$］。

【结论】说明针药（外治）组与单纯中药（针刺）组在治疗结束时的疗效差异有统计学意义且更为有效，但尚需更多设计严谨，方法科学的高质量随机对照试验。

【来源】陈蓉，黄健玲，贡欣. 针药治疗慢性盆腔炎相关文献的系统评价［J］. 陕西中医，2011，32（10）：1389—1391.

12. 当归芍药散加减治疗盆腔炎性疾病的系统评价

【目的】对当归芍药散治疗盆腔炎性疾病的疗效及其影响进行系统评价。

【方法】按照循证医学的要求，计算机检索中国生物医学文献光盘数据库、维普数据库、清华同方数据库、万方数据库、VIP、CBM 等。检索当归芍药散治疗盆腔炎性疾病的相关文献，并对纳入的符合标准文献进行统计分析，Jadad 质量评价，提取相关资料，然后采用 Rev Man.5.0 软件进行 Meta 分析。

【结果】符合纳入标准的文献 7 篇，共 865 例受试者。Meta 分析结果显示：经过治疗后，当归芍药散组有效率较对照组明显，有效率的差异有统计学意义（$P<0.05$），其中 =26.87（$P<0.01$）。

【结论】目前证据可以显示当归芍药散对于治疗盆腔炎性疾病确实有效，且安全性较高，对于临床广泛应用是适宜的。

【来源】邓丹萍，雷磊. 当归芍药散加减治疗盆腔炎性疾病的系统评价：第十一次全国中医妇科学术大会，中国河南郑州，2011 [C].

13. 中药灌肠治疗盆腔炎性疾病的文献系统评价和分析

【目的】运用循证医学的方法对中药灌肠治疗盆腔炎性疾病的疗效进行系统评价和 Meta 分析。

【方法】在中国期刊全文数据库（CNKI）、维普中文期刊全文数据库中检索中药灌肠治疗盆腔炎性疾病的临床随机对照试验研究（RCTs）文献，采用 RevMan4.2 统计软件进行 Meta 分析。

【结果】检索符合 RCTs 纳入标准的中药灌肠治疗盆腔炎性疾病的随机对照试验论文 18 篇，均为中药灌肠组与西药组比较。Meta 分析结果显示中药灌肠治疗盆腔炎性疾病优于西药组。

【结论】中药灌肠方法在治疗盆腔炎性疾病的总有效率方面比西药有优势（$P<0.00001$）。但这一结论是建立在纳入文献可能存在发表性偏倚和低质量研究的定量综合分析基础上的。

【来源】周丽娜，候娜娜. 中药灌肠治疗盆腔炎性疾病的文献系统评价和分析 [J]. 中医临床研究，2011，3（07）：102-103.

14. 中药内服治疗盆腔炎随机对照试验的系统评价

【目的】系统评价中药内服干预治疗盆腔炎的随机对照试验的疗效。

【方法】通过检索中国生物医学文献数据库（CBM）、万方、CNKI 和 VIP 等中文数据库（1999—2009 年），全面搜集有关中药内服治疗盆腔炎的随机对照试验。由 2 名评价员对文献进行筛选，纳入中药治疗盆腔炎的随机对照试验并提取资料和质量评价，质量评价参照 Cochrane hand-book 5.0 提供的标准，数据分析采用 RevMan 5.0 软件。

【结果】纳入 12 篇随机对照研究文献，经临床异质性检验，采用固定效应模型进行 Meta 分析，得出中药内服治疗盆腔炎有明显的疗效且优于对照组。

【结论】由于中药内服治疗盆腔炎的随机对照研究开展较少，纳入研究质量较低，故中药治疗盆腔炎的有效性尚缺乏足够的证据，有待进一步研究来验证。

【来源】徐俐平. 中药内服治疗盆腔炎随机对照试验的系统评价 [J]. 辽宁中医杂志，2011，38（02）：212—214.

15. 中医药治疗慢性盆腔炎的系统评价

【背景】慢性盆腔炎是妇科临床上的常见病、多发病，中医药对其治疗具有独特的优势，各地也开展了大量的临床研究。但因中医临床研究在方法学应用这一关键环节仍较薄弱，临床试验的规范性较差，对中医药临床疗效缺乏客观、科学的评价，导致研究成果难以得到公认及推广应用。系评价是国际医学界公认的研究方法,在中医药领域开展系统评价,有利于寻找有效的中医药临床治疗的药物、方法、技术、措施等,为未来的临床研究决策提供建设性意见,并有利于与国际学术界进行交流,促进中医药走向世界。

【目的】 系统、全面了解中医药治疗慢性盆腔炎的临床研究在科研设计、实施及疗效评价等方面的现状及存在的问题,对研究质量的总体水平做出评估;对中医药治疗慢性盆腔炎的有效性和安全性做出较客观的评价。

【方法】 通过检索1989—2008中国期刊全文数据库、中文科技期刊数据库、中文生物医学期刊文献数据库,以及手工检索发表有关中医药治疗慢性盆腔炎的临床研究文献,比较中医药与西药的随机对照试验,建立《中医药治疗慢性盆腔炎临床研究文献评价表》,对文献的一般情况、诊断纳入排除标准、疗效判定标准、研究方案设计进行分析,在此基础上,采用 RevMan4.22 软件进行 Meta 分析。

【结果】 共纳入临床研究文献60篇。整体随机方法学质量低下,除2篇采用随机数字表的方法,占3.3%;9篇文献按照就诊顺序及时间的半随机,占15.0%;其余均未对随机方法进行描述。仅有1篇提及采用单盲,占1.7%。无一篇文献提及方案分配隐藏。对于组间均衡性描述,33篇文献进行部分的年龄、病程的组间基线的比较,有统计学意义,占55.0%。干预和治疗措施标准化和稳定性较好的有20篇,占33.3%。采用西医诊断标准的文献有56篇,占93.3%,纳入排除标准中,3篇有明确、合适的纳入标准,占5.0%;仅1篇有明确的排除标准,占1.67%。疗效标准方面,48篇采用明确的标准,占80.0%。统计方法中15篇事先确定了统计方法,占25.0%;20篇能从文章中判断出统计方法正确,占33.3%。1篇提及有失访病例,占1.7%。10篇文献提及随访,占16.7%。8篇文献报道了对不良反应的观察,占13.3%。纳入的19篇文献进行 Meta 分析。对照组均采用西药疗法,其中3篇采用针灸疗法,10篇采用中药疗法,6篇采用中西医疗法。结果显示:针灸组:3个随机对照试验异质性检验:$P=0.85>0.10$,$I\sim 2=0\%<50\%$,可认为无异质性;效应量合并的结果:$Z=5.58$,$P<0.0001$,有统计学意义。中药组:10个随机对照试验异质性检验:$P=0.65>0.10$,$I\sim 2=096<50\%$,可认为无异质性;效应量合并的结果:$Z=9.08$,$P<0.0001$,有统计学意义。中西医组:6个随机对照试验异质性检验:$P=0.34>0.10$,$I^2=11.7\%<50\%$,可认为无异质性存在;效应量的合并后:$Z=6.25$,$P<0.00001$,有统计学意义。

【结论】 现有文献的研究结果经过 Meta 的初步分析表明,中医药治疗慢性盆腔炎有一定的疗效,但不能排除中医药与对照组之间疗效的明显差异可能与试验的方法学质量低有关。现有的研究结论未能十分令人信服,还有待于严谨设计的大样本、多中心、随机、双盲、安慰剂平行临床试验加以证实。

【来源】 水凤凤. 中医药治疗慢性盆腔炎的系统评价 [D]. 成都中医药大学,2009.

16. 中医药治疗慢性盆腔炎的系统评价

【目的】 评价中医药治疗慢性盆腔炎的有效性和安全性。

【方法】 计算机检索1994—2007年 MEDLINE、EMBBASE 外文数据库,中国期刊全文数据库(CNKI)、中国生物医学文献数据库(CBM)、维普中文期刊数据库(VIP),CNKI 中国优秀硕博士论文全文数据库及所获文献的参考文献,同时手工检索发表的有关中医药治疗慢性盆腔炎的临床研究文献,并查阅文献的参考文献,制定严格的纳入排除标准,纳入随机对照试验和半随机对照试验,对所纳入的研究用 Cochrane 协作网提供的 RevMan4.2.10 软件进行 Meta 分析。

【结果】1. 质量评价：4 篇为随机对照试验，7 篇为半随机对照试验。无一篇文献提到采取分配隐藏。只有 1 篇文献采取单盲法。无一篇文献提到失访、丢失、或退出人数，也无一篇文献提到采用意向性分析。方法学质量普遍不高。2. Meta 分析结果：中医药治疗慢性盆腔炎在临床有效率方面与抗生素相比较有统计学差异（$P<0.001$）；在改善下腹疼痛、腰骶疼痛、白带、子宫压痛、盆腔积液、附件增粗方面，中药组优于抗生素组（效应量分别为 [OR0.26, 95% CI (0.15, 0.45)] [OR0.29, 95% CI (0.16, 0.50)] [OR0.41, 95% CI (0.23, 0.73)] [OR0.20, 95% CI (0.11, 0.39)] [OR0.35, 95% CI (0.13, 0.97)] [OR0.18, 95% CI (0.10, 0.32)]）；在改善低热、附件包块方面与抗生素相比无统计学差异（$P>0.05$）；1 篇文献报告了中药改善血液流变学；3 篇文献有复发率报告；4 篇进行了不良反应的观察。

【结论】中医药治疗慢性盆腔炎有一定的疗效和安全性；中医药治疗慢性盆腔炎的规范化临床研究水平有待提高；系统评价方法目前尚不适合用于评价中医药治疗慢性盆腔炎的临床有效性和安全性。

【来源】屈小娟. 中医药治疗慢性盆腔炎的系统评价 [D]；成都中医药大学，2008.

17. 中药灌肠治疗慢性盆腔炎临床研究文献的系统评价

【背景】慢性盆腔炎是妇科临床上的常见病、多发病，中药灌肠对其治疗具有独特的优势，各地也开展了大量的临床研究。但因中医临床研究在方法学应用这一关键环节仍较薄弱，临床试验的规范性较差，对中医药临床疗效缺乏客观、科学的评价，导致研究成果难以得到公认及推广应用。系统评价是国际医学界公认的研究方法，在中医药领域开展系统评价，有利于寻找有效的中医药临床治疗的药物、方法、技术、措施等，为未来的临床研究决策提供建设性意见，并有利于与国际学术界进行交流，促进中医药走向世界。

【目的】系统、全面了解中药灌肠治疗慢性盆腔炎的临床研究在科研设计、实施及疗效评价等方面的现状及存在的问题，对研究质量的总体水平做出评估；对中药灌肠治疗慢性盆腔炎的有效性和安全性做出较客观的评价。

【方法】1978 年 1 月—2005 年 1 月发表的有关中药灌肠治疗慢性盆腔炎的临床研究文献。数据库：2004 年 12 月以前中国医学科学院生物医学文献数据库（CBM disc，中国医学科学院医学信息研究所开发研制）、中医药科技文献数据库（TCMLRS，中国中医研究院开发研制）、循证医学领域的临床试验注册数据库和 Cochrane 图书馆对照试验注册库。同时手工检索了 2005 年 1 月的有关文献，并查阅文献的参考文献以查缺补漏。设立文献纳入标准、排除标准，建立《中药灌肠治疗慢性盆腔炎临床研究文献评价表》，内容包括临床科研设计的重要原则及慢性盆腔炎的疾病特征，对文献的一般情况、研究方案设计、统计学分析和结论推导进行描述性分析，在此基础上，采用 RevMan 软件进行 Meta 分析。

【结果】临床研究文献共 103 篇，随机对照临床试验 16 篇。除一篇文章提到随机的方法是使用掷硬币的简单随机外，其余 RCT 研究均未对随机方法进行描述。仅 1 篇分组和治疗措施对受试者使用盲法，无一篇文献实施分组和研究措施对研究人员或疗效评价者设盲。有明确诊断标准的文献有 8 篇，1 篇有明确、合适的纳入标准，且与研究目的有关；1 篇有一定的纳入标准，14 篇文献对纳入标准仅有散在描述或无描述。1 篇文献对可能影响结论真实性的主要混杂因子设立了合理明确的排除标准，1篇有一定的排除标准，但有欠缺；14篇文献无任何排除标准的描述，占87.5%。无一篇文献有病例筛选记录，均没有进行事前样本含量的估算。对于组间均衡性的描述，虽然部分研究简单陈述了各组年龄、病程的基本情况，但未见明确的组间均衡性比较。7篇文献进行了部分的人口社会学特征、病情变量比较，占43.8%，中医证候类型只有4篇进行了部分比较。干预和治疗措施标准化和稳定性较好的有9篇，占56.3%，标准化一般的有4篇，占25%，标准化差的有3篇，占18.8%。12篇采用自拟疗效判定标准，占75%；2篇采用全国性学会标准，占12.5%；1篇采用地方性学会标准，占6.3%，1篇无疗效判定标准。

【来源】余琳. 中药灌肠治疗慢性盆腔炎临床研究文献的系统评价 [D]. 广州中医药大学，2005.

18. 桂枝茯苓丸加减治疗慢性盆腔炎的 Meta 分析

【目的】评价桂枝茯苓丸加减治疗慢性盆腔炎的有效性及安全性。

【方法】检索中国期刊全文数据库、万方数据库、维普数据库、中国生物医学文献数据库、Cochrane Library、Medline、Embase 等数据库，整理收集桂枝茯苓丸加减治疗慢性盆腔炎的随机对照试验，进行 Meta 分析。

【结果】纳入11篇文献共1077例患者，桂枝茯苓丸加减或合用西药在总有效率高于单纯西药组、不良反应发生率则低于单纯西药组，差异具有统计学意义。

【结论】在现有证据的基础上看，桂枝茯苓丸加减或合用西药治疗慢性盆腔炎疗效优于单纯应用西药治疗，但因纳入文献数量有限且部分质量较低，结论尚需高质量证据来进一步验证。

【来源】王羽珊，李沛霖. 桂枝茯苓丸加减治疗慢性盆腔炎的 Meta 分析 [J]. 中医药通报，2016，15 (01)：54—57.

19. 中药热敷治疗慢性盆腔炎的 Meta 分析

【目的】近年来中药热敷法治疗慢性盆腔炎文献较多，为进一步评估此法的客观性、有效性，采用 Meta 分析对中药热敷治疗慢性盆腔炎的文献进行系统研究。

【方法】采用主题检索法在中国期刊全文数据库（CNKI）和万方数据库中进行检索、检索时限为1990年1月至2013年12月。检索词为"盆腔炎""热敷"，共检索出42篇文献后，辅以人工检索，筛选出符合本次研究的文献共4篇。采用 RevMan5.0 软件进行 Meta 分析。异质性检验采用 Q 检验，异质性定量分析采用 I^2 进行，$P=0.10$ 为检验水准。

【结果】Meta 分析：对纳入的文献采用临床疗效作为评价指标，首先对其进行异质性检验，$\chi^2=2.55$，$P=0.47$，提示各研究间异质性差异无统计学意义，故采用固定效应模型，合并 OR=4.69，95%CI 为 2.52~8.72，此数值提示热敷治疗慢性盆腔炎是其他疗法的4.69倍。上述结果提示热敷治疗慢性盆腔炎相对于其他治疗方面有较为确切的优势。对纳入研究的文献进行漏斗图分析，发现 OR 分布大致对称，提示纳入研究无发表偏倚。

【结论】根据 Meta 分析，我们发现热敷治疗（包括温针热敷、中药热敷等）慢性盆腔炎具有明显优势，因此认为热敷治疗慢性盆腔炎应当是一种新的治疗方法，为临床治疗该疾病提供了新的思路和方法。不过本次分析是探索性的，纳入研究的文献较少，同时质量偏低，存在潜在的发表偏倚，希望进一步开展大样本、多中心、高质量的随机对照试验，为热敷法治疗慢性盆腔炎提供新的证据。

【来源】成云云，高妍，卢东方，等. 中药热敷治疗慢性盆腔炎的 Meta 分析 [J]. 山西医药杂志,2014,43(12):1402—1403.

20. 中西医结合治疗慢性盆腔炎临床疗效的 Meta 分析

【目的】评价中西医结合治疗慢性盆腔炎的临床疗效。

【方法】全面检索中国知识期刊网(1979—2008年)、维普期刊网(1989—2009年)、PubMed(1990—2009年)及 ISI Web of Knowledge(1975—2009年),收集单用西药与中西医结合治疗慢性盆腔炎的随机对照或半随机对照实验。

【结果】符合纳入标准的随机对照实验有25例,共3081个患者。Meta 分析结果显示,中西医结合治疗能有效治疗慢性盆腔炎(OR=3.20,95%CI 为[2.74,3.73],$P<0.01$)。

【结论】Meta 分析提示中西医结合治疗与单用西药治疗慢性盆腔炎比较,疗效的差异有统计学意义。

【来源】范明慧,张峰莉,任野. 中西医结合治疗慢性盆腔炎临床疗效的 Meta 分析[J]. 华中科技大学学报(医学版),2010,39(01):127—129.

附录4：中华中医药学会《中医妇科常见病诊疗指南》（2012年）

盆腔炎性疾病（ZYYXH/T242-2012）

1. 范围

本《指南》规定了盆腔炎性疾病的诊断、辨证和治疗。

本《指南》适用于盆腔炎性疾病的诊断和治疗。

2. 术语和定义

下列术语和定义适用于本《指南》。

盆腔炎性疾病 pelvic inflammatory disease

盆腔炎性疾病是指女性上生殖道的一组感染性疾病，主要包括子宫内膜炎、输卵管炎、输卵管卵巢脓肿、盆腔腹膜炎。曾被称为"急性盆腔炎"。根据其病变部位的不同，分别称作急性子宫内膜炎、急性输卵管炎、输卵管积脓、输卵管卵巢脓肿、急性盆腔结缔组织炎、急性盆腔腹膜炎等。中医古籍无盆腔炎性疾病之名，其初期临床表现与古籍记载的"热入血室""产后发热"相似。

3. 诊断

3.1 诊断要点

3.1.1 病史

多有近期妇产科手术史；或经期产后不注意卫生、慢性盆腔炎及房事不洁史等。

3.1.2 症状

下腹部或全腹部疼痛难忍，高热伴畏寒、头痛，带下量多，色黄或赤白兼杂，甚至如脓血，肠鸣音减弱或消失，亦可伴有腹胀、腹泻、尿频、尿急等症状。

3.1.3 体征

3.1.3.1 腹部检查

下腹部肌紧张、压痛、反跳痛。

3.1.3.2 妇科检查

阴道可见脓性臭味分泌物；宫颈举痛或充血，或见脓性分泌物从宫颈口流出；宫体压痛、附件区压痛明显，甚至触及包块；盆腔脓肿形成位置较低者则后穹隆饱满，有波动感。

3.1.4 辅助检查

3.1.4.1 血液检查

白细胞及中性粒细胞升高；血沉增快；C-反应蛋白升高。

3.1.4.2 宫颈分泌物及后穹隆穿刺物检查

宫颈分泌物涂片见大量白细胞，后穹隆穿刺可吸出脓液。

3.1.4.3 B型超声检查

可发现盆腔脓肿或炎性包块。

3.1.4.4 病原体培养

阴道和宫颈管分泌物、后穹隆穿刺液、血液和盆腔感染部位分泌物培养,可检测病原体。

3.2 鉴别诊断

3.2.1 异位妊娠

盆腔炎性疾病者高热,血常规白细胞明显升高。异位妊娠者β-HCG(+),后穹隆穿刺,可吸出不凝固的积血,盆腔炎性疾病者则为脓液,可资鉴别。

3.2.2 急性阑尾炎

均有身热、腹痛、血白细胞升高。盆腔炎性疾病痛在下腹部,病位较低,常伴有月经异常;急性阑尾炎多局限于右下腹部,有麦氏点压痛、反跳痛。

3.2.3 卵巢囊肿蒂扭转或破裂

常有突然腹痛,逐渐加重,甚至伴有恶心呕吐,一般体温不甚高。B型超声检查或妇科盆腔检查可作鉴别。

4. 辨证

4.1 辨证要点

当根据发热特点,下腹疼痛、带下等情况以及全身症状、舌脉综合分析。本病临床发病急,病情重,病势凶险,威胁生命;若迁延治疗,多转为盆腔炎性疾病后遗症,严重影响患者的身心健康,导致不孕或异位妊娠等。辨证多以热毒为主,兼有湿、瘀。

4.2 证候

4.2.1 热毒炽盛证

高热,恶寒或寒战,下腹部疼痛拒按,带下量多,色黄或赤白兼杂,质黏稠,味臭秽;大便秘结,小便短赤,咽干口苦,或月经量多,淋漓不尽,精神不振;舌红,苔黄厚或黄燥,脉滑数或洪数。

4.2.2 湿热瘀结证

下腹部疼痛、拒按或胀满,热势起伏,寒热往来,带下量多,色黄,质稠,味臭秽;或经量增多,淋漓不止,大便溏或燥结,小便短赤;舌红有瘀点,苔黄厚,脉滑数。

5. 治疗

5.1 治疗原则

以清热解毒为主,祛湿化瘀为辅,遵循"急则治标,缓则治本"原则,高热阶段属实属热,以清热解毒为主;热减或热退后,应消癥散结化湿;若邪实正衰,正不胜邪,出现阳衰阴竭之证,则以急救为主,宜中西医结合治疗。

5.2 分证论治

5.2.1 热毒炽盛证

治法:清热解毒,利湿排脓。

主方：五味消毒饮（《医宗金鉴》）合大黄牡丹皮汤（《金匮要略》）。

常用药：金银花、野菊花、蒲公英、紫花地丁、紫背天葵；大黄、牡丹皮、桃仁、冬瓜子、芒硝。若病在阳明，身热面红，恶热汗出，口渴，脉洪数，可选白虎汤（《伤寒论》）加清热解毒之品。若热毒已入营血，高热神昏，烦躁谵语，下腹痛不减，斑疹隐隐，舌红绛，苔黄燥，脉弦细数，宜选清营汤（《温病条辨》）加减。

5.2.2 湿热瘀结证

治法：清热利湿，化瘀止痛。

主方：仙方活命饮（《校注妇人良方》）加薏苡仁、冬瓜子。

常用药：金银花、甘草、当归、赤芍、穿山甲、皂角刺、天花粉、浙贝母、防风、白芷、陈皮、乳香、没药。

5.3 中成药

清开灵颗粒：适用于热毒炽盛证。

安宫牛黄丸：适用于热毒炽盛证。

紫雪散：适用于热毒炽盛证。

金刚藤胶囊：适用于热毒炽盛证。

妇乐颗粒：适用于热毒炽盛证。

妇科千金片（胶囊）：适用于湿热瘀结证。

花红片（胶囊）：适用于湿热瘀结证。

5.4 外治法

5.4.1 直肠用药

康妇消炎栓：每次1粒，每日1~2次，直肠给药，7日为1个疗程。用于湿热瘀结证。

5.4.2 中药保留灌肠

常用药物有金银花、连翘、紫花地丁、红藤、败酱草、乳香、没药、大黄、延胡索、牡丹皮、透骨草、皂角刺等。以上药物酌情选用，浓煎100~150mL，保留灌肠，每日1次。

5.5 针灸疗法

取中极、关元、归来、三阴交、足三里、肾俞等穴位，直刺，平补平泻。

盆腔炎性疾病后遗症（ZYYXH/T243 – 2012）

1. 范围

本《指南》规定了盆腔炎性疾病后遗症的诊断、辨证和治疗。

本《指南》适用于盆腔炎性疾病后遗症的诊断和治疗。

2. 术语和定义

下列术语和定义适用于本《指南》。

盆腔炎性疾病后遗症 sequelae of pelvic inflammatory disease

盆腔炎性疾病后遗症是指盆腔炎性疾病未得到及时正确的治疗，而发生的一系列后遗症。曾被称为"慢性盆腔炎"。

属于中医"月经失调""痛经""带下病""癥瘕""不孕"等范畴。

3. 诊断

3.1 诊断要点

3.1.1 病史

曾有盆腔炎性疾病史,盆腔炎反复发作史;不孕史;盆腔急性感染病史及急性阑尾炎、慢性肠炎等病史。

3.1.2 症状

小腹坠胀痛,腰骶酸痛,白带黄稠,量多有异味,月经不调,可出现尿频、尿急症状,或有腹泻,可有低热,易感疲劳,周身不适,失眠,劳累、性交后及经期前后症状加重,并可有不孕表现。

3.1.3 体征

妇科检查:子宫常呈后位,活动受限甚至黏连固定,在子宫一侧或两侧可以触及条索状物或有片状增厚、压痛,或可触及囊性肿物,盆腔结缔组织炎时,可有骶韧带组织增厚、压痛。

3.1.4 辅助检查

3.1.4.1 B型超声检查

盆腔附件区可见不规则囊性、实性、囊实性包块及炎性渗出。

3.1.4.2 病原体培养

宫颈分泌物培养可找到致病的病原体。

3.1.4.3 白带常规检查

了解阴道有无菌群失调及病原体。

3.1.4.4 腹腔镜检查

可见盆腔内生殖器周围黏连、包块形成。

3.1.4.5 血常规检查

了解有无全身感染、盆腔感染及感染程度。

3.2 鉴别诊断

3.2.1 陈旧性异位妊娠

可查及境界不清、形状不规则包块,输卵管功能丧失,病史、B型超声及腹腔镜有助于诊断。

3.2.2 子宫内膜异位症

生育期妇女痛经、月经失调及不孕,宫骶韧带和直肠陷凹处可触及痛性结节,腹腔镜检查、B型超声、CA125等检查有助于诊断。

3.2.3 慢性阑尾炎

反复发作右下腹疼痛并查及包块,急性发作时可有转移性右下腹痛,伴有恶心呕吐,麦氏点压痛、反跳痛及肌紧张,体温升高和白细胞增多。

3.2.4 卵巢囊肿

腹胀或查及囊性包块。输卵管积水或输卵管、卵巢囊肿肿块呈腊肠形，囊壁较薄，周围多有黏连；卵巢囊肿一般以圆形或椭圆形较多，周围无黏连，活动自如。B型超声检查、组织病理学检查有助于诊断。

3.2.5 盆腔瘀血综合征

长期下腹痛、腰骶痛，但是妇科检查可无异常体征，盆腔造影术、腹腔镜检查有助于诊断。

3.2.6 卵巢癌

盆腔炎性疾病后遗症性包块一般与周围有黏连，不活动，多为囊性；卵巢癌为实性，多生长迅速，可伴或不伴腹水，实性包块增大迅速，无明显临床症状。B型超声检查、肿瘤标记物、CT扫描、组织病理学检查有助于诊断。

4. 辨证

4.1 辨证要点

本病涉及的脏腑以脾肾肝为主，证型以实证为主，或为虚中夹实证。应着重了解腰腹疼痛的性质、发作诱因及与月经周期的关系，结合全身症状、舌脉进行综合分析，辨别虚实寒热。

4.2 证候

4.2.1 湿热瘀阻证

下腹隐痛，或少腹疼痛拒按，痛连腰骶，或阴部坠胀，经行或劳累时加重；月经经期延长，月经量多，伴痛经；带下量多，色黄，质黏稠，有臭气；小便黄赤，大便干结或溏而不爽；或见低热起伏，胸闷纳呆，婚久不孕；舌红，苔黄腻，脉滑数。

4.2.2 气滞血瘀证

下腹胀痛或刺痛，经期或劳累后加重；月经先后不定期，量时多时少，经行不畅，色暗血块多，瘀块排出则腹痛减，经期延长，伴见经期情志抑郁，乳房胀痛；平素胸胁胀满，情志不畅，口唇爪甲紫暗，皮肤有瘀点；舌质紫暗，有瘀斑，苔薄白，脉涩。

4.2.3 气虚血瘀证

下腹疼痛或坠痛，缠绵日久，痛连腰骶，经行加重；经期延长，月经量多；带下量多，色白质稀；神疲乏力，食少纳呆，精神萎靡，少气懒言，面色㿠白；舌淡暗，或有瘀点瘀斑，苔白，脉弦涩无力。

4.2.4 寒湿瘀阻证

小腹冷痛，或坠胀疼痛，经期或劳累后加重，得热痛减；经行后期，量少色暗，痛经，瘀块排出则腹痛减；平素小腹、腰骶冷痛，得热痛减；神疲乏力，四肢不温；带下清稀量多；小便清长，大便稀溏；舌淡暗，苔白腻，脉沉迟。

5. 治疗

5.1 治疗原则

活血化瘀，理气止痛。

5.2 分证论治

5.2.1 湿热瘀阻证

治法：清热除湿，化瘀止痛。

主方：银甲丸（《中医妇科临床手册》）。

常用药：金银花、连翘、红藤、蒲公英、鳖甲、茵陈、升麻、紫花地丁、蒲黄、椿根白皮、大青叶、琥珀。

5.2.2 气滞血瘀证

治法：疏肝解郁，化瘀止痛。

主方：膈下逐瘀汤（《医林改错》）。

常用药：乌药、赤芍、桃仁、枳壳、延胡索、牡丹皮、香附、五灵脂、川芎、当归、甘草。

5.2.3 气虚血瘀证

治法：益气健脾，化瘀散结。

主方：理中汤（《伤寒论》）。

常用药：干姜、人参、白术、甘草。

5.2.4 寒湿瘀阻证

治法：散寒除湿，活血化瘀。

主方：少腹逐瘀汤（《医林改错》）。

常用药：小茴香、干姜、延胡索、没药、当归、川芎、官桂、赤芍、蒲黄、五灵脂。

5.3 中成药

妇乐颗粒：适用于湿热瘀阻证。

金刚藤片：适用于湿热瘀阻证。

花红胶囊：适用于湿热瘀阻证。

金鸡胶囊：适用于湿热瘀阻证。

血府逐瘀胶囊：适用于气滞血瘀证。

大黄䗪虫丸：适用于气滞血瘀证。

桂枝茯苓胶囊：适用于血瘀证及寒湿瘀阻证。

妇科千金片（胶囊）：适用于气滞血瘀证。

女金胶囊：适用于肾虚血瘀证。

散结镇痛胶囊：适用于痰湿瘀阻兼气滞证。

丹黄祛瘀胶囊：适用于气虚血瘀证及痰湿凝滞证。

5.4 外治法

5.4.1 野菊花栓

每次1粒，每日1次，直肠给药。用于湿热瘀阻证。

5.4.2 康妇消炎栓

每次1枚，每日1次，直肠给药。用于湿热瘀阻证。

5.5 针灸疗法

湿热瘀阻证选取子宫、水道、归来、中极、阴陵泉穴；寒湿瘀阻证取神阙、气海、关元、足三里、三阴交穴；气滞血瘀证取气海、血海、中极、内关、三阴交穴；气虚血瘀证取合谷、足三里、八髎、神阙穴。

（作者：中国中医科学院中医药信息研究所 苏大明）

（五）脓毒血症

1. 疾病概况

脓毒血症是指感染和创伤等诱发的损害性全身炎症反应综合征，严重时可导致器官功能障碍综合征和（或）循环衰竭。脓毒症并不依赖致病菌和毒素的存在而进展变化，病情严重程度取决于机体的反应性，总之，脓毒症的发生发展是一个复杂的网络体系，炎症、凝血、抗凝、内皮损伤等因素互相影响的过程。[1]

中医认为本病可归属于中医学伤寒、温病的范畴。

2. 病因病机

根据脓毒症的临床特点，其病因为外感六淫毒邪，导致内生热毒、瘀血，或损伤正气；正邪相争，虚实夹杂，终致发病。可以说，气阴两虚、阴竭阳脱是病机之本，毒邪内蕴是重要发病基础，内陷营血是主要病变层次，瘀滞络脉是重要病位，正虚毒损、络脉瘀滞是脓毒症的主要病机变化。[2-3]

3. 辨证分型

2011 年中西医结合脓毒症治疗指南颁布，采用王今达教授提出的"三证"，即把脓毒症分为：热证、虚证和瘀证三大证。其中，热证根据病情程度不同又分为邪毒袭肺、热毒炽盛、阳明经热、热结肠腑、热入营血、热入心包、血热动风、热盛迫血；瘀证分为瘀毒内阻、邪毒内蕴、败血损络；虚证分为气阴耗竭（邪盛亡阴）、阳气暴脱（邪盛亡阳）、脏腑虚衰，阳俱虚等不同证型。

4. 治则治法

扶正解毒通络、分层扭转是脓毒血症的主要治法。扶正，尤其是补气通阳，使阳气畅达，恢复络脉出入自由、充盈满溢的正常状态，有利于抗邪而出，防止内生毒邪的进一步损害。在脓毒症早期就应顾及正气，在疾病进展中更要注意回阳固脱、顾护正气，后期应养阴益气、保护脏真。通络，可以畅通络中气血、减少毒邪的蕴积，改善各脏腑的温煦濡养，应贯穿脓毒症治疗的全程。解毒，以祛除外来和内生的毒邪，是脓毒症治疗的核心环节之一。在此基础上，根据病人的具体表现可以使用清热解毒、活血化瘀、理气化痰等治法，将有助于祛除络脉受损后蓄积的病理产物，恢复机体营卫和谐、气血调畅的整体环境。

5. 西医治疗现状

本病的西医治疗，早期识别是关键，具体目前多采用早期复苏、抗感染、抗休克、机械通气、营养支持、免疫调节、小剂量糖皮质激素以及其他对症处理等方法，但其病死率仍居高不下。

6. 中医治疗优势与系统评价

中医药治疗脓毒血症，可通过直接破坏内毒素、促进内毒素代谢、抑制巨噬细胞的活化等机制发挥对脓毒症的治疗作用，目前中医的主要治法有清热解毒、通腑降下、活血化瘀、扶正、综合治疗等，中医药与常规治疗联合已广泛应用于脓毒症的临床治疗，其中，血必净为中医治疗的代表性药物。[4]

（1）血必净注射液治疗脓毒症的 Meta 分析[5]

【目的】评价血必净注射液对脓毒症患者白细胞计数（WBC）、血浆肿瘤坏死因子-α（TNF-α）、血小板计数（PLT）的影响，从而了解血必净注射液对炎症及凝血系统的影响及用于辅助治疗脓毒症的临床疗效。

【方法】检索中国知网（CNKI）、维普（VIP）、万方数据库查找 2008 年 1 月至 2011 年 9 月发表的有关血必净注射液治疗脓毒症的相关研究，按照纳入与排除标准选择文献，提取资料，并采用 RevMan4.2.9 进行 Meta 分析。

【结果】共纳入 18 项随机对照临床试验，治疗组共 539 例患者，对照组共 541 例患者。Meta 分析结果显示，与对照组相比，血必净治疗组 WBC 计数降低 [OR=-1.87，95% CI（-2.92，-0.81）]，TNF-α 浓度下降 [OR=-5.67，95% CI（-6.63，-4.75）]，PLT 计数降低 [OR=6.58，95% CI（4.01，9.16）]。

【结论】现有结果表明，治疗组与对照组比较，应用血必净注射液治疗脓毒症，患者血浆 WBC 计数、TNF-α 浓度明显下降，PLT 计数降低。

（2）中西医结合方案治疗脓毒症的 Meta 分析[6]

【目的】系统评价中西医结合方案治疗脓毒症的临床疗效和安全性。

【方法】查找 Cochrane 图书馆系统评价资料库、Cochrane 协作网对照试验中心注册数据库、MEDLINE、EMBASE、中国知网和万方数据库，全面收集中西医结合方案治疗脓毒症患者的随机对照试验（RCT），使用 Revman5.0 软件进行 Meta 分析。

【结果】本研究纳入文献 14 篇，共 967 例患者。中西医结合方案治疗脓毒症的住院病死率 [OR=0.41，95% CI（0.26，0.65），$P<0.01$]、有效率 [OR=2.52，95% CI（1.40，4.54），$P<0.01$]、急性生理学及慢性健康状况评分系统（APACHE）评分 [OR=-3.70，95% CI（-6.13，-1.28），$P<0.01$]、中医辨证评分 [MD=-2.03，95% CI（-3.00，-1.06），$P<0.01$] 均优于对照组。

【结论】中西医结合方案治疗脓毒症有一定的临床疗效。由于纳入的研究数量有限，该系统评价的结果需谨慎对待，尚需更多的设计合理、多中心、大样本的 RCT 进一步证实。

7. 中医治疗方案

中医为脓毒症提供了新的治疗手段和实验依据，现将临床具体治疗情况介绍如下。

（1）辨证论治

大多数学者认为，脓毒症与卫气营血辨证各阶段证候的表现存在大致的对应关系，且脓毒症的辨证模式可以借鉴六经辨证和卫气营血辨证模式。"2013 年脓毒症中西医结合诊治专家共识"肯定了六经辨证、卫气营血辨证是脓毒症辨证的主要方法，为中医中药诊治脓毒症提供了依据。

对于脓毒血症的辨证论治，最具有代表性的则为，王今达教授提出的"三证三法"，王今达教授确定了"瘀血、热毒"是脓毒症的主要发病机制，"三证三法"，即血瘀证用活血化瘀法，毒热证用清热解毒法，急性虚证用扶正固本法。并以此为原则，以王清任的"血府逐瘀汤"组方为基础，研发了具有活血化瘀、扶正固本、清热解毒功效的血必净注射液静脉制剂。[7]此后，随着临床实践的开展，在此基础上，又逐步形成了"四证四法"的辨证治疗原则，[8]即：在原有"三证"的基础上，增加了通里攻下法治疗腑气不通。也有，"四证"为实热证、血瘀证、腑气不通证和厥脱证之说。[9]此辨证施治模式在临床实践中已取得显著成效。

刘清泉等研究认为，脓毒症从单纯实证发展为虚实夹杂，从气虚发展为阳虚是一个病情不断恶化的过程，并且发展规律并不是一成不变，在临床过程中，可出现变证、坏证者，临证之时要灵活运用，同时，脓毒症中医辨证的分型是可以分析病情的严重程度。[10-11]

此外，在临床中，还要注意的是，脓毒症患者大多病情危重，且错综复杂，一般大多表现为几组不同性质的证候交织在一起，中医治疗一定要把握其优势，时刻注意与现代医学的密切配合，做到中西医之间的优势互补。在具体辨证上，舌诊和脉象应是最具有可信度的客观指标，基本上能反应病情的实质，应该重点强调，而对于个别与舌脉不符症状，应适当有所取舍，灵活处理。

（2）中成药

血必净为用于治疗脓毒症和多器官功能障碍综合征的国家级二类新药，在临床中应用广泛，且疗效显著。此外，常用的中成药，还有参附注射液、参麦注射液、痰热清注射液等。

血必净注射液

血必净注射液以王清任血府逐瘀汤组方为基础，其有效成分提取自红花、赤芍、川芎、丹参、当归，包括红花黄色素A、川芎嗪、丹参素、阿魏酸、芍药苷、原儿茶醛等，具有活血化瘀、扶正固本、清热解毒、菌毒并治等功效。

临床研究显示：血必净注射液对降低脓毒症病死率和改善APACHE Ⅱ评分有一定疗效，对控制体温和炎症反应，调节凝血功能有一定作用。[12]刘清泉等[13]采用多中心、随机、平行对照的方法，评价血必净注射液治疗脓毒症的临床疗效。结果显示，治疗组第3天愈显率为86.3%，对照组为77.9%，血必净治疗效果显著（$P<0.05$）；且第3天退热方面比较，治疗组亦优于对照组（$P<0.05$）。

对于血必净注射液的具体临床应用情况，将另做篇章进行专门介绍。

参附注射液

参附注射液是根据中医古方"参附汤"而来，由红参和黑附片组成，具有减毒增效，回阳救逆，益气固脱之功效。临床研究显示：参附注射液能够维持促炎/抗炎平衡，减轻脓毒症患者全身炎症反应，双向调节脓毒症免疫紊乱，从而改善脓毒症的总体病情，并且对于纠正脓毒性休克亦有较好疗效。[14-16]

张宁等[15]将68例严重脓毒症患者随机分为参附注射液治疗组36例和对照组32例。在相同的常规西医治疗基础上，治疗组加用参附注射液。结果显示：经治疗，相较对照组，治疗组APACHEⅡ和Mashall评分显著下降（$P<0.05$）；死亡患者平均存活时间延长（$P<0.05$）；IL-6水平下降明显（$P<0.05$）。

参麦注射液

参麦注射液是中药复方制剂，组方源于《千金要方》之生脉散，主要成分是红参、麦冬，红参可以补足元气，麦冬可以养阴生津，两者配伍有益气养阴，复脉托固之效。临床研究显示：参麦注射液可降低患者体内促炎因子水平，抑制过度炎症反应，调节患者免疫功能，从而改善预后。[17-19]

黄增峰等[17]将60例脓毒症患者随机分为参麦组30例和对照组30例，两组患者资料具有可比性。在相同基础治疗条件下，参麦组增加参麦注射液50mL静脉滴注，连续用7天。结果显示：加用参麦注射液治疗后3天、7天血清TNF-α、IL-1B、IL-6、IL-8和IL-10水平及APACHE Ⅱ均明显低于治疗组（$P<0.05$或$P<0.01$）。

痰热清注射液

痰热清注射液由黄芩、熊胆粉、山羊角、金银花和连翘组成，具有清热解毒，消炎化痰之功效。临床和基础实验均提示，痰热清具有调节免疫的作用，可降低炎症因子水平，减少内毒素的产生和吸收，减轻炎性介质所致的炎症反应，对脓毒症有很好的治疗作用。[20-22]

刘陟等[22]将脓毒症患者66例，随机分为对照组31例，治疗组35例。对照组采用西医常规治疗，治疗组在对照组治疗的基础上，加用痰热清注射液静脉滴注，疗程均为7天。结果显示，治疗组在体温、白细胞总数、CRP水平，以及APACHE Ⅲ评分等方面的改善，均显著优于对照组（$P<0.05$）。

（3）复方

中药复方多以经典方为主，以及在此基础上的随症加减，在临床治疗脓毒血症中，作用显著，常用的复方有：清瘟败毒饮、升降散、大承气汤等。

清瘟败毒饮

清瘟败毒饮出自清初著名温病学家余师愚的《疫疹一得》，是中医治疗气营两燔证的代表方剂，该方由石膏、生地黄、黄连、犀角、栀子、黄芩、知母、赤芍、桔梗、玄参、牡丹皮、连翘、淡竹叶、甘草组成，具有清热解毒，凉血泻火的功效。现代医学研究证实，清瘟败毒饮具有解热、抗菌、抗炎、调节免疫等作用，临床多用于治疗感染性疾病，在治疗脓毒症时，与常规疗法联用，能显著改善患者的临床症状、减轻或抑制全身炎症反应、保护各器官系统功能，改善患者预后[23-25]。

冷建春等[23]将38例脓毒症患者随机分为治疗组18例和对照组20例，治疗组在西医常规治疗基础上加用清瘟败毒饮，疗程7天。结果显示，治疗组临床控制率优于对照组（$P<0.05$），治疗后中医症状积分和APACHE Ⅱ评分分值治疗组优于对照组（$P<0.05$）；治疗后患者的TNF-α、IL-1、IL-6和IL-10水平，治疗组低于对照组（$P<0.05$）。

升降散

升降散是清代《伤寒温疫条辨》治温十五方之总方，由僵蚕、蝉蜕、姜黄、大黄、黄酒、蜂蜜组成，具有升清降浊、散风清热之功效，用于治疗各种温热证候。研究显示：升降散能降低TNF-α、IL-6、CRP等炎症介质，具有脏器保护作用，并对非特异性免疫、体液免疫及细胞免疫都有一定的抑制作用。在西医常规治疗的基础上加用中药升降散，不仅有助于改善脓毒症患者的临床症状，而且可以有效降低APACHE Ⅱ评分，且患者临床症状明显减轻。[26-28]

赵雷等[28]将54例患者随机分为中药组和对照组，中药组在对照组基础上给予升降散，治疗7天后，中药组患者壮热、恶寒、咽痛、APACHE Ⅱ评分下降幅度大于对照组（$P<0.05$），且CRP下降大于对照组（$P<0.05$）。

大承气汤

大承气汤,由大黄、枳实、厚朴、芒硝组成,具有峻下热结之功效,主治阳明腑实证。研究发现,大承气汤治疗脓毒血症,可抑制血清内毒素、减少炎性介质产生、双向调节免疫、保护凝血功能,保护多脏器。[29-30]

余丹凤等[29]将75例严重脓毒症患者随机分为对照组和观察组,对照组采用西药常规治疗,观察组在西医常规治疗基础上加中药大承气汤,结果显示,治疗组TNF、IL-2、IL-6在治疗后第3天、第7天、第14天较对照组下降明显($P<0.05$);治疗后两组的CPR、AAG第3天、第7天、第14天,HP第3、第7天有显著性差异($P<0.05$);治疗组患者行机械通气时间较对照组明显缩短($P<0.01$),且病死率降低($P<0.05$)。

(4) 单味药

临床常用的中药单味药中,生大黄为最主要的代表性药物。

大黄性味苦寒,归胃、大肠、脾、肝、心包络经,功能泻下攻积、清热泻火、止血、解毒、活血祛瘀、清泻湿热。大黄含有蒽类衍生物、双蒽酮类、苷衍生物、鞣质及单糖、多糖、蛋白质、挥发油、有机酸、维生素等成分,针对大黄防治脓毒症的研究表明,大黄具有促进胃肠蠕动、保护肠道黏膜、促进内毒素排出、减少细菌及毒素移位、抗炎抑菌、减少过量细胞因子产生、降低过度免疫反应、改善微循环、增加缺血脏器血流量等作用,还可通过降低内毒素对内皮细胞等靶细胞的刺激,使细胞因子及炎症递质造成的损伤易于控制,脏器功能得到逐步恢复。[31-33]

吴同辰等[32]将ICU严重脓毒症患者73例,随机分为对照组31例和治疗组42例,对照组采用标准抗感染及综合治疗,治疗组在对照组基础上加用生大黄汤剂鼻饲。结果显示,治疗后,相较于对照组,治疗组APACHE Ⅱ评分、SOFA评分均明显降低($P<0.05$),且脱机时间显著缩短($P<0.01$),认为,早期应用生大黄能够提高患者脱机率,降低病死率,改善病情。

8. 中西医结合疗法

由于脓毒血症病情危重且复杂,临床中医药的应用主要在常规疗法的基础上,进行中西医联合应用。联合的中药药物可包括中成药、复方、单味药等,使用途径,包括内服与外用;此外,常规疗法结合针灸等中医外治疗法,在临床中也有较好疗效。

以上实践证明,中西医结合治疗能显著降低脓毒症患者的住院病死率、APACHE Ⅱ评分和中医辨证评分,以及显著提高脓毒症患者的治疗有效率。

9. 针灸

针灸是以通经脉,调气血,使阴阳归于相对平衡,脏腑功能趋于调和,从而达到防治疾病的目的。临床和基础研究发现,针灸,主要为电针和针刺,用于治疗脓毒血症,可抑制全身炎症反应、双向调节神经-内分泌-免疫系统、抑制氧自由基生成,保护重要脏器,从而发挥缓解症状,改善预后的作用。目前,在临床上,使用的主穴为足阳明胃经的合穴足三里。[34-37]

肖秋生等[37]将90例脓毒症患者分为对照组、胸腺肽α1组及针刺治疗组,每组30例。针刺治疗组在常规治疗基础上,针刺足三里、阳陵泉、内关、关元等穴位,每日1次,均连续治疗6天。结果显示,与本组治疗前比较,针刺治疗组CD3+、CD4+、CD8+、IgG、Ig A、IgM升高更明显($P<0.01$);与对照组比较,针刺治疗组ICU住院时间缩短,再次住院率及28天病死率下降($P<0.05$,

$P<0.01$）。

10. 中医药外治法

灌肠、贴敷、热熨等中医外治法在脓毒症的临床防治中同样有着独特优势，尤其是中药灌肠疗法，具体介绍如下：

中药灌肠

灌肠疗法通过直肠给药，药物可经肠道黏膜直接吸收入血，相比口服给药途径减少肝脏的首过效应，所以直肠给药吸收入血后，外周血药物浓度达到峰值的高度和时间都较口服方式有较大的优势，同时也能克服脓毒症患者口服给药困难的不足。

研究资料证明，中药灌肠治疗脓毒血症，能够有效抑制炎症介质、减轻全身炎症反应程度、改善血液循环、加速体内废物代谢、调节免疫、减轻器官损害，以提高临床疗效。[38-41]目前临床上常用的灌肠中药有：大承气汤、通腑泻热灌肠剂、大黄甘草汤类方、人参五味消毒饮、益气通腑逐瘀方等复方，以及单味大黄、血必净注射液药。

谢晓华等[38]将43例急腹症脓毒症患者随机分为观察组和对照组，分别在常规外科手术及术后处理、抗生素治疗基础上给予通腑泻热灌肠剂和生理盐水灌肠治疗。结果显示，通腑泻热灌肠剂可降低急腹症脓毒症患者血中CRP，改善ET/NO等炎症因子失调，减轻炎症反应及组织损害，提高临床疗效。

11. 名医经验

危北海是我国第一批"西学中"学员，也是国家级名老中医，在脓毒症治疗肠功能障碍治疗方面进行了大量工作。相比集中在通腑泄热中药对于内毒素清除及肠功能障碍的改善方面，危老认为脓毒症中医应诊为"脏竭症"，正虚是其本质，应属"脾虚综合征"的重症表现。因此中医对于本病的治疗，在通里攻下和清热解毒的基础上，"治病务求其因"，应重视温阳滋阴以进行病因治疗。

具体学术思想为：脓毒症多脏器功能障碍综合征是一个病因病机复杂多变的疾病，一方面是感受疫病、瘟毒及四时不正之邪，另一方面是在病因的作用下导致脏腑功能失调，气血津液紊乱而致阴阳之气不相顺接，发为脏器衰败的逆转危候。祖国医学中无多脏器功能障碍综合征的相对应名称，现代一些中医学者采用"脏竭症"这一新病名，提出"竭者，尽也，穷也，亡也，败也"，颇合此病本质。"脏竭症"取"多脏腑合病或并病，发生多种证候，多个脏腑精气衰竭"之意，说明正虚为其本质。从中医理论来看，脾主运化，为水谷之海，气血生化之源，称为后天之本，脾气虚损时机体防病抗病能力明显下降，易受外邪侵袭而发病，并使病邪迅速传变入里，引发脏腑阴阳逆乱、功能衰竭，故脾气虚衰应为本病的始动因素并贯穿发病全过程，应归为脾虚综合征的重症范畴。治疗则应依据"四季脾旺不受邪"，将扶正固本作为中医治疗本病的基本法则，由健运脾胃入手，提高机体自身抗病能力才能获愈。

12. 治疗脓毒血症的主要中成药

（1）血必净注射液

血必净注射液属国家中药保护品种，自1998年经国家食品药品监督管理局批准进入临床研究阶段，继之被批准为用于治疗脓毒症和多器官功能障碍综合征的国家级二类新药。

①组成功效简介

血必净注射液是由我国中西医结合急救医学奠基人王今达教授根据"三证三法"辨证原则及"菌毒并治"理论，以王清任血府逐瘀汤组方为基础研制的静脉制剂，其有效成分提取自红花、赤芍、川芎、丹参、当归，包括红花黄色素A、川芎嗪、丹参素、阿魏酸、芍药苷、原儿茶醛等，具有活血化瘀、扶正固本、清热解毒、菌毒并治等功效。临床主要用于严重的感染性疾病及其导致的全身炎性反应综合征，也可配合治疗多器官失常综合征的脏器功能受损期。

②临床研究进展

临床功效与治疗疾病谱

临床实践表明，血必净注射液通过其抗炎、改善微循环等作用。在临床上，广泛应用于呼吸道、消化道、泌尿系统、甚至外科系统感染等多个领域，根据文献分析，结合其用药特点，主要治疗病种有：

脓毒血症

脓毒症是以全身性感染导致器官功能损害为特征的复杂临床综合征，血瘀毒结是脓毒症的病理基础和病机关键，而炎症反应和凝血功能异常与中医毒和瘀的概念密切相关，血必净注射对控制脓毒症患者的体温和炎症反应，以及调节凝血功能异常均有明显作用，临床研究显示：血必净注射液对降低脓毒症病死率和改善APACHE Ⅱ评分有一定疗效，对控制体温和炎症反应，调节凝血功能有一定作用。[12,42]

刘清泉等[13]采取多中心、随机、平行对照的方法，将304例患者分为对照组122例和治疗组182例。对照组给予西药综合治疗（抗生素类药物的选择范围：青霉素类、头孢类、喹诺酮类、大环内酯类等。液体治疗：根据患者的病情补充适当的液体和电解质），治疗组在对照组用药的基础上静脉点滴血必净注射液，每次50mL，7天为1个疗程。结果显示，血必净注射液能够明显缩短病程，尤其在降低体温、改善呼吸急促方面有优势。

全身炎性反应综合征（SIRS）

SIRS指各种感染或非感染因素作用于机体，引起各种炎症介质过量释放和炎症细胞过度激活而产生的一种病理生理状态。血必净注射液能调控机体炎症反应过程，明显改善SIRS症状，阻断SIRS向MODS的发展。

石莹等[43]将60例患者随机分为治疗组30例和对照组30例，对照组接受常规补液抗感染治疗，治疗组在实验组用药基础上静脉滴注血必净50mL，12小时1次，连用7天。结果显示，治疗组T、RR、HR、WBC以及CRP改善情况明显优于对照组（$P<0.05$或$P<0.01$），转为MODS者较对照组明显减少（$P<0.01$），病死率也明显减少（$P<0.01$），并且，对非感染性因素引起的SIRS具有同样作用。

多器官功能障碍综合征（MODS）

MODS是由体内各种细胞因子介导的一个失控的全身自我破坏性炎症反应过程，一般由全身炎性反应演变而来。临床资料证实，血必净注射液对脓毒症、脓毒性休克、MODS具有减轻组织损伤，调节细胞因子平衡药作用，从而提高存活率。[44]

蒋华等[45]将MODS患者40例随机分为对照组与治疗组各20例。对照组给予西药常规治疗，治疗组在常规治疗基础上加用血必净注射液，观察治疗前后的 Marshall 评分、胃肠功能障碍评分、中医症状评分变化情况。结果显示，血必净注射液能改善器官功能和症状，提高生存率，改善预后。

脓毒性休克

脓毒性休克是由体内细胞因子过度释放所介导的失控性全身炎症反应过程。研究表明，血必净注射液可以改善脓毒性休克患者预后，其作用机制可能为通过调控炎症反应实现。

陈齐红等[46]将 48 例脓毒性休克患者随机分为对照组和血必净组，每组 24 例，经过治疗，在白细胞计数、Marshall 评分，以及 IL-6 和 IL-10 水平、28 天病死率等方面，均显著低于对照组（$P<0.05$ 或 $P<0.01$）。

重症肺炎

重症肺炎是指具有严重中毒症状或并发症的肺炎，可由社区获得性肺炎或医院获得性肺炎进展而来。重症肺炎患者易发生感染中毒休克、低氧血症、呼吸衰竭，导致以肺部损害为主的多脏器功能衰竭。

系统评价表明血必净在治疗重症肺炎方面有其优越性，在总有效率、显效率、感染程度指标（WBC、CPIS、CRP）、炎症细胞因子（IL-6、IL-8、TNF-α）水平及平均住院天数等方面，常规治疗联合血必净注射液较单纯常规治疗对重症肺炎有较好的治疗效果。[47-48]

滕寅等[49]选择 50 例重症肺炎患者，随机平均分为对照组与治疗组，入院后均给予抗感染、营养支持以及机械通气等常规治疗；除常规治疗外，治疗组患者采用血必净注射液治疗，结果显示，与对照组的 84% 相比，治疗组治疗总有效率显著升高，达到 96%（$P<0.05$），且患者血清 IL-1，IL-6 以及 TNF-α 水平均显著降低（$P<0.05$），CD4+/CD8+T 淋巴细胞比例以及 NK 细胞相对活性显著升高（$P<0.05$）。

急性/重症胰腺炎

急性胰腺炎包括轻症急性胰腺炎和重症急性胰腺炎，在急性胰腺炎的发展过程中，胰酶异常激活，以及胰酶在损害胰腺组织的过程中激活白细胞，而引起大量炎性介质释放入血，导致胰腺微循环障碍，进而可导致肌体发生全身炎症反应综合征及多器官功能衰竭。现有研究结果表明，血必净注射液治疗急性/重症胰腺炎，能显著减少患者腹痛缓解消失时间和血淀粉酶复常时间，缩短平均住院时间。[50]

张万祥等[51]将 72 例重症急性胰腺炎病人随机分为治疗组和对照组，治疗组在西医综合治疗基础上加用血必净静脉点滴，对照组仅采用西医综合治疗。结果，治疗组总有效率为 95.23%，对照组为 83.33%，且治疗组血常规白细胞，血、尿淀粉酶改善明显优于对照组（$P<0.05$）；症状、体征消失时间治疗组显著缩短（$P<0.05$）。

此外，在临床上，血必净注射液还多应用于急性呼吸窘迫综合征、慢性阻塞性肺疾病急性加重期、急性缺血性脑卒中后炎症反应、烧伤、百枯草中毒等疾病的治疗。

③用药情况

临床严重感染性疾病的治疗中，血必净注射液与西医常规疗法并用取得了显著的临床疗效，其中，血必净与乌司他丁联用，在临床上使用最多。例如：血必净联用乌司他丁能显著缩短重症脓毒症的机械通气时间、ICU 住院时间和 APACHEⅡ评分，降低 PCT，NF-α，L-6，PS 等炎性指标。[52-53]

④作用机制

血必净治疗感染性疾病，其关键点不是针对细菌的直接抑制，而是对感染引发的机体一系列应激过程的多层次、多环节、多靶点阻断，具体包括调控炎症反应[54-56]、对抗内毒素[57]、抗氧化应激[58]、改善凝血功能[55,59]、保护内皮细胞[60-61]、改善微循环[62]、调节免疫功能[57,63]等。

⑤安全性情况

血必净注射液不良反应 Meta 分析显示，血必净注射液的不良反应发生率要低于对照组常规治疗者，说明血必净注射液的安全性尚可。[64]但血必净注射液的不良事件/反应报道随着应用的普及，日益增多。

临床表现

从临床报道看，血必净注射液引起的不良事件/反应表现主要以皮肤及附件损害为主，且绝大部分发生于用药 30 分钟以内，为速发型为主。主要表现包括皮肤及其附件皮疹、瘙痒、红肿、皮肤发红等；其次为呼吸系统损害，表现为胸闷气短、呼吸困难、咳嗽、咳痰、鼻塞等；全身性损害，表现有过敏性休克、寒颤、血氧饱和度降低、眶周水肿、面部水肿、口唇发绀等；此外，还可出现消化道、心血管，以及视觉、神经系统损害。其中消化道症状表现为恶心呕吐、腹痛腹泻；心血管症状为心率、血压改变；视觉表现为结膜出血；神经系统表现为意识模糊。

影响因素

血必净注射液的不良反应发生机制复杂，涉及到药物组方成分与工艺制剂杂质等药物因素，个体差异等患者因素，以及使用过程等用药因素。统计分析发现，血必净注射液发生不良反应的主要可疑影响因素有患者的年龄、既往过敏史、单次给药剂量、溶剂的选择及联合用药。其中年龄与呼吸系统、心血管系统、全身损害相关性较大；既往过敏史与呼吸系统、心血管系统损害相关性较大；单次给药剂量与心血管系统；联合用药与消化系统、神经系统损害较为相关。[65]临床使用时，应加强用药监测。[66-72]

参考文献

[1] 王月华，李妍．脓毒血症发病机制研究进展［J］．中国病原生物学杂志，2010，40（4）：299—300，303．

[2] 刘清泉．对脓毒症中医病机特点及治法的认识［J］．北京中医，2007（4）：198—200．

[3] 刘清泉，李志军，沈洪，等．脓毒症中西医结合诊治专家共识［C］//2008 全国中西医结合危重病、急救医学学术会议学术论文集，2008：19—26．

[4] 隋明亮，顾蓓茜，张国新，等．血必净联合乌司他丁治疗脓毒血症的 Meta 分析［J］．吉林医学，38（4）：664—669．

[5] 孙春丽．血必净注射液治疗脓毒症的 Meta 分析［D］．南京中医药大学，2012．

[6] 张春燕，刘洋，冯婉玉．中西医结合方案治疗脓毒症的 Meta 分析［J］．中国药房，2013，24（15）：1414—1417．

[7] 王今达，李志军，李银平．从"三证三法"辨证论治脓毒症［J］．中国危重病急救医学，2006（11）：643—644．

[8] 曹书华，王今达，李银平．从"菌毒并治"到"四证四法"——关于中西医结合治疗多器

官功能障碍综合征辨证思路的深入与完善［J］.中国危重病急救医学,2005（11）:7—9.

［9］张淑文,任爱民,张丽霞,等.感染性多脏器功能不全综合征中西医结合诊治的研究［J］.中国中西医结合杂志,2001（2）:85—89.

［10］刘清泉.中医对脓毒症的认识及辨证体系的研究［C］//中国中西医结合学会,2004:84—88.

［11］徐顺娟,王虑.脓毒症患者六经辨证与APACHE Ⅱ评分的临床研究［J］.时珍国医国药,2015（11）:2706—2707.

［12］刘清泉,程发峰,孔令博.血必净注射液治疗脓毒症的系统综述［J］.中国中医药现代远程教育,2010,98（18）:212—215.

［13］刘清泉,梁腾霄,刘红旭,等.血必净注射液治疗脓毒症的多中心临床研究［J］.北京中医,2007,161（1）:15—18.

［14］邱泽亮,叶一萍,张宁,等.参附注射液对严重脓毒症免疫调节的前瞻性研究［J］.中华中医药学刊,2012,30（2）:363—366.

［15］张宁,邱泽亮,叶一萍,等.参附注射液对严重脓毒症患者炎症细胞因子和预后的影响［J］.中华中医药学刊,2011,29（3）:525—527.

［16］孙淑荣,刘业清,王荣辉.参附注射液对严重脓毒血症和脓毒性休克早期复苏的干预研究［J］.中国中医急症,2007,114（10）:1214—1215.

［17］黄增峰,方春,黄学仄,等.参麦注射液对脓毒症患者血清炎症介质释放的影响［J］.中华中医药学刊,2010,28（12）:2601—2603.

［18］徐小云,张朝晖,瞿星光.参麦持续泵入辅助治疗脓毒症40例［J］.山东医药,2015（35）:43—45.

［19］曾岛,吴娟环,黄岸佳,等.参麦注射液对脓毒血症临床疗效研究［J］.中国实用内科杂志,2013,33（S1）:118—119,121.

［20］明自强,俞林明,吕银祥,等.痰热清注射液治疗脓毒症抗炎作用临床观察［J］.浙江中西医结合杂志,2006（9）:533—534.

［21］赵中江,孙冀武,邓哲.痰热清注射液对脓毒症大鼠免疫调节及生存率的影响［J］.中国中医急症,2010,142（2）:285—287.

［22］刘陟,杨铭,宋莹莹.痰热清注射液治疗脓毒症临床观察［J］.吉林中医药,2011,31（7）:658—660.

［23］冷建春,王卫星,李巧林,等.清瘟败毒饮治疗脓毒症疗效观察及对细胞因子的影响［J］.中国中医药信息杂志,2009,16（6）:11—13.

［24］张祺嘉钰,孙毅,张恩户,等.清瘟败毒饮治疗感染性疾病的实验及其临床研究［J］.海峡药学,2015（5）:99—100.

［25］罗燕.清瘟败毒饮配合治疗脓毒症49例疗效观察［J］.四川中医,2009,306（5）:71—73.

［26］安鹏,钱义明,朱亮,等.升降散对脓毒症小鼠CD4~+、CD8-+T细胞的影响［J］.上海中医药杂志,2014（11）:78—81.

［27］高斌,李仁柱,朱亮,等.升降散对初期脓毒症患者中医证候的干预研究［J］.辽宁中医

药大学学报,2009,68(12):100—102.

[28] 赵雷,朱亮,张微微,等. 升降散对脓毒症患者的临床疗效及血清学指标的影响[J]. 辽宁中医药大学学报,2009,58(2):3—5.

[29] 余丹凤,汪亚群,郑保健,等. 大承气汤对严重脓毒症患者肺部感染的影响[J]. 山东中医杂志,2011,283(5):301—303.

[30] 吴建浓,朱美飞,雷澍,等. 大承气汤对脓毒症患者凝血功能的影响[J]. 浙江中医药大学学报,2008,185(3):368—369.

[31] 陈德昌,景炳文,杨兴易,等. 大黄对创伤后危重病脓毒症患者的治疗作用[J]. 中华创伤杂志,2003(1):16—18.

[32] 吴同辰,徐建如. 生大黄治疗严重脓毒症疗效观察[J]. 现代中西医结合杂志,2009,18(30):3703—3704.

[33] 韦忠丽,解建. 大黄在脓毒症治疗中的应用进展[J]. 中国中医急症,2011,160(8):1290—1291.

[34] 蔡莉娟,丁学军,刘文兵,等. 电针对脓毒症患者胃肠功能障碍的干预作用[J]. 中国中医急症,2014,190(2):268—270.

[35] 胡森,张立俭,白慧颖,等. 电针足三里对脓毒症大鼠组织肿瘤坏死因子和多脏器功能损害的影响[J]. 中国病理生理杂志,2010,26(2):353—356.

[36] 石现,张立俭,白慧颖,等. 电针对脓毒症大鼠肝组织血流量和脂质过氧化的影响[J]. 中国针灸,2010,260(5):397—400.

[37] 肖秋生,马明远,张兴胜,等. 针刺对脓毒症患者免疫功能及预后的影响[J]. 中国中西医结合杂志,2015(7):783—786.

[38] 谢晓华,周文高,程宇星. 通腑泻热灌肠剂对急腹症脓毒症患者炎性介质的影响[J]. 中国中医急症,2006(4):358—359,452.

[39] 薛涵予. 大黄灌肠+中药热敷联合西药治疗脓毒症随机平行对照研究[J]. 实用中医内科杂志,2017(4):29—32.

[40] 鲁召欣,宋永欣,安朋朋,等. 益气通腑逐瘀方灌肠疗法治疗脓毒症临床观察[J]. 中国中医急症,2012,169(5):703—704.

[41] 严晶晶. 大承气汤保留灌肠对脓毒症患者血清免疫学指标的影响[J]. 中西医结合研究,2013,5(3):113—115.

[42] Shi Heng, Hong Yun, Qian Jianfang, et al. Xuebijing in the treatment of patients with sepsis[J]. American Journal of Emergency Medicine, 2016, 35(2): 285—291.

[43] 石莹,王晓勇. 血必净对全身炎症反应综合征的治疗作用[J]. 浙江中医药大学学报,2009,192(4):497—498.

[44] 王静恩,蔡金芳,王志华,等. 血必净注射液对多发性创伤患者早期的治疗作用及对预后的影响[J]. 中国中西医结合急救杂志,2008(5):276—278.

[45] 蒋华,王醒,薛博瑜,等. 血必净注射液治疗多器官功能障碍综合征临床研究[J]. 河南中医学院学报,2008,138(5):46—48.

[46] 陈齐红,郑瑞强,林华,等. 血必净注射液治疗脓毒性休克的前瞻性随机对照研究[J].

中国中西医结合急救杂志,2007(6):364—366.

[47] 朱明锦,张庚,胡马洪,等.化瘀解毒之血必净注射液治疗重症肺炎疗效的系统评价[J].中国循证医学杂志,2014,135(4):462—468.

[48] Qi f, Liang ZX, She DY, Yan GT, Chen LA. A clinical study on the effects and mechanism of xuebijing injection in severe pneumonia patients [J]. J Tradit Chin Med, 2011, 31(1):46—49.

[49] 滕寅,肖家荣,林鹏,等.血必净注射液对重症肺炎患者细胞免疫及炎症因子的影响[J].中国实验方剂学杂志,2012,18(17):295—297.

[50] 董改英,黄晓静.血必净注射液治疗急性胰腺炎的 Meta 分析[J].天津药学,2011,116(4):30—33.

[51] 张万祥,李志军,王今达.血必净注射液治疗重症急性胰腺炎 42 例疗效观察[J].中国急救医学,2006(8):635—636.

[52] 廖培军,李忠勇,金仙珍.血必净联用乌司他丁治疗重症脓毒症有效性的系统评价[J].中国实验方剂学杂志,2014,20(22):232—237.

[53] G Liu, Q Li. Meta - Analysis of Xuebijing Joint Ulinastatin Treating Sepsis [J]. Value in health: the journal of the International Society for Pharmacoeconomics and Outcomes Research, 2014, 17(7):0.

[54] 刘龙,蔡国良.血必净注射液对重症肺炎患者血清中 IL-6、IL-10 的影响[J].西部医学,2011,23(10):1862—1864.

[55] 李银平,乔佑杰,武子霞,等.血必净注射液对脓毒症大鼠组织肿瘤坏死因子-α及凝血功能的影响[J].中国中西医结合急救杂志,2007(2):104—107.

[56] Jiang m, Zhou M, Han Y. etal, Luo G. Identification of NF-κB Inhibitors in Xuebijing injection for sepsis treatment based on bioactivity - integrated UPLC - Q/TOF [J]. Journal of Ethnopharmacology, 2013, 147(2):426—433.

[57] 张淑文,孙成栋,文燕,等.血必净注射液对脓毒症大鼠血清内毒素及脾脏特异性免疫功能的影响[J].中国中西医结合急救杂志,2007(2):91—94,129.

[58] 何国鑫,胡慧敏,罗文朝,等.血必净注射液对急性肺损伤大鼠氧自由基变化的影响[J].实用医学杂志,2009,25(12):1916—1919.

[59] 李银平,郑贵军,武子霞,等.血必净注射液对脓毒症大鼠活化蛋白 C 及凝血功能的影响[J].中国中西医结合急救杂志,2008,15(6):361—364.

[60] 高红梅,常文秀,曹书华."血必净"注射液对内毒素刺激的内皮细胞的影响[J].中国急救医学,2005(6):437—438.

[61] 曹书华,王今达.血必净对感染性多器官功能障碍综合征大鼠组织及内皮损伤保护作用的研究[J].中国危重病急救医学,2002(8):489—491.

[62] 李冰,朱志宏,田万管,等.血必净注射液对脓毒症大鼠肠系膜微循环动态变化的影响[J].中国全科医学,2009,197(10):857—859.

[63] 张淑文,孙成栋,文艳,等.血必净注射液对脓毒症大鼠血清炎症介质及 Th1/2 的影响[J].中国危重病急救医学,2006(11):673—676,706.

[64] 孙维红,马泽通,陈倩,等.血必净注射液不良反应及事件的 Meta 分析[J].宁夏医科大学学报,2015(11):1296—1299.

[65] 洪小凤，林琴，陈潇潇，等．血必净注射液不良反应影响因素的 Logistic 回归分析［J］．中国医院用药评价与分析，2013，112（10）：941—943．

[66] 陈瑞家．119 例血必净注射液不良反应的文献分析［J］．海峡药学，2016（12）：290—291．

[67] 张乐，张春玲，蒋凯．血必净注射液致过敏性休克 1 例［J］．中国药师，2017（2）：297—298．

[68] 杨连梅，朱静楠，崔学刚．血必净注射液不良反应 7 例分析［J］．药物评价研究，2014，37（3）：215—217．

[69] 李志鸿，李素梅．血必净注射液引起严重不良反应 1 例［J］．疾病监测与控制，2017，121（4）：344．

[70] 王楠楠．血必净注射液 21 例药品不良反应［J］．中国医院药学杂志，2013，33（9）：751—754．

[71] 周淑娟．我院 29 例血必净不良反应的分析［J］．当代医学，2016（36）：61—62．

[72] 刘梅，马静，毕慧，等．血必净注射液致过敏反应一例［J］．海军医学杂志，2014，138（3）：173．

附录 1：脓毒血症
——中华医学会临床诊疗指南急诊医学分册

【概述】

脓毒症是创伤、烧伤、休克、感染、大手术等严重并发症，也是诱发脓毒性休克、多器官功能障碍综合征的重要原因。

【临床表现】

1. 有明确的感染病因包括肠源性内毒素血症。
2. 体温升高、寒战、心率快、呼吸急促、血白细胞数改变。
3. 炎性指标血清 C 反应蛋白或前降钙素水平升高。
4. 血流动力学指标高排低阻、氧摄取降低。
5. 代谢指标胰岛素需要量增加。
6. 组织灌注变化皮肤灌注改变、内脏灌注变化（包括：尿减少、胃肠功能改变等）。
7. 器官功能障碍例如尿素和肌酐升高，血小板数降低及其他凝血异常，高胆红素血症等。

【诊断要点】

全身炎症反应综合征（SIRS）即对多种严重临床损伤的全身炎性反应，应具有下列两种或两种以上表现。

（1）体温 >38℃ 或 <36℃。

（2）心率 >90 次/分。

（3）呼吸频率 >20 次/分或 PaCO2 <32mmHg。

（4）白细胞计数 >12×10^9/L 或 <4×10^9/L 或未成熟白细胞 >10%。

1. 脓毒症即至少符合以上两项 SIRS 标准并且具有感染，也可以认为感染引起的 SIRS。

2. 严重脓毒症具有器官功能障碍、低灌注或低血压的脓毒症。低灌注包括乳酸酸中毒、少尿或急性神志变化等。脓毒症导致的低血压；收缩压 <90mmHg 或比基础水平降低 ≥40mmHg。

3. 脓毒性休克具有低血压的严重脓毒症；虽经液体充分复苏仍不能恢复或必须应用正性肌力药物或血管收缩药物症状方能改善。严重者出现多脏器功能障碍。

4. 多脏器功能障碍综合征指各种感染或非感染因素如（创伤、休克、胰腺炎、大手术等）损害机体发病 24 小时后，同时或序贯发生两个或两个以上器官系统功能障碍的综合征。

【治疗方案及原则】

目前脓毒症治疗尚无统一方案，证实有效措施包括：

1. 收入重症监护病房，监护生命体征变化，支持衰竭器官，维持内环境稳定。

2. 积极控制感染，祛除原发病灶（如：巨大血肿清除、脓肿切开彻底引流等）。

3. 早期抗凝治疗和活化蛋白 C 的应用。

4. 呼吸机支持治疗及小潮气量肺保护通气。

5. 连续肾替代治疗（CRRT）及高容量血液滤过治疗。

6. 早期目标治疗，包括：液体复苏、血管活性药物、增加氧供等，使患者短时间内达到高混合静脉血氧饱和度，低血乳酸及碱剩余的治疗目标。

7. 小剂量皮质激素治疗如：氢化可的松，一天总剂量 200mg 左右，5～10 天。

8. 积极控制血糖争取用胰岛素将血糖控制在 4.4～6.1mmol/L.，对改善脓毒症预后有重要意义。

9. 改善胃肠道缺血和功能障碍。

10. 中医中药根据病程不同时期，分别以解表化瘀、通腑、扶正为主，以血瘀证为主线贯穿始终。

11. 免疫调理此为本病治疗根本途径，是以后研究的重要方向。

【处置及注意事项】

脓毒症预防重于治疗，把治疗重点放在早期阶段。因此在早期诊断、早期发现此类患者诊断上应做进一步研究工作。

（作者：中国中医科学院中医药信息研究所　童元元）

第三章 中医药抗菌作用文献的 Meta 分析报告

一、概述

循证医学（Evidence-basedmedicine）已被医学界公认为对指导临床实践、制定计划、解释结果和临床决策具有极其重要价值的方法学，得到了世界范围内临床医生的实践认可。引入我国中医药界是在1997年，1999年以后得到广泛认同和快速传播。[1-4]截止到2006年，国内多所中医药大学和医科大学已经完成的系统评价有：中医药治疗乙型肝炎、冠心病、慢性胃炎、上呼吸道感染、传染性非典型肺炎、再生障碍性贫血、原发性肝癌、肺癌、脑出血、糖尿病、原发性肾病综合征、脑部瘫痪运动功能障碍、中风、老年痴呆、慢性前列腺炎、糖尿病患者周围神经病变、胃癌、阳痿。[5]十年来国内临床开展了更广范围的系统评价，常见疾病、重大疾病基本都已有从不同角度进行的 Meta 分析，包括临床常用药物、复方或中医其他疗法（针灸、中药灌肠、中药雾化等）对照西药的临床疗效评价、中西医联合治疗对照西药疗效评价等。

临床上抗菌药物过量使用尤其是医生缺乏指征用药、用药时间长、选择药物不合理等，造成细菌耐药、多药耐药菌、超级细菌等现象。随着抗生素的广泛应用，大量疾病出现细菌对抗生素药物产生耐药性的问题越来越严峻。有大量研究证明，中药复方具有多向性、多层面、多靶点的特点，使细菌难以同时产生对抗多种抗菌成分的多重突变。[6]由于中药不仅自身不易产生耐药性，且与抗生素联用还可增强药物的抗菌性，因此系统评价抗菌中药或中西联合治疗方案对细菌感染性疾病的临床疗效就具有重要意义。本研究针对不同疾病开展自建库以来公开发表的临床研究系统评价，以期获得中医药对照单纯西药治疗的临床疗效证据。

二、分论

1. 中医药治疗急慢性咽炎临床疗效的 Meta 分析

咽炎分为急性和慢性两类。其中急性咽炎在临床上有5%的发病率，[1]慢性咽炎在咽部疾病中有10%~20%的发病率。西医针对急性咽炎和慢性咽炎急性发作主要采取抗生素治疗，包括青霉素、先锋霉素类、红霉素等。近年来对抗生素疗法存在一定的争议，如有研究发现青霉素 V10 天疗程治疗方案治疗失败率达30%；[2]其他抗生素的短程疗法在安全性和有效性方面没有差异，但长期作用有待商榷，[3-4]如副作用大，复发率有升高趋势。[5]因此欧美多个国家的急性咽炎诊疗指南中对于抗生素治疗在用量和疗程上存在很大的差别。[6]

中医治疗咽炎由来已久。古籍中"急喉痹"又名风热喉痹，以咽部红肿疼痛为主症，病因多归于风热邪毒，相当于急性咽炎；古籍中"慢喉痹"又名虚火喉痹，以咽部微红不适为主要特征，相当于慢性咽炎，多由急性喉痹反复发作，以致脏腑失调，虚火上炎所致。近几年国内涌现出很多使用中医药治疗急、慢性咽炎的文献，但相关研究发现，在中医药治疗咽炎的研究中存在着一些方法学上的问题，诸如随机化的运用、组间均衡的基线比较等，[7]并且少有Meta分析。[8-11]本文采用Cochrane系统评价的方法，对国内中药复方治疗急性以及慢性咽炎急性发作期的临床文献进行系统分析，旨在判断中医药与抗生素疗效比较结果有效性，对临床治疗方案提供参考。

（1）资料和方法

1）文献来源

本研究文献检索采用中国学术期刊全文数据库（CNKI）、中国科学院中国生物医学文献数据库（CBMdisc）、中国生物医学文献数据库（CBM）、万方全文数据库、Pubmed文献数据库资料，纳入建库以来发表在国内各医学期刊上的中医药治疗急性咽炎和慢性咽炎急性发作的临床研究文献。

2）研究方法

①文献检索

中文文献检索：采用检索策略为人机检索结合，检索策略采用主题检索+专业检索。如CNKI具体为：（1）SU=随机+盲法+单盲+双盲+对照+Meta+系统综述+系统评价+多中心+疗效评价+荟萃分析+RCT+对比研究+临床试验+临床疗效+临床观察+例+观察+疗效+治疗；（2）SU=证型+证候+中医+辨证+中药+中医西结合+针刺+针灸+中西医+中医药；（3）SU=咽炎+咽喉炎 NOT SU=（急性+慢性+急慢性+病毒性）。

英文文献检索：选择Pubmed数据库，检索策略为pharyngitis AND traditional Chinese medicine，选择条件为"RCT"和"Humans"。

检索结果：从Cnki、万方、维普、CBM，Pubmed数据库中检索出传统医药治疗咽炎临床试验中文文献891篇，其中CNKI为803篇，万方36篇，CBM为48篇，Pubmed数据库4篇。

②制定文献及试验纳排标准

纳入标准：

文献语言限定为中、英文；

研究类型为RCT；

研究对象：诊断标准符合"咽炎"的患者；

干预措施：治疗组为中医药及相关疗法，对照组为抗生素干预。

排除标准：

非试验型文献，如综述、理论研究类；

动物实验或细胞组织研究；

个案、验案；或例数小于10例；

疾病诊断标准不明确。

③筛选文献和建设数据库

a. 初筛文献：经过去重以及通过题目和摘要初筛后，排除重复文献和研究类型不符文献，如："慢性咽炎辨证规律和复方增液颗粒药效学研究""慢性咽炎患者的中医体质特点分析"等；获得492篇，其中中文488篇，英文4篇。

b. 再筛文献和建立数据库：通过阅读原文，根据纳排标准获得符合要求文献73篇，分别建立急、慢性咽炎量表，摘录信息包括文献外部信息以及分组数、样本量、疗程、随机方法、各组干预措施、结局事件、统计方法、治疗结果、随访、不良反应事件等进而对文献进行质量评价。根据JADAD改良量表对纳入文献进行质量评分（1~3分视为低质量，4~7分视为高质量）。[12]以上过程均由2名接受DME及EBM培训的专业人员进行独立评阅，若遇分歧则由两人共同分析讨论，求得一致意见。评阅结果表明，意见一致率为93%。根据Cochrane条件筛选符合循证评价的临床试验14篇急性咽炎和50篇慢性咽炎分别进行评价研究。

（2）评价结果与分析

1）急性咽炎

a. 质量评价

根据文献检索收集方法，共检得16篇中医药治疗急性咽炎的临床研究文献（均为已发表文献）。均为对随机方法进行了详细描述的RCT研究，其中有2篇采用了双盲法，有4篇记录了脱落情况，有7篇记录了不良事件，但所有研究均未对研究对象进行长期疗效追踪。Jadad评分有3篇为5分，属质量较好文献，其余为3分。根据纳入与排除标准分析筛选，共采纳文献14篇。纳入文献概况见表1。

表1 14篇文献总体情况

第一作者及年份	治疗组						对照组						盲法	随机方法	随访	Jadad评分
	例数	有效例数	痊愈	显效	有效	无效	例数	有效例数	痊愈	显效	有效	无效				
武建婷2016	103	97	63	13	21	5	52	49	25	14	10	3	不清楚	就诊顺序	未提及	3
梁洁玲2011	30	29	13	10	6	1	30	26	7	9	10	4	不清楚	就诊顺序	未提及	3
林友平2007	18	18	9	7	2	0	18	18	5	11	2	0	不清楚	随机数字表法	未提及	3
孙铭涓2017	119	104	16	46	42	15	116	63	9	18	36	53	采用2级盲	就诊先后顺序	未提及	5
白桦2002	86	81	29	33	19	5	80	74	26	28	20	6	不清楚	随机数字表法	未提及	3
杨淑荣2009	60	60	42	10	8	0	60	55	30	15	10	4	不清楚	excel函数产生随机数字表	未提及	3
杨时鸿2012	36	31	12	4	15	5	38	17	3	1	13	21	盲测量者	随机数字分组表	未提及	5
俞皎皎2015	69	67	23	31	13	2	72	66	22	21	23	6	不清楚	随机编码表	未提及	3
李一圣2017	346	336	179	98	59	10	118	91	26	27	38	27	采用2级盲	随机表	未提及	5
黎沛环2007	120	114	32	62	20	6	60	50	8	16	26	10	不清楚	spss17.0产生随机数字表	未提及	3
唐理珍2014	40	38	21	9	6	2	39	30	16	8	6	9	不清楚	随机数字表法	未提及	3
朱玲2012	52	52	22	16	14	0	46	43	9	15	19	3	不清楚	随机数字表法	未提及	3
高清2012	40	34	8	14	6	6	40	29	1	10	18	11	不清楚	就诊顺序	未提及	3
陈伟南2005	71	67		57	10	4	71	59		44	15	12	不清楚	就诊顺序	未提及	3

b. META分析结果

中药复方治疗组与西药治疗组的对比情况：14篇文献报道了中药复方、针灸等与西药治疗急性咽炎的临床疗效的结果进行了报告，共包含2030名患者，Meta分析结果表明传统中医药疗法治疗急性咽炎具有显著优势，但各研究间存在较大异质性［RR=1.14（1.06，1.23），I^2=82%］。结果显示中医药方法治疗急性咽炎的总体有效性较高，统计分析结果表明，治疗组与对照组差异具有统计学意义。

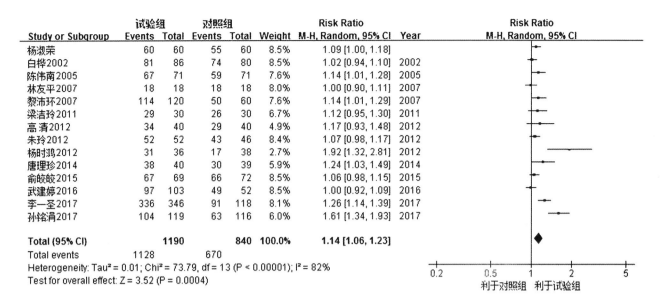

图1 14篇中医药对急性咽炎临床疗效分析森林图

c. 文献偏倚分析

以纳入的14篇文献绘制倒漏斗图，显示研究结果分布呈不均匀对称，见图2。漏斗图对称不良，50%以上研究均在95%可信区间外，表明存在明显的发表偏倚。

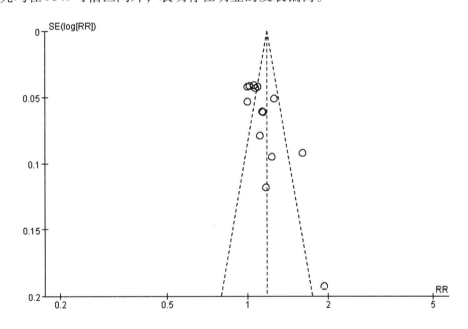

图2 中医药治疗头痛14例循证分析漏斗图

2) 慢性咽炎

a. 质量评价

检索结果共有58篇中医药治疗慢性咽炎的临床研究文献。均为对随机方法进行了详细描述的RCT研究，其中有55篇记录为无脱落情况，所有文献均为提及不良事件，且未对研究对象进行长期疗效追踪。Jadad评分均在3分以下。根据纳入与排除标准分析筛选，共采用50篇文献，包括49篇中文文献和1篇英文文献纳入研究。[13]

b. META 分析结果

本研究共纳入 50 项 RCT，共计 5152 名患者，分析结果表明中医药与对照组比较治疗慢性咽炎急性发作期，试验组在治疗慢性咽炎的临床疗效方面更具优势，但各研究间存在较大异质性 [RR = 1.22（1.16，1.29），$P < 0.00001$，$I^2 = 78\%$]。

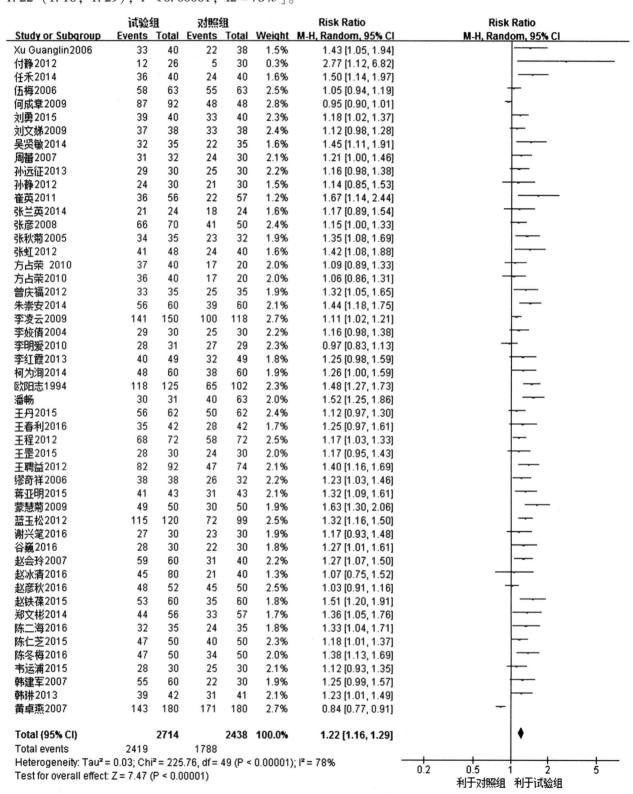

图 3 50 篇中医药对急性咽炎临床疗效分析森林图

c. 文献偏倚分析

漏斗图显示大部分研究向顶端聚拢，且在95%可信区间内，但仍有少数几个研究分布在95%可信区间外，说明存在一定的发表偏倚。

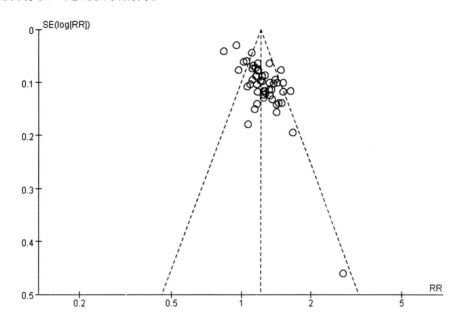

图4　50篇中医药对急性咽炎临床疗效分析漏斗图

（3）讨论

有研究证明很多中草药对金黄色葡萄球菌、卡他球菌、肺炎球菌、流感杆菌、大肠杆菌、痢疾杆菌均有较强抑制作用，[14]临床上也有研究证实部分中草药对革兰阳性菌、阴性菌均有较强的抑制作用，但单独应用时见效较慢，[15]因此中医复方对咽炎治疗是可行的。

结局分析结果表明，中药复方治疗急、慢性咽炎疗效值得肯定，尚可认为优于单纯的西药治疗或中西药联合治疗。纳入文献存在异质性问题，主要是因为治疗方案差异较大，其中急性咽炎纳入文献包括2项针刺治疗，1项穴位放血治疗，2项中西医结合治疗以及9项不同复方治疗方案；慢性咽炎纳入文献包括17项针刺研究，1项雾化治疗，以及32项不同复方治疗方案。但这也证明了中医学中有多种疗法治疗咽炎起效，如针刺穴位配伍子午流注针法，改善局部黏膜血管舒缩功能，促使咽部微循环得到改善；[16]又如新安医学郑氏喉科家传经验方紫正地黄汤，[17]在喉风诸症的内治方面都颇有建树。

中医治疗咽炎很多方法来自中医古籍，经历了几百年甚至时间考验，应该说临床疗效是可信的。META分析结果也证明了这一点。但文献质量不能令人满意，我们在研究中对随机质量的判断，主要根据文献作者对随机方法的描述，然后再根据分组后2组基线均衡性的比较。本文纳入的文献虽然采用了RCT的方法，也阐述了具体随机方法，但随机序列方法少有描述，盲法、病例脱落和随访更是鲜有提及。这些都是目前国内临床试验设计的缺陷，直接影响了中医药临床疗效的在国际社会的被认可度。在以临床证据为金指标的当今时代，我们还需要更严密的，多中心大样本的随机双盲对照试验作为循证依据支持中医治疗咽炎临床疗效。

参考文献

[1] Shai kh N, Leonard E. Prevalence of streptococcal pharyngitis and streptococcal carriage in children: aMeta – analysis [J]. Pediat – rics, 2010, 126: 557

[2] Pichichero ME, CsseyJR. Pencillin fail urein streptococcalton – sillopharyng it is: causes and remedies [J]. Pediatr Infect Dis, 2000, 19: 917.

[3] Brook I. Failure of penicillin to eradicate group Abeta – hemolytic streptococci tonsillitis: causes and management [J]. J Otolaryn – gol, 2001, 30 (6): 324.

[4] Henri Portier, Jamilar Filiperki. Five day clarithromycin modified release versus 10 day penicillin V for group A streptococcal phar – yngitis: amulti – centre, open – label, randomized study [J]. J Anti – microb Chemother, 2002, 49: 337.

[5] 王蕴端, 何桂儿, 许朝旭, 等. 白细胞、C反应蛋白联合检测作为指导抗生素使用指标的探讨 [J]. 医学理论与实践, 2013, 26 (15): 2046—2047.

[6] ElenaChiappini, MartaRegoli. Analysis of different recommenda – tions from international guidelines for the management of acute pharyngitis in adults and children [J]. Clin Ther, 2011, 33: 48.

[7] 朱立鸣, 段永强, 梁玉杰, 等. 中医药治疗慢性咽炎研究文献质量的系统评价 [J]. 中国中医药信息杂志, 2007, 14 (8): 103—104.

[8] 李娜, 杨丰文, 陆中英, 等. 蓝芩口服液治疗慢性咽炎随机对照试验的系统评价和Meta分析 [J]. 中国中药杂志, 2017, 42 (8): 1489—1494.

[9] 李志霞, 武珊珊, 杨智荣, 等. 胰高血糖素样肽Ⅰ受体激动剂类降糖药致2型糖尿病患者鼻咽炎和上呼吸道感染的网状Meta分析 [J]. 北京大学学报 (医学版), 2016, 48 (3): 454—459.

[10] 唐燕燕, 童鑫. 中药复方治疗慢性咽炎的META分析 [J]. 内蒙古中医药, 2016, 35 (5): 6—7.

[11] 朱立鸣, 段永强, 崔玉红, 等. 养阴利咽法治疗慢性咽炎的Meta分析 [J]. 中国中医药信息杂志, 2008, 15 (9): 98—100.

[12] Jadad AR, Moore RA, Carroll D, et al. Assessing the quality of reports of randomized clinical trials: is blinding necessary? [J]. Control Clin Trials, 1996, 17 (1): 1—12.

[13] XuGuanglin. Treatment of Reflux Laryngopharyngitis with Modified Banxia Xiexin Tang (Pinellia Decoctionfor Drainingthe Heart) — A Reportof 40Cases Journal of Traditional Chinese Medicine. 2006, 26 (2): 127—131.

[14] 全国汇编编写组. 全国中草药汇编 (上册) [M]. 北京: 人民出版社, 1978: 553—554.

[15] 陈春花, 臧荧安, 李荣誉. TMP对鱼腥草抑菌效果的影响 [J]. 中医医药杂志, 2002, 21 (2): 33—34.

[16] 缪奇祥. 子午流注纳甲法治疗慢性咽炎38例临床研究 [J]. 上海针灸杂志, 2006, 25 (3): 17—18.

[17] 朱玲, 郑日新, 吴飞虎, 等. 郑氏紫正地黄汤治疗糖尿病并发急性咽炎98例临床研究 [J]. 中医药临床杂志, 2012, 24 (9): 848—849.

2. 中医药治疗扁桃腺炎临床疗效的 Meta 分析

扁桃体炎属于常见呼吸道感染疾病，主要致病菌类型为革兰阴性菌、革兰阳性菌和真菌，常见菌有链球菌、衣原体、支原体、金黄色葡萄球菌等。[1]临床表现主要有发病急、咽喉疼痛、吞咽困难、扁桃体红肿等，或伴有发热症状，严重可引发如肺炎等。多发生于儿童及青年。西医主要采用抗生素治疗，首选青霉素。由于临床抗生素过量或频繁使用，多数患者产生耐药性，出现治疗疗程长，症状迁延不愈，难以达到理想治疗效果。

中医称扁桃腺炎为"乳蛾"，急性扁桃腺炎为"烂乳蛾""喉蛾风"。急性发病者，多为实热证。起病急骤者，多为风热之邪乘虚外袭，火热邪毒搏结喉核而致。[2]有研究证明中医药对溶血性链球菌、葡萄球菌、肺炎链球菌等有较好抑制作用。[3-5]本研究对中医药对照抗生素治疗急性扁桃腺炎的多中心、随机、对照前瞻性临床研究进行 Meta 分析，以期获得中医药疗效的最佳临床证据。

（1）资料和方法

①纳排标准

a. 研究类型

纳入所有中医药/中西医配合对照抗生素治疗扁桃腺炎效果的随机对照试验（randomizedcontrolledtrial，RCT），无论是否说明随机序列的产生方法、是否对随机序列进行隐藏和是否应用了盲法。

b. 研究对象

临床诊断为急性扁桃腺炎的患者，国籍和年龄不限，诊断标准为：符合《实用耳鼻喉学》、[6]或《耳鼻咽喉科学》[7]拟定的关于急性扁桃腺炎的标准。

c. 干预措施

治疗组采用中医药单用或合并青霉素类或头孢类抗生素治疗，对照组只用青霉素类或头孢类抗生素，两组在其他常规治疗措施上一致。

d. 排除标准

Ⅰ. 研究对象患有急性扁桃腺炎及其合并症以外的其他疾病为主要治疗目的临床研究；Ⅱ. 对照组中包含有中医药疗法；Ⅲ. 未报告完整数据的研究；Ⅳ. 无主要的结局指标；Ⅴ. 重复发表的研究。

e. 测量指标

主要指标：①总体有效率（疗效判定标准不限）；②体温恢复正常时间；③咽部异物感或咽痛消失、扁桃体充血基本消失且部分脓性分泌物消失时间。④白细胞计数降至正常。总有效率＝显效＋有效。

②文献来源

本研究采用中文数据库检索中国期刊全文数据库（CNKI）、中文科技期刊全文数据库（VIP）、万方数字化期刊全文数据库（WanFangData）和中国生物医学文献数据库（CBM）、Pubmed 文献数据库资料，纳入建库到 2017 年 3 月 31 日发表在国内各医学期刊上的中医药治疗扁桃腺炎的临床研究文献。检索由两位评价员分别独立进行。检索策略采用主题检索＋专业检索。主要根据以下词语进行：中文检索词为"扁桃腺炎""扁桃体炎""中医药""中医药疗法""随机"等；英文检索以 PubMed

检索为例，检索策略如下：

#1 Tonsillitis

#2 Amygdalitis

#3 #1 OR #2

#4 traditional Chinese medicine

#5 randomized controlled trail

#6 #3 AND #4 AND #5

③数据提取

研究的纳入与数据提取由两位评价员独立进行，之后交叉核对，如遇分歧，则与第三位评价者进行讨论达成一致。数据提取包括以下内容：第一作者的姓名、研究发表的年份、试验实施的国家、纳入研究的样本量、纳入研究对象的年龄与性别比例、干预的内容、测量的结局指标等。纳入研究中包括多组试验时，提取与本研究相关的数据。对于连续型变量只报告均数的可信区间（confidenceinterval，CI）或p值的，或只报告了治疗前后尿白细胞值而未对差值进行报告的，均根据Cochrane系统评价手册所提供的方法进行数据转换。[8]

④质量评价

由2名评价员按照Cochrane系统评价员手册5.1.0版偏倚风险评估标准[8-9]独立评估纳入研究的方法学质量，如意见不一致的情况，通过与第3位评价员讨论达成一致。评价标准包括：①随机分配方案的产生（选择偏倚）；②分配方案的隐藏（选择偏倚）；③对患者和医生实施盲法（实施偏倚）；④对结果评价者实施盲法（测量偏倚）；⑤结果数据的完整性（随访偏倚）；⑥无选择性报告结果（报告偏倚）；⑦无其他偏倚来源。"lowrisk"表示低偏倚风险，"highrisk"表示高偏倚风险，"unclearrisk"表示文献对偏倚评估未提供足够的或确定的信息。

⑤统计分析

本次Meta分析采用Cochrane协作网提供的ReviewManager5.3版本软件进行。连续型数据，若测量工具相同则采用加权均数差（weightedmeandifference，WMD）和95%CI作为统计量，若测量工具不同则采用标准均数差（standardizedmeandifference，SMD）和95%CI作为统计量，二分类数据采用相对危险度（relativerisk，RR）和95%CI作为统计量。同时采用卡方检验和I^2检验对各研究间的异质性进行评估，若$P>0.1$且$I2≤50\%$，说明各研究的同质性较好，采用固定效应模型，否则采用随机效应模型进行合并。[10-11]根据主要结局指标所涉及的研究绘制漏斗图，以判断纳入研究发表偏倚情况。

（2）结果

①检索结果及纳入研究的基线特征

从5个数据库共检索获得3406篇相关研究，其中英文0篇。去除各数据库重复的研究、阅读标题和摘要及全文、不符合纳入标准的研究后，最终共纳入28个RCT，[12-39]共包含3007名患者。文献筛选流程及结果见图1，所有纳入的研究均在中国进行。

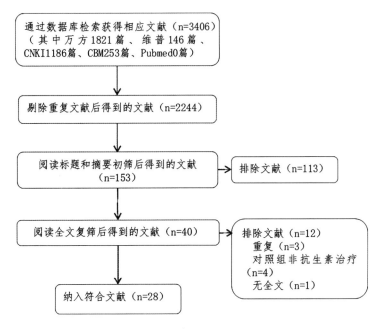

图1 文献筛选流程图

②**纳入研究的偏倚风险评价**

根据 Cochrane 协作网推荐的偏倚风险评价方法，纳入的 28 个研究中，基线情况均有可比性，但在方法学方面存在不同程度的偏倚：4 个研究[16,19,30,34]未说明具体的随机序列产生的方法，判定为"highrisk"；所有研究未说明是否对随机序列进行隐藏（判定为"highrisk"），除了 1 个研究提及实施双盲外，其他研究均未提及是否实施了盲法（判定为"highrisk"）；[39]均完整地报告结果数据，判定为"lowrisk"；均无选择性报告研究结果的研究，判定为"lowrisk"；未存在请他其他偏倚来源，判定为"lowrisk"。1 个研究报告了失访或退出的情况，判定为"lowrisk"。具体风险偏倚图见图 2 和图 3。[38]

③**治疗前后总有效率改变量**

中医药治疗或联合用药组与西药治疗组的对比情况：28 篇文献报道了中药复方、针灸等与西药治疗扁桃腺炎的临床疗效的结果进行了报告，共包含 3007 名患者，Meta 分析结果表明传统中医药疗法治疗扁桃腺炎具有显著优势，但各研究间存在较大异质性[$RR = 1.15$（1.10，1.20），$P < 0.00001$，$I^2 = 75\%$]。结果显示中医药方法治疗扁桃腺炎的总体有效性较高，统计分析结果表明，治疗组与对照组差异具有统计学意义。

④**不良反应**

8 个研究报告[12,14,24,26,28,33,36,38]未报道不良反应外，其余研究均报道了未发生不良反应事件或安全性高。不良反应均为胃肠道反应，如恶心、呕吐及腹泻等，症状较轻均可忍受，证明中医药治疗扁桃腺炎具有较大安全性。

⑤**文献偏倚分析**

以纳入的 28 篇文献绘制倒漏斗图，显示研究结果分布较为集中，但大致呈不均匀对称，表明存在发表偏倚，见图 2。

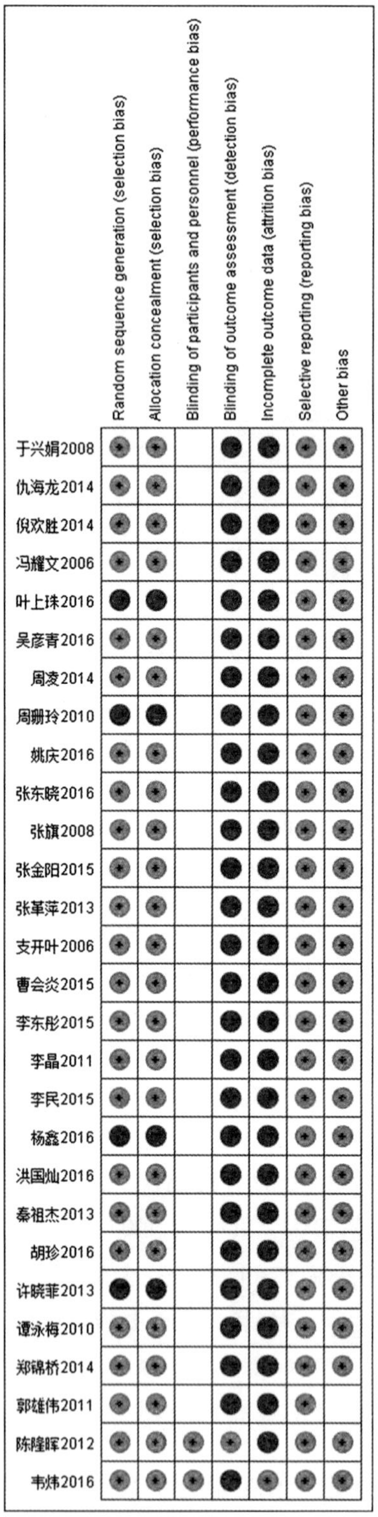

图2 偏倚风险图：评估者对所有纳入研究中每个偏倚风险项目的判断

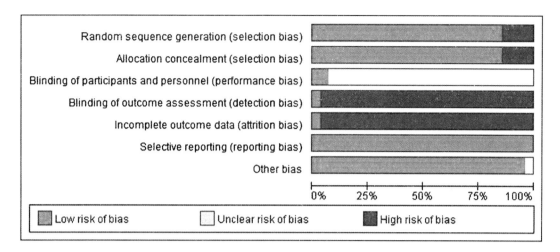

图 3　偏倚风险图：作者对所有纳入研究产生偏倚风险的项目所占百分比的判断

	试验组		对照组			Risk Ratio
Study or Subgroup	Events	Total	Events	Total	Weight	M-H, Random, 95% CI
于兴娟2008	51	54	38	53	3.0%	1.32 [1.10, 1.58]
仇海龙2014	64	69	51	68	3.5%	1.24 [1.06, 1.44]
倪欢胜2014	29	30	19	26	2.2%	1.32 [1.04, 1.69]
冯耀文2006	62	70	54	70	3.5%	1.15 [0.99, 1.34]
叶上珠2016	64	68	40	54	3.2%	1.27 [1.07, 1.50]
吴彦青2016	29	30	27	30	3.8%	1.07 [0.94, 1.23]
周凌2014	28	30	22	30	2.3%	1.27 [1.01, 1.61]
周翀玲2010	29	30	18	30	1.7%	1.61 [1.19, 2.17]
姚庆2016	47	50	36	50	2.9%	1.31 [1.08, 1.57]
张东晓2016	59	60	53	60	4.5%	1.11 [1.01, 1.23]
张旗2008	26	26	19	26	2.2%	1.36 [1.07, 1.73]
张金阳2015	45	45	43	45	4.9%	1.05 [0.97, 1.13]
张革萍2013	60	60	40	40	5.4%	1.00 [0.96, 1.04]
支开叶2006	58	60	52	60	4.3%	1.12 [1.00, 1.24]
曹会炎2015	128	131	101	130	4.5%	1.26 [1.14, 1.38]
李东彤2015	56	57	46	53	4.2%	1.13 [1.01, 1.26]
李晶2011	27	30	19	30	1.7%	1.42 [1.06, 1.91]
李民2015	88	90	54	60	4.6%	1.09 [0.99, 1.19]
杨鑫2016	32	35	29	35	3.0%	1.10 [0.92, 1.32]
洪国灿2016	84	88	71	81	4.6%	1.09 [0.99, 1.20]
秦祖杰2013	56	60	46	60	3.4%	1.22 [1.04, 1.42]
胡珍2016	59	64	50	64	3.6%	1.18 [1.02, 1.37]
许晓菲2013	30	34	29	34	2.9%	1.03 [0.86, 1.25]
谭泳梅2010	47	50	43	50	3.8%	1.09 [0.96, 1.25]
郑锦桥2014	49	50	37	50	3.2%	1.32 [1.12, 1.57]
郭雄伟2011	49	60	50	60	3.3%	0.98 [0.83, 1.16]
陈隆晖2012	49	49	46	48	5.0%	1.04 [0.97, 1.12]
韦炜2016	64	65	60	65	4.9%	1.07 [0.99, 1.15]
Total (95% CI)		1545		1462	100.0%	1.15 [1.10, 1.20]
Total events	1469		1193			

Heterogeneity: $Tau^2 = 0.01$; $Chi^2 = 106.36$, df = 27 ($P < 0.00001$); $I^2 = 75\%$

Test for overall effect: Z = 5.95 ($P < 0.00001$)

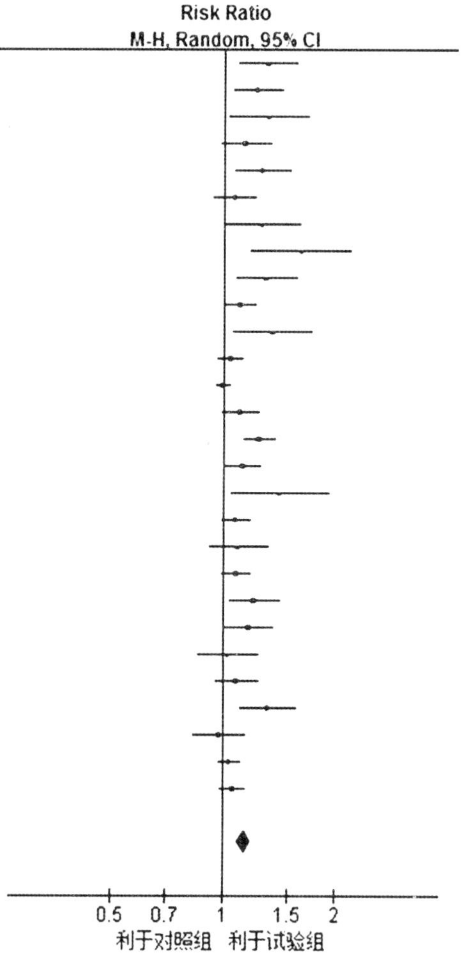

图 4　治疗前后扁桃腺炎总有效率改变

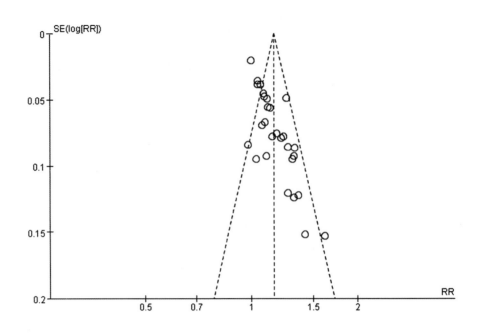

图5 以"临床疗效"为基准的发表偏倚漏斗图

(3) 讨论

有研究证明中医药治疗细菌感染性疾病在疗效、安全性、降低感染性疾病的发生率、抗生素使用率和细菌耐药发生率等方面具有一定优势。[4]临床上也有研究证实部分中草药对革兰阳性菌、阴性菌均有较强的抑制作用,但单独应用时见效较慢,[40]因此中医复方单用或联合抗生素使用治疗扁桃腺炎是可行的。

结局分析结果表明:中医药治疗或与抗生素联合治疗均比单用抗生素疗效较好。其中,中药复方治疗扁桃腺炎疗效值得肯定,尚可认为优于单纯西药治疗。中医治疗扁桃腺炎很多方法来自中医古籍,经历了几百年甚至时间考验,应该说临床疗效是可信的。META分析结果也证明了复方如驱风解毒汤加味(防风8g,牛蒡子15g,连翘20g,荆芥5g,羌活5g,甘草6g,桔梗8g,石膏30g,玄参8g,知母8g,升麻5g)、清脓合剂(主要药物组成为忍冬藤30g,金荞麦50g,鱼腥草30g,芦根30g,薏苡仁30g,黄芩15g,柴胡15g,葛根30g,牛蒡子15g,玄参15g,浙贝母15g,生甘草5g)、乳蛾清(甘草10g,桔梗10g,山豆根10g,玄参10g,射干10g,牛蒡子10g,紫花地丁10g);中成药如柑橘冰梅片、金莲花滴丸加开喉剑喷剂(贵州三力制药有限责任公司,国药准字Z20026493)、蒲地蓝消炎口服液(济川药业集团有限公司,批准文号:国药准字Z20030095)、疏风解毒胶囊等有效。针灸治疗、穴位放血和中药联合针刺仅有4篇研究,文献过少因而不单独做Meta分析。

纳入文献存在异质性和发表偏倚问题,前者主要是因为治疗方案差异较大,包括2项针刺治疗,1项穴位放血治疗,1项灼烧,8项中医复方治疗以及16项中医复方结合抗生素治疗方案,这也证明了中医学中有多种疗法治疗扁桃腺炎起效;后者是因为所纳入的研究数量较少且质量普遍偏低,缺乏高质量、标准化的随机对照试验,如随机序列方法少有描述,盲法、病例脱落和随访都是分别只有1个研究提及,这些都可能影响评价结果的可信度。

尽管本研究得出中医药治疗较单纯应用抗生素在改善扁桃腺炎临床症状时间、降低白细胞计数方面具有显著优势,但本研究仍然存在以下不足:首先由于纳入研究的数量有限、各研究所包含样本量较少且纳入研究的质量普遍价低;其次,在对数据进行分析时,不同疗法各研究间存在较大异质性,导致该结果可能的原因主要是方剂组成不同、用法不一致所导致的;虽然在效应模型的选择上选用了随机效应模型,但并不能完全将异质性消除;再次,虽然采用了广泛的检索策略,但一些会议论文和部分灰色文献仍然无法获取;最后,虽然并未对地区及语言进行限制,但最终纳入的研究均为中文研究,所以该结论具有一定的局限性。希望今后对该课题进行研究时,重点提高研究的方法学质量,设计出高质量的、标准化的大样本的RCT。

综上所述,中医药治疗或联用西药治疗扁桃腺炎具有显著优势,但由于纳入研究的质量均较低且研究较少的缘故,该研究结果仍需要更多大样本、标准化的RCT来加以验证。

参考文献

[1] 余力生. 耳鼻咽喉科疾病[M]. 北京:中国医药科技出版社,2004.

[2] 王士贞. 中医耳鼻咽喉科学[M]. 北京:中国中医药出版社,2003.

[3] 范洪,王立新,郑晓丽,等. 呼吸系统疾病中医辨证分型与细菌感染的相关性研究[J]. 中国中医药科技,2005,12(6):332—334.

[4] 梁启军,李佳佳. 细菌感染性疾病的中医药治疗价值及简捷应用[J]. 内蒙古中医药,2013,32(33):114—115.

[5] 李慧萍,吴俊,冯清. 中医药对细菌感染的研究[J]. 世界最新医学信息文摘,2015,15[59]:59,93.

[6] 黄选兆,汪吉宝,孔维佳. 实用耳鼻喉学[M]. 第2版. 北京:人民卫生出版社,2008.

[7] 田勇泉. 耳鼻咽喉科学[M]. 第5版. 北京:人民卫生出版社,2001.

[8] HigginsJPT, GreenS, editors. Assessing risk of biasin included studies: Cochrane Handbook for Systematic Reviews of Interventions 5.0.1 [updated March2011]. The Cochrane Collaboration, 2011. Available from http://handbook.cochrane.org.illinois.vtrus.net

[9] 曾宪涛,包翠萍,曹世义,等. Meta分析系列之三:随机对照试验的质量评价工具[J]. 中国循证心血管医学杂志,2012(3):183—185.

[10] Higgins JPTSDJ. Measuring in consistency in Meta - analyses [J]. BMJ,2003,7414(327):557—560.

[11] Ioannidis JPPNEE. Heterogeneity in Meta - analyses of genome - wide association investigations [J]. PLoSOne,2007,9(2):841.

[12] 于兴娟,汪冰. 啄治法治疗慢性扁桃体炎54例临床研究[J]. 山西中医,2008,10:25—26.

[13] 仇海龙,吴一凡. 甘桔冰梅片治疗急性咽炎、扁桃体炎的临床疗效观察[J]. 中外医疗,2014,22:129—130,133.

[14] 倪欢胜,李国贤. 中西医结合治疗急性扁桃体炎临床观察[J]. 中国中医急症,2014,(6):1199—1200.

[15] 冯耀文,陈永钢. 驱风解毒汤加味治疗慢性扁桃体炎急性发作疗效观察[J]. 广西中医药,2006,3(2):31—32.

[16] 叶上珠. 金莲花滴丸联合开喉剑喷剂治疗急性扁桃体炎的临床研究[J]. 深圳中西医结合杂志,2016,26(22):53—55.

［17］吴彦青，梁立新，夏非，等．乳娥化脓方治疗急性化脓性扁桃体炎临床疗效观察［J］．北京中医药，2016，35（8）：771—773．

［18］周凌，王冠博．清咽利喉汤配合针刺放血治疗急性扁桃体炎临床观察［J］．针灸临床杂志，2014，30（6）：33—35．

［19］周珊玲，范新华，谢强，等．谢强针刺咽安穴经验治疗慢性扁桃体炎30例疗效观察［J］．实用中西医结合临床，2010，（5）：42—43．

［20］姚庆．蒲地蓝消炎口服液治疗急性扁桃体炎50例［J］．中国中医药现代远程教育，2016，24：56—57．

［21］张东晓．清热解毒软胶囊治疗急性扁桃体炎60例［J］．河南中医，2016，（5）：841—843．

［22］张旗，谢晓梅．清脓合剂治疗化脓性扁桃体炎疗效观察［J］．中国中医急症，2008，11：1539—1540，1544．

［23］张金阳．疏风解毒胶囊治疗慢性扁桃体炎急性发作疗效观察［J］．中国中医急症，2015，12：2230—2232．

［24］张革萍，苗迎春，朱延红．中西医结合治疗急性扁桃体炎60例［J］．环球中医药，2013，S2：104．

［25］支开叶，支乃干．乳蛾清治疗急性扁桃体炎60例［J］．世界中西医结合杂志，2006，（6）：352—353．

［26］曹会炎．中西医结合方法治疗慢性扁桃体炎急性发作的疗效研究［J］．世界最新医学信息文摘，2016，54：161．

［27］李东彤．疏风解毒胶囊治疗急性化脓性扁桃体炎57例［J］．中国药业，2015，（8）：107—108．

［28］李晶，林先毅．自拟清热利咽汤结合抗生素治疗风热外侵型急性扁桃体炎疗效观察［J］．北京中医药，2011，（8）：572—573．

［29］李民．中药灌肠联合阿莫西林克拉维酸钾片治疗小儿化脓性扁桃体炎90例临床观察［J］．转化医学电子杂志，2015，（8）：65—66．

［30］杨鑫，杨晓雯．疏风解毒胶囊治疗急性化脓性扁桃体炎的疗效观察［J］．中国医院用药评价与分析，2017，（1）：57—59．

［31］洪国灿，蔡真真，胡维．少商、商阳穴放血在急性扁桃体炎的临床研究［J］．光明中医，2016，24：3633—3636．

［32］秦祖杰，张勉，宋宁．赭银合剂治疗风热型急性扁桃体炎［J］．中国实验方剂学杂志，2013，12：307—310．

［33］胡珍，孙永东，孙千尧，等．中西医结合治疗化脓性扁桃体炎的临床效果分析［J］．基层医学论坛，2016，（6）：724—725．

［34］许晓菲，韦家美，黄良胜，等．仙方活命饮加减治疗小儿急性扁桃体炎的疗效观察［J］．临床合理用药杂志，2013，27：101．

［35］谭泳梅，王丽华，陈升恺．复方蒲公英汤治疗急性化脓性扁桃体炎临床观察［J］．安徽中医学院学报，2010，（4）：9—12．

［36］郑锦桥．综合疗法治疗急性扁桃体炎的临床观察［J］．中外医学研究，2014，11：40—41．

［37］郭雄伟．仙方活命饮治疗扁桃体周围炎60例疗效观察［J］．新中医，2011，（7）：88—89．

[38] 陈隆晖,杨思进,张勉,等.灼烧技术治疗慢性扁桃体炎97例临床观察[J].中医杂志,2012,13:1119—1122

[39] 韦炜,何跃,易志强.胆木浸膏糖浆治疗急性扁桃体炎患者临床疗效[J].中国社区医师,2016,33:107,109.

[40] 陈春花,臧荧安,李荣誉.TMP对鱼腥草抑菌效果的影响[J].中医医药杂志,2002,21(2):33—34.

3. 中医药治疗尿道感染临床疗效的Meta分析

尿路感染（urinary tract infection,UTI）是包括肾脏、输尿管、膀化和尿道等各个部位感染的总称,是临床最常见的感染性疾病之一,极易复发和重新感染,反复发作和细菌耐药是其临床治疗的关键和难点,近年来,耐药菌株逐渐增加,且不同国家,不同地区,不同人群菌株耐药性也不一样,[1-4]故寻找安全有效的抗生素替代治疗方案有重要现实意义。尿路感染是临床常见的感染性疾病。本研究对中医药治疗UTIs的多中心、随机、对照前瞻性临床研究进行Meta分析,以期获得中医药治疗UTIs的最佳临床证据。

(1) 资料和方法

①纳排标准

a. 研究类型

纳入所有中医药/中西医配合对照抗生素治疗尿道感染效果的随机对照试验（randomized controlled trial,RCT）,无论是否说明随机序列的产生方法、是否对随机序列进行隐藏和是否应用了盲法。

b. 研究对象

患者国籍和年龄不限,急性起病,具有尿频、尿急、尿痛等尿路刺激征,尿常规：白细胞>10/高倍视野,尿细菌定量培养：菌落数≥105/mL或离心尿沉渣革兰染色细菌≥1/油镜视野,临床诊断为尿道感染者。[5]

c. 干预措施

治疗组采用单纯中医药疗法或中医药联合抗生素,对照组只用青霉素类或头孢类抗生素,两组在其他常规治疗措施上一致。

d. 排除标准

①对照组中包含有中医药疗法；②未报告完整数据的研究；③无主要的结局指标；④重复发表的研究。

e. 测量指标

主要指标：①尿菌检测；②尿常规；③临床症状体征变化。尿菌阴性,尿常规检查2次均正常,临床症状体征消失,为显效；尿菌阴性,尿常规正常或接近正常,临床症状体征基本消失,为有效；尿菌阳性为无效。总有效率=显效+有效。

②文献来源及检索策略

检索中国期刊全文数据库（CNKI）、中文科技期刊全文数据库（VIP）、万方数字化期刊全文数据库（WanFang Data）和中国生物医学文献数据库（CBM）、Pubmed等5个数据库资料,纳入从建库到 2017 年 3 月 31 日公开发表的临床研究文献。检索由两位评价员分别独立进行。检索策略采用主题检索 + 专业检索。主要根据以下词语进行：中文检索词为"尿道感染""尿道炎""尿路感染""中医药疗法""中医疗法""随机"等；英文检索以 PubMed 检索为例，检索策略如下：

#1 Urethritis
#2 lower urinary tract infection
#3 #1 OR #2
#4 traditional Chinese medicine
#5 randomized controlled trail
#6 #3 AND #4 AND #5

③数据提取

研究的纳入与数据提取由两位评价员独立进行，之后交叉核对，如遇分歧，则与第三位评价者进行讨论达成一致。数据提取包括以下内容：第一作者的姓名、研究发表的年份、试验实施的国家、纳入研究的样本量、纳入研究对象的年龄与性别比例、干预的内容、测量的结局指标等。纳入研究中包括多组试验时，提取与本研究相关的数据。对于连续型变量只报告均数的可信区间（confidence interval，CI）或 p 值的，或只报告了治疗前后尿白细胞值而未对差值进行报告的，均根据 Cochrane 系统评价手册所提供的方法进行数据转换。[6]

④质量评价

由 2 名评价员按照 Cochrane 系统评价员手册 5.1.0 版偏倚风险评估标准[6-7]独立评估纳入研究的方法学质量，如意见不一致的情况，通过与第 3 位评价员讨论达成一致。评价标准包括：①随机分配方案的产生（选择偏倚）；②分配方案的隐藏（选择偏倚）；③对患者和医生实施盲法（实施偏倚）；④对结果评价者实施盲法（测量偏倚）；⑤结果数据的完整性（随访偏倚）；⑥无选择性报告结果（报告偏倚）；⑦无其他偏倚来源。"low risk"表示低偏倚风险，"high risk"表示高偏倚风险，"unclear risk"表示文献对偏倚评估未提供足够的或确定的信息。

⑤统计分析

本次 Meta 分析采用 Cochrane 协作网提供的 Review Manager5.3 版本软件进行。连续型数据，若测量工具相同则采用加权均数差（weighted mean difference，WMD）和 95% CI 作为统计量，若测量工具不同则采用标准均数差（standardized mean difference，SMD）和 95% CI 作为统计量，二分类数据采用相对危险度（relative risk，RR）和 95% CI 作为统计量。同时采用卡方检验和 I^2 检验对各研究间的异质性进行评估，若 $P>0.1$ 且 $I^2 \leq 50\%$，说明各研究的同质性较好，采用固定效应模型，否则采用随机效应模型进行合并。[8-9]根据主要结局指标所涉及的研究绘制漏斗图，以判断纳入研究发表偏倚情况。

（2）结果

①检索结果及纳入研究的基线特征

从 5 个数据库共检索获得 3573 篇相关研究，去除各数据库重复的研究、阅读标题和摘要及全文、不符合纳入标准的研究后，最终共纳入 14 个 RCT，[10-23]共包含 1357 名患者。文献筛选流程及结果见图 1，所有纳入的研究均为中文发表，其中 1 个研究在日本进行，其他研究均在中国进行。[23]

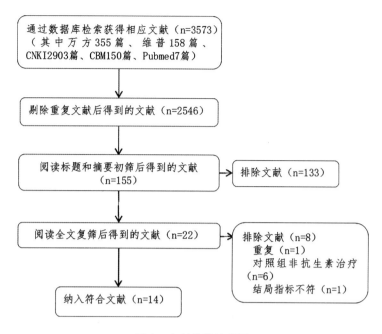

图 1 文献筛选流程图

②纳入研究的偏倚风险评价

根据 Cochrane 协作网推荐的偏倚风险评价方法，纳入的 14 个研究中，基线情况具有可比性，但在方法学方面存在不同程度的偏倚：7 个研究[11,12,15,20-23]未说明具体的随机序列产生的方法，判定为"high risk"；6 个[10,12,13,15,22,23]研究未说明是否对随机序列进行隐藏（判定为"high risk"）以及是否实施了盲法（判定为"high risk"）；均完整地报告结果数据，判定为"low risk"；均无选择性报告研究结果的研究，判定为"low risk"；未存在请他其他偏倚来源，判定为"low risk"。3 个研究[14,15,17]报告了失访或退出的情况，但未具体说明原因；具体风险偏倚图见图 2 和图 3。

③治疗前后尿菌量的改变

共 14 个研究对治疗前后尿菌量的改变进行了比较，包括 366 名原发性高血压患者，分析结果表明（图 4 和图 5）：针刺联合生活方式调整在降低收缩压与舒张压方面较单纯生活方式调整具有优势[收缩压：SMD = -1.52（-2.40，-0.64），I^2 = 93%；舒张压：SMD = -1.02（-2.01，-0.03），I^2 = 95%]。

共包含 1357 名患者，分析结果表明传统的中医药疗法治疗尿道感染具有显著优势，但各研究间存在较大异质性[RR = 1.13（1.04，1.22），I^2 = 73%]。

④不良反应

4 个研究报告[11,12,16,20]未报道不良反应外，其余研究均报道了发生或未发生不良反应事件。不良反应均为胃肠道反应，如恶心、呕吐及腹泻等，症状较轻均可忍受，证明中医药治疗尿道感染具有较大安全性。

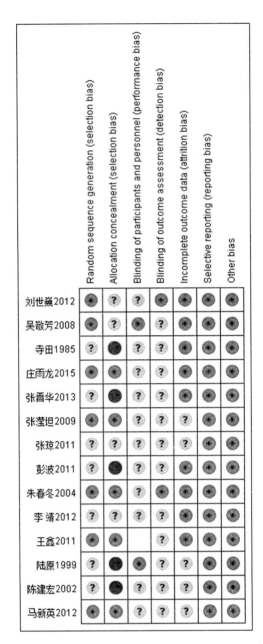

图2 偏倚风险图：评估者对所有纳入研究中每个偏倚风险项目的判断

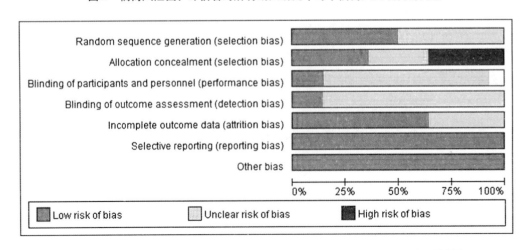

图3 偏倚风险图：作者对所有纳入研究产生偏倚风险的项目所占百分比的判断

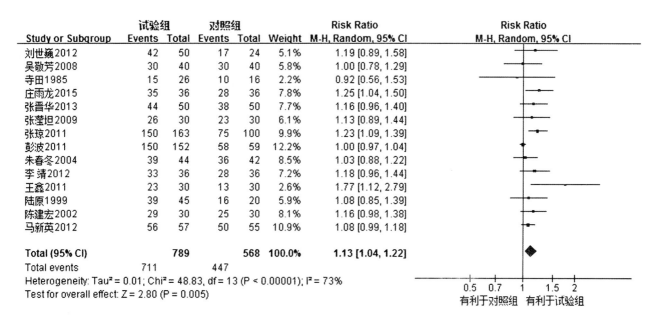

图4 治疗前后尿菌检测改变

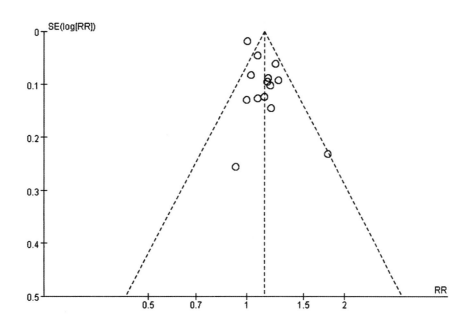

图5 基于"尿菌量改变"的偏倚漏斗图

⑤文献偏倚分析

漏斗图对称良好,仅有1个研究在95%可信区间外,表明发表偏倚较小。

(3) 讨论

泌尿道感染按部位可分为上尿路感染(肾盂肾炎,输尿管炎),下尿路感染(膀胱炎,尿道炎)。而95%以上泌尿道感染是由单一细菌引起的,其中最常见的病原菌是大肠杆菌(大肠埃希菌),[24]其耐药性日趋严重。有研究证明很多中草药对金黄色葡萄球菌、卡他球菌、大肠埃希菌等均有较强抑制作用,[25]临床上也有研究证实部分中草药对革兰阳性菌、阴性菌均有较强的抑制作用,但单独应用时见效较慢,[26]因此中医复方对尿道感染治疗是可行的。

结局分析结果表明，中药复方治疗泌尿道感染疗效值得肯定，尚可认为优于单纯的西药治疗或中西药联合治疗。纳入文献存在异质性问题，主要是因为治疗方案差异较大，有效治疗方案包括复方羚黄散（土茯苓、金银花、木通、泽泻、车前子、羚羊角粉、大黄、甘草等组成）、尿路清（由白花蛇舌草、土茯苓、崩大碗、黄柏、黄芪、旱莲草、地肤子、白芷等组成）、益肾泄浊化瘀汤（生薏苡仁、败酱草各30g，丹参20g，怀山药、生地黄、熟地黄、仙灵脾、粉萆薢各15g，女贞子、山萸肉、虎杖各10g）；中成药八正片、肾荃颗粒、通淋号方、清心莲子饮等。但这也证明了中医学中有多种方剂治疗尿道感染起效。

治疗尿道感染的很多中药或复方来自中医古籍或由古方演化而来，经历了几百年甚至时间考验，应该说临床疗效是可信的。Meta分析结果也证明了这一点。本系统评价所纳入的14个研究均有明确的诊断标准，研究都对治疗前患者的年龄、性别、病情程度、病程及并发症等进行了基线一致性分析，使治疗组与对照组具有可比性。但由于中药需要辨证论治，很难做到盲法，这是中医研究与西医研究不同之处。另外总体研究质量仍然较低。如有7篇文献未详述随机的方法，或随机可疑；多数文献没有随访；10篇文献样本量在100例以下，多中心、大规模的随机试验较少。我们还需要更严密的，多中心大样本的随机双盲对照试验作为循证依据支持中医治疗尿道感染临床疗效。

参考文献

［1］高磊，肖永红. Mohnar in 2006—2007年度报告：尿标本细菌耐药监测研究［J］. 中国抗生素杂志，2008，33（10）：586.

［2］Johansen TE, Cek M, Naber KG, et al. Hospital acquired urinary tract infections in urology departments: pathogens, susceptibility and use of antibiotics data from the PEP and PEAP–studies［J］. Int J Antimi–crob Agents, 2006, 28: 101.

［3］Yengkokpam C, Ingudam D, Yengkokpam IS, et al. Antibiotic suscep–tibility pattern of urinary isolates in Imphal（Manipur）India［J］. Nepal Med Coll J, 2007, 9（3）: 170.

［4］熊亮，李丽，文秀英. 糖尿病患者尿路感染病原菌的体外耐药性监测［J］. 中华医院感染学杂志，2008，18（4）：567.

［5］第二届肾脏病学术会议组. 尿路感染的诊断、治疗标准［S］. 中华肾脏病杂志，1985，1（4）：13.

［6］Higgins JPT, Green S, editors. Assessing risk of bias in included studies: Cochrane Handbook for Systematic Reviews of Interventions 5.0.1［updated March 2011］. The Cochrane Collaboration, 2011. Available from http://handbook.cochrane.org.illinois.vtrus.net

［7］曾宪涛，包翠萍，曹世义，等. Meta分析系列之三：随机对照试验的质量评价工具［J］. 中国循证心血管医学杂志，2012，（3）：183—185.

［8］Higgins JPTSDJ. Measuring inconsistency in Meta–analyses［J］. BMJ, 2003, 7414（327）: 557—560.

［9］Ioannidis JPPNEE. Heterogeneity in Meta–analyses of genome–wide association investigations［J］. PLoS One, 2007, 9（2）: 841.

［10］庄雨龙. 槐米对单纯性下尿路感染相关症状缓解的研究［D］. 北京中医药大学，2015.

［11］张晋华. 滋阴通淋方治疗阴虚湿热型慢性尿路感染的临床疗效及作用机理研究［D］. 山

西中医学院,2013.

[12] 李靖. 益肾泄浊化瘀汤联合抗生素治疗慢性尿路感染随机对照临床研究 [J]. 实用中医内科杂志, 2012, 14: 52—53.

[13] 刘世巍, 罗燕楠, 张宁, 等. 扶正清热利湿法防治再发性尿路感染随机对照研究 [J]. 北京中医药, 2012, (9): 651—654.

[14] 马新英. 杨明会教授治疗绝经后女性反复尿路感染的临床经验研究 [D]. 中国人民解放军医学院, 2012.

[15] 彭波, 刘琦, 侯静, 等. 金钱草片治疗尿路感染的多中心随机对照临床观察 [J]. 现代医药卫生, 2011, 11: 1615—1617.

[16] 张滢坦. 益气通淋汤治疗慢性尿路感染的临床观察 [D]. 福建中医学院, 2009.

[17] 吴敬芳. 清热利湿法治疗下尿路感染的临床研究 [D]. 成都中医药大学, 2008.

[18] 王鑫. 中医药辨证论治防治再发性尿路感染的临床研究 [D]. 中国中医科学院. 2008.

[19] 朱春冬. 肾苓颗粒治疗下尿路感染下焦湿热证临床研究 [D]. 成都中医药大学, 2004.

[20] 陈建宏, 陈洁生, 陈莲君. 湿毒清治疗非淋菌性尿道炎宫颈炎30例临床观察 [J]. 中药新药与临床药理, 2002, (5): 276—277.

[21] 张琼, 崔天红. 羚黄散治疗急性非特异性下尿路感染下焦湿热证的临床研究 [J]. 中药新药与临床药理, 2001, (1): 3—6, 61.

[22] 陆原, 李鸣九, 国维, 等. 尿路清治疗解脲支原体感染非淋菌性尿道炎疗效观察 [J]. 湖北中医杂志, 1999, (4): 17—19.

[23] Tameyoshi TERADA, Shigeaki ISHIKAWA and Takashi KATAYAMA. Therapeutic experiences of seishinrenshiin in patients with equivocal complaints of the lower urinary tract. 泌尿器科纪要 1985, 31 (7): 1253—1256

[24] 代芊, 邓宏, 黄汉朝, 等. 院内感染性肺炎逆行感染途径的基因多态性研究第三军医大学学报, 2000, 22 (6): 565—567.

[25] 全国汇编编写组. 全国中草药汇编(上册)[M]. 北京: 人民出版社, 1978, 553—554.

[26] 陈春花, 臧荧安, 李荣誉. TMP对鱼腥草抑菌效果的影响 [J]. 中医医药杂志, 2002, 21 (2): 33—34.

4. 中医药对照抗生素治疗盆腔炎临床疗效的 Meta 分析

盆腔炎性疾病（pelvicinflammatorydisease，PID）是女性上生殖道感染引起的一组疾病的总称，包括子宫内膜炎（endometritis）、输卵管炎（salpingitis）、输卵管卵巢脓肿（tubo - ovarianabscess，TOA）、盆腔腹膜炎（peritonitis）等，是妇科常见病和多发病。[1]炎症可局限于一个部位，也可同时累及几个部位，最常见的是输卵管炎及输卵管卵巢炎，单纯的子宫内膜炎或卵巢炎较少见。

盆腔炎性疾病虽然有急慢性之分，但抗炎治疗主要针对急性发作。美国疾病控制和预防中心（CDC）提出的 PID 的定义主要指盆腔的急性炎症，并认为从病灶的细菌培养结果显示，所谓的慢性盆腔炎发作，实际上是又一次新的盆腔炎的发作，治疗以广谱抗生素、经验性抗生素为主。[2]目前临床对急性期，采用抗生素治疗，控制急性感染症状，但对其所导致的一系列后遗症，往往疗效不明确。中医药治疗慢性盆腔炎经过长期的临床实践积累了丰富的经验，有的临床医家提出，PID 治疗应以抗生素抗感染治疗为主，可配伍中成药辅助治疗，PID 后遗症（慢性盆腔炎）的治疗原则可以中成药为主。[3]本研究对中医疗法及中西医联合疗法对照抗生素治疗盆腔炎的多中心、随机、对照前瞻性临床研究进行 Meta 分析，以期获得中医药对盆腔炎作用的临床证据。

（1）资料和方法

①纳排标准

a. 研究类型

纳入所有中医药/中西医配合对照抗生素治疗盆腔炎效果的随机对照试验（randomizedcontrolledtrial，RCT），无论是否说明随机序列的产生方法、是否对随机序列进行隐藏和是否应用了盲法。

b. 研究对象

临床诊断为急性盆腔炎的患者，国籍和年龄不限，诊断标准为：符合西医诊断标准参照美国疾病控制和预防中心于 2002 年编制的《性传播疾病治疗指南》推荐的盆腔炎诊断标准；中医辨证标准参照《中药新药临床研究指导原则》（2002 年中华人民共和国制定和颁布）、《中医妇科学》（高等医药院校教材第 6 版）的内容。

c. 干预措施

治疗组采用中医疗法单用或联合抗生素类药物治疗，对照组只用青霉素类或头孢类抗生素，两组在其他常规治疗措施上一致。

d. 排除标准

①研究对象患有盆腔炎及其合并症以外的其他疾病为主要治疗目的临床研究；②对照组中包含有中医药疗法；③未报告完整数据的研究；④无主要的结局指标；⑤重复发表的研究。

e. 测量指标

疗效标准参照《中药新药临床研究指导原则》拟定，主要指标：①在 37℃ 恒温下检测全血高切黏度、全血中切黏度、全血低切黏度、血沉方程 K 值、血沉和红细胞压积；②临床症状。总有效率 = 显效 + 有效。

②文献来源

本研究采用中文数据库检索中国期刊全文数据库（CNKI）、中文科技期刊全文数据库（VIP）、万方数字化期刊全文数据库（WanFang Data）和中国生物医学文献数据库（CBM）、Pubmed 文献数据库资料，纳入建库到 2017 年 3 月 31 日发表在国内各医学期刊上的中医药治疗盆腔炎的临床研究文献。检索由两位评价员分别独立进行。检索策略采用主题检索＋专业检索。主要根据以下词语进行：中文检索词为"盆腔炎""感染性盆腔炎""中医药""中医药疗法""随机"等；英文检索以以 PubMed 检索为例，检索策略如下：

#1 pelvic inflammation
#2 pelvic inflammatory disease
#3 #1 OR #2
#4 traditional Chinese medicine
#5 randomized controlled trail
#6 #3 AND #4 AND #5

③**数据提取**

研究的纳入与数据提取由两位评价员独立进行，之后交叉核对，如遇分歧，则与第三位评价者进行讨论达成一致。数据提取包括以下内容：第一作者的姓名、研究发表的年份、试验实施的国家、纳入研究的样本量、纳入研究对象的年龄与性别比例、干预的内容、测量的结局指标等。纳入研究中包括多组试验时，提取与本研究相关的数据。对于连续型变量只报告均数的可信区间（confidence interval，CI）或 p 值的，或只报告了治疗前后尿白细胞值而未对差值进行报告的，均根据 Cochrane 系统评价手册[4]所提供的方法进行数据转换。

④**质量评价**

由 2 名评价员按照 Cochrane 系统评价员手册 5.1.0 版偏倚风险评估标准[4-5]独立评估纳入研究的方法学质量，如意见不一致的情况，通过与第 3 位评价员讨论达成一致。评价标准包括：①随机分配方案的产生（选择偏倚）；②分配方案的隐藏（选择偏倚）；③对患者和医生实施盲法（实施偏倚）；④对结果评价者实施盲法（测量偏倚）；⑤结果数据的完整性（随访偏倚）；⑥无选择性报告结果（报告偏倚）；⑦无其他偏倚来源。"low risk" 表示低偏倚风险，"high risk" 表示高偏倚风险，"unclear risk" 表示文献对偏倚评估未提供足够的或确定的信息。

⑤**统计分析**

本次 Meta 分析采用 Cochrane 协作网提供的 Review Manager5.3 版本软件进行。连续型数据，若测量工具相同则采用加权均数差（weighted mean difference，WMD）和 95%CI 作为统计量，若测量工具不同则采用标准均数差（standardized mean difference，SMD）和 95%CI 作为统计量，二分类数据采用相对危险度（relative risk，RR）和 95%CI 作为统计量。同时采用卡方检验和 I^2 检验对各研究间的异质性进行评估，若 $P>0.1$ 且 $I^2≤50\%$，说明各研究的同质性较好，采用固定效应模型，否则采用随机效应模型进行合并。[6-7] 根据主要结局指标所涉及的研究绘制漏斗图，以判断纳入研究发表偏倚情况。

（2）结果

①**检索结果及纳入研究的基线特征**

从 5 个数据库共检索获得 4286 篇相关研究，其中英文 0 篇。阅读标题和摘要及全文，去除各数据库重复的研究、不符合纳入标准、及 Jadad 评分较低的研究后，最终共纳入 17 个 RCT，[8-24] 共包含

2043名患者。文献筛选流程及结果见图1,所有纳入的研究均在中国进行。

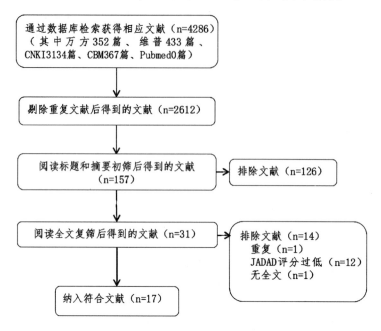

图1 文献筛选流程图

②中医疗法对照抗生素治疗盆腔炎的分析结果

a. 纳入研究的偏倚风险评价

根据Cochrane协作网推荐的偏倚风险评价方法,纳入研究[8-15]中,基线情况均有可比性,但在方法学方面存在不同程度的偏倚:7个研究[8-15]均说明具体的随机序列产生的方法,但其中3个研究[9,12,13]随机序列方法由病人就诊日期顺序形成,判定为"high risk";所有研究未说明是否对随机序列进行隐藏(判定为"unclear risk"),及是否实施了盲法(判定为"unclear risk");均完整地报告结果数据,判定为"low risk";均无选择性报告研究结果的研究,判定为"low risk";未存在请他其他偏倚来源,判定为"low risk"。均报告了失访或退出的情况,判定为"low risk"。具体风险偏倚图见图2和图3。

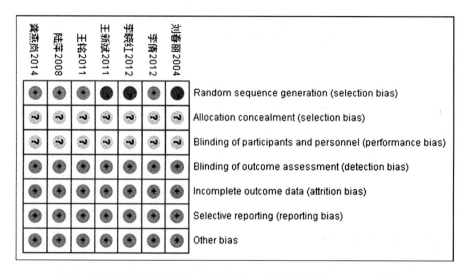

图2 偏倚风险图:评估者对所有纳入研究中每个偏倚风险项目的判断

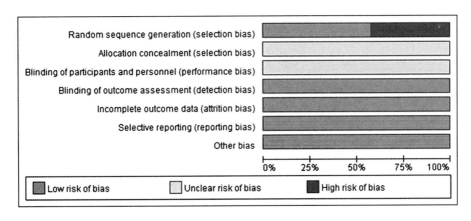

图3 偏倚风险图：作者对所有纳入研究产生偏倚风险的项目所占百分比的判断

b. 治疗前后总有效率改变量

中医药治疗与西药治疗组的对比情况：7篇文献报道了中药复方、针灸等与西药治疗盆腔炎的临床疗效的结果进行了报告，共包含790名患者，Meta分析结果表明传统中医药疗法治疗盆腔炎具有较明显优势，为对照组疗效1.22倍。但各研究间存在较大异质性［RR = 1.22（1.14，1.30），$P < 0.001$，$I^2 = 76\%$］。统计分析结果表明，治疗组与对照组差异具有统计学意义。

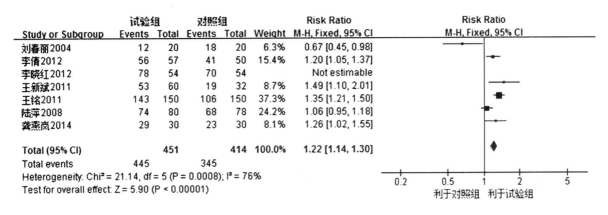

图4 治疗前后盆腔炎总有效率改变

c. 文献偏倚分析

以纳入的7个研究绘制的倒漏斗图，显示纳入研究样本量均较小，漏斗图分布较分散；但对称性较好，提示无发布偏倚，见图5。

③中西医结合治疗对照抗生素治疗盆腔炎的分析结果

a. 纳入研究的偏倚风险评价

根据Cochrane协作网推荐的偏倚风险评价方法，纳入的10个研究中，[15-24]基线情况均有可比性，但在方法学方面存在不同程度的偏倚：有1个研究[24]未说明具体的随机序列产生的方法和1个研究[22]以病人就诊顺序为随机序列产生方法，判定为"high risk"，其余8个研究均说明具体的随机序列产生的方法，判定为"low risk"；所有研究均未说明是否对随机序列进行隐藏及是否实施了盲法（判定为"unclear risk"）；均完整地报告结果数据，判定为"low risk"；均无选择性报告研究结果的研究，判定为"low risk"；未存在请他其他偏倚来源，判定为"low risk"；均报告了失访或退出的情况，判定为"low risk"。具体风险偏倚图见图6和图7。

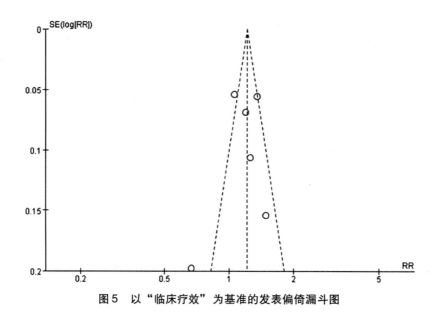

图5 以"临床疗效"为基准的发表偏倚漏斗图

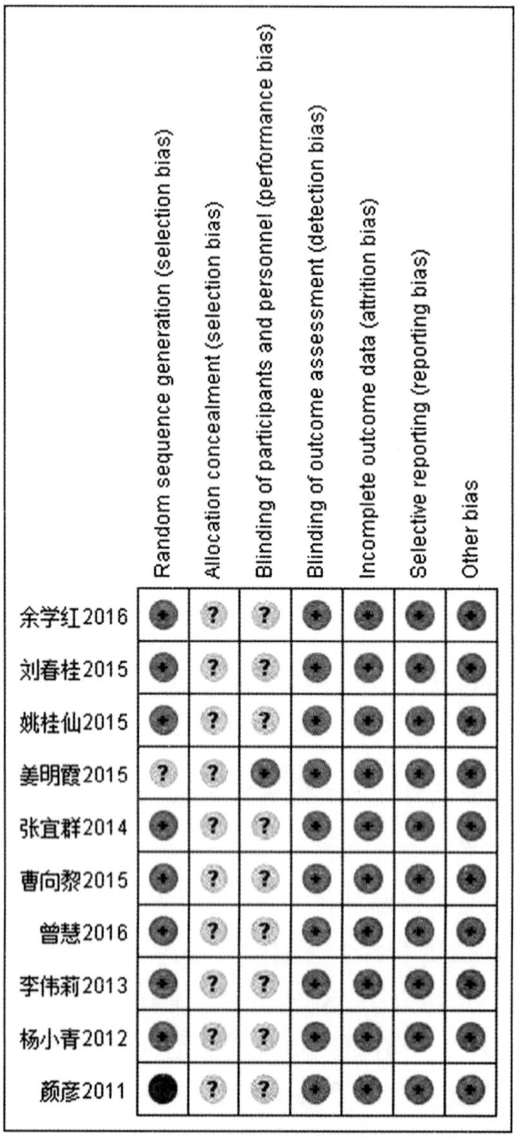

图6 偏倚风险图：评估者对所有纳入研究中每个偏倚风险项目的判断

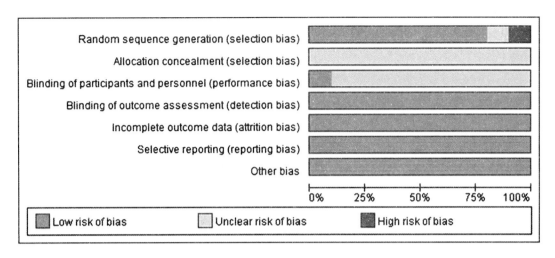

图7 偏倚风险图：对所有纳入研究产生偏倚风险的项目所占百分比的判断

b. 治疗前后总有效率改变量

中医药治疗与西药治疗组的对比情况：10 篇文献报道了中西结合与西药对照治疗盆腔炎的临床疗效的结果进行了报告，共包含 1253 名患者，Meta 分析结果表明传统中医药疗法治疗盆腔炎具有较明显优势，为对照组疗效 1 倍。但各研究间存在较大异质性 [RR = 1.01（0.96，1.05），$P < 0.00001$，$I^2 = 89\%$]。统计分析结果表明，治疗组与对照组差异具有统计学意义。见图 8。

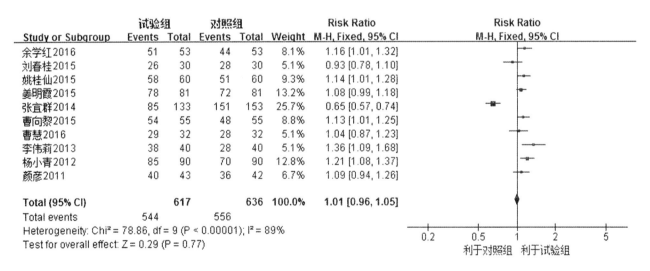

图8 治疗前后盆腔炎总有效率改变

c. 文献偏倚分析

以纳入的 10 个研究绘制的倒漏斗图，显示纳入研究样本量较大，漏斗图分布较集中；但对称性较差，说明存在较大的发表偏倚。见图 9。

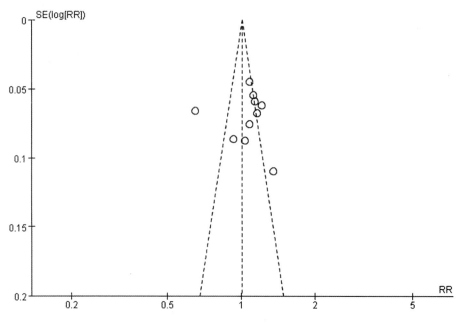

图9 以"临床疗效"为基准的发表偏倚漏斗图

(3) 讨论

Meta 分析结果表明：中医药治疗或与抗生素联合治疗盆腔炎均比单用抗生素疗效较好。其中，中药多种疗法治疗盆腔炎疗效值得肯定，尚可认为优于单纯西药治疗。包括中医复方桂附盆愈方（桂枝 10 g，小茴香 3 g，泽泻 10 g，红花 5 g，赤芍 10 g，丹皮 10g，乌药 10 g，木香 10 g，香附 10g，延胡索 10 g，黄芪 15 g，防己 10 g，红藤 10 g）、举元煎（党参 30g，黄芪 30g，升麻 10g，白术 10g，红藤 30g，败酱草 30g，丹皮 10g，土茯苓 30g，白芷、椿根皮、鸡冠花各 15g）、仙方活命饮汤剂加味方（白芷 20g，浙贝母 20g，防风 15g，赤芍 15g，当归 15g，皂角刺 10g，穿山甲 5g，天花粉 20g，乳香 10g，没药 10g，金银花 15g，陈皮 10g，薏苡仁 20g，车前子 15g，生甘草 10g）等。另外中药灌肠、热敷、艾灸等方法结合抗生素对盆腔炎也有一定的疗效。

综上所述，面对西药治疗 PID 手段单一、抗生素耐药、超级细菌感染等后果，中医药对 PID 及其后遗症的协同治疗显示出独特的优势，主要体现在中医有多种疗法均对盆腔炎有改善作用，中医药治疗或中医医结合治疗能促使临床症状明显改善。但从纳入的 17 个研究对复发率、后遗症发生率及不良反应发生率等方面没有数据提示。

近年来国内针对中医药治疗盆腔炎的系统评价发表了多项研究，[25-44]本研究与之前研究结论比较一致。但区别在于本研究纳入研究的 Jadad 质量均较高，17 项研究均有明确随机序列产生方法或盲法设置。在一定程度上增加了结论的可信度。本研究中纳入文献存在异质性和发表偏倚问题，前者主要是因为治疗方案差异较大，这也证明了中医学中有多种疗法治疗盆腔炎起效；后者是因为所纳入的研究数量较少且质量普遍偏低，缺乏高质量、标准化的随机对照试验，如随机序列方法少有描述，随机序列隐藏和盲法都少有研究提及，这些都在一定程度上影响评价结果的可信度。

尽管本研究得出中医药治疗或联合西医治疗较单纯应用抗生素在改善盆腔炎性疾病在临床症状改善和血液检查方面具有较明显优势，但本研究仍然存在以下不足：首先由于纳入研究的数量有限、各研究所包含样本量较少且纳入研究的质量普遍价低；其次，在对数据进行分析时，不同疗法各研究间存在较大异质性，导致该结果可能的原因主要是方剂组成不同、用法不一致所导致的；虽然在效应模型的选择上选用了随机效应模型,但并不能完全将异质性消除;再次,虽然采用了广泛的检索策略,但一些会议论文和部分灰色文献仍然无法获取;最后,虽然并未对地区及语言进行限制,但最终纳入的研究均为中文研究,所以该结论具有一定的局限性。希望今后对该课题进行研究时,重点提高研究的方法学质量,设计出高质量的、标准化的大样本的 RCT。

参考文献

[1] 谢幸,苟文丽. 妇产科学[M]. 第 8 版. 北京:人民卫生出版社,2013:258.

[2] 米兰,刘朝晖. 盆腔炎性疾病后遗症[J]. 实用妇产科杂志,2013,10:731—733.

[3] 金哲. 盆腔炎性疾病的中医药治疗[J]. 实用妇产科杂志,2013,10:733—735.

[4] Higgins JPT, Green S, editors. Assessing risk of biasin included studies:Cochrane Handbook for Systematic Reviews of Interventions5.0.1 [updated March2011]. The Cochrane Collaboration, 2011. Available from http://handbook. cochrane. org. illinois. vtrus. net

[5] 曾宪涛,包翠萍,曹世义,等. Meta 分析系列之三:随机对照试验的质量评价工具[J]. 中国循证心血管医学杂志,2012,(3):183—185.

[6] Higgins JPTSDJ. Measuring in consistency in Meta-analyses[J]. BMJ,2003,7414(327):557—560.

[7] Ioannidis JPPNEE. Heterogeneity in Meta-analyses of genome-wide association investigations[J]. PLoSOne,2007,9(2):841.

[8] 陆萍,吴飞华,喻玉玲. 桂附盆愈方治疗寒湿凝滞型慢性盆腔炎 80 例[J]. 江西中医药,2008,11:40—41.

[9] 刘春丽,李伟莉,程红,等. 化瘀温经利湿法治疗慢性盆腔炎 20 例临床观察[J]. 安徽中医学院学报,2010,1:20—22.

[10] 王新斌,潘从民. 举元煎治疗气虚血瘀型慢性盆腔炎的临床观察[J]. 中医临床研究,2011,14:62—63.

[11] 王铭,李红芳. 盆腔炎方灌肠并热疗治疗慢性盆腔炎 300 例临床观察[J]. 内蒙古中医药,2012,2:39.

[12] 李晓红,冯依娜,吕新萍. 中医综合治疗湿热瘀结型盆腔炎性疾病的临床观察[J]. 新疆中医药,2012,3:33—35.

[13] 李倩. 中医药治疗慢性盆腔炎疗效观察[J]. 中国中医药现代远程教育,2012,6:24 25.

[14] 龚燕岚,马力凤,严斌泓,等. 艾灸联合中药保留灌肠治疗气虚血瘀型慢性盆腔炎 30 例[J]. 上海中医药杂志,2014,1:52—54.

[15] 李伟莉,李肖凤,吴艳敏. 红金消结胶囊联合抗生素治疗慢性盆腔炎 40 例[J]. 中国中医药现代远程教育,2013,19:60—62.

[16] 余学红,邱银峰. 抗生素联合中成药治疗慢性盆腔炎的疗效观察[J]. 湖北中医药大学学报,2016,2:72—73.

[17] 曹向黎. 慢盆汤加减直肠滴入配合西药治疗慢性盆腔炎 55 例[J]. 中国伤残医学,2015,6(23):19—20.

[18] 张宜群. 桃红四物汤辅助治疗盆腔炎性包块的效果观察[J]. 中国基层医药,2014,10

(21): 3168—3169.

[19] 刘春桂, 詹丽. 中西医结合治疗慢性盆腔炎疗效分析 [J]. 长春中医药大学学报, 2015, 4: 814—816.

[20] 曹慧. 中西医结合治疗湿热瘀结型盆腔炎性包块64例疗效分析 [J]. 现代实用医学, 2016, 4: 493—494.

[21] 杨小青, 马龙. 中药保留灌肠联合抗生素治疗慢性盆腔炎90例 [J]. 中医研究, 2012, 1: 35—37.

[22] 颜彦. 综合疗法治疗盆腔炎性疾病的临床研究 [D]. 湖北中医药大学, 2011.

[23] 姚桂仙. 仙方活命饮加味联合抗生素治疗急性盆腔炎临床研究 [J]. 中华中医药学刊, 2015, 1: 233—235.

[24] 姜明霞, 姜旭光. 中药灌肠结合抗生素治疗慢性盆腔炎的疗效观察 [J]. 中医临床研究, 2015, 17: 56—58.

[25] 钟旋. 针灸联合中药灌肠治疗慢性盆腔炎临床疗效 Meta 分析 [J]. 针灸临床杂志, 2017, 4: 50—3.

[26] 张立双, 杨丰文, 张俊华, 等. 桂枝茯苓胶囊/丸治疗慢性盆腔炎性疾病临床随机对照试验的系统评价 [J]. 中国中药杂志, 2017, 42 (8): 1500—1509.

[27] 陈志霞. 中药灌肠治疗盆腔炎性疾病的文献评价与 Meta 分析 [J]. 中国临床医生杂志, 2016, 44 (7): 95—98.

[28] 王丹萍. 温针灸治疗慢性盆腔炎的系统评价/Meta 分析 [D]. 广州中医药大学, 2016.

[29] 张胜男, 纪燕琴, 许婷婷, 等. 金刚藤治疗盆腔炎性疾病系统评价 [J]. 辽宁中医药大学学报, 2015, 17 (8): 151—155.

[30] 马永静. 桂枝茯苓胶囊治疗盆腔炎随机对照试验的系统评价 [J]. 世界中西医结合杂志, 2015, 10 (5): 605—609.

[31] 陈雪红. 妇科千金片治疗慢性盆腔炎的 Meta 分析 [J]. 新中医, 2014, 46 (11): 216—217.

[32] 范琳琳, 余文华, 刘晓倩, 等. 针灸治疗慢性盆腔炎疗效的 Meta 分析 [J]. 针刺研究, 2014, 39 (2): 156—163.

[33] 文惠方, 任芳, 徐厚谦, 等. 中药灌肠和口服2种给药途径治疗慢性盆腔炎的文献评价 [J]. 西部中医药, 2014, 27 (2): 76—80.

[34] 吴丰儒. 解毒化瘀类方剂治疗慢性盆腔炎疗效的系统评价与 Meta 分析研究 [D]. 广州中医药大学, 2013.

[35] 陈蓉, 黄健玲, 贡欣. 针药治疗慢性盆腔炎相关文献的系统评价 [J]. 陕西中医, 2011, 39 (10): 2036—2038.

[36] 邓丹萍, 雷磊. 当归芍药散加减治疗盆腔炎性疾病的系统评价 第十一次全国中医妇科学术大会, 中国河南郑州, F, 2011 [C].

[37] 周丽娜, 候娜娜. 中药灌肠治疗盆腔炎性疾病的文献系统评价和分析 [J]. 中医临床研究, 2011, 31 (7): 102—103.

[38] 徐俐平. 中药内服治疗盆腔炎随机对照试验的系统评价 [J]. 辽宁中医杂志, 2011, 38 (2): 212—214.

[39] 水凤凤. 中医药治疗慢性盆腔炎的系统评价［D］. 成都中医药大学，2009.

[40] 屈小娟. 中医药治疗慢性盆腔炎的系统评价［D］. 成都中医药大学，2008.

[41] 余琳. 中药灌肠治疗慢性盆腔炎临床研究文献的系统评价［D］. 广州中医药大学，2005.

[42] 王羽珊，李沛霖. 桂枝茯苓丸加减治疗慢性盆腔炎的Meta分析［J］. 中医药通报，2016，15（1）：54—57.

[43] 成云云，高妍，卢东方，等. 中药热敷治疗慢性盆腔炎的Meta分析［J］. 山西医药杂志，2014，43（12）：1402—1403.

[44] 范明慧，张峰莉，任野. 中西医结合治疗慢性盆腔炎临床疗效的Meta分析［J］. 华中科技大学学报（医学版），2010，39（1）：127—129.

三、结语

本章四个研究报告均显示中西医联合治疗方案的临床疗效略优于纯抗菌药物。但限于纳入研究数量较小，且 JADAD 评分总体不高，导致临床推广性受限。2002 年陈可冀院士就提出当前的中西医结合临床试验采用多中心随机对照试验（RCTs）明显不足，亟待倡导。[1]从本研究结果来看，目前仍处于这种状态。

另外，有研究显示常用中药注射剂与抗菌药物联用时，出现药液变色、浑浊、不溶性微粒增加、pH 值改变、有效成分降低等现象，不良反应增加。如清开灵注射液与青霉素配伍时 pH 下降，其有效成分含量降低；[2]喜炎平注射液与含头孢拉定的 5% 葡萄糖注射液配伍后粒径在 10～25μm 的不溶性微粒不符合中国药典规定；[3]目前 RCT 试验中不良反应过少，不足以进行分析。期待今后 RCT 研究中加强对不良反应的检测。

参考文献

［1］陈可冀. 循证医学与中西医结合临床［J］. 中国中西医结合杂志，2002（1）：8.

［2］解静萍，景洪军，张卫兵. 清开灵注射液与临床常用抗生素、维生素配伍的可行性考察［J］. 中国药事，1999，13（2）：127.

［3］朱盖. 喜炎平注射液和青霉素、头孢拉定在两种输液中配伍前后微粒变化［J］. 中国药物与临床，2002，5（4）：199.

（作者：中国中医科学院中医药信息研究所 杨硕）

第四章 中医药抗菌与逆转抗生素耐药性作用机制文献研究

一、中医药抗菌与逆转抗生素耐药性作用机制研究现状

1. 科技文献发表趋势

本报告调查了 1987 年至 2017 年 30 余年的中药抗菌药理研究相关科技期刊文献，调查范围包含中国中医科学院中医药信息研究所的《中医药期刊文献数据库》，中国知网的《中国学术期刊网络出版总库》，万方医学网的《期刊数据库》以及中国医学科学院医学信息研究所的《中国生物医学文献数据库》中的中文核心期刊，最后获得相关文献 922 篇。发表中药抗菌药理研究文献年份分布，如图 1 所示：

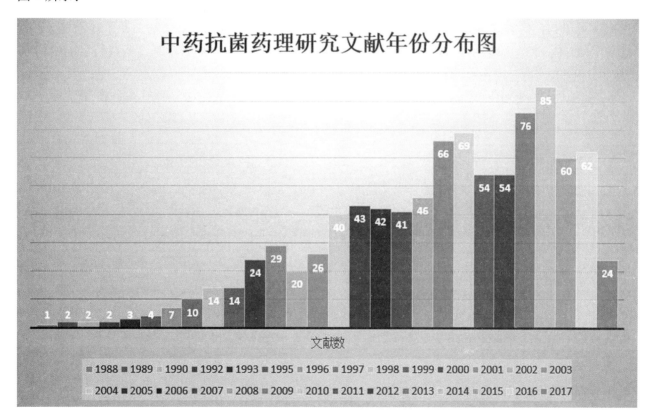

* 数据统计截止至 2017 年 4 月

图 1　中药抗菌药理研究文献年份分布图

分析近 30 年发表的中药抗菌药理期刊文献数量分布可知，相关研究呈逐年缓慢增高的趋势，于

2009—2010年及2013—2014年两个区间达到了研究的高峰。究其原因，主要因为随着抗生素在临床上的广泛应用，病原菌对传统抗生素的耐药性也不断增强，导致可供临床选择的抗生素愈发局限，加之传统抗生素的副作用明显，促使人们开始转而关注传统中药在抗菌方面的可能性。而中药也以其可靠的临床疗效以及不易产生耐药性等的特性，为科研工作者的研究工作提供了诸多新思路、新途径。

虽然近年来我国对中药抗菌作用的相关研究热度不断攀升，但从研究文献的数据量角度分析，该类研究仍远低于中药领域的其他主流药理研究，显现了中药抗菌类药理研究不足的同时，揭示了其较大的潜在研究空间。

2. 近30年文献分布情况

随着药理研究技术的发展，中药抗菌药理研究对象，从单纯的单味中药、中药复方，逐渐深入到中药提取物、中药成分层面。从20世纪40年代起，即有报道单味中药的抗菌药理实验研究，例如徐氏开展的89种中药抗菌实验研究;[1]自20世纪50年代，出现了中药复方的抗菌药理实验报道，例如刘氏用体外实验说明了日本药局方中收载的62例汉方对葡萄球菌及大肠菌有抗菌作用,[2]许氏研究了"十味败毒汤"效能及抗菌机制;[3]同样也是50年代开始，出现了对中药提取物的抗菌药理研究，例如102种中药的水提取物及乙醇提取物的抗菌作用试验；至20世纪60年代，开始有报道中药成分的抗菌研究，例如陈氏研究了大黄中成分蒽醌衍生物对26种细菌的效价。[4]

时至今日，中药抗菌的药理实验研究对象仍为单味中药、中药复方、中药提取物及中药成分，对于近30余年此类文献中记载的研究对象，分布见图2，其中单味中药仍然为最主要研究对象，共338篇文献，占总研究对象的37%；其次是对中药复方的研究，共计314篇文献，占到总研究对象的34%；对中药提取物的研究近年来上升明显，达到207篇，占22%；关于中药有效成分的研究数量则较少，仅为63篇，占总研究对象的7%。

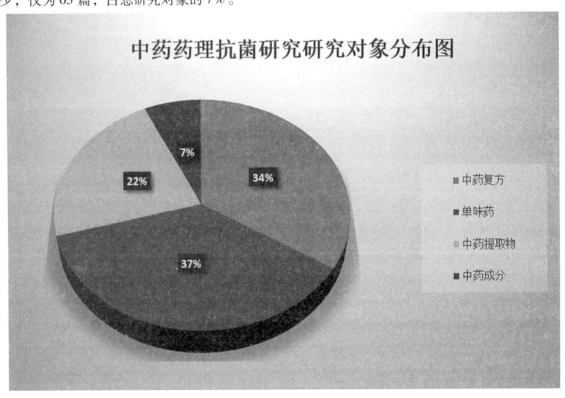

图2　中药药理抗菌研究研究对象分布图

二、中医药抗菌与逆转抗生素耐药性作用机制研究方法

抗生素的发明和应用是人类在20世纪医药领域最伟大的成就之一，但是近年来，滥用抗生素导致的细菌耐药性问题日益突出，严重影响临床疗效及患者安全。20世纪50年代开始我国医药工作者就开始了中药抗菌作用及其主要有效成分的研究，并发现许多具有抗菌作用的中药。[5]研究发现，中草药具有广谱抗菌的作用，且药源广泛、价格低廉及作用靶位多，并有增强机体免疫力、不易产生耐药性等优点。因此抗菌中药逐渐成为诸多学者研究的热点，中药抗菌的应用，有望逆转抗生素的耐药性。

针对中医药抗菌与逆转抗生素耐药性作用机制的研究方法不同，目前主要可分为理论研究与实验研究两个方面。

1. 理论研究

理论研究主要是从传统理论与文献研究、计算机数据挖掘技术研究等方面中，总结出中医药抗菌与逆转抗生素耐药性作用机制的有用的、可能隐含的知识。

（1）传统理论与文献的研究

中医药对于抗菌作用有着显著的理论和实践优势，大量的基础研究和临床试验提示，许多中药都具有抑菌、抗感染，以及逆转耐药性的潜在作用。以期刊文献数据，为经过人工主题标引或结构化加工，采用文献计量、网络图分析以及关联规则等方法对中药进行抗感染的临床和实验报道进行回溯性的分析和梳理，以期从药物、疾病、作用机制等多个层面为相关工作提供信息支持。

（2）数据挖掘研究

数据挖掘以线性或非线性的方式来解析数据，能进行更高层次的知识整合，具有善于处理模糊和非量化的海量数据的技术特征和条件优势，逐渐受到中医药领域的关注。[6]必要的情况下，对数据挖掘算法进行适当的改进，使其能够更好地适应中药药理作用研究的特点和目标。[7]近年来，该类技术也被引入到中药单体、复方的药效筛选中，形成了网络药理学，由于快速且成本低，部分研究者利用信息技术进行模拟预实验，为后期的体外实验、动物实验提供有效备选方案。

张鲲等学者[8]采用Cytoscape和ChemViz计算中药化学成分与目前临床使用的抗菌药物的二维化学结构相似度以及表征细胞渗透性的拓扑参数TPSA（拓扑分子极性表面积）。继而计算8大类中药化学成分与已知抗菌药物的整体化学结构相似程度。相比其他类别的中药化学成分，黄酮类化合物表现出与现有抗菌药物较好的结构相似度，适宜的细胞渗透性。提示这类化合物可作为进一步合成抗菌药物的优选先导化合物骨架结构来源。

缪珠雷等学者[9]利用基于人工免疫智能系统的计算机辅助设计抗感染中药新复方对单味中药的药性特征进行编码，输入神经网络，用人工免疫系统实现各神经元之间的连接权值优化，使之具备实现中药复方药性特征和抑菌力之间非线性映射的能力，提取出抗金黄色葡萄球菌感染的中药复方的组方规律；然后由计算机随机生成复方，根据系统预测的抑菌能力，取排名靠前者输出得到计算机设计的抗感染中药复方。

2. 实验研究

利用现代自然科学手段来研究中药作用机制也是目前研究的主线之一。运用代谢组学、基因组

学、药理学、分子生物学学等手段研究中药抗菌与逆转耐药性作用，并对其代谢过程、作用机制进行分析和讨论，证实中药抗菌与逆转耐药性的有效性和安全性，是现代中药药理研究的基本思路之一。

（1）体外实验

体外实验是指在体外使用从其通常的生物学环境中分离的生物体组分进行研究，例如微生物、细胞或生物分子等。其优势在于干扰因素小，可控性好等；但通常在体外有效的多数候选药物在体内证明无效，因为与药物受影响组织的递送相关问题，对于在初期体外实验研究中，并未表现出对生物体主要部分的毒性或其他问题。

常用的体外抗菌实验方法包括有抗菌药物纸片琼脂扩散法敏感试验、琼脂稀释法、流式细胞法等。其中流式细胞术能更快速、更准确、多参数检测微生物药敏试验，大大缩短检测时间，不同的药物需选用不同的荧光染料。

（2）体内实验

体内实验是指在动物及以上水平，进行的体内实验研究。与体外实验的区别在反馈调节所涉及的系统不同。体内实验是由全身多系统调节，而体外实验只受到所选系统的调控。

常用的体内抗菌实验方法主要是构建实验动物模型，检测相关指标情况。以动物为实验性感染模型的体内研究存在一些问题，如研究发现体内外实验结果具有不一致性，以及动物体内抗菌作用结果与临床疗效的不一致性。这可能与模型的建立，体内外剂量的分布及有效成分的转化有关，同时也说明中草药抗菌的复杂性，需要更加深入、细致的研究。目前中草药抗菌性的研究主要运用体外实验，体内运用时安全性及疗效如何需进一步研究。[10]

三、中医药抗菌的作用机制研究

1. 细菌的分类

从《伯杰氏系统细菌学手册》（Bergey's manual of systematic bacteriology）第 2 版发表至今，已反映了细菌分类的研究进展，力求保持细菌分类模式与种系发育模式的一致性。目前，临床中常见的细菌类别有革兰阳性有细胞壁的真细菌（例如：志贺菌属、沙门菌属、梭杆菌属等）、革兰阴性有细胞壁的真细菌（例如：葡萄球菌属、链球菌属、分枝杆菌属等）、无细胞壁的真细菌（例如：支原体属、脲原体属等）、古细菌（尚未发现病原菌）。[11]

2. 细菌的繁殖与代谢

细菌的繁殖表现在细菌的组分和数量的增长，一般是以简单的二分裂方式进行无性繁殖。但由于繁殖过程中，营养物质逐渐消耗，有害代谢产物逐渐累积，细菌繁殖速度会大幅减慢，死亡菌数增多，活菌增长率随之下降并趋于停止。

细菌的代谢是指细菌细胞内的分解代谢与合成代谢的总和，其特点是代谢旺盛、代谢类型多样化。细菌利用代谢中的产物和能量进行自身成分的合成，同时还合成一些医学上有重要意义的代谢产物。比如：热原质、细菌毒素等，可引起人体发热反应，在细菌的致病过程中起着重要作用。而某些细菌可产生具有侵袭性的酶，损伤机体组织，促进细菌的侵袭和扩散，是细菌重要的致病物质，例如：产气荚膜杆菌代谢产生的卵磷脂酶，链球菌代谢产生的透明质酸酶等。此外，抗生素，是指某些微生物代谢过程中产生的一类能抑制或杀死其他微生物或肿瘤细胞的物质。例如：粘细菌产生的埃博霉素[12]、多粘菌素、杆菌肽等。细菌素，是某些细菌产生的一类具有抗菌作用的蛋白质。其作用范围比抗生素小，仅对与产生菌有亲缘关系的细菌具有杀伤作用。例如：大肠埃希菌产生的大肠菌素，乳酸菌产生的抗菌肽。[13]

3. 中医药抗菌作用机制

中药往往含有多种抗菌成分，作用靶点多，可以通过多个环节综合作用来发挥抗菌作用，因此，细菌不易对其产生耐药性。中药在治疗耐药菌感染疾病方面有着非常重要的地位。大多数中药可以调动机体内在的抗菌积极因素，调节免疫，恢复人体微生态平衡，并降低细菌对组织细胞的破坏作用。[14]本部分内容将中药的主要抗菌作用机制阐述如下，见图3

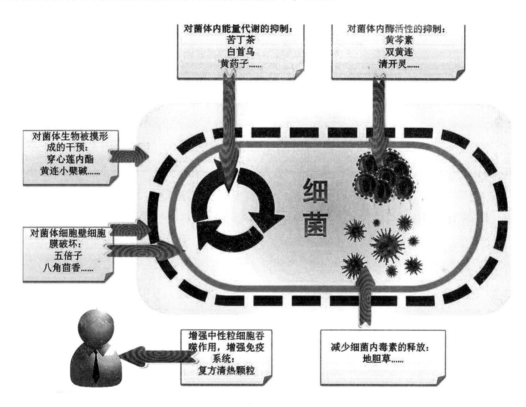

图3 中药抗菌作用机制示意图

（1）抑制细菌细胞壁的合成

细菌细胞的结构主要由细胞壁、细胞质膜、细胞质、核质及内含物等部分构成，对维持细胞外形、强大的渗透压，承载许多致病耐药因子，细菌的结构对细菌的生存、致病性和免疫性等均有一定作用，同时也是许多抗菌药物作用的靶点。[15]中药可抑制细菌细胞壁的合成，导致细菌在低渗透压环境下溶胀破裂死亡；或者增强细菌细胞膜的通透性、改变膜上的离子通道，让细菌内部的有用物质漏出或因电解质平衡失调而死。

李仲兴等学者[16]通过对五倍子乙醇提取物进行表皮葡萄球菌的最低抑菌浓度测定，同时用电镜观察用药后细菌细胞的形态改变情况，研究发现耐甲氧西林的表皮葡萄球菌及甲氧西林敏感的表皮葡萄球菌，两种菌株的菌体细胞均发生了形态大小不等，排列不整齐，大多数菌细胞的细胞壁破裂；

在透射电镜下，菌细胞细胞壁结构、层次不清，胞浆膜层次不分明，细胞质内含物大多消失，细胞浆内包含体和染色体模糊不清，细菌细胞逐渐膨胀，细胞内容物包括细胞壁和细胞质逐渐消失。

张赟彬等学者[17]实验通过测定菌液中还原糖含量、蛋白质含量以及电导率的变化，将八角茴香精油及其各主要单体成分（大茴香醛、柠檬烯、反式茴香脑）对大肠杆菌的抗菌机理进行了研究。结果表明，各抑菌成分中柠檬烯和八角茴香精油抑菌效果较好，它们可使菌液中还原糖含量高达 0.89g/100g 和 0.87g/100g；二者作用 64 小时后，菌液中蛋白质含量分别为 12.5% 和 13.7%；二者作用 5 分钟，菌液的电导率分别为 182.4μs/cm 和 184.3μs/cm。取细菌的上清液用 Bradford 试剂测蛋白质的溶度，此方法的灵敏度很高，而且重复性好，能够很好的反映出细胞膜的完整性。

Daisy 等[18]利用丙酮溶剂，从地胆草中提取出一种萜类化合物，可以与细胞膜形成一个离子活性位点残基的交互，可以抑制形成自溶酶活性，达到直接破坏细菌细胞。因此，萜类化合物可以作为治疗细菌感染的药物，同时可以进一步研究其活动目标。

（2）改变胞质膜的通透性

抗菌药物必须进入细菌内部到达作用靶位后，才能发挥抗菌效能。细菌的胞质膜通透性改变，将明显影响抗菌效能。中药有效成分还可以改变细胞膜和一些离子通道的通透性。

谢小梅等学者[19]研究发现中药活性成分肉桂醛、柠檬醛影响了黄曲霉细胞膜麦角甾醇的生物合成，引起真菌细胞膜功能异常，从而抑制了它的生长繁殖，但药物抑制了麦角甾醇生物合成的哪一个环节或多个环节，还有待进一步研究。黄连的主要有效成分为小檗碱，华国强等学者[20]研究发现其作用于枯草杆菌后可以使胞内钙离子流失，尤其是小檗碱浓度在 2.0mg/mL 时，钙离子流失非常严重，明显大于阳性对照多粘菌素造成的流失。进一步研究其机制发现并不是小檗碱破坏了细胞壁或者细胞膜，而是可能与小檗碱作用于细胞膜上的钙离子通道有关，改变了离子通道的通透性。

（3）抑制蛋白质（或酶）的合成

细胞新陈代谢的所有化学反应几乎都是在酶的催化作用下进行的。在现代研究中发现，中药对菌体内多种重要酶类均有一定的抑制作用。

Domadia 等学者[21]通过研究发现小檗碱还能与大肠埃希菌分裂过程中的重要蛋白丝状温度敏感蛋白 Z（FtsZ）相结合，影响了 FtsZ 蛋白鸟苷三磷酸（GTP）酶的活性从而起到抗菌作用。

云宝仪等学者[22]通过测定黄芩素对其细胞膜的通透性、呼吸代谢途径、可溶性蛋白质和 DNA 拓扑异构酶的影响，其结果发现黄芩素能抑制三羧酸循环（TCA）中的琥珀酸脱氢酶和苹果酸脱氢酶的活性；黄芩素作用 20 小时后，菌体可溶性蛋白总量比对照组明显减少；此外，黄芩素能抑制 DNA 拓扑异构酶 I 和 II 的活性，当黄芩素的浓度为 0.2mmol/L 时，上述两种酶的活性完全被抑制。因此，黄芩素对金黄色葡萄球菌有显著抑制作用，其抑菌作用是通过影响细胞膜的通透性，抑制菌体内蛋白质合成，抑制细菌代谢和 DNA 拓扑异构酶等多靶点来实现的。

何明等学者[23]选取分离于临床的 ESBLs 阳性大肠埃希菌，应用琼脂糖凝胶电泳、紫外凝胶成像仪分析中药作用前后质粒消除情况；以超声破碎法获取 β-内酰胺酶提取液，用 Bradford 法进行蛋白定量，以头孢硝噻吩（Nitrocefin）为底物测定 β-内酰胺酶活性。对双黄连、清开灵作用前后质粒图谱比较发现经中药处理后均丢失了一条质粒带。因此，双黄连及清开灵具有一定消除耐药大肠埃希菌质粒的作用，并且可抑制其 β-内酰胺酶活性。

（4）影响核酸的代谢

原核生物细菌在结构上没有核膜，DNA 的复制、RNA 的转录与蛋白的质合成可同时进行，[24]许多抗感染药物能与细菌核糖体或其反应底物（如 tRNA、mRNA）相互所用，抑制蛋白质的合成，缺失细胞存活所必需的结构蛋白和酶，从而起到抑菌抗菌作用。

王海涛等学者[25]研究发现通过蛋白谱带分析发现，大豆异黄酮可以抑制金黄色葡萄球菌的蛋白质合成，使其蛋白总量随作用时间的延长而下降，尤其是较大分子量（175～47kD）的蛋白含量下降显著，其蛋白量与对照组相比减少了 90.1%。

刘晓军等[26]通过对金黄色葡萄球菌蛋白质的聚丙烯酰胺凝胶电泳（sodium dodecyl sulfate polyacrylamide gel electrophoresis，SDS-PAGE）分析发现，加入构树叶提取物的金黄色葡萄球菌的菌体蛋白质合成减少，与对照组相比，分子质量在 51ku、20ku 附近的菌体蛋白质条带消失，构树提取物能显著抑制金黄色葡萄球菌蛋白质合成，从而抑制其生长繁殖，但对其细胞膜的通透性影响不大。

陈章宝等学者[27]研究发现发现蝎子草中的香草酸对金黄色葡萄球菌质粒 DNA 和基因组 DNA 结合结果表明，香草酸与金黄色葡萄球菌的质粒 DNA 没有结合；香草酸可能与金黄色葡萄球菌的基因组 DNA 有结合，影响细菌 DNA 的复制，从而抑制金黄色葡萄球菌的生长繁殖。

（5）干预菌体生物被膜形成

细菌生物被膜（Bacterial biofilm，BF）是指细菌黏附于接触表面，分泌多糖基质、纤维蛋白、脂质蛋白等，将其自身包绕其中而形成的大量细菌聚集膜样物。多糖基质通常是指多糖蛋白复合物，也包括由周边沉淀的有机物和无机物等，是细菌在不利环境下生存的一种特殊形式。细菌生物膜形成受 QS 信号系统及一系列细胞因子和基因的调控，是一个分阶段的、复杂的过程。[28]中药单体在防治细菌生物膜引起的感染方面有独特的优势，可抑制细菌生物膜的形成。[29]

Jiang X 等学者[30]发现亚抑菌浓度的穿心莲内酯（AG）类似物干扰 QS 系统对 PA 生物膜的形成有强烈的抑制作用，且对抗生素有增效作用，可能的作用机制为 AG 类似物通过抑制 PA 合成胞外多糖，阻碍细菌聚集形成微菌落，并抑制毒力因子绿脓菌素产生和蛋白水解酶的活性，从而抑制细菌生物膜的形成。对菌体核酸和蛋白质合成的抑制。

Yu HH 等学者从黄连中提取的小檗碱在其浓度为 1～50mg/L 范围内，能显著降低临床分离出的耐甲氧西林金黄色葡萄球菌株的黏附和侵入人牙龈成纤维细胞内的能力。[31]研究表明小檗碱可能是黄连中具有抗菌活性的组分，同时可能协助恢复对耐甲氧西林金黄色葡萄球菌对抗生素的耐药性。

林丽华等学者[32]建立 1 天、3 天和 7 天组 PAO1 菌株 BF 体外模型，通过荧光探针 SYTO9/PI 标记，利用激光共聚焦显微镜（CLSM）观察大蒜素对铜绿假单胞菌 PAO1 菌株生物膜形成过程的影响，并用 ISA（Image Structure Analyzer）软件对 BF 结构进行定量化分析。结果发现，通过 ISA 软件对干预前后的 BF 进行结构定量分析，大蒜素对各个时间段 BF 的形成均有影响，高浓度效果更显著。

四、中医药逆转抗生素耐药性的作用机制研究

1. 细菌耐药性的产生及分类

耐药性，亦称为抗药性，是指细菌对某类抗菌药物（抗生素或消毒制剂）的相对抵抗性。通常情况下，菌株能被抗菌药物抑制或杀灭，则该菌株对该抗菌药物敏感，反之则为耐药。耐药性的程度通常用药物对菌株的最小抑菌浓度（MIC）表示，临床上某个抗菌药物的 MIC 大于该药物的治疗浓度，则为耐药。[33]

细菌产生耐药性有内因和外因两种因素，内因是指细菌自身的遗传因素，外因主要是在医疗过程中对抗生素、消毒剂等灭菌制剂的不合理应用等。细菌耐药性机制的研究涉及细菌的生理结构、繁殖代谢、药理学、遗传学等多个学科，其研究已经深入到分子水平。

2. 细菌耐药性机制

（1）细菌耐药的遗传机制

细菌耐药的遗传机制主要有以下三种：固有耐药性、获得耐药性和多重耐药性。

固有耐药性是指细菌对某些抗菌药物的天然不敏感，也常称为天然耐药性。例如：革兰阴性细菌具有外膜通透性屏障，如肠道阴性杆菌对青霉素；铜绿假单胞菌对氨苄西林以及链球菌属对庆大霉素都属于固有耐药性。[34]

获得耐药性是指细菌遗传物质的改变导致其获得了耐药性。其耐药基因来源于基因突变或获得新基因，作用的方式可为转到、转化或接合，可发生在染色体DNA、R质粒、转座子等结构基因，亦可发生于某些调节基因。影响细菌获得耐药性产生的主要有药物使用剂量、细菌自发突变率及耐药基因转移状况等因素。

多重耐药性是指细菌同时对多种作用机制不同或结构各异的抗菌药物具有耐药性。当细菌对某一类抗菌药物产生耐药性后，对其他作用机制相似的抗菌药物也产生耐药性，称为交叉耐药性。

（2）细菌耐药的生化机制

细菌耐药的生化机制主要有以下五种：钝化酶的产生、药物作用靶位的改变、生物被膜的形成、外膜通透性的降低以及细菌的主动外排机制。

钝化酶的产生可导致抗菌药物结构改变或失活，进而破坏各种抗菌药物的作用。目前，细菌产生的灭活酶或钝化酶主要是 β-内酰胺酶[35]、氨基糖苷类抗菌药物钝化酶、氯霉素乙酰转移酶等。

细菌能改变抗菌药物作用靶位的蛋白结构和数量，导致其与抗菌药物结合的有效部位发生改变，影响药物的结合，使细菌对该药物不再敏感。该机制主要由细菌DNA促旋酶和拓扑异构酶调控，分别由 gyrA 和 gyrB 基因，grlA 和 grlB 基因编码，[36]一旦靶位酶的基因发生突变，将会导致抗菌药物的作用降低。

细菌生物被膜是细菌为适应环境而形成的，可以保护细菌免于抗菌药物的杀伤作用。细菌形成生物被膜后，膜下细菌代谢低下，可降低抗菌药物渗透性并促进其水解，导致对抗菌药物产生耐药。[37]

细菌外膜脂多糖层与磷脂层之间，可形成一些特殊的蛋白通道。这些通道可阻碍抗菌药物的通过。细菌的细胞壁障碍和（或）外膜通透性的改变，将影响抗菌效果。膜孔蛋白含量降低甚至缺失，降低了细菌外膜通透性，从而导致铜绿假单胞菌多重耐药性的产生。[38]

细菌的主动外排机制可以主动排出菌体内部的抗菌药物，降低药物浓度，难以发挥抗菌作用而导致耐药。其机制与细菌的多重耐药性有关，通常与细菌外膜通透性改变协同作用，导致细菌多重耐药性的产生。[39]

3. 中医药逆转抗生素耐药性的作用机制

抗生素是治疗细菌感染性疾病的首选药物，临床中抗生素的广泛、不合理使用导致了细菌耐药的发生、发展，且形势日渐严峻。自耐甲氧西林金黄色葡萄球菌（MRSA）被发现以后，细菌的耐药性逐步升级。从 G⁻ 菌发展到 G⁺ 菌,包括耐头孢类、耐碳青霉烯类、耐氟喹诺酮类等药物的多重耐药及泛耐药菌株。[40] 目前,医院内常见耐药菌种包括多重耐药铜绿假单胞菌、鲍曼不动杆菌、大肠杆菌、肺炎克雷伯菌等。G⁺ 菌中还检出了治疗困难的耐万古霉素肠球菌(VRE)以及耐万古霉素金黄色葡萄球菌(VRSA)。耐药菌株所致感染性疾病的致病率高、致病重、治疗难度大。多重耐药与泛耐药菌株的泛滥促使患者的病死率大幅提高,严重威胁人类的健康,影响人们的生活。

在研究抗菌机制的同时人们也把目光聚焦在如何恢复已经耐药的细菌对抗菌药物的敏感性方面。中药在这方面的作用尤为引人瞩目,目前已取得一些可喜进展。本研究针对中药逆转耐药作用机制概况阐述如下,见图4。

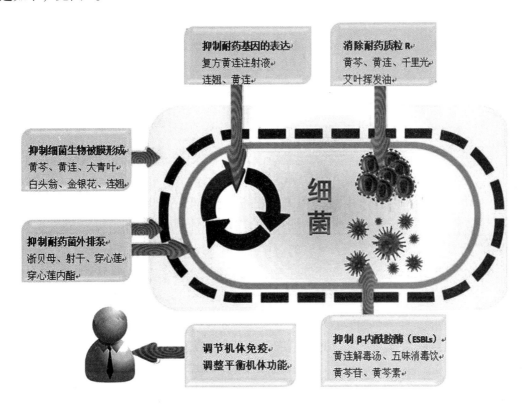

图4 中药逆转抗生素耐药性作用机制示意图

(1) 抑制细菌生物被膜形成

生物被膜的形成是细菌耐药、感染反复发作等临床问题的重要原因之一,抑制生物被膜一直以来也是人们关注的焦点。甘澍等[41]研究了尿感宁颗粒对术后留置输尿管支架管上细菌生物被膜的影响。结果显示,中药与抗生素对预防细菌生物被膜形成效果相当。单用中药和西药与空白组比较有显著性差异($P<0.01$),联用与单用比较也有显著性差异。黄连素浓度在 $1\sim50\text{mg/L}$ 范围内能显著降低 MRSA 的黏附和侵入人牙龈成纤维细胞内的能力。

此外,大量的实验表明,中药对目前比较棘手的耐药菌均有显著的抗菌作用。栾耀芳等[42]观察了黄芩、黄连、大青叶3味中药的水煎液对产酶和不产酶大肠杆菌的抑制作用。黄芩对产酶菌的作用最好,产酶与不产酶之间没有显著性差异。

杨明炜等[43]研究发现黄柏、白头翁、金银花、连翘等对 MRSA、甲氧西林敏感金黄色葡萄球菌(MSSA)抑菌作用强度亦基本相同,这提示 MRSA 对清热解毒中药无耐药性。中药对临床上耐药机制明确的细菌和敏感菌的作用无差异,从反面证实了中药抗菌机制与西药抗生素的抗菌作用有很大区别。

(2) 消除耐药质粒 R

经过多年研究，我国学者进行了大量的体内、外研究，结果中药体内对 R 质粒的消除作用明显强于体外，这可能与体内细菌不仅受到药物的作用，同时还受到机体的内环境，特别是免疫因素的影响有关。

研究比较多的是黄芩、黄连，两者联用可使 R 质粒消除率提高 10 倍，可见中药配伍可大大增强 R 质粒消除作用。中药的不同组分的 R 质粒消除率也不同，如艾叶乙醇提取物的消除率最高可达 69.4%，艾叶挥发油的消除率为 16.67%。[44] 张文平等[45]的研究表明，中药千里光对大肠杆菌 R 质粒具有消除作用，且含药血清消除作用强于其水浸液，达 14.9%。从 R 质粒消除的表型来看，经千里光水浸液作用后均表现为单一耐药性的丢失，而含千里光血清作用后还可表现为多重耐药性的丢失，其中以四环素的耐药性消除最多。

(3) 抑制 β-内酰胺酶 (ESBLs)

β-ESBLs 通过水解抗菌药物从而起到耐药的作用。现阶段研究认为，部分中药对目前临床上的产 ESBLs 的菌株具有逆转耐药性作用。刘平等[46]探讨发现黄芩、黄柏、黄连、连翘、千里光这 5 种中药水煎液对产 ESBLs 及持续高产 AmpC 酶菌株均有抑菌作用。其中黄芩抑菌效果较好。三黄汤、黄连解毒汤、五味消毒饮对产酶大肠杆菌的逆转机制也是通过抑制 ESBLs 的活性和表达产生逆转效果的。[47]

国外学者[48]从熊莓和狗蔷薇中分离得到的多酚类化合物柯里拉京和 tellimagrandin I 可以降低 MRSA 的 PBP2a 的产生，经和该化合物孵育后的 MRSA 产生的 PBP2a 几乎完全失去了结合 Bocillin FL 的能力；PBP2 和 PBP3 的结合能力也有所降低。显示这两种化合物可以显著降低 MRSA 对 β-内酰胺类的耐药。

陈勇川等[49]研究发现，黄芩苷/黄芩素联合苯唑西林对临床分离的 MRSA 有显著的协同抗菌作用，黄芩苷使 MRSA 对苯唑西林的 MIC 下降了 2-4 个倍比稀释度，16μg/mL 的黄芩素即可显著逆转 MRSA 对苯唑西林的高度耐药；黄芩苷/黄芩素对 MRSA 产生 PBP2a 有显著抑制作用。

(4) 抑制耐药基因的表达

细菌的耐药性通常是由于细菌染色体基因突变或是获得外源耐药基因，以及这两种耐药机制并存而引起的。由基因突变引起的细菌耐药性是不可传播的，例如细菌对氟喹酮类抗生素的耐药就是由细菌基因突变引起的，而大多数细菌的耐药性都是由于获得外源耐药基因引起的。

任玲玲等[50]通过研究大肠埃希菌抑制剂发现连翘和中药复方制剂连黄能够改变多重耐药大肠埃希菌 AcrA 基因的编码序列，从而有效抑制多重耐药大肠埃希菌的生长，减弱其耐药性。

游思湘等[51]通过中药血清药理学的研究发现，经复方黄连注射液处理的耐药金葡菌的 gyrA 基因序列发生了 251 位碱基 C→T 和 295 位碱基 A→G 的回复突变作用；氨基酸序列发生了 84 位缬氨酸→丝氨酸，氨基酸谷氨酸→赖氨酸的回复突变作用，从而使耐药金葡菌对诺氟沙星的敏感性显著增加。

曹琰等[52]通过研究复方黄连注射剂对敏感型金葡菌突变选择窗以及对耐药金葡菌 gyrA 基因序列和 NorA 基因表达的影响，其研究结果表明经过复方黄连注射剂处理后，grlA 和 gyrA 基因的碱基和氨基酸序列有明显的回复突变作用，但对诺氟沙星药物诱导产生的耐药菌株没有回突变作用。另一方面，复方黄连注射剂能够降低人工诱导耐恩诺沙星、氧氟沙星和诺氟沙星耐药菌株 NorA 基因的 mRNA 表达量

(5) 抑制耐药菌外排泵

主动外排机制是多数耐药菌的重要耐药机制之一，也是多重耐药的重要原因之一。近年来研究发现，中药还可以通过抑制多种外排泵来逆转耐药。

宋战昀等[53]构建了含有 norA 外排泵基因介导的金黄色葡萄球菌的多重耐药菌株，从 50 种中药提取液中筛选了 4 种中药（浙贝母、射干、穿心莲和菱角）提取物，发现它们对外排泵介导的金黄色葡萄球菌耐药性有抑制作用，逆转了金黄色葡萄球菌的耐药性。

范志茹等[54]研究发现 adeABC 基因的过度表达是鲍曼不动杆菌对环丙沙星耐药的重要原因，国产萝芙木根中提取的生物碱利血平对外排泵 adeABC 的抑制作用使得鲍曼不动杆菌对环丙沙星的敏感性部分恢复。

郭威等[55]研究发现外排泵 MexAB – OprM 主要在稳定生长期表达，穿心莲内酯对铜绿假单胞菌外排泵 MexAB – OprM 转录表达的抑制作用使其可恢复部分抗菌药物的敏感性，而这种作用并非通过抑制 C4 – HSL 的分泌而实现。

中药抗菌具有较好的前景，它作用于抗菌的各个环节，调节机体免疫，能延缓甚至逆转细菌耐药，为数不少的中药和中药复方，有较好的抗感染作用。但是中药的抗菌作用相对发挥较慢，使用剂量也比较大，[56]可考虑与抗生素联用或提取其有效成分进行化学结构改造以增强抗菌效果。

目前对中药抗菌作用机制和逆转耐药的研究还处于初级阶段，大部分机制是针对孤立的耐药菌株，而以菌群为单位的研究甚少。中药在中医理论指导下才能发挥最大疗效。中药抗菌并非要将细菌"赶尽杀绝"，而应该是将菌群与机体之间的"失衡状态"进行"再平衡"。这与现代的清除感染菌株的同时要维持菌群平衡的理念相吻合。目前"突变选择窗"理论提倡的关闭突变选择窗策略就是多种不同机制同时作用，这也与中药的多途径、多靶点机制具有相似性，但是中药抗菌的多途径、多靶点机制是一个很宽泛的概念，其各成分作用途径和靶点之间是否具有协同作用、抗菌作用机制与逆转细菌耐药性之间是否存在相关性等问题还有待深入研究。

五、中西药联用的抗菌作用研究

由于抗菌西药具有较强的毒副作用，耐药菌株日益增多，药物残留危害人体健康等原因，因此中西药联用抗菌已引起了广泛的重视，中西药联用可以有很多优势，合理的中西药联合使用，可产生协同作用，增强药效，减轻不良反应及毒性。

中医用药强调整体，重在提高机体的抗病能力，调整平衡机体的各种功能。西药侧重于局部，注重祛除病邪，消除病灶。两者各有所长，各有所短，联用可相互取长补短。近年来研究表明，中药具有拮抗、延缓、消除细菌耐性的作用。多数中药及其复方的广谱抗菌作用，恢复人体微生态平衡，减轻选择压力，调节免疫，增强抗感染免疫，干预抗药性形成和转导，逆转抗药性，以及有些中药在体内还有明显的抗毒作用，这些优势让中药在临床应用中极具潜力。相对于抗生素类药物，虽中药不易使病原菌产生抗药性，但又有相关各种研究的不系统性、起效的时间长、批次间质量不均一等缺陷，不可能轻易替代抗生素类药物，因此中西药联用的抗菌作用越来越受到关注和重视。

中西药在体内相互作用的机制是多种多样的，药物相互作用是指同时或相隔一定时间内使用两种或两种以上药物，有时一种药物的作用受另一种药物的影响。由于药物之间或药物与机体之间的作用，改变了一种药物原有的理化性质、体内过程（吸收、分布、生物转化、排泄）和机体对药物的敏感性,从而改变了药物药理效应或毒性效应。[57]一般地说,作用性质相同药物的联合作用,可产生药效增强(相加、协同),作用性质相反药物的联合,其结果是药效减弱(拮抗)。因此,可将中西药联合抗菌的相互作用分成"协同""拮抗"和"减少不良反应"等3种情况,中西药物有益的药效学相互作用是指中药(单味、复方制剂、中成药或汤剂)与西药合用或先后序贯使用时,所引起的西药、中药或两者药效学变化,变化的结果是疗效增强、不良反应减少、毒性降低、用药量减少、疗程缩短、适应证范围扩大等,从而发挥中、西药单独使用所没有的治疗作用,提高疾病的治疗水平、治疗的依从性,节省医药资源,减轻患者痛苦和经济负担。中西药联用抗菌的临床实践不断发展丰富,大量临床报道证明其在某些情况下具有增效或减毒的有益作用。

1. 中西药联合抗菌的协同作用

中西药合用产生的协同作用主要表现在互相提高溶解度、促进西药的体内吸收从而提高其生物利用度以及增效减毒。增效是指西药多为单一成分,针对性强,药效迅速,但毒副作用较大;中药大多成分复杂,能多层次、多环节、全方位地调节全身机能,疗效稳定持久。两者合理结合,不但能显示出各自的优越性,而且能标本兼顾,增强疗效。从抗生素在临床上应用的实际情况看来,不论哪种抗生素,相应抗性菌的出现是必然的,所以研究中西药联合使用以增强抗菌作用,降低细菌的抗药性成为临床应用的发展趋势。通过对目前中西药联合用药相互作用相关文献的研究分析及归类整理,总结了国内外中西药相互作用的研究进展,按西药分类归纳整理国内外西药与中药联合抗菌起协同效果的相互作用,归纳如表1。[58]

表1 按西药分类归纳整理西药与中药合用起协同效果的相互作用

抗生素种类	西药	中药	相互作用结果	简评
β-内酰胺类	青霉素	金银花、黄芩	加强青霉素对耐药性金黄色葡萄球菌的抑制作用	青霉素与金银花、黄芩联用,可加强青霉素对耐药金黄色葡萄球菌的抑制作用[59]
	青霉素	鱼腥草	临床效果显著而且治愈率显著提升	鱼腥草主要作用为消炎、抗菌、防过敏以及止咳平喘等功效,对肺炎球菌、溶血性链球菌以及金黄色葡萄球菌产生抑制作用,而且能够将外周白细胞的吞噬功能显著提升,加快了免疫球蛋白的形成,增强了人体免疫细胞杀伤病原微生物的活力
氨基糖苷类	链霉素	大蒜素	联用提高后者疗效,效价约3倍及血药浓度约2倍	
	庆大霉素	枳实	提高疗效[60]	因枳实能松弛胆道括约肌,有利于庆大霉素进入作用部位。
抗真菌抗生素	灰黄霉素	茵陈	取得明显疗效	茵陈有较强的利胆作用,能加大灰黄霉素的溶解度,使其在肠道的吸收增加[61]
	灰黄霉素	黄芩陈皮	提高疗效	抑制胃肠蠕动增加西药在体内的滞留时间从而提高了疗效

续表

抗生素种类	西药	中药	相互作用结果	简评
四环素类	痢特灵、四环素等	香连丸、黄连、黄柏	可增强治疗细菌性菌痢症的效果[62]	由于香连丸中木香的功效为行气止痛，其成分中含有的木香内酯和二氢木香内酯等挥发油成分能抑制链球菌、金黄与白色葡萄球菌的生成。黄连的功效为清热泻火解毒，其成分小檗碱有广谱抗菌作用能抑制细菌糖代谢，干扰细菌蛋白生物合成同样黄柏成分中也含有小檗碱，而同样能协同抑菌[63]

（1）中西药合用以相互促进抗菌效果

目前关于抗生素与其相应耐药蛋白抑制剂的联用研究可以给中西药联合使用提供借鉴意义，相对于抑制剂的单一靶点，细菌的突变是多方向的，很难避免抗性突变菌的产生。然而中药的抗菌作用特点是多靶点，可以同时以不同方式抑制或杀死细菌，细菌很难产生耐药，再加之其免疫调节等作用，恰当选择中药与抗生素联用不仅可以发挥中药自身持久的广谱抗菌作用，也可充当多靶点的耐药蛋白抑制剂，使抗生素这种快速起效的药物更好的作用，并能够同时增强免疫力，调节机体的平衡。[64]临床及实践证明许多中西药合用后，能提高疗效，减轻毒副作用：如西药利福平、灰黄霉素在体内吸收状况不良，较低的生物利用度导致不能完全发挥药物的治疗作用，而中药陈皮、黄芩等可以通过抑制胃肠蠕动增加上述西药在体内的滞留时间从而提高了疗效；[65]枳实合用庆大霉素治疗胆道感染时，疗效增加。这是由于枳实能松弛胆总管括约肌，胆道内压下降，明显增加了胆道中庆大霉素的浓度，因而提高了庆大霉素的抗菌作用。[66]相关研究中，与抗生素联用的中药水煎液与含药血清均有较好的效果，如有学者比较了头孢唑啉、吡哌酸单独使用，及其分别与中药联用时的抑菌圈大小，发现与中药联用后可以大大提高这两种抗生素对耐药菌的抑制和杀菌作用。[67]这都是利用一种药物促进另一种药物的吸收而达到提高治疗效果的目的。

（2）中西药合用起到互补作用

中药药理研究表明，多数抗菌中药具有广谱抗菌作用，其表现出的广谱抗菌作用包括恢复人体微生态平衡、减轻选择压力作用；调节免疫、增强抗感染免疫作用；干预耐药性形成、逆转耐药性作用等。同时现有研究资料证明具有逆转细菌抗药性的中药多为清热解毒、清热燥湿类药物，[68]此类药物具有抗菌和免疫调节作用。如中药鱼腥草同西药青霉素G合用于治疗化脓性扁桃体炎时，临床效果显著而且治愈率显著提升，中药中的鱼腥草主要作用为消炎、抗菌、防过敏以及止咳平喘等功效，对肺炎球菌、溶血性链球菌以及金黄色葡萄球菌产生抑制作用，而且能够将外周白细胞的吞噬功能显著提升，加快了免疫球蛋白的形成，增强了人体免疫细胞杀伤病原微生物的活力。[69]

中西药配伍对临床常见菌株有较好的体外抗菌作用。杨钧等在中药复方清热颗粒剂含药血清对低浓度抗生素下细菌抗药性特点的研究中发现，新霉素加含药血清组菌株第40代菌株对新霉素产生抗药性，对丁胺卡那、氨苄西林、庆大霉素、链霉素始终保持敏感，其中氨苄西林的敏感性同空肉汤组保持一致。[70]虽然这种相关的体外实验并不能完全模拟体内的复杂环境，但可以表明在抑制耐药菌产生这方面，相对于单纯使用抗生素类药物，中西药联合应用更能够降低或避免耐药菌的产生。中药复方的抗菌作用不是单一的抑制或杀灭细菌，而是抗菌、免疫调节、消除细菌抗药性等途径的多方位组合作用。相关研究显示出了中药不同于西药的特性，表明了中药在解决细菌抗药性问题上有很大的研究和应用价值。多数中药及这些优势让中药在临床应用中极具潜力。

2. 中西药联合抗菌的拮抗作用

拮抗作用即两药合用的效应小于其分别作用的总和，或出现不良反应甚至中毒反应。有害的相互作用往往是临床许多药源性疾病的罪魁祸首，因此在临床用药中要予以高度警惕，并尽可能避免。通过对目前中西药联合抗菌相互作用相关文献的研究分析及归类整理，总结了国内外中西药相互作用的研究进展，按西药分类归纳整理国内外西药与中药联合抗菌起拮抗或不良效果的相互作用，归纳如表2。

表2 按西药分类归纳整理关于西药和中药联合抗菌起拮抗作用

抗生素种类	西药	中药	相互作用结果	简评
β-内酰胺类	青霉素类	含碱性成分的中药及其制剂如硼砂、槟榔、玄胡、马钱子、石决明	降低疗效	青霉素类在近中性值一溶液中较为稳定，酸性或碱性增强，均可使之加速分解[71]
	青霉素类	双黄连粉针	出现不良反应	使用青霉素后接着静脉滴注双黄连结果出现高热，继发胃出血、急性脑水肿而死亡[72]
		含鞣质较多的中药大黄、五倍子、老鹳草、地榆、四季青、虎杖、诃子	可在体内生成鞣酸盐沉淀物而不易被吸收，从而会降低各自的生物利用和药效。[58]	植物中的鞣质是复杂的多元酚类的混合物。鞣质分子以氢键和其他弱的化学键与蛋白质分子交联而结合生成不溶性的化合物
		中药的洋金花、天仙子、华山参等	可减少青霉素、氨苄青霉素等的吸收[73]	中药的洋金花、天仙子、华山参等其主要成分含有莨菪碱、东莨菪碱和阿托品等，能抑制胃肠蠕动，使胃排空延缓，影响药物到达小肠的速度
	头孢菌素类	茶叶、麻黄、枳实、海龙、海马、海狗、神曲、麦芽、鸡肝散、羊肝丸等	易增加毒副作用	以上中药含有酪胺类化合物，正常情况下，被肝脏中的单胺氧化酶氧化分解，失去活性，某些头孢菌素能抑制单胺氧化酶使之失去破坏酪胺类化合物的活性，使酪胺类化合物在体内蓄积，反射性地引起交感神经兴奋，使神经末梢大量释放肾上腺素、去甲肾上腺素、多巴胺、一轻色胺，引起过敏症状，严重病例可致死亡[74]

续表

抗生素种类	西药	中药	相互作用结果	简评
	头孢哌酮	含乙醇中药或中成	与乙醇联合应用产生双硫醒样反应，可引起体内乙醇蓄积而呈'醉酒状'[75]	含硫甲基四氮唑基团的头孢菌素有类双硫醒的功能，能抑制乙醛脱氢酶
氨基糖苷类抗生素	氨基糖苷类抗生素	含有生物碱类的中药川乌、草乌、附子	耳毒性、肾毒性亦增加	后者为碱性药物，虽然可以使前者抗菌作用增强但药物分布到组织中的浓度升高
	氨基糖苷类抗生素	含苷类中药如桃仁、杏仁、麻仁、木薯、枇杷核等均含有氰苷类成分	氰苷类成分，与具有神经肌肉阻滞作用的氨基糖苷类配伍联用，易引起呼吸中枢的抑制，严重者可出现呼吸衰竭[76]	
	氨基糖苷类抗生素	中药硼砂	减少氨基糖苷类抗生素如链霉素、卡那霉素、应大霉素等的排泄，抗菌作用虽有增强，但也会增加脑组织中的药物浓度，使耳毒作用增强，如长期合用会引起永久性耳聋[77]	
	链霉素	厚朴	会加重其抑制呼吸的毒副反应[78]	链霉素不宜与厚朴合用，因其含有的箭毒碱与厚朴中的木兰毒碱有协同作用
酰胺醇类	氯霉素类	茵陈	与茵陈合用，茵陈可拮抗氯霉素的抗菌作用，降低氯霉素的抗菌活性	
		含鞣质的中药	含鞣质的中药合用，其中的鞣质可使氯霉素失去活性	
		含铁中药	铁剂的药效减弱甚至消失	氯霉素分子中的硝基苯基团能直接抑制红细胞对铁剂的摄取与吸收
		大剂量甘草	不宜与大剂量甘草配伍，可降低氯霉素吸收	
大环内酯类	大环内酯类	含有机酸的中药及其制剂	抗菌作用降低[79]	

续表

抗生素种类	西药	中药	相互作用结果	简评
		含铁、铜、锌、钙等金属离子的中药或中成药，如石膏、牡蛎、龙骨、海螵蛸、石决明	降低药效	因为多价金属离子能与上述药物分子内的酰胺基和酚羟基结合，生成难溶性的化合物或络合物而影响吸收，降低药效。大环内酯类药物分子的大环结构与金属离子螯合形成复合物
	红霉素	生姜、龙胆	对红霉素有破坏作用，影响疗效[80]	生姜、龙胆有促进胃酸分泌的功能

（1）中西药相互作用影响药物吸收

中西药联用抗菌会因胃肠道酸碱度变化、胃肠蠕动改变、螯合物、络合物、沉淀物形成以及吸附作用而影响中西药在胃肠道的吸收，降低药效。其一为改变胃肠道酸碱度，如碱性中药硼砂与弱碱性西药四环素、土霉素等联用，因使抗生素溶解度降低而导致吸收减少，疗效下降。同样，服用含有机酸的中药后，若服用氨基糖苷类、大环内酯类抗生素、磺胺类抗菌药，由于可酸化胃液或改变尿液的 pH 值，使其抗菌效力减弱；[81]其二为改变胃肠蠕动改变，颠茄类中药抑胃肠蠕动，延缓胃排空，与在碱性条件下作用最强的红霉素联用时，会使后者在胃中停留时间延长，破坏增加，疗效降低；其三为形成络合物、螯合物、沉淀物，含钙、镁、铝、铁、铋等金属离子的中药（石膏、瓦楞子、海螵蛸、珍珠母、明矾）与四环素类抗生素（四环素、土霉素）联用会使后者药效降低，因后者分子中含有酰胺基与多个酚羟基，可与金属离子生成不易吸收的络合物而致吸收减少，血药浓度下降；若与喹诺酮类抗生素（诺氟沙星、环丙沙星、氧氟沙星）联用，可与后者结构中的羰基螯合，而使其抗菌作用减弱；若与含肼类功能团的异烟肼联用，会生成异烟肼——钙、镁、铝、铁、铋螯合物，妨碍吸收，并影响酶系统干扰结核杆菌代谢的作用而降低疗效；其四为产生吸附及沉淀，如中药炭（血余炭、蒲黄炭、炮姜炭）、十灰散、煅瓦楞子、牡蛎具有大量的活性炭，与口服抗生素（林可霉素、利福平、磺胺）联用时会产生吸附而降低西药的疗效。[82]

（2）相互作用影响药物排泄

体内药物多数通过肾脏排泄，而肾小管把未完全代谢失活的药物重吸收入体内，任何使肾小管重吸收减少的药物，都能加速其他药物的排泄从而使疗效减弱。碱性中药（硼砂、槟榔、元胡、马钱子、石决明）可碱化尿液，与酸性西药（对氨基水杨酸、磺胺、青霉素、先锋霉素、苯巴比妥、苯妥英钠）联用时，能使这些西药离子化程度增加，肾小管重吸收减少，排泄加快，从而降低药效。同样，酸性中药（乌梅、五味子、山楂、山茱萸）与氨基糖苷类抗生素、利血平等碱性西药联用时也使肾小管对西药的重吸收减少，药效降低。

3. 中西药联合抗菌减少不良反应

中西药联合抗菌可以减少不良反应，即减毒。减毒是指药物是一把双刃剑，在发挥治疗作用的同时也会给人体带来很多毒副作用，尤其是西药更为突出。中西药联用往往能克服这一缺点，使药物充分发挥治疗作用而毒副作用减少。药物及其代谢的产物主要经过肾脏排出体外。大多数弱酸性或弱碱性西药均以解离型或非解离型两种形式存在于肾小管滤液中，脂溶性高的非解离型药因易于透过肾小管上皮细胞膜的类脂质层而被肾小管重吸收，排泄较慢；但水溶性高的解离型药则难于透过肾小管上皮细胞膜的类脂质层而不易被肾小管重吸收，排泄较快。许多中药及其制剂可通过酸化或碱化肾小管内的尿液来影响西药的解离，影响其在肾小管的重吸收而改变排泄的速率。如中药硼砂和由其组成的中成药（如痧气散、红灵散、行军散、通窍散等）以及其他碱性中药（如陈香白露片、健胃片、肝胃气痛片等）与磺胺类药物配伍应用则可减少在尿中析出结晶，具有保护肾脏的作用。[83]有文献研究表明[84]在注射链霉素的同时内服骨碎补煎剂可以降低或消除链霉素的不良反应临床常应用中西医联合防治一些药物的胃肠道、神经系统副反应，六味地黄胶囊和六味地黄汤加味均具有对抗阿霉素引起的大鼠肾病综合征的氮质血症、低蛋白血症和高脂血症作用。[85]知柏地黄汤加减可治疗链霉素中毒引起的肝肾阴虚证，表现为：眩晕、耳鸣、听力减退或耳聋、肌肉纤维抽动、行走失稳、恶心呕吐、口渴咽干、心烦易怒、盗汗、大便干结、疲倦纳呆、舌红、苔微黄、脉细数或弦细数等症。[86]中药除幽汤（黄连、熟大黄、乌梅、丹参、三七粉、法半夏、白及粉、枳实、蒲公英、黄芪、炙甘草）与铋制剂丽珠得乐联用，治疗幽门螺杆菌致十二指肠溃疡，有较高的治愈率与 Hp 清除率，并能减少不良反应的发生。[87]

中西药联合抗菌对临床应用抗生素治疗细菌感染开辟了一条新的途径，有利于优化抗生素应用剂量、减少抗生素耐药性，减少并发症的发生，对临床住院时间的缩短、医院感染治疗方面具有相当大的价值。所以中西药联合抗菌应用前景颇为乐观，值得开发和利用。

六、中药抗菌谱的研究

近年来随着抗生素的广泛应用，许多细菌感染性疾病得到了有效控制。但由于目前抗生素的使用率高、疗程过长、频繁更换、盲目选用、多种联合等多种不合理的使用和滥用情况，导致多重耐药及广泛耐药菌株不断增加，可供临床选择的抗生素越来越局限。[88]而与此同时，中药以其特性为科研工作者解决细菌耐药问题提供了新的思路与途径，从中药中筛选抗菌药物进行细菌的非抗生素治疗研究受到了越来越多国内外学者的重视，而多数实验研究也证实中药不仅有抗菌作用，而且还具有延缓、消除细菌耐药性的作用。[89]

本报告梳理了近 30 余年发表的中药药理作用研究文献，对部分中药单味药、中药复方、中药有效成分及中药提取物抗菌过程中所能抑制（或杀灭）微生物的类、属、种范围进行了整理分析，共包含中药单味药 273 个，涉及细菌 64 种；中药复方（中成药）37 个，中药有效成分 26 个，中药提取物 41 个，涉及细菌 46 种。可以通过"抗菌中药检索助手"APP 对中药抗菌谱进行相关数据的检索查询。

1. 单味中药抗菌情况分析

随着中药单味药近年来在临床上越来越广泛的应用，其在治疗感染性疾病方面的作用被逐渐发掘，并且通过一系列实验研究得到了证实。分析近 30 年发表的中药单味药抗菌作用研究文献，这些具有抗菌作用的中药主要为清热解毒类药物如金银花、连翘、板蓝根、蒲公英、鱼腥草等；清热燥湿类药物如黄芩、黄连、苦参等；泻下类药物如大黄等；清热泻火类药物如知母等；芳香燥湿类药物如藿香、苍术、厚朴等；收涩类药物如五味子、山茱萸、肉豆蔻等；杀虫类药物如雄黄、蛇床子、川楝子等。其中研究较为集中，超过百篇的单味药依次为黄连、黄芩、金银花、连翘、大黄、蒲公英，而针对鱼腥草、甘草、板蓝根、功劳木、苦参、委陵菜、穿心莲、丹参、五倍子、蓼大青叶、地榆等的研究也较为热点，相关文献数量均超过了50篇。统计结果显示，有195篇文献针对黄连的抗菌作用开展了研究，共涉及45种细菌菌种，其中针对大肠埃希菌、金黄色葡萄球菌、化脓性链球菌、绿脓假单胞菌的抗菌作用研究最为集中；有179篇文献应用黄芩开展抗菌实验研究，涉及以大肠埃希菌、金黄色葡萄球菌、沙门氏杆菌、化脓性链球菌、绿脓假单胞菌等为主的共计38个菌种；清热解毒类中药金银花、连翘分别有170篇和169篇研究涉及，针对菌属均主要为大肠埃希菌、金黄色葡萄球菌、沙门氏杆菌及化脓性链球菌等；而应用泻下类药物大黄开展的抗菌作用研究，则主要针对金黄色葡萄球菌、大肠埃希菌、沙门氏杆菌等共计42个菌属，共涉及文献146篇。

从中药单味药抗菌菌属方面分析，本报告在处理实验数据时将耐药菌株研究与正常菌株研究分别处理。统计结果显示，详见表3近30年来针对金黄色葡萄球菌、大肠埃希菌、沙门氏杆菌及化脓性链球菌四个菌种的中药单味药抗菌研究最多，针对绿脓假单胞菌、化脓性链球菌、无乳链球菌等菌种的研究也较为热点。纵观目前对中药抗菌菌属的研究重点，临床上最为常见的大肠埃希菌和金黄色葡萄球菌两个菌种仍占优势，其中针对金黄色葡萄球菌的实验研究涉及单味药185种，针对大肠埃希菌的实验研究涉及单味药173种，其抗菌治疗研究采用的主要单味药物大体相同，依次为黄连、黄芩、连翘、金银花、大黄、蒲公英等。而结合具体的实验研究结果，也证实了中药单味药确实具有良好的抗菌作用。

表3 单味药抗菌谱

	大肠埃希菌	金黄色葡萄球菌	沙门氏杆菌	化脓性链球菌	铜绿假单胞菌	无乳链球菌	变形杆菌	不动杆菌
艾叶	2	2	3	1	1	2	1	1
白花蛇舌草	3	3	2	2	1		2	1
白芍	4	5	1	2				
白术	6	3	2	2				
败酱草	2	4		1	1		1	3
板蓝根	13	9	6	6	4	3	3	1
薄荷	1	3	2		2			3
北豆根	3	1	1	2	2		2	1
草薢		1			1			
柴胡	5	3	3	2			1	
川芎	5	5	1	3			2	1
穿心莲	11	9	5	5	4	2	3	2
大黄	27	28	14	8	7	4	4	5
丹参	12	1	5	6	1	3	3	1
当归	12	11	9	8	1	2	3	
地锦草	2	2	2	2	1		1	

续表

	大肠埃希菌	金黄色葡萄球菌	沙门氏杆菌	化脓性链球菌	铜绿假单胞菌	无乳链球菌	变形杆菌	不动杆菌
地榆	8	7	3	3	2	6	1	1
茯苓	4	2	3	2				
甘草	15	12	5	5	4		3	1
功劳木	2	19	12	10	3		1	1
瓜蒌	5	5		2		4	1	
诃子	7	7	6	3		1	1	
红花	1	1	4	6	1	3		2
虎杖	5	6		1	3	6	5	1
黄连	42	35	2	16	13	9	5	6
黄芪	12	11	6	5	1	3	1	
黄芩	39	34	17	12	10	9	3	6
金银花	28	28	17	15	6	8	5	5
苦参	19	15	8	3	6	2	1	
连翘	34	31	13	11	13	7	3	9
蓼大青叶	8	8	7	6	2		1	2
马齿苋	9	3	4	1	2		1	1
蒲公英	25	26	14	11	6	9	7	2
千里光	3	2	2	1	1			
秦皮	6	4	8	4	2	2	1	1
青黛	2	3	2	2	3		1	1
蛇床子	4	4	3	1	3		1	
射干	3	4	2	1	3		1	1
石榴皮	5	2	4	1	1		1	
桃仁	5	4	1	4				
王不留行	5	3	2	2		1	1	
委陵菜	15	1	1	6	5		3	2
乌梅	5	4	4	1		2		2
五倍子	5	8	7	1	1		1	1
五味子	2	3	3		1		1	5
夏枯草	4	4	5	2	1	2	1	1
野菊花	5	7	4	3	4	3	2	1
益母草	9	9	2	7	1	2		

续表

	大肠埃希菌	金黄色葡萄球菌	沙门氏杆菌	化脓性链球菌	铜绿假单胞菌	无乳链球菌	变形杆菌	不动杆菌
茵陈	4	2	2	1	1	2	1	
淫羊藿	5	5	1	4	1	1		2
鱼腥草	17	18	11	8	3	6	1	1
知母	6	4	1		3			
栀子	4	5	2	1	2			
紫草	3	4	3	1	2			
紫丁香	8	4	3	4	3			
紫花地丁	9	1	3	7	2	6	3	1

注：此表格仅列举了部分研究文献较多的单味药

如周小楠等[90]选用黄连、金银花等6种中草药，采用煎煮法提取其有效成分，并对6种中药提取物在体外对痢疾杆菌的抑菌效果进行了测定。结果表明6种中草药的水提物对痢疾杆菌均具有抑制作用，其中连翘和黄连的抑菌效果较好。

又如李国旺等[91]通过不同梯度法对黄连、板蓝根等10种中草药的提取物进行体外抑菌试验，并采用试管稀释法测定值以观察各药对沙门氏菌的抑菌活性。其结果表明黄连、贯众对沙门氏菌的平均MIC值均为7.8g/L，在各种单味中草药中的MIC值最小，表明黄连、贯众对沙门氏菌的抑菌效果最好；板蓝根、黄芪、鱼腥草、连翘、葛根、苦参、白术的MIC值在15.6~31.3g/L，抑菌效果较好；黄柏的平均MIC值为62.5g/L，抑菌作用较弱。

陈娟等[92]采用平板稀释法从10种清热解毒类中药中筛选出五倍子、射干、苍术、马齿苋、蒲公英、白头翁及金银花对绿脓杆菌均由较强的体外抑菌作用，其中五倍子、射干及苍术的作用更强，从而得到了部分中药针对绿脓杆菌体外抗菌作用明确的结论。

值得一提的是，以往发现的具有抗菌作用的药物多集中在清热解毒、清热凉血类药物，且药物性味多偏寒凉苦，如黄连、金银花、大黄等，而随着近年来中药药理、化学等学科研究的不断深入，补虚药如黄芪、淫羊藿、白芍，活血化瘀药如丹参、刘寄奴等的抗菌作用也被不断发掘出来，为感染性疾病的临床治疗提供了更多可能性。随着对单味中药抗菌作用的研究的不断深入，中药抗菌作用的机制等将更加明确，其在治疗感染性疾病方面也将发挥越来越大的作用。

2. 中药复方（中成药）抗菌情况分析

相较中药单味药而言，中药复方（中成药）制剂含有多种有效抗菌成分，具有了多向性、多层面、多靶点的特点，使细菌难以同时产生对抗多种抗菌成分的多重突变，因而临床较多采用，但中药复方的抗菌机制及药物间的协同作用仍有待于进一步研究。[93]

综合近年来我国学者对中药复方（中成药）抗菌作用的研究，针对主要成分为金银花、黄芩、连翘的中成药双黄连注射液的研究最多，达到11篇，相关研究结果显示双黄连注射液对大肠埃希菌、金黄色葡萄球菌及绿脓假单胞菌具有抗菌作用；针对柴葛解肌汤、桑菊饮、银翘散、麻黄杏仁甘草石膏汤等经典方剂的研究显示，辛凉解表类方剂多对金黄色葡萄球菌、溶血性链球菌、肺炎链球菌、绿脓假单胞菌具有一定抗菌作用；而针对清热解毒类汤方黄连解毒汤和清热凉血类汤方清营汤的研究结果显示，详见表4两方对金黄色葡糖球菌、绿脓假单胞菌、溶血性链球菌及肺炎链球菌具有一定抑制作用。

抗菌菌属方面，据统计，学者们共针对17种细菌菌属开展了中药复方（中成药）抑菌试验研究，其中有18种中药复方（中成药）被用于进行大肠埃希菌的抑菌试验研究，其中以双黄连注射液作为研究对象的占多数；对绿脓假单胞菌的研究数量次之，共包含13种中药复方（中成药），研究对象主要为辛凉解表类经典方剂及双黄连注射液；针对大肠埃希菌及溶血性链球菌的抑菌试验研究也较为集中，分别涉及了8种中药复方（中成药）；另有利用黄芩、金银花、五倍子、苍术等13种中药颗粒剂针对多重耐药鲍曼不动杆菌、耐氯霉素铜绿假单胞菌及耐青霉素肺炎链球菌等耐药细菌进行的抑菌作用实验研究。

表4 中药复方（或中成药）抗菌谱

例1	大肠埃希菌	沙门氏杆菌	金黄色葡萄球菌	溶血性链球菌	肺炎链球菌	变形杆菌	绿脓假单胞菌	多重耐药鲍曼不动杆菌	耐氯霉素铜绿假单胞菌	耐青霉素肺炎链球菌
柴葛解肌汤			2	2	2		2			
穿琥宁			4		6					2
肤阴剂	2		1				1	2		
黄连解毒汤			2	1	2		2			
洁尔阴洗液			2				1			
麻黄杏仁甘草石膏汤			2	2	2		1			
清开灵注射液			1							
清营汤			2	2	1		2			
桑菊饮			2	2	2		2			
双花煎剂			1							
双黄连注射液	3	1	4				2	4	4	2
炎康颗粒剂（炎康）	1	1	1	1		1	1			
易舒特洗剂			1				1			
热毒宁				3				1	1	1
双黄连口服液			3		2			2	1	1

注：此表格仅列举了部分研究文献较多的中药复方（或中成药）

如游思湘等[94]对大白兔肌肉注射复方黄连注射剂，采用反相高效液相色谱法测定含药血清中小檗碱含量，用微量稀释法和药敏纸片法测定复方黄连注射剂含药血清的抑菌能力，测定不同时间含药血清对耐药性金黄色葡萄球菌的抑菌圈直径，结果表明复方黄连注射剂含药血清对耐药性金黄色葡萄球菌具有明显的抑制作用，具有体内抗菌作用。

又如宋丽晶等[95]研究银翘双解口服液对大肠埃希菌、金黄色葡萄球菌、肺炎链球菌致小鼠体内腹腔感染的作用，结果表明可以延长被细菌感染小鼠生存时间和减少动物死亡数。

王新等[96]采用二倍稀释法测定黄芩、秦皮、白头翁、苦参不同组方对金黄色葡萄球菌、大肠杆菌和沙门菌的体外抑菌效果，采用平板计数的方法，测定中药抗菌复方作用于3种细菌1小时、2小时、4小时和8小时后的细菌数,并计算杀菌率,并用最小二乘法对杀菌率进行拟合,得出4种中药体外抗菌最佳配伍比例为1:4:1:2。

熊南燕等[97]的研究结果表明中药与抗生素联用可增强抗生素作用,其研究结果显示鱼腥草注射液与硫酸庆大霉素注射液联合应用具有明显的体内协同作用,可显著增强兔体内硫酸庆大霉素注射液的抗菌活性,表明部分中药制剂则是通过增强抗生素抑菌活性的方式,间接实现抗菌作用。

此外,有学者的研究结果证实具有补益功效的复方中药同样具有抗菌作用。如十全大补汤、补中益气汤可降低青霉素和链霉素的最低抑菌浓度,提高细菌对其的敏感性;[98]又如松井健一郎[99]通过对耐甲氧西林金黄色葡萄球菌感染模型小鼠口饲补中益气汤提取物粉末,研究其对小鼠外周血液的影响。实验研究结果表明,补中益气汤可恢复巨噬细胞的吞噬、杀菌功能及分泌 IL-1β 的功能,促进 IFN-γ 的产生,同时抑制耐甲氧西林金黄色葡萄球菌在小鼠体内的增殖,延长小鼠存活期。

与此同时,学者们在对已有中成药品、经典方剂继续进行深入分析挖掘的同时,亦针对核心药对及自拟方开展了实验研究,而多数实验结果均显示,具有相近抗菌功效的单味中药配伍使用较各单味中药单独使用时抗菌效果更优。如智晓艳等[100]的实验研究结果显示黄连对大肠杆菌高度敏感、金黄色葡萄球菌极度敏感、链球菌中度敏感,连翘对大肠杆菌中度敏感、对金黄色葡萄球菌中度敏感,而黄连、连翘等组成的复方,则对大肠杆菌、金黄色葡萄球菌和链球菌的抑菌效果均达到极敏或高敏,抗菌作用明显强于单味药单独使用。

综合分析目前对中药抗菌作用的研究文献,中药复方(中成药)的抑菌作用已通过多项体外、体内实验得到证实,其抑菌疗效满意。中药复方及中成药的使用是对中药的综合应用,在抗菌方面可以起到增效作用,可能是协同作用的结果。[101]其临床作用安全可靠,合理的综合应用具有抗菌作用的中药可以达到理想的抗菌效果,且不会造成细菌的耐药性,与抗生素联用还可增强抗生素抗菌效果。

3. 中药有效成分及中药提取物抗菌情况分析

中药的有效成分作为中药及复方在临床治疗中发挥作用的物质基础,其提取、分离及其在临床上的研究也不断取得进步。[102]中药提取物可能含有一个或多个中药有效成分,不同研究采取的提取方法有较大差异,主要为水煎、醋、生理盐水或酒等浸出剂。现代研究证实,中药抗菌成分主要包括黄酮类大豆异黄酮、黄芩苷等;生物碱类小檗碱、苦参碱等;有机酸类绿原酸、甘草酸等;挥发油类肉桂挥发油、α-愈创木烯等;皂苷类人参皂苷、白芍总苷等;多糖类黄芪多糖、苦丁茶多糖等;蒽醌类大黄素、雷公藤红素等;萜类月桂烯等;其中的部分中药已得到抗菌单体并确定了其化学结构。详见表5,中药成分或提取物抗菌谱。

分析近30年的中药有效成分研究文献,我国目前已针对26种中药有效成分开展了抑菌实验研究,其中多数以大豆异黄酮、黄连素、黄芩苷、大蒜素及鱼腥草素作为研究对象。共涉及细菌菌属17个,其中对温和气单胞菌的研究最多,统计结果显示共有11种中药有效成分可对其产生抑菌作用,如黄连素、黄芩苷等;针对金黄色葡萄球菌的研究数量次之,共有以黄芩苷为主的8种有效成分可对其产生作用。

中药提取物的研究方面,共涉及中药提取物41种,其中针对牡丹提取物、纳米炉甘石、艾叶提取物、黄芩提取物的研究较多。共涉及细菌菌属27个,其中针对金黄色葡萄球菌的研究数量最集中,涉及相关中药提取物达 29 种, 其中针对当归提取物的金黄色葡萄球菌抑菌研究最多;针对大肠埃希菌、假丝酵母的研究也较为热点, 涉及中药提取物种类均达到了 17 种;对米曲霉及啤酒酵母的抑菌研究也较多, 所涉提取物种类也均达到 16 种。

表5 中药成分（或提取物）抗菌谱

	大肠埃希菌	沙门氏杆菌	金黄色葡萄球菌	米曲霉	溶血性链球菌	肺炎链球菌	变形杆菌	绿脓假单胞菌	假丝酵母	温和气单胞菌	啤酒酵母	白色念珠菌	肺炎克雷伯菌
艾叶提取液	2	1	2				1						1
薄荷醇				1									
穿心莲内酯			1			3		2					
大豆异黄酮			3	2							2		
大黄素						1			2				
大黄酸			1	1		2			3	3	2		
大蒜素		1	1										1
当归提取物	1	1	3										
丁香酚					1							1	
甘草提取物	1	1	1	1		1			1		2	1	
黄连素	6	1	2										1
黄芩苷	3	4	3	2		2	1		1		4	2	
黄芩提取物	1	2	1	2					1		2		
茴香醛		1		1									
金莲花提取物	1	1	1					1					
金银花提取物	2	2	3	1					1		1		
菊花提取物			2	1					1		1		
苦参碱	2	1	2				1			2	1		
雷公藤提取物	1		2										
没食子酸						1			2				
蒲公英提取物			2	1					1		1		
小檗碱	6		1			1					2		
鱼腥草素			1	1	2				2		2		1

注：此表格仅列举了部分研究文献较多的中药成分（或提取物）

如李占林等[103]对金莲花水提物中具有抗菌活性的成分进行了研究, 得到7个化合物, 分别鉴定为藜芦酸、苯甲酸、R-10,16-二羟基十六烷酸、芹菜素、木犀草素、鼠尾草素和槲皮素。以革兰阳性菌金黄色葡萄球菌、枯草芽孢杆菌和革兰阴性菌大肠杆菌为受试菌, 采用体外抑菌圈试验法, 发现金莲花水提物体积分数为80%的乙醇溶解部分的氯仿萃取物对革兰阳性菌具有抑制作用。

又如周莲等[104]采用滤纸片法测金银花叶提取物（绿原酸）的抑菌效果实验, 发现浓度为18%的金银花叶提取物（绿原酸）对大肠埃希菌、金黄色葡萄球菌和黑曲霉的抑制作用较强, 对酵母菌,对枯草芽孢杆菌的抑制作用较弱。

刘俊等[105]通过 GC-MS 从白木香种子挥发油中检出 23 个成分，以滤纸片琼脂扩散法测定化合物的抗菌活性，结果表明种子挥发油对 MRSA（耐甲氧西林金黄色葡萄球菌）有抑制作用；增大挥发油浓度，抑菌圈并未增大，对白色念珠菌则没有表现出活性。

大黄溶液灌肠治疗急性细菌性痢疾主要是蒽醌衍生物中的大黄酸、大黄素和芦荟大黄素起作用，对痢疾杆菌大肠埃希菌、葡萄球菌、链球菌、伤寒沙门菌及副伤寒沙门菌均有抗菌作用。[106]实验表明大黄中的芦荟大黄素对溃疡早期患者胃内分离出的幽门螺杆菌有抑制其生长的作用，这种作用随芦荟大黄素的浓度增高而增强，其作用机制是芦荟大黄素对幽门螺杆菌芳胺乙酰转移酶的影响所致。

佟天天等[107]通过提取 60 味中药的 240 种提取物，研究其对 9 种常见病原菌的抗菌活性。研究结果表明丹参、蛇床子、蒲公英、桑叶、甘草等 11 味中药的 20 种提取物对枯草芽孢杆菌、蜡样芽孢杆菌和金黄色葡萄球菌 3 种常见菌体抑制作用强，并通过实验明确了乙醇、丙酮、正乙烷等中药抗菌活性成分的提取部位。

中药提取物通常含有一个或多个中药有效成分，其在抗菌过程中的相互作用机制、是否存在协同作用目前尚未被明确阐释。而中药抗菌作用有效成分有相对明确的药效物质基础，且质量标准严格、抗菌剂量明确，具有副作用少、无耐药等的特点，在应用中药进行抗菌治疗，避免抗生素滥用的同时，有效规避了目前中药抗感染制剂多见的不良反应事件，为临床的抗感染治疗提供更多更优更经济的选择。[108]

纵观目前我国对中药抗菌作用的实验研究，发现多局限于体外或是体内的单独研究模式，且体内研究较少，而同时进行体内体外实验的研究则更少。单独研究容易产生的问题是，有的体外研究结果显示有效的中药在体内实验时则疗效较差，而有些在体内有较好抗菌作用的中药，在体外则没有抗菌作用。如某一具有抗菌作用的中药在体外具有抗菌作用，而在体内则难以到达有效血药浓度，或是肝脏的首过效应使得抗菌药物在体内失活，又或是实验模型的选择问题，都可能影响该药在体内的抗菌作用实验结果。[109]因而不能单纯用体外或体内的单独研究结果去评价某中药的抗菌或抑菌作用。

这就要求我们中医药科研工作者运用新观点、新方法等加强对具有抗菌作用中药的作用机制、药效物质基础及药代动力学等的研究，全面了解和阐释中药抗菌作用的机理，对药物的有效成分的确定以及提纯，构建新的中药复方，使具有抗菌作用的中药能真正发挥其疗效，推动其开发与研究，在新的时代背景下继续应用中医药造福人类。[110]

七、抗菌谱软件简介

"抗菌中药检索助手"是一款提供精准便捷抗菌药物检索服务的手机 APP 软件，兼容安卓与 IOS 操作系统，集实用性、易用性、移动性和专业性于一体。数据来源于公开发表的期刊文献数据，经专业人员进行了数据的结构化加工，保证了检索结果的准确性和科学性。目前数据共涉及三百余种中成药、单味药及其有效成分，六十余种临床常见的治病菌群。软件主要操作界面为图 5 和图 6。

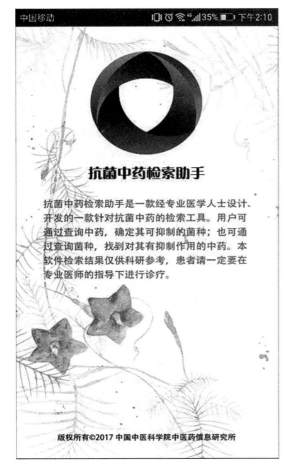

图5 抗菌中药检索助手首页

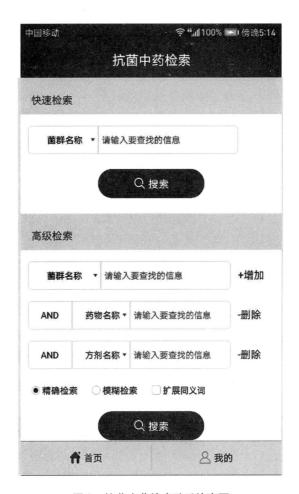

图6 抗菌中药检索助手检索页

用户可以通过输入方剂（中成药）名称、中药名称、成分名称、菌属名称、机制名称或实验方法名称等方式进行全字段数据检索，也可通过指定不同检索入口进行快速的定向检索，定制的高级检索功能，可依照不同用户的实际需求，限定检索字段及起止时间，并可提供精确检索、模糊检索、扩展同义词检索三种不同范围的检索方式，最大限度上满足不同用户的对抗菌中药的检索需求，服务临床及科研人员。可以通过多种途径进行二维码扫描安装，也可从手机应用商店直接搜索下载，为科研、临床、学习、应用等提供多方位的支持。

参考文献

[1] 徐仲吕. 89种中药对志贺氏菌痢之体外抗生实验研究 [J]. 中华医学杂志，1947，33：3—4，71—75.

[2] 刘国声. 中药方剂的抗菌作用 [J]. 中医杂志，1955 (10)：36—38.

[3] 许理恕. 中药"十味败毒汤"效能及抗菌机制的初步报告 [J]. 西安交通大学学报（医学版），1959 (1)：63—64.

[4] 陈琼华，郑武飞，苏学良，等. 中药大黄的综合研究 Ⅰ. 大黄中蒽醌衍生物抗菌效价的研究 [J]. 药学学报，1962，9 (12)：757—762.

[5] 王嵩. 中草药抗细菌感染的研究. 北京中医，2002，21 (4)：249—251.

［6］王静，崔蒙．数据挖掘技术在中医方剂学研究中的应用［J］．中国中医药信息杂志，2008（3）：103—105．

［7］张镖．中药复方研究现状与思路探析［J］．天津中医药大学学报，2007，26（2）：104—106．

［8］张鲲，李岩，张卓然，等．中药化学成分抗菌活性化学信息学研究［J］．中国中药杂志，2013，38（5）：777—780．

［9］缪珠雷，李玉虎，包寅，等．计算机辅助设计抗感染中药复方的实验研究［J］．中草药，2009，40（10）：1602—1607．

［10］王丹丽，简桂花，汪年松．中草药抗菌作用的研究进展［J］．中国中西医结合肾病杂志，2014，15（11）：1021—1023．

［11］M.T. 马迪根．BROCK 微生物生物学［M］．第11版．北京：科学书版社，2017：483—485．

［12］鞠培殿，徐诺，王婷，等．粘细菌抗肿瘤活性次级代谢产物研究进展［J］．齐鲁药事，2010，29（1）：38—43．

［13］任璐雅，杨艳艳，章检明，等．乳酸菌抗菌肽（细菌素）抗菌机理的研究进展［J］．中国食品添加剂，2015（1）：143—149．

［14］李朝霞，刘又宁．细菌抗药性对抗策略［J］．中国药学杂志，2006，41（16）：1201—1205．

［15］Videau D. Penetration, site and mode of action of antibiotics inbacteria［J］. Biol – Med（Paris）. 1968, 57（6）: 449—470.

［16］李仲兴，王秀华，时东彦，等．五倍子提取物对表皮葡萄球菌的抗菌作用及其扫描和透射电镜观察［J］．中国中医药信息杂志，2004，11（10）：867—869．

［17］赟彬，郭媛，江娟，等．八角茴香精油及其主要单体成分抑菌机理的/研究［J］．中国调味品，2011，2（36）：28–33．

［18］Daisy P, Mathew S, Suveena S. A novel terpenoid from elephantopus scaber – antibacterial activity on Staphylococcus aureus : a substantiate computation.

［19］谢小梅，龙凯，方建茹，等．肉桂醛、柠檬醛抑制黄曲霉生长机制研究［J］．中国公共卫生，2007，23（3）：301．

［20］华国强．小檗碱抑菌特点即抑菌机制的初步研究［D］．济南：山东大学，2005．

［21］Domadia PN, Bhunia A, Sivaraman J, etal. Berberine targets assembly of Escherichia coli cell division protein FtsZ［J］. Biochemistry, 2008, 47（10）: 32.

［22］云宝仪，周磊，谢鲲鹏，等．黄芩素抑菌活性及其机制的初步研究［J］．药学学报，2012，47（12）：1587—1592．

［23］何明，吴峥嵘，李渊，等．双黄连、清开灵对耐药大肠埃希菌R质粒及β–内酰胺酶的影响［J］．北京中医药大学学报，2012，35（2）：105—108．

［24］Hahn FE, Schaechter M, Ceglowski WS, et al. Interrelations between nucleic acid and protein biosynthesis. I. Synthesis and fate of bacterial nucleic.

［25］王海涛．大豆异黄酮的抑菌活性及其机制的研究［D］．大连：辽宁师范大学，2009．

［26］刘晓军，刘铀，陈绍红，等．构树叶提取物对金黄色葡萄球菌的抑制作用及机理研究［J］．中国畜牧兽医，2013，40（4）：159—162．

［27］CHEN Zhang – bao. Palm leaf scorpion herbal treatment activity and mechanism of action studies

[D]. Chongqing: Southwestern University, 2012.

[28] O Loughlin CT, Miller LC, Siryaporn A, et al. Aquorum – sensing inhibitor blocks Pseudomonas aeruginosa virulence and biofilmformation [J]. Proc Nat l.

[29] 阮贤妹, 史道华. 中药有效成分及单体抗菌作用机制的研究进展 [J]. 中国微生态学杂志, 2015, 27 (2): 244—248.

[30] Jiang X, Yu P, Jiang J, etal. Synthesis and evaluation of antibacterial activities of and rographolide analogues [J]. Eur JMed Chem, 2009, 44 (7): 293.

[31] Yu HH, Kim KJ, Cha JD, etal. Antimicrobial activity of berberine alone and incombination with ampicillin or oxacillin agains tmethicillin – resistant St.

[32] 林丽华, 余加林, 刘官信. 大蒜素对铜绿假单胞菌生物膜形成的影响及结构定量化分析 [J]. 中国微生态学杂志, 2012, 21 (1): 22—26.

[33] 李凡. 医学微生物学 [M]. 第8版. 北京: 人民卫生出版社, 2016: 61—63.

[34] Sanchez A, Gattarello S, Rello J. New treatment options for infections caused by multiresistant strains of Pseudomonas aeruginosa and other nonfermen.

[35] Lauretti L, Riccio ML, Mazzariol A, et al. Cloning and characterization of bla VIM, a new integron – borne metallo – β – lactamase gene from a Pseudomonas.

[36] Cheng J, Thanassi J A, ThomaC L, et al. Dual targeting of DNA gyrase and to PoisomeraseIV: Target Inieractionsof heteroaryl isothiazolones in Staphylo.

[37] 崔煦然, 赵京霞, 郭玉红, 等. 细菌耐药背景下中药抗菌作用研究进展 [J]. 世界中医药, 2016, 11 (10): 1940—1944.

[38] 陈瑞, 唐英春, 朱家馨, 等. 绿脓杆菌外膜蛋白D2 (OprD2) 与耐药关系的研究 [J]. 中国现代医学杂志, 2000, 10 (4): 3—4.

[39] Coyne S, Courvalin P, Périchon B. Efflux – mediated antibiotic resistance in Acinetobacter spp [J]. Antimicrob Agents Che – mother, 2011, 55 (3): 947—953.

[40] Sanchez A, Gattarello S, Rello J. New treatment options for infections caused by multiresistant strains of Pseudomonas aeruginosa and other nonfer.

[41] 甘澍. 中药对在体输尿管支架管细菌生物膜形成的影响 [D]. 广州中医药大学, 2007.

[42] 栾耀芳, 张凤花, 吴国英. 黄芩等8种中药对产β－内酰胺酶大肠埃希菌的敏感性研究 [J]. 山东中医杂志, 2005, 24 (10): 629.

[43] 杨明炜, 陆付耳, 徐丽君, 等. 20种清热解毒中药对耐甲氧西林金黄色葡萄球菌体外抑菌的初步观察 [J]. 中国药师, 2006, 9 (2): 141.

[44] 韩伟, 张铁, 钟秀会. 中药对细菌R质粒消除作用的研究概况 [J]. 中国畜牧兽医, 2006, 33 (8): 52.

[45] 张文平, 曹镐禄, 张文书, 等. 千里光对大肠埃希菌R质粒消除作用的血清药理学研究 [J]. 广东医学, 2007, 28 (8): 1238.

[46] 刘平, 叶惠芬, 陈惠玲, 等. 5种中药对产酶菌的抑菌作用 [J]. 中国微生态学杂志, 2006, 18 (1): 39.

[47] 贾云鹏, 程宁. 中药对大肠埃希菌抗生素耐药性逆转作用的实验研究 [J]. 陕西中医,

2009, 30 (3): 366.

[48] Shiota S, Shimizu M, Sugiyama J, et al. Mechanisms of action of corilagin and tellimagrandin I that remarkably potentiate the activity of beta – lactam.

[49] 陈勇川, 谢林利, 熊丽蓉, 等. 黄芩苷/黄芩素对耐甲氧西林金黄色葡萄球菌抗药性的逆转作用研究 [J]. 中国药房, 2008, 19 (9): 644.

[50] 任玲玲, 鞠玉琳, 平家奇, 等. 中 AcrA – mRNA 表达水平的影响 [J]. 湖北农业科学, 2010, 49 (2): 257—259.

[51] 游思湘. 中药抑制剂血清药理学研究及对相关基因影响 [D]. 长沙: 湖南农业大学, 2011.

[52] CAO Yan. Effect of compound coptis injection to MSW and resistance gene in Staphylococcus aureus [D]. Changsha: Hunan Agricultural University, 20.

[53] 宋战昀, 冯新, 韩文瑜, 等. 金黄色葡萄球菌 norA 外输泵中药耐药抑制剂的筛选 [J]. 吉林农业大学学报, 2007, 29 (3): 329.

[54] 范志茹. 耐环丙沙星鲍曼不动杆菌主动外排机制的研究及耐药逆转初步探讨 [D]. 长沙: 中南大学, 2009.

[55] 郭威, 周莹, 叶露, 等. 穿心莲内酯抑制铜绿假单胞菌外排泵 MexAB – OprM 的作用 [J]. 中国医院药学杂志, 2010, 30 (16): 1343.

[56] GeorgeT, FrankR. Mutidrug Pump Inhibitors Uncover Remarkable Activity of Plant Antimicrobials [J]. Antimicrobial Agent and Chemotherapy, 2002, 46.

[57] 庄洁. 中西药联用的文献与实验研究 [D]. 北京中医药大学, 2008.

[58] 李映辉. 中西药联合应用文献整理及处方分析研究 [D]. 广州中医药大学, 2011.

[59] 霍军. 浅谈中西药合用的协同作用 [J]. 中国现代临床药学, 2006, 5 (4): 70.

[60] 曹茂堂, 侯均. 中西药联用的监护 [J]. 时珍国医国药, 2004, 8 (15): 541—543.

[61] 卢训丛. 中西药联用的基本原则 [J]. 时珍国医国药, 2005, 16 (9): 937.

[62] 徐德生, 常章富, 陆丽珠, 等. 中药的合理应用 [M]. 中国中医药出版社, 2003, 263.

[63] 国家中医药管理局专业技术专家委员会. 中药药理学 [M]. 北京: 中国中医药出版社, 2004, 501.

[64] 徐轲. 中药的抑菌特性及细菌对中药的抗药性研究 [D]. 山东大学, 2009.

[65] 叶爱军, 刘治军, 傅得兴, 等. 临床常用天然药物与化学药物的相互作用 [J]. 中国药学杂志, 2007, 42 (23): 1833—1835.

[66] 陈世铭. 药物不良相互作用的临床意义与处理 [M]. 北京: 中国科学技术出版社, 1993: 707.

[67] 龚志术. 对耐药菌用中西药联合抑菌的实验观察 [J]. 临床军医杂志, 2001, 29 (2): 120.

[68] 王静, 张淑文. 中药逆转细菌耐药的研究进展 [J]. 临床和实验医学杂志, 2007, 29 (1): 153—155.

[69] 戴军. 浅谈中西药合用的利弊 [J]. 中国医药指南, 2013, 11 (5): 680—681.

[70] 杨钧, 张淑文, 阴宏, 等. 复方清热颗粒剂含药血清对低浓度抗生素环境下细菌耐药性的

影响［J］.中国实验方剂学志,2007,13（10）：24—28.

［71］杨硕,徐俊.中医药国际动态调研.中国中医药信息杂志,2008,5（15）：3—4.

［72］陈萍,汪世民.中药注射剂输液反应的原因分析［J］.中国药业,2008,15（8）：60.

［73］陈星,霍芳,仇培芳.抗微生物类药与常用中药的配伍禁忌［J］.山西医药杂志,2007,11（36）：1003—1005.

［74］徐永昭,刘莉.抗生素与中药的相互作用［J］.辽宁医学杂志,2003,17（4）：205—206.

［75］陈新谦,金有豫,汤光.新编药物学.15版,北京,人民卫生出版社,2003.

［76］刘德春,梁文华.中药及其制剂与抗生素的配伍禁忌.山东医药工业,2002,21（3）：33.

［77］Fukuda K, ohta T, Oshima Y, et al. Specific CYP3A4 in–hibitors in grapefruit juice: furocoumarin dimmers as compo–nents of drug interaction. Pharmacogenet.

［78］谢玉平.浅谈用中西医学双重理论指导中西药合用.中华医学丛刊,2004,6（4）：50—51.

［79］陈星,霍芳,仇培生.抗微生物类药与常用中药的配伍禁忌［J］.山西医药杂志,2007,36（11）：1003—1005.

［80］张庭芝.中西药合用的配伍禁忌.中华现代内科学杂志,2008,5（5）：446—447.

［81］陈利群.浅谈中西药联合应用的配伍禁忌［J］.天津药学,2001,13（1）：24—25.

［82］徐海波.中西药联用拮抗作用及其机理考辨［J］.中医药学刊,2001,19（4）：318—319.

［83］张庆荣,赵世芬.论中西药配伍联用的药代动力学影响［J］.辽宁中医杂志,2006,33（1）：20—21.

［84］黄福量.浅谈常见中西药合用的相互作用［J］.中国现代药物应用,2013,7（15）：137—138.

［85］林洁茹,潘竞锵,肖柳英,等.六味地黄胶囊及六味地黄汤加味对阿霉素性大鼠肾病综合征作用的实验研究［J］.中医研究,2005,18（3）：17—19.

［86］刘淑萍,徐忠信.知柏地黄汤加减治疗链霉素中毒症39例［J］.河南中医,1994,14（6）：366.

［87］林江,陶红,岑敏,等.纯西药与中西医结合方案治疗幽门螺杆菌致十二指肠溃疡的疗效比较［J］.广州医学院学报,2006,34（1）：61.

［88］张维亚.如何认识中药抗菌作用和应用［J］.中国医药导报,2009,6（28）：84,87.

［89］李睿明,雷朝霞.细菌耐药性对抗策略——中药延缓、逆转细菌耐药性,治疗耐药细菌感染的研究［J］.医学与哲学（临床决策论坛版）,2006,27（8）：45—47.

［90］周小楠,董群.金银花等6种中草药对痢疾杆菌体外抑菌效果研究［J］.安徽农业科学,2012,40（6）：3278—3279.

［91］李国旺,苗志国,赵恒章.板蓝根等10种中草药对沙门氏菌的体外抑菌试验［J］.贵州农业科学,2010,38（2）：142—144.

［92］陈娟,肖洋,池明,等.10种清热解毒类中药对绿脓杆菌体外抑菌试验的研究［J］.吉林医学,2006,27（11）：1386—1387.

［93］李娟,张学顺,傅春升.中药抗菌作用的研究进展［J］.中国药业,2014,23（2）：90—93.

［94］游思湘，毛春季．复方黄连注射剂血清药理学研究［J］．时珍国医国药，2012，23（8）：1873－1875．

［95］宋丽晶，刘建璇，付萍．银翘双解口服液抑菌作用的实验研究［J］．吉林中医药，2006，26（8）：66．

［96］王新，崔一喆，韩铁锁．中药抗菌复方的筛选及甲氧苄啶对其抗菌增效的研究［J］．中华中医药杂志，2009，24（7）：969－972．

［97］熊南燕，王雪玲，曹明耀，等．鱼腥草注射液对硫酸庆大霉素兔体内抗菌作用的影响［J］．现代中西医结合杂志，2007（24）：3471，3473．

［98］戴卫红，林剑梅，范丽萍．中药在抗感染治疗中的应用与研究概况［J］．中国药业，2004，13（2）：76—77．

［99］补中益气汤对耐甲氧西林金黄色葡萄球菌感染动物的抗菌作用［J］．国外医学（中医中药分册），1999（1）：37—38．

［100］智晓艳，崔恩慧，范云鹏，等．14种中药及其复方的体外抗菌活性［J］．西北农业学报，2014，23（7）：114—119．

［101］张维亚．如何认识中药抗菌作用和应用［J］．中国医药导报，2009，6（28）：84，87．

［102］刘云宁，李小凤，班旭霞，等．中药抗菌成分及其抗菌机制的研究进展［J］．环球中医药，2015，8（8）：1012—1017．

［103］李占林，李丹毅，吴瑛，等．金莲花抗菌有效成分［J］．沈阳药科大学学报，2008，151（8）：627—629．

［104］周莲．金银花叶中绿原酸提取及应用的研究进展［J］．中国食品添加剂和配料协会，2013，4（1）：68—72．

［105］刘俊，梅文莉，崔海滨，等．白木香种子挥发油的化学成分及抗菌活性研究［J］．中成药，2008，31（3）：340－342

［106］丁毅伟，郭建魏，马骢．从中药有效成分探寻新的抗菌药物［J］．中医药导报，2009，15（6）：106—109．

［107］佟天天，黄浩，王义明，等．60味中药提取物抗菌活性的研究［J］．世界科学技术－中医药现代化，2013，15（6）：1268—1273．

［108］阮贤妹，史道华．中药有效成分及单体抗菌作用机制的研究进展［J］．中国微生态学杂志，2015，27（2）：244—248．

［109］李晶，景立，刘洋，等．国内抗菌中药的研究进展及前景［J］．内蒙古中医药，2009，28（24）：86，51．

［110］李好好，马琳．中药抑菌作用的研究［J］．长春中医药大学学报，2010，26（1）：136—137．

第五章 中医药治疗感染性疾病医案分析报告

一、前言

古今医案云平台（原名中医医案知识服务与共享系统），集成多种中医医案的研究方法及应用服务模式。平台目前收录了由中国中医科学院中医药信息研究所精心整理的近 30 万条中医医案。主要包含古代名家医案和现代名医医案。现代名医医案时间范围自 1949 年至今，涵盖全国各地和少数民族地区的医生。平台可提供医案的检索、查看、收藏、分析等功能，内部配置 5 万余条专业的术语支撑，可支持对医案进行数据清洗和规范化处理。从临床研究角度出发设计九个医案分析模块，加载近十种数据挖掘算法，针对常见病证及用药，疾病的辨证特点、用药规律、病证关系、药证关系等进行分析，可一站式完成医案的整理、分析和挖掘等工作。

对中医药传承来讲，医案是传承名老中医学术思想的载体；对于中医药科研工作者来讲，利用大量的医案数据，可进行中医药的知识发现，为挖掘名老中医经验，传承中医药，甚至研发新药新方做好基础工作。

中医药在治疗感染性疾病方面积累了丰富的经验。中医的四大经典中的《伤寒论》和《温病条辨》，所治疗的均是外感热病，而外感热病和感染性疾病密切相关。中医药治疗外感疾病的发生发展过程具有丰富的理论体系，如六经辨证和卫气营血辨证；在外感疾病的预防、治疗和调摄方面，也具有丰富的临床经验。中医药在治疗感染性疾病时，所着眼的对象是积极调整人体的内环境，所谓的扶正祛邪。这正是中医与西医两大医疗体系不同的思维模式所体现的治疗方式的差异。在抗生素发明以前，国人主要利用中医药来治疗呼吸系统的感染。抗生素的运用，极大地提升了感染性疾病的治愈率。但是抗生素也是把双刃剑，应用的不得当，也出现了较多的不利影响。如抗生素的不耐受问题、抗生素的耐药问题。目前全球面临严重的多种抗生素的耐药问题，甚至是多重耐药、全耐药问题。耐药问题逼迫西医不断寻找更新更强更有力的抗生素。这种矛盾的凸显，提示我们中医药工作者需要继续发扬在治疗感染性疾病方面的优势。

现代名家在治疗感染性疾病方面取得了不俗的成绩。这些医家在采集四诊信息时的着眼点是哪些？所治疗的疾病又是哪些？是如何辨证分析的？如何处方？如何搭配用药？对于年轻的中医大夫来讲，如何继续发扬中医药在治疗感染性疾病方面的优势？如何从大量的中医药文献中挖掘中医药治疗感染性疾病的精髓？

本部分研究拟利用古今医案云平台对上述问题的答案进行探索。拟分析现代名医医案治疗感染性疾病的整体特点，包括治疗的常见的各系统的疾病、各系统疾病常见的症状、常见证型、中药使用的特点等，希冀能为中医药治疗感染性疾病提供数据的支持。

二、总论

1. 资料与方法

（1）医案来源

古今医案云平台（V1.3）中整理的来自书籍、期刊文献、名医工作室共享的现代中医医案。

医案纳入标准

检索条件：西医疾病名称＝感染 OR 现病史＝感染 OR 辅助检查＝感染 OR 治法＝抗感染，模糊查询。

获得医案：9096 诊次。

医案排除标准

排除标准：西医诊断（明确为非细菌感染性疾病）

辅助检查（明确为病毒感染，非细菌以及真菌感染）

现病史（此次发病以来是未进行过抗感染治疗）

纳入医案

纳入感染性疾病为主病的医案共 3683 案，5427 诊次。

（2）方法

采用中国中医科学院中医药信息研究所研发的"古今医案云平台 V1.3"对 5427 诊次医案进行清洗、建库、数据标准化、分析与挖掘。

2. 结果

中医治疗感染性疾病医案描述性分析

（1）常见西医疾病

中医治疗的感染性疾病，常见上呼吸道感染，肺部感染与泌尿系感染，以气管炎、肾炎、支气管炎、肺炎等疾病为主。排在前 40 位的西医疾病名称见表 1。

表1 常见西医疾病

ID	西医疾病名称	出现频次	医案中所占百分比
1	上呼吸道感染	1977	36.43%
2	泌尿系感染	964	17.77%
3	肺部感染	692	12.75%
4	气管炎	435	8.02%
5	肾炎	270	4.98%
6	肺气肿	217	4.00%
7	肺源性心脏病	115	2.12%
8	肺炎	115	2.12%
9	胆系感染	96	1.77%

续表

ID	西医疾病名称	出现频次	医案中所占百分比
10	感染性休克	84	1.55%
11	胃炎	77	1.42%
12	支气管扩张合并感染	77	1.42%
13	哮喘	64	1.18%
14	术后感染	55	1.01%
15	肾病	46	0.85%
16	胆结石	46	0.85%
17	盆腔炎	45	0.83%
18	皮肤感染	42	0.78%
19	肺结核	41	0.76%
20	肝炎	38	0.70%
21	产褥期感染	37	0.68%
22	败血症	35	0.64%
23	呼吸道感染	35	0.64%
24	肝硬化	33	0.61%
25	感染	32	0.59%
26	紫癜	31	0.57%
27	肾病综合征	30	0.55%
28	感染后咳嗽	25	0.46%
29	肾功能衰竭	25	0.46%
30	阴道炎	25	0.46%
31	白血病	24	0.44%
32	胆道蛔虫症	24	0.44%
33	扁桃体炎	23	0.42%
34	阻塞性肺疾病	21	0.39%
35	溃疡	21	0.39%
36	窦道形成	21	0.39%
37	风湿性心脏病	21	0.39%
38	类风湿性关节炎	20	0.37%
39	消化不良	19	0.35%
40	发热	19	0.35%

(2) 常见中医疾病

中医治疗的感染性疾病，常见的中医疾病名称是咳嗽、感冒、淋证等，也是以上呼吸道感染与泌尿系感染为主。排在前40位的中医医疾病名称见表2。

表2 常见中医疾病

ID	中医疾病名称	出现频次	医案中所占百分比
1	咳嗽	1028	18.94%
2	感冒	870	16.03%
3	淋证	483	8.90%
4	发热	187	3.45%
5	喘证	99	1.82%
6	肺胀	92	1.70%
7	水肿	87	1.60%
8	热淋	69	1.27%
9	尿浊	66	1.22%
10	肺痈	60	1.11%
11	劳淋	60	1.11%
12	尿血	59	1.09%
13	腰痛	57	1.05%
14	虚劳	53	0.98%
15	气喘	50	0.92%
16	带下病	50	0.92%
17	腹痛	45	0.83%
18	咳喘	44	0.81%
19	瘘管	43	0.79%
20	泄泻	43	0.79%
21	胃脘痛	42	0.77%
22	血证	40	0.74%
23	风温	35	0.64%
24	血淋	30	0.55%
25	湿温	29	0.53%
26	鼓胀	27	0.50%
27	痹证	27	0.50%
28	心悸	27	0.50%
29	痞证	24	0.44%
30	痈	24	0.44%
31	肺痨	23	0.42%
32	紫癜病	22	0.41%
33	癃闭	21	0.39%
34	产后发热	21	0.39%
35	暑湿流注	20	0.37%

续表

ID	中医疾病名称	出现频次	医案中所占百分比
36	黄耳伤寒	20	0.37%
37	胸痹	19	0.35%
38	喉痹	19	0.35%
39	黄疸	18	0.33%
40	悬饮	17	0.31%

(3) 常见辨证

中医治疗的感染性疾病，常见的中医证候以痰热蕴肺、气阴两虚、湿热下注、外感风热为主，也主要体现了上焦上呼吸道及肺部感染与下焦泌尿系感染。同时可见气阴两虚证出现较多，提示可能感染后易伤及气阴。排在前40位的中医证候名称见表3。

表3 常见辨证

ID	中医疾病名称	出现频次	医案中所占百分比
1	痰热壅肺	352	6.49%
2	外感风热	256	4.72%
3	湿热下注	175	3.22%
4	气阴两虚	171	3.15%
5	风热犯肺	170	3.13%
6	湿热内蕴	120	2.21%
7	肺脾气虚	97	1.79%
8	外感风寒	87	1.60%
9	脾肾亏虚	62	1.14%
10	余邪未尽	55	1.01%
11	下焦湿热	51	0.94%
12	湿热	46	0.85%
13	热毒炽盛	46	0.85%
14	气阴亏虚	41	0.76%
15	肺阴亏虚	40	0.74%
16	肾虚	39	0.72%
17	肾阴亏虚	36	0.66%
18	风邪犯肺	35	0.64%
19	脾肾阳虚	33	0.61%
20	气血两虚	31	0.57%
21	肝胆湿热	31	0.57%
22	湿热蕴结	30	0.55%
23	气滞血瘀	28	0.52%

续表

ID	中医疾病名称	出现频次	医案中所占百分比
24	膀胱湿热	28	0.52%
25	脾肺气虚	26	0.48%
26	脾肾两虚	26	0.48%
27	少阳枢机不利	25	0.46%
28	食积	24	0.44%
29	肺失宣降	23	0.42%
30	复感外邪	21	0.39%
31	湿热留恋	21	0.39%
32	肺气失宣	20	0.37%
33	脾失健运	20	0.37%
34	气虚血瘀	19	0.35%
35	阴虚火旺	17	0.30%
36	湿热伤络	16	0.28%
37	肺脾肾虚	16	0.28%
38	痰热壅盛	15	0.27%
39	瘀血阻络	15	0.27%
40	气虚血瘀	15	0.27%

（4）常见舌质

中医治疗的感染性疾病，常见的舌质以红舌为主，排在前10位的舌质见表4。

表4 常见舌质

ID	舌质	出现频次	医案中所占百分比
1	舌红	2759	50.84%
2	舌淡红	1398	25.76%
3	舌暗	618	11.39%
4	舌尖红	177	3.26%
5	舌胖大	168	3.10%
6	舌有齿痕	122	2.25%
7	舌少津	90	1.66%
8	舌绛	68	1.25%
9	舌紫	66	1.22%
10	舌边红	37	0.68%

（5）常见舌苔

中医治疗的感染性疾病，常见的舌苔以苔薄为主，排在前10位的舌苔见表5。

表5 常见舌苔

ID	舌苔	出现频次	医案中所占百分比
1	苔薄	2149	39.60%
2	苔黄	1876	34.57%
3	苔白	1792	33.02%
4	苔腻	1262	23.25%
5	苔厚	410	7.55%
6	苔少	168	3.10%
7	苔微黄	154	2.84%
8	苔少津	63	1.16%
9	苔根黄	63	1.16%
10	苔微腻	46	0.85%

三、中医治疗感染性疾病医案分析

1. 呼吸系统医案分析

（1）常见西医疾病

呼吸系统常见西医疾病见表6。

表6 常见西医疾病

ID	西医疾病名称	出现频次	呼吸系统医案中所占百分比
1	上呼吸道感染	1991	61.53%
2	肺部感染	700	21.63%
3	气管炎	441	13.63%
4	肺气肿	217	6.71%
5	肺源性心脏病	115	3.55%
6	肺炎	115	3.55%
7	支气管扩张合并感染	78	2.41%
8	呼吸道感染	61	1.89%
9	哮喘	49	1.51%
10	肺结核	42	1.30%

（2）常见中医疾病

呼吸系统常见中医疾病见表7。

表7 常见中医疾病

ID	中医疾病名称	出现频次	呼吸系统医案中所占百分比
1	咳嗽	1000	30.90%
2	感冒	851	26.30%
3	发热	140	4.33%
4	喘证	96	2.97%
5	肺胀	92	2.84%
6	肺痈	58	1.79%
7	水肿	45	1.39%
8	咳喘	44	1.36%
9	气喘	42	1.30%
10	风温	35	1.08%

（3）常见临床表现

呼吸系统常见临床表现见表8。

表8 常见临床表现

ID	临床表现	出现频次	呼吸系统医案中所占百分比
1	咳嗽	1136	35.11%
2	发热	526	16.25%
3	纳差	366	11.31%
	咯痰	319	9.86%
4	咽痛	248	7.66%
5	口干	210	6.49%
6	鼻塞	199	6.15%
7	流涕	194	6.00%
8	乏力	162	5.01%
9	胸闷	162	5.01%
10	头痛	158	4.88%

（4）常见舌质

呼吸系统常见舌质见表9。

表9 常见舌质

ID	舌质	出现频次	呼吸系统医案中所占百分比
1	舌红	1734	53.58%
2	舌淡红	852	26.33%
3	舌暗	406	12.55%
4	舌尖红	120	3.71%

续表

ID	舌质	出现频次	呼吸系统医案中所占百分比
5	舌胖大	104	3.21%
6	舌齿痕	79	2.44%
7	舌紫	53	1.64%
8	舌少津	46	1.42%
9	舌绛	31	0.96%
10	舌边红	29	0.90%

（5）常见舌苔

呼吸系统常见舌苔见表10。

表10 常见舌苔

ID	舌苔	出现频次	呼吸系统医案中所占百分比
1	苔薄	1346	41.59%
2	苔白	1189	36.74%
3	苔黄	1067	32.97%
4	苔腻	772	23.86%
5	苔厚	282	8.71%
6	苔微黄	127	3.92%
7	苔少	72	2.22%
8	苔根黄	55	1.70%
9	苔少津	35	1.08%
10	苔根腻	28	0.87%

（6）常见脉象

呼吸系统常见脉象见表11。

表11 常见脉象

ID	脉象	出现频次	呼吸系统医案中所占百分比
1	脉数	933	28.83%
2	脉细	659	20.36%
3	脉滑	569	17.58%
4	脉弦	455	14.06%
5	脉浮	448	13.84%
6	脉沉	229	7.08%
7	脉缓	99	3.06%
8	脉紧	56	1.73%
9	脉弱	56	1.73%
10	脉濡	44	1.36%

(7) 常用治法

呼吸系统常用治法见表12。

表12 常用治法

ID	治法	出现频次	呼吸系统医案中所占百分比
1	疏风清热	209	6.46%
2	宣肺止咳	195	6.03%
3	清热化痰	157	4.85%
4	清热	138	4.26%
5	化痰	128	3.96%
6	化痰止咳	126	3.89%
7	清肺化痰	122	3.77%
8	清热解毒	90	2.78%
9	疏风解表	84	2.60%
10	益气养阴	77	2.38%

(8) 小结

对呼吸系统感染性疾病医案数据进行了比较全面的分析挖掘。呼吸系统感染的西医疾病以上呼吸道感染、肺部感染、气管炎等为主；中医相关疾病主要为咳嗽、感冒。主要的临床表现为咳嗽、发热等。常见舌质舌苔以舌红，苔薄白或薄黄为主；脉象以脉数、脉细、脉滑为主；常用治法以疏风清热、宣肺止咳为主。

2. 泌尿系统疾病医案分析

(1) 常见西医疾病

泌尿系统常见西医疾病见表13。

表13 常见西医疾病

ID	西医疾病名称	出现频次	泌尿系统医案中所占百分比
1	泌尿系感染	946	72.94%
2	肾病	46	3.55%
3	肾病综合征	30	2.31%
4	肾功能衰竭	25	1.93%
5	肾功能不全	16	1.23%
6	肾小球肾炎	14	1.08%
7	糖尿病肾病	9	0.69%
8	前列腺增生	9	0.69%
9	感染性休克	9	0.69%
10	前列腺炎	8	0.62%

(2) 常见中医疾病

泌尿系统常见中医疾病见表14。

表14 常见中医疾病

ID	中医疾病名称	出现频次	泌尿系统医案中所占百分比
1	淋证	470	36.24%
2	热淋	68	5.24%
3	尿浊	66	5.09%
4	水肿	63	4.86%
5	劳淋	59	4.55%
6	腰痛	54	4.16%
7	尿血	53	4.09%
8	血淋	30	2.31%
9	血证	26	2.00%
10	癃闭	16	1.23%

(3) 常见中医证候

泌尿系统常见中医证候见表15。

表15 常见中医证候

ID	中医证候名称	出现频次	泌尿系统医案中所占百分比
1	湿热下注	147	11.33%
2	湿热内蕴	83	6.40%
3	外感风热	60	4.63%
4	气阴两虚	56	4.32%
5	脾肾亏虚	54	4.16%
6	下焦湿热	49	3.78%
7	肾阴亏虚	35	2.70%
8	膀胱湿热	27	2.08%
9	肾虚	23	1.77%
10	脾肾阳虚	22	1.70%

(4) 常见临床表现

泌尿系统常见临床表现见表16。

表16 常见临床表现

ID	临床表现	出现频次	泌尿系统医案中所占百分比
1	尿频	328	25.29%
2	尿急	227	17.50%

ID	临床表现	出现频次	泌尿系统医案中所占百分比
3	尿痛	189	14.57%
4	腰痛	130	10.02%
5	乏力	105	8.10%
6	发热	99	7.63%
7	口干	80	6.17%
8	纳差	79	6.09%
9	腰酸	78	6.01%
10	尿黄	60	4.63%

(5) 常见舌质

泌尿系统常见舌质见表17。

表17 常见舌质

ID	舌质	出现频次	泌尿系统医案中所占百分比
1	舌红	739	56.98%
2	舌淡红	317	24.44%
3	舌暗	130	10.02%
4	舌胖大	50	3.86%
5	舌尖红	38	2.93%
6	舌齿痕	38	2.93%
7	舌少津	21	1.62%
8	舌绛	15	1.16%
9	舌边红	9	0.69%
10	舌紫	5	0.39%

(6) 常见舌苔

泌尿系统常见舌苔见表18。

表18 常见舌苔

ID	舌质	出现频次	泌尿系统医案中所占百分比
1	苔薄	519	40.02%
2	苔黄	514	39.63%
3	苔白	370	28.53%
4	苔腻	297	22.90%
5	苔少	84	6.48%
6	苔厚	72	5.55%
7	苔微腻	22	1.70%

ID	舌质	出现频次	泌尿系统医案中所占百分比
8	苔微黄	21	1.62%
9	苔少津	19	1.46%
10	苔干	18	1.39%

(7) 常见脉象

泌尿系统常见脉象见表19。

表19 常见脉象

ID	脉象	出现频次	泌尿系统医案中所占百分比
1	脉细	390	30.07%
2	脉数	313	24.13%
3	脉弦	236	18.20%
4	脉滑	229	17.66%
5	脉沉	173	13.34%
6	脉缓	42	3.24%
7	脉濡	42	3.24%
8	脉浮	35	2.70%
9	脉弱	34	2.62%
10	脉涩	15	1.16%

(8) 常用治法与中药的关系（点式互信息法）

共现频次大于10的，点式互信息值排前10位的见表20。

表20 常用治法与中药的关系

ID	治法	中药	共现频次	互信息值
1	清热利湿安神	土茯苓	10	6.703904
2	补益肾气	土茯苓	10	6.440869
3	疏散风热	玄参	15	5.092469
4	滋阴补肾强腰	生地	10	4.674156
5	清热利湿通淋	瞿麦	11	4.034052
6	疏利少阳	柴胡	20	4.003464
7	益气养阴	太子参	24	3.908044
8	疏风清热	金银花	14	3.766425
9	疏利三焦	柴胡	10	3.518037
10	清利凉血	柴胡	10	3.325392

(9) 常用治法与临床表现的关系（点式互信息法）

共现频次大于10的，点式互信息值排前10位的见表21。

表21　常用治法与临床表现的关系

ID	临床表现	治法	共现频次	互信息值
1	尿黄	利气通淋	12	4.02312
2	尿黄	清热除湿	12	3.701192
3	咽痛	疏风清热	10	3.598335
4	腰痛	利气通淋	14	3.185641
5	腰痛	清热除湿	14	2.863713
6	尿黄	清热利湿通淋	16	2.630803
7	发热	疏风清热	10	1.983625
8	尿频	利湿通淋	14	1.87549
9	口苦	清热	10	1.72797
10	纳差	清热利湿通淋	10	1.531593

（10）常用中药与临床表现的关系（点式互信息法）

共现频次大于10的，点式互信息值排前10位的见表22。

表22　常用中药与临床表现的关系

ID	治法	中药	共现频次	互信息值
1	尿痛	小蓟	10	1.833168
2	口干	生地	10	1.823455
3	尿急	小蓟	10	1.553514
4	乏力	黄芪	10	1.21542
5	尿频	小蓟	10	1.127397
6	尿频	黄芪	23	0.718977
7	尿急	黄芪	14	0.428887
8	尿频	甘草	11	0.383545
9	尿频	生地	15	0.345577
10	尿急	生地	14	0.034728

（11）常用中药与（证候）的关系（点式互信息法）

共现频次大于10的，点式互信息值排前10位的见表23.

表23　常用中药与（证候）的关系

ID	证候	中药	共现频次	互信息值
1	肾气亏虚	土茯苓	10	6.444325
2	湿热阴伤	苍术	10	5.76876
3	脾肾亏虚	乌梅	10	4.399931
4	湿热留恋	太子参	12	4.163039
5	脾肾阳虚	太子参	10	3.83289

续表

ID	证候	中药	共现频次	互信息值
6	下焦湿热	小蓟	10	3.751612
7	少阳枢机不利	柴胡	14	3.726811
8	气阴两虚	太子参	22	3.62247
9	外感风热	金银花	22	3.55946
10	气阴亏虚	黄芪	10	3.508341

(12) 小结

对泌尿系统感染性疾病医案数据进行了比较全面的分析挖掘。泌尿系统感染的西医疾病以泌尿系感染、肾炎、肾病综合征等为主；中医相关疾病主要为淋证，尿浊等为主。主要的临床表现为尿频、尿急、尿痛等。常见舌质舌苔以舌红，苔薄白或薄黄为主；脉象以脉数、脉细、脉弦为主；常用治法以清热利湿安神、补益肾气为主。辨证以湿热下注、湿热内蕴为主。

3. 消化系统疾病医案分析

(1) 常见西医疾病

消化系统常见西医疾病见表24。

表24 常见西医疾病

ID	西医疾病名称	出现频次	消化系统医案中所占百分比
1	胆系感染	78	20.53%
2	胃炎	73	19.21%
3	肝炎	37	9.74%
4	肝硬化	30	7.89%
5	肠炎	20	5.26%
6	消化不良	19	5.00%

(2) 常见中医疾病

消化系统常见中医疾病见表26。

表26 常见中医疾病

ID	中医疾病名称	出现频次	消化系统医案中所占百分比
1	胃脘痛	34	8.95%
2	鼓胀	23	6.05%
3	腹痛	17	4.47%
4	肝著	17	4.47%
5	痞证	15	3.95%
6	泄泻	15	3.95%
7	发热	13	3.42%

续表

ID	中医疾病名称	出现频次	消化系统医案中所占百分比
8	黄疸	12	3.16%
9	胁痛	10	2.63%
10	便秘	8	2.11%

(3) 常见中医证候

消化系统常见中医证候见表27。

表27 常见中医证候

ID	中医证候名称	出现频次	消化系统医案中所占百分比
1	肝胆湿热	21	5.53%
2	气滞血瘀	11	2.89%
3	食积	9	2.37%
4	气阴两虚	8	2.11%
5	湿热内蕴	8	2.11%
6	湿热下注	7	1.84%
7	脾阴亏虚	6	1.58%
8	胃肠湿热	6	1.58%

(4) 常见临床表现

消化系统常见临床表现见表28。

表28 常见临床表现

ID	临床表现	出现频次	消化系统医案中所占百分比
1	发热	60	15.79%
2	纳差	45	11.84%
3	腹胀	43	11.32%
4	恶心	36	9.47%
5	腹痛	34	8.95%
6	呕吐	32	8.42%
7	乏力	27	7.11%
8	腹泻	25	6.58%
9	口干	25	6.58%
10	口苦	18	4.74%

(5) 常见舌质

消化系统常见舌质见表29。

表29　常见舌质

ID	舌质	出现频次	消化系统医案中所占百分比
1	舌红	189	49.74%
2	舌淡红	104	27.37%
3	舌暗	63	16.58%
4	舌胖大	12	3.16%
5	舌绛	10	2.63%
6	舌少津	10	2.63%
7	舌尖红	9	2.37%
8	舌白	5	1.32%
9	舌边有瘀斑	3	0.79%
10	舌齿痕	2	0.53%

（6）常见舌苔

消化系统常见舌苔见表30。

表30　常见舌苔

ID	舌苔	出现频次	消化系统医案中所占百分比
1	苔黄	169	44.47%
2	苔薄	132	34.74%
3	苔腻	115	30.26%
4	苔白	94	24.74%
5	苔厚	45	11.84%
6	苔微黄	10	2.63%
7	苔根厚	6	1.58%
8	苔滑	6	1.58%
9	苔少津	6	1.58%
10	苔干	5	1.32%

（7）常见脉象

消化系统常见脉象见表31。

表31　常见脉象

ID	脉象	出现频次	消化系统医案中所占百分比
1	脉弦	117	30.79%
2	脉细	101	26.58%
3	脉数	91	23.95%
4	脉滑	58	15.26%
5	脉沉	33	8.68%
6	脉缓	16	4.21%
7	脉浮	13	3.42%

续表

ID	脉象	出现频次	消化系统医案中所占百分比
8	脉濡	10	2.63%
9	脉虚	7	1.84%
10	脉小	6	1.58%

（8）常用治法

消化系统常用治法见表32。

表32 常用治法

ID	治法	出现频次	消化系统医案中所占百分比
1	清热	63	16.58%
2	利湿	50	13.16%
3	益气	23	6.05%
4	解毒	18	4.74%
5	退黄	12	3.16%
6	活血	12	3.16%
7	养阴	11	2.89%
8	通腑	9	2.37%
9	健脾	9	2.37%

（9）结论

对消化系统感染性疾病医案数据进行了比较全面的分析挖掘。消化系统感染的西医疾病以胆系感染、胃炎等为主；中医相关疾病主要为胃脘痛、鼓胀等为主。主要的临床表现为发热、纳差、腹胀等。常见舌质舌苔以舌红，苔薄黄或薄腻为主；脉象以脉数、脉细、脉弦为主；常用治法以清热、利湿、益气、解毒为主。辨证以肝胆湿热、气滞血瘀为主。

四、常见感染性疾病医案分析

1. 肺部感染

（1）肺部感染数据一般情况

将西医疾病中明确诊断为肺部感染的450案共705诊次医案数据导入古今医案云平台，并进行标准化，批量加入分析池。进行统计分析，其中177诊次缺少临床表现数据，176诊次缺少舌质信息，203诊次缺少舌苔信息，265诊次缺少脉象信息，187诊次缺少中医疾病诊断信息，227诊次缺少中医证候诊断信息，120诊次缺少中医治法信息，112诊次缺少中药信息。

（2）结果

①四诊信息分析

a. 症状分布

肺部感染的主要临床表现有：咳嗽、气短、咯痰、气喘、胸闷、纳差、发热、浮肿、乏力、心悸等，其中发热出现频次最高为422次，前20位临床表现如表33。

表33 症状分布

序号	临床表现	频次	百分比
1	咳嗽	422	59.86%
2	气短	184	26.10%
3	咯痰	156	22.13%
4	气喘	140	19.86%
5	胸闷	134	19.01%
6	纳差	131	18.58%
7	发热	130	18.44%
8	浮肿	97	13.76%
9	乏力	90	12.77%
10	心悸	76	10.78%
11	口干	67	9.50%
12	神疲	66	9.36%
13	腹胀	62	8.79%
14	气促	54	7.66%
15	痰黄	52	7.38%
16	卧则气逆	51	7.23%
17	桶状胸	44	6.24%
18	便干	43	6.10%
19	尿少	41	5.82%
20	眠差	40	5.67%

b. 舌质分析

肺部感染的主要舌质表现为：舌红、舌淡红、舌暗、舌体胖大、舌紫、舌少津等，其中舌质红频次最高为278次，前10位舌质表现如表34。

表34 舌质分析

序号	舌质	频次	百分比
1	舌红	278	39.43%
2	舌淡红	179	25.39%
3	舌暗	171	24.26%
4	舌体胖大	48	6.81%
5	舌紫	36	5.11%
6	舌少津	22	3.12%
7	舌边齿痕	11	1.56%
8	舌绛	11	1.56%
9	舌边瘀斑	6	0.85%
10	舌中裂纹	4	0.57%

c. 舌苔分析

肺部感染的主要舌苔表现为：苔黄、苔腻、苔薄、苔白、苔厚，其中苔黄出现频次最高为267次。前10位舌苔表现如表35。

表35 舌苔分析

序号	舌苔	频次	百分比
1	苔黄	267	37.87%
2	苔腻	239	33.90%
3	苔薄	188	26.67%
4	苔白	180	25.53%
5	苔厚	52	7.38%
6	苔干	20	2.84%
7	苔滑	14	1.99%
8	苔少	12	1.70%
9	苔剥	11	1.56%
10	苔燥	8	1.13%

d. 脉象分析

肺部感染的主要脉象表现有：脉数、脉滑、脉细、脉弦、脉沉，其中脉数出现频次较高为203次。前10位脉象表现见表36。

表36 脉象分析

序号	脉象	频次	百分比
1	脉数	203	28.79%
2	脉滑	167	23.69%
3	脉细	160	22.70%
4	脉弦	126	17.87%
5	脉沉	69	9.79%
6	脉弱	26	3.69%
7	脉浮	26	3.69%
8	脉结	22	3.12%
9	脉缓	19	2.70%
10	脉代	17	2.41%

e. 四诊聚类分析

660诊次具有四诊信息描述，取症状频次≥15的72个四诊信息项目进行聚类分析，聚类方法取离差平方和法，距离类型设置为欧氏距离平方。树状图如图1。

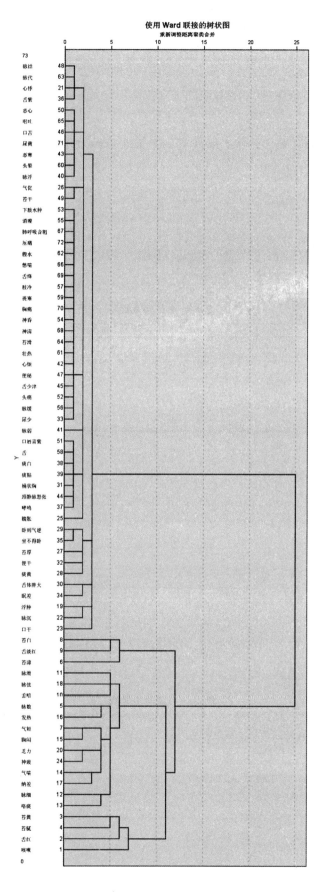

图1 四诊聚类分析图

根据聚类分析结果，以分组距离≥12 为界，可以得出肺部感染的症状分布可以分为 3 类。

第一组：咳嗽、舌红、苔黄、苔腻、咯痰、脉细、纳差、气喘、神疲、乏力、胸闷、气短、发热、脉数、舌暗、脉弦、脉滑。本组症状多为肺部热病的临床表现。

第二组：苔薄、舌淡红、苔白。本组症状为正常舌象，疾病初期或者后期将愈的患者，舌象多趋于正常。

第三组：桶状胸、口唇青紫、神昏、肢冷等。本组症状多为其他相兼疾病的临床表现。

②病证相关分析

a. 疾病诊断

中医疾病诊断

肺部感染常见中医疾病诊断有：咳嗽、喘证、肺胀、哮喘、发热，其中咳嗽出现频次最高为 164 次，前 10 位中医疾病诊断如下表 37。

表 37　中医疾病诊断

序号	中医诊断	频次	百分比
1	咳嗽	164	23.26%
2	喘证	88	12.48%
3	肺胀	65	9.22%
4	哮喘	27	3.83%
5	发热	16	2.27%
6	心悸	12	1.70%
7	肺痹	11	1.56%
8	水肿	10	1.42%
9	鼓胀	10	1.42%
10	中风	10	1.42%

中医证候诊断

肺部感染常见的中医证候有：痰热壅肺、气阴两虚、痰湿蕴肺，其中痰热壅肺出现频次最高为 192 次，前 10 位中医证候如下表 38。

表 38　中医证候诊断

序号	中医证候	频次	百分比
1	痰热壅肺	192	27.23%
2	气阴两虚	35	4.96%
3	痰湿蕴肺	30	4.26%
4	痰瘀阻肺	19	2.70%
5	肺肾亏虚	19	2.70%
6	风寒束表	16	2.27%
7	肺脾肾虚	15	2.13%

续表

序号	中医证候	频次	百分比
8	湿热内蕴	15	2.13%
9	热毒炽盛	12	1.70%
10	气虚血瘀	11	1.56%

西医疾病诊断

与肺部感染有关的常见西医疾病气管炎、肺气肿、肺源性心脏病,其中气管炎出现频次最高为242次,前14位相关西医疾病如下表39。

表39 西医疾病诊断

序号	西医诊断	频次	百分比
1	气管炎	242	34.33%
2	肺气肿	153	21.70%
3	肺源性心脏病	98	13.90%
4	哮喘	43	6.10%
5	心力衰竭	43	6.10%
6	高血压	29	4.11%
7	糖尿病	24	3.40%
8	冠状动脉硬化性心脏病	21	2.98%
9	肺间质纤维化	17	2.41%
10	风湿性心脏病	16	2.27%
11	肺性脑病	16	2.27%
12	呼吸衰竭	15	2.13%
13	心脏病	15	2.13%
14	肺结核	12	1.70%

b. 四诊信息与诊断分析

通过对四诊与中医诊断的关联分析结果可知,咳嗽常见临床表现为:苔黄、舌红、苔薄、舌淡红、苔白、舌暗、脉滑、咯痰、脉弦等;喘证常见咳嗽,气喘;关联分析结果中取置信度≥0.04,支持度≥0.02,提升度≥1的结果如下表40。

表40 四诊信息与诊断分析

四诊	中医诊断	同现频次	置信度	支持度	提升度
苔黄	咳嗽	91	0.34	0.13	1.46
舌红	咳嗽	79	0.28	0.11	1.2
苔薄	咳嗽	78	0.41	0.11	1.76
咳嗽	喘证	64	0.15	0.09	1.31
舌淡红	咳嗽	52	0.29	0.07	1.25

续表

四诊	中医诊断	同现频次	置信度	支持度	提升度
苔白	咳嗽	49	0.27	0.07	1.16
舌暗	咳嗽	46	0.27	0.07	1.16
脉滑	咳嗽	43	0.26	0.06	1.12
气喘	喘证	42	0.3	0.06	2.61
咯痰	咳嗽	42	0.27	0.06	1.16
脉弦	咳嗽	40	0.31	0.06	1.33
气短	喘证	34	0.18	0.05	1.57
舌红	肺胀	32	0.12	0.05	1.32
舌暗	肺胀	29	0.17	0.04	1.87
苔腻	喘证	28	0.12	0.04	1.04
苔腻	肺胀	27	0.11	0.04	1.21
脉数	喘证	27	0.13	0.04	1.13
苔薄	肺胀	25	0.13	0.04	1.43
舌淡红	肺胀	24	0.13	0.03	1.43
舌淡红	喘证	23	0.13	0.03	1.13
胸闷	肺胀	23	0.17	0.03	1.87
胸闷	喘证	22	0.16	0.03	1.39
气短	肺胀	22	0.12	0.03	1.32
纳差	喘证	20	0.15	0.03	1.31
苔白	肺胀	20	0.11	0.03	1.21
脉滑	喘证	20	0.12	0.03	1.04
咯痰	肺胀	19	0.12	0.03	1.32
咯痰	喘证	18	0.12	0.03	1.04
浮肿	喘证	17	0.18	0.02	1.57
咳嗽	哮喘	17	0.04	0.02	1.08
脉细	肺胀	16	0.1	0.02	1.1
发热	喘证	15	0.12	0.02	1.04
心悸	喘证	14	0.18	0.02	1.57
舌淡红	哮喘	14	0.08	0.02	2.17
浮肿	肺胀	13	0.13	0.02	1.43
苔黄	哮喘	13	0.05	0.02	1.36
腹胀	喘证	13	0.21	0.02	1.83
便干	咳嗽	13	0.3	0.02	1.29
苔腻	哮喘	12	0.05	0.02	1.36
脉细	哮喘	12	0.08	0.02	2.17
眠差	肺胀	11	0.28	0.02	3.08
乏力	肺胀	11	0.12	0.02	1.32
痰黄	喘证	11	0.21	0.02	1.83

③治法相关信息分析

a. 治法分布

肺部感染常用治法有:清热化痰、益气养阴、止咳平喘等,其中清热化痰出现频次最高为154次,前16位治法信息如下表41。

表41 治法分布

序号	治法	频次	百分比
1	清热化痰	154	21.84%
2	益气养阴	44	6.24%
3	止咳平喘	41	5.82%
4	宣肺止咳	40	5.67%
5	清热解毒	32	4.54%
6	健脾益气	31	4.40%
7	化痰止咳	26	3.69%
8	宣肺化痰	21	2.98%
9	健脾化痰	17	2.41%
10	益气活血	17	2.41%
11	化痰平喘	16	2.27%
12	活血化瘀	14	1.99%
13	和解少阳	14	1.99%
14	温阳化饮	12	1.70%
15	宣肺平喘	10	1.42%
16	温阳利水	10	1.42%

b. 四诊信息与治法分析

通过对四诊与治法的关联分析可知,舌红、苔黄、苔薄、苔腻、脉数、舌暗、脉滑、咯痰、脉弦与清热化痰治法关系较为密切。关联分析结果中取置信度≥0.03,支持度≥0.02,提升度≥1的结果如下表42。

表42 四诊信息与治法分析

四诊	治法	同现频次	置信度	支持度	提升度
舌红	清热化痰	94	0.34	0.13	1.59
苔黄	清热化痰	93	0.35	0.13	1.63
苔薄	清热化痰	58	0.31	0.08	1.45
苔腻	清热化痰	57	0.24	0.08	1.12
脉数	清热化痰	50	0.25	0.07	1.17
舌暗	清热化痰	47	0.27	0.07	1.26
脉滑	清热化痰	47	0.28	0.07	1.31
咯痰	清热化痰	40	0.26	0.06	1.21
脉弦	清热化痰	39	0.3	0.06	1.4

续表

四诊	治法	同现频次	置信度	支持度	提升度
咳嗽	止咳平喘	36	0.09	0.05	1.59
咳嗽	宣肺止咳	33	0.08	0.05	1.48
苔黄	止咳平喘	24	0.09	0.03	1.59
咳嗽	清热解毒	23	0.05	0.03	1.14
舌红	止咳平喘	23	0.08	0.03	1.41
苔黄	益气养阴	22	0.08	0.03	1.28
咳嗽	健脾益气	21	0.05	0.03	1.41
舌红	益气养阴	21	0.08	0.03	1.28
脉滑	宣肺止咳	21	0.13	0.03	2.41
苔黄	清热解毒	20	0.07	0.03	1.59
痰黄	清热化痰	20	0.38	0.03	1.77
脉数	清热解毒	19	0.09	0.03	2.05
脉数	止咳平喘	19	0.09	0.03	1.59
口干	清热化痰	19	0.28	0.03	1.31
咳嗽	化痰止咳	19	0.05	0.03	1.36
苔白	宣肺止咳	19	0.11	0.03	2.04
苔黄	化痰止咳	18	0.07	0.03	1.9
咳嗽	化痰平喘	18	0.04	0.03	1.88
苔腻	化痰止咳	18	0.07	0.03	1.9
苔腻	益气养阴	18	0.07	0.03	1.12
舌红	化痰止咳	18	0.06	0.03	1.63
舌暗	益气养阴	17	0.1	0.02	1.6
舌淡红	宣肺止咳	17	0.09	0.02	1.67
气短	止咳平喘	17	0.09	0.02	1.59
苔黄	宣肺化痰	16	0.06	0.02	2.01
苔腻	止咳平喘	16	0.07	0.02	1.23
脉滑	止咳平喘	16	0.1	0.02	1.76
苔腻	宣肺止咳	15	0.06	0.02	1.11
苔薄	止咳平喘	15	0.08	0.02	1.41
舌红	清热解毒	15	0.05	0.02	1.14
气短	化痰平喘	15	0.08	0.02	3.76
脉数	益气养阴	14	0.07	0.02	1.12
便干	清热化痰	14	0.33	0.02	1.54
咯痰	止咳平喘	14	0.09	0.02	1.59
咯痰	宣肺止咳	14	0.09	0.02	1.67

续表

四诊	治法	同现频次	置信度	支持度	提升度
脉细	益气养阴	14	0.09	0.02	1.44
脉细	止咳平喘	14	0.09	0.02	1.59
胸闷	宣肺止咳	13	0.1	0.02	1.86
苔黄	健脾益气	13	0.05	0.02	1.41
咳嗽	宣肺化痰	13	0.03	0.02	1.01
苔厚	清热化痰	13	0.25	0.02	1.17
气喘	健脾益气	13	0.09	0.02	2.54
苔薄	健脾益气	13	0.07	0.02	1.97
气短	宣肺止咳	13	0.07	0.02	1.3
痰粘	清热化痰	12	0.38	0.02	1.77
咳嗽	活血化瘀	12	0.03	0.02	1.51
苔腻	宣肺化痰	12	0.05	0.02	1.68
心悸	益气养阴	12	0.16	0.02	2.56
舌淡红	健脾益气	12	0.07	0.02	1.97
气短	清热解毒	12	0.07	0.02	1.59
气短	益气养阴	12	0.07	0.02	1.12
脉滑	清热解毒	12	0.07	0.02	1.59
舌暗	宣肺止咳	11	0.06	0.02	1.11
口干	宣肺止咳	11	0.16	0.02	2.97
咯痰	化痰止咳	11	0.07	0.02	1.9
舌淡红	宣肺化痰	11	0.06	0.02	2.01

c. 诊断与治法信息分析

由中医诊断与治法的关联分析可知：咳嗽多用清热化痰、宣肺止咳、化痰止咳、益气养阴、止咳平喘治法；肺胀多用清热化痰、止咳平喘、健脾益气等治法。关联分析结果中取置信度≥0.02，支持度≥0.01，提升度≥1 的结果如下表43。

表43 诊断与治法信息分析

中医诊断	治法	同现频次	置信度	支持度	提升度
咳嗽	清热化痰	73	0.45	0.1	2.4
肺胀	清热化痰	25	0.38	0.04	2.03
咳嗽	宣肺止咳	20	0.12	0.03	2.29
咳嗽	化痰止咳	19	0.12	0.03	3.85
咳嗽	益气养阴	16	0.1	0.02	1.91
咳嗽	止咳平喘	13	0.08	0.02	1.71
肺胀	健脾益气	11	0.17	0.02	6.66

续表

中医诊断	治法	同现频次	置信度	支持度	提升度
哮喘	宣肺化痰	10	0.37	0.01	13.73
咳嗽	肃肺止咳	9	0.05	0.01	3.92
咳嗽	滋养肺阴	8	0.05	0.01	4.41
咳嗽	清热解毒	8	0.05	0.01	1.47
肺胀	止咳平喘	8	0.12	0.01	2.56
喘证	宣肺止咳	7	0.08	0.01	1.52
咳嗽	祛风解表	6	0.04	0.01	4.7
咳嗽	益气健脾	6	0.04	0.01	4.7
咳嗽	宣肺软坚	6	0.04	0.01	4.7
咳嗽	清热除痹	6	0.04	0.01	4.7
咳嗽	健脾化痰	6	0.04	0.01	2.17
喘证	宣肺平喘	6	0.07	0.01	7.05
哮喘	清热平喘	6	0.22	0.01	25.85
痹证	清热除痹	6	1	0.01	117.5
痹证	化痰止咳	6	1	0.01	32.05
痹证	益气养阴	6	1	0.01	19.05
喘证	化痰平喘	5	0.06	0.01	2.64
喘证	益气养阴	5	0.06	0.01	1.14
肺胀	益气养阴	5	0.08	0.01	1.52
肺痹	宽胸理气	5	0.45	0.01	35.25
哮证	清热化痰	4	0.57	0.01	3.04
血癌	宣肺化痰	4	1	0.01	37.11
血癌	清热解毒	4	1	0.01	29.38
鼓胀	和解少阳	4	0.4	0.01	23.5
鼓胀	益气活血	4	0.4	0.01	28.2
咳嗽	健脾燥湿	4	0.02	0.01	3.52
咳嗽	疏风散寒	4	0.02	0.01	2.35
咳嗽	清热除湿	4	0.02	0.01	3.52
咳嗽	宣肃并用	4	0.02	0.01	3.52
咳嗽	宣肺清热	4	0.02	0.01	3.52
咳嗽	润肺止咳	4	0.02	0.01	3.52
咳嗽	滋阴润肺	4	0.02	0.01	3.52
咳嗽	降气止咳	4	0.02	0.01	3.52
咳嗽	宣利肺气	4	0.02	0.01	3.52
咳嗽	止咳化痰	4	0.02	0.01	1.57

续表

中医诊断	治法	同现频次	置信度	支持度	提升度
喘证	温阳化饮	4	0.05	0.01	5.04
喘证	益气理脾	4	0.05	0.01	8.81
喘证	止咳平喘	4	0.05	0.01	1.07
喘证	化痰理气	4	0.05	0.01	7.05
喘证	补益心肾	4	0.05	0.01	8.81
喘证	降气	4	0.05	0.01	8.81
发热	和解少阳	4	0.25	0.01	14.69
发热	益气活血	4	0.25	0.01	17.63
肺癌	清热解毒宣肺	4	1	0.01	176.25
肺癌	清热化痰	4	1	0.01	5.34
水气病	宣肺止咳	4	1	0.01	19.05
水气病	化痰平喘	4	1	0.01	44.06
血虚劳	化痰止咳	4	1	0.01	32.05
血虚劳	清热解毒	4	1	0.01	29.38
血虚劳	益气养阴	4	1	0.01	19.05
肺胀	平喘	4	0.06	0.01	8.46
肺胀	化痰平喘	4	0.06	0.01	2.64
肺胀	补养心肺	4	0.06	0.01	10.57
肺胀	养阴健脾益气	4	0.06	0.01	10.57
肺胀	宽胸理气	4	0.06	0.01	4.7
肺胀	清痰热	4	0.06	0.01	8.46
肺胀	散寒清热	4	0.06	0.01	8.46
肺胀	养阴生津	4	0.06	0.01	5.29
心悸	益气养阴	4	0.33	0.01	6.29
肺痈	宣肺化痰	4	0.67	0.01	24.86
肺痈	清热解毒	4	0.67	0.01	19.68
哮喘	止咳平喘	4	0.15	0.01	3.2
肺痹	补肾益气	4	0.36	0.01	63.45
肺痹	健脾化痰	4	0.36	0.01	19.52
痰饮	宣肺止咳	4	0.57	0.01	10.86
痰饮	化痰平喘	4	0.57	0.01	25.12
温热伏气证	清热肃肺	4	1	0.01	117.5
温热伏气证	和解少阳	4	1	0.01	58.75

④ 用药分析

a. 用药频次

肺部感染常用中药为杏仁、黄芩、甘草、茯苓、桔梗、陈皮、鱼腥草、白术、桑白皮、黄芪、麦冬、半夏。其中杏仁用频次最高为197次，其次为黄芩，使用频次为192次。前30位常用中药如下表44。

表44 用药频次

序号	中药	频次	百分比
1	杏仁	197	27.94%
2	黄芩	192	27.23%
3	甘草	168	23.83%
4	茯苓	134	19.01%
5	桔梗	112	15.89%
6	陈皮	110	15.60%
7	鱼腥草	110	15.60%
8	白术	100	14.18%
9	桑白皮	98	13.90%
10	黄芪	93	13.19%
11	麦冬	89	12.62%
12	半夏	87	12.34%
13	丹参	84	11.91%
14	葶苈子	80	11.35%
15	五味子	74	10.50%
16	炙麻黄	69	9.79%
17	桃仁	67	9.50%
18	太子参	66	9.36%
19	炙甘草	64	9.08%
20	柴胡	64	9.08%
21	麻黄	58	8.23%
22	党参	57	8.09%
23	当归	55	7.80%
24	枳壳	55	7.80%
25	苏子	54	7.66%
26	白芍	54	7.66%
27	前胡	53	7.52%
28	法半夏	52	7.38%
29	川贝	51	7.23%
30	黄连	48	6.81%

b. 药物配伍

由中药与中药的关联分析可知，临床治疗肺部感染常用药物组合：黄芩、杏仁，鱼腥草、黄芩，甘草、杏仁，桑白皮、黄芩，白术、茯苓，鱼腥草、杏仁，甘草、黄芩。关联分析结果中取置信度≥0.15，支持度≥0.05，提升度≥1 的结果如下表45。

表45 药物配伍

中药	中药	同现频次	置信度	支持度	提升度
黄芩	杏仁	83	0.43	0.14	1.32
杏仁	黄芩	83	0.42	0.14	1.32
鱼腥草	黄芩	69	0.63	0.12	1.96
黄芩	鱼腥草	69	0.36	0.12	1.9
甘草	杏仁	68	0.41	0.11	1.24
杏仁	甘草	68	0.35	0.11	1.23
桑白皮	黄芩	64	0.65	0.11	2.04
黄芩	桑白皮	64	0.34	0.11	1.97
白术	茯苓	63	0.64	0.11	2.8
茯苓	白术	63	0.47	0.11	2.77
鱼腥草	杏仁	62	0.56	0.1	1.71
杏仁	鱼腥草	62	0.31	0.1	1.66
甘草	黄芩	60	0.36	0.1	1.13
黄芩	甘草	60	0.31	0.1	1.12
桔梗	甘草	59	0.53	0.1	1.88
甘草	桔梗	59	0.36	0.1	1.87
陈皮	茯苓	55	0.49	0.09	2.14
茯苓	陈皮	55	0.41	0.09	2.16
桔梗	杏仁	53	0.47	0.09	1.43
杏仁	桔梗	53	0.27	0.09	1.42
桑白皮	杏仁	52	0.53	0.09	1.61
杏仁	桑白皮	52	0.26	0.09	1.55
茯苓	甘草	50	0.37	0.08	1.33
甘草	茯苓	50	0.3	0.08	1.31
陈皮	甘草	48	0.43	0.08	1.53
甘草	陈皮	48	0.29	0.08	1.52
黄芪	白术	47	0.51	0.08	3.01
白术	黄芪	47	0.48	0.08	3
桔梗	黄芩	47	0.42	0.08	1.31
黄芩	桔梗	47	0.25	0.08	1.3

续表

中药	中药	同现频次	置信度	支持度	提升度
白术	陈皮	45	0.46	0.08	2.42
桑白皮	鱼腥草	45	0.46	0.08	2.42
鱼腥草	桑白皮	45	0.41	0.08	2.41
陈皮	白术	45	0.4	0.08	2.36
柴胡	黄芩	44	0.69	0.07	2.15
炙麻黄	杏仁	44	0.64	0.07	1.93
黄芩	柴胡	44	0.23	0.07	2.09
杏仁	炙麻黄	44	0.22	0.07	1.86
杏仁，鱼腥草	黄芩	43	0.69	0.07	2.17
黄芩，鱼腥草	杏仁	43	0.62	0.07	1.89
五味子	麦冬	43	0.58	0.07	3.87
杏仁，黄芩	鱼腥草	43	0.52	0.07	2.73
麦冬	五味子	43	0.48	0.07	4.03
鱼腥草	杏仁，黄芩	43	0.39	0.07	2.79
黄芩	杏仁，鱼腥草	43	0.23	0.07	2.25
杏仁	黄芩，鱼腥草	43	0.22	0.07	1.82
麻黄	杏仁	40	0.69	0.07	2.09
杏仁	麻黄	40	0.2	0.07	2.03
鱼腥草，桑白皮	黄芩	38	0.84	0.06	2.64
前胡	杏仁	38	0.72	0.06	2.17
黄芩，桑白皮	鱼腥草	38	0.59	0.06	3.13
黄芩，鱼腥草	桑白皮	38	0.55	0.06	3.24
丹参	黄芩	38	0.45	0.06	1.41
桑白皮	黄芩，鱼腥草	38	0.39	0.06	3.23
鱼腥草	黄芩，桑白皮	38	0.35	0.06	3.14
黄芩	丹参	38	0.2	0.06	1.42
黄芩	鱼腥草，桑白皮	38	0.2	0.06	2.49
杏仁	前胡	38	0.19	0.06	2.14
川贝	杏仁	37	0.73	0.06	2.2
白术	甘草	37	0.38	0.06	1.35
桑白皮	甘草	37	0.38	0.06	1.35
甘草	白术	37	0.22	0.06	1.31
甘草	桑白皮	37	0.22	0.06	1.31
杏仁	川贝	37	0.19	0.06	2.09
石膏	杏仁	34	0.92	0.06	2.78

续表

中药	中药	同现频次	置信度	支持度	提升度
杏仁，桑白皮	黄芩	34	0.65	0.06	2.04
黄芩，桑白皮	杏仁	34	0.53	0.06	1.61
桃仁	杏仁	34	0.51	0.06	1.54
炙麻黄	黄芩	34	0.49	0.06	1.54
杏仁，黄芩	桑白皮	34	0.41	0.06	2.41
半夏	陈皮	34	0.39	0.06	2.06
黄芪	甘草	34	0.37	0.06	1.32
桑白皮	杏仁，黄芩	34	0.35	0.06	2.48
鱼腥草	甘草	34	0.31	0.06	1.1
陈皮	半夏	34	0.3	0.06	2.02
甘草	鱼腥草	34	0.2	0.06	1.08
甘草	黄芪	34	0.2	0.06	1.28
黄芩	炙麻黄	34	0.18	0.06	1.48
黄芩	杏仁，桑白皮	34	0.18	0.06	1.98
杏仁	桃仁	34	0.17	0.06	1.57
杏仁	石膏	34	0.17	0.06	2.88
杏仁	黄芩，桑白皮	34	0.17	0.06	1.57
杏仁，桔梗	甘草	33	0.62	0.06	2.22
党参	茯苓	33	0.59	0.06	2.56
甘草，桔梗	杏仁	33	0.56	0.06	1.69
杏仁，甘草	桔梗	33	0.49	0.06	2.55
黄芪	茯苓	33	0.36	0.06	1.56
桔梗	杏仁，甘草	33	0.29	0.06	2.68
茯苓	黄芪	33	0.25	0.06	1.54
茯苓	党参	33	0.25	0.06	2.74
甘草	杏仁，桔梗	33	0.2	0.06	2.21
杏仁	甘草，桔梗	33	0.17	0.06	1.68
前胡	甘草	32	0.6	0.05	2.16
太子参	甘草	32	0.48	0.05	1.73
丹参	鱼腥草	32	0.38	0.05	2.01
半夏	甘草	32	0.37	0.05	1.31
鱼腥草	丹参	32	0.29	0.05	2.08
甘草	半夏	32	0.19	0.05	1.29
甘草	太子参	32	0.19	0.05	1.75
甘草	前胡	32	0.19	0.05	2.14
柴胡	甘草	31	0.48	0.05	1.73
半夏	茯苓	31	0.36	0.05	1.55
黄芪	陈皮	31	0.34	0.05	1.77
陈皮	黄芪	31	0.28	0.05	1.73

续表

中药	中药	同现频次	置信度	支持度	提升度
茯苓	半夏	31	0.23	0.05	1.54
甘草	柴胡	31	0.19	0.05	1.7
款冬花	黄芩	30	0.81	0.05	2.53
炙甘草	杏仁	30	0.47	0.05	1.42
半夏	白术	30	0.34	0.05	2.03
麦冬	黄芪	30	0.34	0.05	2.11
黄芪	麦冬	30	0.33	0.05	2.17
白术	半夏	30	0.31	0.05	2.04
黄芩	款冬花	30	0.16	0.05	2.62
杏仁	炙甘草	30	0.15	0.05	1.38

c. 核心中药组合

利用 Liquorice 提取医案中治疗肺部感染的核心中药组合，算法取 Hierarchies networks，设置 Layer num 为 3，degree coefficient 为 1.6，核心中药组合如下图。中药节点度及权重分布见下表 46，以杏仁为例，度和权重表示杏仁与其他 9 味中药在共同配伍 473 次。核心中药组合见图 2。

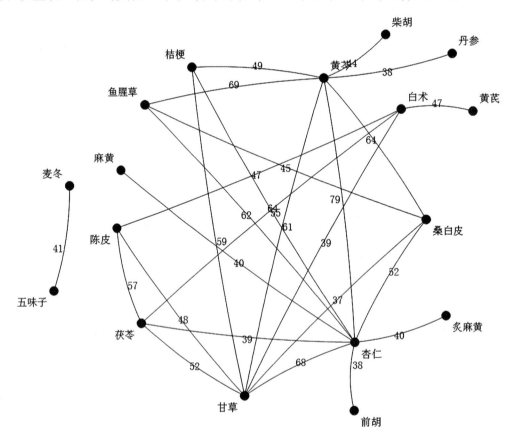

图 2　核心中药组合

表46　核心中药组合节点与权重

序号	度密度	度	权重	节点
1	0.5625	9	473	[杏仁]
2	0.4375	7	404	[黄芩]
3	0.4375	7	364	[甘草]
4	0.25	4	212	[茯苓]
5	0.25	4	198	[桑白皮]
6	0.25	4	197	[白术]
7	0.1875	3	152	[陈皮]
8	0.1875	3	163	[桔梗]
9	0.1875	3	176	[鱼腥草]
10	0.0625	1	38	[丹参]
11	0.0625	1	41	[五味子]
12	0.0625	1	40	[炙麻黄]
13	0.0625	1	40	[麻黄]
14	0.0625	1	41	[麦冬]
15	0.0625	1	38	[前胡]
16	0.0625	1	44	[柴胡]
17	0.0625	1	47	[黄芪]

d. 疾病与药物分析

由中医诊断与中药的关联分析结果可知：咳嗽常用中药：杏仁、黄芩、甘草、桔梗、鱼腥草、陈皮、茯苓、川贝、桑白皮、黄连等。关联分析结果中取置信度≥0.11，支持度≥0.03，提升度≥1 的结果如下表47。

表47　疾病与药物分析

中医诊断	中药	同现频次	置信度	支持度	提升度
咳嗽	杏仁	73	0.45	0.1	2.01
咳嗽	黄芩	61	0.37	0.09	1.81
咳嗽	甘草	51	0.31	0.07	1.75
咳嗽	桔梗	47	0.29	0.07	2.25
咳嗽	鱼腥草	45	0.27	0.06	2.41
咳嗽	陈皮	45	0.27	0.06	2.29
咳嗽	茯苓	38	0.23	0.05	1.57
咳嗽	川贝	30	0.18	0.04	2.82
咳嗽	桑白皮	29	0.18	0.04	1.59

续表

中医诊断	中药	同现频次	置信度	支持度	提升度
咳嗽	黄连	29	0.18	0.04	3.02
咳嗽	前胡	27	0.16	0.04	2.26
喘证	五味子	27	0.31	0.04	4.12
咳嗽	白术	26	0.16	0.04	1.46
咳嗽	半夏	26	0.16	0.04	1.74
喘证	杏仁	26	0.3	0.04	1.34
喘证	茯苓	24	0.27	0.03	1.85
咳嗽	桃仁	23	0.14	0.03	2.06
咳嗽	太子参	22	0.13	0.03	1.73
喘证	半夏	22	0.25	0.03	2.71
咳嗽	防风	21	0.13	0.03	3.52
喘证	甘草	21	0.24	0.03	1.35
肺胀	黄芩	21	0.32	0.03	1.57
咳嗽	丹参	20	0.12	0.03	1.41
咳嗽	百部	19	0.12	0.03	3.53
咳嗽	黄芪	19	0.12	0.03	1.24
咳嗽	款冬花	19	0.12	0.03	2.92
咳嗽	紫菀	19	0.12	0.03	2.82
喘证	白芍	19	0.22	0.03	3.88
喘证	麦冬	19	0.22	0.03	2.35
咳嗽	芦根	18	0.11	0.03	2.35
肺胀	黄芪	18	0.28	0.03	2.9

e. 治法与中药分析

通过治法与中药的关联分析可知：清热化痰治法与黄芩、杏仁、甘草、鱼腥草、桑白皮、桔梗、川贝、黄连、茯苓等关系密切。关联分析结果中取置信度≥0.07，支持度≥0.02，提升度≥1的结果如下表48。

表48 治法与中药分析

治法	中药	同现频次	置信度	支持度	提升度
清热化痰	黄芩	74	0.48	0.1	1.92
清热化痰	杏仁	71	0.46	0.1	1.79
清热化痰	甘草	55	0.36	0.08	1.76
清热化痰	鱼腥草	51	0.33	0.07	2.28

续表

治法	中药	同现频次	置信度	支持度	提升度
清热化痰	桑白皮	47	0.31	0.07	2.46
清热化痰	桔梗	42	0.27	0.06	1.92
清热化痰	川贝	34	0.22	0.05	3.17
清热化痰	黄连	30	0.19	0.04	2.91
清热化痰	茯苓	28	0.18	0.04	1.08
止咳平喘	杏仁	28	0.68	0.04	2.65
清热化痰	桃仁	27	0.18	0.04	2.05
清热化痰	前胡	26	0.17	0.04	2.45
清热化痰	丹参	25	0.16	0.04	1.39
止咳平喘	黄芩	25	0.61	0.04	2.44
止咳平喘	鱼腥草	24	0.59	0.03	4.08
益气养阴	麦冬	23	0.52	0.03	4.58
清热化痰	太子参	22	0.14	0.03	1.59
清热化痰	麻黄	22	0.14	0.03	1.94
清热化痰	石膏	21	0.14	0.03	2.9
清热化痰	款冬花	20	0.13	0.03	2.86
健脾益气	黄芪	20	0.65	0.03	5.15
清热化痰	浙贝	19	0.12	0.03	2.64
清热化痰	炙甘草	18	0.12	0.03	1.51
清热化痰	苏子	18	0.12	0.03	1.69
清热化痰	葶苈子	17	0.11	0.02	1.06
清热化痰	半夏	17	0.11	0.02	1.01
益气养阴	五味子	17	0.39	0.02	4.17
清热化痰	金银花	16	0.1	0.02	3.2
清热化痰	法半夏	16	0.1	0.02	1.57
清热化痰	枳壳	16	0.1	0.02	1.38
清热化痰	野荞麦根	16	0.1	0.02	4.41
止咳平喘	桑白皮	16	0.39	0.02	3.09
清热化痰	大青叶	15	0.1	0.02	3.71
止咳平喘	甘草	15	0.37	0.02	1.81
宣肺止咳	杏仁	15	0.38	0.02	1.48
健脾益气	白术	15	0.48	0.02	3.85
清热化痰	枇杷叶	14	0.09	0.02	2.88

续表

治法	中药	同现频次	置信度	支持度	提升度
清热化痰	三叶青	14	0.09	0.02	4.53
清热化痰	炙枇杷叶	14	0.09	0.02	4.53
清热化痰	瓜蒌	14	0.09	0.02	2.35
清热化痰	冬瓜仁	14	0.09	0.02	2.54
清热化痰	地骨皮	14	0.09	0.02	3.02
清热化痰	肺形草	14	0.09	0.02	4.53
宣肺止咳	甘草	14	0.35	0.02	1.71
益气养阴	鱼腥草	14	0.32	0.02	2.21
和解少阳	黄芩	14	1	0.02	4.01
清热解毒	黄芩	13	0.41	0.02	1.64
清热化痰	南沙参	13	0.08	0.02	1.82
清热化痰	生甘草	13	0.08	0.02	1.38
止咳平喘	麻黄	13	0.32	0.02	4.42
宣肺止咳	茯苓	13	0.33	0.02	1.99
清热化痰	芦根	12	0.08	0.02	1.57
清热化痰	地龙	12	0.08	0.02	2.09
清热化痰	党参	12	0.08	0.02	1.18
清热化痰	薏苡仁	12	0.08	0.02	2.82
止咳平喘	款冬花	12	0.29	0.02	6.39
清热化痰	全瓜蒌	11	0.07	0.02	1.41
清热化痰	紫菀	11	0.07	0.02	1.3
止咳平喘	丹参	11	0.27	0.02	2.35
宣肺止咳	芦根	11	0.28	0.02	5.48
宣肺止咳	桃仁	11	0.28	0.02	3.18
宣肺止咳	川贝	11	0.28	0.02	4.03
化痰止咳	黄芩	11	0.42	0.02	1.68
益气养阴	太子参	11	0.25	0.02	2.84

（3）讨论

肺部感染四诊信息聚类分析显示以发热、咯痰、胸闷、气短、气喘、咳嗽、纳差、舌淡红或红，苔薄白或黄为一大类症状，中医疾病诊断以咳嗽、喘证、肺胀为主，主要证候为痰热壅肺、气阴两虚、痰湿蕴肺，主要治法为清热化痰、益气养阴、止咳平喘等。核心中药组合以清热化痰解毒之品为主。

2. 上呼吸道感染

(1) 上呼吸道感染医案数据一般情况

将西医疾病中明确诊断为上呼吸道感染的 1274 案共 1986 诊次医案数据导入古今医案云平台,并进行标准化,批量加入分析池。进行统计分析,其中 708 诊次缺少临床表现数据,153 诊次缺少舌质信息,113 诊次缺少舌苔信息,779 诊次缺少脉象信息,96 诊次缺少中医疾病诊断信息,697 诊次缺少中医证候诊断信息,118 诊次缺少中医治法信息,91 诊次缺少中药信息。

(2) 结果

① 四诊信息分析

a. 症状分布

上呼吸道感染的主要临床表现有咳嗽、发热、纳差、咯痰、咽痛、鼻塞、流涕、便干、乏力等,1986 诊次上呼吸道感染医案数据中咳嗽、发热出现频次最高,分别为 745 次和 550 次。前 25 位临床表现如下表 49。

表 49 症状分布

序号	临床表现	频次	百分比
1	咳嗽	745	37.51%
2	发热	550	27.69%
3	纳差	374	18.83%
4	咯痰	284	14.30%
5	咽痛	256	12.89%
6	鼻塞	253	12.74%
7	流涕	202	10.17%
8	便干	196	9.87%
9	乏力	160	8.06%
10	头痛	152	7.65%
11	口干	143	7.20%
12	恶寒	127	6.39%
13	眠差	105	5.29%
14	咽痒	94	4.73%
15	尿黄	91	4.58%
16	汗出	88	4.43%
17	咽红	78	3.93%
18	咽干	74	3.73%
19	头晕	69	3.47%
20	畏寒	62	3.12%

序号	临床表现	频次	百分比
21	腹胀	62	3.12%
22	胸闷	60	3.02%
23	疲乏	58	2.92%
24	恶心	53	2.67%
25	痰白	52	2.62%

b. 舌质分析

上呼吸道感染的主要舌质表现为舌红、舌淡红、舌暗、舌尖红等。其中以舌红出现频次最高分别为1142次。前19位舌质表现如下表50。

表50 舌质分析

序号	舌质	频次	百分比
1	舌红	1142	57.50%
2	舌淡红	552	27.79%
3	舌暗	134	6.75%
4	舌尖红	105	5.29%
5	舌边齿痕	50	2.52%
6	舌胖大	43	2.17%
7	舌边红	23	1.16%
8	舌绛	13	0.65%
9	舌紫	6	0.30%
10	舌体瘦薄	6	0.30%
11	舌边瘀斑	6	0.30%
12	舌少津	5	0.25%
13	淡紫	4	0.20%
14	舌中裂纹	4	0.20%
15	舌淡白	4	0.20%
16	舌边暗	2	0.10%
17	舌尖瘀斑	2	0.10%
18	舌尖暗	2	0.10%
19	舌下脉络紫	2	0.10%

c. 舌苔分析

上呼吸道感染的舌苔表现主要为苔薄、苔白、苔黄、苔腻、苔厚等。其中苔薄、苔白出现的频次较高。前8位舌苔表现如下表51。

表51 舌苔分析

序号	舌苔	频次	百分比
1	苔薄	965	48.59%
2	苔白	880	44.31%
3	苔黄	795	40.03%
4	苔腻	423	21.30%
5	苔厚	204	10.27%
6	苔少	36	1.81%
7	苔少津	26	1.31%
8	苔剥	24	1.21%

d. 脉象分析

上呼吸道感染的主要脉象表现有脉数、脉浮、脉细、脉滑、脉弦、脉沉等。其中脉数、脉浮出现频次较高。前12位脉象表现如下表52。

表52 脉象分析

序号	脉象	频次	百分比
1	脉数	581	29.25%
2	脉浮	393	19.79%
3	脉细	349	17.57%
4	脉滑	277	13.95%
5	脉弦	224	11.28%
6	脉沉	115	5.79%
7	脉缓	72	3.63%
8	脉紧	41	2.06%
9	脉弱	24	1.21%
10	脉无力	21	1.06%
11	脉濡	20	1.01%
12	脉平	17	0.86%
13	脉小	14	0.70%

e. 四诊信息聚类分析

1973诊次具有四诊信息描述，取症状频次≥20的74个四诊信息项目进行聚类分析，聚类方法取离差平方和法，距离类型设置为欧氏距离平方。树状图如下图3。

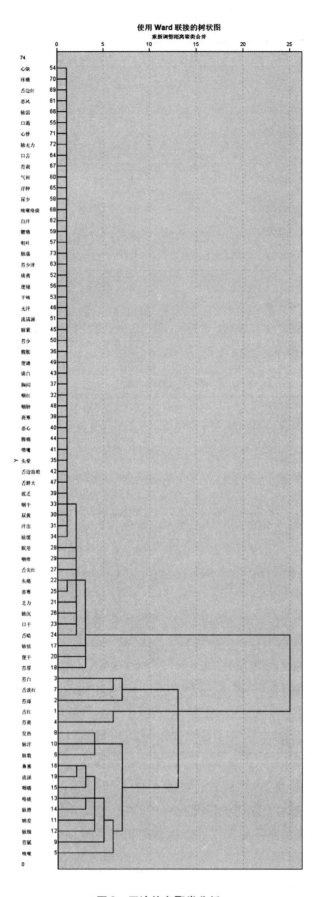

图3 四诊信息聚类分析

根据聚类分析结果,以分组距离≥10为界,可以得出上呼吸道感染的症状分布可以分为4类。

第一组:咳嗽、鼻塞、流涕、咽痛、咯痰、脉滑、纳差、脉细、苔腻、脉数、脉浮、发热。此组症状为多为上呼吸道感染的典型临床表现。

第二组:舌红、苔黄。本组为热病的典型舌象。

第三组:舌淡红、苔白、苔薄。本组症状为正常舌象,表示病邪未深或病邪将去。

第四组:口干、乏力、胸闷、头晕等。本组症状多相兼疾病的临床表现。

②病证相关分析

a. 疾病诊断

中医疾病诊断

与上呼吸道感染有关的常见中医疾病有感冒、咳嗽、发热等,其中感冒的频次最高,为829次,前16位中医疾病诊断信息如下表53。

表53 中医疾病诊断

序号	中医诊断	频次	百分比
1	感冒	829	41.74%
2	咳嗽	666	33.53%
3	发热	112	5.64%
4	水肿	30	1.51%
5	尿血	24	1.21%
6	风温	21	1.06%
7	伤寒	20	1.01%
8	腰痛	20	1.01%
9	虚劳	18	0.91%
10	胃痛	17	0.86%
11	喉痹	14	0.70%
12	紫癜	12	0.60%
13	头痛	12	0.60%
14	湿温	11	0.55%
15	泄泻	11	0.55%
16	厌食	11	0.55%

中医证候诊断

上呼吸道感染常见的中医证候有风热犯表、风热犯肺、风寒束表、痰热壅肺等,其中风热犯表出现的频次最高为248次,常见的前16位中医证候信息如下表54。

表54 中医证候诊断

序号	中医证候	频次	百分比
1	风热犯表	248	12.49%
2	风热犯肺	156	7.85%
3	风寒束表	110	5.54%
4	痰热壅肺	99	4.98%
5	肺脾气虚	83	4.18%
6	气阴两虚	46	2.32%
7	湿热内蕴	42	2.11%
8	寒热错杂	34	1.71%
9	风邪犯肺	34	1.71%
10	痰热郁肺	31	1.56%
11	痰湿蕴肺	30	1.51%
12	饮食积滞	29	1.46%
13	少阳不利	26	1.31%
14	气虚外感	21	1.06%
15	风寒袭肺	21	1.06%
16	肺阴亏虚	20	1.01%

西医疾病诊断

与上呼吸道感染相关的西医疾病主要有肾炎、高血压、泌尿系感染、气管炎等,其中以肾炎最为常见,频次为73次。前12位常见西医疾病诊断如下表55。

表55 西医疾病诊断

序号	西医诊断	频次	百分比
1	肾炎	73	3.68%
2	高血压	30	1.51%
3	泌尿系感染	28	1.41%
4	气管炎	23	1.16%
5	胃炎	22	1.11%
6	消化不良	18	0.91%
7	紫癜	18	0.91%
8	肾病	18	0.91%
9	肾病综合征	18	0.91%
10	鼻炎	13	0.65%
11	肝硬化	12	0.60%
12	心肌炎	11	0.55%

b. 四诊信息与诊断分析

通过对四诊与中医诊断的关联分析结果可知，感冒常见临床表现为苔薄、苔白、苔黄、发热、脉数、舌淡红、脉浮、鼻塞、咽痛、流涕等；咳嗽常见临床表现有舌红、咳嗽、苔薄、苔白、舌淡红、咯痰、脉细、脉滑等。关联分析结果中取置信度≥0.07，支持度≥0.03，提升度≥1的结果如下表56。

表56 四诊信息与诊断分析

序号	四诊	中医诊断	同现频次	置信度	支持度	提升度
1	苔薄	感冒	433	0.45	0.22	1.08
2	舌红	咳嗽	421	0.35	0.21	1.05
3	苔白	感冒	383	0.44	0.19	1.06
4	咳嗽	咳嗽	355	0.48	0.18	1.43
5	苔黄	感冒	339	0.43	0.17	1.04
6	苔薄	咳嗽	338	0.35	0.17	1.05
7	苔白	咳嗽	319	0.36	0.16	1.08
8	发热	感冒	277	0.5	0.14	1.21
9	脉数	感冒	251	0.43	0.13	1.04
10	舌淡红	感冒	247	0.45	0.12	1.08
11	脉浮	感冒	228	0.58	0.11	1.4
12	舌淡红	咳嗽	197	0.36	0.1	1.08
13	鼻塞	感冒	158	0.62	0.08	1.49
14	咯痰	咳嗽	154	0.54	0.08	1.61
15	脉细	咳嗽	140	0.4	0.07	1.19
16	咽痛	感冒	138	0.54	0.07	1.3
17	流涕	感冒	129	0.64	0.06	1.54
18	脉滑	咳嗽	114	0.41	0.06	1.22
19	苔厚	感冒	97	0.47	0.05	1.13
20	脉弦	咳嗽	88	0.39	0.04	1.16
21	头痛	感冒	86	0.57	0.04	1.37
22	便干	感冒	85	0.43	0.04	1.04
23	舌红	发热	84	0.07	0.04	1.24
24	发热	发热	70	0.13	0.04	2.31
25	恶寒	感冒	65	0.51	0.03	1.23
26	苔白	发热	62	0.07	0.03	1.24
27	舌尖红	感冒	61	0.58	0.03	1.4
28	舌暗	感冒	56	0.42	0.03	1.01
29	脉沉	咳嗽	55	0.47	0.03	1.4
30	咽痒	咳嗽	54	0.57	0.03	1.7
31	脉数	发热	54	0.09	0.03	1.6
32	头晕	感冒	50	0.72	0.03	1.74

③治法相关信息分析

a. 治法分布

上呼吸道感染常用的治法有疏风清热、宣肺止咳、清热化痰、化痰止咳、清热解毒等，其中疏风清热出现频次最高为265次。前22位常用治法如下表57。

表57 治法分布

序号	治法	频次	百分比
1	疏风清热	265	13.34%
2	宣肺止咳	189	9.52%
3	清热化痰	160	8.06%
4	化痰止咳	132	6.65%
5	清热解毒	85	4.28%
6	疏风解表	82	4.13%
7	清热利湿	69	3.47%
8	辛凉解表	69	3.47%
9	疏风宣肺	53	2.67%
10	调和营卫	51	2.57%
11	益气养阴	46	2.32%
12	益气固表	42	2.11%
13	宣肺解表	40	2.01%
14	清热利咽	37	1.86%
15	疏风散寒	36	1.81%
16	宣肺化痰	35	1.76%
17	健脾益气	35	1.76%
18	和解少阳	34	1.71%
19	清热宣肺	33	1.66%
20	清热解表	32	1.61%
21	益气解表	28	1.41%
22	清肺止咳	22	1.11%

b. 四诊信息与治法分析

通过对四诊与治法的关联分析可知，舌红、苔薄、苔黄与疏风清热治法关系较为密切，舌红、咳嗽、苔白与宣肺止咳治法关系较为密切。关联分析结果中取置信度≥0.04，支持度≥0.03，提升度≥1的结果如下表58。

表58 四诊信息与治法分析

序号	四诊	治法	同现频次	置信度	支持度	提升度
1	舌红	疏风清热	183	0.15	0.09	1.14
2	苔薄	疏风清热	167	0.17	0.08	1.29
3	苔黄	疏风清热	130	0.16	0.07	1.21

续表

序号	四诊	治法	同现频次	置信度	支持度	提升度
4	舌红	宣肺止咳	119	0.1	0.06	1.05
5	舌红	清热化痰	110	0.09	0.06	1.12
6	咳嗽	疏风清热	104	0.14	0.05	1.06
7	咳嗽	宣肺止咳	102	0.14	0.05	1.47
8	苔白	宣肺止咳	100	0.11	0.05	1.16
9	发热	疏风清热	89	0.16	0.04	1.21
10	苔黄	宣肺止咳	83	0.1	0.04	1.05
11	脉数	疏风清热	82	0.14	0.04	1.06
12	舌红	化痰止咳	80	0.07	0.04	1.07
13	苔白	清热化痰	79	0.09	0.04	1.12
14	苔黄	清热化痰	76	0.1	0.04	1.25
15	脉浮	疏风清热	69	0.18	0.03	1.36
16	苔薄	化痰止咳	67	0.07	0.03	1.07
17	脉数	宣肺止咳	66	0.11	0.03	1.16
18	苔白	化痰止咳	63	0.07	0.03	1.07
19	咳嗽	化痰止咳	63	0.08	0.03	1.22
20	舌红	清热解毒	62	0.05	0.03	1.17
21	舌淡红	宣肺止咳	60	0.11	0.03	1.16
22	苔黄	化痰止咳	58	0.07	0.03	1.07
23	苔黄	清热解毒	57	0.07	0.03	1.64
24	咳嗽	清热化痰	57	0.08	0.03	1
25	舌红	辛凉解表	53	0.04	0.03	1.15
26	舌红	清热利湿	50	0.04	0.03	1.19

c. 诊断与治法信息分析

由中医诊断与治法的关联分析可知：咳嗽多用宣肺止咳、清热化痰、化痰止咳、疏风宣肺治法；感冒多用疏风清热、辛凉解表、疏风解表、益气固表等治法。关联分析结果中取置信度≥0.01，支持度≥0.01，提升度≥1 的结果如下表59。

表59 诊断与治法信息分析

序号	中医诊断	治法	同现频次	置信度	支持度	提升度
1	咳嗽	宣肺止咳	141	0.21	0.07	2.21
2	咳嗽	清热化痰	118	0.18	0.06	2.26
3	感冒	疏风清热	116	0.14	0.06	1.09
4	咳嗽	化痰止咳	100	0.15	0.05	2.36
5	感冒	辛凉解表	50	0.06	0.03	1.78

续表

序号	中医诊断	治法	同现频次	置信度	支持度	提升度
6	感冒	疏风解表	49	0.06	0.02	1.45
7	咳嗽	疏风宣肺	35	0.05	0.02	1.87
8	感冒	益气固表	32	0.04	0.02	1.89
9	感冒	宣肺解表	28	0.03	0.01	1.49
10	感冒	调和营卫	26	0.03	0.01	1.17
11	咳嗽	清热宣肺	24	0.04	0.01	2.41
12	感冒	清热利咽	24	0.03	0.01	1.66
13	感冒	益气解表	24	0.03	0.01	2.13
14	感冒	健脾益气	23	0.03	0.01	1.81
15	咳嗽	宣肺化痰	19	0.03	0.01	1.81
16	咳嗽	清肺止咳	18	0.03	0.01	2.71
17	咳嗽	润肺止咳	18	0.03	0.01	3.31
18	咳嗽	益气养阴	18	0.03	0.01	1.27
19	感冒	疏风散寒	18	0.02	0.01	1.13
20	腰痛	疏风清热	18	0.9	0.01	6.98
21	咳嗽	利咽止咳	16	0.02	0.01	2.48
22	咳嗽	疏风散寒	15	0.02	0.01	1.13
23	感冒	清热解表	15	0.02	0.01	1.24
24	咳嗽	祛痰止咳	14	0.02	0.01	2.84
25	伤寒	调和营卫	14	0.7	0.01	27.26
26	感冒	辛温解表	14	0.02	0.01	2.84
27	发热	和解少阳	13	0.12	0.01	7.94
28	感冒	解表散寒	13	0.02	0.01	2.84
29	感冒	清解余邪	13	0.02	0.01	2.34
30	感冒	理气化痰	12	0.01	0.01	1.66
31	感冒	发汗解表	12	0.01	0.01	1.42
32	发热	宣肺止咳	11	0.1	0.01	1.05
33	发热	疏风解表	11	0.1	0.01	2.42
34	水肿	疏风清热	10	0.33	0.01	2.56
35	咳嗽	益气健脾	10	0.02	0.01	2.84
36	咳嗽	清热利咽	10	0.02	0.01	1.1
37	咳嗽	养阴润肺	10	0.02	0.01	3.31
38	咳嗽	清化湿热	10	0.02	0.01	2.84
39	伤寒	疏风	10	0.5	0.01	49.65
40	伤寒	清热	10	0.5	0.01	55.17

续表

序号	中医诊断	治法	同现频次	置信度	支持度	提升度
41	感冒	平肝潜阳	10	0.01	0.01	1.99
42	感冒	清余邪	10	0.01	0.01	1.66
43	感冒	清肺透邪	10	0.01	0.01	1.99
44	感冒	祛风除湿	10	0.01	0.01	1.24

④用药分析

a. 用药频次

上呼吸道感染临床常用中药有黄芩、连翘、桔梗、杏仁、甘草、防风、前胡、银华、柴胡、薄荷、陈皮、牛蒡子、荆芥等。其中以黄芩使用频次最高，为629次，其次是连翘，频次为560次。使用频次较高的前83位中药如下表60。

表60 用药频次

序号	中药	频次	百分比
1	黄芩	629	31.67%
2	连翘	560	28.20%
3	桔梗	529	26.64%
4	杏仁	481	24.22%
5	甘草	448	22.56%
6	防风	361	18.18%
7	前胡	356	17.93%
8	银花	348	17.52%
9	柴胡	338	17.02%
10	薄荷	287	14.45%
11	陈皮	259	13.04%
12	牛蒡子	225	11.33%
13	荆芥	210	10.57%
14	麦冬	191	9.62%
15	僵蚕	183	9.21%
16	茯苓	181	9.11%
17	桑叶	179	9.01%
18	玄参	174	8.76%
19	芦根	171	8.61%
20	板蓝根	167	8.41%
21	白术	163	8.21%
22	黄芪	159	8.01%
23	赤芍	153	7.70%

续表

序号	中药	频次	百分比
24	鱼腥草	152	7.65%
25	太子参	140	7.05%
26	射干	140	7.05%
27	蝉衣	137	6.90%
28	党参	137	6.90%
29	生石膏	135	6.80%
30	苏叶	135	6.80%
31	白芷	134	6.75%
32	枳壳	131	6.60%
33	炙甘草	129	6.50%
34	菊花	127	6.39%
35	半夏	126	6.34%
36	金银花	124	6.24%
37	炙麻黄	120	6.04%
38	荆芥穗	120	6.04%
39	白芍	117	5.89%
40	生甘草	112	5.64%
41	淡豆豉	112	5.64%
42	浙贝母	111	5.59%
43	桑白皮	107	5.39%
44	浙贝	106	5.34%
45	葛根	99	4.98%
46	炒枳壳	94	4.73%
47	瓜蒌	94	4.73%
48	青蒿	89	4.48%
49	竹叶	88	4.43%
50	川芎	88	4.43%
51	鲜芦根	87	4.38%
52	知母	85	4.28%
53	麻黄	85	4.28%
54	桂枝	85	4.28%
55	藿香	82	4.13%
56	生姜	79	3.98%
57	当归	74	3.73%
58	蝉蜕	73	3.68%

续表

序号	中药	频次	百分比
59	羌活	73	3.68%
60	生地	72	3.63%
61	五味子	71	3.58%
62	葶苈子	68	3.42%
63	辛夷	68	3.42%
64	枇杷叶	67	3.37%
65	厚朴	65	3.27%
66	焦三仙	64	3.22%
67	大枣	64	3.22%
68	苍术	63	3.17%
69	苍耳子	62	3.12%
70	黄连	61	3.07%
71	百部	60	3.02%
72	沙参	60	3.02%
73	丹皮	60	3.02%
74	鲜茅根	59	2.97%
75	蒲公英	59	2.97%
76	大青叶	58	2.92%
77	钩藤	58	2.92%
78	苏梗	56	2.82%
79	石膏	55	2.77%
80	法夏	53	2.67%
81	滑石	51	2.57%
82	苏子	50	2.52%
83	炙枇杷叶	50	2.52%

b. 药物配伍

由中药与中药的关联分析可知，临床治疗上呼吸道感染常用药物组合：金银花、连翘；连翘、黄芩；桔梗、连翘；前胡、杏仁；甘草、桔梗；桔梗、黄芩。关联分析结果中取置信度≥0.17，支持度≥0.05，提升度≥1的结果如下表61。

表61 药物配伍

中药	中药	同现频次	置信度	支持度	提升度
银花	连翘	280	0.8	0.15	2.68
连翘	黄芩	280	0.5	0.15	1.52
连翘	银花	280	0.5	0.15	2.78

续表

中药	中药	同现频次	置信度	支持度	提升度
黄芩	连翘	280	0.45	0.15	1.49
桔梗	连翘	251	0.48	0.13	1.59
连翘	桔梗	251	0.45	0.13	1.6
前胡	杏仁	227	0.64	0.12	2.57
杏仁	前胡	227	0.47	0.12	2.48
甘草	桔梗	224	0.51	0.12	1.81
桔梗	黄芩	224	0.43	0.12	1.29
桔梗	甘草	224	0.43	0.12	1.85
黄芩	桔梗	224	0.36	0.12	1.28
前胡	桔梗	211	0.6	0.11	2.13
桔梗	前胡	211	0.4	0.11	2.11
杏仁	桔梗	204	0.42	0.11	1.51
桔梗	杏仁	204	0.39	0.11	1.55
薄荷	连翘	201	0.7	0.11	2.33
连翘	薄荷	201	0.36	0.11	2.39
甘草	连翘	192	0.43	0.1	1.45
连翘	甘草	192	0.34	0.1	1.49
柴胡	黄芩	191	0.57	0.1	1.71
黄芩	柴胡	191	0.3	0.1	1.69
甘草	杏仁	185	0.42	0.1	1.67
杏仁	甘草	185	0.38	0.1	1.67
甘草	黄芩	178	0.4	0.09	1.22
黄芩	甘草	178	0.28	0.09	1.23
杏仁	黄芩	173	0.36	0.09	1.09
黄芩	杏仁	173	0.28	0.09	1.1
牛蒡子	连翘	171	0.76	0.09	2.53
连翘	牛蒡子	171	0.31	0.09	2.54
杏仁	连翘	168	0.35	0.09	1.16
连翘	杏仁	168	0.3	0.09	1.2
银花	黄芩	166	0.48	0.09	1.45
黄芩	银花	166	0.26	0.09	1.47
前胡	黄芩	159	0.45	0.08	1.36
黄芩	前胡	159	0.25	0.08	1.33
柴胡	连翘	154	0.46	0.08	1.52
连翘	柴胡	154	0.28	0.08	1.53

续表

中药	中药	同现频次	置信度	支持度	提升度
黄芩，银花	连翘	147	0.89	0.08	2.95
黄芩，连翘	银花	147	0.53	0.08	2.92
连翘，银花	黄芩	147	0.53	0.08	1.59
银花	桔梗	147	0.42	0.08	1.51
银花	黄芩，连翘	147	0.42	0.08	2.82
桔梗	银花	147	0.28	0.08	1.55
连翘	黄芩，银花	147	0.26	0.08	2.92
黄芩	连翘，银花	147	0.23	0.08	1.56
牛蒡子	黄芩	138	0.61	0.07	1.86
前胡	甘草	138	0.39	0.07	1.7
甘草	前胡	138	0.31	0.07	1.64
黄芩	牛蒡子	138	0.22	0.07	1.83
薄荷	黄芩	137	0.48	0.07	1.45
前胡	连翘	137	0.39	0.07	1.29
连翘	前胡	137	0.24	0.07	1.29
黄芩	薄荷	137	0.22	0.07	1.46
薄荷	桔梗	136	0.47	0.07	1.69
桔梗	薄荷	136	0.26	0.07	1.72
薄荷	银花	134	0.47	0.07	2.59
银花	薄荷	134	0.39	0.07	2.57
黄芩，桔梗	连翘	132	0.59	0.07	1.96
连翘，桔梗	黄芩	132	0.53	0.07	1.59
黄芩，连翘	桔梗	132	0.47	0.07	1.68
桔梗	黄芩，连翘	132	0.25	0.07	1.67
连翘	黄芩，桔梗	132	0.24	0.07	1.96
黄芩	连翘，桔梗	132	0.21	0.07	1.62
牛蒡子	银花	129	0.57	0.07	3.19
银花	牛蒡子	129	0.37	0.07	3.09
牛蒡子	桔梗	126	0.56	0.07	2
桔梗	牛蒡子	126	0.24	0.07	1.99
银花，薄荷	连翘	125	0.93	0.07	3.11
连翘，薄荷	银花	125	0.62	0.07	3.45
桔梗，杏仁	前胡	125	0.61	0.07	3.22
桔梗，前胡	杏仁	125	0.59	0.07	2.37
杏仁，前胡	桔梗	125	0.55	0.07	1.97

续表

中药	中药	同现频次	置信度	支持度	提升度
连翘，银花	薄荷	125	0.45	0.07	2.98
薄荷	甘草	125	0.44	0.07	1.89
薄荷	连翘，银花	125	0.44	0.07	2.9
银花	连翘，薄荷	125	0.36	0.07	3.27
前胡	桔梗，杏仁	125	0.35	0.07	3.22
甘草	薄荷	125	0.28	0.07	1.89
杏仁	桔梗，前胡	125	0.26	0.07	2.36
桔梗	杏仁，前胡	125	0.24	0.07	1.98
连翘	银花，薄荷	125	0.22	0.07	3.19
黄芩，前胡	桔梗	124	0.78	0.07	2.79
杏仁，甘草	桔梗	124	0.67	0.07	2.39
桔梗，杏仁	甘草	124	0.61	0.07	2.64
桔梗，前胡	黄芩	124	0.59	0.07	1.78
黄芩，桔梗	前胡	124	0.55	0.07	2.91
桔梗，甘草	杏仁	124	0.55	0.07	2.21
前胡	黄芩，桔梗	124	0.35	0.07	2.93
甘草	桔梗，杏仁	124	0.28	0.07	2.55
杏仁	桔梗，甘草	124	0.26	0.07	2.15
桔梗	黄芩，前胡	124	0.24	0.07	2.94
桔梗	杏仁，甘草	124	0.24	0.07	2.35
黄芩	桔梗，前胡	124	0.2	0.07	1.8
连翘，甘草	桔梗	118	0.61	0.06	2.19
桔梗，甘草	连翘	118	0.53	0.06	1.76
连翘，桔梗	甘草	118	0.47	0.06	2.04
陈皮	杏仁	118	0.46	0.06	1.82
甘草	连翘，桔梗	118	0.27	0.06	2.05
杏仁	陈皮	118	0.25	0.06	1.75
桔梗	连翘，甘草	118	0.22	0.06	2.24
连翘	桔梗，甘草	118	0.21	0.06	1.76
银花，牛蒡子	连翘	117	0.91	0.06	3.02
连翘，牛蒡子	银花	117	0.68	0.06	3.8
牛蒡子	连翘，银花	117	0.52	0.06	3.47
连翘，银花	牛蒡子	117	0.42	0.06	3.48
银花	甘草	117	0.34	0.06	1.46
银花	连翘，牛蒡子	117	0.34	0.06	3.74

中药	中药	同现频次	置信度	支持度	提升度
甘草	银花	117	0.26	0.06	1.47
连翘	银花，牛蒡子	117	0.21	0.06	2.98
芦根	连翘	115	0.67	0.06	2.24
连翘	芦根	115	0.21	0.06	2.28
桔梗，银花	连翘	114	0.78	0.06	2.59
连翘，桔梗	银花	114	0.45	0.06	2.52
连翘，银花	桔梗	114	0.41	0.06	1.45
银花	连翘，桔梗	114	0.33	0.06	2.52
桔梗	连翘，银花	114	0.22	0.06	1.44
连翘	桔梗，银花	114	0.2	0.06	2.54
柴胡	桔梗	113	0.33	0.06	1.19
桔梗	柴胡	113	0.21	0.06	1.19
甘草，前胡	桔梗	112	0.81	0.06	2.9
桔梗，前胡	甘草	112	0.53	0.06	2.31
桔梗，甘草	前胡	112	0.5	0.06	2.63
前胡	桔梗，甘草	112	0.32	0.06	2.64
甘草	桔梗，前胡	112	0.25	0.06	2.3
桔梗	甘草，前胡	112	0.21	0.06	3.04
连翘，前胡	桔梗	110	0.8	0.06	2.87
黄芩，牛蒡子	连翘	110	0.8	0.06	2.66
赤芍	连翘	110	0.72	0.06	2.41
连翘，牛蒡子	黄芩	110	0.64	0.06	1.95
桔梗，前胡	连翘	110	0.52	0.06	1.74
牛蒡子	黄芩，连翘	110	0.49	0.06	3.26
连翘，桔梗	前胡	110	0.44	0.06	2.31
黄芩，连翘	牛蒡子	110	0.39	0.06	3.27
前胡	连翘，桔梗	110	0.31	0.06	2.4
桔梗	连翘，前胡	110	0.21	0.06	2.98
连翘	赤芍	110	0.2	0.06	2.46
连翘	黄芩，牛蒡子	110	0.2	0.06	2.81
连翘	桔梗，前胡	110	0.2	0.06	1.79
黄芩	连翘，牛蒡子	110	0.18	0.06	1.95
芦根	桔梗	109	0.64	0.06	2.28
桔梗	芦根	109	0.21	0.06	2.3
芦根	黄芩	108	0.63	0.06	1.91

续表

中药	中药	同现频次	置信度	支持度	提升度
黄芩	芦根	108	0.17	0.06	1.91
连翘，柴胡	黄芩	106	0.69	0.06	2.09
黄芩，柴胡	连翘	106	0.55	0.06	1.85
黄芩，连翘	柴胡	106	0.38	0.06	2.1
柴胡	黄芩，连翘	106	0.31	0.06	2.09
连翘	黄芩，柴胡	106	0.19	0.06	1.89
黄芩	连翘，柴胡	106	0.17	0.06	2.11
桔梗，牛蒡子	连翘	105	0.83	0.06	2.78
连翘，牛蒡子	桔梗	105	0.61	0.06	2.19
黄芩，甘草	连翘	105	0.59	0.06	1.97
黄芩，甘草	桔梗	105	0.59	0.06	2.11
连翘，甘草	黄芩	105	0.55	0.06	1.66
黄芩，桔梗	甘草	105	0.47	0.06	2.04
桔梗，甘草	黄芩	105	0.47	0.06	1.42
牛蒡子	连翘，桔梗	105	0.47	0.06	3.59
连翘，桔梗	牛蒡子	105	0.42	0.06	3.49
陈皮	桔梗	105	0.41	0.06	1.45
黄芩，连翘	甘草	105	0.38	0.06	1.63
甘草	黄芩，连翘	105	0.24	0.06	1.58
甘草	黄芩，桔梗	105	0.24	0.06	1.98
桔梗	陈皮	105	0.2	0.06	1.42
桔梗	黄芩，甘草	105	0.2	0.06	2.21
桔梗	连翘，牛蒡子	105	0.2	0.06	2.21
连翘	黄芩，甘草	105	0.19	0.06	2.08
连翘	桔梗，牛蒡子	105	0.19	0.06	2.68
黄芩	连翘，甘草	105	0.17	0.06	1.67
黄芩	桔梗，甘草	105	0.17	0.06	1.4
柴胡	银花	104	0.31	0.05	1.71
银花	柴胡	104	0.3	0.05	1.66
薄荷	杏仁	102	0.36	0.05	1.42
杏仁	薄荷	102	0.21	0.05	1.41
黄芪	白术	101	0.64	0.05	7.94
白术	黄芪	101	0.63	0.05	7.84
黄芩，薄荷	连翘	100	0.73	0.05	2.43
连翘，薄荷	黄芩	100	0.5	0.05	1.51

续表

中药	中药	同现频次	置信度	支持度	提升度
黄芩,连翘	薄荷	100	0.36	0.05	2.38
薄荷	黄芩,连翘	100	0.35	0.05	2.32
连翘	黄芩,薄荷	100	0.18	0.05	2.55
黄芩	连翘,薄荷	100	0.16	0.05	1.45
黄芩,前胡	杏仁	99	0.62	0.05	2.49
黄芩,杏仁	前胡	99	0.57	0.05	3.01
荆芥	防风	99	0.47	0.05	2.48

c. 核心中药组合

利用 Liquorice 提取医案中治疗上呼吸道感染的核心中药组合，算法取 Hierarchies networks，设置 Layer num 为 3，degree coefficient 为 1.9，核心中药组合如图 4。中药节点度及权重分布见表 62，以连翘为例，度和权重表示连翘与其他 14 味中药在共同配伍 2329 次。

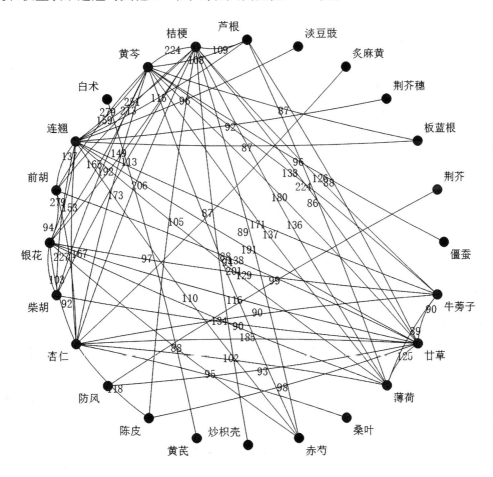

图 4 核心中药组合

表62 中药节点度及权重

序号	度密度	度	权重	节点
1	0.608696	14	2329	[连翘]
2	0.565217	13	2032	[黄芩]
3	0.565217	13	2033	[桔梗]
4	0.521739	12	1618	[甘草]
5	0.478261	11	1542	[杏仁]
6	0.434783	10	1349	[银花]
7	0.347826	8	1010	[薄荷]
8	0.304348	7	833	[牛蒡子]
9	0.26087	6	968	[前胡]
10	0.217391	5	506	[芦根]
11	0.217391	5	651	[柴胡]
12	0.173913	4	381	[赤芍]
13	0.130435	3	321	[陈皮]
14	0.086957	2	174	[板蓝根]
15	0.086957	2	192	[防风]
16	0.043478	1	96	[僵蚕]
17	0.043478	1	95	[桑叶]
18	0.043478	1	87	[炙麻黄]
19	0.043478	1	92	[荆芥穗]
20	0.043478	1	99	[荆芥]
21	0.043478	1	96	[淡豆豉]
22	0.043478	1	97	[白术]
23	0.043478	1	88	[炒枳壳]
24	0.043478	1	97	[黄芪]

d. 疾病与药物分析

由中医诊断与中药的关联分析结果可知：感冒常用中药有连翘、黄芩、银花、防风、柴胡、薄荷、牛蒡子、荆芥、白术、僵蚕、黄芪、赤芍、板蓝根等；咳嗽常用中药有杏仁、桔梗、前胡、甘草、陈皮、桑叶、麦冬、炙麻黄、鱼腥草等。关联分析结果中取置信度≥0.1，支持度≥0.03，提升度≥1的结果如下表63。

表63 疾病与药物分析

中医诊断	中药	同现频次	置信度	支持度	提升度
感冒	连翘	297	0.36	0.15	1.34
感冒	黄芩	295	0.36	0.15	1.2
咳嗽	杏仁	284	0.43	0.14	1.82

续表

中医诊断	中药	同现频次	置信度	支持度	提升度
咳嗽	桔梗	222	0.33	0.11	1.29
感冒	银花	214	0.26	0.11	1.56
感冒	防风	214	0.26	0.11	1.46
咳嗽	前胡	196	0.29	0.1	1.68
咳嗽	甘草	192	0.29	0.1	1.36
感冒	柴胡	181	0.22	0.09	1.37
感冒	薄荷	162	0.2	0.08	1.45
感冒	牛蒡子	157	0.19	0.08	1.75
咳嗽	陈皮	122	0.18	0.06	1.43
感冒	荆芥	116	0.14	0.06	1.38
感冒	白术	107	0.13	0.05	1.65
感冒	僵蚕	103	0.12	0.05	1.35
感冒	黄芪	101	0.12	0.05	1.56
咳嗽	桑叶	100	0.15	0.05	1.7
感冒	赤芍	98	0.12	0.05	1.59
感冒	板蓝根	95	0.11	0.05	1.39
咳嗽	麦冬	92	0.14	0.05	1.53
感冒	荆芥穗	89	0.11	0.04	1.84
感冒	淡豆豉	87	0.1	0.04	1.84
感冒	芦根	85	0.1	0.04	1.26
咳嗽	炙麻黄	83	0.12	0.04	2.02
咳嗽	鱼腥草	82	0.12	0.04	1.61
感冒	玄参	77	0.09	0.04	1.06
感冒	白芷	76	0.09	0.04	1.4
咳嗽	桑白皮	73	0.11	0.04	2.18
感冒	生石膏	71	0.09	0.04	1.49
感冒	苏叶	71	0.09	0.04	1.34
咳嗽	浙贝	66	0.1	0.03	1.89
咳嗽	浙贝母	65	0.1	0.03	1.82
咳嗽	茯苓	65	0.1	0.03	1.13
感冒	白芍	65	0.08	0.03	1.41
感冒	炙甘草	62	0.07	0.03	1.14
咳嗽	蝉衣	60	0.09	0.03	1.31
感冒	菊花	60	0.07	0.03	1.13
感冒	射干	60	0.07	0.03	1.01

续表

中医诊断	中药	同现频次	置信度	支持度	提升度
感冒	党参	59	0.07	0.03	1.06
咳嗽	瓜蒌	58	0.09	0.03	1.9
感冒	川芎	58	0.07	0.03	1.64
感冒	蝉衣	58	0.07	0.03	1.02
感冒	葛根	58	0.07	0.03	1.49
咳嗽	菊花	57	0.09	0.03	1.45
感冒	羌活	57	0.07	0.03	1.99
咳嗽	射干	54	0.08	0.03	1.15
咳嗽	半夏	53	0.08	0.03	1.38
咳嗽	太子参	52	0.08	0.03	1.16
咳嗽	葶苈子	51	0.08	0.03	2.34
咳嗽	苏叶	51	0.08	0.03	1.19
咳嗽	枇杷叶	50	0.08	0.03	2.37
咳嗽	鲜芦根	50	0.08	0.03	1.87
感冒	桂枝	50	0.06	0.03	1.51

e. 治法与中药分析

通过治法与中药的关联分析可知：疏风清热治法与连翘、桔梗、黄芩、甘草、薄荷、银花关系密切，宣肺止咳治法与杏仁、桔梗关系较为密切。关联分析结果中取置信度≥0.11，支持度≥0.02，提升度≥1 的结果如下表64。

表64 治法与中药分析

治法	中药	同现频次	置信度	支持度	提升度
疏风清热	连翘	137	0.52	0.07	1.92
疏风清热	桔梗	119	0.45	0.06	1.75
疏风清热	黄芩	112	0.43	0.06	1.39
疏风清热	甘草	95	0.36	0.05	1.69
疏风清热	薄荷	93	0.35	0.05	2.55
疏风清热	银花	87	0.33	0.04	1.93
宣肺止咳	杏仁	85	0.45	0.04	1.9
疏风清热	杏仁	77	0.29	0.04	1.23
宣肺止咳	桔梗	73	0.39	0.04	1.52
化痰止咳	杏仁	68	0.52	0.03	2.2
疏风清热	前胡	67	0.25	0.03	1.45
疏风清热	牛蒡子	60	0.23	0.03	2.07
清热化痰	前胡	59	0.37	0.03	2.15

续表

治法	中药	同现频次	置信度	支持度	提升度
宣肺止咳	前胡	58	0.31	0.03	1.8
清热化痰	杏仁	57	0.36	0.03	1.52
化痰止咳	桔梗	56	0.43	0.03	1.67
疏风清热	板蓝根	54	0.21	0.03	2.59
化痰止咳	前胡	52	0.4	0.03	2.32
化痰止咳	黄芩	52	0.4	0.03	1.29
疏风清热	玄参	49	0.19	0.02	2.27
清热解毒	连翘	47	0.55	0.02	2.03
疏风清热	金银花	46	0.17	0.02	2.96
辛凉解表	连翘	45	0.65	0.02	2.4
疏风清热	芦根	43	0.16	0.02	1.99
清热化痰	桔梗	42	0.26	0.02	1.01
辛凉解表	黄芩	41	0.59	0.02	1.91
宣肺止咳	甘草	41	0.22	0.02	1.03
疏风清热	菊花	40	0.15	0.02	2.4
疏风清热	荆芥穗	40	0.15	0.02	2.5
清热解毒	黄芩	39	0.46	0.02	1.49
疏风清热	鱼腥草	38	0.14	0.02	1.85
疏风清热	荆芥	36	0.14	0.02	1.38
疏风清热	赤芍	36	0.14	0.02	1.89
疏风清热	桑叶	36	0.14	0.02	1.6
疏风解表	防风	36	0.44	0.02	2.48
疏风解表	连翘	35	0.43	0.02	1.59
益气固表	白术	34	0.81	0.02	10.12
疏风解表	杏仁	34	0.41	0.02	1.73
清热解毒	银花	33	0.39	0.02	2.28
化痰止咳	甘草	33	0.25	0.02	1.17
调和营卫	白芍	32	0.63	0.02	10.98
疏风清热	射干	32	0.12	0.02	1.71
疏风清热	淡豆豉	32	0.12	0.02	2.19
疏风清热	麦冬	32	0.12	0.02	1.26
清热解毒	柴胡	31	0.36	0.02	2.25
疏风宣肺	黄芩	31	0.58	0.02	1.88
和解少阳	黄芩	31	0.91	0.02	2.94
宣肺止咳	牛蒡子	31	0.16	0.02	1.44

续表

治法	中药	同现频次	置信度	支持度	提升度
化痰止咳	陈皮	31	0.24	0.02	1.91
疏风解表	黄芩	31	0.38	0.02	1.23
宣肺解表	桔梗	30	0.75	0.02	2.91
疏风宣肺	前胡	30	0.57	0.02	3.31
宣肺止咳	炙麻黄	30	0.16	0.02	2.72
疏风清热	桑白皮	30	0.11	0.02	2.14

（3）讨论

上呼吸感染四诊信息聚类分析显示以咳嗽、鼻塞、流涕、咽痛、咯痰、纳差、脉浮细数、苔黄腻等为一大类症状，中医疾病诊断以感冒、咳嗽、发热、水肿为主，主要证候为风热犯表、风热犯肺、风寒束表为主，主要治法为疏风清热、宣肺止咳、清热化痰等。核心中药组合以清热化痰解毒之品，主要是银翘散加减。

3. 胆系感染

（1）胆系感染医案数据一般情况

将西医疾病中明确诊断为胆系感染的55案共78诊次医案数据导入古今医案云平台，并进行标准化，批量加入分析池。进行统计分析，其中6诊次缺少临床表现数据，24诊次缺少舌质信息，18诊次缺少舌苔信息，20诊次缺少脉象信息，40诊次缺少中医疾病诊断信息，34诊次缺少中医证候诊断信息，20诊次缺少中医治法信息，5诊次缺少中药信息。

（2）结果

①四诊信息分析

a. 症状分布

胆系感染的主要临床表现为发热、腹痛、尿黄、目黄、呕吐、纳差、恶心、胁痛、便秘、身黄、腹胀、口干、尿少等，其中发热出现频次最高为49次，前20位临床表现如下表65。

表65 症状分布

序号	临床表现	频次	百分比
1	发热	49	62.82%
2	腹痛	32	41.03%
3	尿黄	31	39.74%
4	目黄	27	34.62%
5	呕吐	22	28.21%
6	纳差	20	25.64%
7	恶心	18	23.08%
8	胁痛	17	21.79%

续表

序号	临床表现	频次	百分比
9	便秘	16	20.51%
10	身黄	15	19.23%
11	腹胀	12	15.38%
12	口干	12	15.38%
13	尿少	12	15.38%
14	便干	11	14.10%
15	口苦	10	12.82%
16	腹部压痛	10	12.82%
17	神疲	9	11.54%
18	乏力	9	11.54%
19	畏寒	7	8.97%
20	汗出	7	8.97%

b. 舌质分布

胆系感染的主要舌质表现为舌红、舌暗、舌淡红、舌绛、舌少津、舌尖红等，其中舌质红频次最高为33次。前10位舌质表现如下表66。

表66　舌质分布

序号	舌质	频次	百分比
1	舌红	33	42.31%
2	舌暗	12	15.38%
3	舌淡红	11	14.10%
4	舌绛	6	7.69%
5	舌少津	5	6.41%
6	舌尖红	4	5.13%
7	瘦薄	2	2.56%
8	舌青	1	1.28%
9	紫舌红	1	1.28%
10	芒刺	1	1.28%

c. 舌苔分布

胆系感染的主要舌苔表现为苔黄、苔腻、苔白、苔薄、苔厚，其中苔黄出现频次最高为43次。前10位舌苔表现如下表67。

表 67　舌苔分布

序号	舌苔	频次	百分比
1	苔黄	43	55.13%
2	苔腻	31	39.74%
3	苔白	17	21.79%
4	苔薄	15	19.23%
5	苔厚	11	14.10%
6	苔滑	6	7.69%
7	苔燥	1	1.28%
8	苔剥	1	1.28%
9	苔干	1	1.28%
10	苔燥	1	1.28%

d. 脉象分布

胆系感染的主要脉象表现有脉弦、脉数、脉滑、脉细，其中脉弦出现频次较高为 32 次。前 10 为脉象表现如下表 68。

表 68　脉象分布

序号	脉象	频次	百分比
1	脉弦	32	41.03%
2	脉数	29	37.18%
3	脉滑	22	28.21%
4	脉细	14	17.95%
5	脉濡	4	5.13%
6	脉沉	4	5.13%
7	脉缓	3	3.85%
8	脉微	2	2.56%
9	脉紧	2	2.56%
10	脉涩	2	2.56%

e. 四诊信息聚类分析

77 诊次具有四诊信息描述，取症状频次≥3 的 55 个四诊信息项目进行聚类分析，聚类方法取离差平方和法，距离类型设置为欧氏距离平方。树状图如下图 5。

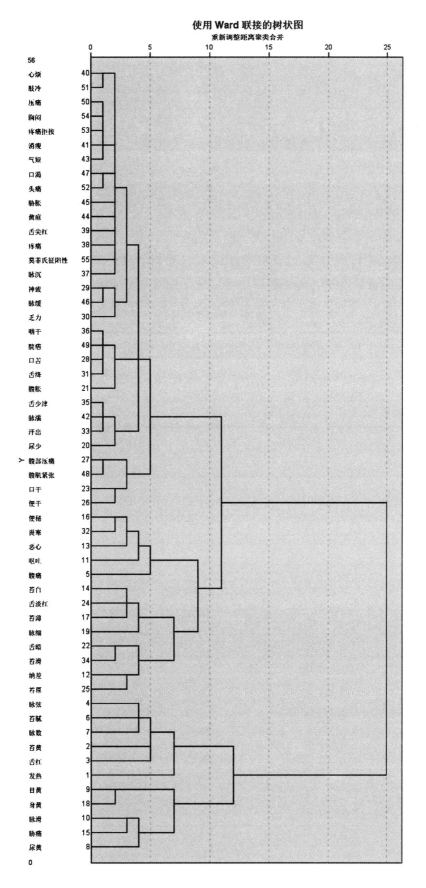

图 5 四诊信息聚类分析图

根据聚类分析结果，以分组距离≥8为界，可以得出胆系感染的症状分布可以分为5类。

第一组：尿黄、胁痛、脉滑、身黄、目黄。本组为典型的黄疸症状。

第二组：发热、舌红、苔黄、脉数、苔腻、脉弦。本组为肝胆湿热的表现。

第三组：苔厚、纳差、苔滑、舌暗、脉细、苔薄、舌淡红、苔白。本组为病邪较浅的临床表现。

第四组：腹痛、呕吐、恶心、畏寒、便秘。本组为胃肠相关临床表现。

第五组：咽干、口干、腹胀、神疲等。本组多为次要相兼症状。

②病证相关分析

a. 疾病诊断

中医疾病诊断

78诊次胆系感染医案数据中40诊次缺少中医疾病诊断信息，胆系感染常见中医疾病诊断为黄疸、胁痛、胆胀，其中黄疸出现频次最高为12次，前5位中医疾病诊断如下表69。

表69 中医疾病诊断

序号	中医诊断	频次	百分比
1	黄疸	12	15.38%
2	胁痛	9	11.54%
3	胆胀	4	5.13%
4	蛔厥	3	3.85%
5	腹痛	3	3.85%

中医证候诊断

胆系感染常见的中医证候为湿热内蕴、蛔虫内扰、气滞血瘀，其中湿热内蕴出现频次最高为22次，前8为中医证候如下表70。

表70 中医证候诊断

序号	中医证候	频次	百分比
1	湿热内蕴	22	28.21%
2	蛔虫内扰	10	12.82%
3	气滞血瘀	8	10.26%
4	肝胆湿热	6	7.69%
5	肝胆火盛	4	5.13%
6	热毒炽盛	4	5.13%
7	内闭外脱	3	3.85%
8	腑气不通	2	2.56%

西医疾病诊断

与胆系感染有关的常见西医疾病为胆结石、蛔虫病、黄疸其中胆结石出现频次最高为27次。前13位相关西医疾病如下表71。

表71 西医疾病诊断

序号	西医诊断	频次	百分比
1	胆结石	27	34.62%
2	蛔虫病	18	23.08%
3	黄疸	6	7.69%
4	肝炎	4	5.13%
5	胆囊炎	3	3.85%
6	休克	3	3.85%
7	消化道出血	2	2.56%
8	胆管癌	2	2.56%
9	感染性休克	2	2.56%
10	败血症	2	2.56%
11	妊娠	2	2.56%
12	腹膜炎	2	2.56%
13	胆囊切除术后	2	2.56%

b. 四诊信息与诊断分析

通过对四诊与中医诊断的关联分析结果可知，黄疸常见临床表现为发热、苔黄、尿黄、苔腻、目黄、舌红、脉滑、恶心等。关联分析结果中取置信度≥0.06，支持度≥0.04，提升度≥1的结果如下表72。

表72 四诊信息与诊断分析

序号	四诊	中医诊断	同现频次	置信度	支持度	提升度
1	发热	黄疸	9	0.18	0.12	1.17
2	苔黄	黄疸	9	0.2	0.12	1.3
3	尿黄	黄疸	8	0.26	0.1	1.69
4	苔腻	黄疸	7	0.22	0.09	1.43
5	目黄	黄疸	7	0.26	0.09	1.69
6	舌红	黄疸	6	0.16	0.08	1.04
7	脉滑	黄疸	6	0.25	0.08	1.62
8	恶心	黄疸	5	0.28	0.06	1.82
9	舌淡红	胁痛	5	0.45	0.06	4.39
10	苔薄	胁痛	5	0.33	0.06	3.22
11	苔白	胁痛	5	0.29	0.06	2.83
12	苔黄	胁痛	5	0.11	0.06	1.07
13	身黄	黄疸	5	0.33	0.06	2.14
14	腹痛	黄疸	5	0.16	0.06	1.04
15	发热	胆胀	4	0.08	0.05	1.56

续表

序号	四诊	中医诊断	同现频次	置信度	支持度	提升度
16	呕吐	黄疸	4	0.18	0.05	1.17
17	腹痛	胁痛	4	0.13	0.05	1.27
18	纳差	黄疸	4	0.2	0.05	1.3
19	便秘	黄疸	4	0.25	0.05	1.62
20	乏力	黄疸	3	0.33	0.04	2.14
21	胁痛	胁痛	3	0.18	0.04	1.75
22	发热	蛔厥	3	0.06	0.04	1.56
23	苔白	黄疸	3	0.18	0.04	1.17
24	苔厚	黄疸	3	0.27	0.04	1.75
25	苔黄	腹痛	3	0.07	0.04	1.82
26	畏寒	黄疸	3	0.43	0.04	2.79
27	苔滑	胁痛	3	0.5	0.04	4.87
28	纳差	胁痛	3	0.15	0.04	1.46
29	尿少	黄疸	3	0.25	0.04	1.62
30	脉滑	腹痛	3	0.13	0.04	3.38
31	脉滑	胁痛	3	0.13	0.04	1.27

③治法相关信息分析

a. 治法分布

胆系感染常用治法为清热利湿、清热解毒、疏肝利胆等，其中清热利湿出现频次最高为15次，前10位治法信息如下表73。

表73 治法分布

序号	治法	频次	百分比
1	清热利湿	15	19.23%
2	清热解毒	7	8.97%
3	疏肝利胆	7	8.97%
4	清热利胆	5	6.41%
5	通腑泻热	5	6.41%
6	安蛔祛蛔	4	5.13%
7	扶正	4	5.13%
8	益气养阴	4	5.13%
9	利湿退黄	3	3.85%
10	疏肝理气	3	3.85%

b. 四诊信息与治法分析

通过对四诊与治法的关联分析可知，苔黄、脉滑、苔腻、纳差、舌暗与清热利湿治法关系较为密切，舌红、舌绛、发热与清热解毒治法关系较为密切。关联分析结果中取置信度≥0.06，支持度≥0.04，提升度≥1 的结果如下表 74。

表74 四诊信息与治法分析

序号	四诊	治法	同现频次	置信度	支持度	提升度
1	苔黄	清热利湿	13	0.3	0.17	1.56
2	脉滑	清热利湿	9	0.38	0.12	1.98
3	苔腻	清热利湿	9	0.28	0.12	1.46
4	纳差	清热利湿	9	0.45	0.12	2.34
5	舌红	清热解毒	8	0.22	0.1	2.45
6	舌暗	清热利湿	7	0.58	0.09	3.02
7	苔白	清热利湿	6	0.35	0.08	1.82
8	舌绛	清热解毒	6	0.75	0.08	8.36
9	脉滑	疏肝利胆	6	0.25	0.08	2.79
10	苔厚	清热利湿	6	0.55	0.08	2.86
11	呕吐	清热利湿	5	0.23	0.06	1.2
12	尿黄	通腑泻热	5	0.16	0.06	2.5
13	胁痛	清热利湿	5	0.29	0.06	1.51
14	发热	清热解毒	5	0.1	0.06	1.11
15	发热	疏肝利胆	5	0.1	0.06	1.11
16	发热	通腑泻热	5	0.1	0.06	1.56
17	身黄	清热利湿	5	0.33	0.06	1.72
18	纳差	疏肝利胆	5	0.25	0.06	2.79
19	恶心	清热利湿	4	0.22	0.05	1.14
20	神疲	清热解毒	4	0.44	0.05	4.9
21	舌暗	安蛔祛蛔	4	0.33	0.05	6.44
22	舌暗	扶正	4	0.33	0.05	6.44
23	苔白	疏肝利胆	4	0.24	0.05	2.67
24	苔黄	安蛔祛蛔	4	0.09	0.05	1.76
25	苔黄	扶正	4	0.09	0.05	1.76
26	苔黄	清热解毒	4	0.09	0.05	1
27	苔黄	疏肝利胆	4	0.09	0.05	1
28	腹胀	清热解毒	4	0.33	0.05	3.68
29	发热	通腑	4	0.08	0.05	3.12
30	发热	益气养阴	4	0.08	0.05	1.56
31	苔腻	安蛔祛蛔	4	0.13	0.05	2.54
32	苔腻	扶正	4	0.13	0.05	2.54
33	苔厚	安蛔祛蛔	4	0.36	0.05	7.02

续表

序号	四诊	治法	同现频次	置信度	支持度	提升度
34	苔厚	扶正	4	0.36	0.05	7.02
35	腹痛	疏肝利胆	4	0.13	0.05	1.45
36	脉数	清热解毒	4	0.13	0.05	1.45
37	脉数	通腑泻热	4	0.13	0.05	2.03
38	目黄	通腑泻热	4	0.15	0.05	2.34
39	恶心	疏肝利胆	3	0.17	0.04	1.89
40	舌红	清肝利胆	3	0.08	0.04	3.12
41	舌红	泻热通腑	3	0.08	0.04	3.12
42	舌红	行气利湿止痛	3	0.08	0.04	3.12
43	胁胀	疏肝利胆	3	1	0.04	11.14
44	胁胀	清热利湿	3	1	0.04	5.2
45	舌淡红	清热利湿	3	0.27	0.04	1.4
46	舌淡红	疏肝利胆	3	0.27	0.04	3.01
47	神疲	利湿退黄	3	0.33	0.04	8.58
48	乏力	清热利湿	3	0.33	0.04	1.72
49	乏力	利湿退黄	3	0.33	0.04	8.58
50	呕吐	疏肝利胆	3	0.14	0.04	1.56
51	苔黄	利湿退黄	3	0.07	0.04	1.82
52	苔滑	清热利湿	3	0.5	0.04	2.6
53	尿黄	清利肝胆	3	0.1	0.04	3.9
54	尿黄	清热解毒	3	0.1	0.04	1.11
55	腹胀	疏肝利胆	3	0.25	0.04	2.79
56	脉细	清热利湿	3	0.21	0.04	1.09
57	脉细	益气养阴	3	0.21	0.04	4.1
58	脉滑	通腑泻热	3	0.13	0.04	2.03
59	苔薄	清热利湿	3	0.2	0.04	1.04
60	苔薄	清热利胆	3	0.2	0.04	3.9
61	胁痛	疏肝利胆	3	0.18	0.04	2.01
62	脉弦	清肝利胆	3	0.08	0.04	3.12
63	脉弦	泻热通腑	3	0.08	0.04	3.12
64	脉弦	行气利湿止痛	3	0.08	0.04	3.12
65	发热	利胆退黄	3	0.06	0.04	2.34
66	发热	清热利胆	3	0.06	0.04	1.17
67	苔腻	疏肝利胆	3	0.09	0.04	1
68	腹痛	清热解毒	3	0.09	0.04	1

续表

序号	四诊	治法	同现频次	置信度	支持度	提升度
69	纳差	清热解毒	3	0.15	0.04	1.67
70	脉数	清肝利胆	3	0.09	0.04	3.51
71	脉数	泻热通腑	3	0.09	0.04	3.51
72	脉数	疏肝利胆	3	0.09	0.04	1
73	脉数	行气利湿止痛	3	0.09	0.04	3.51
74	目黄	清利肝胆	3	0.11	0.04	4.29
75	目黄	清热解毒	3	0.11	0.04	1.23
76	目黄	利湿退黄	3	0.11	0.04	2.86

c. 诊断与治法信息分析

由中医诊断与治法的关联分析可知：胁痛多用清热利胆、疏肝利胆、清热利湿治法；黄疸多用清热利湿、清热解毒、利湿退黄等治法。关联分析结果中取置信度≥0.08，支持度≥0.01，提升度≥1 的结果如下表75。

表75 诊断与治法信息分析

序号	中医诊断	治法	同现频次	置信度	支持度	提升度
1	胁痛	清热利胆	4	0.44	0.05	6.86
2	黄疸	清热利湿	3	0.25	0.04	2.17
3	胁痛	疏肝利胆	3	0.33	0.04	4.29
4	胁痛	清热利湿	3	0.33	0.04	2.86
5	腹痛	清热利湿	3	1	0.04	8.67
6	黄疸	清热解毒	2	0.17	0.03	2.65
7	黄疸	利湿退黄	2	0.17	0.03	6.63
8	黄疸	化瘀通滞	2	0.17	0.03	6.63
9	恶阻	和胃降逆	2	1	0.03	39
10	胆胀	益气养阴	2	0.5	0.03	13
11	胁痛	益气和胃	2	0.22	0.03	8.58
12	胁痛	活血导滞	2	0.22	0.03	8.58
13	胁痛	清热燥湿	2	0.22	0.03	8.58
14	胁痛	疏肝理气	2	0.22	0.03	8.58
15	腹痛	疏肝利胆	2	0.67	0.03	8.71
16	肝癌	活血理气	2	1	0.03	39
17	肝癌	舒肝健脾	2	1	0.03	39
18	蛔厥	驱蛔	1	0.33	0.01	25.74
19	蛔厥	通腑	1	0.33	0.01	25.74
20	蛔厥	理气安蛔	1	0.33	0.01	25.74

续表

序号	中医诊断	治法	同现频次	置信度	支持度	提升度
21	蛔厥	温经散寒	1	0.33	0.01	25.74
22	蛔厥	养阴清热	1	0.33	0.01	25.74
23	蛔厥	祛湿止痛	1	0.33	0.01	25.74
24	蛔厥	清热利湿	1	0.33	0.01	2.86
25	厥脱	凉血化瘀	1	1	0.01	78
26	厥脱	清热解毒	1	1	0.01	15.6
27	厥脱	利胆退黄	1	1	0.01	78
28	黄疸	芳香开窍	1	0.08	0.01	6.24
29	黄疸	疏肝解郁	1	0.08	0.01	6.24
30	黄疸	清热凉血	1	0.08	0.01	6.24
31	黄疸	利胆退黄	1	0.08	0.01	6.24
32	黄疸	清热利胆	1	0.08	0.01	1.25
33	黄疸	升清降浊	1	0.08	0.01	6.24
34	黄疸	凉血化瘀	1	0.08	0.01	6.24
35	黄疸	疏肝利胆	1	0.08	0.01	1.04
36	黄疸	健脾益气	1	0.08	0.01	3.12
37	黄疸	攻下	1	0.08	0.01	6.24
38	黄疸	驱虫缓痛	1	0.08	0.01	6.24
39	胃痛	清热利胆	1	1	0.01	15.6
40	胃痛	驱虫缓痛	1	1	0.01	78
41	恶阻	清泻肝胆	1	0.5	0.01	39
42	恶阻	疏肝利胆	1	0.5	0.01	6.5
43	胆胀	通腑利胆	1	0.25	0.01	19.5
44	胆胀	疏肝利胆	1	0.25	0.01	3.25
45	胆胀	清热解毒	1	0.25	0.01	3.9
46	胆胀	健脾益气	1	0.25	0.01	9.75
47	胆胀	救脱	1	0.25	0.01	19.5
48	胆胀	利水通淋	1	0.25	0.01	19.5
49	胆胀	柔肝缓急	1	0.25	0.01	19.5
50	胆胀	利水消肿	1	0.25	0.01	19.5
51	胆胀	清肺化痰	1	0.25	0.01	19.5
52	胁痛	排石安蛔	1	0.11	0.01	8.58

④用药分析

a. 用药频次

胆系感染常用中药为柴胡、黄芩、茵陈、金钱草、甘草、枳壳、郁金。前52位常用中药如下

表76。

表76 用药频次

序号	中药	频次	百分比
1	柴胡	33	42.31%
2	黄芩	31	39.74%
3	茵陈	29	37.18%
4	金钱草	26	33.33%
5	甘草	26	33.33%
6	枳壳	22	28.21%
7	郁金	20	25.64%
8	赤芍	18	23.08%
9	生大黄	17	21.79%
10	大黄	17	21.79%
11	连翘	15	19.23%
12	木香	14	17.95%
13	枳实	13	16.67%
14	蒲公英	12	15.38%
15	广郁金	11	14.10%
16	栀子	10	12.82%
17	黄连	10	12.82%
18	厚朴	9	11.54%
19	丹参	8	10.26%
20	滑石	8	10.26%
21	山栀	8	10.26%
22	银花	7	8.97%
23	柴胡	7	8.97%
24	陈皮	7	8.97%
25	槟榔	7	8.97%
26	芒硝	6	7.69%
27	白术	6	7.69%
28	茵陈蒿	6	7.69%
29	南沙参	6	7.69%
30	生甘草	6	7.69%
31	竹茹	6	7.69%
32	乌梅	6	7.69%
33	鸡内金	5	6.41%
34	生石膏	5	6.41%

续表

序号	中药	频次	百分比
35	虎杖	5	6.41%
36	半夏	5	6.41%
37	威灵仙	5	6.41%
38	丹皮	5	6.41%
39	麦冬	5	6.41%
40	金银花	4	5.13%
41	姜黄	4	5.13%
42	黄芪	4	5.13%
43	知母	4	5.13%
44	延胡索	4	5.13%
45	法夏	4	5.13%
46	龙胆草	4	5.13%
47	玄明粉	4	5.13%
48	茯苓	4	5.13%
49	白芍	4	5.13%
50	青蒿	4	5.13%
51	生地	4	5.13%
52	木通	4	5.13%

b. 药物配伍

由中药与中药的关联分析可知，临床治疗胆系感染常用药物组合为黄芩、柴胡，金钱草、柴胡，茵陈、柴胡，茵陈、黄芩，金钱草、甘草，郁金、黄芩，甘草、柴胡。关联分析结果中取置信度≥0.24，支持度≥0.11，提升度≥1 的结果如下表77。

表77 药物配伍

序号	中药	中药	同现频次	置信度	支持度	提升度
1	黄芩	柴胡	18	0.58	0.25	1.29
2	柴胡	黄芩	18	0.55	0.25	1.3
3	金钱草	柴胡	17	0.65	0.23	1.45
4	茵陈	柴胡	17	0.59	0.23	1.3
5	茵陈	黄芩	17	0.59	0.23	1.4
6	黄芩	茵陈	17	0.55	0.23	1.37
7	柴胡	茵陈	17	0.52	0.23	1.29
8	柴胡	金钱草	17	0.52	0.23	1.43
9	金钱草	甘草	16	0.62	0.22	1.71
10	甘草	金钱草	16	0.62	0.22	1.71

续表

序号	中药	中药	同现频次	置信度	支持度	提升度
11	郁金	黄芩	15	0.75	0.21	1.79
12	甘草	柴胡	15	0.58	0.21	1.28
13	黄芩	郁金	15	0.48	0.21	1.79
14	柴胡	甘草	15	0.45	0.21	1.26
15	金钱草	黄芩	14	0.54	0.19	1.28
16	黄芩	金钱草	14	0.45	0.19	1.25
17	郁金	柴胡	13	0.65	0.18	1.44
18	柴胡	郁金	13	0.39	0.18	1.46
19	柴胡,甘草	金钱草	12	0.8	0.16	2.22
20	生大黄	茵陈	12	0.75	0.16	1.88
21	金钱草,甘草	柴胡	12	0.75	0.16	1.67
22	柴胡,金钱草	甘草	12	0.71	0.16	1.96
23	金钱草	茵陈	12	0.46	0.16	1.15
24	金钱草	柴胡,甘草	12	0.46	0.16	2.2
25	甘草	柴胡,金钱草	12	0.46	0.16	2.01
26	茵陈	金钱草	12	0.41	0.16	1.15
27	茵陈	生大黄	12	0.41	0.16	1.88
28	柴胡	金钱草,甘草	12	0.36	0.16	1.65
29	枳实	茵陈	11	0.92	0.15	2.29
30	郁金	金钱草	11	0.55	0.15	1.53
31	甘草	黄芩	11	0.42	0.15	1.01
32	金钱草	郁金	11	0.42	0.15	1.57
33	茵陈	枳实	11	0.38	0.15	2.37
34	茵陈,金钱草	柴胡	10	0.83	0.14	1.85
35	柴胡,郁金	黄芩	10	0.77	0.14	1.83
36	黄芩,金钱草	柴胡	10	0.71	0.14	1.59
37	连翘	茵陈	10	0.67	0.14	1.67
38	黄芩,郁金	柴胡	10	0.67	0.14	1.48
39	大黄	甘草	10	0.59	0.14	1.63
40	柴胡,茵陈	黄芩	10	0.59	0.14	1.4
41	黄芩,茵陈	柴胡	10	0.59	0.14	1.31
42	柴胡,金钱草	黄芩	10	0.59	0.14	1.4
43	柴胡,茵陈	金钱草	10	0.59	0.14	1.63
44	柴胡,金钱草	茵陈	10	0.59	0.14	1.47
45	柴胡,黄芩	茵陈	10	0.56	0.14	1.39

续表

序号	中药	中药	同现频次	置信度	支持度	提升度
46	柴胡，黄芩	金钱草	10	0.56	0.14	1.54
47	柴胡，黄芩	郁金	10	0.56	0.14	2.06
48	郁金	柴胡，黄芩	10	0.5	0.14	2
49	枳壳	甘草	10	0.48	0.14	1.32
50	甘草	枳壳	10	0.38	0.14	1.33
51	甘草	大黄	10	0.38	0.14	1.67
52	金钱草	柴胡，黄芩	10	0.38	0.14	1.54
53	金钱草	柴胡，茵陈	10	0.38	0.14	1.67
54	茵陈	连翘	10	0.34	0.14	1.64
55	茵陈	柴胡，黄芩	10	0.34	0.14	1.38
56	茵陈	柴胡，金钱草	10	0.34	0.14	1.5
57	黄芩	柴胡，茵陈	10	0.32	0.14	1.4
58	黄芩	柴胡，金钱草	10	0.32	0.14	1.4
59	黄芩	柴胡，郁金	10	0.32	0.14	1.79
60	柴胡	黄芩，茵陈	10	0.3	0.14	1.32
61	柴胡	黄芩，金钱草	10	0.3	0.14	1.59
62	柴胡	黄芩，郁金	10	0.3	0.14	1.44
63	柴胡	茵陈，金钱草	10	0.3	0.14	1.89
64	生大黄，枳实	茵陈	9	1	0.12	2.5
65	黄芩，甘草	柴胡	9	0.82	0.12	1.82
66	茵陈，枳实	生大黄	9	0.82	0.12	3.72
67	枳实	黄芩	9	0.75	0.12	1.79
68	枳实	生大黄	9	0.75	0.12	3.41
69	茵陈，生大黄	枳实	9	0.75	0.12	4.69
70	枳实	茵陈，生大黄	9	0.75	0.12	4.69
71	柴胡，甘草	黄芩	9	0.6	0.12	1.43
72	生大黄	枳实	9	0.56	0.12	3.52
73	生大黄	茵陈，枳实	9	0.56	0.12	3.75
74	赤芍	甘草	9	0.5	0.12	1.39
75	赤芍	枳壳	9	0.5	0.12	1.72
76	柴胡，黄芩	甘草	9	0.5	0.12	1.39
77	郁金	甘草	9	0.45	0.12	1.25
78	枳壳	金钱草	9	0.43	0.12	1.19
79	枳壳	赤芍	9	0.43	0.12	1.71
80	金钱草	枳壳	9	0.35	0.12	1.19
81	甘草	郁金	9	0.35	0.12	1.28
82	甘草	赤芍	9	0.35	0.12	1.38
83	甘草	柴胡，黄芩	9	0.35	0.12	1.38
84	茵陈	生大黄，枳实	9	0.31	0.12	2.59

续表

序号	中药	中药	同现频次	置信度	支持度	提升度
85	黄芩	枳实	9	0.29	0.12	1.81
86	黄芩	柴胡,甘草	9	0.29	0.12	1.38
87	柴胡	黄芩,甘草	9	0.27	0.12	1.82
88	山栀	茵陈	8	1	0.11	2.5
89	丹参	茵陈	8	1	0.11	2.5
90	广郁金	茵陈	8	0.89	0.11	2.22
91	黄芩,枳实	茵陈	8	0.89	0.11	2.22
92	栀子	柴胡	8	0.8	0.11	1.78
93	茵陈,枳实	黄芩	8	0.73	0.11	1.73
94	金钱草,郁金	黄芩	8	0.73	0.11	1.73
95	茵陈,金钱草	黄芩	8	0.67	0.11	1.59
96	枳实	黄芩,茵陈	8	0.67	0.11	2.9
97	木香	郁金	8	0.57	0.11	2.12
98	木香	赤芍	8	0.57	0.11	2.29
99	木香	大黄	8	0.57	0.11	2.48
100	黄芩,金钱草	茵陈	8	0.57	0.11	1.43
101	黄芩,金钱草	郁金	8	0.57	0.11	2.12
102	连翘	柴胡	8	0.53	0.11	1.19
103	连翘	黄芩	8	0.53	0.11	1.27
104	黄芩,郁金	金钱草	8	0.53	0.11	1.48
105	生大黄	柴胡	8	0.5	0.11	1.11
106	生大黄	黄芩	8	0.5	0.11	1.19
107	大黄	柴胡	8	0.47	0.11	1.05
108	大黄	木香	8	0.47	0.11	2.48
109	黄芩,茵陈	金钱草	8	0.47	0.11	1.31
110	黄芩,茵陈	枳实	8	0.47	0.11	2.94
111	赤芍	金钱草	8	0.44	0.11	1.23
112	赤芍	木香	8	0.44	0.11	2.34
113	郁金	茵陈	8	0.4	0.11	1
114	郁金	木香	8	0.4	0.11	2.11
115	郁金	黄芩,金钱草	8	0.4	0.11	2.11
116	金钱草	赤芍	8	0.31	0.11	1.23
117	金钱草	黄芩,茵陈	8	0.31	0.11	1.34
118	金钱草	黄芩,郁金	8	0.31	0.11	1.47
119	茵陈	郁金	8	0.28	0.11	1.02
120	茵陈	广郁金	8	0.28	0.11	2.3
121	茵陈	山栀	8	0.28	0.11	2.51
122	茵陈	丹参	8	0.28	0.11	2.51
123	茵陈	黄芩,金钱草	8	0.28	0.11	1.45

续表

序号	中药	中药	同现频次	置信度	支持度	提升度
124	茵陈	黄芩，枳实	8	0.28	0.11	2.3
125	黄芩	生大黄	8	0.26	0.11	1.17
126	黄芩	连翘	8	0.26	0.11	1.23
127	黄芩	茵陈，金钱草	8	0.26	0.11	1.61
128	黄芩	茵陈，枳实	8	0.26	0.11	1.72
129	黄芩	金钱草，郁金	8	0.26	0.11	1.72
130	柴胡	大黄	8	0.24	0.11	1.05
131	柴胡	生大黄	8	0.24	0.11	1.1
132	柴胡	连翘	8	0.24	0.11	1.15
133	柴胡	栀子	8	0.24	0.11	1.73

c. 核心中药组合

利用 Liquorice 分析医案中治疗胆系感染的核心中药组合，算法取 Hierarchies networks，设置 Layer num 为 3，degree coefficient 为 1.4，核心中药组合如下图 6。中药节点度及权重分布见下表 78，以柴胡为例，度和权重表示柴胡与其他 14 味中药在共同配伍 142 次。

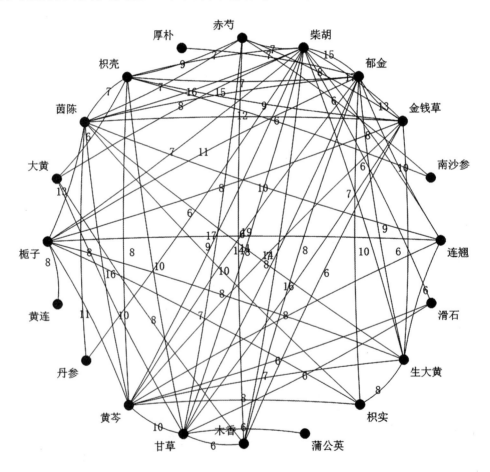

图 6　核心中药组合图

表78　中药节点度及权重分布表

序号	度密度	度	权重	节点
1	0.736842	14	142	[柴胡]
2	0.631579	12	132	[郁金]
3	0.578947	11	125	[茵陈]
4	0.578947	11	124	[黄芩]
5	0.526316	10	95	[甘草]
6	0.526316	10	109	[金钱草]
7	0.473684	9	79	[栀子]
8	0.473684	9	69	[枳壳]
9	0.421053	8	62	[生大黄]
10	0.368421	7	54	[赤芍]
11	0.31579	6	43	[木香]
12	0.31579	6	48	[连翘]
13	0.263158	5	43	[枳实]
14	0.210526	4	32	[大黄]
15	0.157895	3	18	[滑石]
16	0.105263	2	14	[丹参]
17	0.105263	2	12	[南沙参]
18	0.052632	1	6	[蒲公英]
19	0.052632	1	8	[黄连]
20	0.052632	1	7	[厚朴]

d. 疾病与药物分析

由中医诊断与中药的关联分析结果可知：黄疸常用中药：金钱草、郁金、黄芩、柴胡、生大黄、茵陈等；胁痛常用中药：枳壳，赤芍，甘草，柴胡，茵陈等。关联分析结果中取置信度≥0.17，支持度≥0.03，提升度≥1 的结果如下表79。

表79　疾病与药物分析表

序号	中医诊断	中药	同现频次	置信度	支持度	提升度
1	黄疸	金钱草	8	0.67	0.1	3.48
2	黄疸	郁金	7	0.58	0.09	3.48
3	黄疸	黄芩	5	0.42	0.06	2.18
4	胁痛	枳壳	5	0.56	0.06	3.64
5	胁痛	赤芍	5	0.56	0.06	4.37
6	胁痛	甘草	5	0.56	0.06	2.73
7	黄疸	柴胡	4	0.33	0.05	1.51
8	胁痛	柴胡	4	0.44	0.05	2.02

续表

序号	中医诊断	中药	同现频次	置信度	支持度	提升度
9	胁痛	茵陈	4	0.44	0.05	3.12
10	黄疸	生大黄	3	0.25	0.04	4.88
11	黄疸	茵陈	3	0.25	0.04	1.77
12	黄疸	枳壳	3	0.25	0.04	1.62
13	黄疸	赤芍	3	0.25	0.04	1.95
14	黄疸	甘草	3	0.25	0.04	1.22
15	黄疸	枳实	3	0.25	0.04	3.25
16	黄疸	厚朴	3	0.25	0.04	4.88
17	黄疸	白术	3	0.25	0.04	3.25
18	黄疸	大黄	3	0.25	0.04	2.17
19	黄疸	木香	3	0.25	0.04	2.17
20	恶阻	枳壳	3	1.5	0.04	9.75
21	胆胀	移种参	3	0.75	0.04	19.5
22	胆胀	黄芩	3	0.75	0.04	3.9
23	胆胀	甘草	3	0.75	0.04	3.66
24	胁痛	蒲公英	3	0.33	0.04	3.68
25	胁痛	苍术	3	0.33	0.04	8.58
26	胁痛	金钱草	3	0.33	0.04	1.72
27	胁痛	木香	3	0.33	0.04	2.86
28	腹痛	大黄	3	1	0.04	8.67
29	腹痛	虎杖	3	1	0.04	19.5
30	腹痛	木香	3	1	0.04	8.67
31	蛔厥	乌梅	2	0.67	0.03	17.42
32	黄疸	玄明粉	2	0.17	0.03	6.63
33	黄疸	绵茵陈	2	0.17	0.03	6.63
34	黄疸	积雪草	2	0.17	0.03	6.63
35	黄疸	茵陈蒿	2	0.17	0.03	6.63
36	黄疸	芒硝	2	0.17	0.03	4.42
37	黄疸	川连	2	0.17	0.03	4.42
38	黄疸	连翘	2	0.17	0.03	2.65
39	黄疸	七寸金	2	0.17	0.03	6.63
40	黄疸	金银花	2	0.17	0.03	6.63
41	黄疸	麦芽	2	0.17	0.03	6.63
42	黄疸	土茵陈	2	0.17	0.03	6.63
43	黄疸	蒲公英	2	0.17	0.03	1.89

续表

序号	中医诊断	中药	同现频次	置信度	支持度	提升度
44	黄疸	寄生	2	0.17	0.03	6.63
45	黄疸	生甘草	2	0.17	0.03	6.63
46	黄疸	金线莲	2	0.17	0.03	6.63
47	黄疸	栀子	2	0.17	0.03	4.42
48	黄疸	黄树皮	2	0.17	0.03	6.63
49	黄疸	云苓	2	0.17	0.03	6.63
50	黄疸	白毛藤	2	0.17	0.03	6.63
51	黄疸	玉米须	2	0.17	0.03	6.63
52	黄疸	栀子根	2	0.17	0.03	6.63
53	黄疸	田基黄	2	0.17	0.03	6.63
54	恶阻	郁金	2	1	0.03	6
55	恶阻	银花	2	1	0.03	19.5
56	恶阻	滑石	2	1	0.03	26
57	恶阻	竹茹	2	1	0.03	26
58	恶阻	陈皮	2	1	0.03	15.6
59	恶阻	茯苓	2	1	0.03	26
60	恶阻	青蒿草	2	1	0.03	39
61	恶阻	黄芩	2	1	0.03	5.2
62	恶阻	姜半夏	2	1	0.03	26
63	恶阻	甘草	2	1	0.03	4.88
64	胆胀	枳实	2	0.5	0.03	6.5
65	胆胀	麦冬	2	0.5	0.03	9.75
66	胆胀	柴胡	2	0.5	0.03	2.29
67	胆胀	郁金	2	0.5	0.03	3
68	胆胀	川贝	2	0.5	0.03	19.5
69	胆胀	陈皮	2	0.5	0.03	7.8
70	胆胀	金钱草	2	0.5	0.03	2.6
71	胆胀	白芍	2	0.5	0.03	13
72	胁痛	赤芍药	2	0.22	0.03	8.58
73	胁痛	白蔻	2	0.22	0.03	8.58
74	胁痛	虎杖	2	0.22	0.03	4.29
75	胁痛	神曲	2	0.22	0.03	5.72
76	胁痛	小茴香	2	0.22	0.03	8.58
77	胁痛	丹参	2	0.22	0.03	5.72
78	胁痛	姜黄	2	0.22	0.03	4.29

续表

序号	中医诊断	中药	同现频次	置信度	支持度	提升度
79	胁痛	南沙参	2	0.22	0.03	8.58
80	胁痛	连翘	2	0.22	0.03	3.43
81	胁痛	大黄	2	0.22	0.03	1.91
82	胁痛	山楂	2	0.22	0.03	8.58
83	血证	云南白药	2	1	0.03	39
84	腹痛	姜黄	2	0.67	0.03	13.07
85	腹痛	蒲公英	2	0.67	0.03	7.47
86	腹痛	枳壳	2	0.67	0.03	4.35
87	腹痛	苍术	2	0.67	0.03	17.42
88	腹痛	赤芍	2	0.67	0.03	5.23
89	腹痛	甘草	2	0.67	0.03	3.27
90	热厥	玄明粉	2	2	0.03	78
91	热厥	枳实	2	2	0.03	26
92	热厥	厚朴	2	2	0.03	39
93	热厥	生大黄	2	2	0.03	39
94	肝癌	柴胡	2	1	0.03	4.59
95	肝癌	姜黄	2	1	0.03	19.5
96	肝癌	地骨皮	2	1	0.03	26
97	肝癌	青蒿	2	1	0.03	26

e. 治法与中药分析

通过治法与中药的关联分析可知清热利湿治法与枳壳、赤芍、甘草、金钱草、柴胡、黄芩等关系密切。关联分析结果中取置信度≥0.13，支持度≥0.03，提升度≥1 的结果如下表80。

表80 治法与中药分析

序号	治法	中药	同现频次	置信度	支持度	提升度
1	清热利湿	枳壳	8	0.53	0.1	2.3
2	清热利湿	赤芍	7	0.47	0.09	2.29
3	清热利湿	甘草	7	0.47	0.09	1.75
4	清热利湿	金钱草	7	0.47	0.09	1.83
5	清热解毒	黄芩	6	0.86	0.08	3.19
6	疏肝利胆	甘草	6	0.86	0.08	3.19
7	清热利湿	柴胡	5	0.33	0.06	1.07
8	清热利湿	黄芩	5	0.33	0.06	1.23
9	清热利湿	木香	5	0.33	0.06	2.34
10	清热解毒	赤芍	5	0.71	0.06	3.46

续表

序号	治法	中药	同现频次	置信度	支持度	提升度
11	清热解毒	柴胡	5	0.71	0.06	2.31
12	安蛔祛蛔	南沙参	4	1	0.05	13
13	安蛔祛蛔	法夏	4	1	0.05	19.5
14	安蛔祛蛔	赤芍	4	1	0.05	4.88
15	安蛔祛蛔	枳壳	4	1	0.05	4.33
16	扶正	南沙参	4	1	0.05	13
17	扶正	法夏	4	1	0.05	19.5
18	扶正	赤芍	4	1	0.05	4.88
19	扶正	枳壳	4	1	0.05	4.33
20	清热利湿	郁金	4	0.27	0.05	1.5
21	清热利湿	茵陈	4	0.27	0.05	1.32
22	清热利湿	南沙参	4	0.27	0.05	3.51
23	清热利湿	法夏	4	0.27	0.05	5.27
24	清热解毒	茵陈	4	0.57	0.05	2.78
25	清热解毒	金钱草	4	0.57	0.05	2.22
26	疏肝利胆	枳壳	4	0.57	0.05	2.47
27	疏肝利胆	金钱草	4	0.57	0.05	2.22
28	和胃降逆	枳壳	3	1.5	0.04	6.5
29	益气养阴	麦冬	3	0.75	0.04	11.7
30	清热利湿	苍术	3	0.2	0.04	5.2
31	清热利湿	蒲公英	3	0.2	0.04	2.6
32	清热利湿	虎杖	3	0.2	0.04	3.12
33	清热解毒	丹皮	3	0.43	0.04	8.39
34	清热解毒	生大黄	3	0.43	0.04	4.79
35	清热解毒	郁金	3	0.43	0.04	2.4
36	清热解毒	甘草	3	0.43	0.04	1.6
37	清热解毒	枳实	3	0.43	0.04	6.71
38	疏肝利胆	蒲公英	3	0.43	0.04	5.59
39	疏肝利胆	苍术	3	0.43	0.04	11.18
40	疏肝利胆	柴胡	3	0.43	0.04	1.4
41	疏肝利胆	黄芩	3	0.43	0.04	1.6
42	疏肝利胆	赤芍	3	0.43	0.04	2.1
43	疏肝利胆	木香	3	0.43	0.04	3.05
44	通腑泻热	大黄	3	0.6	0.04	2.93
45	通腑泻热	黄芩	3	0.6	0.04	2.23

续表

序号	治法	中药	同现频次	置信度	支持度	提升度
46	通腑利胆	大黄	2	1	0.03	4.88
47	清肝利胆	柴胡	2	1	0.03	3.25
48	清肝利胆	鸡内金	2	1	0.03	19.5
49	清肝利胆	茵陈蒿	2	1	0.03	15.6
50	清肝利胆	大黄	2	1	0.03	4.88
51	清肝利胆	黄连	2	1	0.03	13
52	清肝利胆	金钱草	2	1	0.03	3.9
53	清肝利胆	栀子	2	1	0.03	13
54	清肝利胆	甘草	2	1	0.03	3.71
55	清肝利胆	滑石	2	1	0.03	15.6
56	清肝利胆	竹茹	2	1	0.03	15.6
57	舒肝健脾	柴胡	2	1	0.03	3.25
58	舒肝健脾	姜黄	2	1	0.03	19.5
59	舒肝健脾	地骨皮	2	1	0.03	26
60	舒肝健脾	青蒿	2	1	0.03	26
61	泻热通腑	柴胡	2	1	0.03	3.25
62	泻热通腑	鸡内金	2	1	0.03	19.5
63	泻热通腑	茵陈蒿	2	1	0.03	15.6
64	泻热通腑	大黄	2	1	0.03	4.88
65	泻热通腑	黄连	2	1	0.03	13
66	泻热通腑	金钱草	2	1	0.03	3.9
67	泻热通腑	栀子	2	1	0.03	13
68	泻热通腑	甘草	2	1	0.03	3.71
69	泻热通腑	滑石	2	1	0.03	15.6
70	泻热通腑	竹茹	2	1	0.03	15.6
71	利胆退黄	茵陈	2	1	0.03	4.88
72	清热凉血	玄明粉	2	2	0.03	78
73	清热凉血	枳实	2	2	0.03	31.2
74	清热凉血	厚朴	2	2	0.03	39
75	清热凉血	生大黄	2	2	0.03	22.29
76	利湿退黄	黄树皮	2	0.67	0.03	26.13
77	利湿退黄	郁金	2	0.67	0.03	3.73
78	利湿退黄	麦芽	2	0.67	0.03	17.42
79	利湿退黄	土茵陈	2	0.67	0.03	26.13
80	利湿退黄	云苓	2	0.67	0.03	26.13

续表

序号	治法	中药	同现频次	置信度	支持度	提升度
81	利湿退黄	寄生	2	0.67	0.03	26.13
82	利湿退黄	田基黄	2	0.67	0.03	26.13
83	利湿退黄	金钱草	2	0.67	0.03	2.61
84	利湿退黄	白术	2	0.67	0.03	8.71
85	利湿退黄	甘草	2	0.67	0.03	2.49
86	和胃降逆	郁金	2	1	0.03	5.57
87	和胃降逆	银花	2	1	0.03	13
88	和胃降逆	滑石	2	1	0.03	15.6
89	和胃降逆	竹茹	2	1	0.03	15.6
90	和胃降逆	陈皮	2	1	0.03	13
91	和胃降逆	茯苓	2	1	0.03	19.5
92	和胃降逆	青蒿草	2	1	0.03	39
93	和胃降逆	黄芩	2	1	0.03	3.71
94	和胃降逆	姜半夏	2	1	0.03	26
95	和胃降逆	甘草	2	1	0.03	3.71
96	活血导滞	柴胡	2	1	0.03	3.25
97	活血导滞	茵陈	2	1	0.03	4.88
98	活血导滞	赤芍药	2	1	0.03	39
99	活血导滞	小茴香	2	1	0.03	39
100	行气利湿止痛	柴胡	2	1	0.03	3.25
101	行气利湿止痛	鸡内金	2	1	0.03	19.5
102	行气利湿止痛	茵陈蒿	2	1	0.03	15.6
103	行气利湿止痛	大黄	2	1	0.03	4.88
104	行气利湿止痛	黄连	2	1	0.03	13
105	行气利湿止痛	金钱草	2	1	0.03	3.9
106	行气利湿止痛	栀子	2	1	0.03	13
107	行气利湿止痛	甘草	2	1	0.03	3.71
108	行气利湿止痛	滑石	2	1	0.03	15.6
109	行气利湿止痛	竹茹	2	1	0.03	15.6
110	健脾益气	陈皮	2	1	0.03	13
111	健脾益气	白术	2	1	0.03	13
112	健脾益气	甘草	2	1	0.03	3.71
113	益气养阴	移种参	2	0.5	0.03	13
114	益气养阴	桃仁	2	0.5	0.03	19.5
115	益气养阴	五味子	2	0.5	0.03	19.5

续表

序号	治法	中药	同现频次	置信度	支持度	提升度
116	益气养阴	茵陈	2	0.5	0.03	2.44
117	益气养阴	黄芪	2	0.5	0.03	9.75
118	益气养阴	黄芩	2	0.5	0.03	1.86
119	攻下	玄明粉	2	2	0.03	78
120	攻下	枳实	2	2	0.03	31.2
121	攻下	厚朴	2	2	0.03	39
122	攻下	生大黄	2	2	0.03	22.29
123	化瘀通滞	玉米须	2	1	0.03	39
124	化瘀通滞	积雪草	2	1	0.03	39
125	化瘀通滞	郁金	2	1	0.03	5.57
126	化瘀通滞	绵茵陈	2	1	0.03	39
127	化瘀通滞	黄芩	2	1	0.03	3.71
128	化瘀通滞	金线莲	2	1	0.03	39
129	化瘀通滞	栀子根	2	1	0.03	39
130	化瘀通滞	川连	2	1	0.03	26
131	化瘀通滞	白毛藤	2	1	0.03	39
132	化瘀通滞	七寸金	2	1	0.03	39
133	化瘀通滞	金钱草	2	1	0.03	3.9
134	化瘀通滞	枳壳	2	1	0.03	4.33
135	活血理气	柴胡	2	1	0.03	3.25
136	活血理气	姜黄	2	1	0.03	19.5
137	活血理气	地骨皮	2	1	0.03	26
138	活血理气	青蒿	2	1	0.03	26
139	清利肝胆	柴胡	2	1	0.03	3.25
140	清利肝胆	生姜	2	1	0.03	39
141	清利肝胆	生甘草	2	1	0.03	19.5
142	清利肝胆	黄芩	2	1	0.03	3.71
143	清利肝胆	半夏	2	1	0.03	26
144	清热利湿	海金沙	2	0.13	0.03	5.07
145	清热利湿	麦芽	2	0.13	0.03	3.38
146	清热利湿	土茵陈	2	0.13	0.03	5.07
147	清热利湿	寄生	2	0.13	0.03	5.07
148	清热利湿	栀子	2	0.13	0.03	1.69
149	清热利湿	白术	2	0.13	0.03	1.69
150	清热利湿	黄树皮	2	0.13	0.03	5.07

续表

序号	治法	中药	同现频次	置信度	支持度	提升度
151	清热利湿	姜黄	2	0.13	0.03	2.54
152	清热利湿	云苓	2	0.13	0.03	5.07
153	清热利湿	田基黄	2	0.13	0.03	5.07
154	清利散结	玉米须	2	1	0.03	39
155	清利散结	积雪草	2	1	0.03	39
156	清利散结	郁金	2	1	0.03	5.57
157	清利散结	绵茵陈	2	1	0.03	39
158	清利散结	黄芩	2	1	0.03	3.71
159	清利散结	金线莲	2	1	0.03	39
160	清利散结	栀子根	2	1	0.03	39
161	清利散结	川连	2	1	0.03	26
162	清利散结	白毛藤	2	1	0.03	39
163	清利散结	七寸金	2	1	0.03	39
164	清利散结	金钱草	2	1	0.03	3.9
165	清利散结	枳壳	2	1	0.03	4.33
166	益气和胃	柴胡	2	1	0.03	3.25
167	益气和胃	丹参	2	1	0.03	15.6
168	益气和胃	白蔻	2	1	0.03	39
169	益气和胃	茵陈	2	1	0.03	4.88
170	益气和胃	南沙参	2	1	0.03	13
171	益气和胃	赤芍	2	1	0.03	4.88
172	益气和胃	山楂	2	1	0.03	39
173	益气和胃	神曲	2	1	0.03	26
174	益气和胃	连翘	2	1	0.03	13
175	益气和胃	枳壳	2	1	0.03	4.33
176	益气和胃	金钱草	2	1	0.03	3.9
177	益气和胃	甘草	2	1	0.03	3.71
178	芳香开窍	玄明粉	2	2	0.03	78
179	芳香开窍	枳实	2	2	0.03	31.2
180	芳香开窍	厚朴	2	2	0.03	39
181	芳香开窍	生大黄	2	2	0.03	22.29
182	清热解毒	玄明粉	2	0.29	0.03	11.31
183	清热解毒	连翘	2	0.29	0.03	3.77
184	清热解毒	生地黄	2	0.29	0.03	11.31
185	清热解毒	厚朴	2	0.29	0.03	5.66

续表

序号	治法	中药	同现频次	置信度	支持度	提升度
186	清热解毒	白茅根	2	0.29	0.03	7.54
187	清热解毒	栀子	2	0.29	0.03	3.77
188	清热解毒	木香	2	0.29	0.03	2.06
189	清热解毒	生地	2	0.29	0.03	5.66
190	清热利胆	柴胡	2	0.4	0.03	1.3
191	清热利胆	丹参	2	0.4	0.03	6.24
192	清热利胆	茵陈	2	0.4	0.03	1.95
193	清热利胆	南沙参	2	0.4	0.03	5.2
194	清热利胆	连翘	2	0.4	0.03	5.2
195	清热利胆	枳壳	2	0.4	0.03	1.73
196	清热利胆	白蔻	2	0.4	0.03	15.6
197	清热利胆	赤芍	2	0.4	0.03	1.95
198	清热利胆	山楂	2	0.4	0.03	15.6
199	清热利胆	神曲	2	0.4	0.03	10.4
200	清热利胆	金钱草	2	0.4	0.03	1.56
201	清热利胆	甘草	2	0.4	0.03	1.49
202	清泻肝胆	枳壳	2	2	0.03	8.67
203	疏肝利胆	虎杖	2	0.29	0.03	4.52
204	疏肝利胆	郁金	2	0.29	0.03	1.62
205	疏肝利胆	姜黄	2	0.29	0.03	5.66
206	疏肝利胆	海金沙	2	0.29	0.03	11.31
207	疏肝利胆	大黄	2	0.29	0.03	1.41
208	清热燥湿	柴胡	2	1	0.03	3.25
209	清热燥湿	茵陈	2	1	0.03	4.88
210	清热燥湿	赤芍药	2	1	0.03	39
211	清热燥湿	小茴香	2	1	0.03	39
212	通腑泻热	芦根	2	0.4	0.03	10.4
213	通腑泻热	茅根	2	0.4	0.03	10.4
214	通腑泻热	知母	2	0.4	0.03	7.8
215	通腑泻热	淡豆豉	2	0.4	0.03	15.6
216	通腑泻热	半夏	2	0.4	0.03	10.4
217	通腑泻热	炒栀子	2	0.4	0.03	10.4

续表

序号	治法	中药	同现频次	置信度	支持度	提升度
218	通腑泻热	生姜	2	0.4	0.03	15.6
219	通腑泻热	生甘草	2	0.4	0.03	7.8
220	通腑泻热	生石膏	2	0.4	0.03	7.8
221	通腑泻热	柴胡	2	0.4	0.03	1.3
222	通腑泻热	茵陈	2	0.4	0.03	1.95
223	通腑泻热	粉玄明	2	0.4	0.03	15.6

(3) 讨论

胆系感染四诊信息聚类分析显示以目黄、身黄、尿黄、胁痛、苔黄厚腻、脉弦数为一大类症状，中医疾病诊断以黄疸、胁痛、胆胀为主，主要证候以湿热内蕴、蛔虫内扰、气滞血瘀为主，主要治法为清热利湿、清热解毒、疏肝利胆等。核心中药组合以大柴胡汤加减。

4. 泌尿系感染

(1) 泌尿系感染数据一般情况

将西医疾病中明确诊断为泌尿系感染的683案共970诊次医案数据导入古今医案云平台，并进行标准化，批量加入分析池。进行统计分析，其中264诊次缺少临床表现数据，135诊次缺少舌质信息，135诊次缺少舌苔信息，292诊次缺少脉象信息，40诊次缺少中医疾病诊断信息，349诊次缺少中医证候诊断信息，143诊次缺少中医治法信息，72诊次缺少中药信息。

(2) 结果

①四诊信息分析

a. 症状分布

泌尿系感染的主要临床表现为尿频、尿急、尿痛、乏力、腰痛、发热、纳差、尿道灼热、尿黄、口干、腰酸等，其中尿频出现频次最高为420次，前20位临床表现如下表81。

表81 症状分布

序号	临床表现	频次	百分比
1	尿频	420	43.30%
2	尿急	256	26.39%
3	尿痛	237	24.43%
4	乏力	166	17.11%
5	腰痛	160	16.49%
6	发热	137	14.12%
7	纳差	110	11.34%
8	尿道灼热	109	11.24%

续表

序号	临床表现	频次	百分比
9	尿黄	103	10.62%
10	口干	101	10.41%
11	腰酸	97	10.00%
12	神疲	73	7.53%
13	浮肿	65	6.70%
14	尿不尽	56	5.77%
15	眠差	56	5.77%
16	血尿	52	5.36%
17	腹胀	51	5.26%
18	心烦	46	4.74%
19	便干	46	4.74%
20	口苦	45	4.64%
21	尿少	42	4.33%
22	少腹坠胀	40	4.12%

b. 舌质分析

泌尿系感染的主要舌质表现为舌红、舌淡红、舌暗、舌体胖大、舌边齿痕等，其中舌质红频次最高为531次。前10位舌质表现如下表82。

表82 舌质分析

序号	舌质	频次	百分比
1	舌红	531	54.74%
2	舌淡红	240	24.74%
3	舌暗	106	10.93%
4	舌体胖大	41	4.23%
5	舌边齿痕	34	3.51%
6	舌尖红	28	2.89%
7	舌少津	22	2.27%
8	舌绛	15	1.55%
9	舌下脉络青紫	5	0.52%
10	舌边红	5	0.52%

c. 舌苔分析

泌尿系感染的主要舌苔表现为苔黄、苔薄、苔白、苔腻，其中苔黄出现频次最高为392次。前10位舌苔表现如下表83。

表83 舌苔分析

序号	舌苔	频次	百分比
1	苔黄	392	40.41%
2	苔薄	370	38.14%
3	苔白	287	29.59%
4	苔腻	268	27.63%
5	苔厚	63	6.49%
6	苔少	60	6.19%
7	苔燥	17	1.75%
8	苔少津	10	1.03%
9	润滑	4	0.41%
10	苔剥	3	0.31%

d. 脉象分析

泌尿系感染的主要脉象表现为脉细、脉数、脉弦、脉滑、脉沉，其中脉细出现频次较高为298次。前11位脉象表现如下表84。

表84 脉象分析

序号	脉象	频次	百分比
1	脉细	298	30.72%
2	脉数	248	25.57%
3	脉弦	207	21.34%
4	脉滑	181	18.66%
5	脉沉	147	15.15%
6	脉濡	41	4.23%
7	脉缓	39	4.02%
8	脉弱	35	3.61%
9	脉涩	12	1.24%
10	脉浮	10	1.03%
11	脉虚	10	1.03%

e. 四诊信息聚类分析

943诊次具有四诊信息描述，取症状频次≥10的83个四诊信息项目进行聚类分析，聚类方法取离差平方和法，距离类型设置为欧氏距离平方。树状图如下图7。

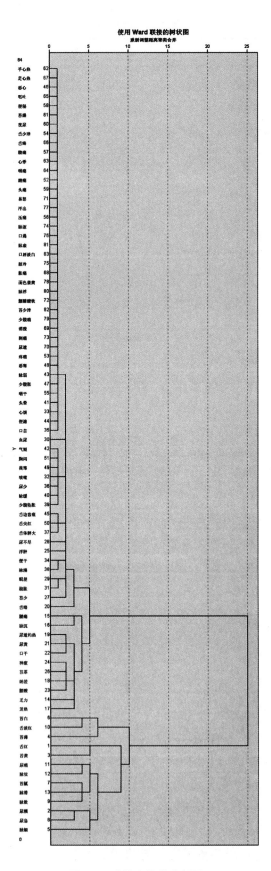

图7 四诊信息聚类分析图

根据聚类分析结果，以分组距离≥7为界，可以得出泌尿系感染的症状分布可以分为4类。

第一组：尿频、尿急、脉细、尿痛、脉弦、苔腻、脉滑、脉数。本组多为泌尿系感染的典型临床表现。

第二组：舌红、苔黄。本组为热病的典型舌象。

第三组：苔薄、苔白、舌淡红。本组为正常舌象，表示病邪未深或者疾病将愈。

第四组：浮肿、便干、舌体胖大、面色萎黄等，本组多为相兼疾病的临床表现。

②**病证相关分析**

a. 疾病诊断

中医疾病诊断

泌尿系感染常见中医疾病诊断在淋证、热淋、劳淋、腰痛、血淋，其中淋证出现频次最高为434次，前14位中医疾病诊断如下表85。

表85　中医疾病诊断

序号	中医诊断	频次	百分比
1	淋证	434	44.74%
2	热淋	65	6.70%
3	劳淋	58	5.98%
4	腰痛	38	3.92%
5	血淋	29	2.99%
6	尿血	27	2.78%
7	消渴	25	2.58%
8	血证	13	1.34%
9	癃闭	12	1.24%
10	虚劳	12	1.24%
11	尿浊	12	1.24%
12	水肿	10	1.03%
13	发热	10	1.03%
14	尿频	10	1.03%

中医证候诊断

泌尿系感染常见的中医证候为湿热下注、气阴两虚、脾肾亏虚、肾虚，其中湿热下注出现频次最高为392次。前10为中医证候如下表86。

表86　中医证候诊断

序号	中医证候	频次	百分比
1	湿热下注	392	40.41%
2	气阴两虚	52	5.36%
3	脾肾亏虚	35	3.61%
4	肾虚	31	3.20%
5	瘀血阻络	20	2.06%

续表

序号	中医证候	频次	百分比
6	肾阴亏虚	18	1.86%
7	气阴亏虚	17	1.75%
8	湿浊内蕴	16	1.65%
9	热淋	15	1.55%
10	外感风热	15	1.55%

b. 四诊信息与诊断分析

通过对四诊与中医诊断的关联分析结果可知，淋证常见临床表现为舌红、尿频、苔黄、苔薄、尿急、脉细、苔白、舌淡红、尿痛等。关联分析结果中取置信度≥0.03，支持度≥0.02，提升度≥1的结果如下表87。

表87 四诊信息与诊断分析

四诊	中医诊断	同现频次	置信度	支持度	提升度
舌红	淋证	246	0.46	0.25	1.04
尿频	淋证	203	0.48	0.21	1.08
苔黄	淋证	194	0.49	0.2	1.1
苔薄	淋证	167	0.45	0.17	1.01
尿急	淋证	144	0.56	0.15	1.26
脉细	淋证	141	0.47	0.15	1.06
苔白	淋证	136	0.47	0.14	1.06
舌淡红	淋证	133	0.55	0.14	1.24
尿痛	淋证	129	0.54	0.13	1.22
苔腻	淋证	128	0.48	0.13	1.08
脉数	淋证	121	0.49	0.12	1.1
脉滑	淋证	82	0.45	0.08	1.01
腰痛	淋证	74	0.46	0.08	1.04
脉沉	淋证	70	0.48	0.07	1.08
舌暗	淋证	53	0.5	0.05	1.13
尿黄	淋证	51	0.5	0.05	1.13
口干	淋证	47	0.47	0.05	1.06
舌红	热淋	46	0.09	0.05	1.36
苔黄	热淋	42	0.11	0.04	1.67
苔少	淋证	40	0.67	0.04	1.51
苔薄	热淋	39	0.11	0.04	1.67
苔薄	劳淋	33	0.09	0.03	1.51
尿不尽	淋证	33	0.59	0.03	1.33

续表

四诊	中医诊断	同现频次	置信度	支持度	提升度
尿频	劳淋	32	0.08	0.03	1.34
眠差	淋证	31	0.55	0.03	1.24
舌红	血淋	29	0.05	0.03	1.67
舌红	腰痛	26	0.05	0.03	1.28
少腹坠胀	淋证	25	0.63	0.03	1.42
乏力	劳淋	23	0.14	0.02	2.34
舌边齿痕	淋证	22	0.65	0.02	1.46
舌尖红	淋证	21	0.75	0.02	1.69
便干	淋证	21	0.46	0.02	1.04
苔白	劳淋	20	0.07	0.02	1.17
脉沉	劳淋	19	0.13	0.02	2.17
苔薄	腰痛	19	0.05	0.02	1.28
舌红	消渴	19	0.04	0.02	1.55
尿少	淋证	19	0.45	0.02	1.01
苔腻	消渴	18	0.07	0.02	2.72
腰痛	腰痛	18	0.11	0.02	2.81
脉缓	淋证	18	0.46	0.02	1.04
尿痛	热淋	17	0.07	0.02	1.06
苔白	腰痛	17	0.06	0.02	1.53
腰痛	劳淋	17	0.11	0.02	1.84
苔薄	血淋	16	0.04	0.02	1.34
腰酸	劳淋	16	0.16	0.02	2.68
舌暗	消渴	16	0.15	0.02	5.82
便溏	淋证	16	0.46	0.02	1.04
苔薄	尿血	15	0.04	0.02	1.44
舌红	尿血	15	0.03	0.02	1.08

③治法相关信息分析

a. 治法分布

泌尿系感染常用治法为清热利湿、利尿通淋、活血化瘀等，其中清热利湿出现频次最高为407次。前20位治法信息如下表88。

表88 治法分布

序号	治法	频次	百分比
1	清热利湿	407	41.96%
2	利尿通淋	120	12.37%

续表

序号	治法	频次	百分比
3	活血化瘀	89	9.18%
4	益气养阴	51	5.26%
5	清热凉血	46	4.74%
6	利湿通淋	42	4.33%
7	健脾补肾	41	4.23%
8	清热解毒	38	3.92%
9	滋阴清热	36	3.71%
10	凉血止血	31	3.20%
11	疏利少阳	20	2.06%
12	疏风清热	20	2.06%
13	补肾	18	1.86%
14	清热	17	1.75%
15	疏利三焦	14	1.44%
16	益气活血	12	1.24%
17	健脾益肾	11	1.13%
18	温补脾肾	11	1.13%
19	清热化湿	10	1.03%
20	益气养阴	10	1.03%

b. 四诊信息与治法分析

通过对四诊与治法的关联分析可知，舌红、苔黄、苔薄、尿频、苔腻、脉数、尿急、尿痛、脉滑、脉弦与清热利湿治法关系较为密切，舌红、苔黄、尿黄、尿频、脉数、苔腻与利尿通淋治法关系较为密切。关联分析结果中取置信度≥0.04，支持度≥0.02，提升度≥1 的结果如下表89。

表89 四诊信息与治法分析

四诊	治法	同现频次	置信度	支持度	提升度
舌红	清热利湿	257	0.48	0.26	1.15
苔黄	清热利湿	209	0.53	0.22	1.27
苔薄	清热利湿	183	0.49	0.19	1.17
尿频	清热利湿	182	0.43	0.19	1.03
苔腻	清热利湿	137	0.51	0.14	1.22
脉数	清热利湿	127	0.51	0.13	1.22
尿急	清热利湿	112	0.44	0.12	1.05
尿痛	清热利湿	108	0.46	0.11	1.1
脉滑	清热利湿	91	0.5	0.09	1.2
脉弦	清热利湿	87	0.42	0.09	1.01

续表

四诊	治法	同现频次	置信度	支持度	提升度
舌红	利尿通淋	80	0.15	0.08	1.24
苔黄	利尿通淋	72	0.18	0.07	1.49
尿黄	清热利湿	65	0.63	0.07	1.51
尿频	利尿通淋	64	0.15	0.07	1.24
脉数	利尿通淋	63	0.25	0.06	2.07
苔腻	利尿通淋	58	0.22	0.06	1.82
舌红	益气养阴	53	0.1	0.05	1.59
尿道灼热	清热利湿	49	0.45	0.05	1.08
口干	清热利湿	46	0.46	0.05	1.1
苔薄	活血化瘀	45	0.12	0.05	1.32
苔黄	活血化瘀	42	0.11	0.04	1.21
舌红	清热凉血	39	0.07	0.04	1.48
脉滑	利尿通淋	38	0.21	0.04	1.74
尿急	利尿通淋	36	0.14	0.04	1.16
尿痛	利尿通淋	34	0.14	0.04	1.16
舌淡红	活血化瘀	34	0.14	0.04	1.54
苔薄	益气养阴	34	0.09	0.04	1.43
脉弦	利尿通淋	33	0.16	0.03	1.33
尿黄	利尿通淋	29	0.28	0.03	2.32
苔厚	清热利湿	27	0.43	0.03	1.03
舌红	清热解毒	27	0.05	0.03	1.28
舌红	滋阴清热	27	0.05	0.03	1.35
苔黄	清热凉血	27	0.07	0.03	1.48
腰痛	利尿通淋	26	0.16	0.03	1.33
舌红	凉血止血	26	0.05	0.03	1.56
口干	利尿通淋	26	0.26	0.03	2.16
尿频	利湿通淋	25	0.06	0.03	1.39
苔黄	利湿通淋	25	0.06	0.03	1.39
苔薄	清热凉血	24	0.06	0.02	1.27
舌红	健脾补肾	24	0.05	0.02	1.18
脉濡	清热利湿	24	0.59	0.02	1.41
尿少	清热利湿	23	0.55	0.02	1.32
尿道灼热	利尿通淋	22	0.2	0.02	1.66
舌边齿痕	清热利湿	22	0.65	0.02	1.56
尿急	利湿通淋	22	0.09	0.02	2.08

续表

四诊	治法	同现频次	置信度	支持度	提升度
乏力	利尿通淋	22	0.13	0.02	1.08
苔黄	清热解毒	22	0.06	0.02	1.53
脉数	清热解毒	21	0.08	0.02	2.04
脉细	滋阴清热	21	0.07	0.02	1.89
苔少	益气养阴	20	0.33	0.02	5.25
苔薄	利湿通淋	20	0.05	0.02	1.15
舌红	疏利少阳	20	0.04	0.02	1.94
发热	利尿通淋	20	0.15	0.02	1.24
少腹坠胀	清热利湿	19	0.48	0.02	1.15
苔薄	健脾补肾	19	0.05	0.02	1.18
舌红	疏风清热	19	0.04	0.02	1.94
尿频	清热解毒	18	0.04	0.02	1.02
舌尖红	清热利湿	18	0.64	0.02	1.53
舌暗	活血化瘀	18	0.17	0.02	1.87
苔白	健脾补肾	17	0.06	0.02	1.42
脉细	健脾补肾	17	0.06	0.02	1.42
苔薄	疏利少阳	16	0.04	0.02	1.94
苔薄	滋阴清热	16	0.04	0.02	1.08
苔黄	疏利少阳	16	0.04	0.02	1.94
脉细	利湿通淋	16	0.05	0.02	1.15
尿频	滋阴清热	15	0.04	0.02	1.08
苔薄	凉血止血	15	0.04	0.02	1.25
脉滑	清热解毒	15	0.08	0.02	2.04

c. 诊断与治法信息分析

由中医诊断与治法的关联分析可知淋证多用清热利湿、利尿通淋、活血化瘀、清热利湿、利湿通淋、益气养阴、滋阴清热等治法。关联分析结果中取置信度≥0.01，支持度≥0.01，提升度≥1的结果如下表90。

表90 诊断与治法信息分析

中医诊断	治法	同现频次	置信度	支持度	提升度
淋证	清热利湿	247	0.57	0.25	1.52
淋证	利尿通淋	65	0.15	0.07	1.62
淋证	活血化瘀	51	0.12	0.05	1.45
热淋	清热利湿	42	0.65	0.04	1.74
淋证	利湿通淋	31	0.07	0.03	1.7

续表

中医诊断	治法	同现频次	置信度	支持度	提升度
淋证	益气养阴	30	0.07	0.03	1.13
淋证	滋阴清热	23	0.05	0.02	1.67
劳淋	益气养阴	23	0.4	0.02	6.47
尿血	清热利湿	20	0.74	0.02	1.98
淋证	清热解毒	16	0.04	0.02	1.29
消渴	清热利湿	15	0.6	0.02	1.6
淋证	凉血止血	14	0.03	0.01	1
热淋	疏利少阳	14	0.22	0.01	10.67
腰痛	疏风清热	14	0.37	0.01	17.94
劳淋	健脾补肾	11	0.19	0.01	5.12
血淋	健脾补肾	10	0.34	0.01	9.16
血淋	益气养阴	10	0.34	0.01	5.5
淋证	补益肾气	10	0.02	0.01	1.94
淋证	安神	10	0.02	0.01	1.94
尿浊	清热利湿	10	0.83	0.01	2.22
不寐	补益肾气	10	1	0.01	97
不寐	清热利湿	10	1	0.01	2.67
不寐	安神	10	1	0.01	97
热淋	活血化瘀	10	0.15	0.01	1.82
腰痛	清热凉血	10	0.26	0.01	5.48
血淋	利尿通淋	9	0.31	0.01	3.34
淋证	补肾	9	0.02	0.01	1.49
热淋	利尿通淋	9	0.14	0.01	1.51
肾痈	利尿通淋	8	1	0.01	10.78
肾痈	清热利湿	8	1	0.01	2.67
血淋	清热凉血	8	0.28	0.01	5.9
淋证	清热化湿	8	0.02	0.01	1.76
淋证	健脾益肾	8	0.02	0.01	1.94
淋证	清上温下	8	0.02	0.01	2.42
淋证	疏利三焦	8	0.02	0.01	1.39
尿浊	疏利少阳	8	0.67	0.01	32.49
劳淋	清热凉血	8	0.14	0.01	2.95
劳淋	温补脾肾	8	0.14	0.01	16.97
血淋	补虚止血	6	0.21	0.01	33.95
血淋	滋阴清热	6	0.21	0.01	7.02

续表

中医诊断	治法	同现频次	置信度	支持度	提升度
消渴	补肾强腰	6	0.24	0.01	38.8
消渴	补肾	6	0.24	0.01	17.91
消渴	滋阴健脾	6	0.24	0.01	29.1
消渴	理气散结	6	0.24	0.01	38.8
遗尿	清热利湿	6	1	0.01	2.67
淋证	行气活血	6	0.01	0.01	1.62
淋证	清上达下	6	0.01	0.01	1.62
淋证	滋阴健脾	6	0.01	0.01	1.21
淋证	理气活血	6	0.01	0.01	1.62
热淋	益气活血	6	0.09	0.01	7.94
热淋	养心	6	0.09	0.01	14.55
腰痛	疏利少阳	6	0.16	0.01	7.76
水肿	清热利湿	5	0.5	0.01	1.34
淋证	滋阴	5	0.01	0.01	1.62
尿血	疏风清热	5	0.19	0.01	9.21

④用药分析

a. 用药频次

泌尿系感染常用中药有柴胡、茯苓、黄芩、瞿麦、黄柏、泽泻、生地、甘草、滑石、车前子、黄芪、白茅根、当归、木通、萹蓄。其中柴胡使用频次最高为209次，其次为茯苓，使用频次为200次，黄芩和瞿麦使用频次分别为196次、184次。前63位常用中药如下表91。

表91 用药频次

序号	中药	频次	百分比
1	柴胡	209	21.55%
2	茯苓	200	20.62%
3	黄芩	196	20.21%
4	瞿麦	184	18.97%
5	黄柏	180	18.56%
6	泽泻	174	17.94%
7	生地	153	15.77%
8	甘草	150	15.46%
9	滑石	145	14.95%
10	车前子	138	14.23%
11	黄芪	134	13.81%
12	白茅根	123	12.68%

续表

序号	中药	频次	百分比
13	当归	120	12.37%
14	木通	110	11.34%
15	萹蓄	108	11.13%
16	麦冬	99	10.21%
17	连翘	94	9.69%
18	太子参	91	9.38%
19	土茯苓	88	9.07%
20	车前草	87	8.97%
21	知母	83	8.56%
22	小蓟	83	8.56%
23	蒲公英	80	8.25%
24	萹蓄	79	8.14%
25	白术	76	7.84%
26	竹叶	75	7.73%
27	党参	71	7.32%
28	丹皮	69	7.11%
29	陈皮	64	6.60%
30	丹参	63	6.49%
31	生甘草	62	6.39%
32	金钱草	61	6.29%
33	猪苓	61	6.29%
34	白花蛇舌草	60	6.19%
35	山药	57	5.88%
36	石韦	57	5.88%
37	赤芍	56	5.77%
38	金银花	56	5.77%
39	石韦	54	5.57%
40	栀子	54	5.57%
41	白芍	52	5.36%
42	生黄芪	52	5.36%
43	银花	50	5.15%
44	苍术	49	5.05%
45	桂枝	49	5.05%
46	桔梗	48	4.95%
47	桃仁	45	4.64%

续表

序号	中药	频次	百分比
48	杜仲	41	4.23%
49	生地黄	40	4.12%
50	乌药	37	3.81%
51	女贞子	36	3.71%
52	川芎	35	3.61%
53	蒲黄	34	3.51%
54	桑寄生	34	3.51%
55	熟地	34	3.51%
56	旱莲草	34	3.51%
57	通草	33	3.40%
58	牛膝	32	3.30%
59	大黄	31	3.20%
60	升麻	31	3.20%
61	炙甘草	31	3.20%
62	公英	31	3.20%
63	山萸肉	30	3.09%

b. 药物配伍

由中药与中药的关联分析可知，临床治疗泌尿系感染常用药物组合：黄芩、柴胡，泽泻、茯苓，萹蓄、瞿麦，木通、瞿麦，瞿麦、车前子，滑石、瞿麦等。关联分析结果中取置信度≥0.21，支持度≥0.05，提升度≥1 的结果如下表92。

表92 药物配伍

中药	中药	同现频次	置信度	支持度	提升度
黄芩	柴胡	100	0.52	0.11	2.24
柴胡	黄芩	100	0.48	0.11	2.17
泽泻	茯苓	94	0.55	0.1	2.48
茯苓	泽泻	94	0.47	0.1	2.5
萹蓄	瞿麦	86	0.81	0.1	4.06
瞿麦	萹蓄	86	0.47	0.1	3.92
木通	瞿麦	60	0.55	0.07	2.73
瞿麦	木通	60	0.33	0.07	2.73
车前子	瞿麦	58	0.43	0.06	2.13
瞿麦	车前子	58	0.32	0.06	2.11
滑石	瞿麦	54	0.38	0.06	1.88
瞿麦	滑石	54	0.3	0.06	1.84

续表

中药	中药	同现频次	置信度	支持度	提升度
白术	茯苓	53	0.71	0.06	3.21
木通	滑石	53	0.48	0.06	3.01
滑石	木通	53	0.37	0.06	3.07
茯苓	白术	53	0.27	0.06	3.35
太子参	麦冬	51	0.56	0.06	5.09
麦冬	太子参	51	0.52	0.06	5.15
甘草	茯苓	51	0.34	0.06	1.56
茯苓	甘草	51	0.26	0.06	1.52
知母	黄柏	50	0.6	0.06	3.01
黄柏	知母	50	0.28	0.06	3.09
党参	黄芪	48	0.68	0.05	4.51
萹蓄	车前子	48	0.45	0.05	3.02
黄芪	柴胡	48	0.36	0.05	1.56
黄芪	茯苓	48	0.36	0.05	1.63
黄芪	党参	48	0.36	0.05	4.48
车前子	萹蓄	48	0.35	0.05	2.94
泽泻	黄柏	48	0.28	0.05	1.4
黄柏	泽泻	48	0.27	0.05	1.4
茯苓	柴胡	48	0.24	0.05	1.05
茯苓	黄芪	48	0.24	0.05	1.62
柴胡	茯苓	48	0.23	0.05	1.04
柴胡	黄芪	48	0.23	0.05	1.53
猪苓	泽泻	47	0.78	0.05	4.12
泽泻	猪苓	47	0.27	0.05	3.9
车前子	泽泻	46	0.34	0.05	1.78
泽泻	车前子	46	0.27	0.05	1.78
黄柏	瞿麦	45	0.25	0.05	1.25
瞿麦	黄柏	45	0.25	0.05	1.23
泽泻	瞿麦	44	0.26	0.05	1.28
瞿麦	泽泻	44	0.24	0.05	1.27
甘草	黄芩	43	0.29	0.05	1.31
生地	黄芩	43	0.28	0.05	1.29
黄芩	生地	43	0.22	0.05	1.3
黄芩	甘草	43	0.22	0.05	1.3
猪苓	茯苓	41	0.68	0.05	3.11

续表

中药	中药	同现频次	置信度	支持度	提升度
萹蓄	木通	41	0.39	0.05	3.22
木通	萹蓄	41	0.37	0.05	3.11
黄芪	甘草	41	0.31	0.05	1.8
车前子	滑石	41	0.3	0.05	1.88
滑石	车前子	41	0.28	0.05	1.9
甘草	黄芪	41	0.28	0.05	1.83
茯苓	猪苓	41	0.21	0.05	2.96

c. 核心中药组合

利用 Liquorice 对治疗胃炎的核心方进行挖掘，算法取 Hierarchies networks，设置 Layer num 为 3，degree coefficient：1.9，核心中药组合如下图 8。中药节点度及权重分布见下表 93，以瞿麦为例，度和权重表示瞿麦与其他 7 味中药在 918 个医案处方中共同 408 条边。

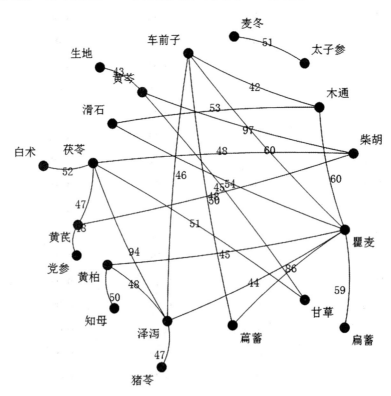

图 8　核心中药组合图

表 93　中药节点度及权重分布

序号	度密度	度	权重	节点名称
1	0.3684211	7	408	[瞿麦]
2	0.2631579	5	292	[茯苓]
3	0.2631579	5	279	[泽泻]

续表

序号	度密度	度	权重	节点名称
4	0.2105263	4	198	[车前子]
5	0.1578947	3	185	[黄芩]
6	0.1578947	3	143	[黄柏]
7	0.1578947	3	155	[木通]
8	0.1578947	3	193	[柴胡]
9	0.1578947	3	143	[黄芪]
10	0.1052632	2	96	[甘草]
11	0.1052632	2	107	[滑石]
12	0.1052632	2	136	[萹蓄]
13	0.0526316	1	47	[猪苓]
14	0.0526316	1	48	[党参]
15	0.0526316	1	43	[生地]
16	0.0526316	1	51	[太子参]
17	0.0526316	1	59	[萹蓄]
18	0.0526316	1	51	[麦冬]
19	0.0526316	1	50	[知母]
20	0.0526316	1	52	[白术]

d. 疾病与药物分析

由中医诊断与中药的关联分析结果可知：淋证常用中药：瞿麦，黄柏，柴胡，茯苓，生地，泽泻，黄芩，滑石，萹蓄，土茯苓等。关联分析结果中取置信度≥0.17，支持度≥0.03，提升度≥1的结果如下表94。

表94 疾病与药物分析

中医诊断	中药	同现频次	置信度	支持度	提升度
淋证	瞿麦	107	0.25	0.11	1.57
淋证	黄柏	89	0.21	0.09	1.39
淋证	柴胡	88	0.2	0.09	1.14
淋证	茯苓	87	0.2	0.09	1.31
淋证	生地	83	0.19	0.09	1.41
淋证	泽泻	78	0.18	0.08	1.27
淋证	黄芩	73	0.17	0.08	1.01
淋证	滑石	65	0.15	0.07	1.36
淋证	萹蓄	62	0.14	0.06	1.97
淋证	土茯苓	59	0.14	0.06	1.7
淋证	当归	59	0.14	0.06	1.46
淋证	甘草	58	0.13	0.06	1.14

续表

中医诊断	中药	同现频次	置信度	支持度	提升度
淋证	车前子	53	0.12	0.05	1.15
淋证	竹叶	52	0.12	0.05	1.85
淋证	白茅根	52	0.12	0.05	1.24
淋证	萹蓄	48	0.11	0.05	1.2
淋证	木通	47	0.11	0.05	1.3
淋证	小蓟	47	0.11	0.05	1.44
淋证	黄芪	46	0.11	0.05	1.03
淋证	车前草	46	0.11	0.05	1.5
淋证	连翘	44	0.1	0.05	1.37
淋证	麦冬	44	0.1	0.05	1.03
淋证	知母	42	0.1	0.04	1.47
淋证	太子参	38	0.09	0.04	1.05
淋证	金钱草	37	0.09	0.04	1.75
淋证	蒲公英	37	0.09	0.04	1.46
淋证	丹皮	36	0.08	0.04	1.34
淋证	石韦	34	0.08	0.04	1.62
淋证	山药	32	0.07	0.03	1.39
淋证	石韦	31	0.07	0.03	1.51
淋证	白花蛇舌草	30	0.07	0.03	1.44
淋证	金银花	29	0.07	0.03	1.31
淋证	生甘草	29	0.07	0.03	1.62
淋证	赤芍	28	0.06	0.03	1.42
淋证	桂枝	27	0.06	0.03	1.49
淋证	银花	26	0.06	0.03	1.42
淋证	栀子	26	0.06	0.03	1.42
淋证	白术	25	0.06	0.03	1.16
淋证	桑寄生	25	0.06	0.03	1.94
淋证	猪苓	25	0.06	0.03	1.42
淋证	公英	25	0.06	0.03	1.88
热淋	柴胡	25	0.38	0.03	2.17
淋证	蒲黄	24	0.06	0.02	1.71
淋证	女贞子	24	0.06	0.02	1.82
淋证	生黄芪	23	0.05	0.02	1.08
淋证	乌药	22	0.05	0.02	2.02
淋证	冬葵子	21	0.05	0.02	1.94

续表

中医诊断	中药	同现频次	置信度	支持度	提升度
淋证	熟地	21	0.05	0.02	1.52
热淋	黄芩	21	0.32	0.02	1.89
淋证	通草	20	0.05	0.02	1.73
淋证	桃仁	20	0.05	0.02	1.24
劳淋	太子参	20	0.34	0.02	3.97
淋证	海金沙	19	0.04	0.02	1.62
淋证	旱莲草	19	0.04	0.02	1.29
淋证	杜仲	19	0.04	0.02	1.21
劳淋	黄芩	19	0.33	0.02	1.95
淋证	芡实	18	0.04	0.02	1.55
劳淋	黄芪	18	0.31	0.02	2.89
劳淋	麦冬	18	0.31	0.02	3.2
热淋	茯苓	17	0.26	0.02	1.7
淋证	前仁	16	0.04	0.02	1.49
淋证	鱼腥草	16	0.04	0.02	2.16
淋证	草梢	16	0.04	0.02	2.43
淋证	山萸肉	16	0.04	0.02	1.39
淋证	川断	16	0.04	0.02	1.69
淋证	菖蒲	16	0.04	0.02	1.49
腰痛	桔梗	16	0.42	0.02	9.47
淋证	败酱草	15	0.03	0.02	1.45
劳淋	柴胡	15	0.26	0.02	1.48

e. 治法与中药分析

通过治法与中药的关联分析可知：清热利湿治法与瞿麦、黄柏、柴胡、泽泻、黄芩等关系密切。关联分析结果中取置信度≥0.13，支持度≥0.03，提升度≥1的结果如下表95。

表95 治法与中药分析

治法	中药	同现频次	置信度	支持度	提升度
清热利湿	瞿麦	105	0.26	0.11	1.58
清热利湿	黄柏	104	0.25	0.11	1.58
清热利湿	柴胡	100	0.24	0.1	1.23
清热利湿	泽泻	99	0.24	0.1	1.58
清热利湿	黄芩	94	0.23	0.1	1.25
清热利湿	滑石	84	0.2	0.09	1.58
清热利湿	茯苓	83	0.2	0.09	1.17

续表

治法	中药	同现频次	置信度	支持度	提升度
清热利湿	车前子	83	0.2	0.09	1.66
清热利湿	生地	77	0.19	0.08	1.31
清热利湿	木通	64	0.16	0.07	1.67
清热利湿	萹蓄	60	0.15	0.06	1.91
清热利湿	萹蓄	58	0.14	0.06	1.48
清热利湿	土茯苓	57	0.14	0.06	1.7
清热利湿	小蓟	56	0.14	0.06	1.7
清热利湿	白茅根	55	0.13	0.06	1.16
清热利湿	当归	48	0.12	0.05	1.08
益气养阴	太子参	46	0.75	0.05	8.66
利尿通淋	滑石	45	0.38	0.05	3
利尿通淋	黄芩	44	0.37	0.05	2.02
清热利湿	连翘	43	0.1	0.04	1.17
清热利湿	车前草	42	0.1	0.04	1.2
益气养阴	麦冬	40	0.66	0.04	6.74
利尿通淋	瞿麦	38	0.32	0.04	1.94
清热利湿	竹叶	37	0.09	0.04	1.25
清热利湿	太子参	37	0.09	0.04	1.04
清热利湿	蒲公英	37	0.09	0.04	1.48
清热利湿	栀子	37	0.09	0.04	1.71
利尿通淋	生地	36	0.3	0.04	2.06
清热利湿	金钱草	36	0.09	0.04	1.62
利尿通淋	泽泻	35	0.29	0.04	1.91
利尿通淋	木通	35	0.29	0.04	3.02
清热利湿	石韦	34	0.08	0.04	1.55
利尿通淋	车前子	33	0.28	0.03	2.32
利尿通淋	黄柏	33	0.28	0.03	1.78
清热利湿	知母	33	0.08	0.03	1.19
清热利湿	丹皮	33	0.08	0.03	1.18
清热利湿	赤芍	32	0.08	0.03	1.52
清热利湿	生甘草	32	0.08	0.03	1.44
利尿通淋	白茅根	31	0.26	0.03	2.31
清热利湿	石韦	30	0.07	0.03	1.54
清热利湿	苍术	29	0.07	0.03	1.48
利尿通淋	竹叶	27	0.23	0.03	3.19

续表

治法	中药	同现频次	置信度	支持度	提升度
利尿通淋	萹蓄	26	0.22	0.03	2.32
清热凉血	黄芩	26	0.57	0.03	3.11
利尿通淋	柴胡	25	0.21	0.03	1.07
清热利湿	白花蛇舌草	25	0.06	0.03	1.35
清热利湿	银花	25	0.06	0.03	1.29
清热利湿	猪苓	25	0.06	0.03	1.1
清热利湿	山药	25	0.06	0.03	1.24
清热利湿	通草	25	0.06	0.03	2.24
活血化瘀	柴胡	25	0.28	0.03	1.43
益气养阴	柴胡	24	0.39	0.02	1.99
利尿通淋	栀子	22	0.18	0.02	3.42
清热利湿	蒲黄	22	0.05	0.02	1.43
利尿通淋	小蓟	21	0.18	0.02	2.18
清热利湿	前仁	21	0.05	0.02	1.94
清热利湿	鱼腥草	21	0.05	0.02	1.73
活血化瘀	黄芩	21	0.24	0.02	1.31
益气养阴	黄芩	21	0.34	0.02	1.85
利尿通淋	金钱草	20	0.17	0.02	3.05
利尿通淋	甘草	20	0.17	0.02	1.41
疏利少阳	柴胡	20	1	0.02	5.11
疏利少阳	黄芩	20	1	0.02	5.45
清热利湿	海金沙	20	0.05	0.02	2.02
清热利湿	乌药	20	0.05	0.02	1.62
益气养阴	茯苓	20	0.33	0.02	1.93
清热解毒	连翘	19	0.5	0.02	5.84
滋阴清热	生地	19	0.53	0.02	3.65
清热利湿	冬葵子	19	0.05	0.02	2.11
清热利湿	枳壳	19	0.05	0.02	1.94
清热利湿	女贞子	19	0.05	0.02	1.47
利尿通淋	车前草	18	0.15	0.02	1.8
利尿通淋	生甘草	18	0.15	0.02	2.69
滋阴清热	知母	18	0.5	0.02	7.46
清热利湿	菖蒲	18	0.04	0.02	1.49
活血化瘀	桃仁	18	0.2	0.02	5.11
利尿通淋	蒲公英	17	0.14	0.02	2.3

续表

治法	中药	同现频次	置信度	支持度	提升度
利尿通淋	石韦	17	0.14	0.02	2.72
利尿通淋	赤芍	17	0.14	0.02	2.66
滋阴清热	白茅根	17	0.47	0.02	4.18
活血化瘀	生地	17	0.19	0.02	1.31
益气养阴	黄芪	17	0.28	0.02	2.3
利尿通淋	连翘	16	0.13	0.02	1.52
滋阴清热	黄柏	16	0.44	0.02	2.79
清热凉血	柴胡	16	0.35	0.02	1.79
健脾补肾	麦冬	16	0.39	0.02	3.98
健脾补肾	黄芪	16	0.39	0.02	3.21
清热利湿	草梢	16	0.04	0.02	2.43
清热利湿	苏叶	16	0.04	0.02	2.16
活血化瘀	赤芍	16	0.18	0.02	3.42
活血化瘀	麦冬	16	0.18	0.02	1.84
利湿通淋	瞿麦	16	0.38	0.02	2.3
清热凉血	麦冬	15	0.33	0.02	3.37
清热利湿	桃仁	15	0.04	0.02	1.02
疏风清热	金银花	15	0.75	0.02	14.55

（3）讨论

泌尿系感染四诊信息聚类分析显示以尿频、尿急、交通、舌红、苔黄、脉细滑数为一大类症状，中医疾病诊断以淋证、热淋、劳淋、腰痛为主，主要证候为湿热下注、气阴两虚、脾肾亏虚为主，主要治法为清热利湿、利尿通淋、活血化瘀等。核心中药组合以八正散加减。

5. 典型医案举例

（1）肺炎 尿路感染

左某，女，36岁。

初诊：

全身不适，恶寒发热，头痛腰痛，尿频尿急，寒热阵作，咳嗽痰白而黏，身痛，纳呆，便溏，舌红，苔白厚腻，脉濡数，T 39.3℃，R 26次/分，神清，急性热病容，两肺呼吸音粗，可闻及少许干湿罗音，两肾区叩击痛明显。

西医诊断：肺炎，尿路感染。

中医证候：湿热内蕴膜原，湿重于热。

治法：燥湿，清热，通淋。

处方：达原饮加味。

杏仁10g，法半夏10g，猪苓20g，知母10g，赤芍10g，木通10g，车前子10g，柴胡10g，黄芩

10g，槟榔 10g，厚朴 10g，口服，汤剂。

二诊：

微恶寒，时恶心，小便增多，尿频尿急胀感减轻，腰痛，身痛，咳嗽痰白，口渴饮温饮，舌红，苔白厚腻，脉濡数，体温 38.2℃。

处方：达原饮加味。

白茅根 30g，常山 15g，枳实 10g，秦艽 10g，杏仁 10g，法半夏 10g，猪苓 20g，知母 10g，赤芍 10g，木通 10g，车前子 10g，柴胡 10g，黄芩 10g，槟榔 10g，厚朴 10g，口服，汤剂。

三诊：

发热，不恶寒，心烦呕逆，口渴，体温 40℃，舌苔黄燥而腻，脉滑数。

处方：八正散加减。

甘草 6g，泽泻 15g，猪苓 30g，秦艽 10g，滑石 10g，栀子 10g，灯芯草 6g，瞿麦 20g，萹蓄 20g，车前子 15g，木通 10g，口服，汤剂。

四诊：

发热大减，心烦呕逆大减，口渴大减，咳嗽咯痰，左肺哮鸣音，右下肺仍可闻及湿罗音，舌红苔黄腻，脉弦滑。

处方：自拟方。

甘草 6g，陈皮 10g，川贝 6g，芦根 10g，薏苡仁 20g，桑白皮 10g，黄芩 10g，桔梗 10g，全瓜蒌 20g，冬瓜仁 15g，口服，汤剂。

医案来源：马超英．中医药治疗急症的体会［J］．吉林中医药．1990（6）：10—11．

（2）肺炎

钱某，女，34 岁，发热不退，呼吸急促，咳嗽时作，咯吐少量白黏痰，口腔咽喉可见多处霉菌感染，舌质红，舌苔少，脉细数，体温在 39°C 左右，精神萎靡，形体极度消瘦。

西医诊断：肺炎。

中医诊断：咳嗽。

中医证候：邪入营血，气阴两伤。

治法：清营，凉血，解毒，补益气阴。

处方：

自拟方　羚羊角片 2g，枫斛 5g，口服，汤剂。

自拟方　青黛 2g，粉珍珠 2g，粉人中黄 2g，口服，粉剂。

自拟方　人中白 10g，薏苡仁 20g，地骨皮 15g，麦冬 15g，北沙参 15g，生地 15g，鲜茅根 60g，鲜芦根 100g，口服，汤剂。

医案来源：邵继芳．中医辨证施治在白血病治疗中的运用［J］．四川中医．2000，18（5）：13—14．

（3）支气管炎　尿路感染

兰某，男，42 岁，高热，寒热往来，恶心厌食，面红目赤，体温 40.2℃，舌淡，苔薄黄腻，脉弦数。

西医诊断：支气管肺炎，尿路感染。

中医诊断：发热。

中医证候：邪滞少阳。

治法：和解，退热。

处方：小柴胡汤加味。

甘草4g，秦艽9g，黄芩9g，法半夏9g，柴胡12g，葛根12g，杏仁12g，桑皮15g，党参16g，口服，汤剂，日一剂，2剂。

医案来源：易庆旭．急症验案3则［J］．中国中医急症．1994，3（5）：235．

（4）支气管肺炎　尿路感染

李某，男，42岁，面红目赤，全身疼痛，厌食，咳嗽，烦躁，便溏，体温39.5℃，舌红，苔黄厚腻，脉濡数。

西医诊断：支气管肺炎，尿路感染。

中医诊断：发热。

中医证候：下焦湿热。

治法：化浊，利湿，清热，解毒。

处方：甘露消毒丹加味。

蔻仁4g，木通6g，射干9g，贝母9g，石菖蒲9g，穿破石12g，连翘12g，藿香12g，蒲公英15g，茵陈15g，滑石16g，口服，汤剂，日一剂，3剂。

医案来源：易庆旭．急症验案3则［J］．中国中医急症．1994，3（5）：235．

（5）咽喉炎　支气管感染

李某，38岁，发热，咳嗽，咽痛，黏痰，舌边尖红赤，舌苔薄黄，脉浮滑数，脉按之稍虚无力。

西医诊断：咽喉炎，支气管感染。

中医诊断：秋燥。

中医证候：肺胃阴伤，热邪稽留。

治法：轻宣，润燥，化痰，止嗽。

处方：清燥救肺汤加减。

金石斛20g，焦四仙各10g，台党参15g，北沙参30g，光杏仁2g，生石膏20g，苦桔梗20g，肥知母15g，金果榄15g，杷叶15g，炙前胡20g，炙白前20g，东白薇20g，口服，汤剂。

医案来源：王恩厚．名老中医杨浩观学术思想简介治学及养生方法浅谈［J］．天津中医．1993（6）：2，12．

（6）急性支气管炎继发感染

王某，女，14岁，咳嗽吐痰，发热，气喘，口干咽燥，舌红苔少，脉细数。

西医诊断：急性支气管炎继发感染。

中医诊断：咳嗽。

中医证候：肺阴虚。

处方：滋阴润肺汤加减。

甘草6g，款冬花12g，炙紫菀15g，炙枇杷叶15g，前胡12g，炙米壳12g，浙贝母9g，百合24g，桔梗9g，连翘15g，金银花30g，麦冬18g，沙参30g，口服，汤剂，6剂。

医案来源：于文生．浅谈咳嗽的辨证治疗［J］．山东中医杂志．1991，10（4）：9—10．

（7）小儿上呼吸道感染

张某，女，8岁，神疲，头晕，纳减，咽干，干咳，无痰，无苔如杨梅舌，脉细数，舌红有刺。

西医诊断：小儿上呼吸道感染。

治法：滋阴，清热，透表达邪。

处方：加减葳蕤汤化裁。

甘草5g，葱头5g，淡豆豉10g，焦六曲15g，大青叶15g，连翘12g，金银花12g，白薇10g，生玉竹10g，口服，汤剂，3剂。

医案来源：金志复．辛凉透泄法治疗小儿上呼吸道感染举隅［J］．浙江中医学院学报．1995，19（2）：3—4．

（8）小儿上呼吸道感染

李某，女，8岁，头痛，咽痛，形体消瘦，面色无华，手足心热，胃纳差，不思饮食，易出汗，大便干，矢气臭，体温38.9℃，舌红，苔黄，脉滑数。

西医诊断：小儿上呼吸道感染。

中医证候：饮食积滞，肺胃热盛。

治法：消导积滞，清肺热。

处方：消导清肺汤。

大黄6g，生甘草3g，黄芩6g，牛蒡子12g，银花15g，炒鸡内金8g，焦槟榔6g，枳壳10g，厚朴10g，焦三仙10g，口服，日一剂。

医案来源：薛京花，张海生．消导清肺汤治疗小儿反复呼吸道感染［J］．中国民间疗法．2000，8（11）：30．

（9）小儿上呼吸道感染高热

丁某，女，2岁，苔薄黄，脉浮而数，肛温40℃，咽部充血，扁桃体Ⅱ度肿大。

西医诊断：小儿上呼吸道感染高热。

处方：双解汤。

生甘草1.5~3g，寒水石10~30g，生石膏15~30g，淡黄芩5g，七叶一枝花10~12g，板蓝根6~10g，羊蹄根6~10g，桔梗6~10g，羌活6~10g，口服，汤剂，1剂。

医案来源：戈吉庆．"双解汤"治疗小儿上感高热［J］．江苏中医．1994，15（12）：536．

（10）慢性萎缩性胃炎　幽门螺菌感染

冯某，男，胃脘疼痛，腹胀，纳呆，口苦而黏，口气秽，大便溏烂不爽，形体偏瘦，舌黯红，苔中后堆腻罩黄，脉细弦。

西医诊断：慢性萎缩性胃炎，幽门螺杆菌感染。

中医证候：脾胃湿热内郁。

处方：自拟方。丹参，仙鹤草，石见穿，薏苡仁，黄芩，川连，吴茱萸，菖蒲，法半夏，厚朴，苍术，口服，汤剂。

医案来源：喜新．单兆伟治疗慢性萎缩性胃炎四法［J］．江苏中医．1993（10）：463—464．

(11) 慢性萎缩性胃炎　幽门螺旋菌感染

张某某,女,上腹胀满,餐后上腹胀满加重,嗳气频作,矢气频作,晨起恶心,大便溏硬交替,面色不华,舌质黯,苔微腻,脉弦。

西医诊断:慢性萎缩性胃炎,幽门螺杆菌感染。

中医证候:脾胃气滞失和。

处方:自拟方。

丹参、仙鹤草、焦楂曲、佛手、法半夏、赤白芍、槟榔、木香、枳壳、炒白术,口服,汤剂。

医案来源:喜新. 单兆伟治疗慢性萎缩性胃炎四法 [J]. 江苏中医. 1993（10）:463—464.

(12) 慢性中度浅表萎缩性胃炎

余某,女,36岁,胃脘隐痛,食后饱胀,纳呆不知饥,嗳气频作,大便不实,舌淡胖,苔薄白根微腻,脉细弦,查纤维胃镜提示为慢性中度浅表萎缩性胃炎伴幽门螺杆菌感染（++）。

西医诊断:慢性中度浅表萎缩性胃炎。

中医证候:脾胃中虚,湿结气滞。

治法:健脾、和胃、化湿、软坚、散结。

处方:自拟方。

炒薏苡仁30g,陈皮6g,藿香10g,鸡内金10g,苏梗10g,广木香10g,陈香橼10g,炙黄芪10g,焦建曲15g,杭白芍15g,太子参15g,口服,汤剂,日一剂,28剂。

医案来源:周晓波. 散结消症话苡仁 [J]. 湖北中医杂志. 1999,21（10）:474—475.

(13) 痢疾与霉菌双重感染

寻某,男,1.5岁。

初诊:痢疾,时作时止,便溏黏液多,舌苔中灰腻近根部尤灰厚,舌质稍淡。

西医诊断:痢疾与霉菌双重感染。

治法:宣化湿浊。

处方:自拟方。

甘草2g,叶下珠6g,参须2g,黄芩3g,川朴2g,薏苡仁6g,云茯苓5g,芦根5g,佩兰4g,藿香4g,口服,汤剂,3剂。

二诊:

精神不振好转,食欲好转,大便溏有时成形,舌苔中灰腻近根部尤灰厚,舌根部苔薄灰腻,指纹沉细活淡。

西医诊断:痢疾与霉菌双重感染。

处方:自拟方。

叶下珠6g,防己6g,薏苡仁6g,厚朴2g,参须2g,黄芩2g,银花3g,芦根6g,佩兰4g,藿香4g,口服,汤剂,6剂。

医案来源:钟继南. 疑难病验案述评 [J]. 江西中医药. 1992,23（5）:273—274.

(14) 腹泻合并肺部感染

王某某,男,79岁,端坐呼吸,不得平卧,喘急,汗出涔涔,四肢厥冷,言语低微,昼夜腹泻30余次,来势急骤,粪如水样,不甚臭秽,完谷不化,肠鸣漉漉,喜温喜按,欲食硬食,饮食尚可,舌质暗淡，苔白乏津，脉沉细，面红。

西医诊断：腹泻合并肺部感染。

中医诊断：洞泄合并咳喘。

中医证候：脾肾阳气式微、命门元阳火衰、阴气盛极、水谷不化而奔注下迫、真阳有浮越欲绝之势。

治法：骤补真阳，回阳救逆。

处方：四逆加人参汤合四神丸加味。

硫黄2g，苍术20g，人参20g，肉桂3g，车前子30g，煨肉蔻10g，米壳10g，补骨脂20g，五味子10g，吴茱萸15g，炮姜10g，附片30g，口服，汤剂，日一剂，3剂。

医案来源：封银曼．洞泄合并咳喘［J］．湖南中医杂志．1992，8（5）：34—35.

（15）慢性腹泻　肠道滴虫感染

张某，男，38岁，嘈杂泛酸，腹泻时轻时重，有时腹泻与便秘交替出现，便前腹痛，肠鸣，腹胀泄后则舒，泻时大便3~4次/日，有时黏液便，有时带泡沫及不消化食物，口苦，神疲体倦，舌质尖红，舌中心苔厚腻微黄燥，脉弦滑。

西医诊断：慢性腹泻，肠道滴虫感染。

中医诊断：泄泻。

中医证候：脾胃虚寒，肝气乘中。

处方：乌梅汤加减

槟榔6g，甘草6g，黄柏6g，陈皮10g，砂仁10g，炒白术15g，车前子12g，炙乌梅12g，苦参20g，口服，汤剂，日一剂。

医案来源：李雅敏，王兴兰．苦参临床应用举隅［J］．四川中医．1997，15（2）：20.

（作者：中国中医科学院中医药信息研究所）